SYPHILIS UND AUGE

VON

PROFESSOR Dr. **JOSEF IGERSHEIMER**
OBERARZT AN DER KÖNIGLICHEN UNIVERSITÄTS-AUGENKLINIK
ZU GÖTTINGEN

MIT 150 ZUM TEIL FARBIGEN TEXTABBILDUNGEN

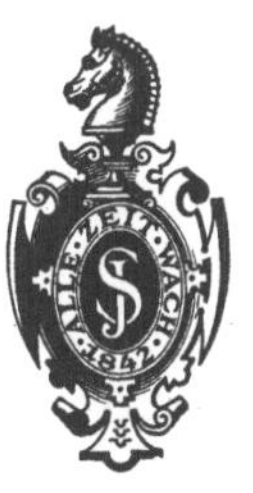

BERLIN
VERLAG VON JULIUS SPRINGER
1918

ISBN-13: 978-3-642-98536-2   e-ISBN-13: 978-3-642-99350-3
DOI: 10.1007/978-3-642-99350-3

SEINEN LEHRERN

HERRN GEHEIMRAT

PROF. DR. THEODOR LEBER †

UND

HERRN GEHEIMEN MEDIZINALRAT

PROF. DR. EUGEN v. HIPPEL

IN HERZLICHER DANKBARKEIT

UND VEREHRUNG GEWIDMET

VOM VERFASSER.

Vorwort.

Die gewaltigen Umwälzungen auf dem Gebiete der Syphilispathologie, eingeleitet durch die Entdeckung der Übertragbarkeit der menschlichen Syphilis auf Affen (Metschnikoff und Roux), fortgeführt durch die Entdeckungen und Forschungen eines Schaudinn, Wassermann, Ehrlich, Neißer, bedingen es, daß alle vor dieser Ära verfaßten Darstellungen der Syphilis jetzt vorwiegend historisches Interesse haben. Auch in der Ophthalmologie gibt es eine moderne, größere, monographische Darstellung der vielseitigen Beziehungen von Syphilis und Auge nicht, so daß ich hoffe, mit vorliegendem Buch eine gewisse Lücke auszufüllen. Es ist nicht meine Absicht gewesen, eine Syphilis des Auges in handbuchmäßiger Form — also unter Verwertung der gesamten Literatur — zu geben, ich wollte vielmehr die mannigfachen Beziehungen zwischen Syphilis und Auge nach dem jetzigen Stand der Forschung unter möglichster Verwertung eigener klinischer, anatomischer und experimenteller Untersuchungen darlegen. Daß die neuere Literatur dabei eingehend berücksichtigt wurde, ist selbstverständlich.

So sehr die medizinische Wissenschaft naturgemäß nach Spezialisierung strebt, so sehr ist doch gerade die Syphilis geeignet darauf hinzuweisen, daß man über dem Einzelorgan den Gesamtkörper nicht vergessen darf. Es wäre heutigen Tages ein Unding, wollte man an die wissenschaftliche Durchforschung und praktische Bekämpfung der Augensyphilis ohne Kenntnis der allgemeinen Syphilisprobleme herantreten. Aus dieser Erwägung heraus, ferner aber auch um den Nicht-Ophthalmologen zu zeigen, wie diese allgemeinen Syphilisprobleme vielfach durch Studium am Auge und an Augenpatienten gefördert werden können, habe ich den speziellen Kapiteln einen einführenden allgemeinen Teil vorausgeschickt, der zahlreiche eigene Untersuchungen enthält.

Die vorliegende Monographie sollte eigentlich schon vor mehreren Jahren erscheinen, der Krieg hat ihre Fertigstellung verzögert. Wenn nun auch viele Kapitel bereits vor längerer Zeit geschrieben wurden, so glaube ich doch, daß die Wartezeit dem Buch nur zugute gekommen ist. Die neuere Literatur (bis Anfang 1918) konnte mitverwertet werden, die alten eigenen Erfahrungen konnten durch neue ergänzt werden, und vor allem konnten die eigenen Studien zur Pathologie der Sehbahn aus den letzten Jahren nutzbringend verwertet werden. Auch veranlaßte mich die Überzeugung von der großen und noch nicht genügend gewürdigten Bedeutung der Liquordiagnostik für die Ophthalmologie dieser Untersuchungsmethode eine etwas breitere Darstellung zu widmen.

Im allgemeinen habe ich es so gehalten, daß ich den weniger erörterten oder umstrittenen Problemen einen relativ breiten Raum eingeräumt habe, allgemein Bekanntes resp. Anerkanntes dagegen nur streifte. Nur wenige Fakta allerdings können sich rühmen, allgemein anerkannt zu sein und sich ohne Modifikationen aus der alten in die neue Ära der Syphilispathologie hinübergerettet zu haben.

Der Verlagsbuchhandlung Julius Springer bin ich zu Dank verpflichtet, daß sie trotz der Ungunst der äußeren Verhältnisse die Herausgabe des Buches während des Krieges ermöglichte. Sie trug auch dafür Sorge, daß die Ausstattung des Buches so bewerkstelligt wurde, wie es in jetziger Zeit nur irgend möglich war. Es ist aber nur natürlich, daß die Reproduktionen der Abbildungen hinter den ausgezeichneten Originalen, die Fräulein Käte Wangerin in Halle mit bekannter Sorgfalt ausgeführt hat, zurückstehen.

Wenn also auch nichts vollkommen ist an diesem Buch, so hoffe ich doch, daß es nicht nur dem Kliniker und Pathologen gelegentlich etwas leisten wird, sondern daß auch dem Sozialhygieniker Material und Unterlagen in seinem Kampf gegen die Geschlechtskrankheiten verschafft werden. Auf diese Weise wird es dann vielleicht auch etwas beitragen „zur Erhaltung und Mehrung der Volkskraft“, dem großen Ziele weitschauender Sozialpolitik.

Göttingen, im Juni 1918.

Der Verfasser.

Inhaltsverzeichnis.

Allgemeiner Teil.

Spezieller Teil.

Inhaltsverzeichnis. IX

Verzeichnis der Abbildungen.

Abkürzungen.

Deutsche med. Wochenschr.	D. m. W.
Münchener med. Wochenschr.	M. m. W.
Wiener klin. Wochenschr.	W. kl. W.
Berliner klin. Wochenschr.	B. kl. W.
Medizinische Klinik	M. Kl.
British medic. Journ.	Br. m. J.
v. Graefes Arch. f. Ophthalm.	A. f. O.
Archiv f. Augenheilkunde	A. f. A.
Klin. Monatsbl. f. Augenheilk.	Kl. M. f. A.
Zeitschr. f. Augenheilk.	Z. f. A.
Centralbl. f. Augenheilk.	C. f. A.
Centralbl. f. d. ges. Ophthalm.	Z. f. d. g. O.
Bericht über d. Vers. d. ophth. Ges. zu Heidelberg	Heidelb. Ber.
Vossius' zwangl. Abhandl. a. d. G. d. Augenheilk.	Vossius' Abh.
Nagels und Michels Jahresbericht	Jahresbericht
Annal. d'ocul.	A. d'ocul.
Archive d'ophth.	A. d'ophth.
La clinique ophth.	Cl. ophth.
Dermatol. Centralbl.	D. Cbl.
Dermatol. Wochenschr.	Derm. W.
Arch. f. Dermatol. u. Syph.	A. f. D. u. S.
Dermatol. Zeitschrift	Derm. Z.
Zeitschr. f. Hygiene	Z. f. H.
Archiv f. Hygiene	A. f. H.
Arbeiten aus d. Kaiserl. Gesundheitsamt	A. a. d. K. Ges.
Zeitschrift f. d. ges. Neur. u. Psych.	Z. f. d. ges. N. u. Psych.
Zeitschr. f. Immunitätsforschung	Z. f. I.
Deutsche Zeitschr. f. Nervenheilk.	D. Z. f. N.
Jahresb. f. Kinderheilk.	J. f. K.
Zeitschr. f. Kinderheilk.	Z. f. K.
Arch. f. Kinderheilk.	A. f. K.
Korrespondenzblatt d. Schweizer Ärzte	K. d. Sch. Ä.
Zentralbl. f. Bakteriol.	Z. f. B.

Allgemeiner Teil.

Erstes Kapitel

Die syphilitische Infektion.

a) Morphologie und Bedeutung der Spirochaete pallida.

1905 ist es Fritz Schaudinn gelungen, einen Parasiten im Gewebssaft einer syphilitischen Genitalpapel zu entdecken, der heute fast widerspruchslos als Erreger der Syphilis anerkannt wird. In der Tat häuft sich die Fülle des Beweismaterials immer mehr, wenn auch die folgenden Seiten zeigen werden, daß in manchen Punkten noch gewisse Unklarheiten bestehen.

Schaudinn und E. Hoffmann geben von der neu entdeckten Spirochaete pallida folgende Charakterisierung: „Die in den syphilitischen Krankheitsprodukten gefundene Spirochaete pallida stellt ein äußerst zartes, im Leben sehr schwach lichtbrechendes, lebhaft bewegliches (die Bewegungen im Leben sind für die Gattung Spirochaete gegenüber Spirillum charakteristisch in drei Arten: Rotation um die Längsachse, Vor- und Rückwärtsgleiten und Beugebewegungen des ganzen Körpers), und daher schwer wahrnehmbares, spiralig gewundenes, lang fadenförmiges, an den Enden zugespitztes Gebilde dar. Die Länge schwankt zwischen 4 und 14 μ. Die Breite ist fast unmeßbar dünn, höchstens bis zu $^1/_4$ μ bei den dicksten Individuen. Die Zahl der Windungen wechselt zwischen 6 bis 14. Charakteristisch für diese Art gegenüber den anscheinend nur auf der Oberfläche der Genitalien und in den oberflächlichen Gewebsschichten bei Genitalläsionen lebenden Spirochäten ist die Art der Windungen. Sie sind bei der Spirochaete pallida nicht nur stets zahlreicher, sondern auch sehr eng und vielfach korkzieherartig, während sie bei der Spirochaete refringens flach, weit, wellenartig erscheinen. Außer der Differenz im Lichtbrechungsvermögen und in der allgemeinen Konfiguration fällt die Spirochaete pallida neben allen bisher bekannten Spirochäten durch ihre äußerst geringe Färbbarkeit mit all den Farbstoffen auf, welche sonst mit Erfolg zur Darstellung dieser Mikroorganismen verwendet werden.“ Die Spirochäten gehen durch Berkefeldfilter nicht hindurch (Klingmüller und Baermann).

Noch nicht gelöst ist bis jetzt die Frage, ob die Spirochäten den Bakterien oder den Protozoen zuzurechnen sind, und damit in engem Zusammenhang die weitere Frage nach der Art ihrer Fortpflanzung. Schaudinn war geneigt, die Spirochäten in Beziehung zu den Trypanosomen zu bringen, sie also auch als Protozoen anzusehen. Die vielfache Ähnlichkeit zwischen der Lues und gewissen Trypanosomenkrankheiten spricht auch vom klinisch-anatomischen Standpunkt für eine derartige Annahme. Ohne auf diese Frage hier näher einzugehen, sei nur bemerkt, daß Meirowski in letzter Zeit nach eingehenden Untersuchungen als wahrscheinlich erklärt hat, daß es sich um pflanzliche Parasiten handelt, welche die Eigenschaft haben, sich durch Sporenbildung zu vermehren. Eine Längs- und Querteilung im Leben, auf die von vielen Forschern gefahndet wurde, konnte bisher nicht mit Sicherheit beobachtet werden. Ferner sind wir über den Entwicklungsgang der Pallida noch nicht genügend aufgeklärt. Gibt es z. B. Dauer- oder Ruheformen?

Daß die aus frischem Material gewonnenen oder im Gewebe dargestellten Spirochäten (siehe S. 23) wirklich die Lueserreger sind, wird schon aus dem Umstand immer von neuem erhärtet, daß man sie jetzt wohl in so ziemlich sämtlichen Manifestationen menschlicher Syphilis gefunden hat, während sie bei nicht spezifischen Prozessen nicht festgestellt werden konnten. Bei Primäraffekten sind sie besonders leicht im Reizserum nachweisbar, während sie sich bei Schnittpräparaten nicht ganz so einfach nachweisen lassen und hier vor allem in der Umgebung des Ulcus gefunden werden, während in der Ulzeration selbst der Nachweis schlecht oder kaum gelingt (Levaditi, Tièche u. a.). Reichlich sind sie meistens in den Herden der Sekundärperiode und in den Organen der kongenital-luetischen Kinder. In tertiären Eruptionen gelang es nur in vereinzelten Exemplaren sie aufzufinden; man muß nach Benda das seltene Glück haben, tertiäre Syphilome in der Bildung abzufassen. Der Spirochätenherd sitzt in der Nachbarschaft des Gummi im ödematösen Bindegewebe und nicht in der ödematösen Nekrose oder Entzündung, und die Spirochäten verschwinden an denjenigen Stellen, wo leukocytäre Elemente auftreten.

Auch bei der Syphilis maligna hat man die Anwesenheit von Spirochäten angezweifelt, besonders auf Grund der negativen Resultate von Buschke und Fischer. Sie wurden aber von Nobl, Doutrelepont, Tomaszewski auch hier nachgewiesen. Während Buschke und Fischer bei anscheinend freiem Ausgangsmaterial von Lues maligna typische luetische Affektionen bei Affen hervorriefen, aber auch wieder ohne Spirochätenbefund, gelang es Tomaszewski bei gleicher Versuchsanordnung jedesmal Spirochäten im Schanker des infizierten Affen zu finden. Wie hier, so gilt auch sonst der Satz, wenn keine Spirochäten nachgewiesen werden können, so ist damit noch lange nicht gesagt, daß keine vorhanden sind. Weiter hat man Spirochäten, wenn auch selten, im Blut von Luetikern (Nichols und Hough u. a.), im Gehirn bei Paralyse, im Rückenmark bei Tabes (Noguchi u. a.) morphologisch nachweisen können. Speziell am Auge hat man sie bei frischen Lid- und Bindehautprozessen schon häufig jetzt gefunden und diagnostisch verwertet, ferner in Schnittpräparaten in der klaren Hornhaut kongenital-luetischer Föten und Neugeborener (Schlimpert, Bab, Stock-Gierke, Stephenson), ebenso in der entzündeten Hornhaut Kongenital-luetischer (E. von Hippel, Clausen), in den Spätformen der Keratitis parenchymatosa (Igersheimer), bei Keratomalacie (Stephenson, E. v. Hippel), in der Iris bei Iritis luetica (Krückmann), im Kammerwasser bei luetischer Iridocyclitis (zur Nedden, Stephenson), bei einer gummösen Sehnervenerkrankung (Verhoeff) usw.

Naturgemäß ging das weitere Streben dahin, die Pallida zu züchten und womöglich Reinkulturen von ihr zu erhalten. Als erster hat Schereschewsky positive Resultate mit der Züchtung in erstarrtem Pferdeserum erzielt und, wenn es sich auch zunächst um Mischkulturen handelte, so gingen doch fast alle weiteren Methoden zur **Reinzüchtung** von dem Prinzip Schereschewskys aus mit Ausnahme der Methode Noguchis. Mit der Zeit gelang dann das Ziel der Reinzüchtung, und Erfolge auf diesem Gebiet knüpfen sich an die Namen: Mühlens, Noguchi, Sowade, W. H. Hoffmann,

Arnheim, Shmamine, Tomaszewski. Da mir aus eigener Erfahrung nur die Methode von Sowade bekannt ist und diese zweifellos recht gute Resultate gibt, da ferner die später zu berichtenden eigenen Versuche mit Sowadeschen Kulturen angestellt wurden, so sei diese hier etwas näher beschrieben.

Diese Methode besteht darin, daß luetisches Material in bakterienfreies erstarrtes Pferdeserum gebracht wird. Am 4. bis 5. Tage wird die inzwischen eingetretene Verflüssigung, die sowohl Bakterien als Spirochäten enthält, abgegossen und die Serumsäule dann mit 70%igem Alkohol überschichtet. Durch den Alkohol werden die Bakterien abgetötet, während ein großer Teil der Spirochäten infolge ihrer Eigenbewegung in der Zwischenzeit schon tief in den Nährboden eingedrungen ist und nicht mehr von dem Alkohol erreicht wird. Nur der untere Teil der Serumsäule wird zur weiteren Züchtung verwendet; an diese Stelle können sonstige, für den Menschen pathogene Keime gar nicht kommen, weil sie keine Eigenbewegung besitzen. Der Impfkanal, in dem die Spirochäten wachsen, charakterisiert sich durch ein wolkiges, hauchartiges Aussehen, wie es Sowade auch im Archiv für Dermatologie und Syphilis Bd. 114 abgebildet hat.

Im einzelnen beschreibt Sowade das Vorgehen folgendermaßen:

„Das spirochätenhaltige Ausgangsmaterial wird zerquetscht auf einer Platinöse an der Glaswand des Nährröhrchens entlang bis zur Grenze zwischen oberem und mittlerem Drittel der Serumsäule versenkt. Sobald im Impfkanal eine deutliche Verflüssigung konstatiert wird, was meist nach 4 bis 5 Tagen der Fall ist, wird diese Verflüssigung abgegossen und 70%iger Alkohol aufgefüllt, der ca. 10 Minuten einwirkt und während dieser Zeit einmal erneuert wird. Darauf wird der Alkohol durch sterilisiertes destilliertes Wasser ersetzt, an dessen Stelle wiederum nach 10 Minuten steriles Paraffinöl tritt. Etwa am 10. bis 12. bis 15. Tag ritze ich die Kulturröhrchen dicht unterhalb der Stelle, wo das Ausgangsmaterial lag, mit einer Feile an, reibe das Glas energisch mit Alkohol ab und ziehe es einige Sekunden durch die Bunsenflamme. Zur Untersuchung benutze ich allein den unteren abgeschnittenen Teil, aus dem ich die feste Serumsäule löse."

Während es früher auf Grund der Mischkulturen für besonders charakteristisch galt, daß diese Kulturen einen stinkenden Geruch an sich haben, haben sich die Reinkulturen als nahezu geruchlos erwiesen. Daß es sich bei diesen Kulturspirochäten tatsächlich um Spirochaetae pallidae handelt, ist bei der charakteristischen Form, der Art der Bewegung und der Annahme des Giemsafarbstoffes wohl nicht zu bezweifeln. Die weitere bakteriologische Forderung, daß man mit den kultivierten Spirochäten auch syphilitische Erkrankungen experimentell hervorrufen könne, ist im Prinzip erfüllt; allerdings stellen sich der Übertragung oft erhebliche Schwierigkeiten entgegen (siehe experimentelle Syphilis S. 16).

Die Spirochäten zeigen, wie Arnheim angibt, in der Kultur schon nach kurzer Zeit Involutions- und Degenerationsformen; vielleicht hängt es damit zusammen, daß ihre Pathogenität schnell abnimmt und nach längerer Züchtung immer geringer wird (siehe auch S. 126 eigene Versuche). Manchen Autoren wie Arnheim mit eigenem Material, Levaditi mit Noguchischem ist diese Übertragung der Syphilis auf Tiere mit Kulturspirochäten überhaupt nicht gelungen. Die zweifellos positiven Resultate, auf die ich sofort noch eingehe, sprechen aber doch durchaus in dem Sinne, daß die Kulturspirochäten tatsächlich den Spirochaetae pallidae entsprechen, wenn auch das Optimum ihrer Lebensbedingungen in den bisherigen Kulturen offenbar noch nicht erreicht ist. Es ist wohl zum Teil auf diese geringe Pathogenität zurückzuführen, daß Impfversuche mit Kulturspirochäten nur von wenigen Autoren angestellt wurden. Ich selbst habe wohl die meisten Tiere für diesen Zweck geopfert und kann nur feststellen, daß die Zahl der positiven Resultate gegenüber der Menge der verwendeten Tiere und der erheblichen Mühe der Nährbodenbereitung eine sehr mäßige ist. Es ist aber durch Impfung in die Blutbahn gelungen, am

1*

Auge eine Reihe von Erkrankungen zu erzielen, die nach ihrem klinischen Aussehen als Folge einer Spirochätendurchseuchung des Körpers anzusehen sind; von besonderem Interesse sind die Impferfolge bei Verwendung von Reinkulturen, da sie bisher anscheinend die einzigen sind, die fern vom Impfort eintraten. Über die experimentelle Syphilis des Auges soll später im Zusammenhang berichtet werden (siehe S. 118).

Die ersten, die mit Spirochätenmischkulturen eine Generalisation der Lues des Kaninchens hervorrufen konnten, waren Bruckner und Galasesko, denen es gelang, nach Impfung in den einen Hoden eine wohl auf dem Blutweg entstandene spirochätenhaltige Erkrankung des zweiten Hodens zu erzeugen.

Ferner hat Sowade über luetische Allgemeinerscheinungen bei Tieren berichtet, die wir gemeinsam mit Mischkulturen in die Blutbahn geimpft und in Beobachtung hatten. Abgesehen von allgemeinen Erscheinungen, wie Abmagerung, Haarausfall, zeigten diese Tiere papulöse und papulo-ulzeröse, zum Teil auch serpiginöse Syphilide, Paronychien, Orchitiden, Periorchitiden usw. In diesen Manifestationen waren häufig typische Pallidae nachzuweisen.

Während die Kulturspirochäten anscheinend kein langes Leben fristen, zum mindesten ihre pathogenen Eigenschaften einbüßen, kann die Spirochäte des menschlichen Organismus offenbar sehr lange leben. Solange sie noch beweglich ist, muß sie nach Neißer als virulent angesehen werden, und da erwiesen ist, daß tertiäre Prozesse, welche noch 24 Jahre nach der Ansteckung auftreten, verimpfbar sind, so sieht Neißer keinen Grund daran zu zweifeln, daß man auch mit den 40 bis 50 Jahre post infectionem entstandenen tertiären Prozessen hätte impfen und damit die Existenz lebender virulenter Spirochäten hätte nachweisen können. In der Tat konnten auch aus Tertiärprodukten selbst noch nach 45 Jahren Kulturen angelegt werden.

Die Spirochaete pallida kann an früher spezifisch entzündeten Organen oft noch lange Zeit nachgewiesen werden, wenn klinisch keinerlei Erscheinungen mehr vorhanden sind. Solche Untersuchungen wurden mitgeteilt von Pasini, E. Hoffmann u. a. an Sklerosen, von Gußmann an Tonsillen, von Levaditi und Yamanouchi, Fontana an der Cornea von Kaninchen.

b) Reaktion des Organismus auf das Eindringen der Spirochäten.

Wir gelangen jetzt zu der Frage, in welcher Weise der Körper auf das Eindringen der Spirochäten reagiert, und haben uns dabei zum Teil auf Beobachtungen klinischer Art, zum andern Teil auf Forschungen aus dem Gebiet der Immunitätslehre zu stützen. Die Tatsache, daß der „jungfräuliche" Körper (Neißer) auf die Lokalinfektion mit einer lokalen Erkrankung, dem Primäraffekt, reagiert, während nach allgemeiner Durchseuchung zunächst papulöse und in späteren Zeiten gummöse Prozesse auftreten, ist von jeher ein viel umstrittenes Problem gewesen, das bis zum heutigen Tag noch nicht völlig geklärt ist. Am meisten Anhänger dürfte wohl die Lehre Neißers haben, die die verschiedene Reaktion des Organismus auf eine veränderte Reaktionsfähigkeit der Gewebe zurückführt und unter Benutzung eines Ausdrucks von Hutchinson von einer „Umstimmung der Gewebe" spricht. Ob es allerdings berechtigt ist, diese Umstimmung der Gewebe dem Pirquetschen Begriff „Allergie" gleichzusetzen, muß bezweifelt werden, da wir einen allergischen Zustand, das heißt die veränderte Reaktionsfähigkeit gegenüber einem fremden Reagens, bei der Tuberkulose z. B. als einen anaphylaktischen Vorgang, mithin auf das Vorhandensein spezifischer Antikörper im infizierten Organismus zurückführen, während wir bei der Syphilis von solchen Antikörpern, wie wir noch unten sehen werden, bis jetzt noch ungemein wenig wissen. Trotzdem dürfte das Wort Umstimmung der Gewebe den Zustand der veränderten Reaktionsfähigkeit in den verschiedenen Stadien der Lues gut charakterisieren, ohne ihn allerdings zu erklären (s. später). Gelegentlich kommen aber Fälle vor, wo erst nach Dezennien papulöse Prozesse auftreten (sekundäre Spätlues), oder umgekehrt schon sehr frühzeitig die Syphilis sich in ihrer ulzerösen Form äußert (Lues tertiaria praecox); in diesen Fällen muß man annehmen, daß die Umstimmung der Gewebe noch nicht oder überstürzt eingetreten ist. In Ausnahmefällen kann man sekundäre und tertiäre Manifestationen zu gleicher Zeit auftreten sehen, wodurch der Wunsch mancher Syphilidologen begreiflich wird, man solle die alte Stadieneinteilung über Bord werfen.

Im Gegensatz zu der Neißerschen Auffassung von der Umstimmung der Gewebe in den verschiedenen Perioden der Lues, die er sich toxisch entstanden denkt, hat man von anderen Seiten mehr die Veränderungen der Spirochäten selbst während ihres Aufenthalts im Körper und auch die Verschiedenheit von Spirochätenstämmen für die in ihrer Art so verschiedenen Reaktionsprodukte verantwortlich gemacht; doch stehen einer solchen Auffassung eigentliche Tatsachen als Stütze nicht zur Verfügung. Wichtiger dagegen dürfte die Betrachtung der quantitativen Verhältnisse der Spirochäten bei den luetischen Prozessen sein. Jadassohn hat vor allem darauf aufmerksam gemacht, daß bei den sekundären Prozessen der Lues ganz ähnlich wie bei der akuten Miliartuberkulose sowie bei manchen leprösen Erythemen der akute Entzündungszustand und die heftigen Reaktionserscheinungen parallel gehen mit der Anwesenheit zahlreicher Parasiten, während bei der gummösen Lues und bei tuberkuloiden Lepraprozessen die Parasiten spärlich sind und die Affektion selbst Neigung zur chronischen Granulationsbildung und zum Zerfall hat. Man könnte sich nach Neißer ganz gut vorstellen, daß „durch die Anwesenheit vieler Spirochäten so starke entzündliche Reaktions- und Abwehrerscheinungen (mit Ansammlung polynukleärer Leukocyten) des Körpers ausgelöst werden, daß die Spirochäten gar nicht dazu kommen, ihre spezifisch deletären Einwirkungen zu entfalten. Treten sie aber sehr spärlich auf, so entsteht langsam, aber sehr stetig und ungestört eine Granulationsgeschwulst (aus Lymphocyten und Bindegewebsabkömmlingen), die dann unter dem spezifischen Einfluß der Spirochäten resp. deren Giften zwar auch langsam, aber stetig einer ganz eigenartigen (gummösen) Degeneration anheimfällt." So lösten auch die embolisch verschleppten, massenhaften Kulturspirochäten bei meinen Untersuchungen (siehe S. 127) oft akute Prozesse aus, die vor allem durch Anwesenheit polynukleärer Leukocyten charakterisiert waren. Es ist in diesem Zusammenhang gewiß von Interesse, daß spätsekundäre Eruptionen der Syphilis mit reichlichen Spirochäten, und sogenannte frühtertiäre Prozesse mit spärlichen Spirochäten einhergehen. Andererseits ist die Beantwortung der Frage des Zusammenhangs zwischen der Zahl der Spirochäten und den histologischen Veränderungen oft eine sehr schwierige. So kommt es bekanntermaßen gar nicht selten vor, wenn es auch nicht die Regel ist, daß z. B. bei kongenitaler Lues mit ihren im allgemeinen massenhaften Spirochäten die Parasiten bei hochgradigen Gewebsveränderungen mitunter vermißt und an histologisch normalen Stellen massenhaft gefunden werden. Wie Sobernheim auseinandersetzt, ist das erstere auf den zerstörenden Einfluß der Zellen zurückzuführen, das letztere wohl darauf, daß es bei der sehr schleichenden Giftwirkung der Spirochäten oft sehr lange dauert, bis sie pathologische Veränderungen hervorrufen. Neißer betont, daß man bei aller Wertung der Wichtigkeit der Quantität der in Tätigkeit tretenden Spirochäten für die Gestaltung des pathologischen Produktes doch auf die Mitwirkung einer Terrainumstimmung zur Erklärung der verschiedenen Formen der Syphilisprozesse nicht verzichten könne, und weist dabei vor allem auf die Beobachtungen über Superinfektion und Kutireaktion, auf die wir gleich noch zu sprechen kommen, hin. Auch die Syphilis maligna ist nach seiner Ansicht auf eine bestehende abnorme Reaktionsweise der Gewebe und nicht auf eine besondere Spirochätenart zurückzuführen, und das gleiche gilt nach ihm und vielen anderen für die als Lues nervosa bezeichnete Form der Syphilis, bei der die Hauterscheinungen vollkommen gegenüber dem Befallensein des Nervensystems zurücktreten.

Wenn wir also gesehen haben, daß der Körper während der syphilitischen Durchseuchung eine Veränderung in der Reaktion seiner Gewebe durchmacht, so schließt sich dieser Tatsache eng die Frage an, ob in dem befallenen Organismus Schutzkräfte gegenüber den Eindringlingen auftreten, und ob man von einem Zustand der Immunität bei Syphilis sprechen kann.

Die Lehre, daß die Syphilisinfektion eine völlige Immunität gegen eine Neuinfektion mit sich bringe, galt lange Zeit, besonders auf Grund der Autorität von Ricord, Bärensprung und Siegmund als ein Dogma. Dieses Dogma hat sich jedoch als falsch erwiesen, wenn man unter Immunität den Zustand versteht, daß ein Körper, der von einer Infektionskrankheit völlig geheilt ist, gegen diese Infektionserreger immun ist. Zunächst hat man angenommen, daß der Mensch überhaupt das einzige Individuum sei, das für Syphilis empfänglich ist. Wenn auch gewiß zugegeben werden muß, daß der Mensch am empfänglichsten für die Lues ist, so hat sich doch im Lauf der letzten Jahre immer mehr gezeigt, daß eine ganze Reihe von Tieren (Affen, Kaninchen, Hund und andere) mit Syphilis impfbar sind, also keine angeborene natürliche Immunität besitzen. Ob allerdings Spontaninfektionen bei Tieren vorkommen, ist fraglich. Auch unter den Menschen gibt es nach der Ansicht Neißers und anderer keine Rasse, die eine angeborene Immunität besitzt, sondern nur individuelle Disposition Einzelner und ganzer Völker, und es sind mehr die Verschiedenheiten des Milieus, beeinflußt durch ein mehr oder minder schwaches Nervensystem, durch Alkoholschädigung usw., die die Syphiliserreger zu mehr oder minder starkem Einfluß kommen lassen. Allerdings ist wohl sicher, daß die Syphilis, seitdem sie in Europa sich verbreitet hat, ihren Charakter infolge der vielen Menschenpassagen geändert hat. Bei Naturvölkern soll sie viel akuter auftreten, weniger die inneren Organe befallen und keine Neigung zu „metasyphilitischen" Eruptionen haben.

Die erworbene sogenannte Immunität ist vorgetäuscht dadurch, daß der Körper viele Jahre und ganze Jahrzehnte, wie wir jetzt besonders auf Grund der serologischen Forschungen wissen, noch syphiliskrank ist, zum mindesten noch Syphliserreger beherbergt. „Das, was man also bisher während des Bestehens der Krankheit als Immunität bezeichnete, ist nur ein Zustand einer mehr oder weniger starken Empfänglichkeit der Haut und keine echte Immunität" (Neißer). Es besteht ein Zustand von Anergie (Siebert), bei dem der Körper selbst noch unter dem Einfluß der in ihm befindlichen Krankheitserreger steht und dadurch relativ geschützt ist gegen eine neue Infektion. Eine solche Neuinfektion nun im Zustand der Anergie bezeichnet man als **Superinfektion** und es fragt sich jetzt, ob eine solche Superinfektion bei dem Syphilitiker möglich ist. Während die tausendfältigen Untersuchungen früherer Jahrzehnte auf diesem Gebiet ganz im allgemeinen zu dem Resultat führten, daß eine solche Superinfektion nicht möglich ist, diese Untersuchungen aber an der Unmöglichkeit krankten, den Lueserreger nachzuweisen, so kann man heutigentags auf Grund zahlreicher Untersuchungen von Finger und Landsteiner, Neißer, Queyrat, Levaditi und anderer ganz allgemein sagen, daß eine Superinfektion während des Stadiums des Primäraffektes so lange möglich ist, bis die Syphilis konstitutionell wird, was etwa mit dem Auftreten der Wassermann-Reaktion zusammenfällt. In der sekundären Periode der Syphilis ist eine Superinfektion zweifellos ungemein selten; Neißer hält sie überhaupt nicht für bewiesen, während Finger und Landsteiner und dann auch besonders Ehrmann auf Grund experimenteller Untersuchungen behaupten, daß auch der sekundär Syphilitische für Neuinfektion empfänglich sei, und daß bei ihm entsprechend dem Stadium der Lues dann papulöse Prozesse auftreten. Sicher bewiesen dagegen ist, daß in der tertiären Periode der Lues eine Superinfektion stattfinden kann mit um so größerem Erfolg, je mehr sich die Lues der Abheilung nähert. In solchen Fällen entsteht als Effekt der neuen Inokulation ein zerfallendes Ulcus, entsprechend wieder dem tertiären Zustand der allgemeinen Lues. Autoinokulationen bei Tertiärsyphilitikern mit ihrem eigenen gummösen Material führten nie zu einem Impfeffekt (v. Poor). Superinfektionen während der Tertiärperiode der Syphilis können aber auch zum Auftreten primäraffektähnlicher Prozesse führen, und man ist dann gezwungen, anzunehmen, daß es sich um echte Reinfektion bei noch bestehenden tertiären Erscheinungen handelt. Besonders interessant sind einige Fälle, die Rostaine (nach Neißer) beobachtet hat. Dreimal fand er bei kongenital Syphilitischen einerseits noch bestehende gummöse Prozesse, andererseits Symptome einer ganz frischen Infektion. Diese Beobachtung ist besonders für uns Ophthalmologen mit Rücksicht auf solche Fälle von Interesse, die eine zweifellose angeborene Lues hatten, die dann eine Lues akquirieren und in diesem Stadium eine Keratitis parenchymatosa bekommen. Wie ich auf S. 226 noch näher auseinandersetzen werde, scheint es mir durchaus am Platz, für das Auftreten dieser Parenchymerkrankung der Hornhaut die vorausgegangene angeborene Lues ursächlich mit in Betracht zu ziehen. Je älter die Syphiliskrankheit in einem Körper ist, desto mehr klingen nach Neißer Umstimmung und Anergie ab. Das geschieht aber nicht mit einem Schlag im ganzen Körper, sondern allmählich Region nach Region. Trifft eine neue Inokulation in der Spätperiode eine solche „tertiär umgestimmte" Region, so antwortet sie mit einer rein tertiären Form. Wenn aber vielleicht die Umstimmung der Region bereits geschwunden ist, so daß man eine annähernd geheilte Region vor sich hat, so erzeugt die Inokulation eine primäre oder wenigstens der primären Form sehr ähnliche Erscheinung.

Auf jeden Fall muß man praktisch damit rechnen, wenn es auch wohl im allgemeinen selten vorkommen mag, daß das Eindringen neuer Spirochäten bei einem Syphilitiker nicht ohne Folgen ist. Es entsteht sogar die Frage, ob eine solche Superinfektion nicht Allgemeinerscheinungen hervorrufen kann ohne einen lokalen Infektionsherd. Beweisende Untersuchungen über eine derartige Möglichkeit liegen bis jetzt nicht vor, es ist aber doch zu beherzigen, daß Milian ganz ähnlich wie schon vorher Neißer den Standpunkt vertritt, daß es für einen Syphilitiker durchaus nicht gleichgültig ist, ob er sich der Gefahr einer syphilitischen Infektion aussetzt oder nicht.

Versuche, den Körper durch Injektionen spirochätenhaltiger Extrakte und Vakzins aktiv gegen eine neue luetische Infektion zu immunisieren, sind sowohl beim Affen (Neißer und Bruck), als beim Kaninchen (Uhlenhuth und Mulzer) ohne Erfolg ausgeführt worden. Metschnikoff dagegen behauptet eine Abschwächung der Virulenz durch Tierpassagen und ein zu Immunisierungszwecken geeignetes Vakzin erhalten zu haben. Neißer hält jedoch die Beweise Metschnikoffs nicht für stichhaltig. Auch Schereschewsky erklärt eine künstliche Immunisierung auf Grund einer Versuchsreihe (Vorbehandlung mit abgetöteten Reinkulturen von Spirochäten) für möglich; doch dürften hier wohl nur sehr viel größere Erfahrungen einen entscheidenden Wert haben.

Noch viel weniger immunisiert als der Mensch werden im allgemeinen die luetisch infizierten niederen Tiere, besonders die Kaninchen. Durch Untersuchungen von Bertarelli, Uhlenhuth und Weidanz, Fontana, Neißer und Pürckhauer, Uhlenhuth und Mulzer wurde in vielen Versuchen festgestellt, daß weder das Überstehen einer Augensyphilis noch einer luetischen Hodenerkrankung einen Schutz gegen weitere Impfungen verleiht, und es ist gleichgültig, ob man die Nachimpfung vornimmt, wenn die syphilitischen Hoden- oder Augenerkrankungen noch bestehen oder wenn sie schon abgeheilt sind. Die Impfprodukte, die nach einer derartigen Nachimpfung auftreten, unterscheiden sich nicht von den Impfprodukten erster Impfung mit Passagevirus, vor allen Dingen sind sie nicht ausgesprochen geringfügiger als diese (Uhlenhuth und Mulzer). Dieselben Autoren weisen noch darauf hin, daß eine Nachimpfung bei zwei intravenös infizierten syphilitischen Kaninchen ohne Erfolg blieb, halten aber wegen der geringfügigen Versuchszahl weitere Forschungen nach dieser Richtung hin für notwendig.

Von Interesse ist es und sicher nicht ganz leicht zu erklären, daß eine Neuinfektion bei einem Syphilitiker mit fremden Spirochäten im allgemeinen so schwer gelingt, während die Spirochäten im Organismus selbst so häufig bald hier, bald dort zu neuen Eruptionen Anlaß geben, zu dem, was man im allgemeinen als Rezidiv bezeichnet. Die Annahme, daß fremde Spirochäten schwerer in der Haut eines bereits infizierten Körpers Fuß fassen als die eigenen, durch Metastasierung von innen in die Haut gelangenden, läßt sich nach Neißer nicht halten. Man ist geneigt, das Auftreten solcher Rezidive mit dem mehr oder minder großen Reichtum von Antikörpern in dem Organismus in Zusammenhang zu bringen, muß sich aber immer dabei klar sein, daß solche Antikörper bis jetzt noch nicht nachgewiesen sind. Die Frage, ob die zu dem Rezidiv führenden Spirochäten da zu der spezifischen Affektion führen, wo sie schon seit langer Zeit liegen, oder ob im späteren Verlauf der Syphilis noch eine Metastasierung stattfindet, ist ebenfalls noch strittig. Neißer glaubt, daß beide Modi vorkommen. Die Neurorezidive, wie sie nach Quecksilber und ganz besonders nach Salvarsananwendung vorkommen, scheinen mir ein fast experimenteller Beweis dafür zu sein, daß auf jeden Fall der erstere Modus vorkommt (siehe auch S. 460). Für die Möglichkeit einer Metastasierung spricht die Tatsache, daß man bei Luetikern selbst bei latenter Lues besonders durch das Anreicherungsverfahren von Uhlenhuth und Mulzer Spirochäten im Blut hat nachweisen können.

Noch eine Frage scheint mir besonders auch für die Affektionen am Auge von Wichtigkeit. Gibt es eine lokale Immunität nach Überstehen eines spezifischen Prozesses? Es ist eine merkwürdige Tatsache, auf die ich auch an anderer Stelle hinweisen werde, daß eine luetische Iritis ganz im Gegensatz zu der Iritis mit rheumatischer oder tuberkulöser Ätiologie ungemein selten lokal rezidiviert. Auf der anderen Seite wissen wir von der experimentellen Syphilis her, daß Rezidive bei der experimentellen Impfkeratitis zur Beobachtung kommen selbst nach einem Intervall von vielen Monaten (Levaditi, Pürckhauer, Uhlenhuth und Mulzer und andere), und auch bei der allerdings in mancher Beziehung eigenartigen Keratitis parenchymatosa des Menschen sind Rezidive durchaus nichts Seltenes. Aus der allgemeinen Syphilidologie ist bekannt, daß an der Stelle oder in der Nähe des Primäraffektes später als Schanker redux bezeichnete Aufflammungsprozesse vor sich gehen können. Im übrigen ist die Beurteilung der Frage auf Grund der Beobachtungen an der Haut schwierig, weil man nie genau sagen kann, ob an einer regionär absolut umgrenzten Partie eine neue Eruption aufgetreten ist oder nicht vielleicht in deren Umgebung. Ein Beweis für eine solche lokale Immunität liegt auf jeden

Fall bis jetzt noch nicht vor, die experimentellen Befunde sprechen sogar dagegen. Beobachtungen wie die Seltenheit von Rückfällen bei der Iritis luetica müssen daher wohl wahrscheinlich so erklärt werden, daß durch die Entzündung im allgemeinen alle Spirochäten an Ort und Stelle in der Iris untergehen und auf diese Weise nur dann ein Rückfall eintreten kann, wenn vereinzelte Spirochäten sich dem Untergang entzogen haben oder, was offenbar sehr selten vorkommt, metastatisch neue Spirochäten in die Iris verschleppt werden.

Ganz entsprechend der Auffassung von einer nicht bestehenden echten Immunität bei der Syphilis kommt es unzweifelhaft gelegentlich zu einer wirklichen **Reinfektion**, wenn wir unter Reinfektion im Gegensatz zur Superinfektion das Befallenwerden eines von der Syphilis vollständig geheilten Körpers verstehen. John hat 356 Reinfektionen aus der Weltliteratur zusammengestellt, von denen er allerdings nur einen kleinen Teil (14) bei sehr kritischer Betrachtung als sichergestellt ansieht. In den letzten Jahren hat man besonders auf Grund der therapeutischen Wirkung des Salvarsans sich mit der Frage der Reinfektion wieder stark befaßt (Gennerich, Benario und andere) und es muß wohl als zweifellos betrachtet werden, daß die Reinfektionsfälle sich nach sehr energischer Salvarsanbehandlung gemehrt haben. Diese Tatsache ist ein neuer Beweis dafür, daß der Körper, wenn er erst von der Syphilis befreit ist, sich genau verhalten kann, wie ein nie vorher infizierter. Allerdings sind unter den echten Reinfektionen teils besonders milde, teils auffallend schwere Formen beobachtet worden. Auch Kongenital-Luetische können sich infizieren.

Aus dem Studium der Frage über die Immunität bei der Syphilis geht im allgemeinen wohl hervor, daß parasitizide **Antikörper** im Organismus des Syphilitikers nicht gebildet werden, daß zum mindesten der Beweis dafür fehlt. Die Frage, ob überhaupt Antikörper gegen die Spirochäten entstehen, ist noch nicht völlig entschieden. Präzipitine konnten entgegen den Berichten von Fornet und Schereschewsky weder von Neißer und Bruck noch von Uhlenhuth und Mulzer sowie Nakano nachgewiesen werden. Strittig dagegen ist es, ob agglutinierende Substanzen im Luetikerserum vorkommen. Hoffmann und von Provazek sowie Zabolotny fanden, daß das Serum von älteren Syphilitikern Bewegungshemmung der Spirochäten hervorruft. Levaditi dagegen betont, daß die Spirochäten überhaupt zu Agglomeration neigen, diese Haufen sich aber im Unterschied zu echter Agglutination leicht wieder entwirren. Mucha und Landsteiner sowie Uhlenhuth und Mulzer konnten agglutinierende Substanzen nicht nachweisen. In letzter Zeit hat Kißmeier berichtet, daß rein gezüchtete Kulturen der Spirochaete pallida bei Vermengung mit Syphilitikerserum Agglutination ergeben. Die Reaktion fand er allerdings nicht konstant, aber in allen Stadien der Lues; besonders stark war die Reaktion bei Verwendung von Sera von spirochäteninjizierten Kaninchen. Nakano dagegen versuchte vergeblich in menschlichen luetischen, wassermannpositiven Seren Antistoffe (Agglutinine, Bakteriolysine) gegen reingezüchtete Spirochäten nachzuweisen, während er im Blut von Kaninchen, die mit mehreren Injektionen abgetöteter Spirochäten vorbehandelt waren, derartige Gegenkörper gefunden haben will.

Auch die durch Wassermann, Neißer und Bruck 1906 zuerst vertretene Anschauung, daß sich im Blut des Syphilitikers komplementbindende spezifische Antikörper befinden, ließ sich mit der Zeit nicht halten. Zum mindesten ist das Vorhandensein derartiger Antikörper noch nicht mit Sicherheit bewiesen. Die von diesen Autoren eingeführte Serodiagnose **(Wassermann - Reaktion)** basierte auf der Vorstellung, daß durch das Antigen (Spirochäten) sich ambozeptorenförmige Gegenkörper im Organismus des Syphilitikers entwickeln, und daß durch das Aufeinanderstoßen eines Extraktes aus luetischem Organ (Leber) mit dem antikörperhaltigen Serum des Syphilitikers Komplement gebunden wird.

So sehr sich nun auch die Reaktion als wichtig und fördernd in der praktischen Diagnose der Syphilis mehr und mehr eingebürgert hat, so sind diese theoretischen Grundlagen, gerade was die Spezifität anbetrifft, durch die zahlreichen weiteren Forschungen sehr erschüttert worden. Zunächst hat man klinisch schon gefunden, daß die Wassermann-Reaktion nicht ganz allein für Lues gilt, sondern auch in ähnlicher Weise mit dem Serum von Patienten, die an Frambösie, Malaria, Scharlach leiden, angestellt werden kann. Den Umschwung in der Spezifitätstheorie brachte aber vor allem der Nachweis, daß sich durch Alkoholextraktion auch aus normalen Organen (Leber, Herz) ein für die Wassermann-Reaktion brauchbares „Antigen" gewinnen läßt (Weil und Braun u. a.). Wassermann und seine Schule sind allerdings auch jetzt noch der Ansicht, daß der wässerige Extrakt aus syphilitischen Lebern bessere Resultate gibt als der alkoholische aus luetischen oder gar normalen Organen. Die Tatsache der Alkohollöslichkeit des Antigens ist aber allgemein anerkannt. Hierdurch war die Wahrscheinlichkeit sehr groß, daß es sich bei dem eigentlich reagierenden Stoff im Leberextrakt um einen lipoidartigen Körper handele, und durch Untersuchungen von Porges und Meyer, Sachs-Altmann, Levaditi, Yamanouchi, Fleischmann und anderer ist gezeigt worden, daß man statt des luetischen Leberextraktes Lipoide wie Lezithin, ölsaures Natron, Cholestearin usw. benutzen kann; allerdings hat sich die praktische Brauchbarkeit dieser Stoffe in der Folgezeit wenig bewährt. Man wurde immer mehr zu der Anschauung gedrängt, daß die Komplementbindungsreaktion bei der Syphilis in der Hauptsache auf physikalisch-chemischen Vorgängen beruht. Zudem konnte durch Jakobsthal gezeigt werden, daß bei dem Aufeinandertreffen von Leberextrakt und Luesserum ultramikroskopisch eine Präzipitation deutlich sichtbar ist, und so bildete sich die Ansicht, daß das Komplement eben durch dieses Präzipitat absorbiert wird. Die Präzipitationserscheinung selbst besteht darin, daß man große unregelmäßige Schollen ultramikroskopisch auftreten sieht. Auch makroskopisch ist es Bruck gelungen, einen Präzipitationsvorgang bei einem bestimmten Mengenverhältnis von Serum und Extrakt, wenn die Mischung bei sehr niederer Temperatur vorgenommen wird, zu zeigen. Friedemann hält allerdings die Beweise für die Fällungstheorie der Wassermann-Reaktion noch nicht für zwingend. So kann also jetzt als allgemeine Meinung wohl gelten, daß das Wesentliche bei der Wassermann-Reaktion durch eine unspezifische Komponente ausgelöst wird, insofern als nicht Spirochäten oder ihre „Toxine" die Reaktion selbst hervorbringen. Indirekt werden sie aber doch insofern zur Erklärung herangezogen, als z. B. Weil und Braun, Bruck, Gennerich, C. Lange die Wassermann-Reaktion mit dem Zellzerfall von syphilitisch erkrankten Geweben oder syphilitischen Produkten und Übertritt dieser Zellen in's Blut in Zusammenhang bringen. Daß die Reaktionsstoffe nicht nur Lipoidcharakter haben müssen, sondern auch an die Anwesenheit von Eiweiß (Globuline) geknüpft sind, geht daraus hervor, daß der Eiweißgehalt im Serum der Syphilitiker vermehrt ist und daß im Liquor die Wassermann-Reaktion erst positiv wird, wenn ein gewisser Stickstoffwert erreicht ist (C. Lange). Hervorzuheben ist, daß sowohl Bruck als auch Wassermann und Lange in ihren zusammenfassenden Darstellungen immer noch auch von einer spezifischen Komponente bei dem Zustandekommen der Reaktion überzeugt sind. Bruck stützt diese Ansicht sowohl auf die bessere Brauchbarkeit spezifischer Extrakte, als vor allem auf eigene Experimente, die darin bestehen, daß bei Affen, deren Serum vor der Behandlung negativ reagierte, durch Injektion mit Luesorganextrakten (also mit einem abgetötetes Virus enthaltenden Präparate) komplementbindende Substanzen im Serum der Tiere auftreten. Diese Tiere bleiben trotzdem infizierbar, können also durch die Injektion mit Luesorganextrakt nicht syphilitisch geworden sein. Wassermann und Lange nehmen zwei Gruppen von Molekülen im Organismus des Luetikers an, die der Körper mit Hilfe von „Antikörpern", worunter Wassermann ganz allgemein fermentative, abbauende Substanzen versteht, abbauen muß: 1. Moleküle der Spirochäten, 2. Moleküle physiologischer Natur, i. e. die infolge der Wirkung der Spirochäten auf die Körperzellen und dadurch bedingten Zerfall derselben auftretenden Zerfallsprodukte lipoider Natur[1]).

Wir müssen uns aber klar sein, daß ein wirklicher Beweis für die antigene Natur der Spirochäten noch nicht erbracht ist. Weder hat man bis jetzt Spirochätenkulturen in größerer Reihe als Antigen bei der Wassermann-Reaktion benutzt, noch ist es trotz darauf gerichteter Versuche (Sowade) mit Sicherheit gelungen, bei Tieren, die mit Spirochätenkulturen geimpft waren, eine vorher negative in eine positive Wassermann-Reaktion zu verwandeln; allerdings tritt bei solchen Versuchen die eigenhemmende Wirkung des Serums von Kaninchen sehr störend in den Weg. Alles in allem müssen wir uns auf den Standpunkt stellen, daß das Vorkommen komplementbindender, wahrer Antikörper gegen die Lueserreger bis jetzt im Organismus des Syphilitikers nicht bewiesen ist. Über die ätiologische und sonstige Bedeutung der Wassermann-Reaktion wird erst S. 27 gesprochen werden.

Entsprechend der allergischen Reaktion v. Pirquets bei der Tuberkulose hat man auch bei der Syphilis eine **Kutireaktion** hervorzurufen sich bemüht. Neißer und sein Schüler Meirowski haben solche Hautimpfungen mit Extrakten aus syphilitischen Fötallebern zuerst angestellt und auch deutlich Reaktionen in Form von Erythemen, Infiltrationen oder Quaddeln erhalten. Ihre Versuchsresultate wurden jedoch dadurch sehr getrübt, daß sie auch mit dem Extrakt aus normaler Leber sowohl bei Syphilitikern, als auch bei Lupösen deutliche Reaktionen erzielten, die sich von der Pirquetschen Reaktion nicht unterschieden. Neißer folgert daraus, daß die die Reaktion erzeugenden Stoffe auch in der normalen Leber vorhanden sein müssen und wahrscheinlich in luetischen Lebern nur durch den Prozeß der Lues eine Steigerung erfahren haben. Die Frage kam zuerst wieder in Fluß, als Noguchi mit einer Aufschwemmung abgetöteter Reinkulturen von Spirochäten („Luetin") von neuem Hautreaktionen hervorzurufen suchte und dabei als einen typischen Befund erhob, daß vor allem die tertiär Syphilitischen und die kongenital Luetischen stark reagieren, während bei nicht luetischen Menschen die Reaktion stets negativ und bei Lues I und II sowie bei Paralyse die Reaktion ziemlich selten positiv ist. Diese Feststellungen wurden von zahlreichen Seiten bestätigt, wenngleich auch gegenlautende Stimmen sich erhoben haben. Zweifellos gehören zur Sicherung der Tatsache noch zahlreiche weitere Untersuchungen. Die Frage, die uns hier vor allem interessiert (Methodik und ätiologische Bedeutung siehe S. 24), ist die, ob sich aus dem positiven Ausfall einer derartigen Kutireaktion schließen läßt, daß Antikörper im Organismus entstanden sind. Boas und Ditlevsen sprechen sich dahin aus, „es darf nicht für bewiesen

---

[1]) Anmerkung: Neuestens (M. m. W. 1917 No. 35 u. 36) ist Bruck an das Problem, das Wesen der Wassermannschen Reaktion zu ergründen, mehr vom serochemischen Standpunkt herangetreten und betont darin die Wichtigkeit sich mehr mit den Eigenschaften des Luetikerserums zu befassen. Auf die interessanten, aber noch umstrittenen Fragen, die er z. T. aufwirft, z. T. beantwortet, soll hier nur hingewiesen werden.

angesehen werden, daß es sich um eine spezifische Immunitätsreaktion handelt. Vielleicht rührt die Reaktion nur von einer geänderten Empfindlichkeit in der Haut der Syphilitiker her". In der Tat wäre es doch sehr merkwürdig, daß sich Antikörper im ersten und zweiten Stadium der Lues noch nicht gebildet haben sollten, während sie im dritten Stadium vorhanden sind. Ich möchte deshalb zunächst auch mit diesen Autoren annehmen, daß die tertiär anders reagierende Haut sich gegenüber dem Luetin anders verhält als die Haut in früheren Stadien der Syphilis. Es muß deshalb hinter die Behauptung mancher Autoren, die die Kutireaktion bei Syphilis schlechtweg als allergische Reaktion auffassen, ein Fragezeichen gemacht werden.

In enger Beziehung zu der Allergie steht bekanntlich die **Anaphylaxie**. Das Gemeinsame bei den beiden Erscheinungen ist die Voraussetzung, daß ein Organismus durch das Eindringen eines eiweißhaltigen, artfremden Reagens in den Zustand veränderter Reaktion versetzt worden ist. Eine solche Überempfindlichkeit ist gegenüber reinem Eiweiß, also besonders Serumeiweiß, sehr groß, während das Bakterieneiweiß infolge der geringeren Eiweißmenge schwerer zu allergischen und anaphylaktischen Erscheinungen führt. Bei der Anaphylaxie nimmt man wohl jetzt im allgemeinen an, daß durch das Aufeinandertreffen von Antigen und dem bei der ersten Injektion entstandenen Antikörper mit Zuhilfenahme des im Serum befindlichen Komplements sich stark giftige Eiweißabbauprodukte bilden, als deren Vertreter man mit Friedberger vor allem das Anaphylatoxin ansieht. Die Frage ist, ob sich solche anaphylaktischen Zustände auch bei der Syphilis finden, resp. durch Injektion von Spirochäten erzeugen lassen; auch hierdurch wäre dann das Auftreten von Antikörpern erwiesen. Uhlenhuth und Mulzer haben einige, allerdings wenige dahin zielende Versuche angestellt, indem sie Meerschweinchenserum von syphilitischen Kaninchen intraperitoneal injizierten und am nächsten Tag ca. 1 ccm einer in üblicher Weise hergestellten Hodenaufschwemmung intravenös nachschickten. Das Intervall könnte nun zu kurz gewesen sein. Auch ist festgestellt, daß man bei anaphylaktischen Versuchen mit Bakterieneiweiß öfters reinjizieren muß, um Resultate zu erhalten. Ich kann aus eigenen Versuchen mit Spirochätenkulturen, die ich bei zahlreichen Tieren zwei-, manchmal auch dreimal im Abstand von Wochen oder Monaten in die Blutbahn brachte, berichten, daß niemals nur die geringsten anaphylaktischen Erscheinungen zu beobachten waren. Diese Versuche wurden allerdings nicht zum Zweck, Anaphylaxieerscheinungen nachzuweisen, angestellt, sondern mehr nur, um syphilitische Prozesse bei den Tieren auszulösen; es waren infolgedessen auch keine Temperaturmessungen vorgenommen worden, was ja für den Anaphylaxieversuch immerhin von Bedeutung ist.

Nun hat aber Nakano im Neißerschen Laboratorium beachtenswerte Anaphylaxieversuche angestellt. Wenn er Luesserum mit Luesleberextrakt mischte und nach zweistündiger Digerierung einem Meerschweinchen injizierte, so traten typische anaphylaktische Erscheinungen auf (Krämpfe, Temperatursturz, Harn- und Kotlassen, Lungenblähung, Exitus). Niemals kam es dagegen bei zahlreichen Kontrollversuchen zu Anaphylaxie. Den Temperatursturz allein erachtet er nicht als wesentlich. Die Anaphylaxieerscheinungen traten um so schwerer und sicherer auf, je älter der luetische Krankheitsprozeß war. Durch Zusatz von Komplement zu der Mischung von Luesserum und spezifischem Extrakt kam es aber auch bei Verwendung der Sera von Lues I und II fast immer zu anaphylaktischen Symptomen. Ferner erzeugten auch Spirochätenreinkulturen nach Zusatz von Komplement anaphylaktische Erscheinungen, und zwar sowohl die Spirochäten selbst (Bodensatz) als auch die von ihnen „produzierten Gifte" (Abguß).

Betrachten wir alle diese Erörterungen über den Gehalt des Organismus an etwaigen Antikörpern sowie auch die Frage über die Immunität bei Syphilis gemeinsam, so ergibt sich, daß durch die Spirochäten zweifellos Prozesse besonderer Art im Körper, und zwar sowohl in den Zellen der inneren Organe als auch der Haut ausgelöst werden, deren Natur wir im einzelnen noch nicht kennen und nur aus ihren Wirkungen erschließen (Umstimmung der Gewebe, Wassermann-Reaktion, Kutireaktion). Der Nachweis spezifischer, insbesondere parasitizider Antikörper beim Syphilitiker ist bis jetzt noch nicht mit Sicherheit erbracht.

Eine weitere Frage ist nun die, ob die Spirochäten wirksame **Toxine** produzieren, entweder in dem Sinn, daß ihre Stoffwechselprodukte toxisch wirken oder daß bei ihrem Untergang Endotoxine frei werden. Die Möglichkeit, daß derartige toxische Wirkungen vorhanden sind, liegt natürlich in Analogie mit den Vorgängen bei Bakterien durchaus nahe, und es ist ja auch von Ehrlich und Shiga die Toxinbildung bei Protozoen nachgewiesen worden. Eine Reihe von klinischen Erscheinungen bei der Lues ist ohne die Annahme toxisch wirkender Substanzen nur schwer verständlich, und aus diesem Grunde wohl wird von vielen Pathologen mit diesen Toxinen wie mit etwas Nachgewiesenem gerechnet. Immerhin muß man sich aber klar vor Augen halten, daß der wirkliche Nachweis von Toxinen oder Endotoxinen für die Spirochäten bisher nicht erbracht ist, und es muß als sehr wünschenswert bezeichnet werden, daß in naher Zukunft gerade in dieser Richtung Untersuchungen mit abgetöteten Kulturspirochäten angestellt werden. Solche Untersuchungen stoßen natürlich auf große Schwierigkeiten, einmal weil die Kultivierung der Spirochäten immerhin noch schwierig ist und oft auf unvorhergesehene Hindernisse stößt, und zweitens weil zweifellos die Kulturspirochäten relativ wenig virulent sind und mit ihrer weiteren Übertragung noch mehr an Virulenz einbüßen. Einige klinische Erscheinungen sowie wichtige Theorien in der Pathologie der Syphilis seien hier kurz geschildert, bei denen die Wirkung von Spirochätentoxinen als höchst wahrscheinlich oder sicher betrachtet wird.

Die Umstimmung der Gewebe, die Neißer für die verschiedene Reaktion des Organismus in den einzelnen Stadien der Syphilis zur Erklärung heranzieht, kann nach ihm nur erklärt werden durch eine Wirkung der von den Spirochäten abgesonderten Toxine oder durch Endotoxine, die in den Spirochätenleibern vorhanden sind und erst bei deren Zerfall freiwerden. Sie ist also, wie er sich ausdrückt, eine spezifische.

Buschke und Michael fassen gewisse in der Frühsyphilis häufige Leberund Nierenerkrankungen als rein toxisch entstandene Affektionen auf, denn der häufige Ausgang des Ikterus syphiliticus praecox in die akute gelbe Leberatrophie scheint ihnen nur syphilidotoxisch erklärbar, da es bei akuter gelber Leberatrophie bis jetzt nicht gelungen ist, Spirochäten nachzuweisen oder positive Affenimpfungen auszuführen. Auch das Leukoderma syphiliticum ist nach ihrer Ansicht möglicherweise ein toxisches Produkt. Ferner glauben sie, daß man bei den metasyphilitischen Erkrankungen, Paralyse und Tabes, nicht um das besonders von Strümpell in die Pathologie eingeführte toxische Moment herumkommt. Sie halten an dieser Ansicht trotz der Spirochätenbefunde von Noguchi und der histologischen Resultate von Stargardt (siehe später) fest. Sie meinen, es sei nötig, dem degenerativ toxischen Moment neben den durch die Spirochäten selbst veranlaßten interstitiellen Veränderungen bei der Paralyse eine wichtige Stellung einzuräumen. Auch andere Pathologen, wie Hoche z. B., sind der Ansicht, daß mit dem Befund der Spirochäten die Paralysefrage noch lange nicht geklärt, sondern eher noch komplizierter geworden ist. Auf diese Streitfragen sei hier nicht weiter eingegangen, sondern nur hervorgehoben, daß die Wirkung toxischer Vorgänge bei den sog. metaluetischen Affektionen noch nicht vollkommen ad acta gelegt werden kann.

Weitere Momente für die Annahme besonders von Endotoxinen hat man aus der Wirkung der antiluetischen Mittel geschöpft. Bekanntlich kommt es im Anfang einer Quecksilber- oder Salvarsanbehandlung sehr häufig zu einer Verstärkung vorhandener syphilitischer Manifestationen, besonders im sekundären Stadium (Jahrisch-Herxheimersche Reaktion). Diese ist nach Ehrlich als eine Reizerscheinung zu erklären, und beruht nach ihm auf der Produktion einer erhöhten Menge Toxins. Ehrlich geht noch weiter und erklärt die oft frappierende Wirkung des Salvarsans bei gummösen Prozessen, besonders auch die rapide Besserung sehr starker Schmerzen und sonstiger Beschwerden damit, daß die Sekretionsprodukte der Spirochäten, auf die wahrscheinlich diese Beschwerden zurückzuführen seien, durch das Salvarsan neutralisiert würden, wie ein Toxin durch sein Antitoxin.

Bei frischer Syphilis, unter anderem auch bei Primäraffekten am Auge, wie ich das selbst öfters gesehen habe, kommt es im Unterschied zu Manifestationen in der tertiären Periode nach Beginn einer Quecksilberkur oder nach den ersten Salvarsaninjektionen sehr häufig zu Fieber. Dieses Fieber wird von den Syphilidologen ebenso auch von Ehrlich als Endotoxinfieber bezeichnet (Lesser-Lindenheim, Neißer, Glaser und andere). Luithlen und Mucha glaubten die zur Resorption gelangenden Gewebselemente als Ursache des Fiebers ansehen zu müssen, und sprechen daher von einem „Zellzerfallsfieber". Ehrlich jedoch meint, wenn auch die Möglichkeit eines Zellzerfallsfiebers nicht abzuweisen sei, so sei doch ein Endotoxinresorptionsfieber viel wahrscheinlicher, denn es sei eine bekannte Erfahrung, daß bei allen Infektionskrankheiten die Anwesenheit und der Untergang der Infektionserreger Fieber auszulösen imstande sei, und daß also der Übertritt aufgelöster Bakterienprodukte in's Blut in kausalem Zusammenhang mit Temperaturerhöhungen stehe. Man dürfe deshalb auch den gleichen Rückschluß ziehen für diejenigen Fälle von Fieber bei Syphilitikern, bei denen durch die Salvarsaninjektion große Mengen von Spirochäten abgetötet werden. Was hier für die mit Antiluetica behandelten, mit Spirochäten überschwemmten Organismen gilt, kann man natürlich auch auf unbehandelte Fälle übertragen, und es würde sich also dieselbe Theorie auch anwenden lassen für fieberhafte Prozesse bei unbehandelten Syphilitikern, wo reichlich Spirochäten zum Untergang gelangen. Fieber im Sekundärstadium der Lues, besonders kurz vor Ausbruch des Exanthems, ist offenbar häufig, bei tertiären Prozessen dagegen ist es selten. Das Fieber hat zum Teil intermittierenden, zum Teil remittierenden Charakter (Fournier, Jordan).

Bei syphilitischen Augenkranken sind mir geringe Temperatursteigerungen öfters bei Iritis, gelegentlich auch bei Keratitis parenchymatosa begegnet, in letzteren Fällen besonders heftig manchmal vor Ausbruch oder während eines Kniegelenkergusses.

Auch die durch Gennerich und Milian festgestellte Provokation der Wassermann-Reaktion bei latenten Syphilitikern oder bei solchen mit bis dahin negativer Reaktion durch eine Salvarsanapplikation wird von mancher Seite mit der Vermehrung spezifischer toxischer Produkte im Blut in Zusammenhang gebracht. Dabei wird allerdings die unbewiesene Annahme gemacht, daß spezifisch toxische Substanzen bei der Komplementbindung überhaupt beteiligt sind.

Von besonderer Bedeutung für die ganze Frage der Toxinbildung scheinen Feststellungen zu sein, wie sie zuerst von Taege, Duhot gemacht wurden, wonach die Milch syphilitischer, mit Salvarsan behandelter Frauen einen heilenden Einfluß auf den Säugling ausgeübt haben soll, ohne daß in die Milch Teile des Medikaments übergegangen sein sollen. Diese kurative Wirkung wurde von zahlreichen Seiten bestätigt, von anderen dagegen geleugnet oder nur sehr gering befunden (siehe Literatur bei Welde). Ehrlich baut auf diese Feststellungen die Ansicht auf, daß im Organismus der stillenden Frauen durch das Salvarsan und den dadurch bedingten Untergang von Spirochäten Toxine frei geworden seien und spezifische Antitoxine sich gebildet hätten. Diese Antikörper seien durch die Milch in den Körper des Säuglings gelangt und ihnen sei die heilende Wirkung zu verdanken. In der Folgezeit wurde allerdings von einigen Seiten (Bornstein und A. Bornstein, und vor allem Jesionek) der Nachweis erbracht, daß in dieser Milch doch Arsen, wenn auch in sehr kleiner Menge nachweisbar ist, womit Jesionek den Übergang von Antikörpern an sich im Sinne Ehrlichs noch nicht verneinen will. Von Wichtigkeit ist aber seine Feststellung, daß bei einem Kind auch die Milch einer gesunden Ziege heilend wirkte, als er diese Ziege mit Salvarsan behandelte. In diesem Fall konnte von Antitoxinen natürlich nicht die Rede sein.

Wir sehen also aus den berührten Punkten, die sich noch sehr vermehren ließen, daß die Wirkung von Toxinen und Endotoxinen in der Syphilispathologie noch im Mittelpunkt der Diskussion steht. Besonders betont wurde die Wirkung toxischer Vorgänge schon früher durch Thalmann, der eine viel beachtete Theorie auf ihre Wirkung basierte. Nach seiner Meinung sterben die Spirochäten unter dem Einfluß des Quecksilbers ab, und die freiwerdenden Leibesgifte bilden die typischen syphilitischen Produkte. Sie veranlassen aber auch die Bildung von spezifischen spirochätentötenden Stoffen, und die Bildung dieser Antikörper, die schon während des Primäraffekts beginnt, wird schließlich so hoch, daß Stillstand und Rückbildung der Erkrankung auch ohne Behandlung eintreten kann. Da jeder Beweis einer Antikörperbildung bisher fehlt, so hat die Theorie in der Hauptsache nur heuristischen Wert.

Die ganze Frage nach dem Vorhandensein von Toxinen bei der Syphilis hat natürlich auch für die Erklärung der Erscheinungen am Auge das größte Interesse. Besonders wurden sie bei der Erklärung der Keratitis parenchymatosa bis jetzt in Erwägung gezogen, und es galt früher besonders auf Grund der Ansicht von Michels als wahrscheinlich, daß toxische Produkte Veränderungen in den Gefäßen des perikornealen Gefäßkranzes hervorrufen. Ob Toxine selbst dabei in die Hornhaut eindringen, wurde weniger erörtert. Wegen der nahen Verwandtschaft der Trypanosomen zu Spirochäten sind in diesem Zusammenhang Versuche A. Lebers von Interesse, die besonders von Clausen später zur Erklärung der Keratitis parenchymatosa verwendet wurden. Leber konnte bei direkter Einführung von Extrakten abgetöteter Gambiense-Trypanosomen in die vordere Augenkammer parenchymatöse Hornhautentzündung und entzündliche Veränderungen der übrigen Teile des Auges hervorrufen. Auch wenn er die Trypanosomen durch Erhitzen auf 40° bis 60° oder durch längeres Stehen im Eisschrank unter Zusatz von 0,25% Phenol, wobei das Toxin wahrscheinlich frei wurde, abtötete und dann das Blut, bzw. den Extrakt injizierte, so entstand öfters, wenn auch keineswegs immer eine parenchymatöse Keratitis. Auch wenn er durch Spirarsyl die Tiere sehr schnell trypanosomenfrei machte und das Blut dann in die Vorderkammer injizierte, so brachte er eine parenchymatöse Keratitis hervor, während die Mäuse, denen das toxische Blut intraperitoneal injiziert wurde, trypanosomenfrei und am Leben blieben. Auch machte das Blut mit Spirarsyl vorbehandelter normaler Mäuse keine Keratitis parenchymatosa. Wenn nach diesen Leberschen Versuchen die Wahrscheinlichkeit sehr groß war, daß die Trypanosomen ein wirksames Toxin enthalten, so wurden diese Feststellungen durch spätere Befunde von Stargardt sehr abgeschwächt. Dieser Autor konnte die Befunde von Leber nicht bestätigen. Wenn er Kaninchen und Meerschweinchen trypanosomenhaltiges Blut unter die Bindehaut dicht neben die Hornhaut injizierte, so trat manchmal parenchymatöse Keratitis auf, manchmal nicht. Immer wenn eine Hornhauttrübung vorhanden war, ließen sich auch Trypanosomen in der Hornhaut feststellen; dasselbe Resultat erhielt er nach Einspritzung von parasitenhaltigem Blut in die Vorderkammer oder in den Glaskörper. Verwandte er dagegen abgetötete, möglichst rein gewonnene Trypanosomen und injizierte sie nach Filtrierung subkonjunktival oder in die Vorderkammer und in den Glaskörper, so trat niemals eine interstitielle Keratitis auf. Dagegen gelang es eine parenchymatöse Keratitis zu erzeugen, wenn die abgetöteten Trypanosomen selbst in die Hornhaut injiziert wurden.

Stargardt ist geneigt, diese Trypanosomenuntersuchungen als wichtigen Faktor auch bei der luetischen Keratitis parenchymatosa mit in Rechnung zu ziehen. Ich selbst habe bei meinem Erklärungsversuch der menschlichen Keratitis parenchymatosa (s. S. 255) mit der Wirkung von Endotoxinen, die in den Körperkreislauf kommen, gerechnet, wobei ich mir klar bin, daß es sich nur um eine Theorie handelt, daß es aber nach dem Vorangegangenen durchaus angängig ist, wenigstens die Möglichkeit derartig toxischer Produkte in Betracht zu ziehen.

Zweites Kapitel.

Experimentelle Syphilis

(mit Ausschluß der Untersuchungen am Auge).

Als ebenso wichtig wie die Entdeckung und Klarstellung der Spirochaete pallida können die Untersuchungen gelten, die zur Erzeugung und Erforschung der experimentellen Syphilis unternommen wurden. Wir haben bereits gesehen, daß man mit Kulturen von Spirochäten versucht hat, eine Impfsyphilis zu erzeugen, doch sind diese Bestrebungen quantitativ ganz gering im Vergleich zu den zahlreichen Forschungen, die mit Überimpfungen von luetischem Material angestellt wurden. Die Erzeugung einer Tiersyphilis blieb ein unerfüllter Wunsch, bis es Metschnikoff und Roux im Jahre 1903 gelang, durch Einimpfung von luetischem Material in die Haut der Augenbraue bei Schimpansen einen typischen Primäraffekt hervorzubringen. Diese anthropoiden Affen stellten sich als ganz besonders geeignete Versuchstiere heraus und wiesen nicht nur typische Primärerscheinungen auf, sondern erkrankten auch an sekundärer Lues. Hiermit war eine grundlegende Tatsache gefunden, die die bisherige Anschauung, Tiere seien für Syphilis unempfänglich als unhaltbar erwies. Mit der gleichen kutanen Methode, die sich in der nächsten Zeit als wichtigste Impfmethode bewährte, konnten dieselben Forscher auch bei niederen Affen dieselben Erscheinungen erhalten. Der Beweis, daß die an den Affen erzeugten Manifestationen luetischer Natur waren, ließ sich dadurch bringen, daß das Impfprodukt, selbst auf andere Affen in der gleichen Weise übertragen, zu denselben Erscheinungen führte. Die Resultate von Metschnikoff und Roux wurden von den Nachprüfenden allseitig bestätigt, und auf ihnen bauten sich vor allem die auf breitester Grundlage basierenden Untersuchungen A. Neißers auf, auf dessen „Beiträge zur Pathologie und Therapie der Syphilis" hier ganz besonders verwiesen sei. Es ist zweifellos, daß die Affen für diese Art der Übertragung ganz besonders geeignete Tiere sind, doch wurde von Uhlenhuth und Mulzer und anderen nachgewiesen, daß auch beim Kaninchen eine kutane Impfung gelingt.

Die Methode der Impfung besteht darin, daß gründlich und tief skarifiziert und dann das Impfmaterial mindestens 5 Minuten lang in die Skarifikationswunde eingerieben wird. Man soll möglichst stärkere Blutungen vermeiden. Auf jeden Fall ist wichtig, daß das Material gut in die Wunde hineinkommt. Die Eröffnung der Blutgefäße ist an sich zum Haften des Virus nicht notwendig. Die Infektion gelingt auch an unverletzten oder zum mindesten durch das Rasieren nur mikroskopisch verletzten Augenbrauen.

Die entstehenden Primäraffekte unterscheiden sich nicht, ob sie nun durch menschliches Material erzeugt sind oder durch Produkte der Tiersyphilis selbst. Das Aussehen der Primäraffekte besteht entweder in einer derben, mehr oder weniger großen Infiltration oder in einer Ulzeration mit ausgesprochener Neigung zu Zerfall. Die an den Augenbrauen-Primäraffekten beobachtete Differenz schiebt Neißer weniger auf den Charakter des eingebrachten Materials als auf die anatomischen Differenzen der Brauen der jungen und alten Tiere. Er hält es auch für uncharakteristisch, ob diese Primäraffekte nach längerer oder kürzerer Inkubationszeit auftreten, wenn es auch selbstverständlich ist, daß eine gewisse Inkubationszeit vorliegen muß. Die Zahl der Primäraffekte am Impftier scheint gleichgültig zu sein. Bei einem Orang-Utan gelang es Neißer, 15 typische Primäraffekte zu gleicher Zeit zu erzeugen, ohne daß ein Unterschied im weiteren Verlauf gegenüber den Tieren, die nur einen Primäraffekt hatten, konstatiert werden konnte. Die nach dem Primäraffekt sich entwickelnde allgemeine Syphilis äußert sich in papulösen Haut- und Schleimhautaffektionen, kommt aber fast nur bei den menschenähnlichen Affen vor, während sie bei den niederen Affen zu den großen Seltenheiten gehört. Daß aber die Spirochäten auch bei diesen Tieren in das Innere des Körpers gelangen, zeigt die Verimpfung von Leber-, Milz- und Knochenmarkbrei, die kutan Primäraffekte erzeugen konnte.

Erheblich schwieriger als mit der kutanen Methode gelingt es, bei subkutaner Verimpfung syphilitische Impfprodukte zu erhalten. Neißer schreibt: „Es ist zwar möglich, auf subkutanem Wege Tiere zu infizieren, aber diese Subkutaninfektion scheint nur unter ganz besonderen Umständen zu gelingen." Er hält es für möglich, daß die meist entstehenden entzündlichen Prozesse und die damit zusammenhängende Phagocytose die Vermehrung und das Weiterleben der Spirochäten verhindern. Ein Schüler Neißers, Baermann, gibt an, daß bei zwei von sechs Affen ein positives Resultat bei subkutaner Injizierung erzielt wurde, bestehend in Haarausfall und papulösem Exanthem an den Stellen der Impfung. Bei dem einen wurden Pallidae nachgewiesen, und aus der verimpften Milz dieses Tieres entstanden Primäraffekte mit Spirochäten, so daß man also von einer Generalisierung sprechen konnte. Auch beim Kaninchen haben unter anderen Tomaszewski, Uhlenhuth und Mulzer gelegentlich mit subkutaner Impfung positive Resultate erhalten, vor allem allerdings, wenn sie unter die Skrotalhaut impften.

Ebenso wie es an der höchstens mikroskopisch verletzten Haut gelingen kann, mit Erfolg zu impfen, konnte auch an der unverletzten Schleimhaut ein Eindringen von Spirochäten nachgewiesen werden, doch soll auf diese Untersuchungen von Schellak spezieller erst in dem Kapitel „experimentelle Syphilis des Auges" eingegangen werden, ebenso auch auf die so wichtige und in vieler Beziehung bahnbrechende Methode der Hornhautverimpfung und Impfung ins Auge, die von Bertarelli inauguriert wurde. Bertarelli war auch der erste, der das Kaninchen als ausgezeichnetes Versuchstier für experimentelle Übertragungen von Syphilis verwandte und erkannte. Ich gehe hier sofort zu der **Hodenimpfung** über, die abgesehen von der intraokularen Impfung wohl jetzt die größte Bedeutung hat und die vor allem von Uhlenhuth und Mulzer ausgebaut wurde. Auch hier hat sich das Kaninchen als wesentlichstes Versuchstier eingebürgert, wenn es auch bei den Affen ebenfalls gut gelingt, eine Skrotalimpfung mit Erfolg auszuführen. Parodi hat als erster Hodenimpfungen ausgeführt und eine pallidahaltige Geschwulst erhalten. Nach ihm haben A. Neißer, Mulzer, Truffi, Tomaszewski und andere die Methode verwandt. Da die Methode, wie sie besonders Uhlenhuth und Mulzer erprobten, für diagnostische Zwecke jetzt schon eine erhebliche Rolle spielt, so sei sie hier etwas ausführlicher wiedergegeben.

Die Autoren schreiben: „Die benutzten Organstückchen wurden möglichst mit der Schere zerkleinert und am besten mit Hilfe einer troikartähnlichen Kanüle in die zu impfenden Organe hineingeschoben. Zu diesem Zweck wird in die untere, zugespitzte Öffnung des Troikart das zu implantierende Stückchen am besten mit einer abgebrochenen Glaskapillare eingeschoben, dann wird die geladene Kanüle in den vom Diener aus dem Leistenring bei Rückenlagerung des Kaninchens herausgedrückten Hoden, der mit Daumen und Zeigefinger fixiert wird, eingestoßen, das Impfmaterial durch einen in die Kanüle passenden Mandrin in den Stichkanal vorgeschoben und so in das Organ implantiert. Die Hoden selbst werden vor der Impfung mit physiologischer Kochsalzlösung abgewaschen."

Bei Verimpfung flüssigen Materials ist die Methodik natürlich etwas einfacher. Besonders bei Verwendung von Blut hat man darauf zu achten, daß dieses durch gutes Schütteln mit Glasperlen in sterilem Glasgefäß vor der Gerinnung bewahrt wird, so daß nicht während der Injektion die Gerinnung in der Kanüle selbst erfolgt. Durch das Herauspressen der Hoden stehen die Gewebe unter einem sehr hohen Druck, wie ich aus vielfacher Erfahrung angeben kann, und es ist deshalb nur möglich, eine mäßige Quantität Flüssigkeit, höchstens $1^1/_2$ bis 2 ccm bei den meisten Tieren in jeden Hoden zu injizieren. Bei Verimpfung von festem Material wird es nicht selten vorkommen, daß das Material infolge des hohen Druckes wieder aus der geöffneten Stelle herauszuquellen sucht, daher dann die Vorsichtsmaßregeln, die Uhlenhuth und Mulzer angeben. Das klinische Bild nun der primären Hodensyphilis der Kaninchen ist nach Uhlenhuth' und Mulzer in drei Krankheitsformen gegeben:

1. In Form eines Geschwürs auf der Skrotalhaut, das mehr einer uncharakteristischen Erosion gleichen oder eine Ulzeration mit steilen Rändern und wallartig verdickter Umgebung darstellen kann. Die Erosionen verschwinden schon nach wenigen Tagen und sind nur durch den Spirochätennachweis als luetische Manifestationen zu erkennen. Die größeren Ulzerationen pflegen in 2 bis 3 Wochen unter Hinterlassung einer Narbe abzuheilen.

2. In Form einer chronischen Hodenentzündung, die sich in einer Verdickung der Hoden, in geringem Grade auch der Nebenhoden, mit prall elastischer Konsistenz äußert. Nicht selten ist aber nicht der ganze Hoden beteiligt an der Verdickung, sondern es findet sich eine kleine, oft sehr unscheinbare und deshalb leicht zu übersehende Verdickung in dem sonst normalen Hodenparenchym. Der Punktionssaft aus diesen als Orchitis anzusprechenden Affektionen ist zäh und fadenziehend und enthält, besonders, wenn es sich um Übertragung von Tiersyphilis handelt, sehr zahlreiche Pallidae.

3. In Form einer schwieligen Verdickung der Hodenhüllen (Periorchitis), ebenfalls entweder diffus oder zirkumskript.

Die Inkubationszeit, nach der die Hodenerkrankung auftritt, ist sehr verschieden groß; sie kann zwischen 2 bis 12 Wochen variieren.

Durchaus nicht selten kommt es von dem geimpften Hoden aus zu einer Generalisierung der Syphilis, die sich bei dem Kaninchen in verschiedener Weise äußern kann. Die häufigsten Symptome dieser Verallgemeinerung sind ein Ergriffenwerden des anderen Hodens, das Entstehen einer Keratitis parenchymatosa, seltener das Auftreten von Haut- und Schleimhauterkrankungen. Innere Organe wurden bis jetzt nie klinisch krank befunden, dennoch gelang es auch ähnlich wie bei den kutan infizierten Affen, mit einem Brei aus Leber, Milz und Knochenmark Tiersyphilis zu erzeugen.

Impfungen in innere Organe, z. B. Leber usw., wie sie von Grouven, Uhlenhuth und anderen ausgeführt wurden, haben sich nicht als gangbare Wege für die Übertragung von Lues auf Tiere erwiesen. Erhebliche Veränderungen an der Stelle der Impfungen hat man erhalten bei Implantation luetischen Materials in das Gehirn (Vanzetti). Es ist jedoch Steiner beizustimmen, wenn er diese Erscheinungen als syphilitische Manifestationen mit der Begründung ablehnt, daß diese Veränderungen sich immer fast direkt an die Infektion anschließen und daß eine diffuse entzündliche Reaktion erfolgt, während bei intravenöser Verabreichung in den Steinerschen Versuchen und auch bei den Untersuchungen von Jakob und Weygandt fast stets die Affektion herdförmigen Charakter hatte.

War es nun auch schon gelungen, sowohl bei kutaner (Metschnikoff und Roux, A. Neißer), als auch bei intraokularer (Grouven, Igersheimer), sowie bei skrotaler Impfung (A. Neißer, Uhlenhuth und Mulzer, Graetz und Delbanco und andere) Generalisierung der Syphilis bei den Impftieren gelegentlich zu beobachten, so konnte eine wirkliche, mit einer gewissen Regelmäßigkeit auftretende Durchseuchung erst beobachtet werden, als Uhlenhuth und Mulzer mit ihrem durch viele Tierpassagen hochgradig virulent gewordenen Virus Impfungen in die Blutbahn vornahmen.

Die Methoden der Verimpfung in die Blutbahn sind die intravenöse, intrakardiale und intraarterielle Impfung. Uhlenhuth und Mulzer verwendeten vor allem die ersten beiden, während speziell zu den Affektionen am Auge von mir die intraarterielle Impfung ausgeführt wurde. Wenn nun auch gelegentlich schon früher allgemein-syphilitische Symptome bei Kaninchen beobachtet waren, so halte ich mich doch bei der Schilderung an die Feststellungen Uhlenhuths und Mulzers, die bei weitem das größte Material unter Händen hatten.

Die intravenöse Injektion wird von den meisten bei Kaninchen an der Ohrvene vorgenommen.

Bei der intrakardialen Impfung sucht man sich den Herzspitzenstoß mit dem Finger und stößt dann mit einer Kanüle durch die Haut in das Herz. Zum Beweis, daß man die Wandung des Herzens durchbohrt hat, muß Blut durch die Kanüle abfließen. Dann wird langsam die Injektionsmasse eingespritzt. Nach der Injektion nimmt man die Spritze ab und überzeugt sich, daß wieder Blut aus der Kanüle abläuft. Man muß wissen, daß man bei dieser intrakardialen Impfungsmethode einen ziemlich erheblichen Prozentsatz Todesfälle kurz nach der Injektion zu gewärtigen hat, besonders wenn man, wie Uhlenhuth und Mulzer, sehr junge Tiere verwendet.

Die intraarterielle Injektion wird am besten wohl an der Karotis vorgenommen. Ich ging dabei so vor, daß nach einem Medianschnitt in der Mittellinie des Halses die Carotis freigelegt und von dem Vagus lospräpariert wird. Das zuführende Blut wird durch eine herzwärts gelegene Unterbindung abgeschlossen, ebenso wird zweckmäßigerweise die kleine Arteria thyreoidea abgebunden. Je nachdem man nun in die Carotis externa und interna die Injektionsmasse einlaufen lassen will, oder in eine von den beiden, wird eine dieser Arterien eventuell vorübergehend abgeklemmt.

Bei dieser intraarteriellen Form der Injektion war der Gedanke leitend, daß man einen Transport möglichst großer Spirochätenmassen in das Auge bewerkstelligt (s. S. 126). Selbstverständlich wird aber auch so ein Teil in den übrigen Körper gelangen und hier unter Umständen ähnliche Erscheinungen hervorrufen, wie bei der intravenösen und intrakardialen Impfung. Auch bei der intraarteriellen Methode geht ein gewisser Teil der Versuchstiere, allerdings offenbar lang nicht so viele wie bei der intrakardialen, wahrscheinlich durch thrombotische Vorgänge in den Gehirngefäßen und nervöse Schockwirkungen, die sich dann meist in schweren Krämpfen äußern, zugrunde.

Uhlenhuth und Mulzer schildern das Krankheitsbild der allgemeinen Syphilis des Kaninchens folgendermaßen:

„Unmittelbar nach der intrakardialen Injektion von 1 bis 2 ccm Hodenemulsion liegen die jungen Kaninchen matt und nur schwach atmend auf der Seite. Auch nach der intravenösen Injektion, besonders nach Injektion von großen Flüssigkeitsmengen zeigen sich an den Tieren oft leichte Schockwirkungen. Nach kurzer Zeit erholen sie sich jedoch und zeigen in den nächsten Wochen keinerlei Krankheitserscheinungen. Sechs bis acht bis zehn Wochen nach der Einspritzung jedoch fängt das Fell des Tieres an struppig zu werden, die Freßlust scheint etwas vermindert, und auch eine allgemeine Abmagerung macht sich geltend. Kurze Zeit nach dem Auftreten dieser Allgemeinerscheinungen, die wir als Prodromalstadium bezeichnen möchten, kann man dann fast regelmäßig als erstes manifestes Symptom der Lues bei jungen Kaninchen an der knorpeligen Nasenöffnung zwei kleine derbe elastische Tumoren feststellen, die in der Mitte zusammengewachsen sind. Gleichzeitig besteht dann immer ein weißlichgelber Nasenausfluß, der vereinzelte Spirochaetae pallidae enthält. Auch am Schwanzende fühlt man meistens schon jetzt eine kleine, ovale, kolbige, ebenfalls derb elastische Auftreibung. In kurzer Zeit wachsen diese Nasentumoren zu halber Haselnußgröße und darüber an. Die äußere Haut über diesen Tumoren, deren zähflüssiger, aber klarer Punktionssaft stets massenhaft typische Pallidae enthält, ist deutlich hervorgewölbt, aber nicht mit der Unterlage verwachsen. Meist ist die Atmung derartig erkrankter Tiere außerordentlich mühsam und kann nur unter Heranziehung sämtlicher Muskeln ausgeführt werden, was sich durch tiefe, schnaubende Atemzüge und seitliche Einziehung des Thorax dokumentiert. Wie man auf dem Durchschnitt solcher Nasentumoren ersehen kann, wuchert das Tumorgewebe in den Nasengang hinein und erschwert so die Atmung. Während sich nun die Nasentumoren und der Schwanztumor vergrößern, treten an verschiedenen Stellen des Gesichts eigenartige, meist kreisrunde oder ovale derbe Tumoren von Linsen- bis Erbsengröße auf, die meistens in der Mitte eine kleine festhaftende Borke haben. Sie sitzen an der äußeren Haut und sind vornehmlich auf oder an den Seiten des Nasenrückens, unterhalb des Halses, am Knie, über den oberen Augenbögen oder an den Ohrwurzeln lokalisiert. Diese Tumoren können bis zu Pfenniggröße heranwachsen. Der Punktionssaft dieser Tumoren ist ebenfalls klar und fadenziehend und enthält massenhaft Spirochäten. Ähnliche linsenartige Tumoren, nur bedeutend flacher, können auch an den Lidrändern entstehen. In diesem Stadium besteht regelmäßig eine beiderseitige intensive Conjunctivitis mit starker Sekretion. Das Sekret läuft über die unteren Lider herab und trocknet zu derben Borken ein. Sehr häufig bildet sich auf einem oder beiden Augen eine typische Keratitis parenchymatosa mit perikornealer Injektion und pannusartiger Gefäßneubildung aus. Ferner kommt es häufig bei derartig erkrankten Tieren zu kolbigen Auftreibungen der Endglieder verschiedener Zehen. In dem Punktionssaft derartiger Krankheitsprodukte finden sich ebenfalls zahlreiche Spirochäten. Gleichzeitig entwickelt sich dann eine syphilitische Erkrankung des Nagelbettes, das gerötet und mit feinen weißlichen Schüppchen bedeckt ist. Die Krallen gehen an diesen kranken Zehen zugrunde, bzw. werden abgestoßen. Oft finden sich an den tumorartigen Auftreibungen, die übrigens auch hin und wieder an den Mittelgliedern lokalisiert sind, oberflächliche Ulzerationen. Spirochätenhaltige Geschwüre mit charakteristischer Randverdickung können auch an anderen Stellen der Beine, z. B. am Knie oder an der Fußwurzel entstehen. Man beobachtet papulo-ulzeröse Syphilide an der Scheide und am Anus, sowie ausgedehnte krustöse Syphilide im Gesicht und an den Extremitäten. Auch zirkumskripter Haarausfall auf dem Rücken eines derartig erkrankten Tieres wurde von uns gesehen. Nach etwa 10 bis 14 Tagen waren die Haare wieder gewachsen.“. In den inneren Organen konnten die Autoren keine Veränderungen nachweisen, vermochten aber durch Verimpfung von Milz-Leber-Knochenmarkbrei oder von Blut dieser syphilitischen Kaninchen öfters positive Hodenimpfungen auszuführen.

Den Beweis dafür, daß diese experimentelle Syphilis des Kaninchens als eine echte Syphilis anzusprechen sei, sehen diese Autoren dadurch erbracht, daß erstens eine charakteristische Inkubationszeit dem Ausbruch der Erkrankung vorangeht, daß zweitens ein der menschlichen Lues sehr ähnliches Krankheitsbild entsteht, daß drittens in diesen Krankheitsprodukten und in der Blutbahn Spirochäten wieder nachweisbar sind, daß viertens diese Krankheitsprodukte auf andere Kaninchen, wie auch auf Affen sich wieder mit positivem Resultat überimpfen lassen, und daß fünftens die experimentell erzeugten Affektionen auf antiluetische Heilmethoden prompt abheilen. Gelegentlich sah man auch durch Infektion mit tierischem Virus (vom Affen Metschnikoff, vom Kaninchen Buschke, Delbanco, Danila uad Strove) syphilitische Prozesse beim Menschen entstehen.

Demgegenüber erhebt allerdings Hansemann schwerwiegende Bedenken. Er meint, wenn man stark spirochätenhaltiges Material einspritze und dann Veränderungen erhalte, die selbst wieder Spirochäten beherbergten, so sei das noch kein strikter Beweis dafür, daß man wirklich den Erreger der menschlichen allgemeinen Syphilis gefunden und mit ihm spezifische Krankheiten experimentell erzeugt habe. Er vermißt vor allem Impferzeugnisse, die sich in ihrer histologischen Struktur als spezifisch erkennen lassen. Im Gegensatz zu Hansemann jedoch findet Koch, der die Tiere von Uhlenhuth und Mulzer histologisch bearbeitet hat, eine entschiedene Parallele zwischen den Veränderungen hier mit den Manifestationen der Lues beim Menschen. Die Impfprodukte, wobei allerdings vorwiegend die Veränderungen in den Hoden gemeint sind, charakterisieren sich als Granulationsgeschwülste bestehend aus mononukleären lymphoiden Zellen, in deren zentralen Abschnitten es sehr bald zur Ausbildung eines eigenartigen, an embryonales Bindegewebe erinnernden Gewebes kommt, das als muzinös degeneriertes Bindegewebe angesprochen wird. Unter den lymphoiden Zellen finden sich zahlreiche Plasmazellen, daneben aber auch sonstige Zellen, ferner gelegentlich auch epitheloide Zellen, Riesenzellen dagegen nur sehr selten. Miliare Nekroseherde, wie sie aus der Leber syphilitischer Neugeborener bekannt sind, konnten oft besonders innerhalb des muzinös degenerierten Bindegewebes konstatiert werden. Sehr häufig waren perivaskuläre lymphoide Infiltrate, während Gefäßobliterationen nur einige Male gefunden wurden. Da der Reichtum an Spirochäten in den Prozessen ein ungeheuer großer war, möchten Uhlenhuth, Mulzer und Koch diese Veränderungen in Parallele bringen zu der kongenitalen Syphilis des Menschen, nicht aber zu der der Erwachsenen. Die schleimige oder muzinöse Degeneration des Bindegewebes betrachten sie als ein durch die spezifische Eigenart des Kaninchens bedingtes Äquivalent jener Nekrose oder Verkäsung in den gummösen Affektionen der Erwachsenen analog den verschiedenen Formen, die die regressive Metamorphose bei der Tuberkulose verschiedener Tiere annimmt.

Außer den besprochenen histologischen Verschiedenheiten sind auch sonst noch einige Unterschiede zwischen der Syphilis der Tiere, besonders des Kaninchens, und des Menschen hervorzuheben. Vor allem fehlen nahezu ausnahmslos Veränderungen von inneren Organen beim Kaninchen. Ferner ist die Neigung zu Sekundärsymptomen, wenn man nur Lokalimpfungen vornimmt, eine außerordentlich geringe, und schließlich sind die experimentellen syphilitischen Affektionen dadurch ausgezeichnet, daß sie meistens auch ohne spezifische Behandlung mehr oder weniger bald abheilen.

Man muß also zweifellos zugeben, daß die experimentelle Syphilis des Kaninchens nicht ohne weiteres der des Menschen gleichzustellen ist. Trotzdem aber ist man, wie ich glaube, berechtigt, von einer Syphilis des Kaninchens zu sprechen, die in vielen Punkten außerordentlich große Ähnlichkeit mit der des Menschen hat, und andererseits eben gewisse Abweichungen infolge der Verschiedenheit des Individuums, der Abwehrkräfte usw. aufweist. Ich glaube, man muß Uhlenhuth durchaus zustimmen, wenn er gerade in der Erzeugung der experimentellen Syphilis einen neuen Beweis für die Erregernatur der Spirochäten sieht. Daß es mit Pallidakulturen ebenfalls, wenn auch lange nicht so regelmäßig und hochgradig gelungen ist, ganz ähnliche Erkrankungen zu erzeugen, stützt diesen Beweis noch erheblich.

Leider ist mit der Verwertung der Wassermann-Reaktion bei Kaninchen nicht sehr viel anzufangen. Verwendet man das Serum der Tiere in den gewöhnlichen Verhältnissen, so erhält man ungemein häufig auch bei normalen Tieren schon Hemmungen der Hämolyse. Blumenthal konnte durch bestimmte Verdünnungen des Serums beim normalen Kaninchen stets negative Wassermann-Reaktion hervorrufen, dagegen öfters positive bei luesinfizierten Tieren, und er glaubte deshalb, „daß ebenso wie beim Menschen beim Kaninchen bei allgemeiner Infektion mit Syphilis eine positive Wassermann-Reaktion auftreten kann". So wertvoll diese Feststellungen für die ganze Forschung auf dem Gebiet der experimentellen Syphilis wären, so ist leider ihr Wert herabgesetzt durch die Resultate anderer Forscher. Sowade hat an seinen und auch den von mir injizierten Kaninchen zahlreiche Untersuchungen nach der Blumenthalschen Methode angestellt, konnte aber nicht zu der Überzeugung der sicheren Brauchbarkeit der Methode kommen, wenngleich er bestätigen konnte, daß 22 normale Tiere negativ reagierten, wenn die Seren sofort inaktiviert und am selben Tag untersucht wurden. Die Resultate bei den geimpften Tieren waren aber schwankend. Gänzlich ablehnend zu den Feststellungen von Blumenthal verhalten sich Uhlenhuth und Mulzer auf Grund ihrer Untersuchungen. Sie geben an, daß sie bei zahlreichen Nachprüfungen sowohl die positiven Resultate von Blumenthal als auch die von Halberstädter nicht bestätigen konnten.

Die Bedeutung der Forschungen auf dem Gebiet der experimentellen Syphilis ist eine sehr vielseitige und betrifft sowohl ganz allgemeine Fragen der Syphilis, als auch mehr spezielle, histopathologische. Wie schon erwähnt, ist vor allem schon die Übertragung auf das Tier von größter Wichtigkeit für die ganze Frage der Erregernatur der Spirochäten. Weiter ist die immer wieder bestätigte Tatsache von nicht unerheblichem Interesse, daß das in Tierpassagen immer weiter überimpfte Virus eine ganz erhebliche Virulenzsteigerung erfährt sowohl bei den Impfungen von Cornea in die Vorderkammer als auch bei den Skrotalimpfungen. Diese Virulenzsteigerung dokumentiert sich in der stets wachsenden Zahl positiver Resultate bei den Impfungen, die schließlich sowohl bei E. Hoffmann als auch bei Uhlenhuth und Mulzer fast 100°/₀ betrugen; weiter aber auch in der Verkürzung der Inkubationszeit. Auf die Bedeutung der Experimente für die Frage der Rezidivfähigkeit luetischer Prozesse, auf die Infektiosität verschiedenster luetischer Manifestationen, auf die wichtige Immunitätsfrage, auf die Frage der Vererbung komme ich noch im einzelnen zu sprechen. Es sei nur hier nochmals darauf hingewiesen, daß besonders die Skrotalverimpfung luetischen Materials diagnostisch von hoher Bedeutung ist und bei genügendem Tiermaterial leicht ausgeführt werden kann. Weiter besteht die Bedeutung in der Erforschung und genaueren histologischen Durcharbeitung der Impfprodukte. Die uns hier besonders interessierenden Verhältnisse am Auge werden später noch genauer mitgeteilt. Das Studium auf diesem Gebiet ist deshalb so wichtig, weil es bekanntermaßen nur selten bei Menschen möglich ist, luetische Affektionen histologisch zu untersuchen und so auch ihren Werdegang im einzelnen festzustellen.

Drittes Kapitel.

Die modernen Methoden der Syphilisdiagnostik.

a) Spirochätennachweis.

Die Darstellung der Spirochäten war zunächst mit großen Schwierigkeiten verknüpft, was bei der ungemeinen Feinheit derselben und ihrer schlechten Färbbarkeit nicht wunderbar erscheint. Um so erstaunlicher ist die Leistung Schaudinns, der dieses Gebilde bei gewöhnlicher Beleuchtung im frischen Präparat entdeckt hat. Bei der Untersuchung von frischen Affektionen auf Spirochäten entnimmt man das Material am besten aus der Tiefe des Herdes, nachdem man die Oberfläche durch Kochsalztupfer abgewischt hat. Sehr beliebt ist dann auch die Verwendung des „Reizserums“, das von selbst oder durch Ansaugen aus der Tiefe der Manifestation an die Oberfläche tritt. Eine Beimischung von Blut ist zu vermeiden.

Als beste Färbemethode im Ausstrichpräparat kann wohl die **Giemsa-Färbung** gelten.

Die Lösung wird so hergestellt, daß je 1 Tropfen Giemsa-Lösung mit 1 ccm Aq. dest. verdünnt wird. In diesem Gemisch wird der mit dem Untersuchungsmaterial bestrichene Objektträger mehrere Stunden (am besten 12 Stunden) gefärbt. Die Farblösung muß stets frisch bereitet sein und muß in peinlich sauberen Gefäßen verwendet werden. Zur Fixierung des Ausstrichs genügt es nach Sowade, wenn die Präparate mehrere Stunden in der Luft trocknen; im übrigen werden Formalindämpfe, 1%ige Osmiumsäure, absol. Alkohol usw. zur Fixierung empfohlen.

Charakteristisch für die Giemsa-Färbung ist der rötliche Ton der Spirochaete pallida im Unterschied zu dem mehr bläulichen der anderen Spirochätenarten. Auf die vielen anderen Färbemethoden kann hier nicht eingegangen werden; ich verweise bezüglich der Einzelheiten auf die Darstellung von Sowade in den Beiträgen zur Klinik der Infektionskrankheiten und zur Immunitätsforschung 1913.

Gerühmt wird auch das Imprägnationsverfahren von Fontana, über das mir keine eignen Erfahrungen zu Gebote stehen (Hage, Johan).

Schneller und in mancher Beziehung noch charakteristischer kann man sich die Spirochäten im **Dunkelfeld** zur Darstellung bringen und hat hier vor allem den Vorteil, sie in ihren Lebensäußerungen zu beobachten. Diese Methode ist, wo es irgend möglich ist, anzuwenden und ergibt vor allem wegen der charakteristischen Windungen meist so gute Resultate, während gerade die Windungen bei der Giemsa-Färbung oft mehr oder weniger wegfallen. Werden die Deckgläser für die Dunkelfelduntersuchung gut mit Vaseline oder Wachs umrandet, so halten sich die Spirochäten oft viele Tage lebend.

Äußerlich im Farbenton ähnlich erscheinen die Spirochäten in dem wegen seiner Einfachheit viel benutzten Tuscheverfahren nach Burri (1909). Allerdings sind sie hierbei nicht lebend dargestellt und werden bei ihm auch nicht selbst gefärbt, sondern nur durch eine Färbung des Untergrundes leichter erkennbar. Das Verfahren wird so ausgeübt, daß z. B. von der flüssigen Pelikantusche ein

Tropfen mit einer Öse Untersuchungsmaterial gemischt gleichmäßig auf einem fettfreien Objektträger verrieben wird, oder aber man streicht den beschickten Tropfen mit dem Rand eines Deckglases ohne vorheriges Verreiben aus. Die Spirochäten erscheinen als feine weiße Schräubchen auf schwarzbraunem Grunde. Ich habe selbst öfters bei Lidaffektionen auf diese Weise die Diagnose gesichert.

Als Methode zur Darstellung der Spirochaete pallida in Schnittpräparaten steht die Silberimprägnierung nach Levaditi und nach Bertarelli-Volpino obenan.

Ich bringe hier die Vorschrift für die **Levaditi-Imprägnierung**, wie sie sich Herrn Kollegen Schneider, I. Assistent des pathol. Instituts in Heidelberg, der auf diesem Gebiet eine ganz besonders große Erfahrung hat, bewährte.

Wichtig ist, daß die Stücke nicht zu dick sind, $^1/_2$ bis höchstens 1 cm, die Größe ist beliebig, hängt nur vom späteren Schneiden ab, da man bei Paraffinschnitten möglichst nicht über 5 μ schneiden soll. Die ersten Schnitte sind noch zu dunkel, manchmal sitzen die Spirochäten angehäuft an zirkumskripter Stelle, daher in diesen Fällen mindestens Stufenschnitte.

1. Fixierung am besten Formol, doch gehen auch andere Mittel, z. B. Müller. (Bei Zenker-Fixierung anscheinend keine Resultate; d. V.)
2. 96 %iger Alkohol ca. 12 bis 24 Stunden.
3. Aq. dest. bis zum Untersinken, ca. $^1/_2$ Stunde.
4. 1,5 %ige $AgNO_3$ in dunkler Flasche 6 bis 8 Tage, bei sehr alten Präparaten noch länger im Brutschrank bei 37°. Saubere Gläser, klare Flüssigkeit, ev. 1 bis 2 mal wechseln.
5. Abspülen in Aq. dest. ca. 1 bis 2 Minuten.
6. Reduktion in Pyrog.   4,0
            40 %ig. Formol   5,0
            Aq. dest.   ad 100,0
     Dunkle Flasche, Zimmertemperatur ca. 2 Tage, bei Trübung wechseln.
7. Auswaschen in Wasser ca. 10 bis 30 Minuten.
8. Alk. Paraffin etc. (2 bis 4 Stunden).

Gelingt die Imprägnierung, so zeigt das Gewebe ein dunkelgelbes bis bräunliches Aussehen, in dem die Spirochäten als schwarze Schräubchen imponieren. Es ist jedoch oft nicht zu vermeiden, daß auch Gewebsteile eine dunkle, allerdings mehr dunkelbraune Färbung annehmen und so ist zum Teil der in den ersten Jahren tobende Kampf zu verstehen, in dem Schulze und seine Anhänger die Spirochäten nicht anerkannten und sie für imprägnierte Gewebspartikel hielten. Die Levaditi-Darstellung hat außerdem den Nachteil, daß sie selbst dem Geübtesten insofern öfters mißlingt, als in zweifellos spirochätenhaltigem Material die Spirochäten nicht zur Darstellung gelangen. Speziell bei den Untersuchungen des Bulbus ist nach meiner Erfahrung mit der Levaditi-Methode häufig recht schwer weiter zu kommen, da sich das Gewebe der Retina und dann vor allem auch die fibrillären Teile in Iris und Ciliarkörper sehr häufig schwärzlich färben und ein Suchen nach Spirochäten unmöglich machen. Daß es gelegentlich aber auch hier gelingt, Spirochäten im Schnitt nachzuweisen, zeigen die positiven Resultate von Schlimpert, Bab u. a.

b) Die Wassermann-Reaktion.

Die Wassermann-Reaktion, über deren Wesen wir bereits bei der Besprechung der Antikörper im syphilitischen Organismus das bis jetzt Bekannte gesagt haben, ist praktisch von so ungemeiner Bedeutung geworden, daß sich ein genaueres Eingehen auf sie als notwendig erweist, wenn auch bezüglich vieler Einzelheiten, besonders was die Technik anbetrifft, auf die Originalarbeiten von Wassermann und seinen Mitarbeitern (Wassermann-Neißer-Bruck, Wassermann-Plaut, Citron, Meier u. a.), sowie auf die monographischen Darstellungen von Sachs und Altmann, Bruck, Plaut, Blumenthal, Wassermann und E. Lange, Boas verwiesen werden muß. In siebenjähriger Erfahrung habe ich mir selbst ein Urteil über den Wert der Reaktion bilden können und sie etwa bei 2500 Augenkranken angewendet. Ich bin dabei auch zu der Überzeugung gelangt, daß der Wert der Reaktion gewinnt, wenn sie vom Kliniker selbst ausgeführt wird, nur muß dafür gesorgt sein, daß jegliche Beeinflussung oder Selbsttäuschung vermieden wird. Das kann man auf die Weise leicht bewerkstelligen, daß man die Reaktion, ohne die Diagnose zu kennen, ausführt und dann erst den Ausfall mit dem klinischen Befund vergleicht. Das Zentralinstitut wird mit Recht immer nur die absolut sicheren Resultate nach der positiven und negativen Seite hin verwerten können, während die wichtigen inkompletten Hemmungen leicht verloren gehen. Ferner wird man immer imstande sein, wenn man selbst arbeitet, zweifelhafte Fälle mehrmals anzusetzen, wogegen das immer erneute Einschicken eines solchen Serums an ein Zentralinstitut sehr häufig auf äußere Schwierigkeiten stößt. Daher ist die eigene Ausführung der Reaktion besonders für wissenschaftliche Zwecke wesentlich, während für die rein praktische Seite die Zentralisierung gewiß ihren Vorteil hat. Notwendig ist natürlich beim eigenen Arbeiten, daß man stets genügend viel Fälle zu gleicher Zeit untersuchen kann.

Das Prinzip der Wassermann-Reaktion beruht auf der von Bordet und Gengou für Bakterien angegebenen Komplementbindung. Gehen zwei aufeinander passende Substanzen, wie z. B. Bakterien und ihre im Blut entstandenen Antikörper eine Verbindung ein, so reißen sie das im Serum vorhandene Komplement an sich. Dieses Komplement läßt sich isolieren, und man benutzt es im allgemeinen in der Form des Meerschweinchenserums. Bei der Wassermann-Reaktion nun arbeitet man mit zwei aufeinander passenden Gemischen; einerseits dem Organextrakt und dem zu untersuchenden luetischen Menschenserum, andererseits mit Hammelblutkörperchen und dem künstlich erzeugten, auf sie eingestellten Hammelblutambozeptor. Während im allgemeinen die Mischung der Hammelblutkörperchen mit ihrem Ambozeptor in gewissen Mengenverhältnissen das Komplement bindet, und bei dieser Bindung nun eine Auflösung der Hammelblutkörperchen entsteht, die sich sinnfällig als Hämolyse dokumentiert, so wird dieses Komplement bei dem positiven Ausfall einer Wassermann-Reaktion von dem hämolytischen System nicht mehr nutzbar gemacht werden können, weil das andere Gemisch (Extrakt und Luesserum) gut aufeinander paßt und das Komplement für sich absorbiert. In diesen Fällen zeigt sich die Beschlagnahme des Komplementes dadurch, daß die Blutkörperchen nicht gelöst werden. Die Hämolyse wird gehemmt, und über den zu Boden sich senkenden Blutkörperchen steht ungefärbtes Serum, resp. die Mischung der übrigen Flüssigkeiten. Notwendig ist daher zur Ausführung der Wassermann-Reaktion 1. der Organextrakt, 2. das zu untersuchende Serum, 3. das Komplement (Meerschweinchenserum), 4. Hammelblutkörperchen, 5. der Hammelblutambozeptor.

Die ursprüngliche Wassermann-Reaktion-Vorschrift ging dahin, daß von jeder dieser Substanzen in einem bestimmten Mengenverhältnis 1 ccm verwendet werden sollte. Meine eigenen Untersuchungen sind der Einheitlichkeit wegen die ganzen Jahre über nach dieser ursprünglichen Vorschrift vorgenommen. In den meisten Fällen wird allerdings jetzt nach dem Vorschlag von Sachs mit halben Dosen, eventuell sogar mit Vierteldosen gearbeitet.

Auf einige technische Einzelheiten soll noch verwiesen werden.

Die Blutentnahme, die bei hageren, besonders männlichen Personen so ungemein einfach an der Kubitalvene auszuführen ist, stößt bei sehr fetten Patienten, besonders des weiblichen Geschlechts und andererseits bei sehr jungen Patienten vor allem bei Säuglingen oft auf große Schwierigkeiten. Als wesentlich muß man sich merken, daß das Auge bei dieser Entnahme weniger wichtig ist als das Gefühl und daß es oft gelingt, die Kanüle gut zu leiten, wenn man auch die Vene nicht sieht. Ferner ist es gut, mit der Größe der Kanüle zu wechseln und besonders bei kleinen Kindern mit den engen Gefäßen schmale und kurze Kanülen, eventuell Saugglocken zu verwenden.

Die Frage, ob das Blut möglichst sofort verarbeitet werden soll, wird verschieden beantwortet. Sachs und Altmann sprechen sich dahin aus, daß man die Sera möglichst bald untersuchen soll, da sie beim Lagern nach den Untersuchungen Fleischmanns nicht selten eigenhemmende Qualitäten annehmen sollen. Ferner sind Verstärkungen und Verminderungen der Reaktion schon gesehen worden. Browning und Mackenzie beschreiben eine Verstärkung der Reaktionsfähigkeit bei 24stündigem Aufbewahren des Serums, halten es aber ebenso wie Sachs und Altmann für möglich, daß diese Änderung der Reaktion mit der Verschiedenheit des Komplements an den jeweiligen Untersuchungstagen zusammenhängt. Seifert und Rasp raten umgekehrt, das Blut erst einige Tage nach der Entnahme zu untersuchen, da Sera, die zuerst nicht glatt positiv reagierten und Hemmungen aufwiesen, später zweifellose positive Reaktion hatten; dieses Phänomen soll nur bei sicherer Lues vorkommen. Im allgemeinen wird es wohl zweckmäßig sein und wird auch meist so gehandhabt, das Blut bald zu zentrifugieren und das Serum sodann in sterilen Röhrchen bis zur Reaktion, die ruhig mehrere Tage verschoben werden kann, aufzubewahren.

Das Meerschweinchenserum hat einen sehr schwankenden Komplementgehalt, und es ist deshalb ein Vorversuch vor dem eigentlichen Hauptversuch unbedingt notwendig. Dieser besteht 1. darin, daß das Meerschweinchenserum in der benutzten Konzentration von 0,1 ccm mit Hammelblutkörperchen zusammengebracht wird und man sich davon überzeugt, daß es nicht selbstlösende Eigenschaften hat. Solche hämolytischen Eigenschaften bekommt es anscheinend besonders leicht, wenn man es nicht durch Töten des Tieres gewinnt, sondern durch mehrmaligen Gebrauch des Herzblutes (C. Stern, M. Stern). Unbedingt notwendig ist auch zu wissen, daß man das Serum nicht länger als 24 Stunden, am besten wohl überhaupt nicht über Nacht aufbewahren soll. 2. Muß das Meerschweinchenserum jedesmal mit dem hämolytischen System austitriert werden.

Der Hammelblutambozeptor wird dadurch gewonnen, daß man die Hammelblutkörperchen in bestimmten Mengen (2 ccm, 1,5 ccm, 1,0 ccm, 0,5 ccm), immer im Abstand von etwa einer halben Woche einem Kaninchen injiziert. Bei einem solchen Abstand der Injektionszeiten werden anaphylaktische Reaktionen vermieden. Der Gehalt des Kaninchenblutes an Hammelblutambozeptor ist aber ein ungemein verschiedener bei derselben Methodik. Der Hammelblutambozeptor (Serum des geimpften Kaninchens) muß inaktiviert werden bei 56° und kann dann lange Zeit aufbewahrt werden. Sein Gehalt an Ambozeptor geht allmählich wohl zurück. Man verwendet im Hauptversuch die drei- bis vierfache Menge der im Vorversuch als sicher blutlösend festgestellten Dosis. Die Blutkörperchen entstammen im allgemeinen dem Hammel. An manchen Stellen hat man auch mit Rinder- und Menschenblut gearbeitet. Eine 5%ige Aufschwemmung in physiologischer Kochsalzlösung stellt die allgemein verwendete Konzentration dar. Die Reaktion kann sehr beeinflußt werden, wenn die Blutkörperchen nicht mehr tadellos sind. Meistens sieht man das der Farbe des Blutes schon ohne weiteres an. Vor allen Dingen kommt es dann zu falschen Resultaten im Sinn einer zu häufigen Hämolyse. Vielfach ist es Sitte, die Blutkörperchen durch das Zusammenbringen mit dem Ambozeptor schon etwa eine halbe Stunde vor der Anstellung des Hauptversuchs zu „sensibilisieren".

Das inaktivierte Menschenserum besitzt an sich einen Hammelblut lösenden Normalambozeptor. Es ist deshalb nicht zweckmäßig, über die von Wassermann angegebene Menge von 0,2 ccm hinauszugehen, von vielen wird nur 0,1 ccm verwendet.

Als Extrakt wird nach der alten Vorschrift eine wässerige oder jetzt wohl fast nur noch alkoholische Lösung luetischer Organe, besonders der Leber benutzt;

weiter kommen aber unspezifische Organextrakte sehr viel zur Verwendung, nichtluetische Leber- und Herzextrakte und in den letzten Jahren offenbar mit gutem Erfolg der Ochsenherzcholestearinextrakt von Sachs. Ich selbst habe immer luetischen Leberextrakt beibehalten. Die Menge des zu verwendenden Extraktes muß austitriert werden, bevor man den Extrakt als benutzungsfähig erklärt. Hierbei sind Extrakte mit hohem Titer von 0,3 bis 0,4 ccm wegen ihrer antikomplementären und auch ihrer hämolytischen Wirkung zu vermeiden. Ich gebrauche nach der Originalvorschrift die Hälfte der eben nicht mehr hemmenden Extraktmenge. Blumenthal z. B. verwendet den Extrakt in der wirksamsten Menge, andere Autoren wieder in etwas anderen Mengenverhältnissen. Arbeitet man, wie ich das auch fast immer tat, mit mehreren Extrakten, so wird man meistens ein übereinstimmendes Resultat erhalten. Eine gelegentliche Unstimmigkeit darf aber nicht dazu führen, die Richtigkeit der ganzen Untersuchung anzuzweifeln, wenn es auch in solchen Fällen zweckmäßig ist, die Reaktion zu wiederholen. Mit der Tatsache, daß ein und dasselbe Serum mit verschiedenen Extrakten verschieden reagieren kann, muß man rechnen (Hauck u. a.).

Notwendige Kontrollen sind: einzelne Prüfungen auf eigenhemmende Wirkungen des Patientenserums, ferner auf eine derartige Wirkung des Extrakts, weiter die gleiche Versuchsanordnung mit einem normalen und einem sicher luetischen Menschenserum.

Bei dem eigentlichen Hauptversuch gelangen also zunächst 1 ccm Extrakt plus 1 ccm Menschenserum plus 1 ccm Komplement in den notwendigen Konzentrationen zusammen. Nach einstündigem Aufenthalt in dem Brutschrank wird dann das hämolytische System zugesetzt. Die ganze Reaktion läuft also im Brutschrank ab. Neuerdings hat Jakobsthal darauf hingewiesen, daß es zweckmäßig sei, die Reaktion in der Kälte anzustellen. Guggenheimer nahm die Bindung bei 0° vor, erreichte aber fast immer die gleichen Resultate wie im Brutschrank. Sehr wesentlich ist es, den Ablauf der Reaktion genau zu verfolgen. Nach Meier und anderen ist die Reaktion dann fertig, wenn die Kontrollen gelöst sind. Wassermann und Lange dagegen weisen darauf hin, man solle den Versuch noch eine Stunde gehen lassen, auch wenn alle Kontrollen bereits nach einer Viertelstunde gelöst seien, „um den Versuchsröhrchen die Möglichkeit zu geben, einen eventuell aus anderen Gründen vorhandenen Rückstand im Lösungsvermögen auszugleichen". Sollten sich solche Röhrchen noch nachlösen, so wird man immerhin die Reaktion als sehr verdächtig auf Lues ansehen müssen. Die Gestelle kommen dann meist in den Eisschrank, in dem sich die nicht gelösten Blutkörperchen gut senken. Doch kommt gelegentlich eine Nachlösung im Eisschrank vor. Es ist deshalb zweckmäßig, das Resultat sowohl vor als nach der Verbringung in den Eisschrank zu notieren.

Die Resultate können in vollkommener Hemmung, in inkompletter Hemmung und in totaler Hämolyse bestehen. Je nach dem Stärkegrad der Hemmung bezeichnet man den Ausfall mit

$$+ \ + \ + \ +$$
$$+ \ + \ +$$
$$+ \ +$$
$$+$$
$$(\pm)$$

Als zweifellos positiv können die ersten beiden gelten, und in den Anfangszeiten hat die Wassermannsche Schule wohl mit Recht, schon um das Verfahren nicht zu diskreditieren, daran festgehalten, daß nur die kompletten Hemmungen als positiv gebucht werden sollen. Eine solche positive Wassermann-Reaktion kommt bei Gesunden nicht vor (Citron, Bruck, Müller u. a.). Dagegen wird sie bei Frambösie, Dourine, Lepra und gelegentlich bei Scharlach und Malaria beoachtet. Wenngleich diese Tatsache der Spezifität der Wassermann-Reaktion für die Lues Abbruch tut, so kommen diese Krankheiten praktisch so wenig in Frage oder sind so leicht von der Lues zu unterscheiden, daß die Verwendung der Reaktion für die Syphilis hierdurch nicht gelitten hat.

Im Gegenteil, man kann sagen, der Wert der Reaktion ist mit den Jahren immer mehr anerkannt worden.

Aber auch die inkompletten Hemmungen sind wichtige Fingerzeige für luetische Infektion. Zwar kommen solche inkompletten Hemmungen nach den Untersuchungen Citrons und anderer in kachektischen Zuständen, bei Tumoren und Tuberkulose ganz gelegentlich zur Beobachtung, doch sind diese Erkrankungen meist wieder leicht von luetischen Affektionen rein klinisch zu unterscheiden. Jeder, der sich eine eigene Erfahrung auf dem Gebiet der Wassermann-Reaktion angeeignet hat, wird zu der Überzeugung gekommen sein, daß die inkompletten Hemmungen mit der Lues in Zusammenhang stehen. Klinisch zieht man gerade in diesen Fällen häufig Vorteile aus dem Ausfall der Wassermann-Reaktion. Mit absoluter Sicherheit wird der Wert dieser inkompletten Hemmungen immer wieder bewiesen, wenn man sie bei früher stark positiven Syphilitikern nach einer antiluetischen Kur auftreten sieht oder bei Eltern sicher luetischer Kinder oder bei Patienten, die vor vielen Jahren an einer im allgemeinen als syphilitisch anerkannten Krankheit, wie z. B. der Keratitis parenchymatosa gelitten haben. Auch die Wassermannsche Schule hat sich längst zu der Bedeutung dieser inkompletten Hemmungen bekehrt, wenn sie auch vollkommen richtig auf dem Standpunkt steht, daß Zentralinstitute, die den Fall klinisch nicht kennen, mit den inkompletten Hemmungen vorsichtig sein müssen. Was für die Wassermann-Reaktion im allgemeinen gilt, gilt für die inkompletten Hemmungen noch viel mehr, daß man den Ausfall der Reaktion immer mit dem klinischen Befund in Vergleich setzen muß und erst bei Berücksichtigung beider Faktoren sich sein Urteil bildet. Daß die inkomplette Hemmung prinzipiell nichts anderes darstellt als die komplette, liegt auf der Hand. Auch die komplette Hemmung ist durchaus kein einheitlicher Faktor. Nehmen wir an, ein Serum mit 10 Teilen Hemmungskörpern bringe bereits vollkommen positive Wassermann-Reaktion hervor, so wird ein Serum mit 100- oder 1000facher Menge von Hemmungskörpern bei der Untersuchung auch kein anderes Resultat liefern; also sind die positiv reagierenden Sera unter sich mindestens ebensosehr verschieden, wie die kompletten von den inkompletten Sera.

Auf die Tatsache dieses sehr verschiedenen Gehalts an Hemmungskörpern hat man auch qantitative Methoden der Wassermann-Reaktion aufgebaut. Gelegentlich sind so viel Hemmungsstoffe im Blut, daß schon ohne Zusatz von Extrakt die Hämolyse gehemmt wird. Nach Beobachtungen von Hecht, Lesser, Blumenthal und auch nach eigenen Erfahrungen handelt es sich bei diesen selbsthemmenden Sera fast immer um luetische. Quantitative Auswertungen sind, wie ich aus eigener Erfahrung sagen kann, durchaus zweckmäßig, wenn man sie etwa nach der Vorschrift F. Lessers zur Kontrolle der Therapie verwendet. Sie werden so vorgenommen, daß man z. B. das Serum des Patienten in absteigender Konzentration ansetzt. Man kann sich dann oft davon überzeugen, daß eine Abnahme von Hemmungskörpern zweifellos vorliegt, also von einem Einfluß der Therapie gesprochen werden kann, während der Originalwassermann jedesmal möglicherweise nur eine einfach positive Reaktion anzeigt. Solche Resultate erhält man z. B. bei der Behandlung der Keratitis parenchymatosa, wo es sehr schwierig ist, einen Umschlag der positiven Wassermann-Reaktion zu erzeugen (siehe S. 82). Die quantitative Untersuchung ist also im allgemeinen nur geeignet, gewisse Vergleichsresultate zu liefern, dagegen stehen ihr als Methode zur Verfeinerung der Wassermann-Reaktion, vor allem also zur Erzeugung von mehr positiven Resultaten schwere Bedenken entgegen. Wassermann warnt und offenbar mit Recht vor allen Verfeinerungen der Methode, die also mit anderen Mengenverhältnissen der Substanzen arbeiten, als der Originalvorschrift entspricht. Allerdings wäre es sehr zu begrüßen, wenn man die Spezifität der Reaktion immer mehr steigern und vor allem es dahin bringen könnte, daß der negative Ausfall der Reaktion tatsächlich das Freisein von Lues anzeigt. Kromeier und Trinchese haben eine Methode ausgearbeitet, mit der sie dieses Postulat nahezu erfüllt zu haben glauben. Sie verfeinerten die Reaktion erstens durch Austitrierung des Komplements und Abschwächung des Komplementzusatzes um 25 bis 40 %, ferner durch Vorbehandlung des luetischen Serums mit Baryumsulfat nach Wechselmann und schließlich durch Serumverstärkung (statt des üblichen 20 %igen Gemisches 40 bis 100 %ige Serumverdünnung). Sie verwandten die Methodik nur bei denjenigen Seren, die nach der Originalvorschrift negativ reagierten. So gelang es ihnen bei 17 negativen Fällen von Lues in 70 % und bei 141 negativ reagierenden Fällen von latenter Lues in 62 % die Wassermann-Reaktion positiv zu machen. Dagegen gelang es ihnen bei 200 Kontrollfällen (Ekzem usw.) niemals, die negative Reaktion umzuwandeln. Diese Resultate scheinen mir immerhin beachtenswert. Der Schluß aber, den die Autoren ziehen, daß der negative Ausfall bei der verfeinerten Methode sehr wahrscheinlich als Zeichen der Heilung der Lues anzusehen sei, geht wohl zu weit und wird durch einen eigenen Fall der Autoren widerlegt, wo nach dem Negativwerden die Reaktion nach einiger Zeit ins Positive umschlug und ein Rezidiv eintrat. Auf andere Modifikationen des Originalwassermann von J. Bauer, Hecht, Margarete Stern u. a. sei hier nicht näher eingegangen. Alle laufen darauf hinaus, das Resultat der Wassermann-Reaktion zu verschärfen. Blumenthal verwirft in letzter Zeit alle diese Verschärfungsmethoden auf Grund eigener Untersuchungen und meint, die Wassermann-Reaktion habe das mit allen Immunitätsreaktionen gemeinsam, daß sie nur in bestimmten Grenzen und bei bestimmter Versuchsanordnung spezifisch sei.

Die Verschärfung wäre an sich aber nicht nur erwünscht, um die Zahl der positiv reagierenden Fälle bei tatsächlich vorhandener Lues zu vermehren, sondern auch vor allem, um die Zahl der schwankenden Resultate zu vermindern. Diese Schwankungen bei Untersuchungen desselben Serums zu verschiedenen Zeiten oder desselben Serums an verschiedenen Untersuchungsstellen haben eine Zeitlang großes Mißtrauen gegen die praktische Verwertung der Wassermann-Reaktion erzeugt; sie sind nur zu verstehen, wenn man sich immer wieder klarmacht, daß die Wassermann-Reaktion die Resultante einer großen Zahl von hemmenden und lösenden Faktoren ist (Grätz), und daß man jedes Serum z. B. ohne weiteres zu einer Hemmung der Hämolyse befähigen kann, wenn man seine Konzentration in bestimmter Weise verändert. Auch in allerletzter Zeit ist wieder eine lebhafte Debatte darüber geführt worden, daß das Resultat der Wassermann-Reaktion bei Ausführung in verschiedenen Instituten so verschieden sein kann (Heller u. a.); Wassermann möchte diese Divergenzen auf fehlerhafte Methodik zurückführen. Die Akten über diesen praktisch wichtigen Punkt scheinen noch nicht geschlossen.

Die Hauptfrage ist nun: Was besagt der positive Ausfall der Wassermann-Reaktion für den luetischen Prozeß? Ist man berechtigt, aus dem positiven Ergebnis zu schließen, daß noch ein aktiver luetischer Prozeß im Körper besteht oder von neuem aufgeflammt ist, oder ist das positive Resultat nur einfach das Zeichen einer irgendwann stattgehabten Syphilisinfektion? In letzterem Fall wäre die Reaktion weiter nichts als eine sehr wirksame Unterstützung der Anamnese, im ersteren ein hochbedeutsames Symptom für die Auffassung der bestehenden pathologischen Veränderungen. Nach allen bisherigen Erfahrungen muß man es als höchst wahrscheinlich bezeichnen, daß die Wassermann-Reaktion der Ausdruck einer aktiven Lues ist resp.

im Körper noch vorhandene Spirochätenherde anzeigt. Dafür sprechen folgende Punkte:

1. Der Befund von Lesser, der in etwa demselben Prozentverhältnis (49%) bei pathologisch-anatomischen Untersuchungen in der Spätperiode der Lues Krankheiten der inneren Organe feststellen konnte bei klinischer Latenz, wie er im Spätstadium bei 46% positives Wassermann-Resultat erhielt.

2. Der Einfluß der antiluetischen Kur auf den Ausfall der Reaktion, wie er zuerst von Citron, später von vielen Untersuchern festgestellt wurde, d. h. das Negativwerden bei vorher vorhandener positiver Reaktion. Auch besteht, wie Jakobsthal hervorhebt, ein Parallelismus zwischen der Intensität der Behandlung und dem Ausfall der Reaktion. Bekanntermaßen hat die Intensität auch einen Einfluß wieder auf den klinischen Verlauf. Mit sehr großen Salvarsan-Quecksilberdosen ist es Gennerich nicht nur bei Früh-, sondern auch bei Spätsyphilis gelungen, ein Freibleiben von klinischen und serologischen Rezidiven zu erzwingen. Gewiß kommt es vor, daß die positive Reaktion auch nach ausgiebiger antiluetischer Behandlung lange nicht umschlagen will; ganz besonders gilt das für die Spätformen der kongenitalen Lues (Lesser, Igersheimer, Michaelis und Mulzer, Boas und Thomsen u. a.), doch liegt das, wie ich schon oben auseinandergesetzt habe, nicht an einer vollkommenen Wirkungslosigkeit der Therapie auf die Wassermann-Reaktion, sondern an der Zahl der Hemmungskörper, die trotz Geringerwerdens noch immer zahlreich genug sind, um eine positive Seroreaktion zu erzeugen.

Auch die Provokation einer vorher negativen Wassermann-Reaktion im Beginn einer antiluetischen Behandlung spricht im obigen Sinne.

3. Die Beobachtung von Lesser, daß trotz früherer Syphilis die Reaktion negativ ausfallen kann, bei Rezidiven aber positiv wird. Boas konnte sogar zeigen, daß das Auftreten von positiver Reaktion das Zeichen für das kommende Rezidiv sein kann.

4. Von der größten Bedeutung sind die an großem Material gewonnenen Erfahrungen bei den verschiedenen Stadien der Lues. Nach den neueren Resultaten ist die Wassermann-Reaktion bei Lues II und auch bei Tertiärerscheinungen nahezu ausnahmslos positiv, beim Primäraffekt wird sie erst positiv nach 3 bis 4 Wochen. In der Latenzperiode fanden Wassermann und Lange 60% positive Ergebnisse bei wenig Behandelten, 17% bei stark Behandelten. Müller stellte bei den frühlatenten Fällen in 70%, bei den spätlatenten in 30% positives Resultat fest bei einem Material von 12000 Fällen. Dies nur einige Beispiele. Bei den manifesten Fällen von kongenitaler Lues läßt sich ebenfalls in nahezu 100% positives Resultat erreichen, desgleichen bei Paralyse, während bei der Tabes nur etwa 60—70 % serologisch positiv sind.

Die gewonnene Erfahrung weist mit großer Deutlichkeit darauf hin, daß tatsächlich bei vorhandener positiver Wassermann-Reaktion der luetische Prozeß im Körper noch nicht zur Ruhe gekommen ist (Neißer, Citron u. a.). Müller geht nicht ganz so weit, sondern stellt sich auf den Standpunkt, eine positive Reaktion beweist zwar immer Spirochätenanwesenheit, nicht aber durch Spirochäten bedingte Krankheitserscheinungen.

Zweifellos die stärksten Hemmungen erhält man bei Paralyse sowie bei dem Tertiarismus, besonders bei den Spätformen der Lues congenita. Diese Tatsache zeigt, daß man von einem Parallelismus zwischen Spirochätenmenge und Wassermann-Reaktion wohl nicht sprechen kann. Von großem Interesse ist aber die Frage, ob gerade diese so stark positiv reagierenden Gruppen wohl immer positiv seit Beginn der Infektion gewesen sind (Jakobsthal) und ob gerade diejenigen Fälle, die besonders viel Reagine haben, zu diesen schweren Späterkrankungen neigen.

Die Hemmungsstoffe können sehr lange, viele Dezennien, im Blut vorhanden sein, wie sich das einwandfrei z. B. bei denjenigen ergibt, die schon vor der Geburt luetisch infiziert wurden und noch im dritten und vierten Jahrzehnt an einer Keratitis parenchymatosa mit positiver Seroreaktion erkranken. Auch kann positive Reaktion bei Patienten vorhanden sein, die viele Dezennien zuvor eine luetische Erkrankung durchgemacht hatten. Daraus folgt, daß, solange Hemmungskörper im Blut sind, mit der Möglichkeit eines klinischen Rezidivs gerechnet werden muß. und hieraus ist auch die Forderung F. Lessers u. a. zu verstehen, daß die antiluetische Therapie so lange fortzusetzen ist, bis die Wassermann-Reaktion vollkommen negativ wird.

Mit der Auffassung der Wassermann-Reaktion als Symptom der Lues oder als Zeichen einer überstandenen Lues hängt natürlich auch zusammen, wie man die Wassermann-Reaktion prognostisch beurteilt, eine Frage, die tief in das soziale Leben einschneidet. Man denke nur unter anderem an den Ehekonsens. Zweifellos wird es viele Luetiker geben, die trotz positiver Wassermann-Reaktion gesunde Kinder zeugen, und manche, bei denen auch eine noch so intensive Therapie den Ausfall der Wassermann-Reaktion nicht beeinflußt, die aber doch in jahrelanger Beobachtung gesund bleiben, ob für immer, muß erst abgewartet werden. Sicher ist eine intensive Therapie bei einem luetischen Heiratskandidaten, wenn auch die klinischen Erscheinungen lange schon zurückliegen, anzuraten. Wie Jakobsthal hervorhebt, ist der dauernd positiv reagierende Fall im ganzen anscheinend prognostisch ungünstiger. Auf die Wichtigkeit der Wassermann-Reaktion bei Ammenuntersuchungen, für Lebensversicherungen usw. sei hier nur kurz hingewiesen.

In der Pathologie hat die Wassermann-Reaktion nicht nur deshalb eine so große Bedeutung gewonnen, weil sie im einzelnen Fall die Anwesenheit von Lues erweist, sondern auch weil man mit ihrer Hilfe dazu gelangt ist, ganze Erkrankungsgruppen in ihrer Beziehung zur Lues zu erkennen.

In der inneren Medizin gilt das besonders für die Aortenerkrankungen, den Diabetes insipidus u. a.

Auch in der **Ophthalmologie** hat sie in dieser Hinsicht ihren wertvollen Dienst geleistet.

Die Tabelle auf S. 32 soll eine Übersicht geben, inwieweit die Wassermann-Reaktion aufklärend bei der ätiologischen Erforschung größerer Erkrankungsgruppen in der Augenheilkunde gewirkt hat. Ihr seien diejenigen Zahlen gegenübergestellt, die bei Mitberücksichtigung klinischer und sonstiger Faktoren für die Annahme sprechen, daß die Erkrankung des Auges mit Sicherheit oder Wahrscheinlichkeit als luetisch anzusehen war. Wie allen Statistiken, so muß man auch dieser mit der nötigen Kritik gegenüberstehen und darf sich nicht absolut fest an die gebotenen Zahlen halten. Bei dem ziemlich reichlichen Material aber, das verarbeitet wurde, geben die Zahlen doch annähernde Werte, die mir für die Auffassung nicht unwesentlich erscheinen. Ich habe nicht alle Erkrankungspruppen in dieser Tabelle mitberücksichtigt, da bei anderen Gruppen die Zahl der Fälle entweder zu gering war oder die Lues nur eine kleine Rolle gespielt hat; ich muß deshalb im einzelnen auf die späteren Kapitel verweisen.

Betrachten wir die Tabelle im ganzen, so stellt sich eine gute Harmonie zwischen den Wassermann-Befunden und den Zahlen der dritten Rubrik (Lues nachweisbar) heraus. Gerade aber bei denjenigen Gruppen, bei denen eine Dissonanz zwischen den Werten besteht, scheint mir dieser Unterschied von erheblicher Bedeutung zu sein. Z. B. gibt der Wassermann-Befund bei Chorioiditis im Kindesalter nur 64,8 % positive Resultate, während die Annahme, daß eine Lues vorausging, mit mindestens 82,8 % zu rechnen hat. Wie ich an anderer Stelle genauer ausführen werde, gibt gerade dieser Unterschied außer anderen Momenten Anhaltspunkte dafür, daß die Chorioiditis sehr frühzeitig spielt, und dann, wenn wir auf sie aufmerksam werden, längst abgelaufen ist und daher der serologische Befund öfters negativ ausfällt. Ähnlich geht es mit den Pupillen- und Akkommodationsanomalien im Kindesalter und der Ophthalmoplegia interna (Erwachsene und Kinder gemeinsam berücksichtigt). Die Dissonanz bei der isolierten reflektorischen Pupillenstarre — 76,4% auf

Erkrankung	Zahl der Fälle	Wasser-mann positiv	Lues nachweisbar oder wahrscheinlich bei Berücksichtigung aller Faktoren	Bemerkungen
1. Erkrankungen der **Tränen-wege** (Tränensackblen-norrhoe, Dacryocystitis, Tränensackfistel, Phleg-mone) im Kindesalter	37	48,7 %	48,7 %	
2. **Keratitis parenchymatosa**	285			Dem Verlauf nach ganz typisch waren nur 178 Fälle
a) frische Fälle	185(178)	91,9 % (95,5 %)	98,3 %	
b) alte Fälle (Latenzstadium der kongenitalen Lues)	100	65 %	—	
3. **Iritis und Iridocyclitis**	240			
a) Iritis	154	29,2 %	29,8 %	
b) Iridocyclitis chronica	86	13,9 %	8.1 %	
4. **Chorioiditis und Chorioreti-nitis**	272			
a) bei Erwachsenen	150	15,3 %	15,3 %	
b) im Kindesalter	122	64,8 %	82,8%	
5. **Optikuserkrankungen**	273			
a) Optikusatrophie	119	46,4 %	54,2 %	
α) bei Erwachsenen	68	57,3 %	69,1 %	
b) Temporale Abblassung ohne zentrales Skotom	22	36,3 %	40,9 %	
c) Papillitis, Neuritis, Neu-roretinitis, papill. Atrophie	49	36,7 %	42,9 %	
d) Retrobulbäre Neuritis	36	11,1 %	13,9 %	
e) Stauungspapille und Atrophie nach Stauungspapille	30	3,3 % (6,6 %)	3,3 %	
6. **Augenmuskeln und Pupille**	226			
a) Oculomotorius	79			
α) Totale Parese	9	88,9 %	88,9 %	
β) Lähmung einzelner Zweige	35	22,8 %	28,5 %	Ptosis congenit. nicht mitge-rechnet (Botulismusfälle nicht mitge-rechnet)
γ) Ophthalmopleg. interna	35	62,5 %	78,6 %	
b) Abducens	48	41,7 %	50 %	
c) Trochlearis	6	50 %	50 %	
d) Isolierte reflekt. Pupillen-starre	38	76,4 %	94,7 %	
e) Pupillen- und Akkommo-dations-Anomalien im Kindesalter	37	62,1 %	83,8 %	Diphtherie und Botulismus nicht mitgerechnet

der einen Seite, 94,7% auf der anderen Seite — entspricht dem auch sonst gefundenen Wert von etwa 70% positiver Wassermann-Resultate bei der Tabes.

Die Tabelle gibt weiter in anschaulicher Weise wieder, wie die erworbene Lues bei manchen Erkrankungsgruppen in ganz anderem Maße beteiligt ist

als die angeborene; besonders gilt das für die Erkrankungen der Tränenwege
sowie für die Chorioiditis.

Weiter wird ad oculos demonstriert, wie die Lues bei der frischen Keratitis
parenchymatosa nahezu ausnahmslos ätiologisch in Betracht kommt. Berücksichtigt man die alten Fälle, so hat man zugleich ein Bild über das positive Verhalten der Wassermann-Reaktion im Latenzstadium der kongenitalen Lues.

Wichtig ist es, besonders bei den Erkrankungen des Optikus und der
Augenmuskeln, gewisse Gruppen zu trennen, da, wie die Tabelle zeigt, die Lues
in sehr verschieden hohem Grad bei diesen Untergruppen beteiligt ist. Ich
verweise nur auf die Optikusatrophie, besonders bei den Erwachsenen, einerseits und auf die fast immer negative Seroreaktion bei der typischen Stauungspapille andererseits.

Selbstverständlich kann es auch vorkommen, daß eine Augenerkrankung
bei einem Syphilitiker auftritt, von der wir aber den Eindruck gewinnen, daß
sie selbst nicht syphilitischer Art ist; so sind z. B. die Ergebnisse der Tabelle
bei der Iridocyclitis zu verstehen.

Die übrigen Einzelheiten ergibt das Studium der Tabelle sowie der zugehörigen Ausführungen in den einzelnen Kapiteln.

Bevor ich diesen Abschnitt verlasse, sei noch darauf hingewiesen, daß
die Wassermann-Reaktion auch im Kammerwasser bei luetischen Entzündungen des Auges, besonders bei der Iritis nachgewiesen werden kann
(A. Leber). Die „Reagine" scheinen aber nur im entzündeten Auge in das
Kammerwasser überzugehen. Salus konnte bei doppelseitiger tabischer Sehnervenatrophie mit positiver Seroreaktion die Hemmungskörper im Kammerwasser nicht finden. Auch das Kammerwasser von Leichen, die im Serum
positive Wassermann-Reaktion ergeben hatten, enthielt Reaktionskörper
nicht. Auch mir ist es bei einem darauf gerichteten Versuch bei einem
Patienten mit Katarakt und positiver Wassermann-Reaktion im Blut nicht
gelungen, positive Wassermann-Reaktion im Kammerwasser nachzuweisen.
Ob es, wie Schieck meint, bei anderer Methodik, die das Arbeiten mit geringsten
Materialmengen gestattet, gelingen wird, auch bei nicht entzündeten Augen
die Reagine im Kammerwasser zu finden, muß weiteren Untersuchungen vorbehalten bleiben.

c) Kutireaktion.

Wie bereits S. 11 hervorgehoben wurde, ist in den letzten Jahren auch
die Kutireaktion als eine neue spezifische Reaktion zur Erkennung der
Syphilis von Noguchi eingeführt worden, nachdem ihr eine Reihe von Versuchen mit Extrakten aus luetischen Organen (Meirowsky, Tedeschi, Nobl
u. a.) vorausgegangen war.

Noguchi stellte sein Luetin so her, daß er Reinkulturen der Spirochaete
pallida in Ascitesflüssigkeit oder auf Ascitesagar bei Zusatz von sterilem Plazentargewebe züchtete, das die Parasiten enthaltende Agarstück verrieb und den so entstehenden dicken Brei so lange verdünnte, bis die entstandene Emulsion leicht-
flüssig wurde. Sie wurde dann eine Stunde lang auf 60° C im Wasserbad erwärmt
und mit 0,5%iger Karbolsäure vermischt.

Außer mit dem Luetin wurden in den letzten Jahren erfolgreiche Untersuchungen auch mit dem Pallidin, das von Fischer hergestellt wurde, angestellt.
Dieses Pallidin entstammte aus feinzerriebenen Lungen von Pneumonia alba syphilitischer Föten oder Neugeborener, wobei die Gewebestücke ebenfalls zu einer spirochätenhaltigen Emulsion verarbeitet wurden, die mit $^1/_2$%igem Karbol versetzt
und eine Stunde im Wasserbad bei 60° sterilisiert wurden. Die Flüssigkeit muß
stets an einem kühlen Ort aufbewahrt werden.

Das Luetin soll im Verlauf von 2 bis 4 Monaten sehr seine Wirksamkeit einbüßen, was für die praktische Verwendbarkeit von Bedeutung ist. Das die Reaktion auslösende Moment beim Luetin ist an die Spirochätentrümmer gebunden, da Kerzenfiltrate keine oder nur minimale Reaktion geben (Baermann und Heinemann). Die Injektion des Luetins geschieht nach der Vorschrift Noguchis derart, daß man vor dem Gebrauch die Emulsion gut schüttelt, sodann gleiche Quanten von Emulsion und steriler physiologischer Kochsalzlösung mischt und schließlich 0,07 ccm der Mischung mit einer feinen Spritze möglichst oberflächlich in die Haut injiziert. Das Pallidin wird in letzter Zeit subkutan gebraucht, da die frühere intrakutane Methode zu intensive Reaktionen auslöste (Klausner).

Nach der Impfung entsteht zunächst eine Quaddel, die nach kurzer Zeit zurückgeht und meist nach drei bis vier Tagen kaum noch zu sehen ist. Die eigentliche positive Reaktion beginnt aber dann erst und ist am deutlichsten am fünften bis sechsten Tag. Die positive Reaktion an der Injektionsstelle soll allerdings nach Benedek unter Umständen schon in den ersten 24 bis 48 Stunden dadurch von der negativen unterschieden werden können, daß sie lebhafter rot ist und deutlicher über das Niveau der Haut prominiert. Die Papel wird in den nächsten Tagen zweifellos größer, der rote Hof, der sie umgibt, wird breiter, und bei starken Reaktionen bildet sich in der Mitte der Papel, manchmal auch exzentrisch, eine Pustel aus. Nakano sah bei zwei Spätfällen von Syphilis, einmal nach kongenitaler, das andere Mal nach akquirierter Lues als Folge intradermaler Injektion von filtriertem Syphilisleberextrakt und Kaninchenhoden-Syphilisextrakt schwere pustulöse, gummaähnliche Erscheinungen auftreten. Gelegentlich kommen auch Spätreaktionen nach einem bereits mehrtägigen Ablauf der als entzündliche Reaktion gedeuteten Erscheinungen in Form von Papeln nach einer Woche zur Beobachtung. Es ist schon vielfach Sitte, die positive Reaktion in Grade einzuteilen, doch dürfte hierzu die Erfahrung noch eine zu geringe sein, und zweifellos sind die Reaktionen, die man als spurweise oder gering bezeichnet, überhaupt mit Vorsicht aufzunehmen. Histologisch fand Benedek bei einer gummaartig veränderten Reaktionspartie einen Teil der Gefäße von entzündlichen Infiltrationen begleitet, gelegentlich auch herdartige Infiltrationen. Von Zellen sah er zahlreiche Lymphocyten, daneben aber auch auffallend viel Leukocyten, ferner Riesenzellen und Epitheloidzellen. An den Blutgefäßwänden zeigten sich keinerlei Veränderungen.

Die Reaktion fällt bei Gesunden nach den übereinstimmenden Untersuchungen von Noguchi, Boas und Ditlevsen, Löwenstein, Kafka u. a. negativ aus, wenngleich auch hier wohl noch ganz große Reihenuntersuchungen fehlen. Bei der Lues selbst ist die Reaktion im primären und meist auch im sekundären Stadium negativ oder nur in geringem Maße positiv, während im Tertiärstadium der Ausfall fast immer ein positiver ist (Noguchi, Boas und Ditlevsen, Faginoli und Fisichella, Müller und Stein, Nanu-Muscel, Alexandrescu-Dersca u. a.). Gerade diese Tatsache ist wohl das wichtigste Moment in der Luetinfrage und bringt eine wesentliche Bereicherung der Luesdiagnostik, weil bei tertiärer Lues, besonders bei den latenten Fällen, die Wassermann-Reaktion bekanntermaßen nicht selten negativ ist. Auch bei angeborener Syphilis fand sich die Reaktion in der Mehrzahl der Fälle positiv. Eine interessante Differenz zeigen die Erkrankungen des Zentralnervensystems, vor allem Lues cerebri auf der einen, Paralyse auf der anderen Seite. Schon Noguchi hat hervorgehoben, daß von 72 Paralytikern nur 45 positiv reagierten. Benedek machte dann darauf aufmerksam, daß im Unterschied zu der häufig negativen Reaktion bei Paralyse, die Lues cerebri nicht nur fast immer positive, sondern auch ganz besonders starke Reaktionen aufweist, und diese Tatsache konnte von mehreren anderen Autoren, besonders auch von Kafka, bestätigt werden. Sollte sich dieser Unterschied durch weitere Untersuchungen immer mehr herausstellen, so würde er differentialdiagnostisch zu verwerten sein. Er wird noch dadurch praktisch bedeutungsvoller, daß eine bis dahin negative Luetinreaktion in allen Luesstadien, also auch bei der Lues cerebri nach antiluetischer Behandlung ins Positive umschlägt, während das bei der Paralyse nicht gelingt.

Von Interesse ist der Vergleich zwischen dem Ausfall der Wassermann-Reaktion und dem der Kutanreaktion. Noguchi teilte bereits mit, daß bei 27 Fällen von manifesten Tertiärläsionen die Kutanreaktion stets positiv war, während die Wassermann-Reaktion oft schwach positiv oder negativ ausfiel. Bei Brownings Untersuchungen war in 79,2 % das Resultat übereinstimmend, in 9 Fällen Luetin positiv, Wassermann-Reaktion negativ (4 mal interstitielle Keratitis, 2 mal Chorioiditis, 2 mal Tabes, einmal schwere Anämie); in 7 Fällen war Luetin negativ, Wassermann-Reaktion positiv (davon lag 2 mal Malaria ohne luetische Zeichen vor). Bei dem Beobachtungsmaterial von Klausner ergaben 20 unter 100 Fällen positive Pallidinreaktion, 16 positive Wassermann-Reaktion. In 9 Fällen waren beide Reaktionen gleichzeitig positiv; bei 11 Beobachtungen war die Pallidinreaktion positiv, die Wassermann-Reaktion negativ; bei 7 Fällen war die Pallidinreaktion negativ, der Wassermann positiv. Mehrmals war die Erkrankung bei negativem Wassermann und positiver Pallidinreaktion zweifellos luetisch.

Auch auf diesem Gebiet ist wohl das letzte Wort noch nicht gesprochen. Von Wichtigkeit wäre es, wenn sich die Annahme von Mucha erfüllte, daß die Wassermann-Reaktion das Zeichen einer aktiven Lues sei, während das Luetin ähnlich dem Tuberkulin nur anzeigte, daß irgendwann eine spezifische Infektion stattgefunden hat. Dieser Annahme gemäß muß man nach Moucha danach streben, bei der Behandlung die Wassermann-Reaktion negativ zu erhalten, während die Luetinprobe positiv bleiben soll.

Mehrmals konnte eine Veränderung des Ausfalls der Wassermann-Reaktion nach einer Kutanreaktion beobachtet werden. Während Baermann und Heinemann eine solche Veränderung der Wassermann-Reaktion durch wiederholte Vakzination nicht feststellen konnten, berichten Müller und Stein über einen merkwürdigen Fall eines abgeheilten gummösen Prozesses mit negativer Wassermann-Reaktion und positiver Kutireaktion. Nach erfolgter Hautreaktion schlug der vorher negative Wassermann plötzlich ins Positive um. Ebenso sah Klausner bei einer zweifellosen angeborenen Lues die Serumreaktion 9 Tage nach der Pallidinimpfung positiv werden. Sechs Wochen nach der Impfung war die Wassermann-Reaktion bis auf eine Spur wieder negativ. Die Patientin war in der ganzen Zeit nicht antiluetisch behandelt worden.

Speziell in der Ophthalmologie ist die Luetinreaktion bis jetzt von Fischer und Klausner, Löwenstein, Klausner, Wolff und Zeeman verwendet worden. Ich selbst habe auch eine Reihe von Injektionen gemacht, aber zu wenig, um darüber etwas Abschließendes sagen zu können. Die bisherigen Resultate sind nur bei der Keratitis parenchymatosa zahlreich genug, um verwertbar zu sein. Übereinstimmend mit den anderen Autoren, die bei angeborener Syphilis überhaupt die Reaktion meist positiv fanden, stellten Klausner ebenso wie Löwenstein bei der Keratitis parenchymatosa meist eine positive Luetinreaktion fest. Löwenstein untersuchte 10 Fälle; von 6 positiv nach Wassermann Reagierenden waren 5 auch mit Luetin positiv; von 4 Wassermannegativen (früher positiv) reagierten 3 mit Luetin positiv. Von 8 Fällen dieser Erkrankung mit positiver Pallidinreaktion und negativem Wassermann, über die Klausner berichtet, hatten 3 früher positive Reaktion ergeben, die nach intensiver antiluetischer Behandlung geschwunden war. Bei einem vierten zeigte die Mutter des betreffenden Patienten noch positiven Wassermann. Vier Beobachtungen wiesen typische Symptome der kongenitalen

Lues auf. Es ist allerdings sehr merkwürdig, daß bei der Klausnerschen Tabelle unter im ganzen 20 Fällen von Keratitis parenchymatosa 15 nach Wassermann negativ reagiert haben und nur 5 positiv (Pallidin 12 mal positiv, 8 mal negativ). Immerhin kann eventuell die Luetinreaktion die Ätiologie aufklären, wenn der Wassermannbefund im Stich lassen sollte. Aus der sonstigen Tabelle Klausners seien noch die 20 Fälle von Iridocyclitis hervorgehoben, wo ganz gleichlautend Wassermann-Reaktion und Pallidinreaktion 4 mal positiv, 16 mal negativ waren.

Bei der Beobachtungsreihe von Wolff und Zeeman war unter 17 Fällen von Keratitis parenchymatosa 14 mal der Wassermann positiv, unter diesen fiel die Luetinreaktion 12 mal positiv, 2 mal negativ aus. Unter den 3 wassermannnegativen Fällen war die Luetinprobe einmal positiv, zweimal negativ. Die übrigen Zahlen sind zu klein, um verwertet werden zu können.

d) Liquordiagnostik.

Die Lumbalpunktion, die in Deutschland von Quincke als Untersuchungsmethode eingeführt wurde, hat für die Pathologie der Syphilis eine ungeahnte Bedeutung gewonnen. Es scheint mir zweckmäßig, an dieser Stelle etwas näher auf sie einzugehen, da in der augenärztlichen modernen Literatur keine zusammenfassende Darstellung existiert; allerdings muß ich mich bei der Schilderung der Veränderungen des Liquor auf die Verhältnisse bei der Lues beschränken.

Die Technik der Punktion ist keine schwierige und kann auch vom Augenarzt gut ausgeführt werden, natürlich aber nur im Krankenhaus, nicht ambulant. Als Instrumentarium empfehle ich das Besteck von Reichmann (zu beziehen bei Otto Techner, Jena). Die Kanüle wird bei dem in Seitenlage stark gekrümmt liegenden Patienten in Höhe der Spina oss. ilii zwischen dem vierten und fünften oder noch besser etwas höher, zwischen dem dritten und vierten Lendenwirbeldornfortsatz nach lokaler Hautanästhesie mittels Chloräthyl eingeführt. Um glatt in den Lumbalkanal zu gelangen, muß man darauf achten, mit der Kanülenspitze möglichst genau in der Mittellinie zu bleiben. 6 bis 8 ccm Liquor werden tropfenweise entleert. Blutbeimengungen durch Anstechen eines Gefäßes sind manchmal nicht zu vermeiden, machen aber die Untersuchung — zum mindesten was Lymphocytose und Eiweißbestimmung anbetrifft — ungenau oder unbrauchbar. Der Patient muß nach der Punktion etwa zwei Tage ruhig und horizontal im Bett liegen, auch dann ist es aber öfters nicht zu umgehen, daß Kopfschmerzen und gelegentlich auch Erbrechen ein noch längeres Liegen nötig machen. Nicht selten wird aber die Punktion ohne jede subjektive Störung vertragen. Die Anschauungen über die Häufigkeit des Meningismus nach der Punktion gehen auseinander. Viele erfahrene Autoren neigen der Ansicht Schönborns, Eichelbergs und Pförtners zu, daß die Punktion bei pathologischem Liquor besser vertragen wird als bei normalem, besonders wenn es sich um größere Flüssigkeitsmengen handelt. Bei Neurasthenikern kann der Symptomenkomplex eventuell ausgelöst werden, ohne daß der Rückgratskanal eröffnet war. Gelegentliche Versuche, diesen Meningismus dadurch zu vermeiden, daß man Kochsalz oder Ringersche Lösung zum Ersatz des abgeflossenen Liquors einlaufen ließ, scheinen zu keinem positiven Resultat geführt zu haben. Die Ursache dieser Folgeerscheinungen nach Lumbalpunktion ist noch unbekannt. Sehr selten bestehen sie länger als eine Woche. Manche Menschen, besonders sehr empfindliche Hysterische, klagen noch nach Monaten über Rücken- oder Kopfschmerzen.

Physiologische Vorbemerkungen. Der Liquor cerebrospinalis befindet sich in dem sogenannten Subarachnoidealraum des Gehirns und Rückenmarks zwischen

Arachnoidea und Pia mater. Dieser Raum ist von zahlreichen Bälkchen durchzogen und im Rückenmark durch das Ligamentum denticulatum, das sich beiderseits zwischen den vorderen und hinteren Rückenmarkswurzeln von der Pia zur Arachnoidea hinüberspannt in ein vorderes und hinteres Spatium subarachnoideale geteilt. Es besteht aber keine völlige Trennung dieser beiden Spatien; ebensowenig läßt sich die von Key und Retzius beschriebene Klappe am oberen Ende des Ligamentum denticulatum, die von Propping zur Erklärung der Liquorströmung herangezogen wird, als regelmäßiger Befund aufrecht erhalten (Walter, Kafka). Der Subarachnoidealraum des Rückenmarks steht in freier Verbindung mit dem des Gehirns, an manchen Stellen des Gehirns erweitert er sich zu weitmaschigen „Cysternen", deren größte die zwischen Medulla oblongata und Kleinhirn ist, während als die für uns Ophthalmologen wichtigste die Cysterna chiasmatis bezeichnet werden muß. Das Ventrikelsystem des Gehirns steht beim erwachsenen Menschen durch das Foramen Magendii am hinteren Ende des vierten Ventrikels und durch die Foramina Luschkae an den beiden seitlichen Rezessus desselben in Verbindung mit dem Subarachnoidealraum; es handelt sich aber wohl nicht immer um einen völlig freien gegenseitigen Austausch, denn Subarachnoidealflüssigkeit und Ventrikelinhalt können in ihrer Zusammensetzung, z. B. im Eiweißgehalt, verschieden sein (Schmorl). Meistens stimmen sie in ihrem chemischen und serologischen Gehalt überein (Kafka). Die Menge des Liquor cerebrospinalis beträgt etwa 80 bis 150 ccm, der Ventrikelinhalt wird auf 20—30 ccm geschätzt, doch kann dieser, wie Anton und v. Bramann angeben, in pathologischen Fällen auf 1000 und mehr ccm steigen.

Die Frage nach der Entstehung des Liquor ist noch nicht sicher entschieden. Nur so viel ist sicher, daß man es nicht mit einer reinen Lymphe zu tun hat; sehr wahrscheinlich ist es, daß die Plexus chorioidei wesentlich an der Bildung beteiligt sind. Dafür sprechen aus neuerer Zeit besonders die Untersuchungen von Kafka, Ahrens. Nach Rehm handelt es sich wohl um eine Mischung von Sekret des Plexus chorioideus, Transsudat und Lymphsekret. Auch die Frage, ob und wie der Liquor sich bewegt, ist noch kontrovers. Vielfach herrschend ist noch die ursprünglich von Quincke vorgebrachte Anschauung, wonach ein aufsteigender Strom vom Rückgratskanal nach dem Subarachnoidealraum des Schädels statthat und umgekehrt, während der Liquor nicht vom Subarachnoidealraum in den Ventrikel gelangt, sondern nur umgekehrt entleert wird. Für eine Strömung wird auch, abgesehen von der Fortbewegung korpuskulärer Elemente (Quincke), angeführt, daß Lumbalanästhetika immer schneller in die Schädelhöhle und Ventrikel gelangen, als nach rein physikalischen Gesetzen möglich wäre (Klose und Vogt), doch stützen sich die Ergebnisse von Quincke sowohl als von Klose und Vogt auf Verhältnisse beim Tier, nicht beim Menschen. Nach Walter ist aber beim Tier der Subarachnoidealraum so schmal, daß Kapillarattraktion gilt. Walter konnte, wie vorher schon bemerkt, nachweisen, daß die Key-Retziussche Klappe am Ligamentum denticulatum, die von Propping zur Erklärung der Liquorströmung herangezogen wurde, ein ganz inkonstanter Befund ist; er fand schließlich noch in Übereinstimmung mit O. Fischer, daß die in mehreren Portionen entleerte Lumbalflüssigkeit sehr verschiedenen Zell- und eventuell auch Eiweißgehalt aufweist; er verteidigt daher den Gedanken, daß der Liquor nicht ein in toto inhaltlich gleiches Medium sei, sondern in verschiedenen Höhen, der mehr oder weniger stark erkrankten meningealen Partie entsprechend, mehr oder weniger Zellen enthalte. Auch dieses Argument verwendet er gegen das Vorhandensein einer eigentlichen Liquorzirkulation. Nonne vertritt den gegenteiligen, herrschenden Standpunkt, wenn er sagt, „daß das Ergebnis der lumbalen Liquoruntersuchung über den pathologischen Zustand des gesamten Liquor zu orientieren vermag".

Die Lumbalflüssigkeit erneuert sich dauernd durch Abfluß resp. Resorption und andererseits durch Neubildung besonders in den Plexus chorioidei. Der Abfluß erfolgt zum Teil durch die Arachnoidealzotten (Pachionische Granulationen) in die venösen Blutleiter, ferner, wie besonders neuere Untersuchungen von Baum ergeben haben, in die Lymphspalten aller zerebrospinalen Nerven bis in deren Endzweige. Baum konnte auch vom Subarachnoidealraum aus einwandfrei Lymphgefäße füllen, die in Begleitung der spinalen und zerebrospinalen Nerven die Schädel- und Rückenmarkshöhle verließen und in entsprechende, nahe der Wirbelsäule gelegene Lymphknoten einmündeten.

Der normale Liquor ist klar und besteht zu fast 99% aus Wasser, dem ganz kleine Mengen anorganischer $(0,74\%)$ und organischer $(0,22\%)$ Bestandteile beigemengt sind (Reichmann); Eiweiß findet sich nur in Spuren in ihm $(0,2—0,5\%)$. Regelmäßig ist Zucker vorhanden $(0,4—1\%)$, oft auch Harnstoff, Milchsäure, Cholin. Im Gegensatz zur Lymphe sind die Kalisalze reichlicher als die Natriumsalze (Rehm).

Der Liquor ist in mancher Beziehung dem Humor aqueus zu vergleichen, unter anderem auch darin, daß körperfremde Substanzen und auch solche, die sich gewöhnlich im Blut des Menschen finden, wie Normalambozeptor gegen Hammelblut oder Komplement, normalerweise nicht in ihn übergehen. Die Meningen halten diese Stoffe zurück. Auf die pathologischen Verhältnisse sowie auf noch manche unerwähnten Merkmale der normalen Lumbalflüssigkeit komme ich im nächsten Absatz zu sprechen.

Die Funktion des Liquor cerebrospinalis besteht nach Anton, Rehm u. a. in folgendem: 1. Wirkt er als Ernährungsflüssigkeit für das Zentralnervensystem und vermittelt umgekehrt die Ausscheidung der Abbauprodukte, 2. bildet er einen mechanischen Schutz für das empfindliche Zentralorgan und ist vor allem 3. ein Regulator für die Gehirnbewegungen, ein Moment, das besonders für krankhafte Verhältnisse von der größten Bedeutung ist.

Prüfungsmethoden. Es ist zweckmäßig, sich zunächst immer über die Höhe des Drucks im Lumbalkanal zu orientieren, wenn einer pathologischen Druckvermehrung auch für die luetischen Affektionen des Zentralnervensystems keine differentialdiagnostische Bedeutung zuzukommen scheint. Normalerweise beträgt der Druck beim horizontal liegenden Menschen 100—150 mm H_2O, kann aber etwas niedriger und auch etwas höher sein. Erst Druckwerte über 200 können als sicher abnorme bezeichnet werden. Als Momente, die eine künstliche Steigerung des Drucks herbeiführen, sind zu nennen: Pressen, Schreien bei Kindern, eine zu stark forcierte Krümmung der Wirbelsäule, vor allem des Kopfs. Man muß deshalb besonders bei gesteigertem Druck erst dann ablesen, wenn der Druck mehrere Minuten konstant bleibt resp. die geringen physiologischen Schwankungen aufweist und Sorge tragen, daß nach dem Einstechen der Kanüle der gebeugte Kopf allmählich wieder gestreckt wird. Das Anziehen der Beine scheint nicht wesentlich druckerhöhend zu wirken. Selbstverständlich ändern sich die hydrostatischen Verhältnisse im Lumbalkanal auch sofort, wenn der Oberkörper eine zur Horizontalebene geneigte Haltung einnimmt; sitzt der Mensch, so ist der Druck in allen Höhen der Wirbelsäule ein verschiedener; in der Höhe des Zervikalmarks ist er bereits $= 0$ (Propping, Walter), es erscheint daher unzweckmäßig, im Sitzen zu punktieren, wenn man die Druckverhältnisse berücksichtigen will.

Über den Druck, unter dem der Ventrikelinhalt steht, wissen wir sehr wenig, vor allem über das Verhältnis des Drucks im Ventrikelsystem zu dem im Subarachnoidealraum unter normalen Verhältnissen und doch scheint mir diese Frage durchaus nicht ohne Interesse.

Die chemische Untersuchung des Liquor bezieht sich vor allem auf die **Eiweißbestimmung,** die von französischer Seite eingeführt wurde. Die Bestimmung geschieht mittels der Methode von Nißl so, daß der Liquor mit Esbachs Reagens versetzt und die Menge des durch Fällung entstandenen Eiweißes in dem zugehörigen Probierröhrchen abgelesen wird. Der normale Eiweißgehalt soll $3—3\frac{1}{2}$ Teilstriche des Nißlröhrchens nicht übersteigen. In der Praxis noch größerer Beliebtheit erfreut sich die Globulinbestimmung oder **Phase I Reaktion** von Nonne-Apelt. Von vielen Untersuchern wird jedesmal die Eiweißprobe nach Nißl und nach Nonne-Apelt gemacht. Gar nicht selten besteht eine Globulinvermehrung ohne Steigerung des Gesamteiweißes. Die Phase I Reaktion geht nach Nonnes eigenen Worten so vor sich: „85 g Ammon. sulfur. puriss. (Merck) werden mit 100 g Aq. dest. im Erlenmeyerschen Kölbchen übergossen und so lange gekocht, bis sich Salz nicht mehr löst. Man läßt erkalten und filtriert. Das Filtrat stellt eine gesättigte Ammoniumsulfatlösung dar und ist dadurch imstande, in „Halbsättigung" Globuline und Nukleoalbumine auszufällen und so von den Albuminen zu trennen. Man mischt gleiche Teile von dem zu untersuchenden Liquor und Reagens (von jedem $1/2$ ccm — d. V.) und läßt 3 Minuten in der Kälte stehen; die Lösung darf nicht sauer reagieren und nicht gekocht werden, da sonst Albumine mit ausfällen, auch darf der Liquor kein Blut enthalten, da dessen Serumglobulin und Hämoglobin durch Ammoniumsulfat in Halbsättigung ausgefällt werden. Nach 3 Minuten wird der Befund notiert und er lautet je nach der Intensität „Trübung", „Opaleszenz", „schwache Opaleszenz" und „Spur Opaleszenz"; letztere gilt als negativ.

Sehr leicht auszuführen, nur vielleicht zu fein ist die Pandysche Eiweißprobe: 1 ccm konzentrierte Karbolsäure (1 Teil Acid. carbol. cryst. und 15 Teile Aq. dest.) und 1 Tropfen Liquor ergeben an der Berührungsstelle eine rauchwolkenähnliche, bläulich-weiße Trübung; auch hier handelt es sich, wie angenommen wird, um eine Globulinbestimmung. Es scheint ihr annähernd die gleiche pathologische Bedeutung zuzukommen wie der Phase I Reaktion.

Die meisten Autoren stimmen wohl mit Nonne darin überein, daß die Phase I Reaktion nur bei wirklichen organischen Erkrankungen des Zentralnervensystems vorkommt, ganz besonders bei den syphilogenen. Stark ist sie auch bei Rückenmarksgeschwülsten — dann ist aber die Zellzahl gering — und bei akuten Meningitiden; dagegen fehlt sie — und darin liegt ihre wesentliche Bedeutung — bei allen funktionellen nervösen Störungen.

Ebenso wie die Eiweißuntersuchung ist die **Cytologie** der Lumbalflüssigkeit von Franzosen (Ravaut, Sicard, Nageotte, Widal) zuerst diagnostisch verwertet worden; in Deutschland haben sich vor allem Schönborn, E. Meyer, Nißl, Merzbacher, Rehm u. a. um ihren Ausbau verdient gemacht. Das Wesentliche ist die Steigerung der Lymphocytenzahl („Pleocytose"), dagegen tritt die Prüfung, ob außer Lymphocyten noch andere Zellelemente, wie Mastzellen, Plasmazellen usw. sich im Liquor befinden, bei der meist verwendeten Methode ganz in den Hintergrund. Eine zahlenmäßige Übersicht über die Lymphocytenmenge erhält man am besten mit der Fuchs-Rosenthalschen Zählkammer (zu beziehen bei Zeiß-Jena). Zur Färbung dient eine Methylviolettlösung (Methylviolett 0,1, Aq. dest. 50,0, Acid. acet. glacial. 2,0); diese wird bis zur Marke 1 des Melangeurs aufgesaugt, dann Liquor bis zur Marke 11 nachgesaugt. Nach 5 Minuten langem Schütteln — möglichst ohne Luftzutritt — gibt man 1 Tropfen der Mischung auf die Kammer, verwendet aber hierzu erst den zweiten oder dritten Tropfen. Beim Aufsetzen des Deckglases sind Luftbläschen zu vermeiden; sehr störend sind auch feine Niederschläge oder gefärbte Staubteilchen. Alle Gefäße müssen deshalb peinlich sauber sein. Von allen erfahrenen Untersuchern wird Wert darauf gelegt, daß die Liquorzellen recht bald nach der Punktion ausgezählt werden, da sie sehr labil sind. Zum mindesten muß die Mischung mit dem Methylviolett recht bald stattfinden, dann allerdings kann der gefärbte Liquor im Melangeur oder in der Zählkammer längere Zeit verharren, bis die Zählung vorgenommen werden kann. Vereinzelte rote Blutkörperchen beeinträchtigen die Zählung nicht, da sie sich nach einigen Minuten durch den Essigsäurezusatz der Farbstofflösung entfärben, während die Intensität der Färbung bei den Lymphocyten noch zunimmt. Die in den 64 Feldern der Zählkammer vorhandene Zellmenge wird durch 3 dividiert und dieser Wert stellt die Lymphocytenzahl in 1 cmm dar. Nach Dreyfus und vielen andern beträgt:

Die normale Zellzahl . . 1—5 im cmm
Grenzwerte. . . . . . . 6—9 „ „
Mäßige Lymphocytose. . 10—20 „ „
Mittlere Lymphocytose . 20—25 „ „
Starke Lymphocytose . . über 50 „ „

Der Wert der Zählung der Lymphocyten darf nicht überschätzt werden, denn die Zellmenge kann sehr verschieden groß sein sowohl bei Entnahme des Liquor an verschiedenen Tagen als auch bei Entnahme größerer Liquormengen in den einzelnen Portionen (O. Fischer, Walter). Wenn Kafka auf Grund letzterer Tatsache empfiehlt, möglichst die ersten Tropfen zur Zellzählung zu verwenden, so nimmt er offenbar mit Fischer an, daß die Lymphocyten am reichlichsten im unteren Teil des Lumbalkanals sind; nach Walters Untersuchungen enthält in der Tat unter pathologischen Verhältnissen die aus den unteren Partien stammende Lumbalflüssigkeit meist mehr Zellen; es kommt aber auch das umgekehrte Verhältnis vor. Nach Rehm sind die Zellzahlen der verschiedenen Portionen übereinstimmend.

Abgesehen von der quantitativen Zelluntersuchung hat man sich auch mit dem Studium der Zellformen beschäftigt. Rehm hat schöne Resultate mit der Alzheimerschen Methode erhalten, Nonne (Lehrbuch, III. Aufl.) rühmt die von Bostroem modifizierte Methode von Schlüchterer. Rehm unterscheidet neben großen und kleinen Lymphocyten geschwänzte Lymphocyten, Gitterzellen, Makrophagen, Plasmazellen, neutrophile und eosinophile Leukocyten, Fibroblasten. Eine wesentliche praktische Bedeutung haben diese Zelldifferenzierungen bis jetzt nicht erlangt, da es offenbar keine für eine bestimmte Erkrankung charakteristischen Zellformen gibt.

Über die Herkunft der Zellelemente im Liquor besteht leider noch keine volle Sicherheit, vor allem dreht es sich um die Frage, ob sie hämatogener oder histiogener Entstehung sind. Diese Frage ist wichtig, weil sie mit der weiteren innig verknüpft ist, ob man berechtigt ist, bei vorhandener Lymphocytose stets einen Entzündungsprozeß der Meningen anzunehmen. Rehm möchte zunächst einen vermittelnden Standpunkt einnehmen, nach dem die Lymphocyten, Plasmazellen und ihre Abkömmlinge aus dem Blut, die wenigen fibroblastischen Elemente aber aus dem Bindegewebe stammen. Dieser Standpunkt verhindert ihn allerdings nicht, als Basis der Pleocytose (abgesehen von Blutungen und Abszessen) stets eine Entzündung der weichen Hirnhäute anzunehmen. Setzt man eine solche Meningitis stets voraus, so erscheint mir der Beweis für die hämatogene Herkunft der Zellelemente im Liquor besonders schwer. Wenn sie aus dem Blut kämen, so wäre meines Erachtens nicht recht einzusehen, weshalb z. B. bei Lues cerebri mit starker Lymphocytose nicht auch oft Normalambozeptor und Komplement in den Liquor übergehen sollten. Auch findet man im Liquor Zellen genug, die im Blut gar nicht vorkommen und die bei Annahme einer hämatogenen Herkunft beim Durchtritt durch das Gewebe oder erst in der Zerebrospinalflüssigkeit erhebliche Veränderungen in ihrer Gestalt hätten erleiden müssen (Rehm).

Nißl und Merzbacher vertraten früher mit großer Entschiedenheit den Standpunkt, daß ein Beweis für eine der Lymphocytose stets vorangehende und sie bedingende Entzündung der Meningen nicht erbracht sei. In den letzten Jahren neigt man sich aber immer mehr besonders bei der Lues und ihren Nachkrankheiten der Ansicht zu, daß die Spirochäten eine meningeale Entzündung — sei es diffus oder zirkumskript — bedingen und daß die Lymphocytose auf diese zurückzuführen ist. Wir kommen auf diese Frage in einem späteren Kapitel noch einmal zu sprechen.

Was die Beziehungen zwischen Lymphocytose und Globulingehalt des Liquor betrifft, so geht aus den Erfahrungen der Autoren (Nonne, Gennerich, Rost u. a.) hervor, daß sie unabhängig voneinander vorkommen können, daß aber bei starker Pleocytose die Phase I Reaktion so gut wie immer sehr ausgesprochen positiv ist.

Die **Serodiagnostik** betrifft die Wassermann-Reaktion im Liquor. Die Ausführung der Reaktion unterscheidet sich in keiner Weise von der bei Untersuchung des Blutes, nur daß eine Inaktivierung des Liquor wegen des mangelnden Komplements unnötig ist. Der normale Liquor ist stets wassermannnegativ; da die Reagine, wie wir gesehen haben, durch die intakten Meningen nicht hindurchgehen, so fällt die Reaktion auch dann negativ aus, wenn es sich um Syphilitiker mit intakten Meningen handelt. Für diese Behauptung sprechen alle bisherigen Erfahrungen. Es muß aber andererseits betont werden, daß nach Zaloziecki der Liquor bei Syphilitikern wassermannpositiv werden kann, wenn es sich auch um eine nicht syphilitische Erkrankung der Meningen handelt. Eine noch nicht völlig geklärte Frage ist die, ob die Luesreagine im Liquor ebenso wie sonstige körperfremde Stoffe aus dem Blut stammen, oder auch im Zentralnervensystem produziert und direkt in die Lumbalflüssigkeit abgesondert werden können. Wassermann und Plaut, die eine solche lokale Entstehung annehmen, stützen sich vor allem auf die Tatsache, daß man gelegentlich eine positive Reaktion im Liquor und eine negative im Blut finden könne. Zaloziecki bestreitet diese Ansicht und erklärt es für unstatthaft, kolloidchemisch so verschiedene Medien wie Liquor und Serum bezüglich der Stärke der Wassermann-Reaktion nach dem Ausfall der Hämolysehemmung zu beurteilen und daraus auf die Menge der reagierenden Substanzen zu schließen. Solche Fälle, wie die genannten, erklärt er damit, daß im Liquor die Bedingungen für die Komplementreaktion aus Gründen des normalen Eiweißgehalts viel günstiger seien als im Blut. Er hat noch nie eine positive Wassermann-Reaktion im Liquor ohne Vermehrung des Eiweißgehalts gesehen und nimmt an, daß wohl keine prinzipiellen Unterschiede in der Herkunft der Luesreagine und sonstiger Antikörper im Liquor bestehen.

Wassermann und C. Lange schließen aus ihren Liquorstudien, daß die Lymphocyten die Reaktionsstoffe in sich schließen und nehmen Lymphocyten spezifischer Art an, da die zentrifugierten Lymphocyten von Meningitis tuberculosa z. B. eine Komplementbindung nicht erzeugten. Diese Kontrollversuche sind allerdings sehr gering an Zahl und werden von anderer Seite bestritten. Gelegentlich findet sich auch bei fehlender Pleocytose positive Wassermann-Reaktion (Kaplan u. a.); auch ich sah einige derartige Fälle. Die Wassermannsche Schule ist nach wie vor von der gegenseitigen Unabhängigkeit der Liquorreaktion und der Blutreaktion überzeugt, und neuerdings betont auch Kafka, daß von immer mehr Autoren die Entstehungsursache des Liquor-Wassermann-Befundes im Zentralnervensystem selbst gesucht werde.

Für die Praxis ist auf jeden Fall von Bedeutung, daß Wassermann-Reaktion im Blut negativ und trotzdem im Liquor positiv sein kann.

In den letzten Jahren ist eine wesentliche Bereicherung der Serodiagnostik des Liquor dadurch eingetreten, daß durch Hauptmann und Hoeßli die sogenannte Auswertungsmethode eingeführt wurde. Es hat sich herausgestellt, daß bei der Verwendung größerer Mengen als der allgemein üblichen von 0,2 ccm Liquor die Komplementreaktion positiv werden kann, wo sie nach der Normalmethode negativ ist. Es werden deshalb nach den Angaben von Hauptmann jetzt Liquormengen bis zu 1 ccm zur Anstellung der Reaktion verwandt. Nach allgemeiner Ansicht und wie wir uns selbst überzeugt haben, hat sich diese quantitative Methode in der differentiellen Diagnose der syphilitischen Affektionen des Zentralnervensystems sehr bewährt.

Nonne-Apeltsche Reaktion, Lymphocytose, Wassermann-Reaktion im Liquor stellen zusammen mit der Wassermann-Reaktion im Blut die „vier Reaktionen" (Nonne) dar, deren große diagnostische Bedeutung für die Neurologie, Psychiatrie und, wie ich gleich hinzufügen kann, für die Ophthalmologie unzweifelhaft feststeht. Zu diesen am meisten ausgeprüften Methoden gesellen sich noch mehrere andere, von denen ich nur noch zwei anführen möchte.

Die Hämolysinreaktion von Weil und Kafka fußt auf der Tatsache, daß sowohl Komplement als der im menschlichen Blut selten fehlende Hammelblutambozeptor (Normalambozeptor) normalerweise nicht in den Liquor übergehen. Mit Hilfe großer Liquormengen und bestimmter Methodik ist es ihnen gelungen, den Übergang beider Blutbestandteile in den Liquor bei akuter Meningitis und Paralyse in vielen Fällen nachzuweisen. Spätere Untersucher, besonders Boas und Neve (s. dort Literatur), fanden sie öfters auch bei Tabes und Lues cerebri und im Sekundärstadium der Syphilis positiv. Die Reaktion hat ein wesentliches theoretisches Interesse, denn hier ist die hämatogene Herkunft der abnormen Liquorbestandteile nicht zweifelhaft. Kafka spricht den Übertritt der Hämolysine als die einzige reine Permeabilitätsreaktion, die ein klares Bild über die Durchlässigkeit der Gefäße gebe, an. Schwierig für die Erklärung erscheinen mir allerdings die seltenen Fälle Kafkas, bei denen Normalambozeptor im Blut fehlte, im Liquor aber nachzuweisen war.

1912 hat dann noch C. Lange unter dem Namen Goldsolreaktion eine Methode, den Liquor zu untersuchen, veröffentlicht. Da sie manche beachtenswerten Resultate ergab und in manchen neueren zusammenfassenden Darstellungen nicht enthalten ist, sei sie hier näher geschildert, obgleich ich persönlich keine Erfahrungen über sie besitze.

Diese Methode stützt sich auf die sehr feine Eiweißuntersuchungsmethode von Zsigmondy (Bestimmung der „Goldzahl"). Diese wiederum baut sich darauf auf, daß man kolloidales Gold durch Reduktion von Goldchlorid unter Zusatz von Alkali herstellen kann. Das kolloidale Gold ist eine absolut klare Flüssigkeit von purpurroter Farbe ohne jegliche Trübung und Sedimente. Diese kolloidalen Goldlösungen haben nun die Eigenschaft, bei Elektrolytzusatz ausgeflockt zu werden, d. h. bei Mischung einer bestimmten Menge Goldsol und Kochsalzlösung wird das erstere schnell blau, um im Verlauf weniger Stunden unter Absetzung eines geringen blauschwarzen Goldschlammes vollkommen wasserklar zu werden. Zsigmondy fand nun, daß Eiweißkörper diese Ausflockung des Goldsols durch Elektrolyte zu verhindern imstande sind. Dieser „Goldschutz" ist für die einzelnen Eiweißkörper verschieden, und nach der Menge der Eiweißkörper, die diesen Goldschutz hervorbringen, wird die „Goldzahl" berechnet. Es gibt nun aber auch Eiweißkörper und Eiweißspaltprodukte, die ohne Elektrolyte für sich allein Goldsol ausfällen. Zu diesen Eiweißkörpern gehören die im luetischen Liquor besonders häufigen Globuline, Nukleoproteide usw. Um die Wirkung auch dieser Eiweißkörper zu erkennen, wurde von C. Lange der Liquor nicht mit Wasser, in dem gerade diese letztgenannten Eiweißkörper unlöslich sind, sondern mit 0,4%iger Kochsalzlösung verdünnt.

Die Technik, wie sie C. Lange und in etwas modifizierter Form ebenfalls aus der Wechselmannschen Klinik Eicke angewendet haben, ist die folgende: Ein Liter ganz frisch destillierten Wassers wird mit 10 ccm einer 1%igen Goldchloridlösung und 5 ccm einer 5%igen Traubenzuckerlösung zum Sieden erhitzt. Gleich nach dem Aufkochen wird tropfenweise eine 5%ige Pottaschenlösung hinzugesetzt, und zwar so lange, bis die kochende Flüssigkeit eine tiefdunkle Farbe angenommen hat. Dazu sind etwa 3,6 bis 4 ccm Pottasche erforderlich.

Eine richtige kolloidale Goldlösung ist eine klare Flüssigkeit von satter, purpurroter Farbe, die sich monatelang hält. Das Wichtigste bei der Herstellung der Goldlösung ist die Verwendung absolut frisch destillierten Wassers. Auch die Traubenzucker- und Pottaschelösung müssen unmittelbar vor dem Gebrauch mit frisch destilliertem Wasser hergestellt sein. Öfters zeigte sich, daß es schon nach drei- bis vierstündigem Stehenlassen des Wassers nicht mehr gelang, hochrote Goldlösung zu erzielen. Lösungen, die blau oder nur bläulich sind, sind unbrauchbar. Sie enthalten das Gold nicht mehr in kolloidaler Form. Auch normale Liquoren zeigen mit solchen Lösungen das Phänomen der Ausflockung. Die Blaufärbung solcher Goldlösungen ist durch die Alkaliabgabe des Glases bedingt. Infolgedessen sind nur Gefäße aus Jenenser Glas zu verwenden. Die Gefäße sollen mit destilliertem Wasser ausgekocht und trocken sterilisiert werden. Die Punktionsnadeln dürfen nicht mit Soda ausgekocht werden. Sie werden einfach mit Alkohol und Äther durchgespritzt und dann trocken in einem mit einem Wattebausch verschlossenen Reagenzglas sterilisiert. Zur Herstellung des Goldsols empfiehlt sich Aurum cryst. flav. Merck. Jede neue Goldlösung soll auf ihr Ausflockungsvermögen mit einem normalen und einem paralytischen Liquor ausprobiert werden.

Die Reaktion selbst wird folgendermaßen angestellt: Der steril aufgefangene Liquor wird mit 0,4%iger, mit frisch destilliertem Wasser bereiteter Kochsalzlösung auf $^1/_{10}$ verdünnt. In demselben Gestell werden 12 Röhrchen aufgestellt. Davon kommt in das erste 1,8 ccm der Kochsalzlösung, in alle übrigen 1,0 ccm. In das erste Röhrchen kommt sodann 0,2 ccm Liquor, und nun aus dem ersten Röhrchen

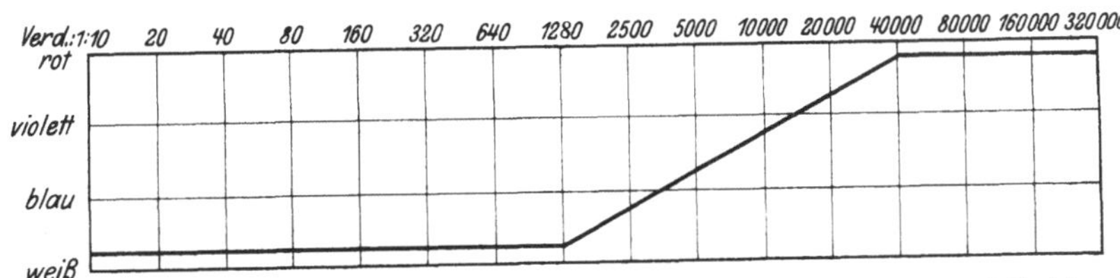

Abb. 1. Goldsolreaktion im Liquor bei progressiver Paralyse (nach Jäger und Goldstein).

in das zweite 1 ccm der Mischung, aus dem zweiten wieder 1 ccm der Mischung in das dritte usw. So gelangt man zu Verdünnungen von $^1/_{10}$, $^1/_{20}$, $^1/_{40}$, $^1/_{80}$ bis zu $^1/_{20000}$ (abgerundet). In jedes Röhrchen, das also 1 ccm des fortlaufend verdünnten Liquors enthält, gibt man sodann 5 ccm Goldsol hinzu. Die Anstellung der ganzen Reaktion erfordert 5 Minuten. Man kann den Ablauf der Reaktion sofort ablesen, allerdings ist das Optimum nach der Ansicht mehrerer Autoren etwa 2 Stunden nach der Anstellung der Reaktion erreicht.

Bei dieser Methodik hat sich erwiesen, daß normaler Liquor keine Ausflockungsreaktion ergibt. Die Mischung bleibt also hochrot wie zu Beginn. Dagegen flockt entzündlich veränderter Liquor, sowohl luetischer wie nicht luetischer, das Gold aus. Spezifisch für luetische Prozesse des Zentralnervensystems scheint nun nach den bisher vorliegenden Untersuchungen von C. Lange, Eicke, Jäger und Goldstein, De Crinius und Franke, Kafka, allerdings mit gewissen Ausnahmen, zu sein, daß das Optimum der Ausflockung bei den geringen Verdünnungen liegt. Bei starken Reaktionen, wie sie vor allem die Paralyse, aber auch die Hirnlues, und zwar nahezu ausnahmslos ergibt, ist die Ausflockung so erheblich, daß es zu einer vollkommenen Entfärbung der Flüssigkeit kommt, und daß auch bereits bei $^1/_{10}$ Verdünnungen diese Veränderung in der Farbe auftritt. Eine solche Kurve charakteristischer Art sei hier aus der Publikation von Jäger und Goldstein für die progressive Paralyse und Lues cerebrospinalis wiedergegeben:

In der Abb. 1 bezeichnen die Abszisse die Verdünnungen, die Ordinate die Farbe der Flüssigkeit. Flesch fand dieselbe Kurve für Paralyse, negiert aber eine charakteristische Kurve für Lues cerebri und Tabes.

Bei schwächeren Reaktionen in luetischen Lumbalflüssigkeiten scheint das Ausflockungsoptimum bei $^1/_{40}$ bis $^1/_{80}$ der Verdünnung zu liegen.

Eine solche Kurve gibt Eicke z. B. wieder von einem Luetiker im Sekundärstadium (Abb. 2).

Allerdings ist der Wert der schwach positiven Reaktionen wohl noch nicht so einwandfrei wie der der stark positiven erwiesen.

An sich gibt die Goldsolreaktion bei Vergleich mit den übrigen Liquorreaktionen offenbar gute Resultate. C. Lange ist der Ansicht, daß sie in ihrer Feinheit höchstens von der Cytodiagnostik übertroffen wird, da eine positive Nonnesche Reaktion allein nicht den Anspruch auf eine spezifische Reaktion erheben kann. Eine schwach positive Goldsolreaktion allein wird aber auch wohl bis jetzt noch mit Vorsicht aufgenommen werden müssen, und bei stärkeren Reaktionen scheinen die übrigen Merkmale des pathologischen, spezifischen Liquor immer auch vorhanden zu sein.

Von differentialdiagnostisch erheblichem Interesse ist noch die Beobachtung Langes, die von Eicke besonders gestützt wird, daß sich bei nicht luetischen Liquoren zwar auch eine Ausflockungsreaktion ergibt, daß aber das Optimum nicht eine charakteristische Lage bei $^1/_{40}$ bis $^1/_{80}$ der Verdünnung hat, sondern im allgemeinen nach oben, d. h. nach den stärkeren Verdünnungen zu verschoben ist. So zeigten z. B. 26 Fälle von Meningitis tuberculosa in der Statistik von Eicke diese Verschiebung nach oben. Auch Flesch konstatierte die Verschiebung nach rechts bei nichtluetischer Meningitis. Andererseits geben Jäger und Goldstein eine Kurve bei multipler Sklerose wieder, wo bereits von der Verdünnung $^1/_{10}$ an eine schwache Reaktion aufgetreten war.

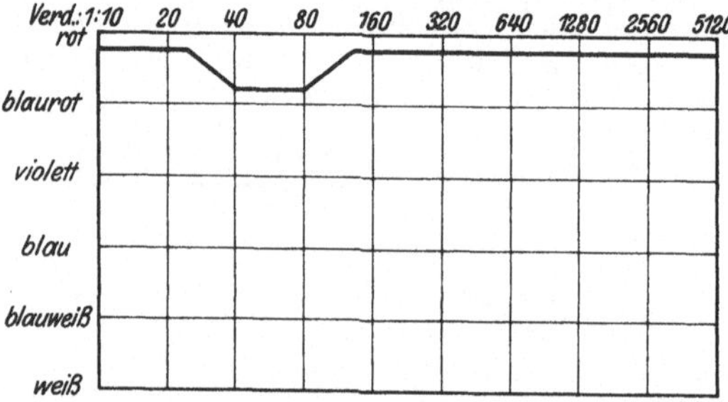

Abb. 2. Goldsolreaktion im Liquor bei Lues II (nach Eicke).

Wenn man im allgemeinen wohl von einer für Lues charakteristischen Ausflockung sprechen kann, so darf man wohl mit C. Lange vermuten, daß die Verschiebung des Ausflockungsoptimums bei nicht luetischen Erkrankungen durch qualitative Verschiedenheit der Eiweißkörper bedingt ist. Die Goldsolreaktion kann zweifellos als ein weiterer Faktor bei der Unterscheidung luetischer und nicht luetischer Veränderungen des Zentralnervensystems mit gutem Erfolg mit verwertet werden.

Klinische Ergebnisse. Die große Wichtigkeit des Lumbalpunktatbefundes gilt nicht nur für die ausgesprochene syphilitische Erkrankung des Zentralnervensystems, sondern, worauf erst in letzter Zeit in Deutschland mehr geachtet wurde, auch für latente Prozesse in den verschiedenen Stadien der Syphilis. Es seien deshalb zunächst hier die Befunde mitgeteilt, die man in den verschiedenen Stadien der Lues im Liquor cerebrospinalis erhoben hat.

Im primären Stadium der Syphilis, solange noch keine Zeichen einer Durchseuchung des Körpers vorhanden sind, vor allem die Wassermann-Reaktion im Blut auch noch negatives Resultat ergibt, ist der Liquor normal (Altmann und Dreyfus, Rost u. a.). Altmann und Dreyfus fanden in dieser Periode auffallend oft Liquordruckwerte über 200 mm, legen diesem Befund jedoch höchstens als prämonitorisches Symptom eine gewisse Bedeutung bei; unter den 25 Beobachtungen Rosts war der Druck nur zweimal gesteigert.

Ist der Primäraffekt bereits mit ausgesprochenen Sekundärerscheinungen verbunden, so steigt der Prozentsatz der Liquorveränderungen bereits erheblich (Altmann und Dreyfus); aber stets waren bei den Untersuchungen dieser Autoren die Veränderungen im Liquor auf eine mäßige Lymphocytose und Eiweißvermehrung beschränkt; eine positive Wassermann-Reaktion bestand auch bei der Hauptmannschen Auswertungsmethode nicht. Brandweiner, Müller und Schacherl sahen 5 Wochen post infectionem zuerst geringe Liquorveränderungen auftreten, deren Häufigkeit in der 8. bis 9. Woche sehr zunahm.

Ravaut war wohl der erste, der eine pathologische Beschaffenheit des Liquor bei Lues II, die, abgesehen von etwaigen Kopfschmerzen, ohne Erscheinungen von seiten des Nervensystems einhergeht, nachgewiesen hat. Er schätzt die Beteiligung des Zentralnervensystems bei Lues II auf 60—70$^0/_0$ und faßt die frische Syphilis als eine Septikämie auf, die vor allem Haut- und Nervensystem befällt. Auch Altmann und Dreyfus, Zaloziecki und Frühwald, Wile und Stokes fanden bei etwa $^2/_3$ ihrer Patienten mit Lues II Veränderungen des Lumbalpunktats. Fleischmann konstatierte bei Lues II ohne subjektive und objektive neurologische Symptome nur in 15$^0/_0$ der Fälle normalen Liquor, ohne Hinzurechnung abnormen Liquordrucks in 34$^0/_0$; Phase I fand sich in 18$^0/_0$, Pleocytose in 48$^0/_0$, Wassermann-Reaktion in 11$^0/_0$. Zu ähnlichen Resultaten kamen M. Fraenkel, Gutmann, Werther; Rost konnte jedoch bei 65 Fällen aus dem ersten Jahr post infectionem nur in 8$^0/_0$ pathologischen Liquor nachweisen. Gennerich hinwiederum behauptet, der Liquor bei sekundärer Syphilis sei stets pathologisch, d. h. spirochätenhaltig; Veränderungen im Liquor fand er aber bei Weglassung der Grenzwerte nur in 21$^0/_0$ der Fälle.

Es ist nicht ohne Interesse, den widersprechenden Ergebnissen der Autoren nachzugehen, weil sie zugleich aufklärend wirken.

So scheint es z. B. wesentlich, ob sekundäre Manifestationen der Lues bestehen und welcher Art dieselben sind. Unter den 74 Fällen Rosts aus den ersten 4 Jahren nach der Infektion („unbehandelte Frühsyphilis") hatten 29 keine sekundären Erscheinungen oder höchstens Lymphadenitis, 29 hatten ein makulöses Exanthem und nur 11 einen makulo-papulösen oder rein papulösen Ausschlag. Wile und Stokes heben aber hervor, daß die Patienten mit papulösem Exanthem ganz besonders zu Liquorveränderungen neigen; so sahen sie bei Roseola syphil. fünfmal positiven Liquor, viermal negativen, bei papulösem Exanthem dagegen 13 mal positiven, 3 mal negativen. Diese Zahlen sind nicht groß; sollten sie sich aber bestätigen, so sind sie für uns Ophthalmologen von Wichtigkeit, da auch die Iritis luetica meist bei Patienten mit papulösem Ausschlag auftritt und da meine Erfahrungen (s. Tabelle Iritisliquor) darauf hinzudeuten scheinen, daß bei Iritikern die Liquorveränderungen häufig und erheblich sind. In allerjüngster Zeit heben auch Königstein und Goldberger hervor, daß sie bei papulösen Prozessen etwas häufiger positive Liquorwerte erhielten als bei makulösen. Nach Brandweiner, Müller und Schacherl stehen unter den syphilitischen Erscheinungen, die zu Veränderungen der Lumbalflüssigkeit führen, die Rezidivexantheme obenan (100$^0/_0$). Besonders häufig scheint der Liquor pathologisch zu sein bei Alopecie (Cyranka, Königstein und Goldberger).

Von noch größerer Bedeutung als die Form des Exanthems ist für den Ausfall der Liquoruntersuchung die Tatsache, ob irgendwelche mehr oder weniger latente Zeichen einer Affektion des Zentralnervensystems vorhanden sind. Je objektiver die Symptome nachweisbar sind, um so sicherer findet man auch pathologischen Liquor. Unter den 74 Fällen Rosts von unbehandelter Frühsyphilis zeigten sich bei spezialistischer Untersuchung der Augen, Ohren und Nerven nur einmal ein zweifelhafter Fall von Neuritis opt. und bei einer Patientin epileptische Anfälle (bei beiden Liquor übrigens negativ). Bei Wile und Stokes dagegen wurden unter 27 untersuchten Fällen 15 mal Neuroretinitis, unter 13 untersuchten Fällen 8 mal Ohraffektionen konstatiert und oft noch fanden sich subjektive Symptome von seiten des Zentralnervensystems. So werden die Divergenzen in den Liquorbefunden verständlicher. Im übrigen finde ich sowohl die Häufigkeit der negativen klinischen Befunde bei Rost, als ganz besonders die der positiven Befunde bei Wile und Stokes auffallend; meiner persönlichen Erfahrung entspricht ein derartig häufiges Auftreten von Neuroretinitis bei Lues II durchaus nicht. — Sehr schwer zu beantworten ist die Frage, ob subjektive Erscheinungen, wie Kopfschmerzen, die ja beim Sekundärluetiker so oft zu finden sind, stets als Zeichen einer meningealen Entzündung aufzufassen sind, wie das von den Franzosen zuerst behauptet wurde. Nißl und Merzbacher haben diese Anschauung bekämpft, in neuerer Zeit tritt Hauptmann für sie ein. Eine gewisse Vorsicht scheint in dieser Frage geboten, da die Cephalea häufig genug bei normalem Liquor zu finden ist (Wechselmann und Dinkelacker, Wile und Stokes u. a.). Daß aber auch bei völlig nervensymptomloser Lues II Liquorveränderungen vorhanden sein können, steht fest. Die Auffassung, daß es sich in solchen Fällen wohl um eine latente luetische Meningitis handelt oder zum mindesten handeln kann, wird durch gelegentliche Sektionsbeobachtungen, wie die von Versé z. B., wo bei völliger Abwesenheit subjektiver Symptome erhebliche anatomische Veränderungen im Zentralnervensystem nachweisbar waren, sehr gestützt.

Eine weitere Divergenz der Liquorbefunde kann dadurch bedingt sein, daß der Patient mit sekundärer Lues vor der Behandlung, kurz nach Beginn derselben (Provokation!) oder nach längerdauernder Kur punktiert wird. Die Vermehrung der Lymphocyten oder auch der Umschlag einer negativen Wassermann-Reaktion ins Positive kann manchmal recht deutlich nach Beginn einer luetischen Behandlung zutage treten (Ravaut, Gennerich); oft ist aber die Zunahme der Veränderungen, wie die Tabellen von Gennerich lehren, nur gering, so daß es mir gewagt erscheint, sie pathognomonisch zu verwerten.

Noch ein Wort über den Liquordruck bei Lues II. Sehr viel Wert wird bekanntlich auf Drucksteigerungen nicht gelegt; es ist aber mit Rost anzunehmen, daß erheblich erhöhter Druck doch wohl als pathologisch zu rechnen ist, auch wenn die sonstigen Reaktionen negativ sind. Unter diesem Gesichtswinkel ist eine Beobachtung von Wile und Stokes interessant.

Es handelte sich um eine papul.-ulzer. Lues; Infektion 3 Monate zuvor. Der Liquor zeigte zunächst nur sehr gesteigerten Druck, sonstige Reaktionen normal. 5 Neosalvarsaninjektionen. 4 Monate später bestanden als klinische Symptome: Allgemeine Schwäche, Sehstörungen, Gewichtsabnahme, Neuroretinitis, reflektorische Pupillenstarre, Schwäche des Rectus externus, Fehlen der Kniereflexe.

Altmann und Dreyfus fanden den Druck 15 mal normal, 16 mal gesteigert. Unter den 207 Fällen Rosts von unbehandelter und behandelter Frühsyphilis war dagegen der Druck nur 9 mal über 200 mm. Werther erhielt bei seinen behandelten Frühfällen in 50 % Werte über 200 mm Druck. Wir kommen auf die Frage, ob der gesteigerte Liquordruck Bedeutung hat für manche bitemporal-hemianopischen Gesichtsfeldbefunde, die ich erhoben habe, noch später zu sprechen.

Es kann wohl kaum einem Zweifel unterliegen, daß letzten Endes die Einwanderung von Spirochäten in das Zentralnervensystem die Ursache aller der Liquorveränderungen bildet, über die hier referiert wurde, zumal der Nachweis lebender Spirochäten im Lumbalpunktat schon öfters gelungen ist (Dohi und Tanaka, Hoffmann, Nichols und Hough u. a.). Manchmal brachte erst die Verimpfung der Zerebrospinalflüssigkeit in die Hoden eines Kaninchens ein positives Resultat. Gelegentlich sind Spirochäten im Liquor zu finden, ohne daß noch sonstige pathologische Erscheinungen an ihm nachzuweisen sind (Steiner, Gennerich). Die chronologische Folge im Auftreten abnormer Bestandteile des Liquor würde sich nach Hauptmann so gestalten: Zuerst Reizwirkung der eingewanderten Spirochäten, danach Lymphocytenvermehrung, dann Eiweißaustritt und schließlich Erscheinen der Luesreagine. So wird es sich wohl sicher oft verhalten, aber von einer derartigen Reihenfolge als Regel kann wohl doch nicht gesprochen werden, da man z. B. gelegentlich die Wassermann-Reaktion ohne Lymphocytose vorfindet. Im großen und ganzen ist allerdings die Wassermann-Reaktion bei Frühsyphilis ohne nervöse klinische Symptome, auch wenn Lymphocytose und Phase I Reaktion vorhanden sind, nicht häufig und wenn sie positiv ist, so ist sie es meist nur bei Verwendung größerer Liquormengen; die Angabe von Wile und Stokes, daß die Wassermann-Reaktion häufiger gefunden werde als Zellvermehrung, steht ganz vereinzelt da. In neuester Zeit fanden Boas und Neve auch manchmal positive Hämolysinreaktion bei Lues II im Liquor; unter 82 Fällen fanden sie 12 mal Normalambozeptor und 1 mal Komplement; mehrere der Patienten zeigten keine klinischen Symptome von seiten des Nervensystems. Die Hämolysinreaktion schwand mehrmals nach antiluetischer Behandlung.

Bei der tertiären Lues ist der Eiweißgehalt nach Plaut, Rehm und Schottmüller in den wenigsten Fällen etwas erhöht; eine sichere Pleocytose soll in etwa 20 % der Fälle vorhanden sein. Werther stellte in 50 % positive Phase I Reaktion und in 30 % Lymphocytose fest. Die Zahl geht sofort erheblich in die Höhe, wenn irgendwelche klinische Zeichen von seiten des Zentralnervensystems vorhanden sind, worunter Pupillenstörungen eine große Rolle spielen. Ist die Spätsyphilis latent, so ist der Befund im Liquor sehr von der früheren Behandlung der Lues abhängig; das zeigt die Zusammenstellung Gennerichs gut. Unter 9 Fällen ohne frühere Behandlung war nur einmal der Liquor normal, unter 20 Beobachtungen mit früherer Hg-Kur 9 mal, während bei 37 Fällen mit früheren Hg-Kuren und späterer Salvarsanbehandlung 22 mal normaler Liquorbefund erhoben wurde. Die Globulinreaktion ist nach Brandweiner, Müller und Schacherl bei Spätlues, wenn sie erst einmal positiv ausgefallen ist, sehr konstant, während dieselbe bei Frühsyphilis labil ist.

Bei der kongenitalen Syphilis hat Tobler in den frühen Stadien sehr häufig (in 85,7 %) eine Lymphocytose im Lumbalpunktat gefunden. Er zeigt an mehreren Fällen, daß die Liquoruntersuchung ein viel feineres Mittel ist, um anatomisch vorhandene Läsionen des Zentralnervensystems nachzuweisen, als die häufig ganz geringen oder fehlenden klinischen Erscheinungen. Von Nichols und Hough wurden auch bei einem Fall von angeborener Syphilis Spirochäten im Liquor nachgewiesen. Im Spätstadium der kongenitalen Syphilis erhielt ich bei gemeinsamen Untersuchungen mit Willige an Kindern mit Keratitis parenchymatosa bei völlig mangelnden nervösen Erscheinungen meist ein vollkommen negatives Ergebnis im Liquor; manchmal war als einziges Symptom schwache Phase I Reaktion vorhanden, und diese kombinierte sich dann öfters mit geringfügigen, manchmal aber auch mit ausgesprochenen Erscheinungen des Zentralnervensystems. Gelegentlich bestand Lymphocytose, nur ganz ausnahmsweise positive Wassermann-Reaktion, in mehreren Fällen sicherer nervöser Anomalien (Pupillenstarre, Anisokorie usw.) war der Liquorbefund völlig negativ. Diese Befunde legen den Gedanken nahe, daß es sich in diesen letzten Fällen bei den nervösen Anomalien um Reste abgelaufener Erkrankung handelte (siehe Tabelle S. 557).

Mit der Wassermann-Reaktion verhält es sich nach Plaut bei der kongenitalen Lues ganz ähnlich wie bei der akquirierten. Ist das Nervensystem intakt, so besteht negative Reaktion, ist es spezifisch erkrankt, dann kommt es meist zu einer positiven Reaktion, aber nur in höherer Konzentration der Liquormenge. Die Verhältnisse bei den sogenannten metaluetischen Prozessen werden erst weiter unten erörtert.

Man hat nach den Ergebnissen der bisher vorliegenden Untersuchungen wohl anzunehmen, daß sich die pathologischen Verhältnisse des Liquor, wie sie so häufig in den Frühstadien der Syphilis gefunden werden, zu einem großen Teil normalisieren, mit und ohne antiluetische Behandlung, wobei anscheinend nach den Erfahrungen der letzten Jahre eine energische und möglichst früh einsetzende antiluetische Behandlung eine bessere Gewähr für eine Normalisierung des Liquor bildet, als ungenügende oder keine Behandlung. Daß eine ungenügende Behandlung sogar eher schädigend in manchen Fällen wirken kann, wird später bei Besprechung der Neurorezidive auseinandergesetzt werden. Die in vielen Fällen erfolgende Normalisierung des Liquor ergibt sich für die kongenitale Lues aus einem Vergleich der meist positiven Befunde Toblers in den Frühstadien und meiner eigenen inzwischen noch fortgesetzten Untersuchungen in den Spätstadien. Für die akquirierte Lues ergaben die Forschungen von Altmann und Dreyfus, daß bei 104 Patienten, bei denen eine antisyphilitische Behandlung jahrelang zurücklag, und die zur Zeit der Untersuchung keinerlei Zeichen von luetischer Erkrankung auch am Nervensystem darboten, in 77 $\%$ der Liquor normal war; die Autoren nehmen an, daß in vielen dieser Fälle Liquorveränderungen und damit auch gewisse Nervenaffektionen vorhanden waren, aber ausgeheilt sind. Nur bei 8 Fällen fanden sie schwerere Liquorveränderungen und hier handelte es sich wahrscheinlich um die Vorläufer schwerer Nervenprozesse. In einem späteren Bericht gibt Dreyfus an, daß bei 140 früher syphilitisch Infizierten mit bisher intaktem Nervensystem in 12 $\%$ mittlere und schwere Liquorveränderungen gefunden wurden. Diese sind nach seiner Ansicht die Kandidaten für die spätluetischen Erkrankungen des Nervensystems. Er weist auf die auffallende Übereinstimmung der klinisch gefundenen Zahlen von Mattauschek und Pilcz hin, die bei 11 $\%$ von 4000 katamnestisch verfolgten, syphilitisch infizierten Offizieren Lues cerebrospinal., Tabes und Paralyse auftreten sahen (Münch. med. Wochenschr. 1914, 272). Ravaut und Vincent sahen aus solchen Liquorveränderungen bei jahrelanger Beobachtung sich später klinische Erscheinungen entwickeln.

Fassen wir die Resultate der Untersuchungen der Zerebrospinalflüssigkeit bei Luetikern kurz zusammen, so ergibt sich als wichtige Erkenntnis, daß sich mit Hilfe der Lumbalpunktion in vielen Fällen eine Affektion des Zentralnervensystems nachweisen läßt, die man wohl als meningitische aufzufassen hat, und die nicht stark genug ist, um klinische nervöse Erscheinungen nennenswerter Art auszulösen. Diese latent-luetische Meningitis findet sich am häufigsten im Sekundärstadium der Lues. Solche meningealen Affektionen heilen zweifellos in vielen Fällen, am sichersten wohl bei energischer antiluetischer Behandlung aus. Öfters kann man bei klinisch ausgeheilter Lues noch nach Jahren mäßige Lymphocytose im Liquor nachweisen, so daß also mäßige Lymphocytose nach überstandener Lues nicht ohne weiteres differentialdiagnostisch für ein beginnendes Nervenleiden zu verwerten ist (Nonne u. a.). In anderen Fällen aber bilden die Liquorveränderungen die Einleitung zu schweren progressiven, klinisch in die Erscheinung tretenden Erkrankungen des Nervensystems. Daß es sich bei solchen meningealen Veränderungen um die Wirkung der Syphiliserreger handelt, beweisen die bereits öfters erhobenen Befunde von Spirochäten im Lumbalpunktat.

Die bei Sekundärluetikern ohne Nervenerscheinungen und auch bei ausgeheilter Lues nicht selten vorkommenden Liquorveränderungen erfahren nun eine erhebliche qualitative und quantitative Steigerung, wenn sich am Zentralnervensystem ein pathologischer klinischer Befund erheben läßt (Nonne).

Bei der Lues cerebrospinalis besteht, abgesehen von häufiger Druckerhöhung, fast stets eine positive Nonne-Apeltsche Reaktion. Ebenso ist fast stets Pleocytose vorhanden. Die Zahl der Zellen kann von 10 bis zu 1000 im Kubikmillimeter steigen, meist handelt es sich um eine reine Lymphocytose, allerdings finden sich nach Rehm auch viele geschwänzte Lymphocyten darunter und oft auch Leukocyten. Die Wassermann-Reaktion bei Verwendung der Originalmethode ist nach Plaut meist negativ (94%), nach Nonne in 20 bis 30% positiv, bei höherer Konzentration wird sie fast regelmäßig positiv. Die Wassermann-Reaktion im Serum ist in ca. 70% positiv.

Bei Tabes ist der Druck meist erhöht, es finden sich auch oft geringe Mengen von Cholin und Phosphorsäure im Liquor, das Eiweiß ist nach der Nißlschen Methode normal oder leicht vermehrt. Die Phase I Reaktion ist in 90 bis 95% positiv, der Zellgehalt in 85 bis 90% erhöht, die Wassermann-Reaktion verhält sich ganz ähnlich wie bei der Lues cerebrospinalis, ist also oft nur bei der quantitativen Methode Hauptmanns nachweisbar. Tabesfälle können auch liquornegativ sein, wahrscheinlich dann, wenn der Prozeß auf das Nervenparenchym beschränkt ist (Rost). Es kann also in allerdings wohl seltenen Fällen bei klinisch sicherer Tabes so sein, daß die Wassermann-Reaktion im Blut, sowie sämtliche Reaktionen im Liquor negativ sind; Werther gibt hierfür einige Beispiele.

Bei der progressiven Paralyse ist der Druck meist erheblich erhöht, das Gesamteiweiß meist vermehrt, die Phase I Reaktion ist regelmäßig vorhanden, Pleocytose in 98% (30 bis 400 im cmm). Nach Rehm ist die Mannigfaltigkeit in den Zellformen bei der Paralyse eine sehr große, außer den kleinen und den geschwänzten Lymphocyten finden sich Leukocyten und die für progressive Paralyse beinahe typischen Gitter- und Plasmazellen. Die Plasmazellen sind allerdings immer nur in kleiner Zahl vorhanden. Die Wassermann-Reaktion ist in 89%, nach Plaut sogar in 97% positiv im Liquor, bei der Auswertungsmethode in 100%. Sie kann im Liquor positiv und im Blut negativ sein, wenn das auch zweifellos selten vorkommt. Plaut fand sie unter 320 Fällen nur zweimal im Blut negativ. Sie zeigt im Liquor schwächeren oder negativen Ausfall, wenn es sich um wenig progrediente oder stationäre Fälle von Paralyse handelt. Die Hämolysinreaktion ist bei Paralyse oft besonders gut ausgeprägt (Weil und Kafka), kommt aber auch gelegentlich bei Tabes und Lues cerebrospinalis vor (Hauptmann, Boas und Neve u. a.).

Bei Tabes und Paralyse wurden auch mehrfach schon Spirochäten im Liquor nachgewiesen (Literatur bei Frühwald und Zaloziecki 1916).

Aus dem Gesagten ergibt sich, daß die Liquordiagnostik luetischer Prozesse des Zentralnervensystems von größter Bedeutung ist, und auch in der differentiellen Diagnose zwischen Lues cerebrospinalis und Paralyse eine Rolle spielen kann. Die Hochgradigkeit aller Reaktionen im Liquor, vor allem die positive Wassermann-Reaktion bei kleinen Flüssigkeitsmengen, ferner die Mannigfaltigkeit der Zelltypen spricht für Paralyse, während bei der Lues cerebrospinalis die Wassermann-Reaktion meist nur bei stärkerer Konzentration auftritt. In der differentiellen Diagnose zwischen Tabes und Lues cerebrospinalis dagegen läßt die Liquordiagnostik im Stich.

Neuestens betont Nonne in seinem zusammenfassenden Referat, daß bei fortschreitender Kenntnis aus der Art der Zellen im Liquor keine Rückschlüsse auf einen echtluetischen oder „metaluetischen" Prozeß im Zentralnervensystem gemacht werden dürfen. Eine Verallgemeinerung der Rehmschen Befunde sei nicht statthaft, und die bei der Lumbalpunktion gefundenen neuen Tatsachen sprächen nicht für eine prinzipielle Trennung der Paralyse und Tabes von der Lues cerebrospinalis.

Zieht man aus den vorstehenden Schilderungen, die den augenblicklichen Stand unserer Erkenntnis nach den Beobachtungen der erfahrensten Autoren charakterisieren, die praktisch wichtigsten Schlußfolgerungen, so sind das wohl die folgenden:

1. Sind in einem Liquor Eiweiß, Lymphocytose und Wassermann-Reaktion positiv, so handelt es sich um eine syphilogene Erkrankung des Zentralnervensystems; dabei wird die Wassermann-Reaktion im Blut meist positiv sein, sie kann aber auch negativ ausfallen. Positive Wassermann-Reaktion im Liquor bei der Originalkonzentration kommt besonders bei Paralyse vor, während bei der Lues cerebrospinalis und bei Tabes meist erst die Auswertungsmethode eine positive Wassermann-Reaktion aufdeckt.

2. Sind Eiweiß und Lymphocytose in der Lumbalflüssigkeit positiv, Wassermann-Reaktion im Blut positiv, im Liquor aber auch nach Auswertung negativ, so kann es sich um eine nichtsyphilitische Erkrankung des Zentralnervensystems bei einem Syphilitiker handeln.

3. Sind nur die Wassermann-Reaktion im Blut und die Lymphocytose im Liquor positiv, so kann es sich um die Überreste einer meningitischen Reizung bei überstandener Lues handeln, ohne daß zurzeit noch ein aktiver Prozeß am Zentralnervensystem zu bestehen braucht.

Alles was wir hier über die Verhältnisse des Liquor erörtert haben, hat auch mehr oder weniger Wichtigkeit für die **Ophthalmologie.** Auf einige Punkte, die das Auge speziell betreffen, sei nun noch etwas näher eingegangen. Seit den klassischen Versuchen von Schwalbe, sowie von Quincke wissen wir, daß der Subarachnoidealraum des Gehirns mit dem Intervaginalraum (Subarachnoidealraum) des Optikus und daß der Subduralraum mit dem entsprechenden Scheidenraum des Sehnerven kommuniziert. Das was experimentell festgestellt wurde, gilt auch für den Menschen, wie vor allem die Pathologie der Stauungspapille lehrt. Subarachnoidealraum und Subduralraum des Sehnerven haben untereinander Verbindungen, die Sehnervensubstanz ist durch die Pia dagegen hermetisch von der umspülenden Gehirnflüssigkeit abgeschlossen; es besteht also auch kein Zusammenhang zwischen dem Lymphsystem des Optikus und dem Liquor. Nur in den Abflußwegen, den perivaskulären Räumen der Zentralgefäße, begegnen und vereinen sich möglicherweise die aus dem Glaskörper in den Axialstrang übergetretene Lymphe und der abfließende Liquor (Gifford, Levinsohn, Schieck). Zwischen der subpialen Lymphe und der das Nervengewebe selbst umspülenden Lymphflüssigkeit bestehen vielleicht Verbindungen, denn ältere Forscher (zit. bei Leber) hatten festgestellt, daß bei Injektion unter die Pia das Septenwerk des Optikus, sowie ein Lückensystem zwischen den Bindegewebsbalken und den Sehnervenbündeln sich injizieren läßt, und andererseits deuten neuere Untersuchungen Behrs darauf hin, daß zwischen dem gliösen Gewebe des Sehnerven und dem lympheführenden, bindegewebigen Teil ein Zusammenhang besteht. Behr betont zwar in Übereinstimmung mit Krückmann, daß eigentliche Lymphbahnen im Sehnerv, abgesehen von den Virchow-Robinschen und Hisschen Räumen, nicht existieren, vertritt aber auf Grund seiner experimentellen Feststellungen den Standpunkt, daß die Ernährungssäfte vermittels der Gliafasern an den Achsenzylinder herangebracht werden. Der Abfluß des Liquor erfolgt in den Lymphspalten der Orbita und in dem Tenonschen Raum; ob auch der Perichorioidealraum als Abflußraum dient, wie Michel schon früher behauptete, ist wohl noch nicht sicher entschieden.

Mit dem Ansteigen des Drucks im Subarachnoidealraum des Gehirns wird auch der im Intervaginalraum des Optikus ansteigen, aber ob das einigermaßen parallel geht, wissen wir nicht. Besonders unter pathologischen Verhältnissen wird die Tatsache, ob der Zufluß am Foramen opticum mehr oder minder ungehemmt ist, von Bedeutung sein. In der Schädelkapsel kann der Liquordruck an zwei Stellen besondere Wirkungen auf die Sehbahn ausüben, einmal an der Cisterna chiasmatis von unten her auf das Chiasma und andererseits im III. Ventrikel von oben und hinten her auf das Chiasma.

Der Druck an diesen beiden Stellen kann zu hoch sein, weil der Druck im Subarachnoidealraum resp. im Ventrikelsystem überhaupt zu hoch ist oder vielleicht kommt es auch bei normalem oder nur mäßig gesteigertem allgemeinem Liquordruck zu lokalisierten Liquoransammlungen an den genannten Stellen und so zu lokaler Drucksteigerung; für diese Möglichkeit scheinen mir manche eigenen Beobachtungen zu sprechen.

Die Bedeutung der Liquoruntersuchung wird von ophthalmologischer Seite noch zu wenig geschätzt. Sie muß zu unserem unentbehrlichen diagnostischen Rüstzeug gehören. Zusammenfassende Darstellungen vom augenärztlichen Standpunkt gibt es auf diesem Gebiet noch nicht. Die Monographie von de Ridder (1909) genügt heutigen Ansprüchen nicht. de Lapersonne und Lesourd waren die ersten, die über Liquorbefunde bei luetischen Optikuserkrankungen berichteten; sie legten aber, wie die Franzosen überhaupt, den ausschlaggebenden Wert auf die Lymphocytose. Weniger vom Standpunkt der Luespathologie, aber doch auch diese streifend, hat Heine seine Ergebnisse mit der Lumbalpunktion bekanntgegeben. Ich habe dann 1914 die Bedeutung der Lumbalpunktion an mehreren Beobachtungen den Fachgenossen darzulegen versucht.

Es liegt mir fern, an dieser Stelle über alle meine Fälle von lumbalpunktierten Augenaffektionen bei erworbener Lues zu referieren, da viele von den Beobachtungen in den späteren Kapiteln näher geschildert werden. Doch sollen einige Lehren, die sich aus den bisherigen Erfahrungen und aus theoretischen Überlegungen, zum Teil an Hand von Fällen hier kurz skizziert werden. Zunächst einmal zeigen zwei Beobachtungen, daß manchmal erst die Untersuchung des Liquor die Art der Augenerkrankung sowie der Gesamterkrankung aufzuklären imstande ist.

Friedrich Lan., 51 J., hatte August 1914 einen Schlaganfall mit halbseitiger Lähmung, die bald zurückging. Damals soll das rechte Auge schlecht gesehen haben, jetzt — im März 1915 — klagt er über schlechtes Sehen am linken Auge.

R — 1,0 D S = $^5/_{15}$ Nd. I mühsam.

L S = $^5/_{20}$ part. Nd. VI sehr mühsam.

Ophthalmoskopisch: rechts papillitische Optikusatrophie mit unscharfen pigmentierten Rändern und äußerst dünnen Arterien. Links mehrere hintere Synechien, Iris etwas atrophisch, feine punktförmige Linsentrübungen, Papille hyperämisch und geschwollen mit verschleierten Grenzen, mehrere Blutungen an Venen gelegen. Gesichtsfeld an beiden Augen eingeschränkt, rechts mehr als links, beiderseits parazentrale Skotome. Die interne Untersuchung ergibt eine Schrumpfniere, hohen Blutdruck und kardiales Asthma. Neurologisch sind nur die Reste der rechtsseitigen Apoplexie, aber mehr in Form subjektiver als objektiver Veränderungen nachzuweisen. Da die Wassermann - Reaktion im Blut stark positiv ausfällt, wird zunächst eine Gefäßlues angenommen. Die Untersuchung der Lumbalflüssigkeit ergibt einen Druck von über 200 mm, positive Nonne-Apelt-Reaktion, 43 Lymphocyten im cmm, starke Wassermann-Reaktion bei 0,8 ccm Liquor, schwache bei 0,2 ccm.

Auf Grund dieses Liquorbefundes mußte angenommen werden, daß es sich um eine luetische Affektion des Zentralnervensystems handelte, und es war danach in hohem Grade wahrscheinlich, daß auch die Optikusaffektion in direktem Zusammenhang mit der wohl als Lues cerebri aufzufassenden Nervenerkrankung stand. Eine antiluetische Therapie erzielte in weniger als 14 Tagen am linken, frischer erkrankten Auge eine Zunahme der Sehschärfe auf $^5/_{10}$ und auf Erkennen feinster Schrift. Dabei besserte sich auch der ophthalmoskopische Befund.

Frau Zimmerm. (A. B. 102/1914) steht zur Zeit — 1914 — in der medizinischen Klinik wegen myelogener Leukämie in Behandlung. Seit einem Jahr etwa leidet sie an Sehstörungen, außerdem an sehr heftigen Kopfschmerzen, starkem Schwindel, Übelkeit und Erbrechen. Die Augenspiegeluntersuchung ergibt beiderseits zahlreiche flottierende Glaskörpertrübungen, am rechten Auge eine deutlich geschwollene, blasse Papille; Arterien, zum Teil aber auch Venen verengt, keine Blutungen, dagegen an einer Stelle ein weißlich eingescheidetes, venöses Gefäß. In der Peripherie eine große Anzahl kleiner, heller, weißlicher Fleckchen, in der Maculagegend keine Veränderungen. Am linken Auge ebenfalls eine Stauungspapille mit noch deutlich rötlich gefärbter Sehnervenscheibe und noch erweiterten und geschlängelten Venen. Beim Blick nach unten kleine Blutungen, sowie dieselben weißlichgelben Herdchen wie rechts.

Wegen der Glaskörpertrübungen mußte mit der Wahrscheinlichkeit gerechnet werden, daß es sich nicht um eine reine Stauungspapille durch gesteigerten Hirndruck handelte, sondern daß eine entzündliche Noxe vorlag. Es wurde deshalb empfohlen, auf Lues zu fahnden. Die Wassermann-Reaktion im Blut fiel stark positiv aus, und die Lumbalpunktion ergab: Druck schwankend zwischen 290 und 300 mm, positive Nonne-Apeltsche Reaktion, Vermehrung der Lymphocyten (32 im cmm) und positive Wassermann-Reaktion.

Die ursprüngliche Annahme, daß die Augenveränderungen mit der Leukämie in Zusammenhang stehen könnten, wurde auf Grund dieses Befundes dahin umgeändert, daß es sich wohl um die Folgen einer Lues cerebrospinalis bei gleichzeitig bestehender Leukämie handelte.

Mit einigen Worten möchte ich weiter auf einige Gesichtspunkte hinweisen, inwieweit die Untersuchung des Liquor bei den einzelnen luetischen Augenerkrankungen — wenigstens bei den häufigsten — eine klinische Förderung bringen kann. Beginne ich mit den entzündlichen Erkrankungen der Uvea, so erscheint es an sich nicht wunderbar, daß die Iritis oder die Chorioiditis luetica nicht selten mit Liquorveränderungen einhergehen, da sie ja in das zweite Stadium der Syphilis fallen, in dem, wie wir gesehen haben, Veränderungen der Rückenmarksflüssigkeit sehr häufig sind. Ein starker Ausfall der Veränderungen und insbesondere eine positive Wassermann-Reaktion im Liquor werden uns prognostisch für die weitere Verlaufsweise der Lues bei unseren Patienten von Wichtigkeit sein und für die Ausdehnung und Stärke unserer Therapie wesentliche Handhaben geben. Auf S. 295 sind die bisher von mir lumbalpunktierten Fälle von Iritis zusammengestellt, und es erscheint mir sehr beachtenswert, wie häufig starke Veränderungen des Liquor angetroffen wurden. Die klinische Untersuchung ergab dementsprechend auch sehr oft Veränderungen des Optikus oder sonstiger Teile des Zentralnervensystems. Scheut man sich vor häufigeren Rückenmarkstichen, so ist im Interesse des Patienten anzuraten, die Lumbalpunktion bei diesen entzündlichen Affektionen von Augenteilen, die nicht direkt mit dem Zentralnervensystem zusammenhängen, lieber erst dann zu machen, wenn das Auge so weit hergestellt ist, daß man die antiluetische Behandlung aufzugeben geneigt ist. Ergibt die Punktion dann noch eine wesentliche Veränderung des Liquor, so wird man die Behandlung entweder fortsetzen oder bald wieder aufnehmen müssen.

Bei retinitischen spezifischen Prozessen ist die Lumbalpunktion, wie ich das in einem Fall erlebte, sehr geeignet, bei der Entscheidung der Frage mitzuwirken, ob mit der Retinalveränderung eine Sehnervenaffektion verbunden ist.

Paul Wei., 47 J., erkrankte vor 3 bis 4 Wochen am linken Auge; hat immer eine schwarze Trübung vor dem Fixierpunkt. Seit einigen Tagen auch rechts Sehstörung. Vor 3 Jahren luetisch infiziert.

Der ophthalmoskopische Befund ergibt: Rechts Papille von normaler Farbe, Grenzen aber leicht verschleiert. In der Macula mehrere kleine Retinalblutungen, neben den Hämorrhagien ein kleiner weißlicher Herd. Auch in der weiteren Umgebung zahlreiche kleine Blutungen. Der ganze hintere Pol zeigt in ziemlich weiter Ausdehnung eine Retinaltrübung, die sich deutlich von den normalen peripheren Teilen abgrenzen läßt. Großes zentrales Skotom. R S = Finger in $^1/_2$ m.

Linkes Auge injiziert; große Zahl von Descemetschen Beschlägen, zahlreiche Auflagerungen auf der Linsenkapsel, Papille nur verschwommen sichtbar. S = Finger in $1^1/_2$ m. Ebenfalls zentrales Skotom und starke periphere Gesichtsfeldeinschränkung.

Die Lumbalpunktion ergibt einen Druck von 90 mm, schwach positive Nonnesche Reaktion, Lymphocytose (67 im cmm), positive Wassermann-Reaktion schon bei 0,2 ccm im Liquor. Auch im Blut ist die Wassermann-Reaktion stark positiv.

Es handelte sich zweifellos um einen entzündlichen Prozeß im vorderen Teil des Auges, sowie vor allem um eine retinale Affektion. Bei den intraokularen Veränderungen am rechten Auge mußte mit der Möglichkeit, daß der Sehnerv wenig oder gar nicht beteiligt ist, gerechnet werden. Das Ergebnis der Lumbalpunktion sprach aber viel mehr in dem Sinne, daß die Optici auch affiziert waren, was sich mit dem klinischen Befund ebenfalls in Einklang bringen ließ. Natürlich soll nicht geleugnet werden, daß eine Retinitis und eine Lues cerebri gleichzeitig bestehen können, ohne daß immer der Sehnerv luetisch erkrankt zu sein braucht.

Daß die Lumbalpunktion bei den Erkrankungen des Sehnerven eine äußerst wichtige, differentialdiagnostische, prognostische und für die Therapie bedeutungsvolle Rolle spielt, ist klar. Sie hat im besonderen gezeigt, wie das später noch ausführlich beschrieben wird, daß auch bei den Fällen von sogenannter „retrobulbärer Neuritis" auf luetischer Basis eine Beziehung zu dem spezifisch erkrankten Zentralnervensystem sehr oft besteht, daß es sich hierbei oft nicht, wie vielfach angenommen wird, um eine rein orbitale Angelegenheit handelt.

Es scheint aber auch Fälle von luetischer Optikuserkrankung mit negativem Lumbalbefund zu geben, und es entsteht dann die Frage, ob in solchen Fällen die Sehnervenaffektion ihrer Entstehung nach anders zu deuten ist als bei vorhandenen Liquorveränderungen, also etwa in dem Sinn, daß sie nicht vom Gehirn her, sondern auf dem Blutweg zustande kommt oder fortgeleitet von einer Entzündung des Augapfels. Sollte sich dieser Gedankengang auf Grund weiterer Beobachtungen bestätigen, so wäre gerade bei den Sehnervenerkrankungen auch der negative Lumbalbefund von wesentlicher differentialdiagnostischer Bedeutung. Der negative Liquorbefund ist aber gerade bei Optikus-affektionen auch insofern von Wichtigkeit, als er in manchen Fällen trotz früher überstandener Lues gegen die syphilitische Natur der Sehnervenerkrankung zu verwerten ist, denn wir wissen durch Nonne, daß es kaum je vorkommt, daß bei einer luetischen Erkrankung des Zentralnervensystems alle 4 Reaktionen versagen.

Eine weitere wichtige Domäne für die Lumbalpunktion bilden die Augen-muskellähmungen. Hier gilt es, wenn möglich, die Diagnose zu unterstützen, ob es sich um eine Lues cerebri handelt oder Tabes resp. Paralyse. Da wir wissen, daß bei einer Tabes in etwa 30 % der Fälle der Blut-Wassermann negativ ist, so muß also auch bei negativem Blutbefund eine Liquoruntersuchung vorgenommen werden. Daß diese nicht zwecklos ist, zeigt z. B. folgender Befund:

Johann Hoffm. (172/15), der an einer linksseitigen Abducensparese leidet, hatte vor 26 Jahren Lues. Die Wassermann-Reaktion im Blut fällt höchstens ganz schwach positiv aus (in vielen Instituten würde der Befund als negativ gebucht werden). Die Liquoruntersuchung ergibt: Druck von 190 bis 200 mm, positive Nonne-Apeltsche Reaktion, 96 Lymphocyten im cmm, stark positive Wasser-mann-Reaktion schon bei 0,2 ccm Liquor.

Auch wird ein positiver Lumbalbefund uns dazu führen, Augennerven-affektionen, die wir vielleicht nicht ohne weiteres auf eine Lues beziehen würden, mit einer spezifischen Erkrankung des Zentralnervensystems in Verbindung zu bringen, so z. B. bei folgender Beobachtung:

Otto Freib., 28 J., der im Jahr zuvor sich luetisch infiziert hatte und trotz mehrerer antiluetischer Kuren noch positive Wassermann-Reaktion im Blut darbot, zeigt eine typische beiderseitige Akkommodationsparese bei im übrigen völlig normalem Augen- und Nervenbefund. Die Lumbalpunktion ergibt einen Druck von 125 mm, schwach positive Nonne-Apeltsche Reaktion, Lymphocytose (14 im cmm), negative Wassermann-Reaktion bei 0,2 bis 0,6 ccm Liquor, positive bei 0,8 ccm.

Für die Augenerkrankungen auf Grund angeborener Lues gibt die fol-gende Tabelle einen gewissen Aufschluß. Im Gegensatz zur erworbenen Syphilis sind besonders gerade für die Spätluetiker nach angeborener Syphilis die Lumbal-befunde im allgemeinen auch in der neurologischen Literatur recht spärlich. Ich habe deshalb alle meine Beobachtungen zusammengestellt. Bei der Haupt-erkrankung dieser Periode, der Keratitis parenchymatosa, ergab der Lumbalbefund im allgemeinen, wenn keinerlei neurologische Symptome vorhanden waren, normale Verhältnisse. Ich habe über ein Dutzend solcher Patienten beobachtet, diese negativen Fälle aber nicht in die Tabelle aufgenommen. Bei den Fällen mit positivem neurologischem Befund, der sich sehr häufig am Auge durch Veränderungen der Pupillarreaktion und -weite ausdrückt, sind die Lumbalbefunde in zwei Gruppen einzuteilen, in nor-male einerseits, positive andererseits. An Hand des Lumbalbefundes kann man sich mit einer gewissen Wahrscheinlichkeit dahin aussprechen, daß die Nervenbefunde bei normalem Liquor Reste einer abgelaufenen Er-krankung des Zentralnervensystems darstellen, während bei patho-logischem Liquor noch ein aktiver Nervenprozeß besteht, der natür-lich demgemäß auch prognostisch zu beurteilen ist.

Für die Optikusaffektionen gilt dasselbe wie bei der akqui-rierten Lues.

Im allgemeinen ist auffallend, daß die Nonne-Apeltsche Reaktion bei diesen kongenitalen Spätluetikern in den meisten Fällen sehr schwach aus-gebildet war, auch wenn starke Lymphocytose und erhebliche Wassermann-Reaktion bestanden.

Angeborene Lues.

Nr.	Name	Alter	Augen-erkran-kung	Neurol.	Wa.-R. im Blut	Liquor				Bemer-kungen
						Druck	Nonne-Apelt	Lympho-cyten im cmm	W.-R.	
1.	Otto Ro. Kr. 980/13	21	Zur Zeit Kerat. par.	Ausgespr. Imbezillität, ist deshalb seit mehreren Jahren in d. Heil- u. Pflegeanstalt Nietleben b. Halle.	positiv		ganz schwache Opaleszenz	22	—	
2.	Paul Thie. Kr. 734/15	21	„	Imbezillität.	+ Stern +++	70mm	schwach positiv	37	0,2—0,6 ccm negativ	
3.	Karl Hän. Kr. 837/15	24	„	R. Bein spastisch-paret. R. Armmuskul. atrophisch. Bauchdeckenreflex schwächer als l. Patellarrefl. r. gesteigert, l. fehlend. Diagn. Herderkrankung verm. in der l. Kapsel.	positiv	130	positiv? (wegen des Blutgehalts nicht sicher)	35	0,2kompl Lösung 0,4—0,8 ccm ++	Liquor sanguinolent
4.	Hedwig Klin.	17	„	Bds. absol. Pupillenstarre			Opalesz.	30	0,8 schwach positiv	
5.	Frieda Hän.	19	„	Bds. absol. Pupillenstarre und Anisokorie, sonst o. B.	++	160—170	—	—	—	
6	Grete Herm. Kr. 653/13	13	„	Bds. absol. Pupillenstarre, sonst o. B.		120—130			—	
7.	Herbert Borg. Kr. 970/08	26	Kerat. par. vor 5 Jahren	R. Pupille seit 10 Jahren weiter als l. Mydriasis, Anisokorie, tot. Pupillenstarre. Akkommodationsparese. L. Achillesreflex nicht auslösbar. Starkes vasomotorisches Nachröten (Tabes).	++		Opalesz.	starke Lymphocytose	++++	
8.	Lina Rö. Kr. 759/12	11	Kerat. par. vor einigen Jahren	Reflekt. Pupillenstarre mit Anisokorie. Kniephänomen etwas schwach, sonst o. B. (Tabes?)	++++		Opalesz.	—	— (bis 0,8 ccm)	
9.	Henriette Schu. Kr. 939/11	11	Kerat. par. vor 3 Jahren	L. Pupillenstarre. Sensibilität am Rumpf und den unteren Extremitäten herabgesetzt	++		Opalesz.	—	—	
10.	Johanna Ziplin. Kr 278/11	23	Kerat. par. vor 3 Jahren	Sehr schwache Patellar- u. Achillesreflexe, (klinische Beobachtung), sonst o. B.	++		—	—	—	früher lang. Zeit antiluetisch behandelt
11.	Max Tell. Kr. 119/13	31	Kerat. par. vor 7 Jahren	Seit dem 6. Lebensjahr epileptische Krämpfe, auch jetzt noch. Anisokorie. Bds. absol. Pupillenstarre. Zunge weicht nach r. ab. (Hemiatrophie der Zunge und des Gesichts?) Arm-, Patellar- und Achillesreflexe fehlen. Schmerzempfindlichkeit an der Brust herabgesetzt (Tabes).	Stern angedeutet		schwächste Opalesz.	schwach positiv	—	

Nr.	Name	Alter	Augen-erkrankung	Neurol.	W.-R. im Blut	Liquor				Bemer-kungen
						Druck	Nonne-Apelt	Lympho-cyten im cmm	W.-R.	
12.	Lydia Zimm. Kr. 1063/13	20	Bds. Atrophia nervi opt. L. Adhärierende Glaskörperflocke	o. B.	++++		positiv	+	+ mittelstark	
13.	Friedrich Bart. Kr. 627/13	12	R. Atrophia nervi opt.	Imbezillität, allgemeine Degeneration	++++		schwach positiv	70	++++	
14.	Franz Heini. Kr. 123/10 Publ.	15	Bds. retrobulb. Neuritis	Gesteigerte Reflexe	++++		—	10—13	0,2 ccm —	
15.	Else Kizinski 1191/13	12	Nystagmus	o. B. Schwindelanfälle, Kopfschmerzen	++++	190—200	schwach positiv	geringe Lymphocytose	—	
16.	Elsa Diet.	1¼	Nystagmus	—		220—230		—		früher längere Zeit antiluetisch behandelt
17.	Walter L. 2878/17	18	Bds. Ophthal. pleg. int.	Reizbarkeit, Gedächtnisschwäche. Rechnet sehr schlecht. Objekt. nur geringe Ataxie.	pos.		—	—	— (in 2 Verdünnungen)	Vater angeblich rückenmarksleidend gewesen, Mutter an Chorioiditis behandelt

e) Augen- und Hodenimpfung.

Die Hodenimpfung nach Uhlenhuth und Mulzer, die als Anreicherungsmethode aufgefaßt werden kann, ist bei sehr geringem Spirochätengehalt öfters in der Lage, die Anwesenheit der Mikroorganismen aufzudecken (Genaues siehe S. 17). Seltener dürften Erfolge nach dieser Richtung bei der Überimpfung in die vordere Augenkammer sein (S. 118).

f) Die serologische Familienforschung

ist als diagnostisches Hilfsmittel besonders dann von Wert, wenn es sich um kongenitale Lues mit negativer Wassermann-Reaktion oder um die Frage handelt, ob angeborene oder erworbene Syphilis vorliegt. Ihr großer Wert wird später S. 77 besprochen.

Anhang:

Die Infektiosität der Körpersäfte und Organe von Syphilitikern.

Sowohl der Spirochätennachweis als ganz besonders auch das Impfexperiment ermöglichen es, eine ganze Reihe wissenschaftlich und praktisch wichtiger Fragen einer Entscheidung näher zu bringen. Von Problemen, die auf diese Weise neu bearbeitet wurden, sei zunächst die Infektiosität der verschiedenen Körpersäfte und Organe bei Syphilitikern besprochen, ein Problem, das naturgemäß von großer praktischer Bedeutung ist. Schon durch klinische Beobachtungen ist es ja seit langem bekannt, daß Primär- und Sekundärerscheinungen, besonders solche, die oberflächliche Ulzerationen zeigen, eine Quelle der Ansteckung darstellen. Diese klinisch gefestigte Tatsache konnte durch das Impfexperiment nur bestätigt werden. Viel schwieriger war die Frage, ob auch tertiäre Manifestationen der Lues als infektiös zu betrachten sind. Es gelingt bekanntlich nur schwer, Spirochäten in diesen Affektionen nachzuweisen. Daß der Nachweis aber gelingt, wurde bereits oben als wichtige Tatsache betont. Aber auch die Überimpfung konnte jetzt bereits in einer größeren Zahl von Fällen mit positivem Erfolg ausgeführt werden. Neißer berichtet über derartig positive Versuche, die er selbst sowie Finger-Landsteiner, E. Hoffmann, Buschke-Fischer an Affen ausgeführt haben, und konnte zusammenfassend sich dahin äußern, daß die frische bzw. noch nicht durch Nekrose oder Vereiterung zerstörte syphilitische Neubildung, auch wenr sie als sogenannte Tertiärform auftritt, typische Primäraffekte zu erzeugen imstande ist. Immer aber fällt nur ein Teil der Versuche, die mit dem gleichen tertiären Material angestellt sind, positiv aus. Uhlenhuth und Mulzer erhielten unter 13 Fällen nur 1 mal ein positives Resultat. Nach Jadassohn läßt diese Tatsache darauf schließen, daß nur verhältnismäßig wenig lebendes Virus in der tertiären Neubildung sich befindet. Neißer berichtet weiter, daß die mit tertiärem Material erzeugten Primäraffekte sich nicht von den gewöhnlichen Primäraffekten der Impftiere unterscheiden. Auch der weitere Verlauf der Allgemeinerkrankung ist kein anderer. Sehr wichtig ist, daß ein positives Resultat auch dann erzielt werden kann, wenn die Lues schon Dezennien zurückliegt. So bestand die Syphilis in einem Fall von Hoffmann bereits 24 Jahre.

Diese für den ganzen Begriff des Tertiarismus wichtigen Feststellungen werden ergänzt durch Untersuchungen des Blutes von Syphilitikern, auf die wir noch näher einzugehen haben. Ganz gelegentlich ist es vereinzelten Autoren, wie Hoffmann und anderen gelungen, Spirochäten im kreisenden Blut nachzuweisen, und auch positive Impfungen bei Affen vorzunehmen. Sehr viel zahlreicher waren allerdings die negativen Ergebnisse, doch warnte A. Neißer bereits vor mehreren Jahren, den negativen Ausfall der Blutuntersuchung, sei er durch erfolglose Inokulationsversuche oder durch Abwesenheit von Spirochäten gekennzeichnet, diagnostisch zu verwerten. Wie richtig er die Lage beurteilte, geht aus den neuerdings reichlich vorliegenden Erfahrungen über die mit positivem Resultat erfolgte Verimpfung des Blutes von Syphilitikern in die Hoden von Kaninchen hervor. Diese Methode führt zweifellos viel eher zum Resultat als die Impfung in die Augenbraue. Sie wurde von Uhlenhuth und Mulzer inauguriert und von Frühwald, Aumann und anderen bestätigt. Über die Methodik siehe S. 18. Die positiven Resultate werden um so reichlicher, je häufiger man die Tiere untersucht. Uhlenhuth und Mulzer empfehlen, wenigstens alle acht Tage Untersuchungen vorzunehmen, erst dann entgehen die manchmal sehr kleinen Knoten, die bei Vorhandensein von Spirochäten bereits als positives Resultat gerechnet werden können, dem Untersucher nicht. Zweifellos gehört eine gewisse Übung zu dem Erkennen der Resultate. Viel seltener als zu diesen kleinen, meist zirkumskripten Verdickungen des Hodenparenchyms kommt es zu einer diffusen Orchitis. Das Wichtigste aber, um die Zahl der positiven Ergebnisse zu vermehren, ist nach den Erfahrungen von Uhlenhuth und Mulzer die Verwendung möglichst zahlreicher Tiere. Drei, am besten aber bis fünf Tiere für jeden Hodenfall sind zu verwenden. Auch dann erkrankt häufig nur ein Tier an einem Hoden. Es ist das ein Zeichen dafür, daß nur wenig Spirochäten im

Blut sich befinden. Die Inkubationszeit beträgt meist 2 bis 4 Monate, kann aber auch kürzer oder länger sein.

Mit dieser Methode gelang es nun Uhlenhuth und Mulzer bei Lues I in 84,2 %, bei Lues II in 75 % positive Blutimpfungen vorzunehmen. Die Blutimpfung kann bereits 14 Tage nach der luetischen Infektion von Erfolg gekrönt sein und schon auftreten zu einer Zeit, wo die Wassermann-Reaktion noch negativ ist (Arzt, Kerl). Ich selbst untersuchte unter anderen eine Patientin mit papulöser Iritis bei sekundärer Lues. Von zwei Tieren verlief die Impfung bei dem einen positiv, bei dem anderen negativ. Die Injektion erfolgte am 6. III. 1913 mit je 2 ccm in beide Hoden. Am 15. V. 1913 war der rechte Hoden im oberen Drittel verdickt und vergrößert. Die Verdickung nahm immer mehr zu, am 5. VI., wo wir eine Orchitis syphilitica als sicher annahmen, wurde die Geschwulst punktiert, und es fanden sich reichliche Spirochaetae pallidae im Dunkelfeld. Am 27. VI. war von der Orchitis fast nichts mehr nachzuweisen.

Bei Lues III ist es Uhlenhuth und Mulzer bis jetzt nur einmal gelungen, ein positives Ergebnis zu erzielen. 12 Fälle blieben negativ.

Praktisch wichtig sind diese Blutuntersuchungen auch bei den Fällen von latenter Lues. Im allgemeinen fiel in solchen Fällen die Blutüberimpfung negativ aus. Uhlenhuth und Mulzer konnten unter 13 Fällen kein positives Resultat gewinnen und sprechen deshalb aus, daß ein Parallelismus zwischen positiver Wassermann-Reaktion und positivem Spirochätenbefund im Blut nicht zu bestehen scheint. Zu ähnlichem Resultat kommen Ammann sowie Graetz. Frühwald jedoch, sowie Liebermann konnten einen Fall von latenter Lues, bei dem als einziges klinisches Symptom eine positive Wassermann-Reaktion bestand, mit Erfolg überimpfen. Das Alter der Syphilis in diesen drei Fällen betrug 1, 3 und 4 Jahre. Frühwald meint, bei floriden Erscheinungen seien Spirochäten mit Bestimmtheit nur im ersten Jahr nach der Infektion nachzuweisen, es sei aber mehr als wahrscheinlich, daß sie sich auch später finden, da unter den zahlreichen Rezidiven, bei denen eine Altersbestimmung nicht gemacht werden konnte, sich sicher auch ältere Fälle befanden. Graves hat bei Tabes das Blut 14 und 18 Jahre post infectionem noch als infektiös befunden.

Die Ergebnisse der Blutimpfung für die Frage der Infektiosität in den verschiedenen Stadien der Lues sind im Verein mit den übrigen Untersuchungsmethoden für die Praxis wohl dahin zu formulieren: Das Blut des Primär- und Sekundärsyphilitikers ist ein durchaus infektiöses Material. Wie Uhlenhuth und Mulzer neuerdings mitteilen, ist das Blut auch außerhalb des Körpers noch etwa 48 Stunden infektiös. Es hat sich gezeigt, daß die Spirochäten bereits längere Zeit im Blut sein können, bevor noch die Wassermann-Reaktion positiv geworden ist, daß also das Blut eines Syphilitikers 2 bis 3 Wochen nach der Ansteckung als infektiös anzusehen ist. Implizite ist damit auch ein wichtiger Fingerzeig gegeben für das Konstitutionellwerden der Lues. Bei experimenteller Hodenimpfung an Kaninchen (Uhlenhuth und Mulzer) zeigte sich, daß das Blut, sowie auch innere Organe (Leber) schon infektiös sein können zu einer Zeit, wo der Hoden selbst noch keine Krankheitserscheinungen aufweist und wo auch Spirochäten in ihm noch nicht gefunden werden.

Was die Infektiosität des tertiär Luetischen betrifft, so muß man sich auf jeden Fall trotz der immerhin nicht häufigen Übertragbarkeit der Manifestation selbst sowohl als auch des Blutes auf den Standpunkt stellen, den schon Neißer einnahm und in folgenden Sätzen formuliert hat: 1. Jeder Träger eines Tertiärprozesses ist als Träger von virulenten Spirochäten anzusehen. 2. Jeder tertiäre Prozeß kann kontagiös sein. Daraus folgt mit Notwendigkeit, daß alle tertiären Syphilitiker einer gründlichen antiluetischen Behandlung zu unterziehen sind, bis nach Möglichkeit die Erscheinungen der Lues, wozu eben auch die positive Wassermann-Reaktion und die Verimpfbarkeit gehören, geschwunden sind. Daß die tertiären Prozesse in praxi selten zu Infektionen Anlaß geben, liegt daran, daß es sich meist um nach außen hin geschlossene Affektionen handelt, und daß sie, wenn sie sich äußerlich dokumentieren, meist so große und unangenehme Eruptionen darstellen, daß sie von anderen eben nicht berührt werden und den Träger zur ärztlichen Konsultation veranlassen.

Von weiteren Körperflüssigkeiten, die bezüglich ihrer Infektiosität untersucht wurden, sei besonders auf den Liquor cerebrospinalis hingewiesen, der in einer ganzen Reihe von Fällen bereits untersucht und spirochätenhaltig gefunden werden konnte. So berichten Uhlenhuth und Mulzer, daß sie fünfmal bei sekundärer Lues im Liquor mittels des Hodenexperimentes Spirochäten nachweisen konnten, während der Liquor von Tabikern und Paralytikern kein positives Resultat ergab. Dagegen erhielten Arzt und Kerl bei Paralyse zwei positive Ergebnisse von sechs Patienten, und bei Tabes ebenfalls zwei von drei Patienten. Unter den Beobachtungen derselben Autoren ist auch noch ein positiver Impferfolg im Liquor von Interesse bei einem Syphilitiker 7 Wochen nach der Infektion, ferner bei einem anderen mit Primäraffekt der Tonsillen und Exanthem, bei dem die Wassermann-Reaktion im Liquor negativ war. Mattauschek erhielt ebenfalls bei Tabes und Paralyse vier positive Resultate im Liquor unter neun Fällen, mit Blut bei zwei unter vier Fällen. Auch das Blut von zwei Fällen mit Syphilis maligna zeitigte positives Resultat (Uhlenhuth und Mulzer).

Auch die Milch kann jetzt mit Sicherheit als infektiöses Agens bei luetischen Frauen betrachtet werden, da sie von Uhlenhuth und Mulzer gelegentlich auch mit Erfolg überimpft wurde.

Über den Spirochätengehalt des Spermas soll erst im Kapitel über die angeborene Lues gesprochen werden, ebenso über die eigenen Untersuchungen mit Blut von Patienten mit Lues hereditaria tarda (Keratitis parenchymatosa).

Viertes Kapitel.

Angeborene Syphilis.

Die angeborene Syphilis birgt so viel interessante Probleme in sich und hat so große praktische Bedeutung gerade für die Ophthalmologie, daß es mir geboten erscheint, sie an dieser Stelle noch einer besonderen Besprechung zu unterziehen, insbesondere da eigene Beobachtungen gestatten, zu einer Reihe von allgemeinen Fragen Stellung zu nehmen.

Zunächst soll uns hier die Art der **Übertragung der Syphilis von den Eltern auf das Kind** beschäftigen. Es ist bekannt, daß sich in dieser Frage die Ansichten der Autoren lange diametral entgegenstanden, und daß früher die meisten Forscher, besonders auf die Autorität von Kassowitz hin, der Ansicht waren, daß die Syphilis vom Vater auf das Kind übertragen werde, während die Mutter durch sogenannten Choc en retour vom Kind aus gegen Syphilis immun werde (Colles-Beaumèssches Gesetz). Das neue Jahrhundert hat hier prinzipielle Wandlungen geschaffen.

Eine eingehende Darstellung des ganzen Beweismaterials und der großen älteren Literatur findet sich bei Matzenauer, der mit großem Scharfblick schon vor der Wassermann-Ära das Unhaltbare der Lehre von Kassowitz erkannt hat, die jüngeren Arbeiten sind in dem klaren Übersichtsreferat von Rietschel verarbeitet. Ich kann an dieser Stelle natürlich nur auf Hauptpunkte eingehen.

Der Gedanke einer germinativen Übertragung der Syphilis kann als erledigt gelten. Bis jetzt sind germinative Übertragungen einer Infektionskrankheit beim Säugetier überhaupt noch nicht nachgewiesen. Ein längeres Parasitieren des Lueserregers in der Eizelle, ohne daß der Keim sehr bald geschädigt und zum Absterben gebracht würde, erscheint ausgeschlossen. Daß aber die Spirochäten im Spermatozoonkopf wohnen, ist schon deshalb unmöglich, weil sie ums Mehrfache größer als dieser sind.

Immerhin halten aber auch heute, wo wir nachweisen können, daß bei weitem die Mehrzahl der Mütter luetischer Kinder selbst luetisch sind, Autoren wie Neißer, F. Lesser u. a. daran fest, daß in manchen Fällen einzig die paterne Übertragung eine Rolle spiele. Für die Möglichkeit einer „Vererbung" ex patre scheinen folgende Tatsachen zu sprechen:

1. Dem Sperma können Spirochäten beigemischt sein, es kann also infektiös sein. Daran ist auf Grund der positiven Überimpfungsversuche von Finger und Landsteiner beim Affen, Uhlenhuth und Mulzer beim Kaninchen nicht zu zweifeln. Unbedingt sind diese Befunde von großer Wichtigkeit und bahnen für die vielen, okkult verlaufenden Infektionen der Ehefrau bei längst abgelaufenen Hauterscheinungen des luetischen Mannes, z. B. von Paralytikern, eine Erklärung an. Die Frage ist nur die, wie gelangen diese Spirochäten an und in den Fötus?

2. Die Spirochäten sind im allgemeinen reichlicher im fötalen als im maternen Teil der Plazenta. Dabei ist aber zu bedenken, daß die Vermehrung der Spirochäten im Fötus überall viel ungehemmter vor sich geht als im Organismus des Elters. Das Wesentliche für die vorliegende Frage ist, daß überhaupt Spirochäten im maternen Teil der Plazenta gefunden wurden (Baisch und Trinchese). Trinchese selbst weist allerdings darauf hin, daß die Spirochäten, wenn der kindliche Organismus durchseucht ist, wohl auch vom fötalen zum maternen Teil des Mutterkuchens sich ihren Weg bahnen könnten. Sicher ist aber dieser ganze Punkt als Beweisstück für die paterne Übertragung nicht zu verwerten.

3. Es sind eine Anzahl von Fällen mitgeteilt, wo die Mutter luetischer Kinder sich einige Zeit nach der Geburt ‘infizierte (sogenannte Ausnahmen vom Collesschen Gesetz). Zweifellos ist nun eine solche spätere Infektion eine ungemeine Seltenheit. Autoren wie Neumann, Fournier, Hutchinson, Kassowitz, Hochsinger erklären, daß sie niemals etwas Derartiges gesehen haben. Matzenauer sowie Baisch lassen alle diese Ausnahmen vom Collesschen Gesetz nicht gelten, doch meint Rietschel, es sei etwas Mißliches, die von guten Syphilidologen beobachteten Fälle einfach wegzudisputieren. Er glaubt, bei der Seltenheit des Vorkommens könne man an Superinfektion denken.

4. Gelegentlich kann man bei Vater und Kind positive Wassermann-Reaktion oder gar klinische Symptome finden, während die Mutter dauernd negative Wassermann-Reaktion aufweist. Auch diese selteneren Beobachtungen sind nicht stichhaltig, denn eine negative Sero-Reaktion der Mutter beweist noch nicht Abwesenheit von Spirochäten im mütterlichen Organismus, wie das die Spirochätenbefunde von Baisch und Trinchese in den Plazenten wassermannnegativer Mütter zeigen.

5. Die Behandlung des Mannes oder eine neue Heirat mit einem gesunden Mann führt öfters zu gesunden Kindern. Auch dieser klinische Beweis ist angreifbar, denn in anderen Fällen ist die Behandlung des Gatten ohne Erfolg für die Nachkommenschaft oder es werden trotz neuer Heirat weiter syphilitische Früchte zur Welt gebracht.

Eine sichere Grundlage für die Annahme einer paternen Übertragung fehlt bis jetzt und ist auch um so unwahrscheinlicher geworden, je mehr man sich mit der Mutter als Quelle der kindlichen Syphilis beschäftigt hat.

Es dürfte wohl kaum jetzt noch bestritten werden, daß im allgemeinen die Syphilis von der Mutter auf die Frucht während der Gravidität übertragen wird. Das Collessche Gesetz ist unrichtig und dahin abzuändern, daß die Mütter immun gegen syphilitische Infektion sind, weil sie syphilitisch sind. Von Matzenauer wurde bereits unter anderem die häufige spezifische Plazentarerkrankung, sowie die Tatsache, daß eine Infektion der Mutter während der Gravidität zur Infektion des Fötus führen kann, für die Annahme ins Feld geführt, daß die Mütter selbst syphilitisch sind. Diese Ansicht wurde durch die so häufig positive Wassermann-Reaktion dieser Mütter (Knöpfelmacher und Lehndorf, J. Bauer, Igersheimer, Thomsen und Boas u. a.) gestützt und durch die Untersuchungen von Baisch und Trinchese zu einer sicheren Tatsache erhoben. Baisch und Trinchese konnten nachweisen, daß der positiven Wassermann-Reaktion auch stets ein positiver Spirochätenbefund im mütterlichen Teil der Plazenta entspricht, daß also die positive Wassermann-Reaktion für aktive Lues der Mutter zu verwerten ist, und daß das Kind nie spirochätenhaltig ist ohne Spirochäten in der mütterlichen Plazenta. Da die Seroreaktion der Mutter oft noch lange Zeit nach der Geburt des Kindes erhalten bleibt und oft auch dann nachzuweisen ist, wenn die Wassermann-Reaktion beim Kind negativ ausfällt, muß der Gedanke der passiven Übertragung der Hemmungskörper vom Kind auf die Mutter fallen gelassen werden. Wie lange oft die Wassermann-Reaktion dieser klinisch meist völlig symptomlosen Mütter positiv bleibt, zeigen z. B. meine eigenen Untersuchungen an 90 Müttern spätluetischer Kinder. Die Reaktion fiel in 77,7 $^0/_0$ positiv aus; in den 18 negativen Fällen war der luetische Sprößling 11 mal über 10 und 7 mal über 20 Jahre alt.

Als sehr auffallend wird von Neißer u. a. aber immer wieder auf den merkwürdig häufigen symptomlosen Verlauf der mütterlichen Syphilis hingewiesen. Als einen Erklärungsversuch dieser Ausnahmestellung in der Pathologie der Lues stellt Rietschel die Hypothese zur Diskussion, daß das infektiöse Sperma in den Uterus eindringe und dort eine Infektion schaffe, und daß möglicherweise eine solche Infektion im Zylinderepithel der Gebärmutterschleimhaut ganz anders (vielleicht auch ohne Primäraffekt) von statten gehe als an der Haut.

Die Art der Übertragung von der Mutter auf das Kind erfolgt nach Trinchese entweder so, daß die in den mütterlichen Organismus eingedrungenen Spirochäten günstige Bedingungen in dem Plazentargewebe finden und eine Plazentarerkrankung hervorrufen, oder daß sie auf dem kürzesten Wege in den fötalen Kreislauf eindringen. Dabei ist allerdings zu bedenken, daß nach Ansicht mancher Forscher die normale Plazenta für Gebilde wie Spirochäten undurchgängig ist.

Theoretisch muß die Erkenntnis der Übertragung der Syphilis von der kranken Mutter auf die Frucht während der Schwangerschaft dazu führen, das Wort „Vererbung" der Syphilis fallen zu lassen, zumal es überhaupt eine Vererbung von Infektionskrankheiten nicht gibt, und richtigerweise nur von einer angeborenen (kongenitalen) Lues zu sprechen.

Sehr selten scheint die Infektion in der allerersten Zeit des intrauterinen Lebens zu erfolgen, denn im Gegensatz zur älteren Lehre haben die Untersuchungen von Baisch, Trinchese, Reischig ergeben, daß die Lues als Ursache des Aborts, und vor allem des habituellen Aborts so gut wie nicht in Betracht kommt; nur bei 0,78 $^0/_0$ der gebärenden luetischen Frauen kommen Aborte vor (Reischig). In diesem Sinn spricht auch, daß Thomsen bei Föten luetischer Mütter, die den 5. Monat noch nicht passiert hatten, niemals anatomisch syphilitische Veränderungen nachweisen konnte. Erfolgt die Infektion des Fötus in den letzten Monaten der Gravidität, so wird das Kind ausgetragen, erscheint oft bei der Geburt gesund und bleibt entweder gesund oder, was häufiger ist, die Erscheinungen der Lues treten einige Zeit nach der Geburt auf. Für die Fälle, wo die Lues erst mehrere Monate post partum manifest wird, nimmt Rietschel einen Übergang der Spirochäten kurz vor oder während der Geburt dadurch an, daß die bei Syphilis sehr brüchige Plazenta einreißt und so eine Kommunikation des mütterlichen und fötalen Blutes eintritt. Hierdurch erklärt er auch die gelegentlich vorkommende, vorübergehende positive Wassermann-Reaktion bei Säuglingen, die nachher nicht an Lues erkranken (passive Übertragung der Hemmungskörper).

Der häufigste **Zeitpunkt der Infektion** des Fötus ist die Mitte der Gravidität, nach Trinchese u. a. die zweite Hälfte der Schwangerschaft, und die häufigste Folge einer Infektion ist das Absterben der Frucht (v. Winckel 60 %, Kassowitz 80 %, Reischig 90 %). Die tote Frucht wird selten bald nach ihrem Absterben geboren, meist bleibt sie mehrere Wochen im Uterus und mazeriert im Fruchtwasser. Der Partus immaturus (5. bis 7. Monat)

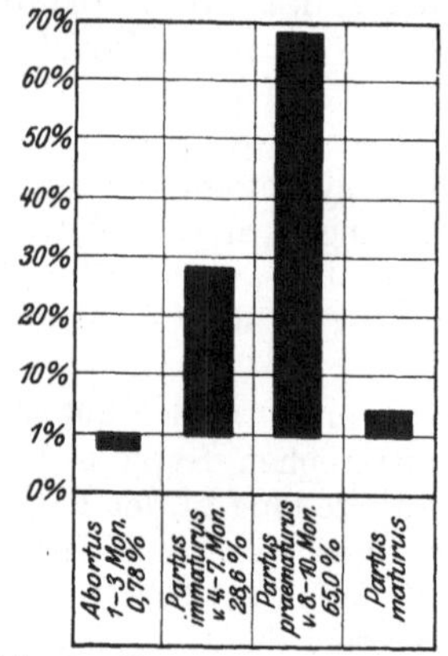

Abb. 3. Lues und Schwangerschaftsende (nach Trinchese).

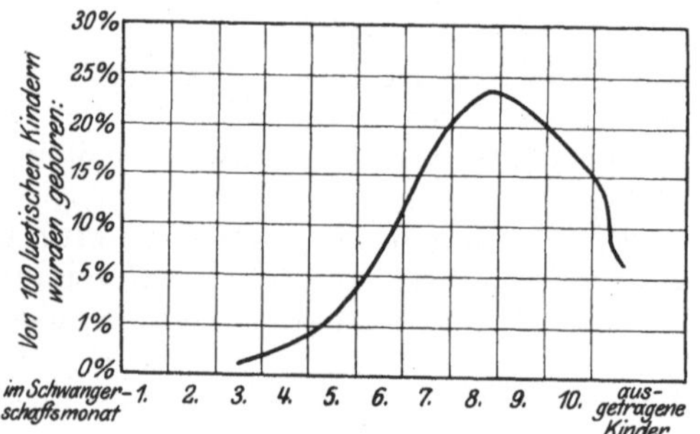

Abb. 4. Lues und Schwangerschaftsende (nach Trinchese).

fördert bei luetischen Frauen sehr selten lebende Kinder zur Welt, bei totgeborenen Kindern dieser Periode dagegen ist die Lues in ungefähr 37 % die Ursache. Zwei Drittel der luetischen Früchte werden innerhalb der letzten drei Schwangerschaftsmonate geboren (Partus praematurus). Nur 5,3 % der luetischen Föten werden ausgetragen, von diesen werden die meisten lebend geboren. Die Abb. 3 und 4 von Trinchese geben eine gute Vorstellung der hier interessierenden Verhältnisse, die für uns Ophthalmologen wegen der Bewertung der anamnestischen Angaben auch von praktischer Bedeutung sind.

Die **fötale Syphilis** äußert sich besonders bei den jüngeren Föten als ausgesprochene Spirochätensepsis, während Föten, die erst im 8. oder 9. Monat des intrauterinen Lebens infiziert wurden, nur geringen Spirochätenbefund ergaben (Trinchese). Die sicherste Fundstätte der Spirochäten ist die Nebenniere. Daß die fötalen Organismen anders auf das Eindringen der Spirochäten reagieren als die extrauterinen, geht nicht nur aus der ungeheuren Vermehrungsmöglichkeit der Spirochäten hervor, sondern auch aus der häufig negativen Wassermann-Reaktion trotz vorhandener spezifischer Gewebsveränderungen (Trinchese). Auch bei den Neugeborenen kann die Wassermann-Reaktion noch fehlen (Boas und Thomsen, Trinchese), wird aber positiv, wenn Luessymptome auftreten (J. Bauer u. a.).

Wie Hochsinger lehrt, tritt bei der fötalen Syphilis die große Affinität des Infektionsstoffes zu den viszeralen Organen und den Wachstumsstellen des Knochensystems in den Vordergrund. Der Grundtypus ist der einer diffusen, vom perivaskulären Bindegewebe der kleinsten Gefäße ausgehenden Zellwucherung, wogegen solitäre Syphilome äußerst selten sind. Die Hyperplasie der bindegewebigen Anlage geht mit einer Hypoplasie der parenchymatösen Hand in Hand.

Wie stark auch das Auge bei den Föten von Spirochäten durchseucht sein kann, zeigen die Untersuchungen von Schlimpert und von Bab. Aus ihren Beobachtungen ist zu entnehmen, daß man die Lueserreger in allen Teilen des menschlichen Auges und seiner Adnexe finden kann (nur in der Linse und im Glaskörper sahen sie sie nicht), daß sie sich aber im Einzelfall einmal in dem einen, einmal in dem anderen Teil des Bulbus festsetzen und in wieder anderen Fällen überall haufenweise zu finden sind. Im speziellen fand Bab in der Hornhaut das Epithel und die Descemet intakt, während die Substantia propria besonders in ihren tiefen Schichten reichlich Spirochäten enthielt. Auch bei Schlimpert saßen sie vorwiegend in den tiefen Teilen der Hornhaut. Die Iris führte sehr zahlreiche Spirochäten, aber nicht in der Pigmentschicht. In der Aderhaut waren die Parasiten reichlicher in der Peripherie zu finden als in der Gegend der Papille, und in der Netzhaut saßen sie vorwiegend in der Umgebung der Gefäße, ebenso im Sehnerven in der Nähe der Arteria und Vena centralis. Starke Massen zeigten sich mehrmals in der Augenmuskulatur und schienen von der Sklera dorthin gelangt zu sein. Während nun in dem Fall von Bab entzündliche Erscheinungen in den spirochätenhaltigen Organen vollkommen fehlten, waren diese bei den beiden Beobachtungen von Schlimpert in erheblichem Maße vorhanden und dokumentierten sich in der Hauptsache als Rundzelleninfiltrationen ohne Gefäßveränderungen. Auch das Vorkommen einer Keratitis parenchymatosa beim Fötus (E. von Hippel) sei hier erwähnt.

Daß aber zur Zeit der Geburt Zeichen syphilitischer Erkrankung am Auge wahrgenommen werden, scheint ungemein selten zu sein. Das liegt wohl größtenteils daran, daß die Früchte vorzeitig zugrunde gehen, zum Teil aber auch in der mangelnden Beobachtungsmöglichkeit.

Die Syphilis der Säuglingsperiode. Nicht selten treten bei syphilitischen Säuglingen, wenn sie ausgetragen sind, die Symptome der angeborenen Syphilis erst einige Wochen oder gar erst einige Monate nach der Geburt zutage, ein Zeichen, daß die Früchte erst in den letzten Monaten der Gravidität oder erst intra partum (Rietschel) infiziert wurden. Dementsprechend findet man in der symptomlosen Zeit auch öfters noch negative Wassermann-Reaktion (beim Neugeborenen liegt der negative Ausfall allerdings zum Teil an der noch mangelnden Reaktion des Organismus, wie das bereits beim Fötus geschildert wurde). Lesser und Klages fanden, daß Sera sicher syphilitischer Neugeborener, die mit alkoholischem Extrakt negativ nach Wassermann reagierten, bei Verwendung von Ätherextrakt positiven Ausfall zeigten. Sobald die Lues manifest wird, wird aber auch fast ausnahmslos die Wassermann-Reaktion positiv (J. Bauer, Halberstädter, Müller und Reiche, Mulzer und Michaelis, Thomsen und Boas, Ledermann u. a.), aber Mangel an klinischen Symptomen und negative Wassermann-Reaktion schließen bei Kindern luetischer Eltern die Lues noch nicht aus. Trinchese gibt z. B. eine Krankengeschichte wieder, wo im 4. und 8. Monat die Seroreaktion negativ war und trotzdem im 14. Monat ein papulöses Exanthem bei stark positiver Reaktion auftrat.

Was nun Form und Lokalisation der Syphilis beim Säugling anbetrifft, so kann man nach Hochsinger unterscheiden 1. Symptome, die aus der Fötalperiode in das extrauterine Leben mit hinüber genommen werden (vorwiegend Erkrankungen der Viszeralorgane und des Knochensystems), und 2. solche, die nach einer gewissen Latenzzeit erst zum Ausbruch kommen (besonders Haut- und Schleimhautveränderungen).

Besonders häufig sind Nasenerkrankungen mit dem charakteristischen Schnüfen (Koryza). Hochsinger kann sich keines Falles entsinnen, in dem bei kongenitaler Syphilis die Rhinitis vermißt worden wäre. Andererseits ist durchaus nicht jede Rhinitis beim Säugling luetisch. Selbst in dieser Periode kann die Nasenaffektion bereits zu Gestaltsveränderungen des Organes führen (Sattelnase usw.).

Von Hautaffektionen sind, abgesehen von den verschiedenen Exanthemformen für angeborene Lues besonders der Pemphigus an den Handtellern und Fußsohlen charakteristisch, ferner die diffuse Hautinfiltration (Hochsinger), die häufig an den Lippen mit einer eigentümlichen Starrheit, bräunlich-roter Farbe und auffallendem Glanz auftritt. Es kommt sodann zu radiären Fissuren und Rhagaden an dem infiltrierten Hautbezirk, besonders da wo die Haut durch Muskelzug in Bewegung erhalten wird, so in der Umgebung der Mund-, Nasen- und Lidöffnungen. Außerdem kommen Paronychien und Alopecie vor.

Die Knochenveränderungen sind in den Röhrenknochen vorwiegend an den Epiphysengrenzen lokalisiert. Am Schädel äußern sie sich in charakteristischer Weise in periostalen Hyperostosen, die sich durch Protuberanz der Tubera frontalia und parietalia (Caput natiforme) zu erkennen geben, ferner durch Auftreibung und Rarefizierung der Knochensubstanz (Lückenschädel), und schließlich durch Hydrocephalus. Rachitische Erscheinungen sind bei luetischen Säuglingen etwas häufiger als bei luesfreien (Hochsinger).

An Stellen, wo normalerweise keine Lymphdrüsen zu konstatieren sind, so in der Kubitalgegend und an den Seitenteilen des Thorax im 4. oder 5. Interkostalraum, treten oft Drüsenschwellungen auf, allerdings sprechen Großer und Dessauer im Gegensatz zu Hochsinger den Kubitaldrüsen eine pathognomonische Bedeutung für die Lues ab.

Die Affektion der Viszeralorgane bringt als diagnostisch wichtiges Zeichen vor allem die palpable Milz und eine vergrößerte harte Leber hervor.

Für die Ophthalmologie von Interesse ist die Frage, in welcher Weise sich das **Auge im Säuglingsalter** an der Syphilis beteiligt. Die systematischen Untersuchungen, über die ich bereits in „The Ophthalmoscope" 1913 berichtete, habe ich inzwischen fortgesetzt und habe, abgesehen von den Fällen, die wegen der Augenerkrankung in die Klinik gebracht wurden, 39 Säuglinge luetischer Mütter in der Frauen- und Säuglingsklinik zu Halle untersucht. Bei 12 war sowohl der Augenbefund als der sonstige körperliche Zustand normal. Hier handelte es sich meist um Säuglinge in den ersten Lebenstagen. Bei 17 waren zweifellose luetische Symptome vorhanden, die Augen aber normal. Bei 10 bestand pathologischer Augenbefund, wobei aber drei- bis viermal die Entscheidung offen gelassen werden mußte, ob es sich um spezifische Veränderungen handelte. Bei etwa 15 bis 20% der Säuglinge waren danach luetische Augenprozesse anzunehmen. Zu ganz ähnlichen Ergebnissen gelangte Fehr (zitiert bei Th. Leber, Krankheiten der Netzhaut I S. 742). Bei 26 Kindern im Alter von einem Tag bis drei Monaten war der Augenbefund 23 mal normal, bei 19 Kindern von 3 bis 9 Monaten konnte 6 mal ein pathologischer Befund im Bulbus erhoben werden.

Bei weiteren 13 luetischen Kindern, die ich im „Asyl für erblich kranke Kinder in Berlin-Friedrichshagen" zu untersuchen Gelegenheit hatte und von denen 4 im ersten, 9 im zweiten Lebensjahr standen, war nur einmal die Papille verdächtig graulich bei einem zweijährigen Kind, sonst war der Befund stets auch in der Peripherie des Auges normal. Ob dieses besonders günstige Resultat mit der vorangegangenen, meist mehrfachen Hg-Behandlung zusammenhing, bleibe dahingestellt. Mit der Möglichkeit muß auf jeden Fall gerechnet werden.

Zu wesentlich anderen Resultaten gelangten Japha, L. Heine und andere Untersucher aus der Neumannschen Kinderklinik zu Berlin. L. Heine behauptet, bei 81% der syphilitischen Säuglinge sei eine Neuritis optici nachzuweisen, und Japha will häufig eine Optikusatrophie gefunden haben. Auf das Unhaltbare dieser Ansicht wird später genauer eingegangen (S. 477). Die Blässe der Papille bei diesen meist erbärmlichen Säuglingen beruht nicht auf degenerativen Vorgängen, sondern auf hochgradiger Anämie, wie das auch nach mir von Mohr und Beck hervorgehoben wurde.

Die Augensyphilis des Säuglings betrifft vorwiegend die Uvea, Retina und Papille. Möglicherweise sind auch ein Teil der Bindehauterkrankungen spezifisch und vielleicht in Parallele zur Rhinitis zu setzen. Allerdings hebt schon Hochsinger hervor, daß Schleimhauterkrankungen in dieser Periode außer an der Nase sehr selten seien. Nur ganz vereinzelt kommt Keratitis parenchymatosa in diesem Alter vor, dagegen wird gelegentlich Nystagmus beobachtet, auch bei ganz normalem ophthalmoskopischem Befund. In einem gewissen indirekten Zusammenhang mit der angeborenen Syphilis kann die Keratomalacie stehen. Betreffs aller Einzelheiten muß ich auf die späteren Kapitel verweisen.

Bei den **Syphiliserscheinungen in den ersten Kinderjahren** gilt nach Hochsinger im allgemeinen der Satz, daß kutane Syphilismanifestationen um so mehr in den Hintergrund treten, je weiter das Kind aus der Säuglingsperiode herauskommt. Die wichtigsten Hautaffektionen dieser Zeit sind die breiten Kondylome der Genito-Analgegend. Die viszeralen Organe erkranken schon mehr und mehr in Form solitärer Syphilome. Die Erkrankungen des Zentralnervensystems treten mehr in den Vordergrund.

Die typische Augenerkrankung dieser Periode ist die Chorioretinitis, die wohl meistens zu dieser Zeit ihren Anfang nimmt, auch dann, wenn erst viele Jahre später an dem gleichen Auge sich eine interstitielle Keratitis ausbildet. Die Begründung dieser Ansicht findet sich später.

Mit dem 5. bis 6. Lebensjahr beginnt die kongenitale **Spätsyphilis,** diejenige Periode, in der der Sehapparat in so hervorragendem Maße an den Symptomen beteiligt ist. Hier herrscht die gummöse Erkrankungsform vor.

Von Affektionen der Sinnesorgane ist abgesehen vom Auge die labyrinthäre Taubheit zu nennen. Wenn ich auch hier Hochsinger folge, so finden sich am Knochensystem spätsyphilitische Veränderungen sowohl in Form hyperplastischer Erkrankungen, als auch gummöser Prozesse. Der Riesenwuchs, besonders an der unteren Extremität, und die periostalen Auftreibungen an der Tibia (Säbelscheidenform) sind charakteristisch. Speziell an der Nase kann eine diffuse Knochen- und Periosterkrankung des ganzen Skeletts oder Gummabildung innerhalb der knorpeligen oder knöchernen Nasenscheidewand oder am Boden der Nasenhöhle das primäre Leiden darstellen, dem durch Aufbruch Ulzerationen der Schleimhaut nachfolgen können. Am häufigsten ist die Ostitis gummosa des knöchernen Septumanteils mit reichlich Eiter- und Krustenbildung und eventueller Perforation der Nasenscheidewand. Nach Antonelli sind auch Knochenverbildungen, die den freien Rand und den medianen Dorn des eigentlichen Nasenknochens betreffen, für Lues congenita charakteristisch. Die von Graves und anderen behauptete spezifische Bedeutung der Scapula scaphoidea wird neuerdings von Thielke u. a. geleugnet.

Die häufigen Gelenkerkrankungen, die besonders das Kniegelenk befallen, erscheinen entweder ohne Beteiligung des Knochens und des Knorpels als a) einfacher Hydrops mit fieberlosem Verlauf (Schwere in den Beinen), b) als Synovitis hyperplastica mit sulziger Verdickung der Gelenkkapsel und entsprechenden Reibegeräuschen oder mit Auftreibung der Knochenenden. Gelegentlich kommt es zu äußerst schmerzhaften und hochfieberhaften Prozessen. Die Wassermann-Reaktion ist in den Kniegelenksergüssen meist positiv (Behring, Fouquet), während es bis jetzt nicht gelungen ist, Spirochäten darin nachzuweisen (E. von Hippel).

Jn der Anamnese werden frühere Gelenkerkrankungen meist als „dicke Kniee",
„Rheumatismus an den Knien" und ähnliches bezeichnet. Die Chirurgen haben
sich anscheinend immer noch nicht genügend daran gewöhnt, bei Gelenkerkrankungen
im Kindesalter an Lues zu denken.

Die Haut kann in Form eines klein- und großknotigen Syphilids erkranken.
Die gummösen Prozesse an der Schleimhaut des Rachens und Kehlkopfs sind durch
scharf gezeichneten Rand, speckig belegten Grund und Infiltrationswall charakterisiert.

Die Anlage der Zähne leidet zweifellos unter der syphilitischen Konstitutionsanomalie erheblich, doch fragt es sich, ob z. B. Hutchinsonsche Zähne nur für
Lues charakteristisch sind, oder wie Hochsinger und andere Pädiater glauben,
auch bei allen anderen akuten und chronischen Infektionskrankheiten vorkommen.
Oberwarth ist zu der Überzeugung gekommen, daß die Hutchinson-Zähne tatsächlich für Lues pathognomonisch sind, wenn man darunter folgende Zahnform
versteht: die oberen Schneidezähne sind verkrümmt an Länge und Breite und
zeigen Lückenbildung, die seitlichen Ränder konvergieren, die Konturen sind abgerundet, die Schneide ist halbmondförmig ausgebuchtet. Die Halbmondform allein
ist jedoch nicht charakteristisch.

Die Erkrankungen des Herzens und der Gefäße (Aortitis, Arteriosklerose), der Leber (gelappte Leber), der Milz, der Niere seien hier nur angedeutet. Auf die Tatsache, daß man bei Spätluetischen gar nicht so selten Eiweiß
im Urin findet, habe ich schon früher besonders auch im Hinblick auf eine Quecksilberkur hingewiesen. Auf die Erkrankungen des Zentralnervensystems komme
ich gleich unten näher zu sprechen.

Die Erkrankung der kongenitalen Spätlues $\varkappa\alpha\tau$' $\dot\varepsilon\xi o\chi\dot\eta\nu$ ist die Keratitis
parenchymatosa, und es dürfte wohl an dieser Stelle interessieren, wie oft
und welche luetischen „Stigmata" sich bei diesen Patienten mit Keratitis parenchymatosa finden. Die Frage hat auch deshalb nicht nur ophthalmologisches
Interesse, weil man vielfach mit Fournier annimmt, die Syphilis hereditaria
tarda sei eine Erkrankung für sich ohne Vorausgehen primärer oder sekundärer
Lueserscheinungen in früher Kindheit. Mit Hochsinger, Finkelstein u. a.
bin ich der Ansicht, daß diese Annahme sehr wenig plausibel ist, das Gegenteil
für viele Fälle allerdings schwer bewiesen werden kann. Mit Rücksicht auf
die genannte Frage habe ich nun mein Material nach Zeitperioden geordnet.

165 Patienten mit Keratitis parenchymatosa der Spätperiode liegen der
eigenen Bearbeitung zugrunde, doch sind die gefundenen Zahlen zweifellos
nicht in jeder Beziehung vollgültig, da sie zum Teil auf anamnestischen Angaben beruhen, und die Untersuchung selbst auch öfters wohl nicht eingehend
genug vorgenommen wurde.

Bei 23 Patienten fanden sich Angaben oder Symptome, die auf luetische
Erkrankung im ersten Lebensjahr hinwiesen: Exanthem (11 mal), Koryza, Rhagaden (15 mal); möglicherweise ist die Sattelnase bei fünf Patienten ihrer Entstehung nach in diese Zeitperiode zu verlegen. Ferner stammen möglicherweise
aus dieser Zeit 2 Fälle mit Epiphysenablösung, 2 Fälle mit Caput natiforme, 1 Fall
von sehr asymmetrischem Schädel.

Im Alter von 1 bis 6 Jahren entstanden zweimal Taubstummheit, zweimal
progressive Schwerhörigkeit, zweimal Lähmungen (Stimmband, Extremitäten).
In diese Periode fällt auch meiner Auffassung nach die Entstehung der spezifischen
Chorioretinitis, die ich 60 mal fand, sicher aber nur wegen der Hornhauttrübung
nicht noch viel häufiger feststellen konnte.

Nach dem 6. Lebensjahr wurden konstatiert: Hutchinsonsche Zähne
31 mal, außerdem häufig sonstige Anomalien der Zahnform. Ähnlich häufig
fand Clausen die Hutchinsonsche Zahnform (10 mal) bei 65 Fällen von
Keratitis parenchymatosa. Gelenkaffektionen der oben beschriebenen Art
sah ich 33 mal, doch ergibt eine sehr genaue Nachforschung offenbar noch viel
höhere Prozentwerte (E. von Hippel 66 bis 73 %, Jacqueau 50 %). In den

meisten Fällen steht die Gelenkerkrankung in einem gewissen zeitlichen Zusammenhang mit der Keratitis parenchymatosa, besonders häufig geht sie ihr einige Wochen oder Monate voraus; seltener setzt sie kurz nach Ausbruch der Hornhautentzündung ein. Nur in einzelnen Fällen sah ich die Gelenkaffektion mehrere Jahre vorausgehen oder nachfolgen. Öfters bestand die Gelenkschwellung bei der ersten Attacke der Keratitis parenchymatosa und fehlte beim Rezidiv, in vereinzelten Fällen stellte sie sich vor dem Rezidiv ein und fehlte bei der ersten Erkrankung.

Auch die Schwerhörigkeit, meist ja eine Affektion des inneren Ohres, beginnt zeitlich häufig im Zusammenhang mit der parenchymatösen Keratitis. Sie wurde 12 mal beobachtet, wozu noch 9 Fälle zu rechnen sind, bei denen die Zeit der Entstehung nicht sicher festzustellen war.

Die Hutchinsonsche Trias wurde in ihrer typischen Form nur 4 mal konstatiert. Die Zahl würde sich erheblich vergrößern, wenn die Zahnanomalien, die sich nicht in der typischen Halbmondform kundgeben, ebenfalls als luetisch mitgerechnet würden.

Knochennarben bestanden achtmal, darunter zweimal am Gaumen. In einem dieser Fälle handelte es sich allerdings wohl ziemlich sicher um eine im zweiten Lebensjahr akquirierte Lues. In zwei Beobachtungen konnte ein Milztumor festgestellt werden, in mehreren Fällen Albuminurie.

Nicht ganz selten sind auch Erkrankungen der Tränenwege, auf die ich an anderer Stelle noch genauer eingehe (siehe S. 179) und die im Kindesalter sehr häufig auf kongenitaler Lues beruhen.

Gar keinerlei auf Lues congenita deutende Zeichen außer der Wassermann-Reaktion fanden sich bei meinem Material von Keratitis parenchymatosa-Patienten nur in 15 Fällen. Oft war das eine oder andere der beschriebenen Zeichen vorhanden, doch nicht voll ausgebildet, oder es handelte sich um Individuen mit allgemeiner Schwäche, zurückgebliebenem Körperwachstum, Scapula scaphoidea (mit konkavem Vertebralrand), psychischen Abnormitäten, allgemeiner Reizbarkeit, geistiger Unruhe, Schlaflosigkeit, gelber Gesichtsfarbe, Symptomen, die sich bei kongenitaler Lues finden, aber doch nicht absolut charakteristisch sind. Im übrigen sei hier noch besonders betont, daß die klassische Schilderung von dem unterernährten, kleinen, schwächlichen Individuum mit spätluetischer Keratitis parenchymatosa nur für einen Teil der Fälle zutrifft, daß man es gar nicht so selten mit kräftigen, hier und da sogar blühenden und altklugen Personen zu tun hat.

Was nun das Nervensystem anbetrifft, so ergaben eigene Untersuchungen in Gemeinschaft mit Herrn Professor Dr. Willige, Oberarzt der Hallenser Nervenklinik, bei Patienten mit frischer und alter Keratitis parenchymatosa (1913), daß von 101 neurologisch untersuchten Fällen über $43^0/_0$, also fast die Hälfte aller kongenital Luetischen, die eine Keratitis parenchymatosa haben oder gehabt haben, irgendwelche krankhafte Zeichen von seiten des Nervensystems aufwiesen, und daß die bis zum Ausbruch der Keratitis parenchymatosa neurologisch negativen Fälle zum guten Teil noch Aussicht haben, nervenkrank zu werden. Allerdings kann man über die Bedeutung der Symptome nervöser Art manchmal verschiedener Meinung sein, und es wird bei der sogenannten Nervosität kongenital luetischer Personen mancher die Lues nur als mittelbare Ursache anerkennen. Man neigt aber auf seiten der Neurologen heutzutage wohl immer mehr der Meinung zu, daß nervöse Symptome allgemeiner Art bei Kindern auf kongenitaler Lues direkt beruhen können, ebenso wie Intelligenzabnahme, psychische Abnormitäten, moralische Idiotie usw. (siehe Nonne, Plaut u. a.). Die Lehren Fourniers von der großen Bedeutung der kongenitalen Syphilis kommen immer mehr zur Anerkennung. Man geht heute sogar noch

weit über sie hinaus, denn er vertrat den Standpunkt, daß die Syphilis nicht nur
eigentlich syphilitische Erkrankungen hervorruft, sondern daß sie zu Zuständen
Veranlassung gibt, „qui n'ont plus rien de spécifique", so z. B. daß sie den
Boden abgibt für ganz andere (!) Krankheiten wie Skrofulose, Tuberkulose,
Rachitis, Tabes (!), Paralyse (!).

Wenn Rumpf 1885 (zitiert nach Nonne) das Prozentverhältnis von
Affektionen des Nervensystems bei kongenitaler Lues auf 13% einschätzt,
so halte ich das auf Grund des eigenen Materials für zu gering und schließe mich
ganz den langfristigen Erfahrungen Hochsingers an, der unter 208 kongenital-
luetischen Kindern bei 89 eine Erkrankung des Nervensystems auftreten sah
$(42,7\%)$.

Zur besseren Übersicht sei hier das Ergebnis der früher bereits publizierten
eigenen Untersuchungen an 101 Patienten mit Keratitis parenchymatosa kurz
zusammengefaßt. Es fanden sich:

a) Nervosität, Kopfschmerzen . . . . 9 mal
   Psychische Anomalien . . . . 3 „
   Krampfanfälle . . . . 3 „
   Schwindelanfälle . . . . 2 „
   Infantilismus . . . . 3 „
   Hydrocephalus . . . . 2 „
   Intelligenzverminderung, Gedächtnisschwäche . 7 „
   Imbezillität . . . . 3 „
   Geisteskrankheit (?) . . . . 1 „
   Schlaganfall . . . . 1 „
b) Störungen des Geruchs . . . . 2 „
   „   „   Geschmacks . . . . 1 „
   „   am Auge . . . . 24 „
      1. Optikus . . . . 3 mal
      2. Pupillenstarre und Trägheit . 10 „
      3. Anisokorie . . . . 8 „
      4. Ophthalmoplegia interna. . . 2 „
      5. Akkommod. Parese . . . . . 1 „
   Störungen des Fazialis . . . . 3 mal
c) Gesteigerte Reflexe (inkl. Fußklonus) . . . . . 8 „
   Herabgesetzte oder fehlende Reflexe . . . . . 10 „
   Sensibilitätsstörungen . . . . 4 „
   Rombergsches Phänomen . . . . 1 „
   Babinskisches Phänomen . . . . 3 „
   Oppenheimsches Phänomen . . . . 1 „

Es zeigt sich in dieser Übersicht, wie sehr die Gehirnsymptome diejenigen
von seiten des Rückenmarks überwiegen; reine isolierte Rückenmarkssyphilis
soll nach Nonne bei angeborener Syphilis überhaupt nicht vorkommen. Genauere
neurologische Diagnosen bei unserem Material zu stellen, war meist kaum
möglich. In einigen Fällen dürften aber wohl mit größter Wahrscheinlichkeit
juvenile Tabes oder Lues cerebrospinalis, in anderen mehr oder minder starke Ver-
blödungszustände vorgelegen haben. In vielen Fällen handelte es sich um
Formes frustes einer Nervenaffektion, entweder um Überbleibsel einer abgeheilten Erkrankung oder bei den jüngeren Individuen vielleicht um das
erste Signal einer sich ausbildenden Krankheit. Öfters wird man in Zweifel
bleiben müssen, wie weit „gesteigerte Reflexe", „initialer Fußklonus" mit
Sicherheit als pathologische Merkmale aufzufassen sind, besonders da es gerade
in solchen zweifelhaften Fällen oft nicht möglich war, die Untersuchung des

Liquor diagnostisch mit heranzuziehen. Im übrigen sei auch an dieser Stelle auf die bereits S. 55 wiedergegebenen Untersuchungen des Lumbalpunktats bei kongenitaler Syphilis verwiesen.

Ganz ähnlich wie bei der akquirierten Lues handelt es sich bei den späten Affektionen des Nervensystems kongenital Luetischer meist um lepto- oder pachymeningitische Prozesse, miliare Gummata, gummöse Einzeltumoren, Endarteriitis mit sekundären Erweichungen usw. (Nonne). Im Gegensatz zur erworbenen sollen aber bei der angeborenen Syphilis Erkrankungen der Hypophysis häufige Vorkommnisse sein, vor allem interstitielle Entzündungen des Vorderlappens (Simmonds). Wenn die Syphilis das Zentralnervensystem in frühen Kinderjahren ergreift, so wirkt sie besonders deletär, weil sie das Organ in der Entwicklung trifft (Nonne). Groß ist die Schar der an nervösen, hysteriformen und psychogenen Affektionen leidenden syphilitischen Kinder, die häufig auch geistig zurückbleiben (enfants arriérés von Fournier), aber auch auffallend intelligent sein können. Ganz besonders gefährdet in dieser Hinsicht scheinen die Descendenten von Patienten mit luetischer Erkrankung des Zentralnervensystems zu sein. v. Rhoden berichtet unter Mitbenutzung der Befunde von Hauptmann, Raven, Schacherl über 208 Kinder von Paralytikern; von diesen hatten 19,2 % eine organische Erkrankung des Nervensystems, 29,3 % wiesen somatische oder psychische Degenerationszeichen auf, und wenn man die klinisch gesunden, aber serologisch positiven Fälle mitberücksichtigt, so waren 55 % der Kinder krank.

Ob die Lues congenita bei der Idiotie und Epilepsie eine wesentliche Rolle spielt, ist noch strittig. Bei der Verwendung der Wassermann-Reaktion fanden Thomsen, Boas, Hjorth und Leschly nur in 1,5 % der 2061 Alumnen dänischer Anstalten für Geistesschwache angeborene Syphilis, während Gordon diese Ätiologie sehr häufig konstatierte. Kürner erhielt bei 1244 Insassen der Schwachsinnigen-Anstalten Württembergs in 9,4 % positive serologische Resultate, und zu ähnlichen Ergebnissen kamen Alt und Lippmann für die Schwachsinnigen Preußens. Verbinden sich die Fälle von Idiotie mit Pupillenstörungen oder Optikusatrophie, so wird die Wahrscheinlichkeit luetischer Entstehung erheblich größer.

Die für die Erbsyphilis so wichtigen Pupillenanomalien werden S. 551 eingehend besprochen, ebenso die juvenile Tabes und Paralyse. Wer über den modernsten Stand dieser Fragen vom neurologischen Standpunkt orientiert sein will, lese die 3. Auflage des Lehrbuchs von Nonne.

Die Erscheinungen der Lues congenita sind, wie die vorausgegangenen Seiten gezeigt haben, und wie es ja lange bekannt ist, sehr vielgestaltig. Sie können im übrigen fast sämtlich in analoger Weise durch früh **erworbene Kindersyphilis** erzeugt werden, nur die Rhagaden sind nach Hochsinger absolut beweisend für angeborene Syphilis und dem können wir hinzufügen, daß auch die Keratitis parenchymatosa als nahezu typisch für die angeborene Form der Lues gelten kann. Die kongenitale Spätlues kann sehr spät zu Erscheinungen führen, so daß man leicht auf den Gedanken kommt, es handele sich um eine akquirierte Syphilis. Man muß wissen, daß die kongenitalluetischen Prozesse noch im 3., 4., ja 5. Lebensjahrzehnt zutage treten können. Der Charakter der kongenitalen Lues kann in solchen Fällen öfters nur aus den so wertvollen Familienuntersuchungen, auf die weiter unten eingegangen wird, erschlossen werden. Auch nach Ablauf einer Spätmanifestation kann noch lange positive Wassermann-Reaktion bestehen, somit nach unserer Ansicht aktive Lues, auf diese Weise also auch die Aussicht, von neuem durch die angeborene Lues zu erkranken. Ein Beispiel für diese Möglichkeit stellt eine Patientin dar, die mit 12 Jahren beiderseits kongenital-luetische

Keratitis parenchymatosa durchmachte und nach klinisch absolut gesundem
Intervall 32 Jahre später wieder an einer Keratitis parenchymatosa am rechten
Auge bei stark positiver Wassermann-Reaktion erkrankte.

Prognose. Das Schicksal der Nachkommenschaft syphilitisch durch-
seuchter Ehen ist eine soziale Frage ersten Ranges, denn Tausende werden dem
Staat jährlich als brauchbare Mitglieder durch die kongenitale Lues entzogen,
erliegen der Erkrankung oder werden schwer geschädigt und dadurch minder-
wertig. Aufgabe der Forschung ist es, die Momente kennen zu lernen, die die
Prognose beeinflussen, um den Hebel zur Beseitigung des Übels an der richtigen
Stelle ansetzen zu können. Durch äußere Momente (Schwierigkeiten der Nachforschung bei vielfach unehelichem oder sozial sehr tiefstehendem Patienten-
material, Notwendigkeit langfristiger Beobachtungen), wird die Forschung sehr
erschwert. Andererseits bieten ihr die modernen diagnostischen Mittel, besonders die Wassermann-Reaktion wichtige Handhaben, so daß sie in den
letzten Jahren sehr gefördert werden konnte. Besonders verspricht die Familienforschung noch wichtige Aufschlüsse.

Auch vom ophthalmologischen Standpunkt ist das Schicksal der kongenital-luetischen Individuen in mehrfacher Hinsicht von großem Interesse. Sehr
wesentlich wäre es, Kenntnis zu erhalten 1. ob durch spezifische Augenprozesse
in der frühen Kindheit dauernde Schädigungen in nennenswerter Zahl entstehen, 2. wieviel und welche luetischen Kinder an den spätluetischen Augenprozessen erkranken, und 3. was aus den spätluetisch erkrankten Personen
(besonders mit Keratitis parenchymatosa) im weiteren Leben wird.

Als Momente, die für das Zustandekommen einer Syphilis der Nachkommenschaft und für die Prognose derselben von Wichtigkeit sind, werden im
allgemeinen angesehen:

1. **Charakter der Syphilis der Eltern. Zeitpunkt der mütterlichen
Infektion.** Die Lehrbücher lehren, je älter die Syphilis ist, desto weniger gefährlich ist sie für die Frucht. Marcus aber fand keinen entscheidenden Einfluß des
Alters der mütterlichen Syphilis auf den Zustand des Säuglings. Raven konstatierte, daß ein Mann, dessen Primäraffekt 16 Jahre zurücklag, seine Frau mit
dem Resultat syphilitischer Kinder infizierte. Thomsen und Boas glauben sogar,
daß Mütter, deren Infektion lange zurückliegt, die aber trotz Behandlung immer
weiter positive Wassermann-Reaktion aufweisen, besonders gefährlich für die
Nachkommenschaft sind. Acht solcher Mütter, die sich $5^1/_2$, 6, $7^1/_2$, 8, 11, 12 und
13 Jahre zuvor angesteckt hatten, brachten 7 syphilitische und nur ein gesundes
Kind zur Welt.

Man nahm auch früher mehr als heutigentags an, daß eine schwere Syphilis
der Eltern, vor allem der Mutter, eine schwere Syphilis des Kindes zur Folge habe.
Das ist nun zweifellos unrichtig, denn es gibt Mütter mit schwerer Lues, die gesunde
Kinder zur Welt bringen, wie umgekehrt symptomlose Mütter mit positiver Wassermann-Reaktion und sogar mit negativer (Marcus), deren Kinder schwer belastet
sind. Hochsinger allerdings erschließt einen erheblichen Einfluß der mütterlichen
Lues auf die Deszendenz aus folgender Beobachtung: In 31 von seinen 134 lange
beobachteten Familien kam es nach der ersten Behandlung der Säuglingssyphilis
nicht zu Luesrezidiven. Alle 31 Mütter waren symptomlos gewesen. Umgekehrt
erkrankten in 30 Kontrollfamilien, wo die Mutter klinisch sichere Lues gehabt
hatte, 58 von den 65 überlebenden Sprößlingen an Rezidiven. Auch die Erfahrungen
von Sauvage (zitiert bei E. Meyer) gehen nach dieser Richtung. Nach Marcus
spielen die Erscheinungen der Mutter für die Neugeborenen keine Rolle. Bei seinen
Beobachtungen brachten symptomfreie Mütter sogar $80^0/_0$ syphilitische Kinder
zur Welt, während die Zahl für die mit Erscheinungen behafteten nur $66^0/_0$ war.
Diese merkwürdige Beobachtung findet ihre Erklärung wohl darin, daß Mütter der
letzteren Art zum Teil antiluetisch behandelt waren.

Umstritten ist noch die Frage, wie weit die Nervenlues der Eltern, besonders
wenn beide Teile betroffen sind, eine Lues nervosa der Nachkommen bedingt. Ein

großes Beobachtungsmaterial über diese „Syphilis à virus nerveux" ist bereits zusammengetragen, und die Lehre findet beredte Vertreter unter anderen in Nonne, auf dessen Ausführungen ich hier verweise (siehe auch S. 382 u. 559). Andererseits lehrt aber auch Nonne, daß es oft zu schwerer Nervensyphilis beim Kind kommt, wo die Erscheinungen der Lues bei den Eltern ganz unbemerkt blieben. Wie oft erfahren wir das gleiche bei unseren Patienten mit Keratitis parenchymatosa!

2. Spezifische Behandlung der Eltern, besonders der Mutter. Die Zahlen, die zeigen, wie die nicht oder schlecht behandelte Lues die Nachkommenschaft dezimiert, sind direkt niederschmetternd, selbst wenn man auch berücksichtigt, daß die meist sehr schlechten sozialen Verhältnisse der Betroffenen das Resultat nach der ungünstigen Seite hin beeinflussen. Werner (zitiert bei Nonne) wies nach, daß von 167 Kindern, deren Mütter syphilitisch waren, 75% starben; von den selbst manifest luetischen Kindern starben $63,5\%$ innerhalb des ersten Jahres. Primäre Mortalität, bezugsweise Tod des Kindes in den ersten Lebensjahren fanden Leduc in $71,2\%$, von Zeissl in 80%, Marcus in $90,2\%$ der Fälle.

Naturgemäß etwas besser, aber noch schlimm genug ist das Ergebnis der Familienforschung, die zum Teil auf katamnestische Befunde angewiesen ist.

In den 134 von Hochsinger beobachteten, von Lues durchseuchten Familien kamen 253 Totgeburten, 263 lebende Luetiker und 53 nicht syphilitische Kinder vor. Bei der Verwendung der Wassermann-Reaktion würde letztere Zahl vielleicht noch sehr viel geringer gefunden worden sein. Plaut und Göring fanden bei 54 Syphilitikerfamilien 244 Geburten. Hiervon waren 20% Aborte, $26,9\%$ der Kinder starben früh, $33,2\%$ waren zur Zeit der Untersuchung noch am Leben, und von den 100, die untersucht werden konnten, zeigten 32 luetische Infektion; die positiv reagierenden Personen in diesen Familien verteilten sich auf 62% der untersuchten Familien. Boas und Rönne untersuchten 33 Familien, konnten 132 Geburten feststellen, davon 37 Tot- oder Fehlgeburten. 47 Kinder waren syphilitisch, 27 gesund. Bei 21 waren die Auskünfte ungenügend. Bei den 30 Familien von Post kamen 168 Schwangerschaften zustande, darunter 53 Tot- und Fehlgeburten, 44 Kinder starben früh. Von den überlebenden 71 Kindern konnten nur 39 als gesund befunden werden. In der Untersuchung von Raven aus dem Nonneschen Material (117 Fälle) starben $47,7\%$ vorzeitig oder wurden vor Beendigung der Schwangerschaft ausgestoßen. $52,3\%$ der Kinder blieben am Leben, doch waren, soweit die Untersuchung geführt werden konnte, $23,7\%$ geschädigt und nur $10,3\%$ gesund.

Eine wesentliche Wandlung der Zahlen zum Besseren wird nun durch antiluetische Behandlung der Eltern hervorgerufen. Syphilidologen behaupten, daß allein die spezifische Behandlung des Vaters oft gesunde Kinder bewirke, nachdem vorher die Schwangerschaft stets mit Totgeburten oder erkrankten Kindern abgeschlossen hatte. Ob diese Beobachtung nicht reiner Zufälligkeit entspringt? Heute, wo wir wissen, daß die Syphilis der Mutter das Ausschlaggebende für den Fötus ist, erscheint die obige Beobachtung sehr zweifelhaft, besonders da auch feststeht, daß so und so oft die antiluetische Behandlung des Vaters nicht die gewünschten Folgen hat. Das Wesentliche ist zweifellos die Behandlung der Mutter, und hierbei ist von Wichtigkeit der Zeitpunkt und die Intensität der Behandlung. Wichtig ist vor allem, daß die Mutter während der ersten Monate der Gravidität behandelt und auf diese Weise die fötale Syphilis verhütet oder im Keim erstickt wird. Nach Marcus gebären unbehandelte luetische Mütter 90% syphilitische Kinder, nicht während der Schwangerschaft behandelte 82%, während der Schwangerschaft behandelte nur 46%. Über sehr gute Erfolge mit starken Kuren berichten unter anderen Trinchese, E. Meyer, Hedén. Die beiden letzten Autoren treten besonders für kombinierte Hg-Salvarsanbehandlung ein. Meyer fordert mindestens im ganzen 1,5 bis 3 g Salvarsan und 0,5 bis 1 g Hg (Hydrarg. salicyl.). Die Gravidität ging stets ungestört weiter. Von 38 genügend behandelten Frauen seiner

Beobachtung wurden in 97,4 % der Fälle lebende Kinder zur Welt gebracht, von diesen Kindern wiesen 5 positive Wassermann-Reaktion auf (15,8%), nur 2 zeigten klinische Erscheinungen bei der Geburt. Einige starben in den nächsten Monaten.

Die Wirkung der spezifischen Behandlung während der Schwangerschaft ist so groß, daß man unter Umständen fast experimentell die Geburt eines syphilitischen und eines gesunden Kindes abwechselnd erzeugen kann, wie der Fall von Fournier beweist. Eine Frau blieb während der ersten und dritten Gravidität ohne Behandlung und abortierte, während der zweiten und vierten Schwangerschaft wurde sie mit Hg und JK behandelt; Resultat zwei gesunde reife Kinder.

Allerdings muß man sich klar sein, daß die als Dogma lange geltende Regel, es folge in den Syphilitikerehen auf eine oder mehrere Fehlgeburten die Geburt eines toten Kindes, dann syphilitischer, aber lebender, schließlich erst die Geburt gesunder Kinder, nicht zu Recht besteht (Boas und Rönne, Lesser und Carsten usw.). Matzenauer hat bereits den Ausdruck von der „alternierenden Krankheitsvererbung" geprägt, bei dem auf ein syphilitisches Kind ein gesundes folgen kann. Ob diese Reihenfolge auf einer einmal vorhandenen, einmal fehlenden Erkrankung der Plazenta beruht, bleibe dahingestellt. Trinchese führt sie zum Teil auf gelegentliche Rezidive der Lues und Überschwemmung des mütterlichen Organismus mit Spirochäten zurück. Nach Hochsinger, Raven u. a. sind immerhin die ersten und zweiten Kinder, eventuell noch die dritten Kinder bezüglich der Schwere der Erkrankung am meisten gefährdet, und auch Boas und Rönne geben zu, daß die meisten, anscheinend gesunden Kinder bei ihren Familien zuletzt geboren wurden.

3. Charakter der Säuglingssyphilis. Der Charakter der Säuglingssyphilis ist sehr abhängig vom Zeitpunkt der Infektion des Fötus. Je früher die fötale Infektion erfolgt, um so schlechter die Prognose. Besteht bereits intrauterine spezifische Erkrankung, die Frucht kommt aber dennoch zur Welt, so deuten meist schon der Pemphigus bei der Geburt und Prozesse am Viszeralapparat auf einen ungünstigen weiteren Verlauf hin (Hochsinger). Je später im ersten Lebensjahre die ersten Lueserscheinungen auftreten, desto leichter verläuft im allgemeinen die Erkrankung. Wie bedeutungsvoll die Schwere der kindlichen Infektion für das spätere Schicksal ist, ergibt sich aus den Untersuchungen Hochsingers, wonach von den wirklich schwer affizierten Säuglingen trotz spezifischer Behandlung keiner in den späteren Jahren gesund gefunden wurde. Von den 113 leichten Fällen von Säuglingssyphilis zeigten 32,7% später luetische Stigmata, von den 56 mittelschweren 48,2%, von den 39 schweren 64,1%.

4. Behandlung der Säuglingssyphilis. Von der entscheidensten Bedeutung für das ganze weitere Leben der kongenital Luetischen ist die spezifische Behandlung im ersten Lebensjahr, wie das aus den fundamentalen Untersuchungen Hochsingers über das Schicksal solcher Kinder klar hervorgeht. Er konnte 208 Fälle aus 134 Familien, die sämtlich meistens im ersten Lebensjahr merkuriell behandelt waren, mehr als 4 Jahre beobachten, 42 Familien sogar mehr als 10 Jahre. Häufig konnte allerdings die Behandlung erst nach Ausbruch der ersten syphilitischen Manifestation beginnen. Bei allen erst nach Ablauf des ersten Vierteljahres in Behandlung gekommenen Säuglingen kam es später zu Rezidiverscheinungen der Lues, eine Behandlung genügte aber überhaupt nicht, auch wenn sie vorschriftsmäßig ausgeübt wurde; auch bei solchen Kindern kam es sehr oft zu Rezidiven. Die Lebensfähigkeit ausgetragener kongenital-luetischer Kinder wird meistens unterschätzt (Hochsinger, Finkelstein) und deshalb die Behandlung oft wohl nicht mit der nötigen Konsequenz durchgeführt. Wichtig ist natürlich für die Hebung der Widerstandsfähigkeit des Säuglings neben der spezifischen Kur eine möglichst gute Ernährung (wenn möglich Brustnahrung) und Pflege.

Von besonderem Interesse für uns Ophthalmologen sind die Erfahrungen Hochsingers über das Zustandekommen von Spätlues bei den von ihm behandelten Säuglingen. Er schreibt: „Alles, was gegen die Syphilis in den ersten Lebensperioden geschieht, verhütet die Stigmatisierung und Dystrophisierung der infizierten Deszendenz."

Von den 208 Dauerbeobachtungen starben 24 Kinder, 51 zeigten sich bei der letzten Nachuntersuchung klinisch gesund und hatten keine Stigmata. Also etwa 25% der behandelten erbsyphilitischen Kinder wurden zu anscheinend gesunden Menschen. Dazu ist allerdings zu bemerken, daß bei manchen dieser 51 Patienten in späterer Zeit noch Erscheinungen möglich sind, da wir ja jetzt wissen, daß spätluetische Manifestationen nicht ganz selten noch im 3. oder 4. Jahrzehnt auftreten können. 112 Kinder zeigten bei der letzten Nachuntersuchung noch Krankheitserscheinungen, und diese bestanden in

a) Erkrankungen der Knochen und in viszeraler Lues (26 mal),
b) Erscheinungen von seiten des Nervensystems (89 mal), wobei hervorhebenswert ist, daß die wenigen Patienten mit juveniler Tabes und Paralyse ganz ungenügend früher behandelt wurden. Mehrmals fand sich schon frühzeitig Pupillenstarre.
c) Dystrophien (Infantilismus, Schwächlichkeit, Anämie, Zahnanomalien) (92 mal).

Von großer Wichtigkeit ist, daß Hochsinger nur ganz vereinzelt Keratitis parenchymatosa und nie Hutchinsonsche Trias beobachtete. Hält man dagegen, daß die Fälle von Keratitis parenchymatosa, die wir Ophthalmologen sehen, fast sämtlich in der Säuglingsperiode nicht antiluetisch behandelt wurden, so tritt die große prophylaktische Bedeutung der spezifischen Therapie in der Jugendzeit zur Verhütung dieser schweren Augenerkrankung klar zutage. In demselben Sinne spricht auch die Seltenheit der Keratitis parenchymatosa bei Privatpatienten.

Die Erscheinungen der Spätlues sind bei dem Material Hochsingers erheblich geringer an Zahl als z. B. bei dem von mir auf S. 65 geschilderten der Keratitis parenchymatosa-Patienten. So sah er unter seinen 208 Fällen nur 12 mal Gelenkerkrankungen und nur einmal Ertaubung. Dagegen sind die Stigmata, also die Reste früh in der Jugend spielender Prozesse noch recht reichlich (Rhagaden in 28,3%, Caput natiforme in 17,3%, Nasenanomalien in 36%).

Die Störungen des Nervensystems bezeichnet Hochsinger als parasyphilitisch, Anämie, Schwächlichkeit, Infantilismus als Dystrophien, da beide Arten von Erkrankung nur in indirektem Zusammenhang mit der Syphilis stehen. Das trifft für viele derartige Fälle nach unserer heutigen Auffassung nicht zu, denn sie sind zum guten Teil wassermannpositiv.

Damit gelangen wir zu der Frage, wie die positive Wassermann-Reaktion einerseits und andererseits die negative bei den Nachkommen luetischer Eltern prognostisch zu beurteilen ist. Der negative Wassermann des Neugeborenen besagt gar nichts gegen Lues, denn sobald Manifestationen der Syphilis auftreten, wird er im allgemeinen positiv. Es sind auch Fälle bekannt, wo die Seroreaktion zunächst positiv war, dann mehrere Monate negativ wurde, um am Ende des ersten oder Anfang des zweiten Lebensjahres mit Einsetzen syphilitischer Erscheinungen wieder positiv zu werden. Die Frage, die für uns besonderes Interesse hat, ist die, ob die bloße Anwesenheit einer Wassermann-Reaktion in den Kinder- und Pubertätsjahren noch luetische Späterscheinungen ankündigt, und ob negative Reaktion solche unwahrscheinlich macht oder ausschließt. Hier stehen wir zweifellos mit unseren Kenntnissen noch in den Kinderschuhen, manche Auf-

Fortsetzung s. S. 77.

Untersuchungen an Geschwistern von Patienten mit kongenitaler Spätlues.

Nr.	Patient	Alter	Geschwister	Alter	Status	Wa.-R.	Bemerkungen
1.	*Anna Urm.* Kerat. parench.	12	a) Klara b) Norbert	10 8	Absolute Pupillenstarre Normal (Astigmatismus)	posit. —	
2.	*Karl Ohl.* Juvenile Para-lyse	10	Anna	15	Sehr lebhaftes Mädchen, etwas aufgeregt und al-bern, leicht ataktisch, sonst nichts Neurologi-sches gefunden	posit.	Einige Zeit später Aus-bruch einer Kerat. parench.
3.	*Henriette Schu.* Kerat. parench.	8	Bernhard	13	Normal	—	
4.	*Else Gradn.* Kerat. parench. Anisokorie	14	Walter	12	Normal	+ schwach	
5.	*Hedwig Treip.* Anisokorie. Atakt. Störun-gen. Pfeffer- u. Salzfundus	21	a) Richard b) Otto c) Georg	16 14 12	Normal Normal Pfeffer- und Salzfundus, sehr anämisch, körper-lich etwas zurückge-blieben	— — —	
6.	*Franz Hein.* Lues cerebri, Papillitis	15	Marie	25	Normal	—	Alter Gibbus
7.	*Fritz Bom.* Anisokorie, refl. Pupillenstarre	8	a) Willy b) Rudolf	5 3	Normal Normal, nur ophth. links unten kl. schwarzes chorioid. Herdchen	posit. posit.	Nach Aus-kunft 5 Jahre später sind beide Kinder bis jetzt ge-sund ge-blieben
8.	*Arno Röhr.* Reste von Kerat. parench.	14	a) Marie b) Anna	8 4	Frische Kerat. parench. Normal	posit. —	Sternsche Modifika-tion fraglich
9.	*Karl Schub.* Kerat. parench.	12	Frieda	17	Leidet seit einiger Zeit an Krämpfen; Augen normal.	posit.	
10.	*Johanna Zipl.* Kerat. parench.	21	a) Emmy b) Martha c) Karl	30 27 15	Epilepsie seit dem 15. Lebensjahr. — Ophth. angedeuteter Pfeffer- u. Salzfundus Chorioid. anterior (Typ. I Haab) Normal	— + schwach —	
11.	*Paul Gyg.* Kerat. parench.	12	Else	10	Normal	—	
12.	*Ottilie Thier.* Kerat. parench.	20	Schwester	17	Normal	Stern negat. Wa.-R. fragl.	

Nr.	Patient	Alter	Geschwister	Alter	Status	Wa.-R.	Bemerkungen
13.	*Lina Hes.* Kerat. parench.	13	a) Gertrud	11	Pfeffer- u. Salzfundus, Hemeralopie.	++	
			b) Franz	8	Chorioid. anterior	+++	In der Schule schlecht
			c) Else	6	Pfeffer- u. Salzfundus, Strab. converg. concom.	++++	
14.	*Paul Prob.* Kerat. parench.	14	Otto	20	Körperlich und geistig zurück. Seit 8 Jahren dauernd Knochen- und Hautaffektionen. Ophth. normal	++++	
15.	*Bertha Filbr.* Chorio-Retin. (Blinden-anstalt)	9	Anna	7	Chorio-Retinitis. (Blindenanstalt)	++++	
16.	*Gertrud Hamm.* Cataract. cortic. Conj. luet. ?	15	Hans	13	Ophth. normal	—	
17.	*Marg. Hoffm.* Retin. prolif.	6	a) Minna	4	Normal	+ ?	
			b) Elise	2	R. Pupille > L., gute Reaktion. Typischer Pfeffer- und Salzfundus	—	
18.	*Ella Goldschm.* Chorioid. ant.	7	Max	6	Normal	++++	
19.	*Adolf Schm.* Kerat. parench.	21	Rosalie Balzerowitz	32	Alte Kerat. parench.	+++	
20.	*Pauline Kön.* Kerat. parench.	38	Elise Merkatz	41	Macul. corn.	—	Mit 34 Jahren Kerat. parench.
21.	*Marie Mie.* Papillitis	14	a) Wilhelm	9	Chorioid. ant.	—	4 Jahre später: gesund
			b) Frieda	7	,, ,, (gering)	—	4 Jahre später: sehr nervös, oft Ohnmachten
			c) Rosa	10	,, ,, ,,	—	|4 Jahre später: gesund
			d) Anna	4	,, ,, (typisch)	—	
			e) Fritz	12	,, ,, (gering)	—	
22.	*Richard Hu.* Kerat. parench.	10	Martha	26	Alte Kerat. parench.	++++	
23.	*Karl Lew.* Kerat. parench.	23	Frieda	17	Ophth. normal. Vor ½ Jahr Anfälle von Bewußtlosigkeit	—	Später Selbstmord
24.	*Helene Schm.* Kerat. parench.	16	a) Frieda	13	Anisokorie. R. absol. Pupillenstarre	++++	
			b) Gertrud	11	Chorioid. ant. (gering)	—	
			c) Ella	8	Ophth. normal	—	

Nr.	Patient	Alter	Geschwister	Alter	Status	Wa.-R.	Bemerkungen
25.	*Wilh. Riemen.* Kerat. parench.	22	Luise	18	Nur 2 kleinste Herdchen in der Peripherie	++++	Auskunft 4 Jahre später: Vor 2 Jahren Augenentzündung, nach Angabe des Arztes Kerat. phlyct.
26.	*Clara Schill.* Kerat. parench. Wa.-R. negativ	14	Hedwig	13	Kerat. parench.	++++	
27.	*Auguste Müll.* Kerat. parench.	11	Luise	10	Kerat. parench.	++++	
28.	*Franz Mehn.* Kerat. parench. Wa.-R. negativ	35	a) Friedrich b) Emma	29 25	Normal Normal	— ++++	1 Totgeburt, 1 Kind †, 1 Kind lebt
29.	*Hermann Stei.* Kerat. parench.	13	Otto	37	Normal	—	
30.	*Richard Ke.* Kerat. parench.	4	Hermann	7	Normal (Strabismus)	++++	Nach 5 Jahren Befund unverändert
31.	*Ernst Reusch.* Kerat. parench.	21	Anna	18	Normal	angedeutet	
32.	*Mina Bött.* Kerat. parench.	14	a) Hedwig b) Ernst	18 4	Hutchinsonsche Zähne, Chorioid. ant. ? Pfeffer- und Salzfundus	++++ —	Nach Auskunft 3 Jahre später sind beide Kinder gesund geblieben
33.	*Wilhelm Wol.* Kerat. parench.	10	Charlotte	12	Alte Kerat. parench.	++	Nach Auskunft 4 Jahre später ist das Kind inzwischen nicht krank gewesen
34.	*Lotte Kay.* Chorioret.	10	Hermann	13	Vor kurzem „Blutfleckenkrankheit" und Meningitis, früher gesund	++	
35.	*Oswald Treb.* Kerat. parench.	5	Franz	3	Normal	—	Nach Auskunft 4 Jahre später dauernd gesund
36.	*Helene Böck.* Kerat. parench.	44	a) Martha Huck.	37	Pfeffer- und Salzfundus angedeutet (pathol. ?)	—	
37.	*Martha Brück.* Alte Kerat. parench. Wa.-R. negativ. Vater Lues	18	a) Charlotte b) Anneliese	12 9	Normal Typischer Pfeffer- und Salzfundus	— —	

Nr.	Patient	Alter	Geschwister	Alter	Status	Wa.-R.	Bemerkungen
38.	*Lydia Zimmerm.* Bds. Optikus- atrophie	20	Helene	23	Myopie. Früher Nystagmus	++++	
39.	*Else Kiz.* Nystagmus	12	Gertrud	16	Myop. Astigm.	—	
40.	*Frieda Händ.* Kerat. parench.	22	Karl	24	Kerat. parench.	++++	
41.	*Otto Diet.* Kerat. parench.		Richard	27	Normal	+	
42.	*Albert Lo.* Chorioid. diss.	6	Heinrich	7	Normal	—	
43.	*Kolb.* Kerat. parench.		Luise	20	Kerat. parench. Lange antiluetisch behandelt.	—	
44.	*Otto Bertr.* Chorioid. diss. Tränensackbl.	5	Werner	1	Normal	—	
45.	*Helene Böck.* Kerat. parench.	17	a) Charlotte b) Lucie	18 15	Normal Schwächlich	— +++	Nach Auskunft 4 Jahre später sind beide gesund geblieben

schlüsse geben die **Familienuntersuchungen,** wie sie von Plaut und Göring, Hauptmann, Sarbo und Kiß und auch von mir (1910) ausgeführt wurden, aber erst ihre langjährige Durchführung verspricht völlige Aufklärung. Vor allem hat sich aus den Untersuchungen von Geschwistern ergeben, daß sehr viele, die durchaus symptomlos sind oder nur ganz uncharakteristische Merkmale nervöser Art aufweisen, serologisch positiv reagieren; sie sind das geeignetste Material zum Studium der aufgeworfenen Frage. Hochsinger sah öfters positive Wassermann-Reaktion noch im 12. Lebensjahr bei Kindern, die früher ausgiebig behandelt und zurzeit völlig symptomlos waren. Wenn er daraus die völlige Bedeutungslosigkeit der Wassermann-Reaktion für die weitere Prognose ableitet, so ist das meines Erachtens durchaus anfechtbar. Denn woher will er wissen, daß diese Kinder nicht noch im 20., 30., ja 40. Jahr an Späterscheinungen der Lues erkranken? Wenn man auf dem Standpunkt steht, daß stark positive Wassermann-Reaktion aktive Lues anzeigt, so ist in praxi eher anzunehmen, daß solange die Wassermann-Reaktion positiv ist, die Gefahr eines Ausbruchs luetischer Prozesse naheliegt. Was besagen nun die eigenen Erfahrungen? In der Tabelle S. 74 finden sich Berichte über 64 Geschwister von 45 sicher kongenital-luetischen Patienten.

Fasse ich das Resultat dieser Untersuchungen, die idealerweise über Jahrzehnte fortgesetzt werden müssen, zusammen, so ergeben sich für die Geschwister folgende Verhältnisse:

Klinische Zeichen von vorhandener oder überstandener Lues u. Wa.-R. positiv = 20 mal
„ „ „ „ „ „ „ „ Wa.-R. negativ = 9 mal
Keine Zeichen von Lues und Wa.-R. positiv = 9 mal
„ „ „ „ „ Wa.-R. negativ = 26 mal

Es stehen also den 26 symptomlosen und negativ reagierenden Fällen 38 gegenüber, die zur Zeit oder früher luetische Zeichen boten. Diese letztere Zahl ist wahrscheinlich noch zu klein, da wir uns beim „Status" auf die Untersuchung der Augen, anamnestische Angaben und besonders hervorstechende sonstige Körpersymptome beschränken mußten; in diesem Sinn ist das „Normal" der Tabelle aufzufassen. Die klinischen Symptome waren häufig nur durch Reste früherer Augenerkrankungen bedingt; es wird daher verständlich, daß die Wa.-R. öfters nur schwach positiv oder gar negativ ausfiel. Eine Chorioiditis peripherica z. B. kann, wie das auf S. 332 genauer erörtert wird, bei sicher luetischem Ursprung mit positiver und negativer Wassermann-Reaktion einhergehen. Bei 9 Geschwistern war die Wassermann-Reaktion stark positiv, ohne daß klinische Symptome bestanden. Ihre gesundheitlichen Lebensschicksale weiter zu verfolgen ist besonders interessant. Sie standen zur Zeit der Untersuchung im Alter von 3, 6, 7, 12, zweimal 15, 18, 25 Jahren. Außer über die 25jährige, die verheiratet war und ihre Lues möglicherweise auch akquiriert haben konnte, habe ich über die anderen 4 bis 5 Jahre später Nachrichten erhalten. Das eine 15jährige Mädchen, das bei der ersten Untersuchung einen sehr frischen, lebhaften Eindruck machte, nach Aussage des Vaters aber „kein Sitzfleisch" hatte, erkrankte 2 Jahre später an doppelseitiger Keratitis parenchymatosa. Das 18jährige Mädchen machte ebenfalls eine Hornhautentzündung durch, die allerdings nach Bericht des praktischen Arztes als Keratitis phlyctaenulosa (?) imponierte. Die übrigen hatten inzwischen keine Krankheitserscheinungen gezeigt. Man wird auf jeden Fall damit rechnen müssen, daß stark positive Wa.-R. zum Ausbruch luetischer Späterscheinungen disponiert. Ob man auch bei symptomlosen, negativ reagierenden Geschwistern (in unserer Tabelle 26 Fälle) eine solche Befürchtung zu hegen hat, muß wegen Mangels an Material bis jetzt dahingestellt bleiben. Mir ist ein derartig negativ reagierender Fall, der später an Lues hereditaria tarda erkrankt wäre, nicht bekannt geworden, wenn ich von Rezidivfällen absehe.

Meines Erachtens soll man danach trachten, bei **Behandlung** der kindlichen Frühsyphilis auch die Wassermann-Reaktion ins Negative zu verwandeln. Zweifellos ist das oft eine sehr schwierige Aufgabe. Die Zahl der Reagine im Blut ist, sobald luetische Manifestationen vorhanden sind, sehr groß, fanden doch Thomsen und Boas öfters noch bei Verwendung von 0,012 bis 0,006 ccm Serum positive Wa.-R. Es ist infolgedessen auffallend, daß J. von Bokay, Vermes und Z. von Bokay so oft einen Umschlag der Reaktion nach antiluetischer Behandlung sahen, während Lesser, Mulzer und Michaelis, Thomsen und Boas u. a. die große Resistenz der Wassermann-Reaktion auch bei kongenitaler Frühsyphilis hervorheben. Bokay und seine Mitarbeiter glauben diesen Erfolg der Verwendung des Salvarsans verdanken zu müssen. Auch Melde empfiehlt das Salvarsan warm und führt in seinem Sammelreferat die bisherigen Ergebnisse der Salvarsanbehandlung genauer an.

Die Behandlung Hochsingers besteht in Verabreichung von Hydrargyr. jodat. flav. (Protojoduret. hydrargyr. 0,1, pulv. gummos. 5,0 d. tal. dos. X—XV, dreimal täglich ein Pulver mehrere Wochen lang, bis die klinischen Erscheinungen geschwunden sind). Hochsinger behandelt nur bei vorhandenen Symptomen. Wieweit die Wa.-R. bei seiner Art des Vorgehens im Laufe der weiteren Jahre beeinflußt wurde, läßt sich nicht mit Sicherheit sagen, da nur ein Teil seiner Fälle serologisch untersucht wurde. Bei 26 mehr als 5 Jahre beobachteten Patienten war sie 12mal positiv (zugleich manifeste Lues), bei 6 Patienten, die früher Symptome hatten, fand sie sich 3mal, bei 8 klinisch-luesfreien war sie 3mal vorhanden.

Von Interesse sind die zweifellos günstigen Resultate bei chronisch intermittierender Behandlung mit Hg-Säckchen, die Marcus aus dem Welanderheim „Lilla Hemmet" veröffentlicht. Jede Kur dauert etwa 30 bis 40 Tage, und alle 3 Monate erfolgt serologische Nachprüfung. Die Mortalität im ersten Lebensjahr konnte auf 10% herabgedrückt werden. Von 26 Kindern, die nach mehr als 3 Jahren aus der Anstalt entlassen wurden, erkrankte nur ein einziges an Luesrezidiv in Gestalt einer Keratitis parenchymatosa im 5. Lebensjahr, und gerade dieses Kind war im ersten Lebensjahr nicht behandelt worden, sondern erst vom 2. bis 4. Jahr. Eine Reihe von Kindern wiesen trotz Behandlung lange positive Wassermann-Reaktion auf, doch gelang es schließlich bei den meisten einen Umschlag ins Negative herbeizuführen. Bei den hartnäckig positiven Fällen handelte es sich um solche, die erst ziemlich spät in das Heim aufgenommen und trotz schwerer Erkrankung zunächst nicht behandelt waren. Bei den intrauterin bereits behandelten Kindern gelang der Umschlag leichter.

Eine äußerst energische Kur empfiehlt E. Müller und hat offenbar sehr gute Erfolge. Die einzelne Kur besteht entweder aus 12 Kalomel- und 8 Neo-Salvarsan-Injektionen oder aus einer sechswöchentlichen Schmierkur und gleichfalls 8 Neo-Salvarsan-Injektionen. Beide Kuren dauern etwa je 3 Monate. Nach dieser ersten Kur tritt eine Pause von einem Vierteljahr ein, hierauf beginnt die zweite Kur in gleicher Weise und nach demselben Zwischenraum die dritte Kur. Ist vor der letzten Kur die Wassermann-Reaktion noch positiv, so werden noch zwei prophylaktische Kuren vorgenommen, auch wenn die Wassermann-Reaktion inzwischen negativ geworden ist. Im Säuglingsalter sind Schmierkuren wegen der geringen Körperoberfläche und der Empfindlichkeit der Haut besser zu vermeiden. Die von ihm angewandten Dosen sind die folgenden: 0,001 g Kalomel und 0,015 g Neo-Salvarsan pro Kilogramm Körpergewicht, und zwar wird bei Kalomel das Gewicht nach unten abgerundet, weil 1 mg pro 1 kg, gemessen an der Dosis für Erwachsene, etwas reichlich ist, beim Neo-Salvarsan wird dagegen das Gewicht nach oben abgerundet, da es erfahrungsgemäß von Säuglingen ausgezeichnet vertragen wird. So erhält z. B. ein Kind von 4,3 kg 0,004 g Kalomel und 0,07 g Neo-Salvarsan. Die überhaupt erste Neo-Salvarsan-Injektion beträgt zweckmäßig nur die Hälfte der dem Gewicht entsprechenden, um Idiosynkrasien kennen zu lernen. Er hat allerdings eine solche Idiosynkrasie noch nicht beobachtet. Als Applikationsstelle dient für Kalomel und auch für die epifasziale Neo-Salvarsan-Injektion die dicke Muskulatur der Nates nach bekanntem Muster in den oberen äußeren Quadranten. Die Kalomelinjektionen können auch unbedenklich in die dicke Oberschenkelmuskulatur appliziert werden. Es ist das manchmal beim Auftreten von Infiltrationen ein bequemer Ausweg. Das Neo-Salvarsan wird im allgemeinen bei Säuglingen intravenös gegeben, und zwar entweder in die Venen des Schädels, des Fußgelenkes, die Vena jugularis oder neuerdings nach dem Vorschlage von L. Tobler in den Sinus longitudinalis.

Die chronisch-intermittierende, antiluetische Behandlung scheint mir also nicht nur bei akquirierter Lues, sondern auch bei der kongenitalen die Methode der Wahl zu sein.

Nach Erörterung der allgemeinen Fragen möchte ich zunächst die im Anfang dieses Abschnittes gestellten fachwissenschaftlichen Fragen auf Grund unserer jetzt gewonnenen Erkenntnis zu beantworten suchen. Die erste Frage, ob durch spezifische Augenprozesse in früher Jugend dauernde Schädigungen in nennenswerter Zahl entstehen, ist dahin zu beantworten, daß von seltenen sonstigen Beobachtungen am Sehnerv abgesehen, wesentlich nur die Chorioretinitis prognostisch in Betracht kommt; wenn sie auch in vielen Fällen für den Gebrauch des Auges unerheblich ist, so kann sie in anderen Fällen schwere Störungen veranlassen (siehe auch Sidler-Huguenin) und sogar in nicht unerheblicher Weise zur Bevölkerung der Blindenanstalten beitragen (siehe Kapitel XVI). Sie hat aber möglicherweise noch eine weitere prognostische Bedeutung, denn es ist mir sehr wahrscheinlich, daß Augen mit Chorioiditis anterior und lange bestehender positiver Wasser-mann-Reaktion zur Keratitis parenchymatosa disponieren. Die Momente, die hierfür sprechen, ergeben sich aus dem früher Angegebenen und den Mitteilungen später auf S. 198. Damit sind wir bereits bei der zweiten Frage, welche luetischen Kinder an den Spätprozessen des Auges erkranken. Die mit Chorioiditis behafteten sind natürlich nicht die einzigen Anwärter auf Keratitis parenchymatosa, denn es gibt auch interstitielle Keratitis ohne Aderhautveränderungen. Allgemein gesprochen sind vor allem die in der Jugend nicht Behandelten disponiert, denn Hochsinger sah Keratitis parenchymatosa nur ganz vereinzelt, und umgekehrt hatten die vielen Fälle von Keratitis parenchymatosa meiner Beobachtungsreihe fast niemals früher eine Behandlung durchgemacht. Dasselbe gilt für die Fälle von zerebralen Erkrankungen mit Optikusbeteiligung. Es muß daher unser ganzes Bestreben sein, an der Frühbehandlung der Syphilis mitzuwirken.

Der dritten Frage, der über das Schicksal der spätluetischen Per-sonen, vor allem der an Keratitis parenchymatosa erkrankten, habe ich bereits 1913 eine Untersuchung gewidmet. Dabei hat sich, wenn ich von den sozialen Schädigungen durch die Herabsetzung der Sehschärfe absehe (siehe S. 207), gezeigt, daß sich sehr häufig nach dem Überstehen der Keratitis parenchymatosa noch nervöse Symptome einstellen, denn während 32 von 41 Personen mit frischer Parenchymatosa neurologisch gesund befunden wurden, fanden sich Nervensymptome bei 35 von 60 Personen mit abgelaufener Keratitis parenchymatosa.

Als ein weiteres Kriterium, ob neue Nachschübe der Lues zu erwarten sind, kann aber der Ausfall der Wassermann-Reaktion dienen. In der folgenden Tabelle, die ich der früheren Publikation entnehme, habe ich den Ausfall der Seroreaktion bei den Patienten, deren Keratitis parenchymatosa mindestens ein Jahr abgelaufen war, zusammengestellt und ihn nach Zeitab schnitten verglichen, die Art der Therapie aber unberücksichtigt gelassen.

Kerat. parench. ist abgelaufen seit:	Wassermann-Reaktion		
	stark positiv	schwach positiv	negativ
1—5 Jahren	22	7	8
6—10 ,,	14	2	7
mehr als 10 ,,	3	4	15

Im ersten Jahrfünft nach Ablauf der Keratitis parenchymatosa überragt also der positive Ausfall den negativen noch um das Vierfache; wahrscheinlich sogar noch mehr, denn ein Teil der in dieser Rubrik als negativ angeführten ist noch nicht als endgültig negativ zu betrachten. Es sind das meistens Fälle, die mehr oder weniger stark mit Salvarsan oder kombiniert (Hg + Salvarsan) behandelt worden waren. Wie ich aber früher schon einmal hervorhob (Ophthalmoscope 1912), verwandelt sich das negative Resultat oft wieder in ein positives, meist aller-dings schwach positives. Die Tabelle zeigt vor allem die Zunahme der negativen, resp. schwach positiven Reaktion mit dem zunehmenden Zeitraum seit Ablauf der spätluetischen Erkrankung.

Im zweiten Jahrfünft ist die positive Reaktion noch etwa doppelt so häufig als die negative und nach mehr als 10 Jahren ist umgekehrt die negative doppelt so häufig als die positive. Bei den beiden letzten Gruppen ist zweifellos die antiluetische Behandlung eine ganz unzureichende gewesen. Öfters waren die Patienten wohl überhaupt nicht spezifisch behandelt worden, so daß das allmähliche Zunehmen der negativen Reaktion eine Anschauung von der Selbstheilung der Syphilis gibt. Zwei Patienten konnte ich mit Sicherheit beobachten, wo ohne jede Behandlung die Wassermann-Reaktion allmählich negativ wurde. Damit will ich nicht behaupten, daß die negative Reaktion mit der Heilung unbedingt identisch ist, denn ich sah ein 18jähriges Mädchen mit einem Rezidiv der Keratitis parenchymatosa (Erkrankung selbst 8 Jahre früher) und positiver Wassermann-Reaktion, bei dem ich das Jahr zuvor eine negative Wassermann-Reaktion festgestellt hatte. Gelegentlich kommt auch ein Rezidiv der Keratitis parenchymatosa bei negativer Wassermann-Reaktion zur Beobachtung (3 eigene Fälle), während bei 31 Patienten die Wassermann-Reaktion während des Rezidivs der Keratitis parenchymatosa positiv war. Unter Rezidiv ist dabei ein Rückfall verstanden, der frühestens nach einem völlig entzündungsfreien Zwischenraum von einem Jahr entstanden ist. Einmal sah ich bei einer 44jährigen Frau 32 Jahre nach der ersten Keratitis parenchymatosa ein Rezidiv bei stark positiver Wassermann-Reaktion auftreten. Gerade diese Rezidive bei älteren Patienten nach mehr als 10- bis 20-jährigem Ablauf der spätluetischen Erkrankung bei positiver Reaktion zeigen die Bedeutung der Wassermann-Reaktion in charakteristischer Weise.

Die drei Patienten der obigen Tabelle, die noch 12, 17, 22 Jahre nach Ablauf der Keratitis parenchymatosa stark positive Wassermann-Reaktion aufwiesen, konnten auch klinisch noch nicht als gesund angesehen werden.

Von Interesse dürfte noch die Gegenüberstellung verschiedener Behandlungsarten während der luetischen Erkrankung in ihrer Einwirkung auf die Wassermann-Reaktion sein, eine Untersuchung, die ich erst kürzlich vorgenommen habe und die daher mehr Patienten umfaßt als die obige Tabelle.

Kerat. parench. ist abgelaufen seit:	Wassermann-Reaktion
Mit Hg oder JK oder beiden behandelt — 1—4 Jahren	positiv 20 Fälle, davon schwach 4, negativ 9
6—10 ,,	positiv 14 Fälle, davon schwach 1, negativ 7
Länger als 10 Jahre	positiv 4 Fälle, davon schwach 1, negativ 5
Mit Salvarsan und Hg (und event. JK) behandelt — 1—4 Jahren	positiv 21 Fälle, davon schwach 8, negativ 13
Fraglich, ob früher spezifisch behandelt — 3—10 ,,	positiv 6 Fälle, davon schwach 2, negativ 1 (aber Rezidiv der Kerat. parench.)
Länger als 10 Jahre (meist über 20 Jahre)	positiv 4 Fälle, davon schwach 2, negativ 8

Schon früher habe ich hervorgehoben (von Graefes Archiv Bd. 76), daß es sehr selten gelingt, durch Hg die Wassermann-Reaktion bei kongenitaler Spätsyphilis zum Umschlag zu bringen, während gleich der erste von mir mit Salvarsan behandelte Patient nach wenigen Tagen eine negative Reaktion zeigte. Aber auch beim Salvarsan ist diese schnelle Änderung der Reaktion, wie sich weiterhin gezeigt hat, selten. Die Zahl der Reagine bei der Erblues, und zwar ganz besonders anscheinend bei den Patienten mit Keratitis parenchymatosa ist offenbar eine ungemein große. Aus der unvermindert stark positiven Wassermann-Reaktion darf man aber nicht den Schluß ziehen, daß die antiluetische Behandlung auf die Reagine nicht eingewirkt hätte; dies beweist z. B. der folgende eigene quantitative Versuch:

Margarete Koe., 20 Jahre, 362/14 Keratitis parenchymatosa.

3. Juli.	Serum	Wassermann-Reaktion
	0,1	+ + + +
	0,05	+ + + +
	0,025	+ + + +
	0,015	+ + + +
	0,01	+ + + +
	0,005	+ + +
	0,0025	+ +
	0,0015	—

Patientin erhält sodann 20 Neo-Salvarsan-Injektionen Dosis I. (Ich versuchte damals gehäufte kleine Dosen.)

4. August.	Serum	Wassermann-Reaktion
	0,1	+ + + +
	0,05	+ + + +
	0,025	+ +
	0,015	+
	0,01	—
	0,005	—
	0,0025	—
	0,0015	—

Wer also den Wassermann-Versuch in der gewöhnlichen Weise mit 0,1 oder 0,2 Serum ansetzte, mußte zu der Überzeugung kommen, daß die Behandlung ohne jedes Resultat verlief. Dabei war aber am 4. VIII. eine fast 10 mal stärkere Konzentration der Reagine zur Komplementablenkung notwendig als am 3. VII. Solche Resultate kann man bei angeborener sowohl als bei erworbener Lues oft erhalten, und für solche Vergleichsuntersuchungen scheint mir auch die quantitative Wassermann-Reaktion durchaus wertvoll (siehe auch S. 28).

So beginnt also fast stets mit der antiluetischen Therapie der Rückgang der Reagine, an den sich allmählich im Lauf der nächsten Jahre in einer ganzen Anzahl von Fällen ein völliges Schwinden derselben anschloß. Nehmen wir den Ausfall der Wassermann-Reaktion als einen gewissen Maßstab der Ausheilung der Lues, so wirkt die Salvarsan + Hg-Kur, wie die obige Zusammenstellung schon zeigt, entschieden besser als Hg + JK. Dabei ist noch zu bedenken, daß die hier angezogenen Fälle fast alle in den Beginn der Salvarsanzeit fallen und viel zu gering behandelt worden waren. Andererseits vermag aber auch das Hg allein die Wassermann-Reaktion und damit das Schicksal der Patienten günstig zu beeinflussen.

Die Heilung der kongenitalen Spätlues ist nun zweifellos auch von größter Wichtigkeit für die **Nachkommenschaft.** Die Frage, die vor allem sozialhygienische Bedeutung hat, ob die Lues selbst auf die dritte Generation übertragen werden kann, bedeutet ein vielfach umstrittenes, wichtiges Problem. Hutchinson, A. Fournier, Sidler-Huguenin u. a. hielten zur Zeit ihrer Untersuchungen diese Möglichkeit für noch nicht bewiesen. Mit Recht betont Sidler-Huguenin, daß man den einschlägigen Beobachtungen nicht skeptisch genug gegenübertreten könne. Immerhin will 1904 der jüngere Fournier von 116 mitgeteilten Fällen 59 als gesichert gelten lassen. Doch ist es fraglich, ob diese 59 Fälle auch jetzt noch allen Anforderungen genügen würden, denn es ist klar, daß heutzutage die Wassermannsche Reaktion bei allen Beobachtungen ein gewichtiges Wort mitzusprechen hat. Gewiß würde sich dann mancher Ehemann einer kongenital-luetischen Frau mit luetisch infiziertem Nachwuchs, der keine Zeichen von Syphilis bei der Untersuchung darbot, als luetisch durchseucht erweisen.

Systematische Untersuchungen der Kinder kongenital-luetischer Eltern mit Einbeziehung der Seroreaktion sind zuerst von mir 1913 vorgenommen worden. Wir wußten bis jetzt nur, daß diese Kinder im allgemeinen echtluetische Stigmata nicht zeigen.

Ich habe nun bei 12 Kindern kongenital-luetischer, an Keratitis parenchymatosa leidender Mütter die Wassermann-Reaktion ausführen können; diese fiel stets negativ aus. In drei Fällen machte die Mutter gerade während der Gravidität die spezifische Hornhautentzündung durch. Die Kinder verhielten sich auch sonst, vor allem auch ophthalmoskopisch, ganz normal. Nur ein sechsjähriger Knabe (Paul Ho.) war auffallend nervös und schwächlich; er zeigte im Augenhintergrund eine sogenannte rudimentäre Chorioretinitis (Senn), deren sicher luetischen Charakter ich aber heute ebensowenig wie früher anerkennen kann.

Der negative Ausfall der Blutuntersuchung stimmt also mit den Anschauungen, die man rein klinisch gewonnen hat, überein.

Dagegen erscheint mir nun folgende Beobachtung sehr bemerkenswert:

Frau Helene Böck. (Kr. 785/12), 44 Jahre alt, kommt mit einer typischen linksseitigen Keratitis parenchymatosa in Behandlung der Hallenser Augenklinik.

Die Mutter der Patientin gibt an, daß ihre ersten vier Graviditäten mit Totgeburten endeten. Die Patientin war das erste lebende Kind. Die Mutter, jetzt 72 Jahre alt, hat negativen Wassermann.

Patientin selbst war als Kind von 12 Jahren an beiden Augen längere Zeit blind, wurde von Prof. Graefe behandelt. Am jetzt gesunden rechten Auge sind noch einige Reste von hinteren Synechien zu konstatieren, ferner typische Chorioretinitis anterior.

Die jetzige Augenerkrankung am linken Auge begann vor 3 Wochen. In der Zwischenzeit hat die Frau gut auf beiden Augen gesehen, sich auch sonst gesund gefühlt. Wassermann: + + + +.

Eine Schwester der Patientin, jetzt 37 Jahre alt, war immer gesund, zeigt ophthalmoskopisch einen angedeuteten „Pfeffer- und Salzfundus". Hat fünf gesunde Kinder, keine Früh- und Totgeburten. Wassermann: negativ.

Der Mann der Patientin, 48 Jahre alt, war angeblich stets gesund, hat nicht beim Militär gedient, negiert Lues. Augen: normal. Wassermann: negativ.

Kinder der Patientin: 1. Helene, war 1907, 17 Jahre alt, wegen Keratitis parenchymatosa und doppelseitigem Kniegelenkerguß in Behandlung der Hallenser Augenklinik. Ist jetzt auswärts in Stellung.

2. Charlotte, jetzt 18 Jahre alt, war stets gesund, Augen normal. Wassermann: negativ.

3. Luzie, jetzt 15 Jahre, war nie ernstlich krank, ist aber etwas schwächlich. Hat häufig Blepharo-Conjunctivitis. Wassermann: + + + +

Daß es sich bei der 44jährigen Patientin um ein kongenitalluetisches Wesen handelt, ist bei der Anamnese und den Residuen der früheren Augenerkrankung wohl als sicher anzunehmen; wahrscheinlich ist es auch, daß die linksseitige Keratitis parenchymatosa ein Rezidiv der alten Augenaffektion darstellte. Wenn es auch leider nicht möglich war, ärztlicherseits die Diagnose der damaligen Erkrankung zu erhalten, so sprechen doch die Angabe der langen „Blindheit" und die zurückgebliebenen hinteren Synechien in diesem Sinne. Nun ist aber weiter kein Zweifel, daß die Töchter Helene (Keratitis parenchymatosa und Kniegelenkerguß) und Luzie (Wassermann positiv) an kongenitaler Lues leiden. Da der Mann der Patientin keinerlei Zeichen von überstandener Syphilis aufweist, so ist es also in diesem Fall in hohem Grade wahrscheinlich, daß es sich bei den Kindern um Lues in der dritten Generation handelt. Denkbar wäre, daß sich die Patientin anderweitig infiziert und abgesehen von ihrer kongenitalen noch eine akquirierte Lues durchgemacht hätte. Wenn man diese Entstehungsart auch nicht absolut abweisen kann, so ist sie doch gerade für den vorliegenden Fall sehr unwahrscheinlich; die Patientin bot keinerlei Symptome, die auf erworbene Syphilis hindeuteten, und führte außerdem ein ganz besonders glückliches Familienleben.

In der Zeit seit der Entdeckung der Seroreaktion sind bis jetzt erst wenige Beobachtungen mitgeteilt, die mit Sicherheit für eine Übertragung der Syphilis auf die dritte Generation sprechen (Zieler-Bergrath, Sonnenberg, Vilanova, Nonne). In diesen Fällen war ebenso wie in dem meinigen die kongenitalluetische Überträgerin der Lues die Frau. Der Erklärung große Schwierigkeiten dürfte die Beobachtung von Boisseau und Prat bereiten, wo der hereditärsyphilitische Vater luetische Kinder zeugte. Ohne Zwischenübertragung der Syphilis auf die Mutter läßt sich bei unseren heutigen Anschauungen eine „Vererbung" kaum denken.

Man muß also wohl annehmen, daß kongenital-luetische Eltern eine Infektionsquelle für ihr Kind werden können. Nonne vertritt sogar den Standpunkt, daß die Syphilis congenita in der dritten Generation häufiger sei, als im allgemeinen angenommen werde [1]).

Mit Rücksicht auf die Frage, wieweit Kongenital-Luetische Voraussetzungen bieten zur weiteren Übertragung der Lues auf ihre Nachkommen, ferner allerdings auch zur Ergründung der Pathogenese der Keratitis parenchymatosa, schien es interessant, die Infektiosität des Blutes solcher Patienten zu untersuchen. Es seien hier die Resultate der Blutübertragung auf die Hoden von Kaninchen mitgeteilt; bei diesen Versuchen unterstützte mich Herr Dr. Haslinger, früher Assistent der Augenklinik zu Halle, freundlichst. Erst im Verlauf der Untersuchungen erschien die Mitteilung von Uhlenhuth und Mulzer, daß man möglichst viel Tiere zu einem Versuch verwenden müsse. Infolgedessen sind die Verimpfungen von den ersten Patienten der Tabelle nur unvollständig zu gebrauchen.

Aus der Tabelle, die ich hier folgen lasse, läßt sich das Vorhandensein von Spirochäten im Blut der spätluetischen Patienten nicht mit Sicherheit entnehmen. Im Gegenteil läßt sich vermuten, daß in den meisten Fällen Spirochäten wohl nicht vorhanden waren.

Bei Tier 248 trat allerdings 3 Monate nach der Verimpfung ein infiltriertes Ulcus der Skrotalhaut auf, ganz ähnlich einem Primäraffekt. Bei Tier 274 fühlte man nach 5 Monaten einen derben Knoten im linken Hoden. Da es jedoch nicht gelang, Spirochäten in demselben nachzuweisen, so müssen die Fälle zwar als verdächtig, aber unsicher angesehen werden. Auch Uhlenhuth und Mulzer konnten in einigen Fällen von kongenitaler Spätsyphilis (Keratitis parenchymatosa) nie Spirochäten im Blut finden. Auffallend ist bei meinem Untersuchungsmaterial, daß eine Reihe von Tieren einige Monate nach der Infektion an Erscheinungen erkrankten, die man sonst häufig gerade bei luetischen Tieren antrifft (Paronychien, Haarausfall, Abszesse, eiterige Rhinitis). Man mußte so an die Möglichkeit denken, daß toxische Momente hier noch eine gewisse Rolle spielen, doch muß diese Frage vorderhand offen gelassen werden. Die Versuche sprechen natürlich nicht dagegen, daß in seltenen Fällen Spirochäten im Blut bei kongenitaler Spätlues vorhanden sind, auch kann die Zahl der Mikroorganismen so klein sein, daß vielleicht erst die Verwendung von noch mehr Tieren für jeden Einzelfall positive Ergebnisse zeitigte.

---

[1]) Anmerkung bei der Korrektur: In einer kritischen Zusammenstellung kommt Feige (Inaug.-Diss. Bonn 1917) zu dem Schluß, daß bisher kein Fall der Literatur sicher für Lues in der 3. Generation beweisend sei.

Blutüberimpfungen von Patienten mit kongenitaler Spätsyphilis (Keratitis parenchymatosa).

Fall	Tier	Verimpfte Blutmenge	Verlauf	Bemerkungen
1. Bött.	164	4 ccm	Nach 3 Wochen Abmagerung, Schniefen. Nach 4 Wochen getötet. Hoden o. B.	Beobachtung zu kurz
2. Wo.	175	5 ,,	Nach 5 Monaten r. Paronychie am Hinterfuß. Infiltration am Hals, Haarausfall. Hoden o. B.	
3. Tres.	208	4 ,,	Nach 3 Wochen Hinterpfoten spastisch-paretisch, eitrige Rhinitis. Hoden o. B. Exitus.	Beobachtung zu kurz
4. Roch.	235 / 236	9 ,,	Hoden dauernd (5 Monate) o. B.	
5. Mew.	239	6 ,,	Hoden 3½ Monate o. B. Nach 2½ Monaten beginnender Haarausfall, nach 3½ Monaten 2 Paronychien.	
	240		Hoden 3½ Monate o. B. Nach 2½ Monaten Abszeß über d. Kreuzbein.	
6. Nick.	245	8 ,,	3 Monate lang Hoden o. B.	
	246		Nach 7 Wochen Exitus, bis dahin normal	
7. Klu.	247	8 ,,	Schon nach 5 Tagen Exitus	
	248		Nach 3 Monaten am r. Hoden Ulcus auf infiltriertem Grund (ähnlich einem Primäraffekt). Ulcus exzidiert. Nach 5 Monaten Ulcus über dem Kreuzbein und an den beiden mittleren Zehen der Hinterbeine paronychieartige Verdickungen (patholog. ?)	
8. Wer.	267	20 ,,	Dauernd Hoden o. B.	
	268		,, ,, ,, ,,	
	269		1 Monat gelebt, in dieser Zeit o. B.	
	270		Bald nach Injektion schlechtes Allgem.-Befinden, lebte aber 4 Monate. Hoden o. B.	
	271		Dauernd Hoden o. B.	
9. Büch.	282	10 ,,	Dauernd Hoden o. B.	
	283		,, ,, ,, ,,	
	284		Dauernd Hoden o. B. Sonst Abmagerung, Haarausfall	
	285		Dauernd Hoden o. B.	

Fall	Tier	Verimpfte Blutmenge	Verlauf	Bemer- kungen
10. Schle.	277		Hoden 3 Monate o. B. Nach 2 Monaten Haarausfall und Exanthem am Rumpf (Spirochäten nicht gefunden).	
	278	13 ccm	Hoden o. B. Geringes Exanthem wie 277.	
	279		Hoden o. B. Starkes Exanthem (Spirochäten nicht gefunden).	
	280		Hoden o. B. Geringes Exanthem.	
11. Hei.	273		Hoden o. B.	
	274	15,5 ccm	Nach 5 Monaten derber Tumor im l. Hoden. Spirochäten im Dunkelfeld und skrotale Überimpfung des Knotens auf Kaninchen 302 und 303 negativ.	
	275		Hoden o. B.	
	276		„ „ „	

Ein weiterer Punkt, der für die Allgemeinheit von Wichtigkeit ist, ist die Frage der Quantität und Qualität der Nachkommenschaft der Patienten mit angeborener Lues. Der Fourniersche Gedanke, daß die Syphilis noch im dritten Geschlecht einen „dystrophischen Einfluß" ausübe, wurde mit Bezug auf unser Thema besonders von Treacher Collins vertreten. Treacher Collins untersuchte die Nachkommenschaftsverhältnisse von 12 Frauen mit Keratitis parenchymatosa. Die 12 Frauen hatten 60 Kinder und 5 Frühgeburten; 26 Kinder starben in den ersten Lebensjahren, 34 blieben am Leben. Von diesen 34 waren zur Zeit der Untersuchung 25 gesund (14 vom Autor selbst untersucht). Bei den 9 übrigen waren als krankhafte Erscheinungen vertreten: Hydrocephalus, Schniefen, Geschwür am Anus, Tränenhindernis, allgemeine Kränklichkeit. Treacher Collins meint, der dystrophische Einfluß mache sich wohl noch nicht in utero geltend, doch sei er angesichts der großen Sterblichkeit der Kinder in den ersten Lebensjahren kaum in Abrede zu stellen.

Ich selbst konnte mich bei 19 kongenital-luetischen Frauen und 9 kongenital-luetischen Männern mit frischer oder alter Keratitis parenchymatosa über einige Daten der Nachkommenschaftsverhältnisse informieren. Ich gebe die Nachforschungen, soweit sie die Zahl der Kinder, Sterblichkeit, Früh- und Totgeburten betreffen, in der Tabelle kurz wieder.

Kongenital-luet. Elternteil	Lebende Kinder	Klein gestorbene Kinder	Frühgeburten resp. Aborte	Totgeburten
19 Mütter	28	4	3	1
9 Väter	24	6	5	0

Bedenkt man, daß wahrscheinlich noch ein Teil der lebenden Kinder frühzeitig sterben wird, da es sich zum Teil um sehr kleine Kinder handelt, so ist der Prozentsatz der nicht lange Zeit lebensfähigen Früchte ein recht erheblicher. Ich möchte aber an der Hand so kleiner Zahlen doch nicht wagen, die Frage, ob man von einem dystrophischen Einfluß der Syphilis im dritten Geschlecht reden darf, zu entscheiden.

Die auffallend geringe Kinderzahl bei den Frauen, absolut genommen und auch im Vergleich zu den Männern, erklärt sich teilweise daraus, daß es sich bei den Frauen öfters um uneheliche Mütter handelte, während bei den Männern die Familienväter überwogen. Ferner hatten mehrere verheiratete Frauen erst seit kurzem die Ehe geschlossen, so daß die Zahl der bisherigen Nachkommen sicher hinter der später einmal erreichten zurückbleibt.

In der Diskussion zu meinem Vortrag in Heidelberg 1913 wies Elschnig darauf hin, daß die an Keratitis parenchymatosa erkrankten oder erkrankt gewesenen Frauen sehr oft steril sind. Er erklärt das mit der Beobachtung, daß derartige Individuen überhaupt degenerativ seien.

Fünftes Kapitel.

Prophylaxe. Sozialhygienische Betrachtungen.

Die Syphilis ist eine Staatsgefahr, denn sie stellt die Seuche dar, die nach der Tuberkulose wohl die meisten Opfer an Menschenleben und Gesundheit fordert. Ich erinnere nur an das soeben behandelte traurige Kapitel der Nachkommenschaft von Syphilitikern. Aber nicht nur die zweite Generation wird so stark ergriffen, sondern auch die Syphilitiker selbst legen oft mit der Ansteckung den Grund zu schwerem Siechtum und frühem Tod. Leredde berechnet für das Jahr 1910 in der Pariser Mortalitätsstatistik mindestens 3364 durch Syphilis bedingte Todesfälle und glaubt annehmen zu dürfen, daß in Frankreich ca. 25000 Todesfälle jährlich auf Syphilis zurückzuführen sind. Auch soll sich aus den Akten der Versicherungsgesellschaften eine bedeutende Übersterblichkeit der Syphilitiker ergeben. So z. B. weisen nach Mattauschek und Pilcz in den Akten der Gothaer Versicherung die Syphilitiker der 36iger bis 50er Jahre fast die doppelte Mortalität des Gesamtdurchschnitts auf. Nach den bekannten Untersuchungen der letztgenannten Autoren an 4134 Offizieren der österreichischen Armee aus den Jahren 1880 bis 1900 gingen $12^0/_0$ an der Infektion zugrunde oder verfielen schwerem Siechtum. Die nicht oder schlecht behandelten stellten ein viel höheres Kontingent für Paralyse, Tabes usw. als die gut behandelten. Die schweren Folgen der Lues für das Nervensystem sind in dem trefflichen Buch Nonnes genauestens geschildert.

Die Verbreitung der Syphilis ist naturgemäß am größten in den ganz großen Städten. So konnte Blaschko nachweisen, daß etwa $24^0/_{00}$ der männlichen Bevölkerung Berlins Syphilis akquiriert habe. Bayet fand für Brüssel sogar eine Verseuchung von $5^0/_0$ der Bevölkerung, und nach White und Melville sollen in London jährlich 200000 Fälle frischer Syphilis vorkommen. In Dänemark und Norwegen, in welchen Ländern eine anonyme Meldung der Geschlechtskrankheiten vorgeschrieben ist, hat sich ein enormer Unterschied in der Häufigkeit der Erkrankung in den Städten und auf dem Lande gezeigt. Von 100000 Einwohnern erkrankten in Dänemark von 1884 bis 1895 durchschnittlich jährlich auf dem Lande 38, in den Provinzialstädten 300, in Kopenhagen 2019 (zitiert nach Nonne). Immerhin hat die Serodiagnostik erwiesen, daß doch auch auf dem Lande die Lues häufiger ist als man denkt. Früher hielt man z. B. die Keratitis parenchymatosa bei der Landbevölkerung für selten luetisch (Vossius u. a.); die Wassermann-Reaktion hat anders gelehrt.

An allen Bestrebungen, die Syphilis einzudämmen, ist die Ophthalmologie in hohem Maße interessiert, denn die Lues stellt einen der wichtigsten ätiologischen Faktoren ernster Augenerkrankungen dar. In den $5^1/_2$ Jahren in Halle sah ich, um nur einen gewissen Anhalt zu geben, 628 Fälle von Augensyphilis, das macht auf die Gesamtzahl von etwa 31000 Patienten nur 1,9 $^0/_0$ (übrigens dieselbe Zahl, die Groenouw als Durchschnittswert berechnet hat). Dieses Prozentverhältnis gibt aber gar keine Vorstellung von der Bedeutung der Lues für die Pathologie des Auges, da unter der Gesamtzahl der Behandelten eine Menge Fälle einfacher Conjunctivitis, von Fremdkörpern der Binde- und Hornhaut u. a. figurieren. Unter den klinisch behandelten ernsteren Augenerkrankungen ist die Lues (wenigstens in Halle) mit fast 10 $^0/_0$ beteiligt, doch mag diese Zahl vielleicht etwas zu hoch sein. In Kiel ist der Prozentsatz etwa 6 $^0/_0$ (nach der Dissertation von Mayer-Pantin 1915). Ihre Bedeutung wird ja auch dadurch klar erwiesen, daß bei meinen Untersuchungen an Jugendblinden 8 bis 14 $^0/_0$ Syphilisblinde zu zählen waren (siehe S. 606). Man braucht nur die beiden Namen Optikusatrophie und Keratitis parenchymatosa zu nennen, um sich ins Gedächtnis zurückzurufen, wie intensiv das Auge und damit das ganze soziale Leben eines Syphilitikers und seiner Nachkommenschaft gefährdet sein kann.

Um eine Verbreitung der Syphilis nach Möglichkeit zu hemmen, um also Prophylaxe im weiteren Sinn zu treiben, muß mit Macht eine Verringerung der Ansteckungsmöglichkeit und eine sachgemäße Behandlung der Infizierten angestrebt werden. Das allgemein-prophylaktische Werk greift weit hinein in das Gebiet der sozialen Hygiene. Es können hier natürlich nur einige Punkte gestreift werden. Es sei hier besonders auf das letzte Werk Neißers „Die Geschlechtskrankheiten und ihre Bekämpfung" aus dem Jahre 1916 verwiesen. Finger brachte zu der Frage der Verhütung und Behandlung der Syphilis 1913 auf dem Londoner Kongreß folgende Leitsätze:

1. Belehrung der Gesunden, besonders der heranwachsenden Jugend, über Ernst und Bedeutung des Geschlechtslebens und der Geschlechtskrankheiten sowie die individuelle Prophylaxe.

2. Beseitigung aller Maßnahmen, welche von moralischen oder anderen Gesichtspunkten aus die individuelle Prophylaxe und deren Förderung erschweren.

3. Belehrung der Kranken auf dem Wege von amtlich ausgegebenen, den Ärzten zur Verteilung übergebenen Merkblättern.

4. Unterricht der Hebammen über Geschlechtskrankheiten.

5. Regelung des Ammenvermittlungswesens, Maßregeln zum Schutze von Amme, Säugling, Pflegeeltern des Ammenkindes, Untersuchung von Amme und Kind durch die Wassermann-Methode, Errichtung von Wöchnerinnenasylen, Förderung des Selbststillens der Mütter.

6. Reform der Wohnungsverhältnisse, des Schlafgängerwesens.

7. Förderung der Behandlung. Errichtung von Spitalsabteilungen, Zahlbetten für den Mittelstand. Ambulatorische Behandlung in für die Patienten geeigneten Stunden. Verteilung unentgeltlicher Medikamente. Die Kosten der Behandlung sind vom Staate zu zahlen.

8. Erlassung einer strafgesetzlichen Bestimmung gegen die absichtliche oder fahrlässige Übertragung einer Geschlechtskrankheit auf einen Mitmenschen als Gefährdungsdelikt.

9. Einführung eines beschränkten Behandlungszwanges.

10. Verbot der Behandlung von Geschlechtskrankheiten durch Kurpfuscher, Verbot der Ankündigung brieflicher Behandlung und des Anpreisens von Medikamenten zur Selbstbehandlung.

11. Beschränktes ärztliches Anzeigerecht an die Sanitätsbehörde, Ausdehnung der Berufsgeheimnisverpflichtung auf alle Stellen, welche beruflich mit Kranken zu tun haben.

Die Ansichten, ob Reglementierung der Prostitution oder Abolitionismus das Richtige ist, sind noch immer sehr geteilt.

Zweifellos tragen Venus und Bacchus in enger Verbindung ganz hervorragend zur weiteren Verbreitung der Lues bei. White und Melville sind geneigt, das erhebliche Zurückgehen der Lues im englischen Heer außer auf sachgemäße Behandlung auch auf die Temperenzbewegung zurückzuführen.

Die „sachgemäße Behandlung" ist natürlich in der Armee besser durchzuführen als beim Zivilisten, der so und so oft das Leiden gering anschlägt, es nicht oder ganz ungenügend behandeln läßt und besonders nach dem Zurückgehen der Symptome nichts mehr von Behandlung wissen will. Philip hat in Hamburg festgestellt, daß $89^0/_0$ Syphilitiker sich nicht genügend behandeln ließen. Welch ein Jammer, wenn man denkt, daß durch unsere moderne Therapie (eventuell Exzision des Primäraffekts, Salvarsan + Hg) besonders bei chronisch intermittierender Behandlung (Fournier, Neißer), die Aussicht auf Heilung so sehr gebessert ist gegen früher! Wenigstens spricht in diesem Sinne die bedeutend gesteigerte Zahl der Reinfektionen (Gennerich u. a.). Zu ähnlichen Ergebnissen wie Philip kommt auch Hübner und tritt in einem lesenswerten Aufsatz (M. m. W. 1917, Nr. 28) für die „Beratungsstellen für Geschlechtskranke" ein, die von den Landesversicherungsanstalten jetzt schon in über 100 Städten errichtet wurden. Mit Recht macht er geltend, daß viele ungebildete oder leichtsinnige Patienten, wenn sie keine Spuren der Krankheit mehr an sich wahrnehmen, sich geheilt glauben und aus Unwissenheit sich weiteren Kuren entziehen. Die Beratung betrifft aber nicht nur die momentane sachgemäße Behandlung, sondern noch viele weitere Punkte.

Angenommen, der Syphilitiker habe sich behandeln lassen, dann erhebt sich vom sozial-hygienischen Standpunkt die weitere wichtige Frage: Wann darf der selbst gut behandelte Syphilitiker heiraten? Idealerweise, wenn er nicht mehr ansteckungsfähig ist. Das ist aber unter Umständen sehr schwer zu entscheiden. Solange die Wassermann-Reaktion positiv ist, muß die Möglichkeit der Übertragung der Lues, auch selbst wenn alle Symptome schon vorher verschwunden sind, offen gelassen werden. Viele dieser Syphilitiker sind aber zweifellos nicht ansteckend. Vielleicht wären hier Spermauntersuchungen nach Uhlenhuth und Mulzer von praktischer Wichtigkeit. Die Amerikaner in ihren Bestrebungen zur Verbesserung der Rasse (Eugenik) gehen entschieden am weitesten. So ist nach Nichols Ansicht zur Erteilung des Ehekonsenses nötig: 1. die negative Wassermann-Reaktion im Blut, 2. auch nach provokatorischer Salvarsaninjektion, 3. negative Luetinreaktion, 4. negativer Befund im Lumbalpunktat. In der Praxis werden sich solche Forderungen meistenteils nicht durchführen lassen; aber sicher kann der Arzt durch möglichste Beeinflussung des Patienten viel zur Verhütung eines Unglücks beitragen.

Ist die Ehe eingegangen und die Frau wird infiziert, so ist eine intensive Behandlung der Mutter von der größten Wichtigkeit, vor allem muß die spezifische Behandlung, wie wir schon früher gesehen haben, während der Schwangerschaft durchgeführt werden. Damit werden die Aussichten für die Nachkommenschaft sehr verbessert. In zahlreichen Fällen ist aber eine luetische Erkrankung der Mutter nicht bekannt. So kommt dann das Kind zur Welt, ohne daß einer Übertragung der Infektion bei ihm vorgebeugt werden konnte. Die Schwierigkeiten der allgemeinen Behandlung und Prophylaxe wachsen ins Ungemessene, denn auch viele von den Kindern tragen ihre Lues latent mit sich herum. Idealerweise sollten alle Kinder, die Zeichen von Lues an sich haben, also auch nur positive Wassermann-Reaktion, möglichst sofort in den ersten Monaten spezifisch behandelt werden, da die Prognose bei einer Behandlung in der späteren Säuglingsperiode schon viel weniger günstig ist. Naturgemäß kommen aber meist nur die Säuglinge mit klinischen Symptomen zum Arzt, und diese nur zum kleineren Teil. Wie groß die Zahl der Kinder ist, die zwar ärztlich untersucht, vielleicht auch einmal behandelt wurden, dann aber nicht mehr gebracht werden, zeigen die Erhebungen von Vas und von Welde; Verständnislosigkeit, Zeitmangel bei der meist schlechten sozialen Lage der Eltern oder der unehelichen Mutter, die hohe Sterblichkeit infolge der geringen Pflege und Behandlung sind die wesentlichsten Momente, die sich hindernd in den Weg stellen. Der Gedanke, den Welander durch Gründung seines „Lilla Hemmet“, eines Heims, in dem luetische Kinder die ersten 3 bis 4 Jahre ihres Lebens unter günstigen äußeren Bedingungen und bei chronisch-intermittierender spezifischer Behandlung verbringen, ist deshalb medizinisch sowohl als sozial so groß gedacht und hat, wie die Arbeit von Marcus zeigt, auch schon schöne Erfolge erzielt. In Deutschland besteht jetzt ein solches Welanderheim in Berlin - Friedrichshagen als Asyl für erblich kranke Kinder, und jeder, der die zunächst miserablen und nachher blühenden Kinder gesehen hat, wird wünschen, daß solche Heime die größte Verbreitung finden. Es erscheint mir in hohem Maße beachtenswert, daß ich bei keinem von 15 Zöglingen, die mehrere Jahre dort aufgewachsen waren und die ich zu untersuchen Gelegenheit hatte, irgendwelche spezifischen Erkrankungen am Auge fand, noch nicht einmal periphere Chorioiditis. Die Behauptung, daß auf diese Weise nur ein minimaler Prozentsatz der Gesamtheit einer sachgemäßen Pflege zugeführt würde, scheint mir nicht stichhaltig, wenn wirklich jede Stadt von 30 000 bis 50 000 Einwohnern ein solches Asyl und größere Städte entsprechend mehr Heime hätten. Dazu gehört allerdings viel Opfersinn und viel Aufklärung, die vor allem darauf hinausläuft, die Bedeutung der Syphilis als Volksseuche und Staatsgefahr klarzumachen. Eine wichtige Arbeit verrichtet in diesem Sinn die „Gesellschaft zur Bekämpfung der Geschlechtskrankheiten“. Pfaundler hat sich neuerdings in der lebhaften Diskussion über den Wert der Welanderheime, auf die ich hier nicht genauer eingehen kann, in einem sehr lesenswerten Aufsatz zu ihren Gunsten ausgesprochen.

Die Aufklärung und das Verständnis der Eltern und Erzieher wird noch schwerer zu erreichen sein, wenn Kinder in den Bereich der Untersuchung und Behandlung gezogen werden sollen, die äußerlich ganz gesund erscheinen. Und doch erscheint mir eine Ausdehnung der spezifischen Behandlung auf die Kinder, die zwar noch keine Erkrankung gezeigt haben, aber stark positive Wassermann-Reaktion aufweisen (vielleicht auch latente Stigmata wie eine periphere Chorioretinitis) sehr wünschenswert. Die ganze Masse der latent kongenital Luetischen entgeht im allgemeinen der spezifischen Behandlung, und es ist in hohem Maße wahrscheinlich (siehe oben S. 73), daß gerade sie zum Teil die Anwärter schwerer spätsyphilitischer Prozesse sind. Wenn auch in diesen Fragen wissenschaftlich noch viel ungeklärt ist, so scheint mir ein eventuelles Zuviel an Behandlung doch besser als ein Zuwenig. An diesem Kampf gegen die latente kongenitale Lues müßten sich vor allem die Ärzte beteiligen; hier tritt die Bedeutung der Familienforschung am klarsten zutage. Wenn jeder Arzt, der ein syphilitisches Mitglied einer Familie behandelt, nach Möglichkeit auch alle übrigen Glieder der Familie auf luetische Symptome untersuchte (inkl. Wassermann-Reaktion) und bei positivem Befund auf spezifische Behandlung drängte, so würde zweifellos eine riesige soziale Arbeit geleistet. Auch der Gedanke, alle Kinder beim Schuleintritt mit Hilfe der Wassermann-Reaktion zu untersuchen, scheint mir durchaus erwägenswert, wenn ja auch zweifellos manche Bedenken gegen einen solchen Plan geäußert werden können.

Natürlich müßten besondere Organisationen geschaffen werden, um den auf diese Weise ausfindig gemachten luetischen Kindern ärmerer Klassen eine ambulante, chronisch-intermittierende Behandlung zukommen zu lassen und sie zu überwachen. Viel ließe sich über solche Bestrebungen sagen, doch geht das über den Rahmen dieser fachwissenschaftlichen Abhandlung hinaus. Auf jeden Fall kann die Tatsache, daß manche kongenitale Lues von allein ausheilt, ein energisches Vorgehen unmöglich diskreditieren.

Die Fragen der Behandlung und Verhütung der Syphilis haben naturgemäß jetzt im Krieg eine noch größere Bedeutung erlangt, da sie zu dem wichtigen Problem der „Erhaltung und Mehrung der Volkskraft" gehören.

Sechstes Kapitel.

Über Antiluetica und antiluetische Therapie.

In diesem Abschnitt sollen mehr im allgemeinen die antiluetische Therapie und die Hilfsmittel, deren wir uns dabei bedienen, geschildert werden, während die Behandlung der syphilitischen Augenerkrankungen den einzelnen Kapiteln vorbehalten bleibt. Nur soweit das Auge zu der allgemeinen Wertung bestimmter Antiluetica beiträgt, so vor allem zu der Frage ihrer Toxizität, wird es an dieser Stelle in den Bereich der Erörterungen einbezogen. Um allgemein bekannte Dinge oder gefestigte Tatsachen nicht unnötig breit zu behandeln, wird von der Quecksilber- und Jodbehandlung nur kurz, von dem Salvarsan, das ja immer noch im Mittelpunkt der Diskussion steht, dagegen ausführlicher die Rede sein. Damit soll aber nicht gesagt sein, daß das Salvarsan eine der Breite der Schilderung entsprechende höhere praktische Geltung hat als vor allem das Quecksilber. Es soll sogar gleich von vornherein betont werden, daß bei den meisten Augenerkrankungen das Salvarsan auf Grund der Erfahrung, die ich in fünfjähriger Praxis gewonnen habe, nicht mehr leistet als die Quecksilbertherapie. Das liegt jedoch zum Teil weniger an dem Mittel als an der Art der Erkrankung selbst, da es sich bei uns ja so häufig um die schwer zugänglichen „metaluetischen" Affektionen handelt. Trotzdem bildet das Salvarsan auch für den Ophthalmologen ein kaum mehr zu entbehrendes Heilmittel, da es nach sachverständiger Ansicht gegen die Syphilis im ganzen als bestes Kampfmittel anzusehen ist, und da wir immer darauf bedacht sein müssen, nicht nur das Augenleiden, sondern die Gesamterkrankung zu behandeln.

Es ist interessant und entbehrt in der Zeit des Kampfes um das Salvarsan nicht des Interesses, wenn man aus der Literatur des vorigen Jahrhunderts entnimmt, unter wie großen Schwierigkeiten die allgemeine Einführung des Quecksilbers in die Therapie der Syphilis gelitten hat. A. Graefe glaubt sich 1861 entschuldigen zu müssen, daß er bei einer gummösen Iritis Hg verwende „angesichts der neuerlich von von Bärensprung gepredigten Exkommunikation des Merkurs aus der Reihe der Antiluetica". Jetzt ist ja im allgemeinen die Hetze gegen das Quecksilber auf Laienkreise und sog. Naturheilärzte beschränkt. Obgleich es allgemein als sehr wirksames Antisyphilitikum anerkannt ist, kann man aber bis zum heutigen Tag über die Art seiner Wirkung auf das syphilitische Gewebe noch nicht mit Sicherheit Antwort geben (siehe auch unten).

In den letzten Jahren wurde die zweckmäßigste Form der **Quecksilber-**Darreichung wieder viel diskutiert. Unter den Ophthalmologen erfreut sich zweifellos die Einreibungskur noch immer der meisten Anhänger, wohl weil sie bei guten Resultaten bezüglich der Symptomrückbildung dem Patienten am wenigsten Schmerzen und dem Arzt am wenigsten Sorgen macht. Gewiß ist es keine kleine Zahl von Patienten, die wegen Stomatitis, Enteritis, Albuminurie, allgemeiner Mattigkeit, Gewichtsabnahme usw. die Schmierkur unterbrechen oder ganz sistieren muß, meist gelingt es aber doch, dem kindlichen Organismus 60 bis 90 g, dem erwachsenen 150 bis 180 g Hg in täglichen Einreibungen von 2 bis 3 bis 5 g und mehr Ungt. cinereum einzuverleiben. Je nach dem Standpunkt des Arztes, ob er Anhänger rein symptomatischer Therapie oder chronisch-intermittierender Behandlung ist, wird diese Schmierkur mehr oder weniger oft wiederholt. Die Augenärzte sind im allgemeinen Anhänger der Symptombehandlung, wenigstens in praxi. Mehr und mehr muß es aber zum Bewußtsein jedes Syphilistherapeuten kommen, daß dieser Standpunkt nicht der richtige ist. Kann sich der Augenarzt nicht entschließen bei einem Patienten, der z. B. eine Iritis auf syphilitischer Basis hat, immer erneute therapeutische Eingriffe vorzunehmen, auch wenn die Iritis abgelaufen ist, so hat er meines Erachtens heutzutage die Verpflichtung, diesen Patienten auch bei voller Symptomlosigkeit, aber positiver Wassermann-Reaktion einem Spezialisten oder praktischen Arzt zur Weiterbehandlung zu übergeben.

Eine andere Methode, die graue Salbe zur Anwendung zu bringen, ist die Säckchenmethode von Welander, die den Ophthalmologen im allgemeinen wohl unbekannt ist und doch bei kleinen Kindern in den ersten Jahren unter Umständen eine sehr einfache und offenbar auch zweckmäßige Behandlungsart darstellt. Die Salbe wird in Säckchen von Flanell eingeschmiert, täglich erneuert und diese Säckchen werden auf der Brust oder im Rücken 4 bis 6 Wochen lang ununterbrochen getragen. Die Berichte aus dem Welanderheim in Stockholm, sowie die Eindrücke, die ich selbst in dem Asyl für erblich kranke Kinder in Friedrichshagen bei Berlin, wo diese Methode allgemein eingeführt ist, gewonnen habe, sind durchaus günstige. Allerdings wird es erst späterer Zeit vorbehalten sein, darüber Genaues aussagen zu können, ob bei dieser Art der Hg-Verabreichung im allgemeinen eine Heilung der Syphilis eintritt.

Die Sublimatbäder, wie sie gerade früher bei Kindern viel benutzt wurden, werden offenbar nur noch sehr selten angewandt. Auch die Injektion von Sublimat intramuskulär scheint nur noch wenig Anhänger zu haben.

Ein anderes lösliches Quecksilberpräparat, das Embarin (Quecksilber-Salizyl-sulfonsaures Natrium), das 40 % Hg enthält, wird in letzter Zeit öfters empfohlen.

Sehr viel größerer Verwendung erfreuen sich besonders von syphilidologischer Seite die unlöslichen Quecksilbersalze, die intramuskulär oder subkutan dem Körper einverleibt werden. Es gibt Autoren, wie Jadassohn, die die Einreibungskur ganz aufgegeben zu sehen wünschen zugunsten der Injektion der unlöslichen Quecksilbersalze. Von der Neißerschen Schule wird besonders das graue Öl (Mercinol) (40 % Hg, 13,5 % Lanolin und 46,5 % Paraffinum liquidum) empfohlen, das bei 15° flüssig ist, und von dem man jeden fünften Tag 0,05 bis 0,09 g mit einer Zielerschen Spritze injiziert. Die Gesamtdosis pro Kur beträgt nach Neißer 50—70 cg. Die unangenehmen Erfahrungen, die man teilweise bei diesem Präparat gemacht hat, sind nach Zieler unzureichender Technik oder nicht einwandfreier Qualität des Präparates zuzuschreiben. Beliebt ist ferner das 10 %ige Hg-salicylicum (zweimal wöchentlich 0,05 bis 0,1 g) und in letzter Zeit wird auch sehr viel wieder das Kalomel verabreicht (jeden vierten Tag 0,03 bis 0,05 bis 0,08 g). Nach Gennerich liefert bei allgemeiner Verwendung von Hg nur die chronisch-intermittierende Behandlung mit diesen schwer löslichen Präparaten gute Resultate. Das sehr Störende bei der Applikation der genannten Hg-Verbindungen ist die oft sehr erhebliche Schmerzhaftigkeit der Injektion. Außerdem weiß man bei dieser

Depotbehandlung natürlich nie, wieviel von dem Heilmittel ausgeschieden ist oder noch im Körper sich befindet.

Über die Verwendung des **Jod** brauche ich an dieser Stelle noch weniger zu sagen als über das Quecksilber. Es kann keinem Zweifel unterliegen, daß das Jod besonders in der Form des Jodkalium oder Jodnatrium, zum Teil aber auch bei den schwächer wirkenden organischen Jodpräparaten bei tertiär-luetischen Prozessen ausgezeichnete Dienste leistet; allerdings handelt es sich dann wohl immer nur um die Beseitigung des Symptoms. Wieweit das Jod auch zur Heilung der Syphilis selbst, d. h. also zur Beseitigung der Parasiten beiträgt, ist wenig bekannt. Von pädiatrischer Seite, besonders von Hochsinger ist das Hydrargyrprotojoduret (siehe S. 78) empfohlen und wird auch reichlich verwendet.

Sehr häufig werden Quecksilber und Jod kombiniert gegeben, doch muß man wissen, daß auch echte syphilitische Gebilde gegen Quecksilber und Jod sich refraktär verhalten können. Nonne erinnert an diese Tatsache und zitiert abgesehen von den Beobachtungen anderer Autoren vier eigene anatomische Erfahrungen, in denen spezifisch gummöse Prozesse einmal im Chiasma, einmal in der Rinde des Frontalhirns und zweimal in den Rückenmarkshäuten bei der Sektion gefunden wurden, nachdem lange und energisch mit Hg und Jod vorgegangen war. Auch können während einer antiluetischen Kur neue syphilitische Prozesse sich ausbilden.

Ganz gelegentlich werden auch Zittmannkuren, eine im ganzen wohl ziemlich vergessene Therapie, verwendet. Von ophthalmologischer Seite wurde in letzter Zeit aus der Heineschen Klinik von Buhl über gute Erfolge berichtet, doch soll die Kur immer erst nach voraufgegangener Schmierkur verwendet werden. Die Bestandteile des Zittmanndekoktes sind: 357 g gequetschte Sarsaparillewurzeln, 33,5 g Alaunzucker, 11,19 g Kalomel, 2,76 g Zinnober, 11,19 g Anissamen, 11,19 g Fenchelsamen, 33,5 g alexandrinische Sennesblätter, 33,5 g gepulverte Liquiritienwurzeln. Verwendet wird es nach Nonne folgendermaßen: 4 Tage lang morgens 1 l „stark" innerhalb einer Stunde langsam trinken (wird in heißes Wasser gesetzt), ebenso abends 1 l „schwach"; morgens und nachmittags schwarzer Kaffee, 400 g Weißbrot auf den Tag verteilt. Über die Zubereitung des starken und schwachen Dekoktes s. bei Buhl. Frühstück: Bouillon. Mittags: Bouillon mit Reis. Abends: Fruchtsuppe oder Tee. Zwei Tage Pause; eventuell zweimalige Wiederholung. Es bewirkt profuse Schweiße und Durchfälle und scheint vorwiegend durch diesen Säfteverlust und die dadurch bedingte Steigerung des Stoffwechsels wirken zu sollen.

Von sonstigen gegen die Syphilis verwendeten Mitteln ist der Schwefel, wie er besonders in Form der Schwefelbäder (Aachen, Tölz usw.) verwendet wurde, sehr in den Hintergrund getreten.

Dagegen hat das Arsen als Antisyphilitikum einen ganz ungeahnten Aufschwung genommen. Schon in früheren Jahrzehnten wurde das Arsen in der Form der anorganischen Präparate zur Hebung des Gesamtbefindens auch bei Syphilitikern oft gegeben, besonders häufig z. B. bei den meist schwächlichen Patienten mit Keratitis parenchymatosa. Eine systematische Arsentherapie trat aber erst ein, als man die günstigen Erfahrungen bei der Behandlung der Schlafkrankheit mit dem organischen Arsenpräparat „Atoxyl" auf die Lues übertrug. Man ging dabei von dem Gedanken aus, daß die Spirochäten zweifellos Verwandtschaft zu den Trypanosomen haben, und Uhlenhuth erbrachte den experimentellen Beweis für die gute Wirkung des Atoxyls auf Spirochäten bei der Hühnerspirillose. Auch Neißer hat das Atoxyl bei seinen therapeutischen Affenversuchen vielfach verwendet. In die menschliche Therapie wurde es von Salmon, Uhlenhuth und E. Hoffmann (atoxylsaures Quecksilber) eingeführt. Es kann offenbar recht gute Wirkungen auch bei der Syphilis erzeugen, doch mußte man von der Verwendung des Atoxyls sowie der ihm

verwandten Präparate Arsazetin, Arsenophenylglyzin absehen wegen der sich
mehr und mehr häufenden Beobachtungen über schädliche Einwirkungen auf
den Optikus (siehe Robert Koch, Nonne, Igersheimer, Birch-Hirschfeld und Köster u. a.). In allerletzter Zeit hat allerdings A. Neißer mitgeteilt, daß er über 1000 intramuskuläre Injektionen von Arsenophenylglyzin
mit bestem Erfolg und offenbar ohne Schaden gemacht habe. Die gleichen
unangenehmen Einwirkungen auf das Sehorgan sowie auch auf das Ohr hat
das besonders von Hallopeau eingeführte Héctine (Valude, Dor).

Trotzdem hat das Atoxyl für die Therapie der Syphilis eine hohe Bedeutung gewonnen, da es den Ausgangspunkt der Studien Paul Ehrlichs
bildete, die zu dem so wichtig gewordenen **Salvarsan** führten. Die Auffindung
des Salvarsans stellt zweifellos eine Epoche in der Pathologie der Syphilis dar,
wenn auch die zunächst so hoch gespannten Erwartungen sich nicht auf die
Dauer voll erfüllt haben. Aus all dem Streit und der mehr oder weniger wissenschaftlichen Diskussion der letzten Jahre hat es sich als ein unbestritten vorzügliches Antisyphilitikum herausgerettet. Die unübersehbare Salvarsanliteratur hat aber weiter zur Klärung unserer Kenntnisse der Syphilis selbst ganz
ungemein beigetragen. Was die Entdeckung des Salvarsans weiter über
den umgrenzten Rahmen der Syphilisbehandlung hinaushebt, ist das prinzipiell
Neue und Geniale der Ehrlichschen Gedanken über eine „experimentelle
Chemotherapie". Der Gedanke, der Ehrlich leitete und der ihn das ganze
Leben über beschäftigte, war der der spezifischen Wirkung bestimmter Stoffe
auf den Organismus durch ihre spezifische Verteilung und ihre chemische Verankerung an bestimmte Zellen. Während die Pharmakologie bisher in der
Hauptsache symptomatische Wirkungen hervorzurufen sich bestrebte, soweit
sie in die Therapie eingriff, war es Ehrlichs Ideal, die Auffindung spezifischer
Heilmittel zu fördern. Übertragen auf die Infektionskrankheiten war es notwendig, Stoffe zu finden, die bei einer möglichst großen Affinität zu den Parasiten (Parasitotropie) eine möglichst geringe Affinität zu den Organzellen (Organotropie) besaßen. Man mußte, wie er sich ausdrückt, chemisch zielen lernen. Er
ging aus von dem Studium über das Atoxyl und dessen nahen Beziehungen zu
den Trypanosomen, ferner von der mit Bertheim erkannten Konstitution des
Atoxyls als Derivat der Phenylarsinsäure, einer äußerst reaktionsfähigen Substanz, und verstand es, „durch Umformung und Eingreifen in die Amidogruppe
zu einer unendlich großen Reihe von Verbindungen zu gelangen, die alle den
Rest einer organisch gebundenen Arsensäure enthalten". Die organischen
Arsenpräparate werden im Körper durch Reduktion zu den eigentlich wirksamen Stoffen umgewandelt; das eigentlich Wirksame ist der dreiwertige
ungesättigte Arsenrest. Daß es sich bei der Wirkung der Arsenikalien und
anderer wirksamer Heilstoffe (Azofarbstoffe, basische Triphenylmethanfarbstoffe)
in den Beziehungen zu den Parasiten um rein chemische Vorgänge handelte,
schien ihm durch die Spezifität dieser chemischen Gruppen bewiesen; vor
allem aber dadurch, daß es Stämme derselben Parasitenart gibt, die von der
einen Gruppe abgetötet werden, während sie gegen die andere Gruppe sich
resistent verhalten, oder die durch mehrfache Behandlung mit demselben Medi-
kament „arzneifest" gegen die ganze Gruppe werden. Das Studium dieser
arzneifesten Stämme machte ihn auch zum Anhänger der Kombinationstherapie.

Außer den arzneifesten Stämmen unterscheidet Ehrlich noch sogenannte
„Rezidivstämme" von Parasiten und versteht darunter solche, die sich sowohl
der therapeutischen Wirkung eines an sich spezifisch wirkenden Mittels entzogen haben, als auch gegenüber den bei der Wirkung des Heilmittels reichlich
gebildeten Antikörpern fest (serumfest) sind. Die Möglichkeit, solche Rezidivstämme zu bilden, hängt wesentlich von der Art der Parasiten ab, und je mehr

Rezidivstämme sich ausbilden, um so weniger wird die Therapia sterilisans magna möglich sein. Die Spirillose der Hühner z. B. bildet keine Rezidivstämme, der Rekurrens nur sehr wenig, die Trypanosomenkrankheiten und wahrscheinlich auch die Syphilis sehr viele. So erklärt sich also Ehrlich, weshalb es gerade bei der Syphilis so schwierig ist, mit einer oder wenigen Injektionen eine Heilung herbeizuführen. Wahrscheinlich liegt ein weiterer Grund aber auch darin, daß bei der Lues im Gegensatz z. B. zum Rekurrens die Parasiten im Gewebe und hier sehr oft noch an versteckten, dem Blutkreislauf nicht gut zugänglichen Stellen liegen, während beim Rekurrens sich die Parasiten massenhaft im Blut aufhalten. Es ist natürlich nicht möglich und auch nicht meine Absicht, an dieser Stelle die Anschauungen Ehrlichs in großer Breite darzustellen. Ich mußte aber wenigstens die Hauptgedanken hier kurz wiedergeben, da sie von so großer, mindestens heuristischer Bedeutung sind und sein werden.

Der Fortschritt des Salvarsans soll also darin bestehen, daß wir nun ein Mittel besitzen, das auf die Parasiten selbst einwirkt und diese abtötet, und es fragt sich zunächst, welche Beweise für diese Parasitotropie erbracht worden sind. Zunächst stellten Ehrlich und Hata fest, daß bei der Einwirkung des Salvarsans bei der Skrotumsyphilis des Kaninchens am Tag nach der Injektion die vorher reichlichen Spirochäten verschwunden waren, zum mindesten, daß sie ihre Beweglichkeit verloren hatten. Über solche Veränderungen der Spirochäten berichten unter anderen auch Pokrowsky und Welde. Histologische Untersuchungen brachten Herxheimer und Reinke, die in den Lungen kongenital-luetischer, Salvarsan-behandelter Kinder massenhafte, sehr merkwürdige, schwarz gefärbte Konglomerate und kleine Schräubchen beschrieben, die sie als degenerierte Spirochäten ansprachen (Agglutinationsformen, granulärer Zerfall).

Einer ganz anderen Methode bediente sich Igersheimer. Bei salvarsanbehandelten Kaninchen mit Keratitis syphilitica fand sich dreimal unter vier Versuchen Arsen in der syphilitisch erkrankten Hornhaut, während in der normalen Hornhaut der Kontrollseite, sowie in einer mit Koli infizierten Hornhaut Arsen nicht nachzuweisen war. Dieser Befund sprach in dem Sinn, daß die wirksame Arsenverbindung von dem syphilitischen Gewebe oder den Spirochäten selbst chemisch gebunden wurde. Wenn Löhlein diese Schlußfolgerung dadurch zu entkräften suchte, daß er auch in der normalen Hornhaut salvarsanvergifteter Tiere Arsen nachweisen konnte, so kann ich diese Beweisführung nicht anerkennen, denn er verwandte zum Nachweis des Arsens das Penicillium brevicaule. Durch diese Methode werden ungemein kleine Arsenmengen nachgewiesen. Für mich kam es nur darauf an, ob ein Unterschied zwischen der normalen und pathologischen Hornhaut vorhanden war, und dieser bestand bei der Verwendung des Marshschen Verfahrens zweifellos. Meine Feststellungen wurden später von Ullmann durch ausgedehntere Versuche bestätigt. Dieser fand in verschiedenartigem syphilitischem Gewebe, meistens auch in der spezifisch erkrankten, tierischen Hodensubstanz, ferner in sämtlichen untersuchten Blutbestandteilen von Ratten und Mäusen, in denen Trypanosomen oder Spirochäten enthalten waren, relativ recht bedeutende Arsenmengen, während bei allen Kontrolluntersuchungen von nicht spirillenhaltigem Gewebsmaterial Arsen nicht nachweisbar war. Stümpke und Siegfried dagegen konnten in vier Fällen syphilitischer Effloreszenzen Arsen nicht nachweisen.

Auch Lennhoff konnte die Parasitotropie erweisen. Er zeigte, daß das Salvarsan stark genug im Körper reduzierend wirkt, um die Spirochäten für die spätere Imprägnierung mit Argentum nitricum vorzubereiten. So gelang es ihm, in spirochätenreichen Affektionen nach intravenösen Injektionen von

Salvarsan und Neosalvarsan und Behandlung der exzidierten Stücke mit Argentum Spirochäten zu finden, während bei nicht injizierten Patienten der Befund negativ blieb.

Gegen die parasitizide Wirkung des Salvarsans wurde häufig geltend gemacht, daß sowohl Salvarsan als Neosalvarsan, wenn man sie im Reagenzglas mit Spirochäten mischt, die Beweglichkeit der Mikroorganismen nicht verändern (Hata) und deshalb wohl auch dieselben nicht beeinflussen. Dieser Schluß ist aber ein irriger (Ehrlich). Suspendiert man z. B. nach Castellani Spirochäten des Rückfallfiebers in ihre Vitalität nicht schädigenden Serumgemischen, füllt dann zwei Röhrchen und fügt dem einen Röhrchen eine ganz geringe Menge Salvarsan oder Neosalvarsan zu, zentrifugiert dann und saugt die Flüssigkeit ab, schwemmt die zurückbleibenden Spirochäten wiederum im Serumgemisch auf und zentrifugiert nochmals, so erhält man in beiden Röhrchen einen Spirochätenabsatz, welcher bei der mikroskopischen Untersuchung gleich gute Beweglichkeit der Spirochäten zeigt. Beim Impfversuch dagegen lösen diese mit Salvarsan behandelten Spirillen keine Infektion aus, während die mit der Kontrollröhre geimpften Mäuse prompt reagieren. Eine außerordentlich minimale, kaum wägbare Salvarsanspur war vollkommen ausreichend, die Vermehrung der Parasiten im Tierkörper zu verhindern.

Es wäre nun gewiß von Interesse, wenn sich die Behauptung von Hahn und Kostenbader bestätigen sollte, daß das Quecksilber im Gegensatz zum Salvarsan keine direkte spirillozide Wirkung ausübt. Diese Autoren sprechen dem Salvarsan eine abtötende und zugleich aber auch eine antikörpersteigernde Wirkung zu. Daß die Antikörperproduktion (Antitoxine, Präzipitine, Agglutinine usw.) durch das Salvarsan gefördert wird, geht auch aus den Untersuchungen von Böhnke, Friedberger und Masuda, Benno und Hahn hervor. Finger, Uhlenhuth u. a. sprachen früher die Ansicht aus, daß das Salvarsan nur auf diesem indirekten Wege durch Bildung von Abwehrstoffen zur Wirkung komme.

Die Bildung von Antikörpern ist natürlich nur möglich, wenn das Salvarsan auch eine gewisse Wirkung auf die Zellen des Organismus ausübt, und damit kommen wir zu dem, was Ehrlich als Organotropie bezeichnet hat. Selbstverständlich können nicht ungezählte Massen Salvarsan dem Körper zugeführt werden, ohne zu schaden, aber die Dosis tolerata ist besonders, wenn man die Arsenmenge im Salvarsanmolekül berücksichtigt, eine außerordentlich hohe. Während bei Verabreichung des Salvarsans 34 mg Arsen die Dosis letalis für Kaninchen bedeutet, tritt bei der intravenösen Injektion von Kalium arsenicosum der Tod schon bei 4 bis 5 mg ein (Kochmann). Ehrlich und Hata hatten die Dosis letalis beim Kaninchen mit 0,1 g pro Kilo Tier nach intravenöser, mit 0,15 g nach subkutaner Injektion festgestellt. Später fanden Autoren, wie Kochmann, Ullmann u. a. die Höhe dieser Dosis etwas niedriger. Dosen von 0,03 g pro Kilo werden aber auf jeden Fall von Hund und Kaninchen anstandslos vertragen. Nur Postojew fand für Hunde bei Dosen von 0,01 bis 0,04 g Salvarsan pro Kilo Tier Abnahme des Körpergewichts, der Erythrocyten und des Hämoglobingehalts sowie Zunahme der Leukocyten. Mir schien es besonders von Interesse, die Wirkungen des Salvarsans mit denen der Derivate der Phenylarsinsäure, also vor allem des Atoxyls, zu vergleichen. Dabei konnte ich feststellen, daß die typische Atoxylwirkung weder beim Hund (regelmäßig große Blutung in die Nieren), noch bei der Katze (Spasmen und spastische Paresen) nach Salvarsanvergiftung zustande kam. So war zu hoffen, daß auch die Optikusatrophie, die gefürchtete häufige Folge der Atoxylpräparate, beim Salvarsan ausblieb, eine Hoffnung, die sich in jahrelanger praktischer Erfahrung beim Menschen erfüllt hat. Bei chronischer Verwendung des Salvarsans kann es nach meiner Erfahrung bei Katzen zu Abmagerung, Haarausfall und

Schwarzfärbung der Markscheiden des Optikus (Marchi - Reaktion Schreibers) kommen, Erscheinungen, die ich auf eine Wirkung langsam abgespaltenen Arsens auf Grund der Untersuchungen beim Atoxyl beziehe. Bei chronischer Verwendung der Salvarsanpräparate kann es also zu gewissen Vergiftungssymptomen kommen, doch muß man sich klar sein daß die experimentelltoxischen Dosen prozentual die beim Menschen verwendeten weit übersteigen.

Bei Dosen über 0,1 g pro Kilo kommt es bei Kaninchen zu schweren Vergiftungen und zum Exitus. Die Vergiftungserscheinungen bestehen in Nephritis, Blutungen in die Magenmukosa (Kochmann) und in das Gehirn (Marschalkò und Veszprémi) bei gleichzeitiger hochgradiger Stase und hyaliner Thrombose. Ich halte es nach wie vor für durchaus irreführend, selbst angesichts dieser Wirkungen auf die Gefäße, die Salvarsan-Intoxikation der Arsenikvergiftung ohne weiteres gleichzusetzen. Wenn man überhaupt von einer typischen Salvarsanvergiftung sprechen will, was ich wegen der mangelnden typischen Vergiftungssymptome nicht für ganz richtig halte, so wirkt auf jeden Fall bei akuter und subkutaner Vergiftung zunächst das Salvarsanmolekül und erst bei chronischer Darreichung eventuell abgespaltenes, anorganisches Arsen. Diese von mir schon früher verteidigte Anschauung wird auch von Luithlen gestützt. Er wies nach, daß das Salvarsan temperaturerhöhend, Arsenik erniedrigend, Salvarsan gefäßverengernd, Arsenik gefäßerweiternd wirkt; Salvarsan setzt den Blutdruck durch Wirkung aufs Herz herab, Arsenik durch Wirkung auf die Gefäße. Auch die Untersuchungen, die sich mit der Ausscheidung des injizierten Salvarsans beschäftigen (Abelin, Frenkel-Heiden und Navassart u. a.) zeigten, daß ein großer Teil der injizierten Menge in unveränderter oder nur wenig veränderter Form in den ersten Stunden wieder ausgeschieden wird. Besonders gilt die schnelle Ausscheidung für die intravenösen Einspritzungen, die ja augenblicklich am meisten benutzt werden.

Was nun die Wirkung auf die einzelnen Organe bei mehrmaliger Verabreichung größerer Dosen betrifft, so interessiert uns Ophthalmologen vor allem das Auge. Subjektive oder auch objektive Sehstörungen wurden weder beim Tier, noch beim Menschen nach Salvarsan bis jetzt gefunden, soweit es sich um sichere alleinige Wirkung des Salvarsans handelt und nicht um eventuelle Kombination mit anderen organischen Arsenikalien oder um luetische, durch das Salvarsan möglicherweise ausgelöste Prozesse (Neurorezidive). Meine Tierversuche haben mich gelehrt, daß selbst bei gehäuften Gaben mittlerer Salvarsanmengen beim Kaninchen keine wesentlichen Veränderungen in der Netzhaut bzw. im Sehnerven auftreten. Ebenso war das Auge eines Hundes selbst bei tödlicher Allgemeinvergiftung nicht nennenswert affiziert. Katzen dagegen, die überhaupt gegenüber Arsenverbindungen sehr empfindlich sind, zeigten gelegentlich Degenerationserscheinungen in der Netzhaut, selten dagegen im Optikus geringe Marchi-Degeneration, öfters die oben erwähnte Marchi-Reaktion. Auch die mikroskopische Untersuchung des Optikus bei einem öfters mit Salvarsan behandelten Paralytiker zeigte normale Verhältnisse, ebenso wie bei einem von Ullmann wiedergegebenen Fall. Ich habe schon 1911 hervorgehoben, daß die Besserung, resp. Heilung hochgradiger Hemeralopie, die Wiederherstellung normalen Farbensinns, die Ausdehnung stark eingeschränkten Gesichtsfeldes, das völlige Verschwinden eines Ringskotoms bei luetischen Retinal- und Sehnervenleiden, wie man sie nach Salvarsaninjektionen öfters sieht, für ein Wiederaufleben vorher funktionsuntüchtiger Netzhautelemente und für eine auf jeden Fall nicht schädigende Wirkung des Arsenpräparates sprechen. Unsere ganze Erfahrung geht jetzt dahin, daß eine Bedrohung des Sehorgans durch das Salvarsan nicht zu befürchten ist und daß deshalb weder das gesunde, noch das kranke Sehorgan eine Kontraindikation

gegen die Verabreichung des Mittels darstellt. Merkwürdigerweise
findet man (Igersheimer, Ullmann) öfters im hinteren Bulbusabschnitt
oder im Optikus nach Salvarsanbehandlung von Tieren eine Arsenspeicherung,
ohne daß man annehmen darf, daß es sich um eine feste Verankerung, was ja
mit einer Schädigung verbunden wäre, handelt. „Auch intensive Arsenspeicherung in Organen, selbst den hoch empfindlichen, führt durchaus nicht immer
an und für sich oder auch nur regelmäßig zur Erkrankung der Nervenelemente
bzw. Organzellen" (Ullmann)[1]).

Von anderen Organen sei nur kurz erwähnt, daß die Leber bei Verabreichung
größerer und länger gegebener Dosen Verfettung aufweist, seltener Hämorrhagien.
Sie enthält im allgemeinen die größten Arsendepots. Die Niere zeigt beim Tier
Hyperämie, selten Blutungen, öfters Zelldegeneration des Nierenepithels besonders
in der Markschicht (Ullmann). Wechselmann gibt bemerkenswerterweise an,
er habe bei reiner Salvarsantherapie noch nie Albuminurie beim Menschen gesehen.
Die Wirkung auf die Gefäße ist beim Salvarsan, wenn sie auch zweifellos gelegentlich vorkommt, doch sehr selten zu beobachten. Beim Tier kommen Blutungen
auch nur bei ganz hohen Dosen vor; die Kapillarwirkung tritt außerordentlich
zurück. Gelegentlich wurden feine Blutungen im Auge beim Menschen nach Salvarsaninjektion beobachtet und die Möglichkeit erörtert, daß diese Blutungen mit
dem Salvarsan in Beziehung stehen (Brückner, Meißner, Wessely-Zieler).
Im allgemeinen dürfte zum mindesten die Möglichkeit nicht auszuschließen sein,
daß die Lues an den Blutungen schuld war. Etwas auffällig ist der eine von Wessely
beobachtete Fall: Tabiker mit Optikusatrophie, der einige Tage nach der letzten
Neosalvarsan-Injektion an einer totalen Ophthalmoplegia interna und einer kleinen
parazentralen Hämorrhagie in der linken Macula erkrankte. Allerdings handelte
es sich auch bei diesem Patienten um ein geschädigtes Gefäßsystem. Über Verfettung der Kapillarendothelien berichtet Schmorl auf Grund eines Sektionsfalles.

Besondere Bedeutung erhielt die Gefäßwirkung im Zentralnervensystem (Encephalitis haemorrhagica siehe unten). Daß das Salvarsan
nur geringe neurotrope Wirkungen ausübt, dürfte jetzt wohl sicher sein. Ehrlich schloß diese geringe Wirkung daraus, daß das Zentralnervensystem ver-
gifteter Tiere mit dem feinen Reagens Dimethylamidobenzaldehyd negativ
reagiert. Beck fand in keinem Teil des Kopfes salvarsanvergifteter Mäuse
Degenerationszeichen, die gleichen Resultate hatte Doinikow bei chronischer
Intoxikation von Kaninchen. Bei akuter Vergiftung gingen aber viele Tiere
ein und zeigten zum Teil hochgradige Hyperämie der Gehirngefäße mit Blutungen
im Kleinhirn, aber keine Thromben. Marschalkò und Veszprémi beschrieben
zuerst bei Kaninchen das Bild der Stase, hyalinen Thrombose und von Blutungen
im Gehirn und an anderen Körperstellen nach sehr hohen Einzeldosen. Zu
ähnlichen Befunden gelangten Mucha und Ketron. Ullmann dagegen konnte
höchstens mikroskopisch kleine Blutungen konstatieren. Dagegen sah er ebenso
wie Mucha und Ketron öfters degenerative Veränderungen der Gehirnzellen,
der großen Ganglien und Purkinjezellen, einmal auch eine herdförmige Meningoencephalitis in der Hirnrinde. Ob es sich nun bei den Blutungen um eine direkte
Wirkung des Arsenpräparates auf die Gefäße oder um Blutaustritte infolge
der starken Stase und Thrombose handelt, scheint mir noch zweifelhaft.

Zweifellos stehen die Gefäß- und Gehirnerscheinungen bei den schweren
Folgezuständen, wie sie gelegentlich beim Menschen nach Salvarsaninjektionen vorkommen, im Vordergrund. Wenn es auch keinem Zweifel
unterliegt, daß die Zahlen der Mentbergerschen Statistik über Todesfälle
nach Salvarsan weit übertrieben sind (siehe auch die kritischen Bemerkungen

---

[1]) Anmerkung bei der Korrektur: Neuestens berichtete Hegner (Kl. M.
f. A. 1917 Bd. LIX. 624) über einen einzig dastehenden Fall von Augenschädigung nach
Salvarsan. Es handelte sich um schwere Hornhautnekrose bei sonstigen schweren
trophischen Störungen mit letalem Ausgang.

von Benario), so muß man sich doch auf den Standpunkt stellen, daß gelegentlich der Exitus durch das Salvarsan herbeigeführt wird. v. Zumbusch (1916) sieht unter 61 bekannt gewordenen Todesfällen das Salvarsan 28 mal als die wirkliche Todesursache an. In der Regel mehrere Tage, gelegentlich aber auch einige Stunden nach der Injektion tritt bei diesen unglücklichen Ausgängen Koma auf, entweder ohne alle Vorboten oder eingeleitet durch Kopfschmerzen, Unruhe, Magendarmsymptome, Temperatursteigerung. Mit dem Koma sind oft tonische und klonische Krämpfe verbunden. Es können Remissionen des schweren Zustandes eintreten, die Patienten erliegen aber häufig einem neuen solchen komatösen Zustand. Öfters besteht Albuminurie, manchmal Exanthem. Der Druck des Liquor ist erhöht, der Zellgehalt öfters normal. Bei der Sektion fanden sich oft kleinere Blutungen und degenerative Veränderungen der Parenchymzellen besonders in der Niere, vor allem wurde aber in einer ganzen Anzahl von Fällen eine akute hämorrhagische Encephalitis festgestellt (Fischer, Almquist, Schmorl u. a.). In mehreren Befunden allerdings war der Hirnbefund negativ oder irrelevant. Meist ließen sich außer leichten Veränderungen der Meningen syphilitische Affektionen im Gehirn und Rückenmark nicht feststellen. Wichtig ist, daß es sich meistens um Patienten im zweiten Stadium der Lues gehandelt hat, doch mehrmals auch um Patienten mit Primäraffekt und negativem Wassermann sowie vereinzelt auch um Kranke mit latenter tertiärer und kongenitaler Lues. Auf Grund des öfters festgestellten Befundes von Blutungen und thrombotischen Vorgängen im Gehirn bei Tieren und Menschen kann man daran denken, daß es sich bei den geschilderten Vorgängen um Stauungserscheinungen handelt, und dazu würde stimmen, daß das schwere Koma, das Tomaczewski wie früher schon Ehrlich auf Schwellungszustände des Gehirns zurückführt, sich öfters wieder zurückgebildet hat. Er meint, von Hirnschwellungserscheinungen, die auf Hyperämie und Ödem beruhen, zu der Form von hämorrhagischer Encephalitis sei nur ein Schritt. In letzter Zeit mahnt Sternberg zur Vorsicht mit der Diagnose „Salvarsan-Todesfall". Sein Patient, der nur eine Injektion wegen Primäraffekts erhalten hat und 36 Stunden später verstarb, wies zahlreiche frische Blutungen im Zellgewebe und den serösen Häuten auf, sowie eine fettige Entartung des Herzmuskels und der Niere. Auch die Leber war erheblich degeneriert. Sternberg dachte zuerst an akute Arsenvergiftung, Paltauf lehnte aber auf Grund der histologischen Präparate diese Annahme ab und glaubt an direkte syphilitische Veränderungen, die er öfters auch in so frühen Stadien beobachtet hat. Auch B. Fischer teilte in letzter Zeit mehrere Fälle mit, wo man Salvarsantod annahm und die Sektion andere Ursachen ergab, darunter einen Fall, wo es sich offenbar um eine schwere Quecksilberintoxikation handelte. Als wirkliche Salvarsanschädigung haben nach ihm zu gelten:

1. Die lokalen Nekrosen an der Injektionsstelle.
2. Die Encephalitis haemorrhagica.

Pathogenetisch für diese schweren Folgeerscheinungen ist von Wichtigkeit, daß sie das zweite Stadium der Lues bevorzugen, weshalb z. B. Luithlen, Finger vor der Applikation des Salvarsans in dieser Periode der Syphilis warnen. Auch Ravaut hat schon früher geraten, in dieser Zeit das Salvarsan nicht zu verwenden, da der ganze Ablauf der Lues dadurch in falsche Bahnen gelenkt werde. Experimentell hat nun Luithlen konstatiert, daß völlig unschädliche Salvarsandosen bei Mäusen und Kaninchen tödlich wirken, wenn die Tiere vorher geschädigt wurden (Gefäßschädigung durch Röntgenisierung des Tieres, Gefäß- und Nierenschädigung durch Uranverabreichung, Nierenschädigung allein durch Sublimat). Bei den Röntgenmäusen kam es auch zu Blutaustritten und Zellveränderungen im Gehirn. Er findet in diesen Tatsachen eine Erklärung für die Salvarsan-Todesfälle im zweiten Stadium der Lues, in dem man ein Kreisen spezifischer, toxischer, auf die Gefäße vor allem wirkender (Exanthem!) Stoffe annehmen müsse. Hierher gehörig sind auch die Untersuchungen von Löwy und Wechselmann, die experimentell feststellten, daß bei Schädigung der Nieren durch Sublimat die Empfindlichkeit für Salvarsan viel größer wird. Sie warnen deshalb vor der kombinierten Wirkung von Quecksilber und Salvarsan. Die allgemeine Praxis allerdings hat ergeben, daß für gewöhnlich die Kombination dieser beiden Heilmittel keine nachteiligen Folgen hat. Ebenso dürfte das Sekundärstadium der Lues für die meisten Therapeuten keine Kontraindikation darstellen.

Patienten mit Nebennierenerkrankung und Status thymolymphaticus sind von der Salvarsantherapie auszuschließen (Ehrlich).

Als Therapie bei den Hirnschwellungserscheinungen werden Aderlässe mit nachfolgenden Kochsalzinfusionen, Injektionen von 1 mg Adrenalin (Milian), sowie die Lumbalpunktion, von Ehrlich sogar sofortige Trepanation empfohlen.

Außer den schweren toxischen Wirkungen kommen öfters leichte und mittelschwere Nacherscheinungen zur Beobachtung. Fieber, Erbrechen, Durchfall usw. gehören bei peinlicher Einhaltung der Asepsis, beim Gebrauch frischer Lösungen und steriler, frisch bereiteter Lösungsmittel („Wasserfehler“, Wechselmann, „Glasfehler“, Dreyfus, Matzenauer) jetzt sicher zu den Seltenheiten und dürfen im allgemeinen wohl nicht dem Mittel als solchem zur Last gelegt werden. Dasjenige Fieber, das auf massenhaften Zerfall von Spirochäten zurückgeführt wird, ist in der ophthalmologischen Praxis, da es vorwiegend bei Lues I und II auftritt, seltener zu beobachten. Häufiger dagegen ist eine gewisse Überempfindlichkeit zu konstatieren, die sich vorwiegend in einem Exanthem äußert. Behring bezeichnet die sofort bei oder auch nach der Injektion auftretenden Exantheme als ungefährlich, dagegen die etwa 10 Tage nach der Einspritzung auftretenden als Zeichen einer schweren Arsenintoxikation, die lebensgefährlich werden kann. Vor allem vertritt Zieler den Standpunkt, daß die Exantheme nach Salvarsan weniger auf das Salvarsan selbst als auf die Wirkung abgespaltenen Arsens zurückzuführen seien. Er verwirft vollkommen den von Wechselmann herbeigezogenen Vergleich mit der Serumkrankheit resp. Anaphylaxie. Es ist aber doch zu bedenken, daß nach einer solchen Überempfindlichkeitsreaktion neue Salvarsandosen gegeben werden können, ohne solche Exantheme auszulösen. Diese Tatsache muß wohl gegen eine Wirkung sich summierender Arsenmengen sprechen. Andererseits ist der Vergleich mit der echten Anaphylaxie sicher anfechtbar. Als eine anscheinend selten beobachtete Überempfindlichkeitsreaktion schildert Simon einen Fall, bei dem nach jeder der vier Salvarsaninjektionen Conjunctivitis auftrat.

Eine weitere Schädigung, die dem Salvarsan zur Last gelegt wurde, bestand in dem häufigen Auftreten von Entzündungen und Lähmungen vorwiegend der Hirnnerven in der Frühperiode der Syphilis, Erscheinungen, die Ehrlich mit dem Namen Neurorezidive bezeichnet hat. Nach seiner Meinung, die auch von Benario vor allem vertreten wurde, bleiben bei unzureichender Behandlung, wie sie gerade in den ersten Jahren der Salvarsanära ausgeübt wurde, Spirochätennester besonders in den Knochenkanälen, da wo das Blut wenig hindringt, liegen. Diese stellen Monoherde dar, die sich entwickeln und auch eine Überschwemmung des Körpers mit Spirochäten wieder veranlassen können und in loco dadurch schädlich wirken, daß die entstehenden meningitischen Veränderungen in den Knochenkanälen einen Druck auf den Nerven ausüben. Allerdings sind auch gelegentlich derartige Neuritiden an peripheren Nerven gesehen worden, so daß die Ehrlichsche Erklärung keine allgemeine Gültigkeit haben kann. Fast alle Autoren, denen auch ich mich schon früher angeschlossen habe, sind jetzt der Überzeugung, daß diese Neurorezidive syphilitische Manifestationen darstellen. Manche, wie Antonelli, Féjér, Vollert glauben allerdings, das Salvarsan begünstige das Auftreten dadurch, daß es die Widerstandskraft der Nerven herabsetze. Diese Ansicht wird durch die Erfahrung widerlegt, daß eine sehr intensive Behandlung der Lues in den Frühstadien der Lues das Auftreten von Neurorezidiven fast immer verhindert. Seit Einführung höherer häufiger Dosen sahen Bayet, Desneux und Dujardin, Dreyfus und vor allem Gennerich keine oder fast keine Neurorezidive mehr. Auch die von mir beobachteten Fälle fallen sämtlich in die ersten 2 bis 3 Jahre der Salvarsanära. Danach ist es wohl zweifellos, daß in der ersten Zeit das Salvarsan tatsächlich zur Hervorrufung dieser an sich luetischen Veränderungen beigetragen hat, und es ist das Nächstliegende anzunehmen, daß es sich in einem großen Teil der Fälle um eine Art Jarisch-Herxheimersche Reaktion im Zentralnervensystem gehandelt hat. Als Beweis, daß nicht, wie Finger, Rille und andere glaubten, eine Arsenwirkung, sondern die Eruption eines spezifischen Prozesses vorliegt, können folgende Tatsachen angeführt werden: Die Reaktionen des Liquor haben sich bei den Neurorezidiven als durchaus luetisch herausgestellt. Die Lumbalflüssigkeit zeigt auch ohne klinische Krankheitserscheinungen von seiten des Zentralnervensystems im zweiten Stadium der Lues und auch schon im Übergang vom ersten zum zweiten Stadium sehr häufig Veränderungen, so daß die Annahme einer provokatorischen Wirkung des Salvarsans am Liquor nicht berechtigt ist. Sehr wesentlich ist, daß die Neurorezidive bald den einen, bald den anderen Hirnnerven, sehr häufig aber mehrere befallen und auf diese Weise als typische basale Erkrankung imponieren. Weiter kann es keinem Zweifel unterliegen, daß in vielen Fällen das Neurorezidiv durch antiluetische Behandlung und vor allem durch Salvarsan selbst gut beeinflußt wird. Der letzte Beweis stützt sich darauf, daß alle Neurorezidivformen nicht nur nach Salvarsan, sondern sowohl bei unbehandelter Lues, als auch bei alleiniger Quecksilberbehandlung nicht allzu selten in Beobachtung kamen. Die Neurorezidive haben den Anstoß zu sehr ausgedehnten Forschungen gegeben und für die Pathologie der Syphilis sehr Wesentliches beigetragen. Auf die eigenen Erfahrungen komme ich an anderen Stellen noch zu sprechen. Auf jeden Fall kann man bei dem jetzigen therapeutischen Vorgehen von einer Schädigung des Zentralnervensystems durch Salvarsan im Sinne von Neurorezidiven kaum mehr sprechen. Mancher Fall von Optikus- oder Akustikusaffektion, der dem Salvarsan zur Last gelegt wurde, wäre vielleicht auch ohne das Salvarsan entstanden und wäre nur nicht beobachtet worden, da man bei Abwesenheit klinischer Symptome früher das Auge und das Ohr nicht so regelmäßig untersucht hat. Die Neurorezidive decken gewissermaßen Schäden auf, die in der Vorsalvarsanzeit möglicherweise latent geblieben wären oder ganz schleichend zu einer auch klinisch bemerkbaren Affektion des Zentralnervensystems geführt hätten. Benario hat 1911 an Hand einer großen statistischen Zusammenstellung nachgewiesen, daß auch nach Hg-Behandlung der Syphilis recht oft — nach dem Autor sogar ebenso oft wie nach Salvarsan — Erkrankungen des Optikus und Akustikus vorkommen. Unter 177 Fällen Benarios waren die Hirnnerven in 75% isoliert, in 25% kombiniert erkrankt. Der Reihenfolge nach fand er ergriffen den Akustikus (44,5%), Optikus (36,2%), Okulomotorius (7,4%), Fazialis (7,4%), Abducens (3,3%), Trochlearis (1,1%), Trigeminus (0,5%).

Applikationsort und -art. Dosierung. Viele Autoren sind geneigt, der Technik bei der Salvarsaninjektion zum Teil wenigstens die Schuld für toxische Wirkungen zuzuschreiben; doch möchte ich hier davon absehen, alle Phasen der Salvarsanbehandlung und vor allem auch der Technik genau zu erörtern. Wir wissen jetzt, daß saure Lösungen zu vermeiden sind, daß zur Lösung des Präparats frisch sterilisiertes und frisch destilliertes, kaltes Wasser zu verwenden ist, und daß die großen, früher verwendeten Flüssigkeitsmengen eher ein Nachteil als ein Vorteil sind. Wir wissen ferner, daß das Salvarsan, aber auch das Neo-Salvarsan, am Orte der Injektion sehr langdauernde Gewebs-nekrosen verursachen können, und daß deshalb für den Patienten die intravenöse Einverleibung die angenehmste ist. Schließlich wissen wir, daß eine oder wenige Injektionen im allgemeinen nicht zu der Sterilisatio magna führen, wenn sie auch unter günstigen Bedingungen alle Symptome eventuell sogar für Jahre hinaus beseitigen können. Dagegen besteht noch nicht volle Einigkeit darüber, wieviel Injektionen gemacht werden sollen, wie hoch die Einzeldosis sein und in welchen Zwischenräumen man injizieren soll. Für das Neo-Salvarsan, das jetzt wegen seiner guten Löslichkeit viel gebraucht wird, gab Schreiber zuerst sehr hohe Dosen bis zu 1,2 resp. 1,5 g Einzeldosis an; bei Kindern 0,15, bei Säuglingen 0,05 g; Wiederholung der Injektion in kurzen Zwischenräumen von einigen Tagen. Gegen dieses Vorgehen legten Wolf und Mulzer auf Grund ihrer Beobachtungen und der zahlreichen Intoxikationen Protest ein. Auch waren die Heilresultate bei den großen Dosen nicht bessere, und mehrmals wurden noch frische Pallidae nach einer oder mehreren Injektionen gefunden. Im allgemeinen ist man jetzt geneigt, bei Männern nicht über 0,4 bis 0,5 g, bei Frauen nicht über 0,3—0,4 g pro Einzeldosis hinauszugehen und wählt als Intervall höchstens eine Woche. Bei den sog. metaluetischen Affektionen werden kleinere Dosen (0,1—0,3 g) in der Zahl von 10 Injektionen und mehr angewandt (Dreyfus u. a.). Ich selbst habe in den letzten Jahren fast ausschließlich intra-venöse Injektionen von Neosalvarsan in konzentrierter Lösung (Pulver auf 10—15 ccm gelöst, durch Gazefilter filtriert) und neuerdings Salvarsannatrium in einer Rekordspritze injiziert. Bei einiger Übung ist ein Danebengelangen von Flüssigkeit äußerst selten, wenn man die Vorsicht gebraucht, daß man zuerst die Kanüle einsticht und etwas Blut ablaufen läßt. Kommt eine Spur der Lösung ins Gewebe, so hat der Patient sofort heftiges Brennen und man sieht eine kleine Vorwölbung. Nimmt man dann die Kanüle sofort heraus, so habe ich nie un-angenehme Folgen beim Neosalvarsan (im Gegensatz zum alten Salvarsan!) gesehen. Ein leichtes Brennen in der Umgebung der Injektionsstelle, Füllung der Hautkapillaren sowie ausstrahlende, aber bald nachlassende Beschwerden nach der Achselhöhle zu brauchen nicht zur Unterbrechung der Einspritzung zu veranlassen. Bei fetten Frauen kann die Freilegung der Vene notwendig werden. Öfters kann man sich allerdings auch dadurch helfen, daß man mit feiner Kanüle in eine oberflächlich gelegene Vene in der Umgebung des Hand-gelenks injiziert.

Von manchen Autoren wird mit Bestimmtheit behauptet, daß das alte Salvarsan dem Neosalvarsan überlegen sei und deshalb trotz der um-ständlicheren Technik das erste Präparat benutzt. Es ist deshalb zu begrüßen, daß das neueste Präparat, das Salvarsannatrium, das sich ebensogut löst wie das Neosalvarsan, die Vorzüge des alkalisch reagierenden Salvarsans und des Neosalvarsans vereinigt (Wechselmann, Dreyfus, Fabry und Fischer).

Wechselmann lobt nach wie vor noch immer die subkutane Methode, die bei richtiger Depotabsetzung meistens gut vertragen werde. Zu der intra-muskulären Injektion in die Glutäen werden vorwiegend Präparate wie das Joha und ähnliche benutzt. Wenn sie vorgenommen wird, ist es wichtig, den Applikationspunkt gut zu treffen, wofür die Angaben Schnitzlers eine gute Handhabe bieten.

Lokalapplikationen haben sich speziell am Auge nicht bewährt, wurden allerdings im allgemeinen nur bei Keratitis parenchymatosa versucht. Auf die intralumbale Verwendung des Salvarsans wird im Kapitel Augennerven zurückzukommen sein.

Stellt man sich zuletzt die Frage, was nach all den nun bereits jahrelang gemachten Erfahrungen als positive Vorteile der Salvarsantherapie im allgemeinen zu rechnen sind, so muß man anerkennen, daß ein großer Teil der erfahrensten Syphilidologen unbedingte Anhänger der Salvarsantherapie geblieben sind und die Überzeugung haben, daß das Salvarsan das beste Antiluetikum ist, das wir bis jetzt besitzen. Das schließt nicht aus, daß sie meist einer Kombinationskur, Salvarsan + Quecksilber, das Wort reden. Unbedingte Indikationen für Salvarsan sind nach Jadassohn:

1. Alle Fälle, in denen Hg nicht vertragen wird oder nicht zum Ziel führt.

2. Die maligne Lues, die schnell zerfallende, zu schweren Zerstörungen führende Form, alle gefahrdrohenden Erscheinungen im Nervensystem und in den inneren und Sinnesorganen, die Lues der Graviden, die Lues congenita tarda, ferner auch (trotz vieler negativer Resultate) beginnende Tabes und Paralyse (schon wegen der Möglichkeit der Pseudotabes und Pseudoparalyse).

3. Die primäre Lues, bei welcher die therapeutischen Erfolge (ohne und vor allem mit Kombination von Hg und eventuell mit Exzision oder Kauterisation des Primäraffekts) so ausgezeichnet sind, daß es im Interesse der Patienten und der Volksgesundheit sehr zu bedauern wäre, wenn die praktischen Ärzte auf diese enorm wichtige Chance der Kupierung der Syphilis verzichten würden.

Gerade diese abortive Kur und damit die Ausrottung der Syphilis an der Wurzel scheint mir das Wesentlichste bei der Abschätzung des Salvarsans als Antiluetikum zu sein, und hier sind auch fast alle Forscher einig. Daß sich die Zahl der Reinfektionen und damit die Zahl der geheilten Fälle seit der intensiven Salvarsantherapie, wie man sie in den letzten Jahren verwendet, ungemein gesteigert hat, ist nicht zu bezweifeln. Aber auch bei der sekundären Lues geben offenbar die gehäuften Injektionen bei kombinierter Behandlung bessere Aussichten für die Hintanhaltung von Rezidiven. Boas sah bei 30 Patienten mit Indurationen und negativem Wassermann nur ein Rezidiv; bei 30 Patienten mit Indurationen und positivem Wassermann wurden vier Rezidive festgestellt. Von 62 Patienten mit frischer sekundärer Lues blieben 50 ohne Rezidiv bis 19 Monate nach der Behandlung. Entsprechend viele nur mit Hg behandelte Patienten hatten fast alle Rezidive. Gennerich geht so weit, daß er behauptet, es lasse sich bei abortiver Behandlungsweise in allen frischen Luesfällen einschließlich der sekundären Periode längstens in einem halben Jahre ein Dauererfolg erzielen. Dieser Ausspruch wird allerdings von vielen Forschern noch nicht ohne weiteres unterschrieben werden, besonders da die Zeit für ein absolut endgültiges Urteil noch zu kurz ist. Der Dauererfolg wird nach Gennerich dadurch gesichert, daß ein symptomfreier Patient noch zweimal provokatorische Injektionen von Salvarsan in Abständen von 1 bis $1^1/_2$ Jahren erhält. Zeigen sich dann weder ein Positivwerden der Wassermann-Reaktion im Blut oder der Reaktion im Liquor noch sonstige klinische Symptome, so erklärt Gennerich den Patienten für geheilt. In der Tat scheint seine Provokationsmethode gut verwendbar zu sein, doch ist es wohl auch hier vorsichtiger, ihr keine absolut autoritative Rolle zuzuschreiben, denn es sind Fälle bekannt, bei denen die Provokation negativ verlief und später doch Rezidive sich eingestellt haben (Behring).

Die chronisch-intermittierende Hg-Salvarsanbehandlung ist jetzt die Methode der Wahl, eventuell mit zwischendurch verabreichter Jodmedikation. Mit ihr haben wir uns zweifellos dem Ziel aller Syphilisbehandlung, der Ausheilung der Infektion, wesentlich genähert. Die in der allgemeinen Syphilidologie gefundenen Leitsätze müssen meines Erachtens auch für den Ophthalmologen, wenn er eine Syphilis des Auges behandelt, maßgebend sein. Im einzelnen wird sich dann die Art des Vorgehens und auch der Wert der Therapie bei den Erkrankungen des Auges verschiedenartig gestalten.

Literatur.

Spirochäten.

Arnheim, Spirochätenuntersuchungen. Z. f. H. XXXVI. 407. 1914.

Arzt und Kerl, Weitere Mitteilungen über Spirochätenbefunde bei Kaninchen. W. kl. W. 1914. XXIX. 1053.

Bayan, Eine neue Treponemart aus Genitalgeschwüren von Kaninchen. Br. m. J. 1913, ref. B. kl. W. 1913. XLVIII. 2243.

Buschke, Syphilis. In: Riecke, Lehrb. d. Haut- u. Geschl.-Krankh. 1909.

Fontana, Derm. Wochenschr. 1913. Nr. 11.

Gyenes und Sternberg, Über eine neue und schnelle Methode zum Nachweis der Spirochaete pallida in den Geweben. B. kl. W. 1913. 2282.

Hage, M. m. W. 1916. Nr. 20.

Hoffmann, Die Reinzüchtung der Spirochaete pallida. B. kl. W. 1911. 2160.

Derselbe, Reinzüchtung der Spirochaete pallida. Z. f. H. LXVIII. 1911.

Hoffmann, E., Ätiologie der Syphilis. Handb. d. Geschl.-Krankh. von Finger usw. II. Teil.

Derselbe, Über die Benennung des Syphiliserreger nebst Bemerkungen über seine Stellung im System. M. m. W. 1911. 1760.

Derselbe, Die Ätiologie der Syphilis. Berlin 1906.

Derselbe, Atlas der ätiolog. u. experim. Syphilisforschung. Berlin 1908.

Johan, D. m. W. 1917. Nr. 39.

Kißmeyer, Agglutination der Spirochaete pallida. D. m. W. 1905. 306.

Klingmüller und Bärmann, Ist das Syphilisvirus filtrierbar? D. m. W. 1904. Nr. 21.

Meirowsky, Beobachtungen an lebenden Spirochäten. M. m. W. 1913. Nr. 34. 1870 und Nr. 37. 2042.

Derselbe, Untersuchungen über die Stellung der Spirochäten im System. M. m. W. 1914. Nr. 11. 592 u. Derm. W. 1914. LVIII. 225.

Nakano, Eine Schnellfärbungsmethode der Spirochaete pallida im Gewebe. D. m. W. 1912. Nr. 9. 416.

Derselbe, Über die Reinzüchtung der Spirochaete pallida. D. m. W. 1912. Nr. 28. 1333.

Noguchi, Über die Gewinnung der Reinkulturen von pathogenen Spirochaete pallida und von Spirochaete perennuis. M. m. W. 1911. Nr. 29. 1550.

Derselbe, Zur Züchtung der Spirochaete pallida. B. kl. W. 1912. Nr. 33. 1554.

Pflanz, Die Reinzüchtung des Erregers der Syphilis. Sammelreferat. D. m. W. 1914. Nr. 26. 1329.

Reye, Schnellfärbung von Silberspirochäten in Schnitten. B. kl. W. 1913. Nr. 44. 2063.

Roß, Intrazelluläre Parasiten bei Syphilis. Br. m. J. 1912, ref. M. m. W. 1913. Nr. 1. 34.

Shmamine, Schnellfärbung von Spirochäten. C. f. B. LXI. 1912.

Sobernheim, Syphilisspirochäte. Handb. d. pathog. Mikroorganismen von Kolle-Wassermann VII. 1913. 745.

Sowade, Über Spirochaete pallida-Kulturimpfungen nebst Bemerkungen über die Wassermann-Reaktion beim Kaninchen. D. m. W. 1911. Nr. 42. 1934.

Derselbe, Syphilitische Allgemeinerkrankung beim Kaninchen durch intrakardiale Kulturimpfung. D. m. W. 1911. Nr. 15. 682.

Derselbe, Eine Methode zur Reinzüchtung der Syphilisspirochäte. D. m. W. 1912. Nr. 17.

Derselbe, Die Methoden zur Darstellung und Züchtung von Spirochäten. Beitr. z. Klinik d. Infekt.-Krankh. usw. 1913. II.

Derselbe, Die Kultur der Spirochaete pallida und ihre experimentelle Verwertung. A. f. D. u. S. CXIV.

Schaudinn, Zur Kenntnis der Spirochaete pallida. D. m. W. 1905. Nr. 42. 1665.

Schereschewsky, Vereinfachung des Verfahrens zur Reinzüchtung des Syphilisspirochäten. D. m. W. 1913. Nr. 29. 1408.

Derselbe, Primäraffekt bei Keratitis parenchymatosa; bewirkt durch Reinkulturen von Syphilisspirochäten. D. m. W. 1914. Nr. 41. 1835.

Schulze, Zur Frage der Silberspirochäte. B. kl. W. 1906. Nr. 52.

Tomaczewski, Ein Beitrag zur Reinzüchtung der Spirochaete pallida. B. kl. W. 1912. Nr. 33. 1556.

Allgemeine Pathologie der Lues.

Albrecht, Mischinfektion von Tuberkulose und Lues im Kehlkopf. M. m. W. 1914. Nr. 27. 1532.

Arnold, Über orthotische Albuminurie und ihre Beziehungen zur Tuberkulose nach Untersuchungen bei Hautkranken, insbesondere bei Hauttuberkulose und Syphilis. M. m. W. 1913. Nr. 9. 458.

Axhausen, Beiträge zur Knochen- und Gelenksyphilis. M. m. W. 1913. Nr. 45. 2543.

Derselbe, Beiträge zur Knochen- und Gelenksyphilis. B. kl. W. 1913. Nr. 51. 2361.

Beitzke, Knötchenförmige syphilitische Leptomeningitis. Virch. Arch. 1911. CCIV.

Benario, Zur Pathologie und Therapie des Diabetes insipidus. M. m. W. 1913. Nr. 32.

Benario, J., Die Reinfektionen bei Syphilis nach den Erfahrungen der letzten Jahre dargestellt. Samml. zwangl. Abh. a. d. Geb. d. Dermatol., Syphilidol. u. d. Krankh. d. Urogen.-Appar. III. H. 3/5. 1—127. 1914.

Bjalokur, Zur Frage des Fiebers in späten Syphilisstadien. W. kl. W. 1912. Nr. 40. 1490.

Bruck, Immunität bei Syphilis. Handb. d. pathog. Mikroorganismen von Kolle-Wassermann 1913. VII. 1045.

Buschke und Michael, Über die parenchym.-toxischen Wirkungen des Syphiliskontagiums bei viszeraler Frühsyphilis und Taboparalyse. B. kl. W. 1914. Nr. 51. 1935.

Buschke, Syphilis. Lehrb. d. Haut- u. Geschlechtskrankh. herausgeg. von Riecke.

Campana, Roberto, Die Arteriosklerose und ihre Beziehungen zur Syphilis. A. f. D. u. S. 1911. CVI.

Glaser, Die Erkennung der Syphilis und ihrer Aktivität durch probatorische Hg-Injektionen. B. kl. W. 1910. 1264.

Derselbe, Syphilis und Fieber. B. kl. W. 1913. Nr. 26. 1215.

Huzar, Über akute luetische Polyarthritis im Spätstadium der Syphilis. W. kl. W. 1913. Nr. 33. 1333.

Jacobaeus, Einige Bemerkungen über syphilitische Herz- und Gefäßkrankheiten vom klinischen und pathologisch-anatomischen Standpunkt aus. Deutsch. Arch. f. klin. Med. 1911. CII.

Jesionek, Besprechung von Fourniers Buch „Sekundäre Spätsyphilis". M. m. W. 1910. Nr. 13. 703.

John, Über Reinfectio syphilitica. Samml. klin. Vortr. Neue Folge. Innere Medizin Nr. 157/164. 1909.

Jordan, Über das syphilitische Fieber. A. f. D. u. S. 1911. CVIII.

Kraus, Fieber als einziges Symptom latenter Lues. W. kl. W. 1913. Nr. 49. 2030.

Mauriac, Syphilis tertiaire et héréditaire. Paris 1890.

Nakano, Experimentelle und klinische Studien über Kutireaktion und Anaphylaxie bei Syphilis. A. f. D. u. S. CXVI. H. 2. 1913.

Derselbe, Über Immunisierungsversuche mit Spirochätenreinkulturen. A. f. D. u. S. CXVI. 1913. 265.

Neißer, A., Beiträge zur Pathologie und Therapie der Syphilis. Berlin 1911.

Poor, F. v., Experimenteller Beitrag zur Immunität bei Syphilis tarda. A. f. D. u. S. 1913. CXVI.

Scheglmann, Über zwei Fälle von hartnäckigem Fieber bei tertiärer Syphilis. D. m. W. 1911. Nr. 26. 1218.

Schlesinger, Fieberhafte Lues im Spätstadium der Erkrankung. M. m. W. 1910. Nr. 2. 107.

Spitzer, Zur Kasuistik der Syphilis. W. kl. W. 1913. Nr. 46. 1896.

Stern, K., Über ungewöhnlich lange Latenz der Syphilis und über die Prognose der Erkrankung. D. m. W. 1914. Nr. 7. 327; Nr. 8. 392 u. Nr. 9. 438.

Vorpahl, Spirochätenbefund im Urin bei Nephritis syphilitica. M. m. W. 1912. Nr. 51. 2811.

Experimentelle Syphilis.

Arzt und Kerl, Experimentelle Kaninchensyphilis. W. kl. W. 1913. Nr. 39. 1551.

Disk. zu Arzt und Kerl, Über experimentelle Kaninchensyphilis. W. kl. W. 1914. 685.

Aumann, Kaninchenimpfung mit Syphilitikerblut und Blutserum. M. m. W. 1912. Nr. 42. 2311.

Baermann, Subkutane Syphilisimpfung niederer Affenarten (sekundäre Erscheinungen). M. m. W. 1911. Nr. 30. 1614.

Bertarelli, Über die Immunisierung des Kaninchens gegen Hornhautsyphilis. Zentralbl. f. Bakt. u. Parasitenkunde 1908. 51.

Blumenthal, Wassermannsche Reaktion und experimentelle Kaninchensyphilis. B. kl. W. 1911. Nr. 32. 1462.

Bourdier, Contribution expérimentale à l'étude de la sporotrichose par infection endogène. A. d'ophth. XXXII. 601.

Bruckner und Galasesko, Orchite syphilitique chez le lapin par cultures impures de spirochètes. Compt. rend. d. l. soc. d. Biol. 1910. Nr. 13. LXVIII.

Buschke, Über die Beziehung der experimentell erzeugten Tiersyphilis zur menschlichen Lues.

Derselbe, Über den Verlauf der auf den Menschen übertragenen Tiersyphilis. A. f. D. u. S. 1916. Bd. 123. 278.

Chaillous, Sporotrichose gommeuse disséminé, gomme intraoculaire, perforation de la sclérotique. A. d'ocul. CXLVIII. 321.

Mc. Donagh, Der Lebenszyklus des Syphilisorganismus. Lancet 1912. 4650, ref. B. kl. W. 1912. Nr. 46. 2188.

Frühwald, Demonstration eines Kaninchens mit wahrscheinlich syphilitischer Paraplegie. M. m. W. 1911. Nr. 39. 2091.

Derselbe, Zur Frage der Infektiosität des Blutes Syphilitischer. W. kl. W. 1912. Nr. 16. 584.

Derselbe, Über die Infektiosität des Blutes Syphilitischer. W. kl. W. 1913. Nr. 42. 1709.

Graetz, Ergebnisse bei der Verimpfung von Blut usw. Derm. W. 1914. LVIII.

Graetz und Delbanco, Zur Histologie der experimentellen Kaninchensyphilis. B. kl. W. 1913. Nr. 33. 1541.

Dieselben, Weitere Beiträge zum Studium der Histopathologie der experimentellen Kaninchensyphilis. Derm. W. 1914. LVIII.

Hoffmann und Brüning, Gelungene Übertragung der Syphilis auf Hunde. D. m. W. 1907. 553.

Hoffmann, Demonstration eines Kaninchens mit Kerat. syphilitica. D. m. W. 1907. 1194.

Derselbe, Die neuesten Fortschritte in der Erforschung des Syphiliserregers. B. kl. W. 1910. Nr. 1. 18.

Hoffmann (Marinestabsarzt), Die Übertragung der Syphilis auf Kaninchen mittels rein gezüchteter Spirochäten vom Menschen. D. m. W. 1911. Nr. 34. 1546.

Neißer, Die experimentelle Syphilisforschung nach ihrem gegenwärtigen Stande. Berlin 1906.

Derselbe, Beiträge zur Pathologie und Therapie der Syphilis. Berlin 1911.

Nichols und Hough, Demonstration der Spirochaete pallida im Liquor cerebrospinalis eines Patienten mit Neurorezidiv nach Salvarsananwendung. Ref. M. m. W. 1913. Nr. 22. 1223.

Roussel, La syphilis du lapin. Thèse de Paris. Nagels Jahresber. 1909. XL.

Schereschewsky, Syphilisimmunversuche mit Spirochätenreinkulturen. D. m. W. 1913. Nr. 35. 1676.

Karl Spengler, Tierexperimenteller Nachweis, Züchtung und Färbung des Syphiliserregers. C. d. Sch. A. 1911.

Tomaczewski, Über die Ergebnisse der Superinfektion bei der Syphilis des Kaninchens. B. kl. W. 1910. 1447.

Derselbe, Über Impfungen an Affen mit maligner Syphilis. B. kl. W. 1911. Nr. 20. 890.

Uhlenhuth, Experimentelle Grundlagen der Chemotherapie der Spirochätenkrankheiten mit besonderer Berücksichtigung der Syphilis. Berlin, Urban & Schwarzenberg 1911.

Uhlenhuth und Mulzer, Zur experimentellen Kaninchen- und Affensyphilis. B. kl. W. 1910. 1169.

Dieselben, Syphilitische Allgemeinerkrankung bei Kaninchen. D. m. W. 1911. Nr. 2. 51.

Dieselben, Über die experimentelle Impfsyphilis des Kaninchens. B. kl. W. 1911. Nr. 15. 653.

Dieselben, Diskussion zu diesem Vortrag. B. kl. W. 1911. Nr. 18. 812.

Dieselben, Gelungene Verimpfung von Blut, Blutserum und Sperma syphilitischer Menschen in die Hoden von Kaninchen. B. kl. W. 1912. Nr. 4. 152.

Dieselben, Über die Infektiosität von Milch syphilitischer Frauen. D. m. W. 1913. Nr. 19. 879.

Dieselben, Verimpfungen von Blut und anderen Körperflüssigkeiten syphilitischer Menschen in die Hoden von Kaninchen. C. f. B. LXIV. 165. 1913.

Dieselben, Beiträge zur experimentellen Pathologie und Therapie der Syphilis mit besonderer Berücksichtigung der Impfsyphilis des Kaninchens. A. a. d. K. Ges. 1913. XLIV. 307.

Dieselben, Weitere Mitteilungen über Ergebnisse der experimentellen Syphilisforschung. B. kl. W. 1913. Nr. 44. 2031.

Dieselben, Weitere Mitteilungen über die Infektiosität des Blutes und anderer Körperflüssigkeiten syphilitischer Menschen für das Kaninchen. B. kl. W. 1913. Nr. 17. 769.

Dieselben, Atlas der experimentellen Kaninchensyphilis. Berlin, Springer 1914.

Dieselben, Weitere Beiträge zur experimentellen Syphilis. B. kl. W. 1917. 645.

Uhlenhuth, Mulzer und Koch, Über die histopathologischen Veränderungen bei der experimentellen Kaninchensyphilis. D. m. W. 1912. Nr. 23. 1079.

Vanzetti, F., Experimentelle Untersuchungen über die Meningoencephalitis syphilitica. Arch. per la scienze med. XXXVIII. Nr. 1. 1—61. 1914 (ref. C. f. d. g. O. u. ihre Grenzgeb. II. Heft 2. 1914).

Wassermann-Reaktion.

Bauer, J., Zur technischen Vervollkommnung des serologischen Luesnachweises. D. m. W. 1909. Nr. 10.
Derselbe, Zu den „Bedenken des Herrn Dr. Carl Stern gegen die Bauersche Modifikation der W. R." B. kl. W. 1909. Nr. 14.
Best, Serumreaktion bei luetischen Augenerkrankungen. Ges. d. Natur- u. Heilkunde in Dresden. M. m. W. 1909. 884.
Blaschko, Über die klinische Verwertung der Wassermannschen Reaktion. D. m. W. 1909. Nr. 9. 383.
Blumenthal, Franz, Die Serodiagnostik der Syphilis. Derm. Z. 1910. XVII.
Derselbe, Zur Frage der Verschärfung der Wassermannschen Reaktion. B. kl. W. 1914. Nr. 28. 1316.
Brauer, In welcher Weise wirkt das Quecksilber bei der antiluetischen Behandlung auf den Ausfall der Seroreaktion? M. m. W. 1910. Nr. 17. 905.
Bräutigam, Die Hermann-Perutzsche Reaktion im Vergleich zur Wassermannschen Reaktion. B. kl. W. 1913. Nr. 33.
Bruck, Die Serodiagnose der Syphilis. Berlin 1909.
Derselbe, Neißer's Beitrag zur Pathologie und Therapie der Syphilis. Berlin 1911.
Bruck und Stern, Über das Wesen der Syphilisreaktion. Z. f. I. 1910. VI. Heft 4 u. 5.
Citron, Über Komplementbindungsversuche bei infektiösen und postinfektiösen Erkrankungen (Tabes dorsalis usw.) sowie bei Nährstoffen. D. m. W. 1907. Nr. 29. 1165.
Derselbe, Bedeutung der Wassermannschen Reaktion für die Therapie der Syphilis. Therap. Monatsh. 1911. Nr. 7.
Derselbe, Die Bedeutung der biologischen Reaktionen für die Diagnose und Therapie der Syphilis. D. m. W. 1913. Nr. 44. 2172.
Cohn, Toby, Bemerkungen zur praktischen Verwendung des Wassermannschen Verfahrens. Mit Diskussion. B. kl. W. 1910. 1680.
Contino, Recerco degli anticorpi specifici nelle lacrime dei sifilitici con manifestazioni oculari. La clinica oculist. 1911. Ref. Ophthalmoscope 1914. XII. 31.
Corbus, The diagnosis of syphilitic eye lesions by means of the spirochaeta pallida and the serum reaction of Wassermann. Ophth. Record. 418, Nagels Jahresber. 1909. XL. 319.
Corbus und Harris, The diagnosis of syphilitic eye lesions by means of the spirochaeta pallida and the serum reaction of Wassermann. Ophth. Record XVIII. 1909. 296. Ref. kl. M. f. A. 1909. 791.
Donath, Der heutige Stand der Serodiagnostik bei Syphilis. Verein d. Ärzte in Halle. M. m. W. 1909. Nr. 18. 946.
Mc. Donagh, Wassermanns reaction from a practical point of view. Lancet. April 1910.
Emanuel, Beeinflussung der Wassermannschen Reaktion des normalen Kaninchens durch Salvarsan. B. kl. W. 1911. Nr. 52. 2335.
Fleischmann, Zur Therapie und Praxis der Serumdiagnose der Syphilis. B. kl. W. 1908. Nr. 10. 490.
Diskussion zu Freudenberg, Eine Mahnung zur Vorsicht bei der diagnostischen Verwertung der Wassermannschen Syphilisreaktion. B. kl. W. 1910. 1214.
Friedemann, Ulrich, Experimentelle Untersuchungen zur Theorie der Wassermannschen Reaktion. Z. f. H. u. I. 1910. LXVII. 279.
Graetz, Zur Frage des verfeinerten Wassermann mit besonderer Berücksichtigung der paradoxen Sera. B. kl. W. 1913. Nr. 25. 1186.
Grosz und Volk, Syphilistherapie und Wassermann'sche Reaktion. W. kl. W. 1913. Nr. 46. 1890.
Guggenheimer, Über den Einfluß der Temperatur auf die Wassermannsche Reaktion. M. m. W. 1911. Nr. 26. 1392.
Hauck, Zur Frage des klinischen Wertes der Wassermann-Neißer-Bruckschen Syphilisreaktion. M. m. W. 1909. Nr. 25. 1265.
Hoehne, Die Wassermannsche Reaktion und ihre Beeinflussung durch die Therapie. B. kl. W. 1909. Nr. 19.
Jacobsthal, Praktische Bedeutung der Wassermann-Reaktion. D. m. W. 1913. 1018 u. 1337.
Jaworski und Lapinski, Über das Schwinden der Wassermann-Neißer-Bruckschen Reaktion bei syphilitischen Erkrankungen und einige strittige Punkte derselben. W. kl. W. 1909. Nr. 42. Ref. M. m. W. 1909. 2331.

Jesionek und Meirowsky, Die praktische Bedeutung der Wassermann-Neißer-
    Bruckschen Reaktion. M. m. W. 1909. Nr. 45. 2297.
Igersheimer, Wassermannsche Reaktion nach spezifischer Behandlung bei hereditärer
    Lues. B. kl. W. 1910. Nr. 33.
Derselbe, Die ätiologische Bedeutung der Syphilis und Tuberkulose bei Erkrankungen
    des Auges. A. f. O. 1910. LXXVI.
Kafka, Über die hämolytischen Eigenschaften des Blutserums der Luiker und Metaluiker.
    M. Kl. 1913. Nr. 10. 378.
Klein, Die Wassermannsche Reaktion vom quantitativen Standpunkt aus. Lancet,
    7. Mai 1910, ref. M. m. W. 1910. 2104.
Kromayer und Trinchese, Der negative Wassermann. M. Kl. 1912. Nr. 10. 404.
Kuffler, Über Serodiagnostik und Serotherapie in der Augenheilkunde. Vossius' Abh.
    1912. VIII. H. 6.
Ledermann, Über die Beziehungen der Syphilis zu Nerven- und anderen inneren Er-
    krankungen auf Grund von 573 serologischen Untersuchungen. D. m. W. 1787.
Leoz, Ortin, El Spirochaete de Schaudinn en oftalmologia. Archivos de oftalmologia
    1911, ref. Arch. f. vergl. Ophth. 1912. III. 254.
Lesser, Fritz, Weitere Ergebnisse der Serodiagnostik der Syphilis. D. m. W. 1909. Nr. 9.
Derselbe, Die praktische Bedeutung der quantitativen Wassermann-Reaktion für die
    Behandlung der Syphilis. M. m. W. 1913. Nr. 2. 70.
Lüdke, Die praktische Verwertung der Komplementbindungsreaktion. M. m. W. 1909.
    Nr. 26. 1313.
Manwaring, Über die Beziehungen von Enzymwirkungen zu den Erscheinungen der sog.
    Komplementablenkung bei Syphilis. Z. f. I. 1909. III.
Meier, G., Die Technik, Zuverlässigkeit und klinische Bedeutung der Wassermannschen
    Reaktion auf Syphilis. B. kl. W. 1907. Nr. 51. 1636.
Meier, Ludw., Ein Beitrag zur Theorie und Technik der Wassermannschen Reaktion
    zur Wertbemessung der geprüften Seren. B. kl. W. 1909. Nr. 18. 829.
Müller, R., Über den technischen Ausbau der Wassermannschen Reaktion nebst klini-
    schen Betrachtungen und deren Wert und Wesen. W. kl. W. 1909. Nr. 40.
Müller, Die Bedeutung der biologischen Reaktionen für die Diagnose und Therapie der
    Syphilis. D. m. W. 1912. 2229.
Nakano, Über das Wesen der Wassermannschen Reaktion. Z. f. H. LXXVI. 1914. 39.
Nauwerck und Weichert, Die Wassermannsche Syphilisreaktion an der Leiche.
    M. m. W. 1910. 2329.
Neißer, Bruck und Schucht, Diagnostische Gewebs- und Blutuntersuchungen bei
    Syphilis. D. m. W. 1906. Nr. 48. 1937.
Neue und Vorkastner, Diagnostische Vorteile und Erschwerungen durch die Wasser-
    mannsche Reaktion. Monatsschr. f. Psych. u. Neurol. 1913.
Plaut, Die Wassermannsche Serodiagnostik der Syphilis in ihrer Anwendung auf die
    Psychiatrie. Jena 1909.
Rasquin, Considérations sur la valeur de l'analyse du sang dans les affections oculaires.
    II. Teil. A. d'ocul. 1911. CXLV. 165.
Saathof, Erfahrungen mit der Wassermannschen Reaktion in der inneren Medizin.
    M. m. W. 1909. Nr. 39. 1987.
Sachs und Altmann, Über die Wirkung des oleinsauren Natrons bei der Wassermann-
    schen Reaktion auf Syphilis. B. kl. W. 1908. Nr. 10. 494.
Dieselben, Komplementbindung. Handb. d. pathog. Mikroorgan. v. Kolle-Wassermann.
    Jena 1909.
Sachs und Rondoni, Beiträge zur Theorie und Praxis der Wassermannschen Syphilis-
    reaktion. I. Mitteilung. Über den Einfluß der Extraktverdünnung auf die Reaktion.
    B. kl. W. 1908. Nr. 44. 1968.
Salus, Die Immunitätsverhältnisse des Kammerwassers. Kl. M. f. A. 1911. XLIX. II. 362.
Scheidemantel, Erfahrungen über die Spezifität der Wassermannschen Reaktion:
    Die Bewertung und Entstehung inkompletter Hemmungen. Deutsch. Arch. f. klin.
    Med. 1911. CI.
Schlimpert und Voswinkel, Modifikation der Wassermannschen Serodiagnostik der
    Syphilis. M. m. W. 1909. Nr. 29. 1505.
Schuhmacher, Serumreaktion bei 110 Augenkranken. M. m. W. 1908. 2467.
Seiffert und Rasp, Reaktionsumschläge bei wiederholter Wassermannscher Reaktion.
    A. f. H. LXXIX 1913. Ref. M. m. W. 1913. Nr. 27. 1506.
E. Seligmann, Z. f. I. 1909. I, 2.
Sobernheim, Komplementbindungsmethode und Ozäna. Arch. f. Laryngol. 1909.
Sonnenberg, Weitere Erfahrungen über Serodiagnostik der Syphilis. Ref. M. m. W.
    1909. 1716.

Stanculéanu und Liebreich, Anwendung der Methode von Bauer-Hecht in der Serumdiagnose der Syphilis bei Augenerkrankungen. Revista stiintzelor med. Okt. 1909, ref. D. m. W. 1909. Nr. 49. 2187.

Stern, Über einige Bedenken gegen die Bauersche Modifikation der Wassermannschen Reaktion. B. kl.W. 1909. Nr. 11. 497.

Margarethe Stern, Zur Theorie und Praxis der Wassermannschen Reaktion. Z. f. I. 1914. XXII. 117.

Thomsen und Boas, Die Wassermannsche Reaktion bei kongenitaler Syphilis. B. kl. W. 1909. Nr. 12. 539.

Trinchese, Die Eigenhemmung der Sera, ein Symptom der Lues. D. m. W. 1913. Nr. 34. 1636.

Wassermann, Über die Entwicklung und den gegenwärtigen Stand der Serodiagnostik gegenüber Syphilis. B. kl. W. 1907. Nr. 50. 1599 und Nr. 51. 1634.

Derselbe, Die Serodiagnostik der Syphilis. usw. XXV. Kongr. f. inn. Med. in Wien. Ref. M. m. W. 1908. Nr. 17. 929.

Wassermann und Lange, Serodiagnostik der Syphilis. Kolle-Wassermann, Handb. d. pathog. Mikroorgan. VII. 1913. 951.

Dieselben, Zur Frage des Entstehens der Reaktionsprodukte bei der Serodiagnostik auf Lues. B. kl. W. 1914. Nr. 11. 527.

Wassermann, Neißer und Bruck, Eine serodiagnostische Reaktion bei Syphilis. D. m. W. 1906. Nr. 19. 745.

Wassermann und Plaut, Über das Vorhandensein syphilitischer Antistoffe in der Zerebrospinalflüssigkeit von Paralytikern. D. m. W. 1909. Nr. 44. 1769.

Wechselmann, Über Verschleierung der Wassermann-Reaktion durch Komplementoidverstopfung. Z. f. I. 1909. III. Bd. 45.

Weichert, Die Sternsche Modifikation an 600 Seren im Vergleich zur Wassermannschen Syphilisreaktion. B. kl. W. 1911. Nr. 167. 702.

Weidanz, Wassermann's Reaktion bei Anwendung kleinster Blutmengen. B. kl. W. 1908. Nr. 50. 2240.

Wesener, Zweijährige Erfahrungen mit der Wassermann-Reaktion. M. m. W. 1913. Nr. 33. 1816.

Wolfsohn, Über Wassermannsche Reaktion und Narkose. D. m. W. 1910. Nr. 11. 505.

Zehnder, Beiträge zur Serodiagnose der Syphilis. Inaug.-Diss. Zürich 1910.

Zeißler, Quantitative Hemmungskörperbestimmung bei der Wassermannschen Reaktion. II. Mitteilung. B. kl. W. 1910. Nr. 21. 968.

Kutireaktion.

Baermann und Heinemann, Die Intrakutanreaktion bei Syphilis und Framboesie. M. m. W. 1913. Nr. 28. 1537.

Benedek, Über Hautreaktionen mit Noguchis Luetin bei Paralytikern. M. m. W. 1913. Nr. 37. 2033.

Boas und Ditlevsen, Untersuchungen über die Luetinreaktion von Noguchi. Ref. M. m. W. 1913. Nr. 42. 2358.

Browning, The luetin test for syphilis and some results. Ophthalmic Review 1914. XXXIII. Nr. 387.

Bruck, Die Luetinreaktion bei Syphilis (Referat). D. m. W. 1913. 2230.

Desneux, Über die Kutireaktion mit Luetin (Noguchi) bei Syphilis. Journ. méd. d. Brux. 1913. Nr. 42. Ref. W. kl. W. 1913. Nr. 49. 2053.

Faginoli und Fisichella, Über die Kutanreaktion von Noguchi bei Syphilis. B. kl. W. 1913. Nr. 39. 1811.

Fischer und Klausner, Ein Beitrag zur Kutanreaktion der Syphilis. W. kl. W. 1913. Nr. 2. 49.

Kafka, Noguchis Luetinreaktion mit besonderer Berücksichtigung der Spätlues des Zentralnervensystems. B. kl. W. 1915. Nr. 1. 15.

Kißmeyer, D. m. W. 1915. Nr. 11. 306.

Klausner, Über eine klinisch verwendbare Kutanreaktion auf tertiäre Syphilis (II. Mitteilung). W. kl. W. 1913. Nr. 24. 973.

Derselbe, Die Pallidinreaktion in der Augenheilkunde. Kl. M. f. A. LII. 813. 1914.

Löwenstein, Die Luetinreaktion nach Noguchi bei Augenkrankheiten. M. Kl. 1913. Nr. 11. 410.

Müller und Stein, Die Hautreaktion bei Lues und ihre Beziehung zur Wassermannschen Reaktion. W. kl. W. 1913. Nr. 11. 408.

Dieselben, Kutireaktion bei Lues. W. m. W. 1913. Nr. 38 u. 40.

Nanu-Muscel, Alexandrescu-Dersca und Friedmann, Über die Luetinreaktion nach Noguchi. M. m. W. 1914. Nr. 23. 1271.

Mc. Neil, Experiences with Noguchis luetin test for syphilis. Journ. of the Americ.
    med. Assoc. LXII. 1914. Nr. 7. 529.
Noguchi, Hautallergie bei Syphilis; ihre diagnostische und prognostische Bedeutung.
    M. m. W. 1911. Nr. 45. 2372.
Derselbe, Die Luetinreaktion. Journ. of the Americ. med. assoc. Chicago 1912. Nr. 14.
    Ref. M. m. W. 1913. Nr. 9. 485.
Wolff und Zeeman, Über die Kutireaktion von Noguchi bei Lues. Kl. M. f. A. 1914.
    LIII. 547.

Liquordiagnostik.

Ahrens, Experimentelle Untersuchungen über den Strom des Liquor cerebrospinalis.
    Z. f. d. g. Neur. u. Psych. XV. 1913.
Altmann und Dreyfus, Salvarsan und Liquor cerebrospinalis bei Frühsyphilis nebst
    ergänzenden Liquoruntersuchungen in der Latenzzeit. M. m. W. 1913. Nr. 9. 464.
Anton und v. Bramann, Behandlung der angeborenen und erworbenen Gehirnkrank-
    heiten mit Hilfe des Balkenstichs. Berlin 1913.
Baum, Betrachtungen über das Lymphgefäßsystem im allgemeinen, Lymphwege des
    Nervensystems im besonderen. M. m. W. 1914. Nr. 4. 209.
Behr, Besteht beim Menschen ein Abfluß aus dem Glaskörper in den Sehnerven? A. f. O.
    1912. LXXXIII. 519.
Derselbe, Beiträge zur Anatomie und Physiologie des gliösen Gewebes im Sehnerven.
    A. f. O. 1914. LXXXIX. 1.
Derselbe, Über die Ernährung des Sehnerven usw. M. m. W. 1917. S. 517.
Benario, Neurorezidive nach Salvarsan und nach Hg-Behandlung. München 1911.
Boas und Neve, Untersuchungen über die Weil-Kafkasche Hämolysinreaktion usw. Z.
    f. d. g. Neur. u. Psych. 1916. Bd. 32. S. 429.
Brandweiner, Müller und Schacherl, Liquoruntersuchungen an Syphilitikern. W.
    kl. W. 1916. Nr. 31, 993.
Dreyfus, Die Methoden der Untersuchung des Liquor cerebrospinalis bei Syphilis. M. m. W.
    1912. Nr. 47. 2567.
Frühwald und Zaloziecki, Über die Infektiosität des Liquor cerebrospinalis bei Syphilis.
    B. kl. W. 1916. Nr. 1, 9.
Gamper und Skutetzky, Liquorstudien bei Syphilis. W. m. W. 1913. Nr. 38 u. Nr. 40.
    S. 2414 u. 2622.
Gennerich, Die Liquorveränderungen in den einzelnen Stadien der Syphilis. Berlin,
    Hirschwald 1913.
Gutmann, Liquorbefunde bei unbehandelter Frühsyphilis. Derm. W. 1914. LVIII.
Hauptmann und Hößli, Erweiterte Wassermannsche Methode zur Differentialdiagnose
    zwischen Lues cerebrospinalis und multipler Sklerose. M. m. W. 1910. 1581.
Hauptmann, Die Diagnose der „frühluetischen Meningitis" aus dem Liquorbefund.
    D. Z. f. N. 1914. LI.
Derselbe, Zur Bewertung der Nonneschen Phase I Reaktion. D. Z. f. N. 1916. Bd. 35.
Heine, Über das Verhalten des Hirndrucks (Lumbaldrucks) bei Erkrankungen der optischen
    Leitungsbahnen. M. m. W. 1916. Nr. 23, 25, 27, 30.
Jakobsthal, Über positive Wassermann-Reaktion der Lumbalflüssigkeit bei negativer
    des Bluts. M. m. W. 1909. Nr. 51. 2662.
Kafka, Über die Bedingungen und die praktische und theoretische Bedeutung des Vor-
    kommens hammelblutlösender Normalambozeptoren und des Komplements im
    Liquor cerebrospinalis. Zeitschr. f. d. g. Neur. u. Psych. 1912. IX.
Derselbe, Über den heutigen Stand der Liquordiagnostik. M. m. W. 1915. 105.
Derselbe, Untersuchungen zur Frage der Entstehung, Zirkulation und Funktion der
    Zerebrospinalflüssigkeit. Z. f. d. g. Neurol. u. Psych. Bd. XIII. 1912 u. Bd. XV.
    1913.
Kaplan, Analyse der Spinalflüssigkeit und des Blutserums in ihrer Bedeutung für die
    Neurologie. D. m. W. 1913. Nr. 22. 1035.
Kirchberg, Zur Frage der Häufigkeit der Wassermann-Reaktion im Liquor cerebro-
    spinalis bei Paralyse. Arch. f. Psych. 1913. L.
Klieneberger, Bedeutung der Lumbalpunktion und Serodiagnostik. A. f. Psychiatr.
    1911. XLVIII.
Königstein und Goldberger, Untersuchungen des Liquor bei Lues. W. kl. W. 1917.
    Nr. 12. 381.
Leopold, Über Nervensymptome bei Frühlues. B. kl. W. 1913. Nr. 17. 798.
Merzbacher, Ergebnisse der Untersuchungen des Liquor cerebrospinalis. Neurol. Centr.
    1904. 548.
Derselbe, Die Beziehung der Syphilis zur Lymphocytose. Zentralbl. f. Nervenheilk.
    1905. XXVIII. 489 u. 1906. XXIX. 304 u. 352.

Nichols und Hough, Spirochaete pallida in der Zerebrospinalflüssigkeit eincs Patienten mit Neurorezidiv nach Salvarsan. Journ. of the Amer. med. Assoc. 1913. Nr. 2. ref. W. kl. W. 1913. Nr. 18. 723.

Nonne, Syphilis und Nervensystem. III. Aufl. 1915.

Plaut-Rehm-Schottmüller, Leitfaden zur Untersuchung der Zerebrospinalflüssigkeit. Jena 1913.

Przedpelska, Verhalten des Liquor cerebrospinalis bei älteren Heredosyphilitikern. W. m. W. 1914.

Quincke, Zur Physiologie der Zerebrospinalflüssigkeit. Müllers Arch. f. Anat. u. Phys. 1872. 153.

Reichmann, Zur Physiologie und Pathologie des Liquor cerebrospinalis. Zeitschr. f. Nervenheilkunde 1911. XLII/I.

de Ridder, P,. La ponction lombaire dans les affections oculaires. Paris 1909.

Rost, Liquoruntersuchungen bei Syphilis. Dermatol. Zeitschr. 1916. XXIII.

Schieck, Die Genese der Stauungspapille. Wiesbaden 1910.

Schönberg, Intracranial treatment of syphilitic and parasyphilitic optic nerve affections. Sect. on ophth. Amer. med. Ass. ref. Kl. M. f. A. 1916. LVII/II. 457.

Spiethoff, Über die Hirndruckerhöhung bei Lues nach Salvarsan. M. m. W. 1913. Nr. 22. 1192.

Stern, C., Die Punktion des Rückenmarkkanals usw. A. f. D. u. S. 1916. Bd. 123. S. 943.

Tobler, Über Lymphocytose der Zerebrospinalflüssigkeit bei kongenitaler Syphilis. Jahrb. f. K. LXIV. 1906.

Versé, Über das Vorkommen der Spirochaete pallida bei früh- und spätsyphilitischen Erkrankungen des Zentralnervensystems. M. m. W. 1913. Nr. 44. 2446.

Walter, Studien über den Liquor cerebrospinalis. Monatsschr. f. Psych. u. Neurol. 1910. XXVIII. Erg. H. 80.

Wechselmann und Dinkelacker, Über die Beziehungen der allgemeinen nervösen Symptome im Frühstadium der Syphilis zu den Befunden des Lumbalpunktats. M. m. W. 1914. Nr. 25. 1382.

Weil und Kafka, Über die Durchgängigkeit der Meningen besonders bei der progressiven Paralyse. W. kl. W. 1911. Nr. 10 und Med. Kl. 1911. Nr. 34.

Werther, Über Liquoruntersuchungen und Liquorbehandlungen bei Syphilitischen. D. Z. f. N. 1917. LVII. 61.

Wile und Stokes, Untersuchungen über den Liquor cerebrospinalis in bezug auf die Beteiligung des Nervensystems bei der sekundären Syphilis. Dermatol. Wochenschr. 1914. LIX. 1079, 1107, 1127.

Zaloziecki, Antikörpernachweis im Liquor cerebrospinalis, seine theoretische und praktische Bedeutung. A. f. H. 1913. LXXX.

Derselbe, Demonstration. D. m. W. 1914. Nr. 32. 1645.

Goldsolreaktion.

de Crinis und Frank, Über die Goldsolreaktion im Liquor cerebrospinalis. M. m. W. 1914. Nr. 22. 1216.

Eicke, Die Goldsolreaktion im Liquor cerebrospinalis. M. m. W. 1913. Nr. 49. 2713.

Jaeger und Goldstein, Goldsolreaktion im Liquor cerebrospinalis. Z. f. d. ges. N. u. Psych. 1913. XVI.

Kafka, Über die Bedeutung der Goldsolreaktion der Spinalflüssigkeit zur Erkennung der Lues des Zentralnervensystems. Derm. W. LVIII. Erg.-H. (Festschr. z. Eröffn. d. neuen Inst. f. Schiffs- u. Tropenkrankh., Hamburg) S. 52—56. 1914.

Lange, Die Ausflockung kolloidalen Goldes durch Zerebrospinalflüssigkeit bei luetischen Affektionen des Zentralnervensystems. Z. f. Chemotherapie usw. 1912. I.

Angeborene Lues.

Alexander, Syphilis und Auge. Wiesbaden 1889.

Derselbe, Neue Erfahrungen über luetische Augenerkrankungen. Wiesbaden 1895.

Antonelli, Contribution aux formes frustes de la syphilis héréditaire. Sep.-Abdr. 1898.

Derselbe, Périostose naso-lacrymale et de la face, forme de leontiasis ossea dans la syphilis congénitale. Arch. d'opthh. 1913. XXXIII. 585.

Derselbe, Patologia nasolacrimale nella sifilide congenita. Rivista italiana di Ottalm. Anno V. p. 211.

Antonelli und Bonnard, Stigmates oculaires et stigmates dentaires d'hérédo-syph. à formes complexes et cas. Cl. ophth. 1908. 275.

Bab, Spirochätenbefunde im menschlichen Auge. D. m. W. 1906. Nr. 48. 1945.

Babonneix et Voisin, Hérédosyphilis cérébrale tardive chez deux soeurs. Gaz. des Hôpit. Nr. 79. 1909. Ref. Jahresber. 1909. XL. 477.

Baisch, Vererbung der Syphilis auf Grund serologischer und bakteriologischer Unter-
suchungen. M. m. W. 1909. Nr. 38. 1929.
Bauer, J., Das Collessche und Profetasche Gesetz im Lichte der modernen Serum-
forschung. W. kl. W. 1908. Nr. 36.
Bergrath, Über Syphilis congenita in der zweiten Generation. A. f. D. u. S. 1910. CV. 125.
Bering, Welche Aufschlüsse gibt uns die Seroreaktion über das Colles-Beaumèssche
und das Profetasche Gesetz? D. m. W. 1910. Nr. 5.
Derselbe, Über die Spätformen der Erbsyphilis. Die Therapie der Gegenwart 1912.
Biermann, Über syphilitische Erkrankungen des arteriellen Gefäßsystems und einen
Fall von Aortitis und Arteriitis obliterans peripherica bei kongenitaler Syphilis.
D. m. W. 1911. Nr. 25. 1157.
Bishop, Harman, Multiple superficial atrophic areas of irides in old kerato-iritis of in-
herited syphilis. Ophth. Review. 1910. 88.
Boas und Rönne, Untersuchungen über familiäre Syphilis bei parenchymatöser Keratitis.
Kl. M. f. A. 1914. LII. 219.
Boisseau und Prat, Syphilis héréditaire dystrophique (osseuse et oculaire) de seconde
génération. Réaction de Wassermann positive. Annal. de dermatol. et syphilis
1911. II. 331.
J. v. Bokay, Vermes u. Z. v. Bokay, Die Heilwirkung des Salvarsans bei der Lues
des Kindesalters. W. kl. W. 1911. Nr. 17.
Bull, Die Zunahme der hereditären Lues und die Wichtigkeit ihrer frühzeitigen Entdeckung
zur Verhütung von Augenkrankheiten. Kl. M. f. A. 1910. XLVIII. 513.
Cabannes, Hereditär syphilitische Erkrankung des Sehnerven. Kl. M. f. A. XLIV. 1.
542. 1906.
v. Dieballa, Heredodegeneration und kongenitale Lues. Deutsche Zeitschr. f. Nerven-
heilk. XXXVII. 149, Jahresber. 1909. XL.
M. Dominici, Alterationen des Nabelstrangs bei Syphilis. Virchows Arch. CCVI. Nr. 3.
B. kl. W. 1912. Nr. 4. 171.
Dünzelmann, Die Behandlung der Lues congenita. D. m. W. 1913. Nr. 13. 629.
Filatow, Zwei Fälle von angeborener Blindheit. Z. f. A. 1907. XVIII. 245.
Fouquet, ref. M. m. W. 1915. Nr. 4. 118.
A. Fournier, La syphilis héréditaire. Paris 1886.
Derselbe, Hereditäre Syphilis, deren Prophylaxe und Therapie. Dresden 1910.
E. Fournier, La syphilis héréditaire de l'age adulte. Masson et Co., Paris.
E. Fraenkel, Über die angeborene Syphilis platter Knochen und ihre röntgenologische
Erkennung. Fortschr. a. d. Geb. d. Röntgenstrahlen. XIX. 1913.
Lerlie Gordon, Die Häufigkeit der hereditären Syphilis bei kongenitaler Geistesschwäche.
Lancet 1913.
Grosser und Dessauer, Über die diagnostische Bedeutung fühlbarer Kubitaldrüsen bei
Kindern. M. m. W. 1911. Nr. 21. 1130.
Gutmann, Diskussion zu Fendt, „Über die Wassermannsche Reaktion". B. kl. W.
1912. Nr. 36. 1730.
Halberstädter, Müller und Reiche, Serumreaktion bei Syphilis hereditaria und Schar-
lach. B. kl. W. 1908. Nr. 43.
Haltenhoff, Hérédo-Syphilis de la troisième génération. Rev. méd. de la Suisse romande
1906. 36. Ref. Jahresber. 1906. 367.
R. Haskell, Familial syphilitic infection in General Paresis. The Journ. of the Americ.
med. Assoc. LXIV. Ref. M. Kl. 1915. 735.
Hauptmann, Serologische Untersuchungen von Familien syphilidogener Nervenkranker.
Z. f. d. ges. Neurol. 1911. VIII.
Hédén, Klinische Beobachtungen über die Einwirkung des Salvarsans und der Kom-
bination von Salvarsan und Hg auf den Fötus. Derm. W. 1914. LVIII.
E. v. Hippel, Über die Häufigkeit von Gelenkerkrankungen bei hereditär Syphilitischen.
M. m. W. 1903. Nr. 31.
Hochsinger, Studien über die hereditäre Syphilis. Wien 1898.
Derselbe, Syphilis. Pfaundler-Schloßmann, Handbuch der Kinderheilk. Leipzig 1906.
Derselbe, Die gesundheitlichen Lebensschicksale erbsyphilitischer Kinder. M. m. W.
1910. Nr. 21. 1156 u. 1261.
Derselbe, Diskussion. M. m. W. 1910. 2612.
Derselbe, Erbsyphilisbehandlung und Neuropathie. D. m. W. 1911. 135.
Igersheimer, Das Schicksal von Patienten mit Keratitis parenchymatosa auf hereditär-
luetischer Grundlage. Vossius' Abh. 1913.
Jacqueau, Kératites parenchymateuses et arthrites concomitantes. Receuil d'ophth. 1908.
216. Ref. Jahresber. 1908. 644.
Kapuczinski, Die Prognose der Keratomalacie. A. f. O. 1912. LXXXII. 237.

Knöpfelmacher und Lehndorf, Serumreaktion bei hereditärer Lues. W. m. W. 1908. Nr. 12, später M. Kl. 1909. Nr. 40. 1506.

Max Koch, Experimentelle Hodensyphilis beim Kaninchen durch Verimpfung kongenital-syphilitischen Materials. B. kl. W. 1910. 1404.

Königstein, Parasyphilitische Erkrankungen im Kindesalter. Wiener klin. Rundschau 1911. Nr. 29 u. 30.

Langer, Über das Vorkommen der Spirochaete pallida Schaudinn in den Vakzinen bei kongenital-syphilitischen Kindern. M. m. W. 1910. 2000.

Ledermann, Lues congenita und Serodiagnostik. D. m. W. 1914. Nr. 4. 176.

Derselbe, Lues congenita und Serodiagnostik. Disk. D. m. W. 1914. Nr. 6. 305.

Lesser und Carsten, Über familiäre Syphilis, zugleich ein Beitrag zur Keratitis parenchymatosa. D. m. W. 1914. Nr. 15. 755.

F. Lesser, Diskussion zum Vortrag „Über familiäre Syphilis, zugleich ein Beitrag zur Keratitis parenchymatosa". D. m. W. 1914. Nr. 26. 1346.

Lesser und Klages, Über ein eigenartiges Verhalten syphilitischer Neugeborener gegenüber der Wassermann-Reaktion. D. m. W. 1914. Nr. 26. 1309.

Linser, Über Heredität bei Syphilis. Ärztl. Verein zu Tübingen. Ref. M. m. W. 1909. Nr. 13. 686.

Marcus, Klinische Beobachtungen über die Prognose der kongenitalen Syphilis. A. f. D. u. S. 1913. CXVI. 97.

Marfan, Über eine Art spastischer heredosyphilitischer Paraplegie beim Kind. A. f. K. 1913. LX. u. LXI.

Matzenauer, Die Vererbung der Syphilis. Wien u. Leipzig 1903.

Erwin Meyer, Klinische und experimentelle Untersuchungen über die Wirkung des Salvarsans auf die kongenitale Syphilis des Fötus bei Behandlung der Mutter. M. m. W. 1914. Nr. 33. 1801.

Müller, Zur Therapie und Klinik der Lues congenita. Therap. Monatsh. 1913.

Derselbe, Zur Therapie der angeborenen Syphilis nebst einigen klinischen Bemerkungen. B. kl. W. 1915. Nr. 40. 1034.

Mulzer und Michaelis, Hereditäre Lues und Wassermannsche Reaktion. B. kl. W. 1910. Nr. 30. 1402.

Nonne, Syphilidogene Nervenerkrankungen. M. m. W. 1914. Nr. 11. 625.

Derselbe, Syphilis und Nervensystem. Berlin 1914. III. Aufl.

Oberwarth, Zur Kenntnis der Hutchinsonschen Zähne. Ein Beitrag zur Klinik der Heredosyphilis. J. f. K. 1907. LXVI. 220.

Pasini, Über die Persistenz der Spirochaete pallida bei hereditär Syphilitischen und ihr Vorkommen in den Sekretionen derselben. M. m. W. 1907. 814.

Peltesohn, Über gummöse Syphilis der Nase. B. kl. W. 1911. Nr. 14. 619.

Peritz, Die Nervenkrankheiten des Kindesalters. Berlin 1912.

F. Plaut, Zur forensischen Beurteilung der kongenital Luetischen. Z. f. d. ges. N. u. Psych. 1912. XI.

F. Plaut und Göring, Untersuchungen an Kindern und Ehegatten von Paralytikern. M. m. W. 1911. Nr. 37. 1959.

Post, Über die Mortalität der hereditären Syphilis. Bost. and Surg. Journ. 1914. V. 170. Ref. M. m. W. 1914. Nr. 23. 1301.

Raven, Serologische und klinische Untersuchungen bei Syphilitikerfamilien. D. Z. f. N. 1914. LI.

v. Rhoden, Über Paralytikerfamilien. Z. f. d. ges. Neur. u. Psych. 1917. XXXVII. 110.

Rietschel, Das Problem der Übertragung der angeborenen Syphilis. Ergebn. d. inn. Med. u. Kinderheilk. 1913. XII.

Risley, Ocular disease in hereditary syphilis. Bull. of the Americ. Acad. of Medec. 1910. XI.

Rosenthal, Über Pflegeheime für hereditär-luetische Kinder. A. f. D. u. S. 1911. CVII.

Sarbo und Kiss, Über den Wert der Wassermannschen Seroreaktion bei Nervenkrankheiten. D. Z. f. N. 1910. XL. 347.

Sauvage und Géry, Ausgedehnte syphilitische Gummata bei einem Neugeborenen. Annal. de l'Institut Pasteur 1913. Nr. 6.

Sidler-Huguenin, Über hereditär-syphilitische Augenhintergrundsveränderungen. Beitr. z. Augenh. 1904. Bd. 6.

M. Simmonds, Über syphilitische Erkrankungen der Hypophysis, insbesondere bei Lues congenita. Derm. W. 1914. LVIII. Ergänzungsh. Ref. B. kl. W. 1914. Nr. 22. 1043.

Sonnenberg, Ein Fall von hereditärer Syphilis in der zweiten Generation. D. Cbl. 1912.

Spieker, A., Beiträge zum Studium der hereditären Lues des Nervensystems (Friedreichscher Symptomenkomplex). J. f. K. 1914. LXXIX. Heft 5. 519. Ref. C. f. d. g. O. 1914. 562.

Suker, The molar teeth and the patellar reflex in hereditary interstitial Keratitis. Americ. Med. 1904. Ref. Stock, Lubarsch-Ostertag 1907. 729.

Schindler, Die paterne Übertragung der Syphilis. A. f. D. u. S. 1912.
Schlimpert, Pathologisch-anatomische Befunde an den Augen bei zwei Fällen von Lues
    congenita. D. m. W. 1906. 1942.
Stiner, Ergebnisse der Serodiagnostik bei kongenitaler Lues. C. d. Sch. A. 1912. Nr. 16.
Strzeminski, Beitrag zur Frage über das Vorkommen von Augensyphilis in der dritten
    Generation. A. f. O. LIII. 1902. 360.
Terrien, Die Syphilis des Auges und seiner Adnexe. München u. Paris 1905.
Thielke, Zur Kenntnis der Scapula scaphoidea. Inaug.-Dissert. Königsberg 1914.
Thomsen, Studien über die von der kongenitalen Syphilis bei dem Fötus und dem neu-
    geborenen Kind verursachten pathologisch-anatomischen Veränderungen. Kopen-
    hagen 1914. Ref. A. f. D. u. S. 1915. CXXII. 81.
Thomsen und Boas, Die Wassermann-Reaktion bei angeborener Syphilis. A. f. D. u. S.
    1912. CXI. 91.
Thomsen, Boas, Hjork und Leschly, Wassermannsche Reaktion bei Geistes-
    schwachen. Hospitalstid. 1911. Nr. 7. Ref. D. m. W. 1911. 659.
Treacher Collins, Über die Kinder von Patienten, die an interstitieller Keratitis gelitten
    haben. Ophth. Hosp. Rep. 1903. XV. 3.
Trinchese, Bakteriologische und histologische Untersuchungen bei kongenitaler Lues.
    M. m. W. 1910. Nr. 11. 570.
Derselbe, Zeitpunkt der syphilitischen Infektion des Fötus und dessen klinische Bedeutung.
    Hegars Beitr. z. Geburtsh. 1913. XVIII. 201.
Derselbe, Infektions- und Immunitätsgesetze bei materner und fötaler Lues. D. m. W.
    1915. Nr. 19. 555.
Vas, Die weiteren Entwicklungs- und Gesundheitsverhältnisse der mit Lues congenita
    behafteten Kinder. J. f. K. 1912. LXXV. 452.
Vilanova, Ein Fall von hereditärer Lues in der zweiten Generation. (Spanisch.) Ref.
    M. m. W. 1913. Nr. 22. 1225.
Welde, Die Prognose und Therapie der Lues congenita. Ergebn. d. inn. Med. u. Kinder-
    heilk. 1914. XIII.
Zieler, Ein Fall von Syphilis in dritter Generation. M. m. W. 1909. Nr. 47. 2451.

Prophylaxe. Sozialhygienische Betrachtungen.

L. Brocq, La question du mariage des syphilitiques. Bull. méd. Jahrg. 28. Nr 15. 183 u.
    Nr. 16. 195.
C. H. Browning, Die Syphilis und ihr Einfluß auf die Volksgesundheit. Brit. med. Journ.
    1914. I. 77.
Finger, Die Syphilis als Staatsgefahr und die Frage der Staatskontrolle. Intern. med.
    Kongr. in London 1913. M. m. W. 1913. Nr. 39. 2201.
Igersheimer, Das Schicksal von Patienten mit Keratitis parenchymatosa auf hereditär-
    luetischer Grundlage. Vossius' Abh. 1913.
Leredde, Ein Beitrag zur Mortalität durch Syphilis. Ref. W. kl. W. 1913. Nr. 46. 1909.
Lieske, Die Strafwürdigkeit der Ansteckung in den Vorarbeiten zur Strafgesetzreform.
    Zeitschr. z. Bek. d. Geschl.-Krankh. 1915. XVI. H. 5.
Mattauschek und Pilcz, Über die weiteren Schicksale 4134 katamnestisch verfolgter
    Fälle luetischer Infektion. M. Kl. 1913. Nr. 38. 1544.
Merkblatt für Männer, Deutsche Gesellschaft zur Bekämpfung der Geschlechtskrank-
    heiten.
Nichols, Die Syphilis als eine Frage der öffentlichen Gesundheit. The Journ. of Amer.
    med. Assoc. 1914.
Derselbe, The relation of experimental syphilis to eugenics. Med. rec. 1914. LXXXV.
    Nr. 5. 188.
Philip, Wie viele Syphilitiker lassen sich genügend behandeln? M. m. W. 1914. Nr. 5.
Pfanndler, Zur Organisation der Fürsorge bei kongenitaler Lues im ersten Kindesalter.
    M. m. W. 1917. Nr. 17 u. 18.
White und Melville, Die Geschlechtskrankheiten in der Gegenwart und Zukunft. Lancet
    1911. II, 2. 1615.

Über Antiluetika und antiluetische Therapie.

Antonelli, Les polynévrites, oculo-motrices en particulier, après traitement par arséno-
    benzol. A. d'ophth. 1912. XXXII. 534.
Arzt und Kerl, Zur Kenntnis der parasitotropen Wirkung des Atoxyls und Neosalvarsans.
    W. kl. W. 1913. Nr. 1.
Baum und Herrenheiser, Chemotherapeutische Versuche mit Salvarsan. W. kl. W.
    1914. 843.

Beck, Experimentelle Untersuchungen zur Frage nach der neurotoxischen Wirkung des Salvarsans. M. m. W. 1912. Nr. 1. 19.

In der Beeck, Ergebnisse der Salvarsan- und Neosalvarsanbehandlung bei luetischen Augenleiden und einigen Fällen allgemeiner luetischer Infektion. Wochenschr. f. Ther. u. Hyg. des Auges 1914. Nr. 34.

Benario, Kritische Bemerkungen zu der Mentbergerschen Zusammenstellung der Salvarsan- und Neosalvarsan-Todesfälle. D. m. W. 1914. Nr. 25.

Bering, Über die Fortschritte in der Behandlung der Syphilis. B. kl. W. 1913. Nr. 34. 1553.

Boas, Weitere Resultate zu der Kombinations-Behandlung der Syphilis mit Salvarsan und Quecksilber. Hosp. tid. 1914. 769 u. 793. Ref. A. f. D. u. S. 1915. CXXII.

Bornstein, Über das Schicksal des Salvarsans im Körper. D. m. W. 1911. Nr. 3. 112.

Buhl, Zittmannkuren bei syphilitischen Erkrankungen der Sehbahn. Inaug.-Diss. Kiel 1914.

Burnaschow, Das Schicksal des Salvarsans im Körper. Russk. Wratsch. 1912. Nr. 13. Ref. D. m. W. 1912. Nr. 29. 1387.

Castelli, Über Neosalvarsan-Lokalbehandlung der generalisierten Syphilis und generalisierten Framboesie bei Kaninchen. D. m. W. 1912. Nr. 32. 1487.

Derselbe, Über Neosalvarsan. Zeitschr. f. Chemotherapie 1912. I. 122.

Doinikow, Über das Verhalten des Nervensystems gesunder Kaninchen zu hohen Salvarsandosen. M. m. W. 1913. Nr. 15. 796.

Dor, Le traitement de la syphilis oculaire. Paris 1914.

Dreyfus, Erfahrungen mit Salvarsan. M. m. W. 1912. Nr. 33 u. 34.

Derselbe, Salvarsannatrium und seine Anwendung in der Praxis. M. m. W. 1915. Nr. 6.

P. Ehrlich, Über den jetzigen Stand der Chemotherapie. Ber. d. deutsch. chem. Ges. 1909. XXXXII.

Derselbe, Über Salvarsan. 1911. M. m. W. 1911. Nr. 47.

Derselbe, Aus Theorie und Praxis der Chemotherapie. Leipzig 1911.

Derselbe, Die Behandlung der Syphilis mit Salvarsan und verwandten Stoffen. XVII. internat. Kongr. London 1913.

Derselbe, Chemotherapie. XVII. internat. Kongr. London 1913.

Ehrlich-Hata, Die experimentelle Chemotherapie der Spirillosen. Berlin 1910.

Fabry und Fischer, Über ein neues Salvarsanpräparat: „Salvarsan-Natrium". M. m. W. 1915. Nr. 18.

Féjer, Auge und Salvarsan. B. kl. W. 1912. 691.

Finger, Bedenkliche Nebenerscheinungen bei mit Salvarsan behandelten Patienten. B. kl. W. 1911. Nr. 18. 785.

Derselbe, Quecksilber und Salvarsan. W. kl. W. 1913. Nr. 15. 561.

B. Fischer, Über einen Todesfall durch Encephalitis haemorrhagica im Anschluß an eine Salvarsaninjektion. M. m. W. 1911. Nr. 34. 1803.

Derselbe, Über Todesfälle nach Salvarsan. D. m. W. 1915. Nr. 31. 908.

Fischer und Hoppe, Das Verhalten des Ehrlich-Hataschen Präparates im menschlichen Körper. M. m. W. 1910. Nr. 29. 1531.

Fischl, Über die Widerstandsfähigkeit lokaler Spirochätenherde gegenüber kombinierter Luesbehandlung. W. kl. W. 1913. Nr. 37. 1456.

Frenkel-Heiden und Navassart, Über die Elimination des Salvarsans aus dem menschlichen Körper. B. kl. W. 1911. Nr. 30. 1367.

Dieselben, Über das Schicksal des Salvarsans im menschlichen Körper. Zeitschr. f. exp. Path. u. Therap. 1913. XIII. 531.

Friedberger und Masuda, Einfluß des Salvarsans auf die Intensität der Antikörperbildung beim Kaninchen. Therap. Monatsh. 1911. Nr. 5.

Gennerich, Die Ziele einer ausreichenden Syphilisbehandlung und die provokatorische Salvarsaninjektion bei zweifelhafter Syphilis. M. m. W. 1911. Nr. 43. 2263.

Derselbe, Weitere Beiträge zur Reinfectio syphilitica nach Salvarsan und zur Biologie der humanen Syphilis. M. m. W. 1913. Nr. 43. u. Nr. 44.

Derselbe, Die bisherigen Erfolge der Salvarsanbehandlung im Marinelazarett zu Wik. M. m. W. 1914. Nr. 10. Ref. A. f. D. u. S. 1915. CXXII.

Greven, Beginn und Dauer der Arsenausscheidung im Urin nach Anwendung des Ehrlich-Hataschen Präparates Dioxydiamidoarsenobenzol. M. m. W. 1910. 2079.

Hahn und Kostenbader, Beitrag zur Erklärung der Wirkungsweise des Quecksilbers bei den Spirillosen. B. kl. W. 1913. Nr. 47. 2185.

Hecht, Reaktionsfähigkeit des Organismus und Luesbehandlung. M. m. W. Nr. 49. 2578.

Herxheimer und Reinke, Über den Einfluß des Ehrlich-Hataschen Mittels auf die Spirochäten bei kongenitaler Syphilis. D. m. W. 1910. 1790.

E. Hoffmann, Über eine zweckmäßige Kombination von Quecksilber und Salvarsan zur wirksamen Behandlung angeborener Syphilis. Derm. Zeitschr. 1914. XII. Nr. 6. 508.

Jadassohn, Wie soll sich der praktische Arzt zur Salvarsantherapie der Syphilis ver-
    halten? Jahreskurse f. ärztl. Fortbild. 1912 und C. d. Sch. A. 1913. Nr. 23.
Igersheimer, Experimentelle und klinische Untersuchungen mit dem Dioxydiamido-
    arsenobenzol (Salvarsan) unter besonderer Berücksichtigung der Wirkung am Auge.
    M. m. W. 1910. Nr. 51.
Derselbe, On the toxicologic and therapeutic influence of salvarsan and neosalvarsan upon
    the eye. The Ophthalmoscope 1912.
Derselbe, Die Wirkung des Salvarsans (Ehrlich) auf das Auge (nach experimentellen
    und klinischen Untersuchungen). Heidelb. Ber. 1912 mit Disk.
Derselbe, Zur Frage der toxischen Wirkung des Salvarsans. Z. f. Chemotherapie. 1912. I.
Derselbe, Lues und Salvarsan (1912—1914). C. f. d. g. O. 1914.
Imbert-Gourbeyre, Des suites de l'empoisonnement arsenical. Paris 1880.
Iversen, Zur Theorie der Wirkung des Salvarsans und Arsenophenylglyzin. M. m. W.
    1912. Nr. 6. 295.
Derselbe, Über Neosalvarsan. M. m. W. 1912. Nr. 26. 1436.
Kochmann, Die Toxizität des Salvarsans bei intravenöser Einverleibung nach Versuchen
    am Hund und Kaninchen. M. m. W. 1912. Nr. 1. 19.
William Lang, The use of salvarsan in ophthalmic practice; discussion. Proceed. of
    the roy. soc. of med. 1914. VII. Nr. 5. Sect. of ophthalm. 75—94 u. 98—108.
Lennhoff, Mikroskopischer Beitrag zur Frage der Parasitotropie des Salvarsans und des
    Chinins. Zeitschr. f. Chemotherapie II.
F. Lesser, Organotrop-spirillotrop. B. kl. W. 1910. 1975.
E. Lesser, Die Fortschritte der Syphilisbehandlung. M. m. W. 1914. Nr. 11. 621.
Lewin-Guillery, Die Wirkungen von Arzneimitteln und Giften auf das Auge. Berlin 1905.
Lockemann, Vergleichende Untersuchungen über die Arsenausscheidung nach Injektion
    verschiedener Arsenikalien. Biochem. Z. 1916. LXXVIII.
Löhlein, Klinische und experimentelle Beobachtungen über das Verhalten des Salvarsans
    zur Hornhaut. M. m. W. 1911. Nr. 16. 852.
Löwy, Zur Frage der neurotropen Wirkung des Salvarsans. W. kl. W. 1914. Nr. 32. 1177.
Loewy und Wechselmann, Experimentelle Untersuchungen über die Wirkung intra-
    venöser Salvarsaninjektionen auf die Funktion der Niere, insbesondere bei be-
    stehender Hg-Intoxikation. B. kl. W. 1913. Nr. 29. 1342.
Luithlen, Die experimentelle Analyse des Salvarsans. Zeitschr. f. exper. Path. u. Therap.
    1913. XIII. 495.
Luithlen und Mucha, Die experimentelle und klinische Analyse des „Salvarsanfiebers".
    W. kl. W. 1913. Nr. 23. 925.
Marschik, Die Arsenlähmungen. W. kl. W. 1891.
Marschalkó und Veszprémi, Histologische und experimentelle Untersuchungen über
    den Salvarsantod. D. m. W. 1912. Nr. 26. 1222.
Matzenauer, Durch Alkaliabgabe des Glases bedingte toxische Nebenwirkungen nach
    intravenöser Salvarsaninjektion („Glasfehler"). W. kl. W. 1913. Nr. 11. 406.
Mentberger, Entwicklung und gegenwärtiger Stand der Arsentherapie der Syphilis usw.
    Jena 1913.
Mohr, Neosalvarsan in der Augenheilkunde. Wiener klin. Rundschau 1914. Nr. 12. Ref.
    Wochenschr. f. Therap. u. Hyg. d. A. 1914. 287.
Mucha und Ketron, Organveränderungen bei mit Salvarsan behandelten Tieren. W. m. W.
    1913. Nr. 38. Ref. D. m. W. 1913. Nr. 41. 2005.
A. Neißer, Beiträge zur Pathologie und Therapie der Syphilis. Berlin 1911.
Derselbe, Ist es wirklich unmöglich, die Prostitution gesundheitlich unschädlich zu machen?
    D. m. W. 1915. Nr. 47.
Nonne, Syphilis und Nervensystem. III. Aufl. Berlin 1915.
Obermiller, Über Arsenlähmungen. Ein Beitrag zur Beurteilung der Nebenwirkungen
    des Salvarsans (bzw. Neosalvarsans). B. kl. W. 1913. Nr. 21. 966.
Pokrowsky, Über die Wirkung des Salvarsans auf die Spirochaete pallida. Ref. M. m. W.
    1911. Nr. 26. 1417.
Pollnow, Zwei Fälle mit Ehrlich-Hata behandelt. Z. f. A. 1911. XXV. 485.
Postojew, Über den Einfluß des Salvarsans auf den tierischen Organismus. Ref. M. m. W.
    1912. Nr. 46. 2529.
Schmorl, Encephalitis haemorrhagica nach Salvarsaninjektionen. M. m. W. 1913. Nr. 30.
    1685.
Derselbe, Vier Fälle von Salvarsanvergiftung. B. kl. W. 1913. Nr. 20. 941.
Schreiber, Über Neosalvarsan. M. m. W. 1912. Nr. 17. 905.
Simon, Über Nebenwirkungen des Neosalvarsans. M. m. W. 1912. Nr. 43. 2328.
Sternberg, Zur Frage der Todesfälle nach Salvarsaninfusion. W. kl. W. 1913. Nr. 50. 2096.
Stühmer, Zur Topographie des Salvarsans und Neosalvarsans. A. f. D. u. S. 1914. CXX.
    Heft 2.

Stümpke und Siegfried, Über das Verhalten des Salvarsans im Organismus. D. m. W. 1911. Nr. 39. 1793.

Terrien und Prélat, Essai de pathogénie des lésions oculaires et auditives observées après l'emploi du salvarsan. Paris méd. Jahrg. 4. Nr. 26. 633. 1914.

Tomaczewski, Todesfälle nach intravenösen Salvarsan- und Neosalvarsaninjektionen. Derm. Zeitschr. 1913. XX. Ref. D. m. W. 1913. Nr. 32. 1063.

Uhlenhuth und Hoffmann, Atoxyl bei Syphilis. B. kl. W. 1907. Nr. 27.

Ullmann, Zur Salvarsanintoxikation. W. m. W. 1913. Nr. 29 u. 30.

Derselbe, Zur Frage der Parasitotropie und Toxizität des Salvarsans (Neosalvarsans). W. kl. W. 1913. Nr. 5. u 6. 161.

Derselbe, Zur Organotropie der Salvarsanpräparate. W. kl. W. 1913.

Derselbe, Experimentelles zur Arsenwirkung auf die Organe. W. kl. W. 1914. Nr. 24. 838.

Valude, Troubles oculaires et auditifs consécutifs à l'emploi de l'héctine. A. d'ocul. 1911. CXLVI. 272.

Vollert, Drei Fälle von höchstgradiger Stauungspapille nach Salvarsaninjektion bei Lues. M. m. W. 1912. 1960.

Wechselmann, Über die „anaphylaktischen Erscheinungen" bei wiederholten intravenösen Salvarsaninjektionen. D. m. W. 1912. Nr. 25. 1174.

Derselbe, Über 1000 subkutane Neosalvarsaninjektionen. M. m. W. 1913. Nr. 24.

Derselbe, Über Salvarsannatrium. M. m. W. 1915. Nr. 6.

Wechselmann und Arnheim, Über die Widerstandsfähigkeit lokaler Spirochätenherde gegenüber reiner Salvarsantherapie. D. m. W. 1914. Nr. 19.

Welde, Erfahrungen über Salvarsanbehandlung bei Lues congenita. D. m. W. 1911. Nr. 38. 1772.

Wolff und Mulzer, Zur Kasuistik der Behandlung der Syphilis mit Neosalvarsan. M. m. W. 1912. Nr. 31. 1706.

Zieler, Zur Frage der Idiosynkrasie gegenüber Salvarsan, insbesondere sind Hautimpfungen mit Salvarsanlösungen zur Feststellung einer vorhandenen Idiosynkrasie brauchbar? M. m. W. 1912. Nr. 30. 1641.

Derselbe, Salvarsan und Augenstörungen. M. m. W. 1914. Nr. 26. 1481.

v. Zumbusch, Todesfälle nach Salvarsaninjektionen. B. kl. W. 1916. S. 517.

Spezieller Teil.

Siebentes Kapitel

Experimentelle Untersuchungen zur Syphilis des Auges.

Wenn in diesem Kapitel die experimentellen Untersuchungen zur Erzeugung syphilitischer oder syphilisähnlicher Augenerkrankungen besonders abgehandelt werden, so geschieht es vor allem deshalb, weil alle diejenigen Tatsachen zusammengestellt werden sollen, die eventuell imstande sind, zur Klärung der Syphilis des Auges beim Menschen beizutragen. Ich stelle sie deshalb auch den eigentlichen klinischen Kapiteln voran. Diejenigen experimentellen Forschungen, die man vor allem zu der Klärung allgemein syphilitischer Fragen vorgenommen hat, wurden zur Hauptsache bereits früher erörtert.

a) Versuche mit spirochätenhaltigem Organmaterial.

Lokale Impfungen am Auge.

Folgende Methoden kamen bis jetzt bei der Lokalimpfung am Auge zur Verwendung:

1. Die Überimpfung von luetischem Material in die Augenbrauen zur Erzeugung einer Sklerose. Über diese Verimpfungsart und ihre Folgen wurde bereits früher S. 16 gesprochen.

2. Die Überimpfung in den intakten Bindehautsack, die von Schellack vorgenommen wurde, geschah in der Form, daß Kaninchen-Syphilismaterial (Hodenbrei oder spirochätenhaltiger Saft) unter das Unterlid in den Bindehautsack von Kaninchen übertragen wurde. Interessanterweise wurden von 17 Kaninchen immerhin 6 infiziert.

3. Die Impfung in die Cornea, zuerst von Bertarelli ausgeführt, wird derart vorgenommen, daß die Hornhaut entweder an mehreren Stellen skarifiziert und in diese erodierten Partien das syphilitische Material tüchtig eingerieben wird, oder man bildet eine Tasche in dem Hornhautgewebe, was mit dem Graefeschen Messer leicht gelingt, und verreibt das Material in diese Tasche. Nach Bertarelli gelingt diese Impfung besonders gut, wenn sie in der Nähe des Limbus vorgenommen wird. Hat man flüssiges Material, so kann man es auch mit feiner Kanüle zwischen die Lamellen der Hornhaut injizieren.

4. Am meisten ausgeführt wurde wohl die Verimpfung in die vordere Augenkammer. Sie läßt sich am besten so bewerkstelligen, daß man am kokainisierten Auge mit einer Lanze die Vorderkammer nahe dem Limbus eröffnet. Auf die eröffnete Wunde träufelt man zweckmäßigerweise, um starke Bewegungen des Tieres zu vermeiden, einen Tropfen sterilen Kokains und schiebt sodann das syphilitische Material in die Vorderkammer hinein, möglichst bis zum Boden derselben.

Eine andere Methode der Vorderkammerimpfung ist dadurch gegeben, daß man flüssiges Material mit der Pravazspritze in die Vorderkammer einführt, wobei man am besten zuerst die Kanüle am Limbus einsticht, etwas Kammerwasser abfließen läßt und sodann injiziert.

5. Auch Impfungen in die Iris wurden vorgenommen durch Stich der in die Vorderkammer eingeführten Pravazspritze in das Irisgewebe.

6. Gelegentlich wurde auch der Glaskörper durch Injektion infiziert, wobei man ähnlich wie bei der Vorderkammer am besten zunächst eine Kanüle einsticht, etwas Glaskörper abfließen läßt oder aspiriert und dann injiziert oder nach Einstich der Kanüle in den Glaskörper die Vorderkammer punktiert. Dabei ist darauf zu achten, daß die Kanüle nicht zu weit nach vorn kommt, damit Linsenverletzungen vermieden werden.

Schon in der Zeit vor der Entdeckung der Spirochaete pallida wurden einige Untersuchungen, die eine Impfsyphilis des Auges bezweckten, vorgenommen und brachten auch positive Resultate, ohne aber größere Beachtung zu finden und ohne absolut beweisend sein zu können. Gewissermaßen retrospektiv sind sie aber von Interesse.

Haensell hat bereits 1891 Überimpfungen von syphilitischem Material in die Vorderkammer vorgenommen und fand nach einer Inkubationszeit von 25 Tagen bei einem Tier eine starke Verfärbung der Iris und radiäre Faltenbildung. Hierzu gesellten sich nach einigen Tagen graurötliche Knötchen am Pupillarrand. Erst längere Zeit später kam es dann zu einer Trübung der Hornhaut, die schließlich vollkommen vaskularisierte. Auch bei anderen Tieren, besonders solchen, die er mit Produkten der Impfsyphilis in die Vorderkammer impfte, kam es zu ähnlichen Erscheinungen an der Iris. Bei einer Impfung in das Parenchym der Cornea stellte er ebenfalls sehr langsam wachsende, kleine Knötchen, zu denen Gefäße zogen, fest. Die mikroskopische Untersuchung der Augen zeitigte, wie er selbst schreibt, ganz ähnliche Bilder an der Iris und im Ciliarkörper, wie sie auch bei der Impftuberkulose der Iris und Cornea von ihm gefunden wurden. Bertarelli hält es deshalb für zweifelhaft, ob diese Impfungen Haensells als luetische Manifestationen anzusehen sind. Auffallend ist auf jeden Fall, daß bei den Versuchen so häufig Veränderungen der Iris und so selten eine eigentliche Impfkeratitis entstanden.

Auch Salmon erhielt mit der syphilitischen Papel eines Menschen bei Inokulation auf einen Makaken am 33. Tag eine typische Iritis und ein Randinfiltrat der Cornea. Histologisch fanden sich reichlich mononukleäre Zellen und eine Endarteriitis.

Die Forschungen über die experimentelle Augensyphilis kamen aber erst eigentlich in Fluß durch die grundlegenden Untersuchungen von Bertarelli. Er stellte vor allem fest, daß syphilitisches Gewebe bei Übertragung in die Cornea oder die Vorderkammer einen typischen Augenprozeß auslöst, der als spezifisch wegen des reichlichen Gehalts an Spirochäten und auch wohl wegen seiner anatomischen Struktur erklärt werden kann. Die Befunde von Bertarelli, die von vielen anderen Autoren nachgeprüft und ergänzt wurden — ich nenne hier Greeff und Clausen, Scherber, Schucht, Mühlens, Hoffmann und Brüning, Tomaczewski, Uhlenhuth und Mulzer u. a. —, auch ich selbst habe zahlreiche Erfahrungen auf diesem Gebiete sammeln können —, geben bereits ein durchaus anschauliches Bild der Impfsyphilis des Auges. Bei dem typischen Verhalten verläuft die Impfung folgendermaßen:

Das Auge zeigt zunächst — bei den Vorderkammerimpfungen bedeutend stärker als bei den rein kornealen — einen gewissen postoperativen Reizzustand, unter Umständen auch eine mehrere Tage anhaltende Trübung der Hornhaut. Diese Reizerscheinungen gehen aber bald zurück und müssen auf längere Zeit einem vollkommen reizlosen Stadium Platz machen, um den darauf folgenden

Prozeß als positive Impfung buchen zu können. Nach einer Inkubationsdauer von 3 bis 6 Wochen, manchmal aber auch von mehreren Monaten, injiziert sich das geimpfte Auge, was vor allem durch eine Füllung des um den Limbus der Hornhaut verlaufenden Gefäßes sich zeigt. Das bis dahin mehr und mehr geschrumpfte, vollkommen reizlos in der Tiefe der Vorderkammer liegende implantierte Stückchen weist nun häufig ein geringes Exsudat auf seiner Oberfläche oder in der Umgebung auf. Die perikorneale Injektion nimmt zu, und sehr häufig tritt nun eine gewisse Auflockerung der Iris, nicht selten eine radiäre Faltung derselben auf. Die Hornhaut beginnt sodann sich zu trüben, und die Trübungszone wandert mehr oder weniger schnell vom Limbus zungenförmig oder vorhangartig nach der Mitte zu, macht entweder in dem pupillaren Teil Halt oder geht über die ganze Fläche der Cornea hinweg. Fast ausnahmslos beginnt die Trübung in der Nähe der Impfstelle, also meist am oberen Limbus. Schon bald nach dem Auftreten der Hornhauttrübung sprießen Gefäße, oberflächliche sowohl als tiefe, in das Kornealgewebe ein, und die Gefäßbildung kann sich beschränken auf einen „Epauletten-Pannus", der nur ein mäßiges Stück des oberen Kornealrandes einnimmt, oder aber die Gefäße ziehen in großer Zahl und oft von allen Seiten in die Hornhaut hinein und bilden einen immer dichter werdenden Pannus, der die Hornhaut völlig undurchsichtig machen kann. Diese reichliche Vaskularisation findet man im übrigen bei Hornhautprozessen des Kaninchens sehr oft und ist nicht charakteristisch für Lues. Die Intensität der Hornhauttrübung kann sehr wechselnd sein, von zarter hauchförmiger bis zu dichter leukomatöser Trübung variieren. Je zarter die Trübung, um so schneller ist im allgemeinen der Rückgang dieser parenchymatösen Impfkeratitis. Sie kann in wenigen Tagen verschwinden, kann aber bei sehr dichten Trübungen auch Monate lang zur Rückbildung brauchen. In manchen Fällen verschwindet die Trübung überhaupt nicht mehr völlig.

Diese soeben geschilderte Impfkeratitis stellt den Haupttypus der Impfwirkung dar, über andere experimentelle Erzeugnisse soll weiter unten noch berichtet werden.

Als Impftiere eignen sich Kaninchen besonders gut, und man kann bis zu einem gewissen Grade mit Bertarelli von dem Erzeugen einer Reinkultur der Spirochäten in der Hornhaut des Kaninchens sprechen. Es gelingt aber auch bei anderen Tieren denselben Prozeß auszulösen, so bei Meerschweinchen (Bertarelli), Hunden (Hoffmann und Brüning) und anderen. Allerdings sind diese Impfungen leichter von Erfolg gekrönt, wenn Hornhautvirus, d. h. also syphilitische Cornea eines Kaninchens verwendet wird, als bei Verwendung von menschlichem Material.

Das Impfmaterial spielt überhaupt bei der Erzeugung der Tiersyphilis offenbar eine sehr große Rolle. Frühere Untersuchungen scheiterten zum Teil daran, daß die Impftiere, vor allem wohl das Kaninchen, für menschliches luetisches Material wenig empfänglich waren. In vielen Fällen dieser Übertragungen kommt es zu sekundärer Infektion, Panophthalmie und Untergang des Auges. In vielen anderen, bei denen diese Nebenwirkungen vermieden werden können, bleibt aber das Resultat, obgleich das Ausgangsmaterial spirochätenhaltig war, negativ.

Auffallend günstige Resultate in quantitativer Beziehung bei Verwendung von menschlichem Virus erzielte Wiman, und es ist wohl nicht ohne Interesse, besonders da es sich um sehr zahlreiche Untersuchungen handelt, die Zahl der positiven Impfungen bei den verschiedenen Impfmethoden in den Wiman'schen Untersuchungen zu vergleichen.

Er erhielt positive Resultate

bei Skarifikation der Cornea in 35%,
bei Einführung in eine Tasche der Cornea in 44%,
bei Einführung in die Vorderkammer mit Iridektomie in 54%,
bei Einführung in die Vorderkammer ohne Iridektomie in 64%,
bei Einspritzung in die Vorderkammer mit Pravazspritze in 70%,
bei Einspritzung in den Glaskörper oder das Corpus ciliare in 55%,
bei Skarifikation der Sklera und Einreiben des Impfmaterials in 40%.

Im allgemeinen zeigen aber besonders die Untersuchungen von Uhlenhuth und Mulzer, wieviel mehr positive Resultate man erhält, wenn man Kaninchenvirus statt menschlichen Materials verwendet. Deshalb war für die Forschung auf dem Gebiet der experimentellen Syphilis der Befund von Bertarelli, daß man das Hornhautvirus von Tier zu Tier weiter impfen kann, und die Virulenz sich nicht nur abschwächt, sondern ganz erheblich bei diesen Passageimpfungen zunimmt, von so großer Bedeutung.

Gehen wir nunmehr auf die Einzelheiten der Impferfolge, besonders auf die Wirkung an verschiedenen Teilen des Auges ein, so ist zunächst der Prozeß erwähnenswert, den Schellack bei seinen Einimpfungen in den intakten Bindehautsack an der Conjunctiva erzeugt hat. Es entstanden nach einer reaktionslosen Zeit von 1 bis 3 Monaten eine Schwellung oder auch Bläschen in der Nähe des Limbus am Ansatz des Rectus superior oder inferior, und von dieser Limbusaffektion aus entstand mehrmals eine Trübung der Hornhaut mit zahlreichen Spirochäten. Auch eine spirochätenhaltige Lidgeschwulst wurde mehrmals auf diesem Wege erzielt und einmal auch ein Ödem der Nickhaut mit Spirochätengehalt. Schellack hält diese Augenbefunde auch für die menschliche Praxis nicht für unwichtig, besonders im Hinblick auf eine Beobachtung von Pinkus (siehe S. 168). Auffallenderweise trat bei den Schellackschen Versuchen mehrmals auch die gleiche Affektion an Bindehaut und Lidern des nicht behandelten zweiten Auges auf. Der Erfolg der Impfung am intakten Epithel muß entweder so gedeutet werden, daß in Wirklichkeit doch mikroskopische Epithelläsionen bestanden oder daß die Epithelzellen infolge phagocytärer Eigenschaften die Spirochäten in sich aufzunehmen, aber nicht zu zerstören vermochten. Auch Axenfeld spricht von diesen phagocytären Eigenschaften der Epithelien bei seinen Betrachtungen über die Immunität bei Trachom, wenn pathogenes Material in einen normalen Bindehautsack gebracht wird.

Die Impfkeratitis äußert sich, wie wir gesehen haben, in ihrer typischen Weise als eine Keratitis parenchymatosa, die allerdings nach Art der Reaktion des Hornhautgewebes beim Kaninchen auffallend viel oberflächliche Gefäße enthält und deshalb zum Teil als Pannus imponiert. Für die Entstehungsweise dieser parenchymatösen Hornhauterkrankung ist es von großem Interesse, daß die Trübung fast ausnahmslos von der Stelle der Implantation in die Hornhaut ausgeht, wenn eine Vorderkammerimpfung vorgenommen wird, selbst dann, wenn das Material weit unten in der Tiefe der Vorderkammer sitzt. Eine andere Verlaufsweise ist mir nach Beobachtung der Literatur und nach eigenen Erfahrungen nicht bekannt. Man muß also wohl annehmen, daß bei dem Durchzwängen des spirochätenhaltigen Impfstückchens die Spirochäten an der Wunde selbst haften und von da aus sich vermehren. Sehr lehrreich ist gerade für diese Auffassung ein Versuch von Schucht, dem es durch Glaskörperimpfung durch die Sklera hindurch gelang, eine Keratitis parenchymatosa mit positivem Spirochätenbefund zu erhalten, während in dem Glaskörper zwar eine Trübung, aber keine Spirochäten nachzuweisen waren. Da die Trübung der Hornhaut auch in diesem Fall am oberen Limbus begann, so muß man wohl annehmen, daß die Spirochäten von der Durchstichstelle durch die Sklera entlang der Lederhaut in die Hornhaut hineinwanderten. Das Einwandern der Spirochäten muß man nach allen bisherigen Erfahrungen bei dieser Impfkeratitis als Vorbedingung für die Hornhauterkrankung ansehen. Das Verhalten der Spirochäten in der Cornea des Impftieres ist nach mehreren Richtungen hin von Interesse. Nach den Untersuchungen von Levaditi und Yamanouchi beginnt die aktive Vermehrung der Erreger in der Cornea bereits zu einer Zeit, wo weder makroskopisch noch mikroskopisch deutliche Veränderungen nachweisbar sind. Auf dem Höhepunkt der Hornhauterkrankung sind sie besonders in Flachschnitten häufig in ungeheurer Menge zu finden, wie das Bertarelli bereits hervorhob. An anderen Stellen aber sind sie weniger zahlreich, wobei es vollständig gleichgültig ist, ob das Ausgangsmaterial mehr oder weniger spirochätenhaltig war. Bertarelli beobachtete, daß in den stark infiltrierten, zentraleren Zonen der Cornea sich weniger Spirochäten nachweisen lassen als in den peripheren, und Greeff und Clausen stellten sogar fest, daß die Spirochäten der eigentlichen Trübung der Hornhaut voraneilen, sich also in dem gesunden Gebiet nachweisen lassen, während sie in dem erkrankten fehlen. Sie glaubten das mit einem Abtöten der Spirochäten durch die Leukocyten erklären zu sollen. Schucht konnte allerdings diese Angaben von Greeff und Clausen nicht immer bestätigen und fand Spirochäten auch im Bereich der Trübung, wie das auch Clausen später selbst feststellte. Sobald die Hornhautaffektion in der Rückbildung begriffen ist, wird der Nachweis von Spirochäten schwierig oder unmöglich. Man kann dann (Bertarelli) oft höchstens noch reichliche Körnchen, die als Zerfallsprodukte der Spirochäten anzusehen sind, nachweisen. Aus allen vorliegenden Untersuchungen geht auf jeden Fall hervor, daß Spirochäten wohl sicher schon vor dem Auftreten der Trübung vorhanden sind und bald nach dem Beginn der entzündlichen Erkrankung zum mindesten zum Teil untergehen. Negative Befunde sprechen durchaus nicht gegen ihr Vorhandensein oder ihre frühere Anwesenheit, da sie entweder durch unzweckmäßige Einbettung des Materials entstanden oder der gelegentlich versagenden Silberimprägnierung zur Last zu legen sind, oder aber in eine Periode fallen, wo die Spirochäten bereits sich aufzulösen begonnen haben. Der Sitz der Spirochäten in der Hornhaut ist wohl am häufigsten in den hinteren Schichten, da es Uhlenhuth und Mulzer nur in vereinzelten Fällen gelang, mit dem oberflächlichen Geschabe der Cornea Spirochäten im Dunkelfeld nachzuweisen, während das Geschabe der hinteren Wand nahezu regelmäßig positives Resultat ergab. Auch Bertarelli hat bereits mikroskopisch festgestellt, daß die Spirochäten vorwiegend in den tiefen Schichten der Hornhaut vorkommen, an der Oberfläche dagegen sehr selten sind und im Epithel stets fehlen. Die anatomischen Veränderungen in der Hornhaut, wie sie von Bertarelli, Bossalino, Levaditi und Yamanouchi, Colombo vor allem geschildert wurden, bestehen in einer Ansammlung zahlreicher mononukleärer Zellen am Hornhautlimbus und in dem Parenchym, in Gefäßneubildungen und zelligen Infiltrationen in der Umgebung der Gefäße, Anschwellung des Gefäßendothels. Nach der bei Bertarelli beigefügten Photographie ist diese Lymphzelleninfiltration wesentlich auf die Gegend des Limbus beschränkt. Erst bei längerem Bestehen leidet nach Bossalino auch die Descemet und das Endothel, und dann sind gleichzeitig Iris und Ciliarkörper affiziert. Genauere Untersuchungen mikroskopischer Art von spezialistischer Seite fehlen bei dieser Impfkeratitis.

Sehr genau beschrieben ist dagegen eine gelegentlich auftretende Reaktionsform an der Hornhaut, die zuerst von Grouven gesehen, von Hoffmann später als Granuloma corneale syphiliticum bezeichnet und auch von Uhlenhuth und **Mulzer**, **Clausen** und anderen beobachtet wurde. Eine gute Abbildung dieser Geschwulst findet sich bei **Grouven** (Med. Klinik 1907, S. 775). Dieser Tumor weist fast immer eine ungeheure Zahl von Spirochäten auf. Mikroskopisch fand sich in den **Grouven**schen Fällen sehr starke Zellinfiltration der Cornea, auch fern von der Region des Tumor, Zunahme dieser Infiltration in der Umgebung der Geschwulst, während diese selbst ein ausgesprochenes Granulationsgewebe darstellte, das unter Proliferation und partieller Nekrose zur fortschreitenden Zerstörung des Grundgewebes führte. Die Schilderung **Hoffmanns** bezieht sich abgesehen von größeren tumorartigen Veränderungen vor allem auf umschriebene grauweißliche Infiltrate im Pupillargebiet der Hornhaut, die sich zu Granulomen entwickeln, die Descemet durchbrechen können oder eine papelartige Vorwölbung nach vorn erzeugen. Diese kleinen Syphilome bestanden vorwiegend aus Plasmazellen und enthielten neben Blutgefäßen auch große, mit Lymphocyten und Plasmazellen angefüllte Gefäßräume, die **Hoffmann** als Lymphräume deutet. Von Interesse ist die Feststellung, daß er Knötchenbildungen beobachtete, die mikroskopisch einen vollkommen tuberkelartigen Eindruck machten, die aber keine Tuberkelbazillen, sondern Spirochäten enthielten.

Für das Entstehen der typischen Impfkeratitis nicht ohne Bedeutung sind die Forschungen über die **Infektiosität des Kammerwassers**. Während **Clausen** bei früheren Untersuchungen Spirochäten im Kammerwasser der Versuchstiere vermißte, gelang es mir bei 3 von 6 Augen an 5 Tieren Spirochäten in der Vorderkammer bei Dunkelfeldbeleuchtung nachzuweisen, zweimal spärlich, einmal aber massenhaft. Auch andere Untersucher, wie **Uhlenhuth** und **Mulzer** z. B. konnten gelegentlich, wenn auch in den selteneren Fällen, die Mikroorganismen im Kammerwasser finden. Eine intraokulare Verimpfung des Kammerwassers hat mir kein positives Resultat ergeben. Es ist wahrscheinlich, daß die Quantität der Erreger im übertragenen Kammerwasser eine zu geringe war, um die Impfkeratitis hervorzurufen. Weiter ist es möglich, daß die Lebensbedingungen für die Spirochäten im Kammerwasser schlechte sind und die überimpften Parasiten infolgedessen schnell zugrunde gehen. Dafür spricht bis zu einem gewissen Grad auch der seltene Befund von Spirochäten im menschlichen Kammerwasser bei luetischen Affektionen des vorderen Bulbusabschnitts.

Die Impfkeratitis kann sowohl einseitig als auch an beiden Augen hervorgerufen werden, und es ist nach den Untersuchungen von **Uhlenhuth** und **Mulzer** durchaus nicht notwendig, daß die Erkrankung des einen Auges schon wieder rückgängig sein muß, damit das andere Auge einen positiven Impferfolg aufweise, wie das **Ossola** behauptet hat.

Wie oben schon erwähnt, kann die Impfkeratitis auch ohne irgendwelche therapeutische Beeinflussung in mehr oder weniger schneller Zeit sich vollkommen zurückbilden. Die Versuche, sie durch spezifische Heilmittel zu beeinflussen, sind immer von diesem Gesichtspunkt aus zu bewerten. Daß es aber tatsächlich möglich ist, den Rückgang einer parenchymatösen Keratitis des Kaninchens durch Antiluetica zu bewerkstelligen, wie das **Uhlenhuth** und **Mulzer**, **Hata** und andere mit Sicherheit erwiesen haben, kann ich aus eigener Erfahrung voll bestätigen. Die Wirkung z. B. des Salvarsans kann man am Auge dieses Versuchstieres besonders schön beobachten. Ich beschrieb dieselbe 1910 in folgender Weise, wobei ich besonders auf das Verhalten der Gefäße aufmerksam machte: „Nach 2 bis 3 Tagen beginnt die Wirkung sichtbar zu werden. Die Hornhaut hellt sich wesentlich auf, so plötzlich und so erheblich, daß die Möglichkeit eines Zufalls absolut von der Hand zu weisen ist. Am merkwürdigsten fand ich das Verhalten der Gefäße, die als dicke Adern zirkulär den Hornhautrand umgaben und sehr zahlreiche Äste oft in

Form des Epaulettenpannus in die Hornhaut sandten. Setzt die Wirkung ein, so verwandeln sich diese oft mächtigen Gefäße in ganz schmale Äderchen, die sich schon am dritten Tag meist nur noch mit dem Hornhautmikroskop erkennen lassen. Bei zwei Tieren verschwand auch eine vorhandene Irishyperämie, und es trat vielleicht als Folgeerscheinung eine Erweiterung der vorher engen Pupille ein. Niemals sah ich eine örtliche Hyperämie entstehen, die nach Alt überall da zustande kommen soll, wo das Mittel auf syphilitische Gewebe trifft."

Veränderungen der Iris leiten den Prozeß der Impfkeratitis oft in Form radiärer Faltenbildung ein, doch ist es durchaus unsicher, ob man diese Veränderungen der Regenbogenhaut als spezifisch ansehen darf. In den meisten Fällen ist es nicht gelungen, mit exzidierten Irisstückchen positive intraokulare Impfungen auszuführen. Daß aber solche Impfungen gelingen können, beweist mir ein eigener Fall, bei dem die Implantation der Iris ein positives Resultat ergab (Impfkeratitis). Nach Schucht kann es entweder zu einer diffusen oder mehr knötchenförmigen Iritis bei Vorderkammerimpfungen kommen, während beide Formen gleichzeitig nicht vorkommen. Dieser Autor konnte auch nachweisen, daß die bis dahin vertretene Ansicht, zum Zustandekommen einer derartigen Impfiritis sei eine Verletzung der Iris notwendig, nicht richtig ist. Bei Anstechen der Iris mit der Impfnadel konnten Greeff und Clausen eine typische Papel erzeugen. Auch Grouven sah zwei Monate nach einer Vorderkammerimpfung an der der Inzision entsprechenden Stelle ein sich vergrößerndes Knötchen der Iris, das viele Monate bestand, und dann wieder von selbst verschwand. Über eine Verdickung der Iris besonders in der Peripherie berichtet noch Schucht nach Injektion in den Glaskörper. Es fanden sich vier zirkumskripte Verdickungen, die nach einigen Tagen wieder zurückgingen. Einen Monat nach völligem Ablauf der Iritis trat eine starke zirkumskripte Verdickung der Iris in ihrem obersten Teil auf, die Vorderkammer war an dieser Stelle aufgehoben, und es kam sodann zu einer parenchymatösen Trübung der Hornhaut an korrespondierender Stelle. Ob es richtig ist, mit Schucht von einer Iritis gummosa zu sprechen, bleibe übrigens dahingestellt. Wiman gibt an, die Iritis, die er beobachtete, sei von sehr verschiedener Stärke gewesen. Auch er will einen Fall von Iritis gummosa bei Einspritzung am Limbus durch die Sklera in das Corpus ciliare und in den Glaskörper gesehen haben. Mikroskopisch fand er in den untersuchten Regenbogenhäuten eine Dilatation der Gefäße und Rundzelleninfiltration, dagegen konnte er nie Spirochäten feststellen, und ebenso ist es Bertarelli, Pürckhauer, Tomaszewski und Schucht nicht gelungen, Spirochäten in der Iris zu finden. Nach dem positiven Resultat der einen Irisüberimpfung, über die ich oben berichtete, ist es mir das Wahrscheinlichste, daß das negative Ergebnis der Spirochätenuntersuchung auf die Schwierigkeit zurückzuführen ist, mit der man gerade in der Iris bei der Darstellung der Spirochäten zu kämpfen hat. Daß die Spirochäten auch in die Iris eindringen können, ist ja ohne weiteres anzunehmen.

Von Wichtigkeit ist die Frage, ob es gelingt, vom Auge aus eine Generalisierung der Lues bei den Versuchstieren zu erzielen. Die meisten dahingehenden Versuche und Untersuchungen an den Organen der Versuchstiere waren erfolglos. Grouven ist es jedoch in mehreren Fällen gelungen, eine allgemeine Syphilis nach intraokularer Impfung zu beobachten. In dem ersten Fall war es zu typischer Keratitis parenchymatosa gekommen, und erst nach längerer Zeit fanden sich Erscheinungen von allgemeiner Lues bei dem Versuchstier. Die inneren Organe waren stark entzündlich verändert und enthielten Spirochäten. Bei dem zweiten, doppelseitig intraokular geimpften Tier, bei dem es linksseitig zu einer Iritis und rechts zu einer Impfkeratitis kam, ließen sich ein Jahr später an den beiden Hinterfüßen eine Anzahl zentral erodierter, spirochätenhaltiger Papeln feststellen, während der Spirochäten-nachweis in den inneren Organen nicht gelang. Bei dem dritten, ebenfalls doppelseitig intraokular geimpften Tier konnte gleichfalls wieder nach Ablauf eines Jahres, als das Tier starb, eine spirochätenhaltige Papel an der Planta pedis nachgewiesen werden, wogegen wieder in inneren Organen Spirochäten nicht gefunden wurden. Mit diesen Feststellungen war wohl der Nachweis einer zwar seltenen, aber zweifellosen Generalisierung der Syphilis vom Auge aus erbracht. Pürckhauer sah bei einem Kaninchen, dem das eine Auge mit Keratitis parenchymatosa nach Vorderkammerimpfung enukleiert war, am zweiten Auge eine parenchymatöse Hornhauterkrankung mit positivem Spirochätenbefund auftreten. Ich selbst konnte auch einen hierher gehörigen bemerkenswerten Befund erheben (Bericht der ophthalm. Ges. 1912). Ein Kaninchen, dem luetische Hornhaut in die Vorderkammer implantiert war, und bei dem die Impfung am Auge selbst resultatlos verlief, erkrankte 5 Monate später an einem hochgradigen Haarausfall, besonders über der Kreuzbein-gegend mit Abszeßbildung, ferner an einem papulösen Exanthem und an einer Paronychie des linken Hinterbeins, in der Spirochaetae pallidae nachgewiesen werden konnten. Auf eine intravenöse Salvarsaninjektion heilten Abszeß, Haarausfall und Paronychie in rapider Weise. Wir haben also hier das weitere Novum einer Augenimpfung ohne „Primäraffekt", aber mit Sekundärerschei-nungen. Man muß wohl annehmen, daß die Spirochäten hier durch Einwande-rung von der Vorderkammer in die lymphabführenden Kanäle ihren Weg in den übrigen Körper fanden.

Extraokulare Impfungen.

Endogen entstandene, experimentelle Augenprozesse sind gelegentlich von Uhlenhuth und Mulzer sowohl nach Blutimpfungen als nach skrotaler Impfung gesehen und auch von Finkelstein mit luetischem Material mehrmals erzeugt worden. Finkelstein gibt an, Augenerkrankungen seien erst von der 12. Hodenpassage an bei skrotaler Impfung aufgetreten und seien dann immer häufiger geworden; es sei also offenbar eine hohe Virulenz nötig. Letztere Ansicht bestreitet Natanson auf Grund bisher unveröffentlichter Unter-suchungen von Kandjba. Die entstandenen Prozesse lokalisieren sich mit Vorliebe am Lid (Conjunctivitis, Blepharitis, Lidgummen), wobei es von be-sonderem Interesse ist, daß bei der entstandenen Conjunctivitis im Sekret der Conjunctiva gelegentlich Spirochäten nachgewiesen werden konnten (Uhlenhuth und Mulzer, Finkelstein). Bei Conjunctivitis fand sich anatomisch tiefe Infiltration des subepithelialen Gewebes, auch zwischen den Meibomschen Drüsen; an den Gefäßen Peri- und Endarteriitis. Bei klinisch als Gummata des Tarsus aufgefaßten Fällen fand sich einmal Gumma des sub-kutanen Lidgewebes, das andere Mal chronisch-produktive Entzündung des Lides mit schwacher Beteiligung des Tarsus (Finkelstein, Odinzoff). Weiter wurden Hornhautprozesse beobachtet, angeblich sowohl oberflächliche als tiefe; doch scheint es mir, daß die von Uhlenhuth und Mulzer als super-fizielle Keratitis bezeichnete Hornhauterkrankung ebenfalls unter die parenchy-matösen Prozesse zu rechnen ist und nur wegen des starken oberflächlichen Gefäßreichtums als superfiziell angesprochen wurde. Wenigstens schließe ich das aus den Abbildungen des Atlas der experimentellen Syphilis. Odinzoff wies in einem Fall von Keratitis parenchymatosa starke Infiltration der oberflächlichen und mittleren Schichten, mäßige der tiefen nach; lebhafte Proliferation der fixen Hornhautzellen, an den Gefäßen starke Infiltration und Endarteriitis. Iris und Ciliarkörper zeigten nur vereinzelte Rundzellen. In dem Geschabe der Hornhaut konnten Uhlenhuth und Mulzer sowie Finkelstein öfters Pallidae nachweisen.

b) Versuche mit Kulturmaterial.

Meine eigenen Untersuchungen zur Erforschung der endogen entstandenen syphilitischen Augenprozesse wurden nur mit Spirochätenkulturen ausgeführt, und ich nehme an dieser Stelle Veranlassung, über diese Untersuchungen mit Kulturmaterial zusammenhängend zu referieren, wobei auch die lokalen Überimpfungen kurz geschildert werden sollen. Da solche Untersuchungen am Auge bisher sonst nicht ausgeführt sind, so werde ich die positiven Resultate und das Bemerkenswerte auch an Hand von Protokollen hier wiedergeben und dabei auch einige Versuche von neuem schildern müssen, die bereits früher publiziert wurden (Bericht der ophthalm. Ges. 1912 und Münch. med. Wochenschrift 1912).

Zunächst muß ich feststellen, daß das Ergebnis dieser mehrjährigen Untersuchungen in keinem rechten Verhältnis zu dem Opfer an aufgewendeter Zeit und verbrauchtem Tiermaterial steht, und daß die Hoffnungen, die die ersten größeren Untersuchungsreihen erweckten, bis jetzt nicht in Erfüllung gingen. Immerhin sind eine Reihe von Befunden wohl nicht unwichtig für das weitere Eindringen in die Kenntnis der Augensyphilis sowohl als auch allgemein pathologischen Geschehens am Auge. Ferner bieten auch die negativen Resultate manches Bemerkenswerte, vor allem in der Frage, wie weit überhaupt bis jetzt das Kulturmaterial als pathogen anzusehen ist.

Als Impfstoff wurden zuerst Mischkulturen, später immer Reinkulturen der Spirochaete pallida nach Sowade (siehe S. 3) benutzt.

Bei **lokalen** Verimpfungen am Auge interessierte vor allem, wie die Cornea reagierte. Bei 20 Tieren wurde der Impfstoff intralamellär injiziert. Sehen wir von 7 Tieren ab, die entweder bald eingingen oder bei denen eine eiterige Keratitis erfolgte, so wurde bei den übrigen Tieren die Injektion meist ganz oder fast reaktionslos vertragen; gelegentlich trat ein kleines graues Infiltrat im Anschluß an die Impfung ein, das aber meist bald verschwand. Auf jeden Fall kam es nie nach einem freien Intervall zu einem typischen Hornhautprozeß, wie er uns aus den lokalen Verimpfungen spirochätenhaltigen Materials so wohl bekannt ist. Auch bei einigen Tieren, die intraarteriell oder intravenös mit Spirochätenkulturen vorbehandelt waren, fiel die Hornhautimpfung negativ aus. Zweimal versuchte ich auch mit negativem Ergebnis reaktionslose Impfstellen in der Hornhaut durch lokale Neosalvarsaninjektionen zu aktivieren.

Ebenso erfolglos verliefen Impfungen in die Vorderkammer, die Iris und den Glaskörper, wenn auch zuweilen die primäre Reaktion hier eine stürmische war.

Bei den Überimpfungen der Kulturen in die **Blutbahn** wählte ich meistens die Carotisimpfung, um möglichst viel Material in das Auge gelangen zu lassen. Ferner hat man auf diese Weise bei positivem Ergebnis ein gesundes Kontrollauge, und schließlich fordert die Methode lange nicht so viel Opfer, wie z. B. die intrakardiale Impfung und versprach andererseits mehr positive Resultate als die intravenöse. Die beiden letzteren Methoden, besonders die intravenöse, wurden aber auch häufig ausgeführt. Die Impfung in die Carotis geschah in der Weise, daß das Impfmaterial in die Carotis communis auf der einen Seite injiziert wurde; meistens wurde während der ganzen Injektion die Carotis interna temporär abgeklemmt, eventuell auch kurz vor Schluß der Einspritzung wieder geöffnet. Auf jeden Fall sollte die Hauptmasse in die Carotis externa gelangen.

Wie nämlich die anatomische Untersuchung ergibt (Krause, Wagenmann), ist die für das Auge des Kaninchens besonders wichtige Ophthalmica inferior ein Zweig der Maxillaris interna und diese wieder ein Ast der Carotis externa, während die Carotis interna nur die sehr schwache Ophthalmica superior mit ihrem feinen Ast der Arteria centralis retinae abgibt. Zwischen Ophthalmica superior und inferior besteht aber — und das ist wichtig — eine feine Anastomose. Eine Impfung in die Carotis interna hat den Nachteil, daß das meiste Impfmaterial in das Gehirn kommt, und daß andererseits bei dem Bau der Netzhaut des Kaninchens höchstens die Region der Markflügel, wenn überhaupt, von dem Impfmaterial erreicht wird. Die Impfung in die Carotis externa resp. communis hatte nur sehr selten einen direkt unglücklichen Ausgang, denn von 36 mit Mischkulturen injizierten Kaninchen starben nur 4, von 48 mit Reinkulturen geimpften 2 im direkten Anschluß an die Carotisimpfung.

Was nun die Veränderungen am Auge selbst anbetrifft, so haben wir hier zu unterscheiden zwischen den Prozessen, die sich mehr oder minder direkt an die Injektion anschließen („Primärerscheinungen") und den Erscheinungen,

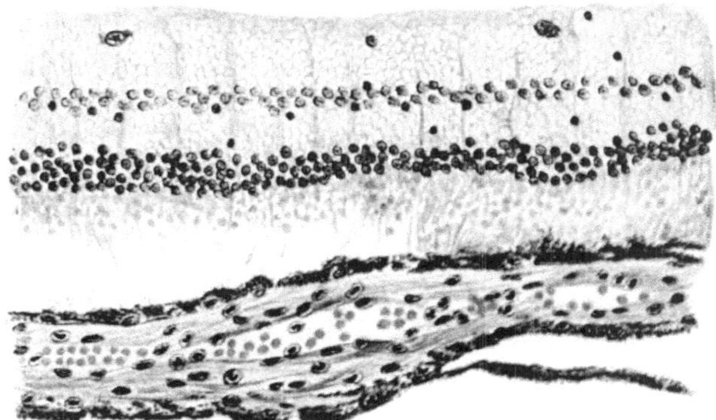

Abb. 5. Akute Chorioditis. Zerfall der Stäbchen und Zapfen. Nach Spirochäteninjektion in die Blutbahn (Stad. I).

die erst mehrere Wochen, unter Umständen Monate nach der Impfung auftreten. Bei einer Reihe von Prozessen ist jedoch die Entscheidung, ob der schließliche pathologische Prozeß von Erscheinungen, die im direkten Anschluß an die Injektion auftraten, abhängig war, nicht ganz leicht zu treffen. Nach der im allgemeinen für den Menschen gültigen Auffassung sind nur solche Produkte wohl als syphilitisch anzuerkennen, die nach einem gewissen Zwischenraum zwischen Infektion und Ausbruch der Symptome sich ausbildeten. Ob sich diese Auffassung auch bei der experimentellen Übertragung als gültig aufrecht erhalten läßt, ist mir allerdings nicht ohne weiteres sicher, denn man muß bedenken, daß ganz ungemein reichliche Massen von Spirochäten auf ein relativ kleines Gebiet treffen, und daß auch möglicherweise die Kulturspirochäten zum Teil etwas andere Eigenschaften besitzen, als die von Mensch zu Mensch immer wieder übertragenen Mikroorganismen.

Am Tag, eventuell schon einige Stunden nach der Injektion in die Carotis sind sehr häufig typische Veränderungen am Augenhintergrund zu erkennen, bestehend in graulichen, unscharf begrenzten oder mehr weißen, scharf umrandeten Herden, vereinzelt oder zahlreich, klein oder groß. In wenigen Tagen verschwinden die verwaschenen Grenzen, es kommt dann entweder zu einer Chagrinierung des Fundus an der Herdstelle, die kaum noch als pathologisch zu erkennen ist oder es entstehen ausgesprochene chorioretinitische, meist pigmentierte Flecken, die unverändert bestehen bleiben. Anatomisch (Abb. 5) stellt sich die Affektion, die nach intraarterieller Injektion und nach intravenöser (Ohrvene) gleichen Charakter hat, in den frühesten Stadien als eine akute Chorioiditis dar (diffuse und zirkumskripte Anhäufung von Leukocyten in der Schicht der großen Gefäße intra- und extravaskulär und in der Choriokapillaris). Zweifellos ist bei vielen Herden die Netzhaut nicht mit betroffen, da man später mikroskopisch oft durchaus normale Verhältnisse findet oder wenigstens die anatomisch vorhandenen Herde viel geringer an Zahl sind als die ophthalmoskopisch gesehenen. Bestehen Veränderungen in der Retina, so nehmen sie an Intensität von außen nach innen ab, Stäbchen und·Zapfen sind an manchen Stellen körnig zerfallen, in diesen Partien sind die äußeren Körner sämtlich, die inneren zum Teil homogenisiert, die Ganglienzellen teilweise in Zerfall und vakuolisiert. An den Gliaelementen ist nichts Besonderes wahrzunehmen, dagegen zeigen die Pigmentepithelzellen geringe Quellung und feine, aus Fuszinkörnern bestehende Ausläufer nach der Retina zu (Stadium I). Die Veränderungen der Netzhaut entstehen zweifellos von der Aderhaut her. In einem späteren Stadium (Abb. 6) ist von entzündlichen Veränderungen

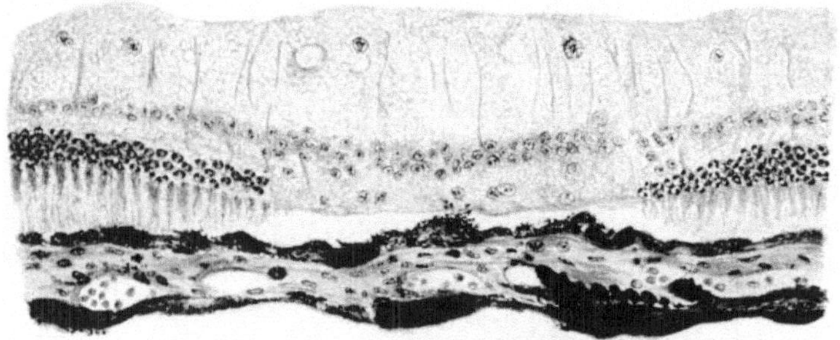

Abb. 6.   Wucherung des Pigmentepithels.   Untergang des Ganglion retinae   (Stad. II).

in der Aderhaut nichts mehr zu erkennen, es ist zu einem völligen Defekt der äußeren Retinalschichten an zirkumskripter Stelle gekommen mit einer Wucherung (Stadium II) und teilweisen Einwanderung des Pigments in die Netzhaut (Stadium III). In einem Fall (Kaninchen 57) konnte ich einen völligen Mangel des Ganglion retinae in sämtlichen Präparaten feststellen, nur ganz vereinzelte äußere Körner ließen sich nachweisen. Da ich in diesem Fall das andere Auge des Tieres nicht zur Kontrolle zur Verfügung hatte, so blieb allerdings die Möglichkeit noch offen, daß es sich um einen angeborenen Mangel des Ganglion retinae handeln konnte, doch wäre auch dieser Zustand ein Unikum. Nebenbei sei erwähnt, daß sich der Optikus bei diesem völligen Mangel des Ganglion retinae im Markscheidenpräparat als völlig normal erwies.

Selten beobachtet man eine hochgradige totale Atrophie der gesamten Netzhaut und eventuell auch der Aderhaut. Sehr selten scheint ein Herd am Augenhintergrund, wie er oben geschildert wurde, später entzündlich wieder aufzuflammen, so daß man wohl zu der Annahme berechtigt ist, daß die Spirochäten meistens an diesen Stellen bald zugrunde gehen. Bei Tier 64 (siehe später) muß man allerdings mit der Möglichkeit einer solchen Exazerbation rechnen. Spirochäten konnte ich auffallenderweise selbst bei ganz frischen Prozessen im Levaditi-Präparat nicht nachweisen. Da solche doch zweifellos vorhanden waren, so spricht dieses Resultat wieder dafür, daß man den negativen Befund durchaus nicht verwenden kann. Daß es nicht möglich war, die Mikroorganismen zu finden, hängt wahrscheinlich damit zusammen, daß es in dem Augengewebe besonders schwierig ist, Spirochäten darzustellen.

Diese primären Erscheinungen in der Aderhaut kamen bei Mischkulturen häufiger (25 mal von 36 Impfungen) zustande, als bei Reinkulturen (16:40). Sie wurden seltener, je älter die Generation der Reinkultur war. Wenn aber auch die Häufigkeit zurückging, im Prinzip handelte es sich bei Misch- und Reinkulturen stets um die gleichen Reaktionserscheinungen, und bei den intravenösen Injektionen kamen sie ebenfalls gelegentlich zur Beobachtung (4:27). Bei Injektionen von erstarrtem Pferdeserum allein sah ich sie nicht, ebensowenig nach der Überimpfung von Prodigiosuskulturen. Auch waren die Herde anatomisch gut charakterisiert und auf jeden Fall durchaus anders wie z. B. Veränderungen nach intraarterieller Injektion von Streptokokken, Tuberkelbazillen und ebenso anders auch als endogen entstandene Naphthalinherde, mit denen ophthalmoskopisch manchmal eine gewisse Ähnlichkeit bestand. Diese verschiedenen Momente sprechen in dem Sinn, daß wir es immerhin bei diesen primären Erscheinungen mit einer spezifischen Reaktion auf die Spirochäten zu tun haben. Ein Vergleich dieser experimentellen Veränderungen mit Erscheinungen in der menschlichen Pathologie scheint mir allerdings höchstens für die Prozesse möglich, wo es sich um eine Art Spirochätensepsis im menschlichen Organismus handelt; das ist wohl beim Fötus der Fall. Auch in das Auge des menschlichen luetischen Fötus oder Neugeborenen gelangen Spirochäten in ungewöhnlich großer Zahl, oft so viele, daß direkte Spirochätenembolien entstehen (Schlimpert, Bab). Auch hier kommt es in frühester Jugend zu meist peripher sitzenden chorioretinitischen Herden von ähnlichem Typus wie beim Tier. Auch beim Menschen bleiben diese Herde oft für das ganze Leben unverändert bestehen. Die klinischen Ähnlichkeiten und auch bis zu einem gewissen Grad die anatomischen gestatten wohl das Zustandekommen der Herde beim Tier in ihrem zeitlichen Ablauf und in ihren Einzelerscheinungen auch für die menschlichen Vorgänge zur Erklärung heranzuziehen. Und das ist wesentlich, weil wir ganz frühe Stadien für die so vielfach vorkommende Chorioretinitis luetica kaum besitzen. **Pathogenetisch wichtig erscheint mir, daß die Versuche am Tier als primäre Ursache dieser Herde eine Chorioiditis aufdeckten, und daß bei den älteren Herden von dieser primären Erkrankung der Aderhaut meist nichts mehr nachzuweisen war.**

Seltener als zu diesen Erscheinungen am Augenhintergrund kommt es nach der Carotisimpfung zu einer **Injektion in der Conjunctiva tarsi und bulbi,** die aber meist nach einigen Tagen wieder verschwindet. Immerhin war diese isolierte Conjunctivitis recht bemerkenswert.

Ungewöhnlich sind auch sehr stürmische Erscheinungen in den Tagen nach der Injektion: Starke Injektion des konjunktivalen und ciliaren Gefäßsystems, Trübung der Hornhaut, Exsudation, zum Teil blutige, in die Vorderkammer, Exsudat in der Pupille, so daß eine Einsicht in das Augeninnere dann nicht möglich ist. Diese schweren Erscheinungen ließen sich zum Teil auf die Verunreinigungen in den Mischkulturen (einmal auch bei einer Reinkultur) zurückführen, zum Teil sind sie vielleicht dadurch erklärlich, daß sich spezifische oder unspezifische toxische Substanzen in den Kulturen gebildet hatten. Letztere Ansicht gründet sich darauf, daß die schweren Erscheinungen am Bulbusabschnitt fast stets bei einer und derselben Serie von Tieren auftraten, wo die meisten Tiere, auch die nicht am Auge betroffenen, sehr schnell der Injektion erlagen.

Mehrmals sah ich im Gefolge einer solchen starken Beteiligung des vorderen Bulbusabschnitts, wo mir also das spezifische Moment der Spirochätenbeteiligung unsicher erscheint, **Pupillenstarre** auftreten. Da diese sekundäre Starre im Anschluß an eine schwere Affektion der Iris in ihren klinischen Erscheinungen und vor allen Dingen bei der anatomischen Untersuchung gewisse Parallelen zuläßt zu der Pupillenstarre, wie sie gelegentlich bei Irisatrophie auf luetischer Grundlage (siehe Kapitel Keratitis parenchymatosa) auch in der menschlichen Pathologie gesehen wird, will ich einen Fall wiedergeben.

     Kaninchen 1 wird am 17. I. 1913 intraarteriell mit 1 ccm Spirochäten-Reinkultur (Stamm W, 15. Generation) verdünnt mit steriler Bouillon in die rechte Carotis communis nach Abklemmen der Carotis interna geimpft. Am 20. I. 1913 rechtes Auge etwas verklebt, konjunktivale und ciliare Injektion, Hornhaut leicht diffus getrübt, Exsudat in der Vorderkammer, Pupille erweitert und verzogen. Keine hinteren Synechien. Große graue chorioretinitische Herde. Am 3. II. 1913 ist das rechte Auge blaß, Cornea klar, Pupille entrundet und weit, nasal oben die Iris etwas atrophisch. Am 29. IV. 1913 ist die Hornhaut durchaus klar, das Kranzgefäß um die Cornea leicht injiziert, Vorderkammer normal tief, die Iris ist viel dunkler braun als die linke, und in der Zeichnung sehr viel verschwommener; das Relief ist zum großen Teil verloren gegangen. In dem dunkelbraunen, körnig aussehenden Stroma sind einzelne feine, noch dunklere Flecken zu unterscheiden. Der nasale Teil der Iris ist zum Teil ganz weiß atrophisch. Die Pupille ist weit und starr und etwas entrundet. Zwei Tage später liegt das Tier tot im Stall, die Augen werden in Formol fixiert.

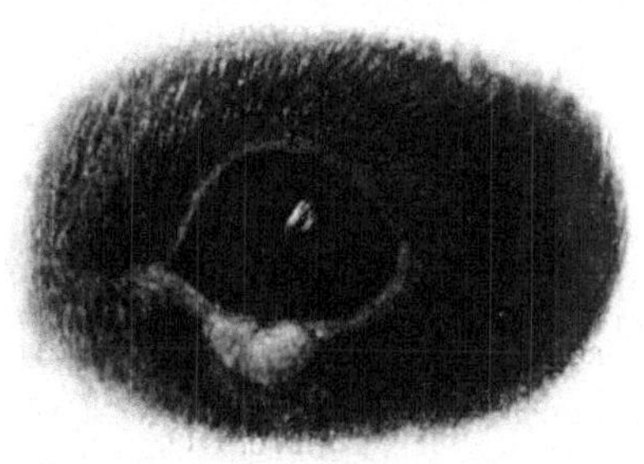

Abb. 7.   Sklerose des Unterlids nach intraarterieller Spirochäteninjektion.

     Mikroskopisch erweist sich im pathologischen Auge die Cornea als normal. Im nasalen, klinisch atrophischen Teil ist die Irisperipherie mit dem Kammerwinkel erheblich verwachsen. Sie ist im ganzen kürzer und dicker und zeigt vorwiegend im peripheren Abschnitt einen völligen Kernschwund sowie reichlich scholliges Pigment. Der Sphincter pupillae ist bis auf kleine Reste untergegangen. Merkwürdigerweise unterscheidet sich aber nun der temporale Teil der Iris von der normalen linken Iris mit Sicherheit überhaupt nicht. Vielleicht ist die Pigmentierung eine etwas reichlichere als auf der linken Seite, doch ist das zweifelhaft, und sicher besteht kein pathologisches Pigment. Die radiären Falten sind allerdings vollkommen verschwunden. Besonders geachtet wurde auf die Verhältnisse der Oberfläche, es konnten aber anatomisch, abgesehen von den fehlenden Krypten, keine Veränderungen gefunden werden, die das klinische Bild hätten erklären können.

     Daß die Reaktionserscheinungen mit den höheren Generationen der Kulturspirochäten immer geringer wurden, spricht in dem Sinn, daß die Spirochäten bei der Kultivierung an Pathogenität abnehmen. So konnte auch festgestellt werden, daß die Tiere, die mit Reinkulturen höherer Generationen geimpft wurden, geringere Mortalität und längere Lebensdauer aufwiesen. Von den 84 in die Carotis geimpften Tieren lebten 59 länger als einen Monat; nur diese kommen eigentlich für das Auftreten von Spätprozessen in Betracht, wenn wir den Maßstab der Inkubationszeit beim Menschen oder den, wie wir ihn von der Impfkeratitis des Kaninchens gewöhnt sind, anlegen.

     Unter den Veränderungen nun, die erst nach einer gewissen Latenzperiode sich einstellten, beginne ich mit Erscheinungen an den **Lidern** und der **Conjunctiva.**

     Kaninchen 81 erhält am 20. VI. 1911 0,5 ccm Spirochätenmischkultur in die rechte Carotis communis. Ohne Effekt. Am 11. XII. 1911 zum 2. Mal, diesmal in die linke Carotis communis injiziert (0,75 ccm Spirochätenmischkultur, 3. Generation). Am Tage nachher Plica und das Limbusgefäß injiziert; Injektion hält einige Tage an. 1 Monat später ist in der Mitte des Randes des Unterlids eine rötliche, etwas harte, mit einer Kruste bedeckte Geschwulst zu bemerken (Abb. 7). Aus dem Lidgeschwür lassen sich nach Entfernung der Kruste Spirochaetae pallidae im Dunkelfeld nachweisen. Tier hinfällig, hat auch ausgedehntes Ulcus am Kreuzbein, stirbt.

Mikroskopisch zeigt sich zwischen Haut und Conjunctiva ein tiefes, nekrotisches Geschwür und in dessen Umgebung reichliche, leukocytäre, weniger lymphocytäre Infiltration. Die Infiltration erstreckt sich in Zügen nach den Meibomschen Drüsen hin, die selbst infiltriert sind. Die Gefäße sind in der Nähe der nekrotischen Partie dicht mit weißen Blutelementen angefüllt, stark thrombosiert (wohl Blutkörperchenthromben), zeigen keine endarteritischen Prozesse, sind aber in der Wandung kleinzellig infiltriert. Man trifft auffallend viele, sehr gewundene Kerne in den entzündeten Partien.

Klinisch glich die Affektion am meisten einem Primäraffekt, anatomisch ist der Befund für Lues nicht charakteristisch, nur diese stark gewundenen Kerne sollen im luetischen Gewebe besonders häufig anzutreffen sein. Bei dem positiven Spirochätenbefund und dem Mangel sonstiger Bakterien im Schnittpräparat muß die Affektion mit den Spirochäten in Zusammenhang gebracht werden.

Eine zweite Lidaffektion trat bei einem mit Spirochätenreinkultur geimpften Tier auf.

Kaninchen 156. Injektion von 1 ccm Spirochäten-Reinkultur in die rechte Carotis externa Am anderen Tag weißliche Herde im Fundus, die sich allmählich pigmentieren. $2^1/_2$ Monate später starke Injektion der Conjunctiva bulbi et tarsi oben sowie der Plica semilunaris, Schwellung des Oberlids und der Plica. Das Oberlid ist an einer Stelle sehr verdünnt, aus der Perforationsstelle entleert sich eine leicht rötliche, schmierige Masse. Im nasalen Teil eine etwas höckerige, auf der

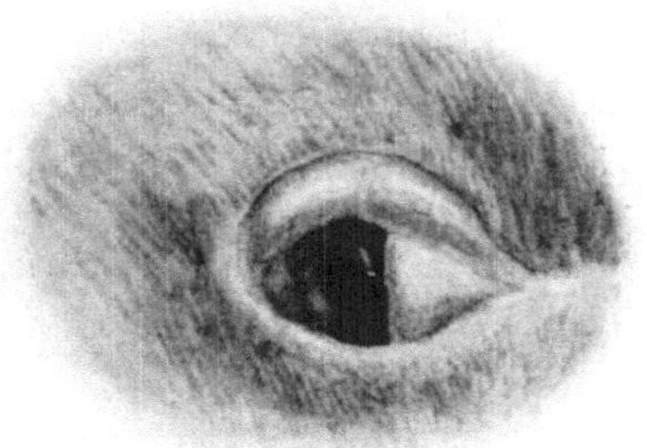

Abb. 8. Affektion des Oberlids und der Plica nach intraarterieller Spirochäteninjektion.

Höhe gelb schimmernde Geschwulst von der Conjunctiva aus sichtbar. Plica stark verdickt, starr abstehend, zeigt im mittleren Teil eine gelbliche Leiste (Abb. 8).

Histologisch handelt es sich um einen hochgradigen, durchaus nicht spezifisch aussehenden Entzündungszustand. Massenhafte Leukocyten, vielfach zerfallen, zum Teil diffus verstreut, zum Teil mehr in großen Haufen angeordnet. Zwischen den Leukocytenhaufen fibrinöses Exsudat. Das an manchen Stellen gut erhaltene, nur etwas infiltrierte Epithel ist an anderen Stellen ganz zugrunde gegangen; die entzündlichen, teilweise nekrotisierten Herde erstrecken sich manchmal bis zur Oberfläche ohne eigentliche Geschwürsbildung. In den Gefäßen nur starke Ansammlung von Leukocyten, keine sicheren Veränderungen der Gefäßwand. Levaditiimprägnierung und Bakterienfärbung negativ.

Auch hier ist das histologische Bild ungewöhnlich für Lues; da es sich aber um eine Injektion von Spirochätenreinkultur handelte, und andere Bakterien nicht gefunden werden konnten, so müssen wir auch hier Beziehungen zu den Spirochäten annehmen. Möglicherweise erzeugen Kulturspirochäten — zumal bei Kaninchen — zuweilen etwas vom menschlichen Typ abweichende Veränderungen; andererseits regen solche Beobachtungen dazu an, daß wir beim Menschen in der Pathologie des Lides und der Conjunctiva vielleicht noch mehr auf Lues fahnden.

Endogen entstandene Affektionen der **Hornhaut** sah ich merkwürdigerweise nur zweimal. Eine Affinität der Kulturspirochäten zu der Cornea ließ sich

also bei den Blutimpfungen ebensowenig nachweisen, wie bei den intralamellären
Injektionen. Sehe ich von der Schilderung des einen Falles von schwerer Hornhautentzündung (Kaninchen 57 meiner früheren Publikation), der nach mancher
Richtung hin als unreiner Fall gelten muß, ab, so bleibt eine Beobachtung
übrig, die mir allerdings von erheblicher prinzipieller Bedeutung zu sein scheint.

   Kaninchen 176 erhält am 17. IV. 1912 2 ccm Spirochätenreinkultur (verdünnt mit steriler Bouillon) in die rechte Carotis communis bei temporärer Abklemmung der Carotis interna. Am Tag danach einige weiße Herde im Fundus,
die sich schnell pigmentieren. Auge völlig blaß bis zum 3. VI. 1912. An diesem Tag
rechtes Auge injiziert, lichtscheu, Pupille etwas enger als links. Drei Tage später
sehr starke ciliare Injektion, die ganze untere Hälfte der Cornea parenchymatös
getrübt, auch leichte oberflächliche Stippung. Die Iris ist faltig, zeigt im nasal

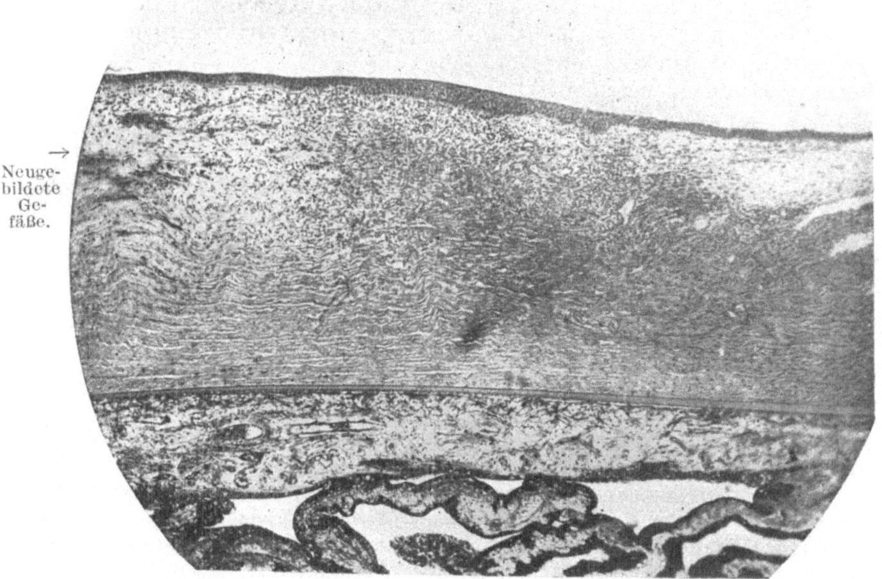

Abb. 9. Experimentelle Keratitis parenchymatosa. Infiltration am Limbus
und Hineinsprossen neugebildeter Gefäße in die Hornhaut.

unteren Teil mehrere knötchenartige Verdickungen, Pupille eng, kaum rotes Licht.
In der oberflächlich abgeschabten Hornhaut Spirochäten nicht nachzuweisen (Dunkelfeld), ebensowenig später in Levaditipräparaten der Cornea und Iris.

   Mikroskopischer Befund des enukleierten, in modifizierter Zenkerlösung
fixierten Bulbus: In der Conjunctiva und Episklera, besonders um Gefäße herum, und
am meisten nahe dem Limbus corneae reichliche Lymphocyteninfiltration (Abb. 9),
dagegen seltener Leukocyten, zum Teil auch Plasmazellen. Die Cornea ist im ganzen
verdickt, das Epithel über den episkleralen Schichten nahe dem Limbus ist von
normaler Dicke, zum Teil lympho- und leukocytär infiltriert. Am Limbus ist diese
Infiltration stärker, die Dicke des Epithels nimmt aber nach der Mitte der Hornhaut
zu immer mehr ab und ist schließlich nur noch 2 bis 3 Lagen stark. Die Kerne
der Zellen zeigen größere Zwischenräume zu der Umrandung der Zellen (Schrumpfung?), vereinzelte Mitosen. Die lymphocytäre Infiltration ist in diesen stark
verdünnten Schichten sehr gering. Schließlich hört das Epithel völlig auf (zum Teil

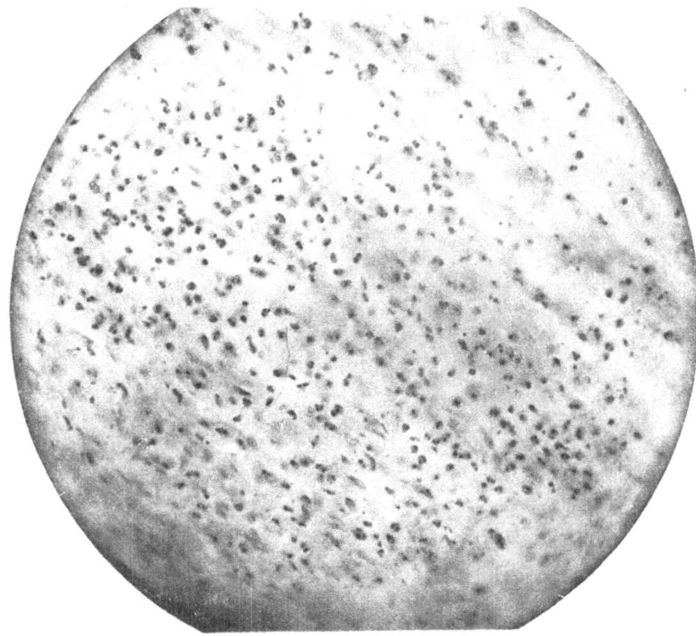

Abb. 10. Experimentelle Keratitis parenchymatosa. Kleinzellige Infiltration der Cornea.

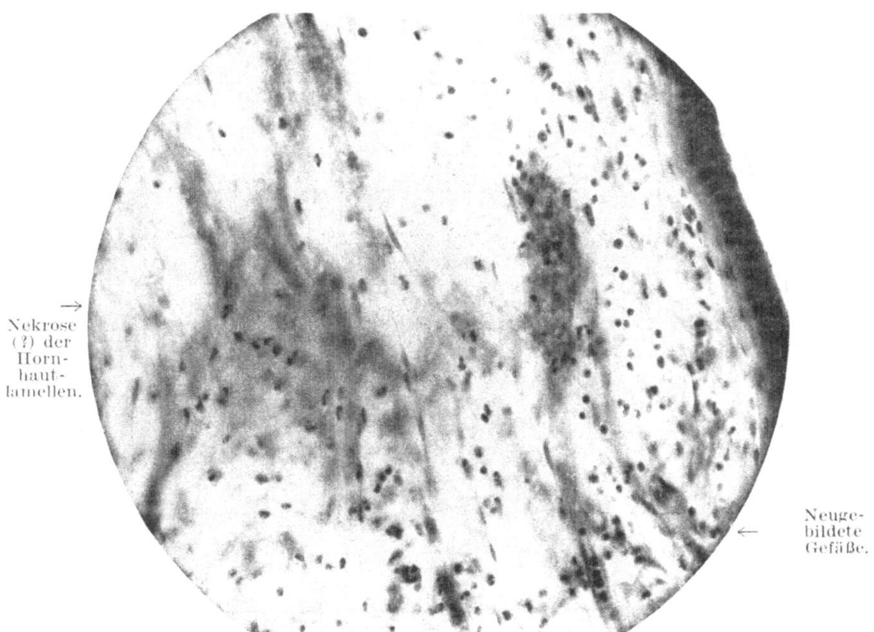

Abb. 11. Experimentelle Keratitis parenchymatosa.

wohl artefiziell). Eine eigentliche glashäutige Bowmannsche Membran ist nicht zu sehen (beim Kaninchen überhaupt nicht so deutlich wie beim Menschen). Das Epithel ist aber überall mit einer Grenzmembran gegen das Parenchym abgeschlossen, diese ist nirgends verletzt, wird aber öfters durch vereinzelte Epithelzellen nach dem Parenchym zu vorgebuchtet und verläuft überhaupt unregelmäßig gewellt. Sofort am Limbus und noch etwas in die Sklera hineinreichend beginnen die Veränderungen in den tiefen Schichten der Hornhaut, die aber sehr viel mehr das vordere Drittel des Parenchyms betreffen, wenn sie auch die hinteren zwei Drittel nicht ganz frei lassen. Am intensivsten ist die Veränderung nahe dem unteren Limbus, da hier neben den veränderten Hornhautkörperchen auch reichliche Lympho- und Leukocyten zu finden sind (Abb. 10), ferner kleine, junge Gefäße einsprossen und an einer zirkumskripten Stelle auch die Lamellen der Hornhaut nekrotisiert (?) erscheinen (Abb. 11), wenigstens mehr homogen, bräunlich im van Giesonpräparat gefärbt sind. Die Zellfärbung ergibt in dem tiefliegenden Hornhautinfiltrat ein vorwiegendes Vorhandensein von eosinophilen Leukocyten, die zum Teil ganz langgestreckte Form angenommen haben (s. Abb. zu meinem Vortrag, Heidelb. Ber. 1912). Auch Leukocyten ohne eosinophile Granula sind, wenn auch bedeutend weniger reichlich, vorhanden. Die Hornhautkörperchen erscheinen größtenteils intakt, an manchen Stellen sind reichliche Kernfragmente anzutreffen, manche sind gequollen, auch verzerrt oder geschrumpft. Die Infiltration geht an einigen Stellen bis dicht unter das Epithel. Die Descemet muß wohl als normal angesehen werden, ist allerdings an den meisten Präparaten eingerissen und zum Teil aufgerollt (artefiziell). Das Endothel zeigt teilweise normales Verhalten, zum Teil fehlt es aber, und an anderen Stellen ist es erheblich verdickt und verändert. Die Veränderung besteht hauptsächlich in einer Schrumpfung und Zerklüftung des Kerns und in einer Infiltration von Lympho- und Leukocyten. Zahlreiche Leukocyten im Gewebe des Kammerwinkels auf der stärker infiltrierten Seite. Die Iris zeigt nur ganz geringe Rundzelleninfiltration und an ihrer Vorderfläche ein kleines Exsudat, in das abgestoßene Endothelklumpen von der Cornea her eingewandert sind. Der übrige Bulbus weist nur einige kleine abgelaufene chorioretinitische Veränderungen auf.

Es handelt sich in diesem Fall also um eine durch eine Reinkultur von Spirochäten hervorgerufene Keratitis parenchymatosa, der erste und bisher einzige Fall dieser Art. Wir müssen nach dem ganzen klinischen Verlauf annehmen, daß die Affektion der Hornhaut und Iris, welch letztere anatomisch bedeutend zurücktrat, koordinierte Prozesse sind, wenn man nicht gerade annehmen will, daß eine vorher bestehende Iridocyclitis der klinischen Beobachtung vollkommen entgangen sein sollte. Nach meinen Aufzeichnungen glaube ich das nicht, sondern bin überzeugt, daß es sich um eine primäre Keratitis parenchymatosa (d. h. also unabhängig von der Affektion im Uvealtraktus) gehandelt hat. Die anatomische Untersuchung ergibt einen von der menschlichen Keratitis parenchymatosa erheblich abweichenden Befund, indem hier die Infiltration mit Leukocyten das Bild beherrscht, während die Veränderungen der Hornhautgrundsubstanz sehr in den Hintergrund treten. Es kann wohl kaum einem Zweifel unterliegen, daß die Leukocyten aus den Gefäßen am Hornhautrand stammten. Der Befund spricht, wenn er auch unbedingt durch weitere ergänzt werden muß, in dem Sinn, daß die Spirochäten in der Hornhaut zu akuten Prozessen Veranlassung geben können, ganz ähnlich, wie wir es am Lid z. B. gesehen haben.

An der **Iris** traten mehrmals Entzündungserscheinungen auf, sowohl in Form einer diffusen als einer mehr herdförmigen Iritis mit und ohne Beteiligung der Gefäße. Die ersten entzündlichen Erscheinungen sah ich gemeinsam mit Sowade bei

Kaninchen 53, das am 9. IV. 1911 mit spirochätenreicher Mischkultur intrakardial geimpft wurde. Am 30. V. 1911 war das linke Auge, das bis dahin vollkommen reizlos war, ciliar injiziert, es bestand hochgradige Hyperämie der Irisgefäße, Pupille enger als rechte, ausgefüllt von dünnem, teilweise noch am Pupillarrand adhärierendem Exsudat. Ophthalmoskopisch: Retinalgefäße vielleicht etwas mehr gefüllt als rechts, sonst ohne Befund. Am 31. V. 1911 Ciliarinjektion noch vorhanden, aber Hyperämie der Irisgefäße schon erheblich zurückgegangen. Von der Exsudatmembran besteht nur noch ein dreieckiger Lappen im obersten Teil der Pupille, zum Teil noch adhärierend mit dem Pupillarrand (siehe Abb. 12), keine Präzipitate. Ophthalmoskopisch normal. Außerdem bestand links an der oberen Übergangsfalte eine blutig inbibierte Partie ohne oberflächlichen Defekt. Das Auge wurde an diesem Tage enukleiert, lebenswarm in Formol fixiert und zur einen Hälfte zur mikroskopischen Untersuchung, zur anderen Hälfte zur Untersuchung auf Spirochäten verwendet. Auf Serienschnitten konnte ich in der Iris eine Infiltration mit Lymphocyten feststellen, und diese lymphocytäre Einwanderung fand sich auch in ähnlicher Menge im Ciliarkörper, im Ligamentum pectinatum und der Zonula Zinnii. Sowohl im Winkel der vorderen wie auch der hinteren Kammer waren mäßige Mengen von Lymphocyten aus dem Gewebe ausgetreten. Ein geringes Transsudat am Pupillarrand, sowie auf der Vorderfläche der

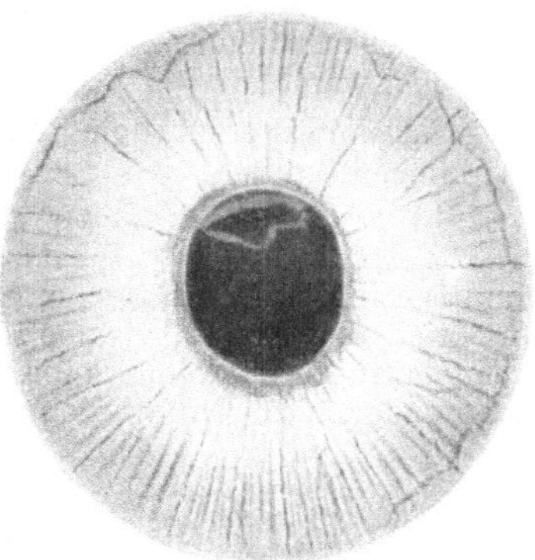

Abb. 12. Iritis nach intrakardialer Spirochäteninjektion.

Iris vervollständigten das Bild der akuten, im Rückgang begriffenen Entzündung (Demonstration Heidelberg 1911). Der Spirochätenbefund blieb sehr spärlich, doch konnte man eine Spirochäte in der Sklera mit großer Wahrscheinlichkeit als echt ansprechen.

Eine ähnliche, offenbar sehr flüchtige Iritis sah ich bei einem zweiten Tier (Kaninchen 112), bei dem anatomisch das ganze, die Iris bedeckende Exsudat eine

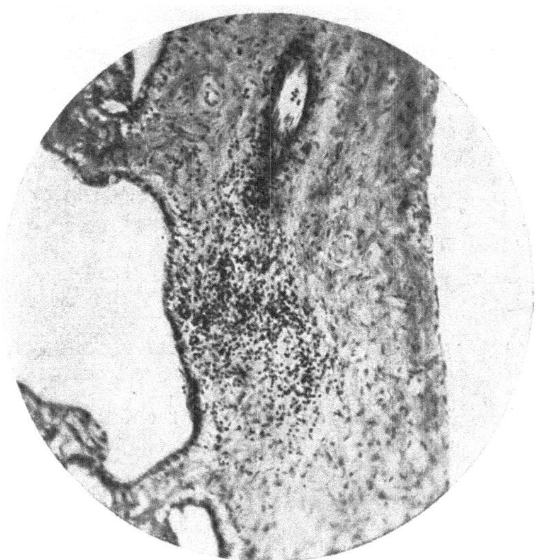

Abb. 13. Herdförmige Infiltration der Iris (experimentell).

gelbgefärbte strukturlose Beschaffenheit hatte, in das hie und da Pigmentklümpchen, nirgends aber Zellen eingewandert waren. Auch in der Iris konnte man nirgends kleinzellige Infiltration entdecken.

Eine sehr deutliche kleinzellige Infiltration nahe einem Gefäß, dessen Wandung ebenfalls mäßig zellig infiltriert war, zeigte Kaninchen 64 (Abb. 13). Die Affektion war rein knötchenartig nur auf wenigen Schnitten zu sehen und saß nahe der retinalen Pigmentschicht, so daß intra vitam eine Veränderung nicht aufgefallen war. Ganz **ähnliche Vorkommnisse muß man wohl beim Menschen gelegentlich annehmen.** Die Iris des Tieres 64 enthielt außerdem plasmazellenähnliche Zellen, mindestens ebenso zahlreich waren diese aber auch auf dem zweiten Auge; sie kommen zweifellos besonders bei albinotischen Kaninchen nicht selten vor. Über die Entstehung des Lymphocytenherdes siehe S. 140.

Ein weiterer pathologischer Befund an der Iris war bei Kaninchen 211 zu erheben.

10. VII. 1912 intraarterielle Injektion von 1 ccm Spirochätenreinkultur (H 5. Generation, mit Kochsalz verdünnt, durch Gazefilter filtriert) in die rechte Carotis communis nach temporärer Abklemmung der Carotis interna. 11. VII. 1912 Injektion der Konjunktivalgefäße, besonders an den Muskelansätzen, Cornea ein wenig getrübt, ophthalmoskopisch normal. 17. VII. 1912 rechts nur noch Injektion des Randgefäßes, fünf stark prominierende Gefäßknötchen nasal in der Iris. Iris

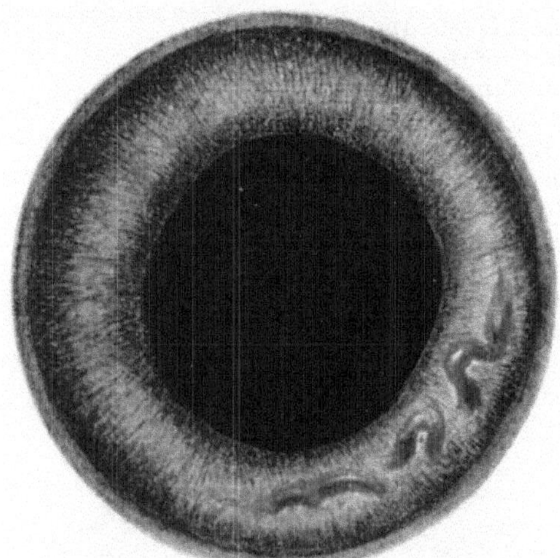

Abb. 14.   Hochgradige Gefäßerweiterungen in der Iris nach intraarterieller Spirochäteninjektion.

sonst nicht hyperämisch, Pupille weit, Fundus etwas verschwommen, Papille normal, nach unten einige weißliche Herde. Am Hornhautmikroskop sieht man, daß die prominierenden Gefäßwülste (Abb. 14) untereinander zusammenhängen, und man kann zwischen den Hervorragungen weißliche Stellen, wahrscheinlich ein feines Exsudat erkennen. Am selben Tag Enukleation.

Mikroskopisch: Während die eine Seite der rechten Iris ganz normal erscheint, ist die andere in toto verkürzt und verdickt und zeigt sehr erhebliche Pigmentzerstreuung an ihrer Hinterfläche und am Ciliarkörper. Dieser Teil der Iris und der Ciliarkörper zeigen mangelhafte Kernfärbung und zweifellose Zeichen von Atrophie. In der Peripherie dieses geschädigten Iristeiles, sowie auch im Ciliarkörper und im Kammerwinkel leukocytäre Infiltration; besonders ausgeprägt ist die Leukocyteninfiltration in der Wandung einiger abnorm ausgedehnter Gefäße (Abb. 15). An diesen sind auch die Adventitiazellen proliferiert, zwischendurch finden sich vereinzelte Lymphocyten, an einer Stelle auch wohl eine Endothelwucherung. Lymphocyten und Leukocyten finden sich auch dicht am Limbus der Hornhaut, einzelne Gefäße sowie mäßig viel Leukocyten gehen dann noch eine Strecke weit in das Parenchym hinein. Das im übrigen normale Endothel der Cornea ist dem geschädigten Iristeil gegenüber zum Teil degeneriert, zum Teil leukocytär infiltriert. Ein größerer frischer Herd am Augenhintergrund zeigt geringe Proliferation des

Pigmentepithels und von außen nach innen abnehmende Veränderungen der Netzhaut.

Bei diesen iritischen Erscheinungen des Kaninchens fällt vor allem die Flüchtigkeit des Prozesses auf und auch die Seltenheit richtiger papulöser Bildungen. Interessant ist die Gefäßveränderung bei dem Tier 211, wenngleich der außerordentlich schnelle Eintritt der Veränderung kurz nach der Injektion eine Analogie mit menschlichen Prozessen wieder nur mit Vorsicht zuläßt. Andererseits ist, da wir es mit Injektionen von Reinkulturen zu tun haben, kaum anders denkbar, als daß die Spirochäten selbst diese Reaktion an der Gefäßwand ausgelöst haben. Spirochäten ließen sich allerdings nicht nachweisen.

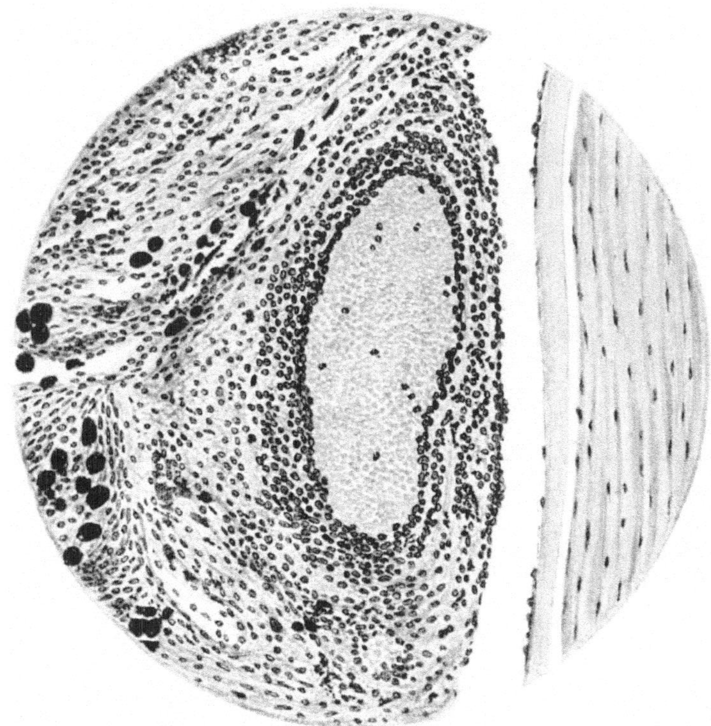

Abb. 15. Stark erweitertes und infiltriertes Irisgefäß nach intraarterieller Spirochäteninjektion.

Von Interesse erscheint es mir, daß Gefäßveränderungen sowohl vorhanden sein als fehlen können, besonders mit Rücksicht auf die Anschauung v. Michels u. a., daß die Beteiligung der Gefäßwand eine conditio sine qua non bei der luetischen Entzündung darstelle.

Eine spezifische Entzündung der **Aderhaut** beobachtete ich bei Tier 64; sie ist S. 140 näher beschrieben. Außerdem sah ich klinisch eine kleinfleckige Chorioiditis, die eine merkwürdige anatomische Ursache hatte:

Kaninchen 266: Intraarterielle Injektion von Spirochätenreinkultur (W 17, 18. Generation) in die rechte Carotis externa am 18. II. 1913. Am 11. V. 1913 zeigte sich an dem bis dahin reizlosen Auge das Oberlid etwas verdickt, besonders im nasalen Drittel, Plica injiziert, zwischen Plica und Oberlid ein eitrig belegtes Ulcus. Ferner am ganzen Körper borkig belegte kleine Ulzerationen, in denen Spirochäten nicht nachgewiesen werden konnten. Am 13. V. 1913 sah man ophthalmoskopisch

direkt oberhalb der Papille die Retina leicht graulich getrübt und dicht an den Markflügeln eine große Zahl gelber chorioretinitischer Herdchen, die sich in
einer Zone oberhalb der Papille erheblich noch vermehrten und besonders zahlreich nach der nasalen und temporalen Seite zu auftraten (siehe Abbildung 16).
Nirgends Pigmenteinwanderung. Am 14. V. 1913 Enukleation. Bulbus sofort
halbiert, obere Hälfte in modifiziertes Zenkergemisch.

Mikroskopisch: Die Veränderungen beschränken sich vollkommen auf
das Pigmentepithel und in geringem Maße auf die Stäbchen- und Zapfenschicht.
An mehreren Stellen, besonders nahe dem hinteren Pol sind immer in einer gewissen
haufenförmigen Anordnung eine Anzahl geblähter und mit vereinzelten Fuszinkörnchen versehener Pigmentepithelzellen aufzufinden (Abb. 17). Ihr Kern zeigt
meist Schrumpfungserscheinungen. Die eigentliche Pigmentepithel-Grundschicht zeigt
geringe Proliferationserscheinungen (Fortsätze, Arkaden). Korrespondierend mit
den Veränderungen des Pigmentepithels finden sich öfters Degenerationserscheinungen an den Stäbchen und Zapfen (Zerfall der Außenglieder, eventuell auch eines
großen Teils der Schicht überhaupt). Solcher Zerfall ist aber stellenweise auch
ohne Veränderungen des Pigmentepithels in der erkrankten Zone vorhanden; um-

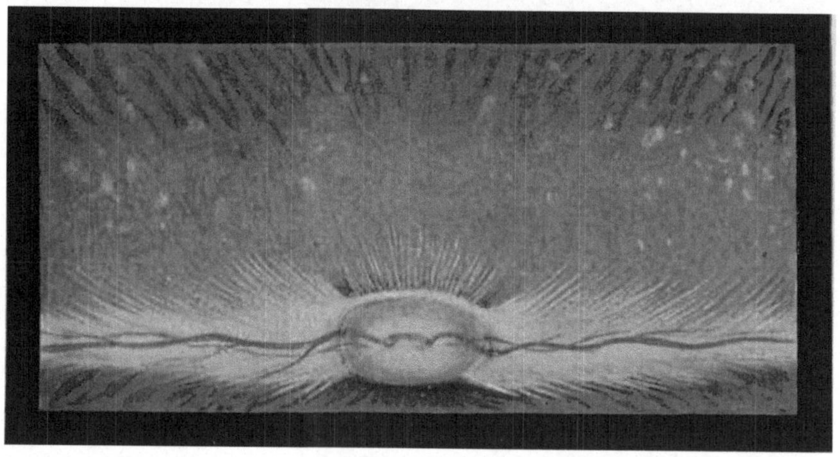

Abb. 16. Kleinfleckige Chorioiditis nach intraarterieller Spirochäteninjektion.

gekehrt finden sich auch diese Pigmentepithel-Zellklumpen ohne Veränderungen
der Stäbchen und Zapfen. Die übrige Retina und Chorioidea ist absolut normal.

Zwei Momente sind bei diesem Befund von Interesse. 1. Die merkwürdige
und isolierte Veränderung an den Pigmentepithelien, die darin besteht,
daß sich von der in ihrem Zusammenhang kaum gestörten Pigmentepithelschicht
eine Anzahl großer, geblähter, schmutzig grau gefärbter Zellen mit vereinzelten
Fuszinkörnchen in Haufenform losgetrennt haben und zwischen Aderhaut und
Netzhaut liegen. Es sind das offenbar dieselben Zellen wie die „Gespensterzellen" von Coats bei der Retinitis exsudativa, und die als geblähte Pigmentepithelien gedeuteten Fettkörnchenzellen, wie sie Th. Leber sowohl bei der
Retinitis exsudativa als auch bei der Retinitis albuminurica geschildert hat. Experimentell sind diese Zellen bis jetzt meines Wissens nur von Schreiber und
Wengler nach Injektion von Scharlachöl in die vordere Augenkammer gesehen
worden. Der Abbildung nach (Taf. II Fig. VII) muß es sich um dieselben
Gebilde wie bei meiner Beobachtung gehandelt haben. 2. Von weiterem Interesse ist die Tatsache, daß diese Pigmentepithelzellwucherung abgesehen
von der teilweisen Beteiligung der Stäbchen- und Zapfenschicht das einzige
anatomische Substrat für eine unter dem klinischen Bild der kleinfleckigen

Chorioiditis auftretende Hintergrundserkrankung sein kann. Die weitere Frage, ob diese Affektion in ursächlichem Zusammenhang steht mit der Spirochäteninjektion, ist natürlich auf Grund dieses einmaligen Befundes nicht ohne weiteres zu bejahen; andererseits erscheint es aber auch nicht ausgeschlossen, da wir ja bei den primären Erscheinungen nach den Injektionen die erhebliche, wenn auch andersartige Reaktion des Pigmentepithels kennen gelernt haben. Zum mindesten muß der Fall registriert werden, und sein allgemein-pathologisches Interesse hat er unter allen Umständen.

Am **Optikus** sah ich mehrmals degenerative Prozesse auftreten, deren Deutung, wie wir gleich sehen werden. zum Teil mancherlei Schwierigkeiten bereitet.

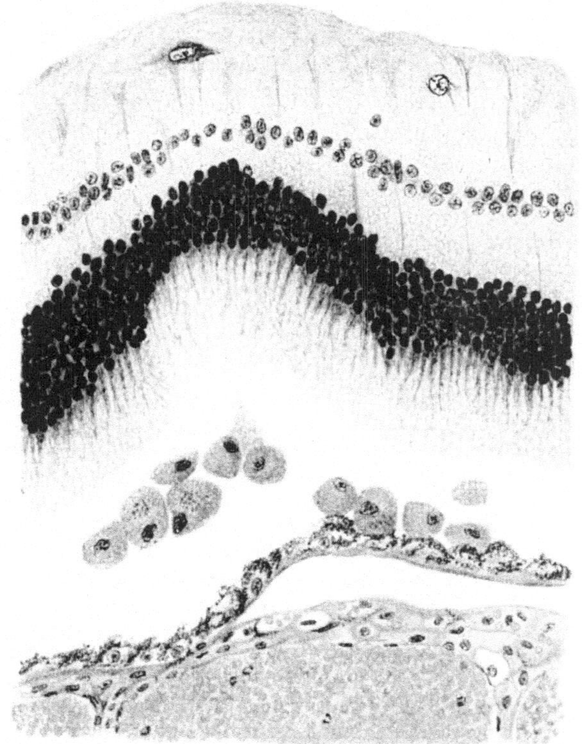

Abb. 17. Klinisch: Zahlreiche gelbe Herdchen nahe der Papille. Anatomisch: Geblähte, losgelöste Pigmentepithelzellen.

Kaninchen 64 erhält am 25. X. 1911 1 ccm verdünnter Spirochätenmischkultur in die rechte Carotis communis. Primäre Erscheinungen (konjunktivale und ciliare Injektion, weißliche Trübungszone am Hintergrund, schwebende Flocke vor der Papille) nach 8 Tagen vorüber. Von der vor der Papille adhärierenden Flocke sind allerdings nach einem Monat noch geringe Reste zu sehen. Am 4. IV. 1912 vollständige Optikusatrophie mit Schwund beider Markflügel konstatiert. Begrenzung am Abgang der Markflügel etwas unscharf, Gefäße vielleicht etwas enger als auf der anderen Seite. Lichtreaktion der Pupille auf dieser Seite träger als links und meist kein Lidschluß dabei. Am 26. IV. 1912 ist im Protokoll noch besonders erwähnt, daß abgesehen von den Veränderungen am rechten Optikus und der trägen Pupillarreaktion das übrige Auge absolut normal erschien. Am 30. IV. 1912 wird das Tier mit Chloroform getötet. die Bulbi werden sofort enukleiert und in modifizierter Zenkerlösung lebenswarm fixiert.

Bei der Sektion erschien der rechte Optikus etwa um $^1/_3$ dünner als der linke, von grau-atrophischer Farbe, die Traktus dagegen waren beide gleich dick. An den inneren Organen fanden sich makroskopisch keine Veränderungen.

Mikroskopisch: Cornea ohne Befund. In der Iris findet sich an einer ganz zirkumskripten kleinen Stelle eine herdförmige Lymphocyteninfiltration in der Nähe eines Gefäßes in den hinteren Schichten nahe dem Pigmentblatt. Die Wandung des Gefäßes selbst zeigt auch eine, allerdings schwache kleinzellige Infiltration (siehe Abb. 13). Auch in der Aderhaut besteht eine zweifellose, teilweise diffuse, teils mehr herdförmige Lymphocytenanhäufung, häufig um die Gefäße herum. Die Lymphocyten haben meist einen auffallend großen Plasmaleib, zum Teil handelt es sich aber wohl auch um kleine Formen. Die groben Veränderungen der Retina haben herdförmigen Charakter und finden sich je nach der Höhe der Schnitte in sehr verschiedener Ausdehnung; in der unteren Bulbushälfte z. B. nur auf der einen Seite, an den Papillenschnitten dagegen besteht auch an dieser weniger affizierten Seite ein immerhin ziemlich ausgedehnter Herd, der in der oberen Kalotte noch an Ausdehnung gewinnt und etwa $^1/_3$ der Zirkumferenz der einen Seite einnimmt. Im einzelnen sind diese chorioretinitischen Herde auf beiden Seiten folgendermaßen charakterisiert: Die Aderhaut zeigt eine erhebliche, oft herdförmige, besonders um die großen Gefäße angeordnete Infiltration mit kleinen und großen Lymphocyten. Das Grundgewebe ist teilweise sklerosiert, die Gefäße selbst sind zum Teil stark gefüllt ohne Gefäßwandveränderungen. Bei anderen ist die Gefäßwand verdickt, die Endothelien der Intima sind gewuchert, so daß das Lumen mehr oder weniger stark obliteriert ist. Die Zelllage des Pigmentepithels ist entweder vollkommen verloren gegangen oder derart destruiert, daß man einzelne Zellen zwischen anderen Zellarten zerstreut sieht. Kein Pigment (Albino). Stäbchen und Zapfen zeigen in der Peripherie der Herde starken Zerfall, nach dem Zentrum zu verschwinden sie ganz und mit ihnen auch die äußere Körnerschicht. Nur einzelne äußere Körner sind übrig geblieben. Die innere Körnerschicht ist an einzelnen Stellen ganz untergegangen, an anderen verdünnt, etwas unregelmäßig und die Körner sind mit Gliazellen vermischt, zum Teil sind sie homogenisiert. Die Ganglienzellen zeigen die verschiedensten Formen der Degeneration (hochgradige Chromatolyse, Vakuolenbildung, Schrumpfungserscheinungen, Kernschwund, zuweilen aber auch wohl sicher Schwellung der Zellen bei vorzüglich erhaltenem Kern). Die Degeneration der Ganglienzellen beschränkt sich aber nicht auf diese chorioretinitischen Herde, sondern findet sich auch in den großen Partien sonst ganz normal erscheinender Netzhaut. Von Interesse ist nun, daß an mehreren Stellen eine Wanderung der Ganglienzellen bis jenseits der inneren Körnerschicht stattgefunden hat. Es sind das Stellen, die zwar verändert sind, wo aber die innere Körnerschicht an sich noch gut nachweisbar ist. Unter diesen gewanderten Zellen finden sich manche, die auffallend gut erhalten sind, massenhaft große, schön ausgeprägte Nißlschollen und tadellosen Kern mit Kernkörperchen aufweisen. Allerdings sind sie so groß, daß man es wahrscheinlich auch mit einer Art der Degeneration zu tun hat. Mitosen an ihnen wurden nicht beobachtet. Optikusfasern konnten besonders auf der weniger kranken Seite bis weit in die Peripherie nachgewiesen werden, wenn sie auch wohl an Zahl reduziert waren, und auf dem Markflügel dieser Seite waren sie zum kleinen Teil sogar noch markhaltig.

Die Weigertfärbung des Optikus ergab einen hochgradigen Schwund der Markscheiden, die nur in der Peripherie des Sehnerven noch in geringer Zahl vorhanden waren. Die Septen zeigten Verdickung und waren zweifellos zum Teil lymphocytär infiltriert. Es handelte sich um dieselbe Lymphocytenform, die man auch in der Aderhaut erkennen konnte. Außer den zweifellosen Lymphocyten waren dann noch kleine homogene Zellen im nervösen Gewebe in großer Zahl sowohl in der Papille als im Optikus und auch im Chiasma nachweisbar, die man mit Wahrscheinlichkeit als vermehrte Gliazellen ansprechen mußte. Die Kernwucherungen (vielleicht aber auch die lymphocytäre Infiltration) waren im Chiasma eher noch stärker als im distalen Teil des Optikus. Gefäßveränderungen und Infiltration der Optikusscheiden konnten nicht sicher nachgewiesen werden. Spirochäten ließen sich im Optikus nicht finden.

Von Interesse ist zunächst ganz allgemein das Bestehen einer teils diffusen, teils herdförmigen Entzündung der Uvea und in geringerem Maß des Optikus. Bei der Länge des Versuchs (6 Monate) und dem rein lymphocytären Charakter (nie Leukocyten!) scheint es mir nach den ganzen sonstigen Erfahrungen wenig wahrscheinlich, daß diese Infiltration als „primäre" Wirkung der Spirochäteninjektion anzusehen ist. Es liegt vielmehr näher, anzunehmen, daß die Spirochäten, die zunächst wie gewöhnlich einen Reizzustand der Aderhaut erzeugt hatten (vergleiche den klinischen Befund), später zu einer neuen Entzündung Anlaß gegeben haben. Unter dieser Voraussetzung wäre dann der kleine, tiefgelegene Herd in der Iris und die Chorioiditis den syphilitischen Manifestationen des Menschen an diesen Häuten vergleichbar. Wie es beim Menschen öfters vorkommt, war auch beim Tier der Irisherd wegen seiner versteckten Lage nicht zur klinischen Beobachtung gekommen. Bemerkenswert ist auch der Sitz der lymphocytären Infiltration meist in der Umgebung von Gefäßen. Die gröberen, oben genauer charakterisierten chorioretinitischen Veränderungen sind dagegen ihrem Ursprung nach in die ersten Tage nach der Injektion zu verlegen. Ein seltener und interessanter Befund besteht in der teilweisen Lokomotion von Ganglienzellen über die innere Körnerschicht hinaus. Wir finden hier dieselben Bilder, wie sie Schreiber und Wengler nach Injektion von Scharlachöl in die Vorderkammer von Kaninchen beschrieben haben. Wie bei den Untersuchungen dieser Autoren war die Netzhaut auch in unserem Fall an den Stellen der gewanderten Zellen nicht normal, ferner zeichneten sich die Zellen durch besondere Größe und teilweise durch das Auftreten massenhafter, ziemlich grobkörniger Nißlschollen aus. Sowohl die Größe, wie der „pyknomorphe" (Nißl) Zustand der Zellen deuten darauf hin, daß auch sie als degeneriert angesehen werden müssen.

Von besonderer Wichtigkeit ist für uns hier die Frage, wie die Optikusatrophie entstanden ist. Bei den ausgedehnten Veränderungen der Netzhaut liegt von vornherein der Gedanke sehr nahe, daß es sich um eine aszendierende Degeneration gehandelt hat. Dabei ist immerhin merkwürdig, daß die Veränderungen auf beiden Seiten der Retina sehr verschieden stark und auf der einen Seite nicht so erheblich waren, daß man nach Erfahrungen an anderen Tieren eine Atrophie des Optikus mit völligem Untergang des Markflügels ohne weiteres ableiten mußte. Leider ist dadurch, daß das Tier vom 8. II. bis 4. IV. durch ein Versehen nicht gespiegelt wurde, nicht genau anzugeben, ob bei dem Markflügel der einen Seite die Degeneration sehr viel früher begann als bei dem anderen. Am letzteren Datum war auf jeden Fall ein Unterschied zwischen beiden Seiten ophthalmoskopisch nicht zu erkennen. Es steht deshalb die Frage mit zur Diskussion, ob nicht die Atrophie des Optikus zum Teil wenigstens durch eine Wirkung der Spirochäten auf den Sehnerv entstanden ist. Aus dem klinischen Befund wäre dafür anzuführen, daß bald nach der Injektion vor der Papille eine schwebende Flocke im Glaskörper gesehen wurde, daß also wahrscheinlich entzündliche Vorgänge in der Umgebung der Papille sich abspielten. Weiter spricht dafür die bei der mikroskopischen Untersuchung festgestellte lymphocytäre Infiltration im Sehnerven. Dieser Befund deutet darauf hin, daß hier Spirochäten noch in loco wirkten, wenn man nicht chemotaktische Einflüsse durch die Entzündung der Aderhaut annehmen will. Dazu kommt, daß wir auf Grund des Versuchs bei Tier 179 (siehe später) die Möglichkeit einer direkten Wirkung der Spirochäten auf das Nervenparenchym als naheliegend erachten müssen. Bis zu einem gewissen Grade für einen von den Netzhautveränderungen zum Teil unabhängigen Sehnervenprozeß spricht dann auch noch die Beobachtung, daß im Chiasma die Kernwucherung und die lymphocytäre Infiltration eher stärker waren als im Optikus. Selbstverständlich kann dieser Fall nicht als Testfall betrachtet werden.

Kaninchen 115 erhält am 25. X. 1911 1 ccm verdünnter Spirochätenmischkultur in die rechte Carotis communis nach temporärem Abklemmen der Carotis interna, die allerdings beim letzten Viertelkubikzentimeter losgelassen wird. Die primären Erscheinungen am Auge bestehen in mäßiger Chemose der Conjunctiva bulbi, ciliarer Injektion, Trübung der Hornhaut, hinteren Synechien, bräunlichem Exsudat in der Pupille. Am 3. XI. 1911 ist der vordere Bulbusabschnitt wieder nahezu normal, das Papillengewebe zeigt entschieden unscharfe Konturen besonders an der Austrittsstelle der Gefäße, die Gefäße selbst erscheinen nicht verändert. Nach nasal anschließend an die Papille grauliche, zum Teil pigmentierte Herde, ähnlich auch temporal. Am 7. XII. 1911 ist die rechte Pupille gleichweit wie die linke, reagiert prompt. Hornhaut völlig klar. Auf der vorderen Linsenkapsel einige streifige Exsudatreste. Die rechte Papille ist weiß, zweifellos atrophisch. Gefäße ungemein dünn, Markflügel verschmälert und verkürzt. Oberhalb der Papille erscheint die Retina etwas trüb, besonders über dem temporalen Markflügel (aufrechtes Bild). Sonst im Fundus mehrere gelbe und chagrinierte Herde. Am 13. XII. 1911 ist besonders auffallend, daß die Atrophie des temporalen Markflügels bedeutend stärker ist als die des nasalen. Am 10. I. 1912 sind von dem geschwundenen temporalen Markflügel nur noch einige wenige Streifen sichtbar. Die Gefäße sind besonders auf der Seite dieses Markflügels, aber auch auf der anderen Seite der Papille sehr eng, bedeutend enger als im Kontrollauge. Es fällt noch auf, daß das Tier den Kopf immer nach der rechten Seite gebeugt hält, eine Beobachtung, die in den nächsten Wochen noch zunimmt. Am 7. II. 1912 wird das Tier mit Chloroform getötet. Fixation der Bulbi lebenswarm in modifizierter Zenkerlösung.

Bei der **Sektion** findet sich reichlich eiteriges Nasensekret, in dem sich Spirochäten nicht nachweisen lassen, sonst nur ein kleiner Herd in der Leber. An dem rechten Sehnerven ist äußerlich nichts Pathologisches zu konstatieren, ebenso nicht am Gehirn.

Histologisch: Auf der **temporalen Seite** der Schnitte, besonders der Papillenschnitte finden sich folgende Veränderungen:

1. Eine Verdickung und Verkürzung der **Iris** um mehr als $^1/_3$ gegenüber der anderen Seite, Kernfärbung zum Teil sehr mangelhaft, besonders in den mittleren und peripheren Partien sichere Atrophie, während der Pupillarteil bessere Kernfärbung zeigt. Auch scheint der Sphinkter gut erhalten (daher wohl die gute Pupillarreaktion im Vergleich zu Tier Nr. 1 (siehe S. 130).

2. Ein Hineindrängen der **Ciliarfortsätze** in die Iris und teilweiser Untergang derselben.

3. Verdünnung und Atrophie der **Aderhaut**, besonders nahe der Ora serrata.

4. Dementsprechender Untergang der **Retina** an diesen Stellen mit Pigmenteinwanderung; der große atrophische Herd nimmt etwa $^1/_4$ der einen Netzhauthälfte ein.

5. Teilweiser Untergang der Ganglienzellen und Optikusfasern.

6. Atrophie des **Optikus** (Markscheidenpräparate), die sich besonders deutlich an der Umschlagstelle von der Retina zur Papille äußert, wo auch bereits im v. Giesonpräparat eine erhebliche Verdünnung der Faserbündel zu beobachten ist. Immerhin sind aber die Fasern nicht in toto atrophiert, sondern es gehen noch feine Fibrillenbündel markhaltig in den Markflügel hinein.

Auch auf der **nasalen** Seite findet sich, allerdings viel begrenzter, in der Peripherie ein Herd mit völligem Schwund der Retina. Die Ganglienzellen sind auf dieser Seite der Zahl nach sicher nicht vermindert, zeigen aber geringgradige Degeneration. Die Weigertfärbung ergibt einen geringen Schwund des Markes auch auf dieser Seite.

Im Optikus findet sich wohl eine Wucherung der Gliazellen, nirgends aber lymphocytäre Infiltration, Bindegewebsproliferation oder Gefäßveränderungen.

Es handelt sich in dem vorliegenden Fall um eine **Optikusatrophie**, die in der Hauptsache auf die eine Seite des rechten Auges beschränkt war, in geringem Maße allerdings auch die nasale Seite betraf. Da die retinalen Veränderungen auf der einen Seite so sehr viel hochgradiger waren als auf der anderen und eine Kongruenz in der Atrophie der Sehnerven vorlag, so muß man hier wohl mit einer aszendierenden Degeneration im Sehnerven rechnen und den ganzen Prozeß als einen Folgezustand der durch die Spirochäteninjektion hervorgerufenen primären Aderhaut- und Netzhauterscheinungen auffassen. Immerhin ist auch hier eine teilweise primäre Wirkung auf den Optikus nicht ganz auszuschließen.

Kaninchen 124 erhält am 17. XI. 1911 1 ccm einer verdünnten Spirochätenstichkultur in die rechte Carotis communis, wobei für die Hälfte der Injektion die Carotis interna temporär abgeklemmt wird.

Primärerscheinungen: Injektion am unteren Limbus und der Karunkel. Ophthalmoskopisch: Papille normal, aber direkt anschließend besonders nach unten große, weißgraue, unscharfe Trübungen. Beobachtung des Tieres bis zum 31. I. 1912 ergibt abgesehen von umgewandelten alten Netzhaut-Aderhautveränderungen nichts Abnormes, besonders keine Veränderungen der Papille. Am 31. I. liegt das Tier tot im Stall. Fixierung der Bulbi in Formol, Chiasma in Müller.

Histologisch findet sich ein großer atrophischer Netzhaut-Aderhautherd auf der einen Seite, der an den Papillenschnitten erheblich kleiner ist als mehr peripher. Entsprechend diesem Herd ergibt die Behandlung mit dem Marchigemisch eine in der Hauptsache auf die eine Optikushälfte beschränkte erhebliche Marchidegeneration. Weigertsche Markscheidenfärbung ergibt kein überzeugendes Resultat. Im übrigen besteht eine zweifellose Gliazellwucherung, besonders in dem degenerierten Teil des Optikus, dagegen keine Proliferation des Bindegewebes, keine Gefäßveränderungen und keine Lymphocyteninfiltration.

Auch dieser Fall ist wohl als eine einfache aszendierende Degeneration im Sehnerven von einem Netzhaut-Aderhautherd aufzufassen. Er findet hauptsächlich deshalb Erwähnung, weil trotz ähnlicher Größe des Herdes wie bei dem vorigen Tier, Kaninchen 115, eine ophthalmoskopisch sichtbare Optikusatrophie hier nicht beobachtet werden konnte. Ob das damit in Zusammenhang steht, daß der Herd gerade in der Höhe der Markflügel nicht mehr so ausgeprägt war, bleibe dahingestellt.

Der für die Frage des Zusammenhangs zwischen der Spirochäteninjektion und dem Sehnervenprozeß, sowie für die Beziehung zur menschlichen Syphilis des Auges wichtigste Fall betrifft das

Kaninchen 179. 24. V. 1912 Injektion von 1 ccm verdünnter Spirochätenreinkultur in die rechte Carotis communis bei temporärer Abklemmung der Carotis interna. Primärerscheinungen: reichliche, zum Teil unscharfe, zum Teil scharf begrenzte schiefergraue, stets zu der Papille und zu den Markflügeln senkrecht gestellte chorioretinitische Herde, die aber schon bald nicht mehr als solche zu erkennen sind. Am 26. VI. 1912 erscheint die rechte Papille blasser als die linke, die chorioretinitischen Herde sind noch mehr in der Rückbildung und in der Umbildung (Pigmentierung) begriffen. 2. VII. 1912 Tier getötet, Bulbi mit einem kleinen Stück Sehnerv in modifizierter Zenkerlösung fixiert; der rechte Optikus wird in vier Teile geteilt, das distale Ende zur Markscheidenfärbung, das mittlere zur Behandlung mit Marchigemisch, die proximalen Teile zur Zellfärbung und zur Levaditiimprägnation präpariert. Die inneren Organe und das Gehirn erweisen sich bei makroskopischer Sektion als normal.

Histologisch: Vorderer Bulbusabschnitt ohne Befund. In der Aderhaut nichts Pathologisches nachweisbar. Die Netzhaut läßt nur wenige und jedesmal ganz kleine Herde erkennen, die charakterisiert sind durch den Untergang von Stäbchen und Zapfen und von äußeren Körnern, wie sie uns als Umbildungsprodukte der primären chorioiditischen Herde immer wieder begegnen. Die Verhältnisse der inneren Schichten sind verschieden, je nachdem man es mit Schnitten aus der unteren Bulbushälfte oder mit Papillenschnitten zu tun hat. In den Schnitten aus der unteren Kalotte ist auf der einen Seite die Ganglienzellenschicht fast tadellos erhalten. Die meisten Zellen haben Nißlschollen in derselben Form und Größe wie das Kontrollauge, wenn sich vielleicht auch seltener große Ganglienzellen finden. Bei einer Reihe von Zellen sind auch wohl geringe Degenerationserscheinungen sichtbar (Chromatolyse, Schwund des Kernkörperchens), gelegentlich auch wohl ein Zellschatten. Auf der anderen Seite aber besteht sehr erhebliche Reduktion der Zellen an Zahl; die Mehrzahl der erhaltenen bestehen in der Hauptsache aus dem Kern mit fehlendem Nucleolus. Da wo Protoplasma vorhanden ist, sind die Nißlschollen sehr dürftig ausgeprägt. In den Schnitten durch die Markflügel sind die Ganglienzellen zum großen Teil geschwunden; die vorhandenen sind sehr klein, zeigen fast sämtlich überhaupt keine Nißlschollen. Gut erhaltene Exemplare finden sich fast nur zu beiden Seiten der Papille und den Markflügeln.

An den inneren Körnern sind keinerlei Veränderungen festzustellen. Dagegen ist die Optikusfaserschicht zwischen retinalem Ende der Markflügel und Ora serrata fast ganz oder ganz verschwunden, und zwar nicht nur an den Papillenschnitten, sondern auffallenderweise auch da, wo die Ganglienzellen noch relativ gut erhalten sind.

Die Markflügel sind beiderseits erhalten; im Eisenhämatoxylin-van Gieson-Präparat sind die horizontal verlaufenden Faserbündel beiderseits ziemlich weit zu verfolgen. Das Mark scheint der Weigertfärbung zufolge zum Teil geschwunden, zum größeren Teil aber erhalten zu sein. Es besteht zwischen beiden Seiten insofern ein Unterschied, als auf der einen Seite ein sehr viel stärkerer Kernreichtum vorhanden ist und hierdurch die Markfasern großenteils bedeckt werden und weniger deutlich hervortreten; es scheint aber auch tatsächlich auf dieser Seite die Nervendegeneration eine stärkere zu sein als auf der anderen.

Der rechte Optikus weist eine typische diffuse Marchidegeneration auf, aber auch an Weigertpräparaten kann man bereits einen beginnenden Schwund des Markes feststellen. Bei Vergleich des Längsschnitts durch den bulbären Teil des Optikus und des Querschnitts durch den anschließenden distalen Teil erscheint der größte Ausfall der Markfasern in und dicht hinter der Papille; weiter zurück ist wesentlich ein Randsektor betroffen. An Eisenhämatoxylin-van Gieson-Präparaten läßt sich eine erhebliche Vermehrung der Zellen nachweisen, die sich charakterisieren als kleine, schwarz gefärbte, homogene Zellen und die sich ausschließlich im nervösen Teil des Sehnerven, niemals aber im Septenwerk nachweisen lassen. Man muß sie wohl als vermehrte Gliazellen ansprechen; diese Form von Zellen findet sich nicht nur im Sehnervenstamm, sowohl distal als in den proximalen Teilen, sondern in ganz besonders reichem Maße auch auf der Papille und in den Markflügeln, erheblich geringgradiger im Chiasma. Eine geringe Proliferation des Bindegewebes scheint bei Vergleich mit dem Sehnerv des anderen Auges vorhanden zu sein. Nirgends Gefäßveränderungen und nirgends lymphocytäre Infiltration und Plasmazellen. Spirochäten wurden nicht gefunden, allerdings konnte nur ein proximales Stück untersucht werden.

Bei diesem Versuch handelt es sich um eine durch Spirochätenreinkultur hervorgebrachte Optikusatrophie, die man nach dem mikroskopischen Bild mit großer Wahrscheinlichkeit nicht als aszendierende Degeneration, sondern als primären Optikusprozeß auffassen muß. Die Herde im Fundus sind so gering an Zahl und Ausdehnung, daß man unmöglich annehmen kann, daß von ihnen aus eine sogar ophthalmoskopisch sichtbare Optikusatrophie ausgehen sollte. Wenn im Anfang der klinischen Beobachtung sehr zahlreiche chorioiditische Herde vorhanden waren, so muß man annehmen, daß es sich hier um exsudative Prozesse handelte, die sich zum großen Teil wieder vollkommen zurückgebildet und die Netzhaut nicht geschädigt haben. Über die Natur des Prozesses im Sehnerven besagt die histologische Untersuchung, daß es sich um einen Untergang nervöser Substanz mit sekundärer Vermehrung der Gliazellen und geringer Proliferation des Septenwerks ohne jede sonstigen entzündlichen Erscheinungen handelt. Der stärkste Grad der Atrophie scheint dem Weigertbild zufolge in der Gegend der Papille zu bestehen, während die Marchidegeneration weit proximalwärts diffus zu verfolgen ist

Die Tatsache, daß die Ganglienzellen in den verschiedenen Regionen der Netzhaut so verschieden gut erhalten oder untergegangen sind, und daß andererseits die Optikusfaserschicht der Netzhaut in allen Regionen so schwer gelitten hat, spricht in dem Sinne eines primären Befallenseins des Optikus und sekundärer Beteiligung der Ganglienzellen. Nehmen wir den primären Sitz der Erkrankung im Sehnerv an, so erhebt sich die Frage, wie kamen die Spirochäten dorthin, und in welcher Weise haben sie gewirkt? Da die Injektionsmasse in die Carotis externa allein gelangte, die Arteria centralis retinae aber letzten Endes mit der Carotis interna zusammenhängt, so muß man annehmen, daß die Spirochäten durch die bei Kaninchen bestehende Anastomose zwischen Ophthalmica superior und inferior in den Sehnerv kamen. Ihre Wirkung könnte man sich entweder so denken, daß sie eine Entzündung auslösten mit sekundärem Untergang der nervösen Substanz und daß ähnlich wie bei der primär hervorgerufenen Aderhautentzündung nach Spirochäteninjektion einige Wochen später von der Entzündung nichts mehr nachweisbar war. Oder aber man müßte es für möglich halten, daß die Spirochäten einen primären Schwund des Nervenparenchyms zu Wege bringen können. Ich neige eher letzterer Erklärungsweise zu, denn 1. ist nicht recht einzusehen, warum eine schon nach wenigen Wochen auch nicht in Spuren nachweisbare Entzündung eine so erheblich degenerierende Wirkung auf die Nervensubstanz ausüben sollte und 2. ist es Spielmeyer gelungen, mit den den Spirochäten nahestehenden Trypanosomen ebenfalls rein degenerative Optikusprozesse zu erzeugen. Stellt man sich auf diesen letzteren Standpunkt, so liegt ein Vergleich unseres Falles mit der tabischen Optikusatrophie des Menschen sehr nahe. Besonders das anatomische Bild bietet manche Parallelen, wenn es mir auch gänzlich fernliegt, den Prozeß bei unserem Tier als tabisch anzusprechen. Auf die regionäre Verschiedenheit im Erhaltensein der Ganglienzellen bei der Tabes weist Stargardt besonders hin und gibt an, daß bei beginnendem Sehnervenschwund (Pal-Präparate) öfters Veränderungen der Ganglienzellen fehlten; dasselbe konstatierte Spielmeyer bei seiner „Trypanosomentabes", und Marie und Léri (zit. bei Stargardt) sahen sogar bei totalem Schwund der Nervenfasern die Ganglienzellen relativ gut erhalten. Ganz ähnlich sind bei meinem Tier 179 trotz hochgradig geschwundener Optikusfaserschicht in gewissen Teilen der Netzhaut Ganglienzellen nach Zahl und Form gut erhalten! Diese Beobachtungen sind mit den experimentellen Befunden Schreibers über die deszendierende Degeneration nach Sehnervendurchschneidung nicht recht vereinbar. Ebenso wie Stargardt bei der tabischen Optikusatrophie konnte ich bei meinem Tier in den degenerierten Ganglienzellen fast nie Vakuolen nachweisen, die bei Sehnervendurchschneidung kaum je fehlen (Schreiber).

Endlich sei noch über eine Fernwirkung auf das Auge berichtet, ausgehend von einer durch die Spirochäteninjektion hervorgerufenen Erkrankung des inneren Ohres.

Kaninchen 210 erhält am 10. VII. 1912 eine intraarterielle Injektion von 1,25 ccm Spirochätenreinkultur (5. Generation), verdünnt mit steriler Kochsalzlösung, in die rechte Carotis externa.

Da keinerlei Erscheinungen eintreten, wird am 20. IX. 1912 eine intravenöse Injektion von Spirochätenreinkultur in beide Ohrvenen nachgeschickt. 22. XI. 1912: Kopf wird in einer Mittellage zwischen Horizontal- und Vertikallage gehalten und ist nach links geneigt. Spontannystagmus besteht nicht. Im Anschluß an einen Fall aus ca. $^1/_2$ m Höhe auf den Boden treten ausgesprochene Rollbewegungen um die Längsachse auf, nachher kann man feststellen, daß das Tier beim Vorwärtsbewegen stark nach der linken Seite abweicht und bisweilen im Kreis herumläuft. Das Tier ist im übrigen vollständig munter.

Am 4. XII. ist notiert: das rechte Auge ist stark nach oben verdreht, das linke nach unten, so daß die Skleren deutlich sichtbar sind (was sonst beim Kaninchen bekanntlich nicht der Fall ist). Die Neigung des Kopfes nach links eher noch stärker. Wenn man das Tier so hält, daß die ganze vordere Hälfte des Körpers frei im Raum schwebt, so wird der Kopf jedesmal um fast 180° gedreht, so daß der Scheitel unten, das Kinn oben liegt (Abb. 18).

Am Körper sind jetzt, besonders auf dem Rücken, eine große Anzahl von Ulzerationen, zum Teil von serpiginösem Charakter, aufgetreten.

Am 13. XII. ist die Vertikaldivergenz der Augen nicht mehr so deutlich. Die Divergenz tritt aber in hohem Grade wieder hervor, sobald man den Kopf aus der nach links geneigten Stellung in seine normale Lage zurückbringen will. Bei Spülung des linken Ohres ist kalorischer Nystagmus nicht auszulösen, während am rechten Ohr die Reaktion normal erfolgt.

Am 10. I. 1913 wird das Tier getötet. Die Veränderungen der Kopfstellung sowohl als auch die Vertikaldivergenz und die Orientierung im Raum hatten sich in letzter Zeit weiter gebessert.

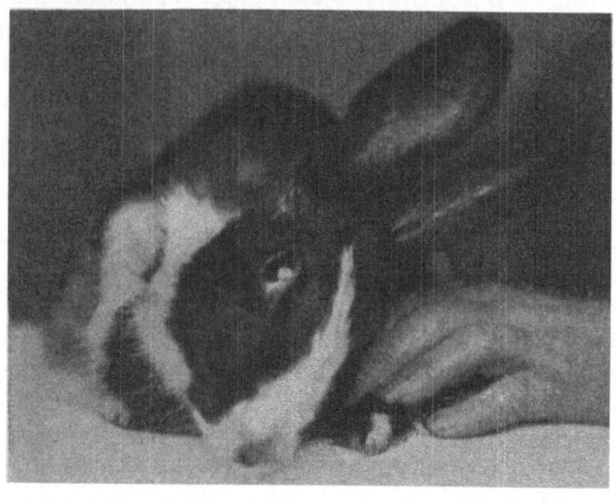

Abb. 18. Erkrankung des linken Vestibularapparats (experim.). Schiefhaltung des Kopfes, Vertikaldivergenz der Augen.

Bei der Untersuchung dieses Tieres hat mich Herr Privatdozent Dr. Zimmermann, Oberarzt der Univers.-Ohrenklinik, dauernd unterstützt; er wird auch über die anatomische Beschaffenheit des Vestbularapparats nähere Mitteilungen machen.

Es handelt sich also wohl zweifellos in diesem Versuch um eine schwere Läsion des linken Vestibularapparats und man wird wohl nicht fehlgehen, wenn man diese experimentell zum erstenmal beobachtete Affektion des Gehörorgans bei Durchseuchung des Organismus mit Spirochäten mit dieser Allgemeininfektion in Zusammenhang bringt. Genau wie bei der Akustikusdurchschneidung erfolgte die Drehung des Kopfes nach der Seite des kranken Vestibularis; genau so erfolgte auch die Vertikaldivergenz mit der Stellung des Bulbus auf der kranken Seite nach unten; in analoger Weise bildete sich diese Vertikaldivergenz allmählich zurück und trat nur noch bei einer forcierten Drehung des Kopfes in die Normallage auf. Die schiefe Kopfhaltung wird diesen Tieren gewissermaßen zur normalen Gleichgewichtslage.

Daß bei diesem Tier ein Nystagmus nicht zur Beobachtung kam, schließt nicht aus, daß er nicht in den ersten Tagen der Entstehung der Affektion vorhanden war. Auf jeden Fall sind die Erscheinungen kaum anders zu erklären als durch einen Funktionsausfall des linken Labyrinths.

Auch bei dem vorher beschriebenen Kaninchen 115 hat es sich möglicherweise um eine ähnliche Ohraffektion gehandelt, da es auffiel (siehe Protokoll), daß das Tier einige Zeit nach der Injektion immer den Kopf nach rechts gebeugt hielt. Eine genauere Untersuchung fand aber damals nach dieser Richtung hin nicht statt.

Zum Schluß seien hier noch einige zusammenfassende Bemerkungen über die Bedeutung experimenteller Untersuchungen zur Syphilis des Auges angereiht, wie sie sich zum Teil aus den Erfahrungen der vorangegangenen Seiten ergeben. Ebensowenig wie von einer Syphilis des Gesamtorganismus kann man ohne weiteres von einer Syphilis des Auges beim Tier sprechen, wenn man die menschliche Syphilis zugrunde legt. Schon die Vorbedingungen beim Tier sind erheblich andere als beim Menschen, der seit Jahrhunderten für die Spirochäten zu einem vertrauten Wirt geworden ist. Es ist daher begreiflich, daß es nur selten gelingt, mit reingezüchteten Spirochäten Krankheitserscheinungen überhaupt und am Auge im speziellen herbeizuführen. Mehr Aussicht zu gehäuften positiven Resultaten wäre wohl vorhanden, wenn man die Spirochäten aus luetischen Kaninchenaffektionen reinzüchten und damit bei derselben Spezies experimentieren könnte. Doch ist das bisher noch nicht recht geglückt. Die Bedeutung der Gewöhnung an den Wirt tritt gerade bei den Untersuchungen mit luetischem, tierischem Organmaterial klar zutage, wo es schließlich gelingt, 100% positive Hornhautimpfungen zu erzielen. Allerdings muß man bedenken, daß wir über die Reaktion des Menschen reingezüchteten und dadurch biologisch vielleicht veränderten Spirochäten gegenüber noch nichts wissen. Anders sind die Vorbedingungen bei Mensch und Tier auch dadurch, daß beim Tier ungeheure Mengen der Mikroorganismen in den Kreislauf, resp. ins Auge befördert werden, Quantitäten, die in der menschlichen Pathologie höchstens beim Fötus ein Analogon finden. So kommt es wohl, daß man beim Tier oft am Auge sofortige Reaktionserscheinungen erhält. In anderen Fällen entstehen die Produkte nach einer Inkubationszeit von einigen Wochen, nicht aber ist es bis jetzt erreicht, den typisch chronischen, remittierenden Charakter der Syphilis beim Tier nachzuahmen.

Von diesem Standpunkt aus sind alle Tierversuche zu beurteilen. Dennoch geben uns solche Untersuchungen in mancher Beziehung interessante Aufschlüsse oder wesentliche Handhaben. Zunächst lernen wir die Fähigkeiten der Spirochäten, bestimmte Erkrankungen am Auge auszulösen, besser kennen und erhalten auch zweifellos gewisse pathogenetische Hinweise für manche luetische menschliche Augenerkrankung. Zum Teil sind die Versuche auch geeignet dazu anzuregen, manche menschliche Affektionen, die man bisher nicht mit der Lues in Zusammenhang gebracht hat, mehr als bisher auf luetische Ätiologie zu prüfen. Zu den letzteren dürften vielleicht konjunktivale und blepharitische Erkrankungen zu rechnen sein, da auf jeden Fall feststeht, daß beim Tier eine gewöhnliche Conjunctivitis und Blepharitis endogen durch Spirochäten entstehen kann, und sich im Sekret unter Umständen Spirochäten nachweisen lassen. Auch ist es von Interesse, daß bei Konjunktivalaffektionen die Spirochäten per continuitatem in die Cornea weiter wandern und eine Hornhautaffektion bedingen können; eine Analogisierung mit Parenchymprozessen nach Bindehaut- und Lidschankern beim Menschen liegt nahe.

Kein Zweifel kann beim Tier darüber bestehen, daß nur bei Anwesenheit der Mikroorganismen eine Keratitis parenchymatosa ausgelöst wird, aber auch hier gelingt es durchaus nicht immer, die Spirochäten nachzuweisen, da sie zum Teil durch leukocytäre Infiltrate untergehen, zum Teil sich ohne erkennbare Ursache dem Nachweis entziehen. Ein negativer bakteriologischer Spirochätenbefund an der Hornhaut des Menschen spricht also ebenfalls nicht mit Sicherheit gegen die Anwesenheit oder gegen das frühere Vorhandensein von Spirochäten in der Hornhaut. Das häufige Auftreten eines parenchymatösen Hornhautprozesses auf experimentellem Weg sowohl bei lokaler Überimpfung, als auch bei Blutinjektionen zeigt zur Evidenz, daß die Hornhaut eine ausgesprochene Affinität zu den Spirochäten besitzt, ähnlich wie das für die Genitalien durch das Experiment nachgewiesen wurde. In Anbetracht dieser Tatsache ist es doppelt merkwürdig, daß eine Keratitis parenchymatosa nach erworbener Lues beim Menschen so ungemein selten ist. Man wird zu der Anschauung gedrängt, daß die Spirochäten, wenn sie nicht per continuitatem in die Hornhaut weiter wandern können, nur in der Fötalzeit in die menschliche Hornhaut zu gelangen vermögen. Auffallend und der weiteren Verfolgung wert erscheint der Befund, daß Kulturspirochäten sowohl bei der Lokalimpfung als endogen nur sehr selten eine Keratitis parenchymatosa erzeugten.

Für das Verständnis mancher Vorgänge beim Menschen nicht unwesentlich sind die Beobachtungen über iritische Prozesse, denn es zeigt sich beim Tier, daß solche sich abspielen können, ohne daß sie überhaupt klinisch sichtbar werden, und daß sie unter Umständen sehr flüchtig sind. Auch ist das Dogma, daß die Erkrankung der Gefäße eine conditio sine qua non für den Ausbruch einer Iritis sei, durch manche experimentellen Befunde erschüttert.

Aus den Experimenten gewinnen wir weiter Handhaben zum Verständnis der chorioretinitischen Prozesse bei angeborener Lues, besonders in der Frage, ob der Prozeß in der Aderhaut oder Netzhaut beginnt. Die experimentellen Befunde zeigen, daß eine Chorioiditis als erste Reaktion bestehen kann mit nachfolgender Affektion der äußeren Netzhautschichten, und daß in einem etwas späteren Stadium die entzündlichen Veränderungen in der Aderhaut völlig verschwunden sein können, so daß anscheinend nur die Netzhaut befallen ist, während das Primäre in der Tat die Affektion der Aderhaut war. Von Interesse ist auch eine Beobachtung, wonach eine isolierte Proliferation des Pigmentepithels die einzige Folge der Aderhauterkrankung sein kann. In diesem besonderen Fall kam es zu einer Umbildung der Pigmentepithelien nach Art der Gespensterzellen (Coats, Th. Leber), und diese allein war imstande, ophthalmoskopisch eine feinfleckige Chorioiditis zu erzeugen.

Wesentlich ist sodann die Erfahrung, daß der Sehnervenstamm durch die Spirochäteninvasion gelegentlich derart erkranken kann, daß ein Untergang der nervösen Elemente ohne entzündliche Veränderungen die Folge ist. Daß ein solcher Befund für die Frage der tabischen Optikusatrophie beim Menschen nicht ohne eine gewisse Bedeutung ist, liegt auf der Hand, zumal Spielmeyer mit Trypanosomen ähnliche Prozesse hervorrufen konnte.

Wegen aller Einzelheiten verweise ich auf die Protokolle und ihre Besprechung sowie auf die späteren Kapitel.

Zuletzt sei noch betont, daß das luetisch erkrankte Auge auch für den Gesamtkörper gefährlich werden kann, da die Spirochätenaffektion des vorderen Bulbusabschnitts beim Tier mehrmals zu einer Generalisierung der Lues geführt hat.

Wenn es erst gelingt, die Spirochäten noch leichter zu kultivieren und noch sicherer spezifische Manifestationen des Gesamtorganismus hervorzurufen, dann wird zweifellos auch die Pathologie des Auges aus fortgesetzten experimentellen Untersuchungen noch Vorteile ziehen können, ganz besonders auf dem Gebiet der pathologischen Anatomie syphilitischer Augenprozesse und in der Frage der Beziehung zwischen den Spirochäten und den gesetzten Veränderungen.

Literatur:

Experimentelle Untersuchungen zur Syphilis des Auges.

Arzt und Kerl, Über experimentelle Kaninchensyphilis und ihre praktische Bedeutung. W. kl. W. 1914. Nr. 23. 785.

Bertarelli, Über die Transmission der Syphilis auf das Kaninchen. C. f. B. 1906. XLI. 320.

Derselbe, Über die Transmission der Syphilis auf das Kaninchen (II. Bericht). C. f. B. 1907. XLIII. 167 u. 238.

Derselbe, Das Virus der Hornhautsyphilis des Kaninchens und die Empfänglichkeit der unteren Affenarten und der Meerschweinchen für dasselbe. C. f. B. 1907. XLIII. 448.

Bossalino, Neue Untersuchungen über experimentelle Keratitis parenchymatosa. Annali di ottalmologia 1909. Nr. 11—12. Ref. Michels Jahresber. 1909. 301.

Clausen, Demonstration zur Kaninchensyphilis. Heidelb. Ber. 1907. 287.

Derselbe, Ätiologische, experimentelle und therapeutische Beiträge zur Kenntnis der Keratitis parenchymatosa. A. f. O. 1912. LXXXIII.

Colombo, Ricerche sperimentali sulla sifilide oculare. Annal. di ottalmol. Vol. 43. Ref. C. f. B. 1915. LXIV. 106.

Finkelstein, Über experimentelle Syphilis bei Kaninchen. B. kl. W. 1912. Nr. 32. 1519.

Derselbe, Bericht über die Sitzung der Moskauer augenärztlichen Gesellschaft. Z. f. A. 1912. XXVII. 285.

Finkelstein und Odinzoff, Über einige Augenveränderungen bei der experimentellen Syphilis des Kaninchens. Z. f. A. 1914. XXXI. 447.

Dieselben, Einige Veränderungen der Augen bei experimenteller Syphilis des Kaninchens. Kl. M. f. A. 1914. LII/I. 549.

Graetz, B. kl. W. 1913. Nr. 33. 1542.

Greeff und Clausen, Spirochäten in der entzündeten Hornhaut. Heidelb. Ber. 1906. 314.

Dieselben, Spirochaete pallida bei experimentell erzeugter interstitieller Hornhautentzündung. D. m. W. 1906. Nr. 36. 1454.

Grouven, Über positive Syphilisimpfung am Kaninchenauge. M. Kl. 1907. Nr. 26. 774.

Derselbe, Über bemerkenswerte Resultate der Syphilisimpfung beim Kaninchen. M. Kl. 1908. Nr. 8. 267.

Derselbe, Experimentelles zur Kaninchensyphilis. Derm. Z. 1910. XVII.

Derselbe, Zur Sekundärsyphilis niederer Affen und des Kaninchens. M. m. W. 1911. Nr. 17. 909.

Haensell, Vorläufige Mitteilung über Versuche von Impfsyphilis der Iris und Kornea des Kaninchenauges. A. f. O. 1881. XXVII. 93.

Hoffmann, Zur Histologie der experimentellen syphilitischen Keratitis und der dabei beobachteten umschriebenen Granulome (Granuloma corneale syphilitic.). M. m. W. 1910. 608.

Derselbe, Mitteilungen über experimentelle Syphilis (sekundäre Syphilide, primäres Hornhautsyphilom). M. m. W. 1911. Nr. 13. 665.

Igersheimer, Die ätiologische Bedeutung der Syphilis und Tuberkulose bei Erkrankungen des Auges. A. f. O. 1910. LXXVI.

Derselbe, Experimentelle und klinische Untersuchungen mit dem Dioxydiamidoarsenobenzol (Salvarsan) unter besonderer Berücksichtigung der Wirkung am Auge. M. m. W. 1910. Nr. 51.

Derselbe, Experimentelle Untersuchungen zur Syphilis des Auges. Heidelb. Ber. 1912 und M. m. W. 1912. Nr. 39.

Lasarew, Injektionen von Blut und Blutserum Luetischer in die Vorderkammer und Glaskörper von Kaninchen. Westn. Ophth. 1914. 690. Vgl. Z. f. A. 1914. XXXII. 401.

Levaditi und Yamanouchi, Recidive de la kératite syphilitique du lapin mode de division du tréponème. Compt. rend. de la Soc. de Biol. 1908. 408.

Dieselben, Recherches sur l'incubation dans la syphilis inoculée à l'oeil. Revue générale d'Ophth. 1908. 105.

Mühlens, Beitrag zur experimentellen Kaninchenhornhautsyphilis. D. m. W. 1907. 1207.

Pürckhauer, Die bisherigen Resultate der an Kaninchen angestellten Syphilisversuche. Neißers Beitr. z. Path. u. Therap. d. Syphilis. 1911.

Roussel, La syphilis expérimentale de l'oeil du lapin. Le progrès médical. August 1908.

Salmon, Syphilis expérimentale de la cornée et de la conjonctive. A. d'ophth. 1905. XXV. 263.

Schellack, Perkutane Infektion mit Spirochäten des russischen Rückfallfiebers, der Hühnerspirochätose und der Kaninchensyphilis. A. a. d. K. Ges. 1912. XL. 78.

Schucht, Zur experimentellen Übertragung der Syphilis auf Kaninchenaugen. M. m. W. 1907. 110.

Sydney Stephenson, The present position of the Spirochaeta Pallida in relation to syphilitic affections of the eye. The Ophthalmoscope 1907. V. 303.
Stock-Gierke, Heidelb. Ber. 1906.
Tomaczewski, Übertragung der experimentellen Augensyphilis des Kaninchens von Tier zu Tier. M. m. W. 1907. Nr. 21. 1023.
Uhlenhuth und Mulzer, s. Kapitel „Experimentelle Syphilis".
Wiman, Beiträge zum Studium der experimentellen Kaninchensyphilis. A. f. D. u. S. 1911. CVII.

Achtes Kapitel.

Lider und Bindehaut.

Bei den syphilitischen Erkrankungen der Lider und der Bindehaut kann man sich mehr als bei den meisten sonstigen luetischen Affektionen des Auges an die Terminologie und Stadieneinteilung der Syphilidologen halten, wenngleich doch auch hier nicht selten Schwierigkeiten in der Entscheidung der Frage entstehen, ob ein Prozeß dem sekundären oder tertiären Stadium der Lues angehört.

Der **Primäraffekt des Auges** trifft entweder die Lidhaut oder die Conjunctiva. Am häufigsten sitzt wohl die Initialsklerose an der Haut des Lides oder am Lidrand, nicht selten ist bei einem Sitz am Lidrand auch die angrenzende Conjunctiva mit induriert. Sehr viel seltener sind die Primäraffekte der Bindehaut, wobei anscheinend der Sitz an der Conjunctiva tarsi häufiger ist als an der Conjunctiva bulbi. Der Schanker der Augapfelbindehaut kommt aber wohl etwas häufiger vor als man früher dachte, da gerade in den letzten Jahren wieder, abgesehen von den früher bereits veröffentlichten Fällen neue Beobachtungen von Comninos und Marcoglan, Fromaget, Kroll, Rouvillois, Sourdille, Spratt, Vasquez, Villemonte de la Clergerie an der Conjunctiva bulbi und von Botteri, Hallopeau, Jampolsky, Wolfrum und Stimmel an der Karunkel und Plica semilunaris mitgeteilt wurden, doch sind wohl diese Mitteilungen nur darum erfolgt, weil es sich um große Seltenheiten handelt, während sonstige Initialsklerosen am Auge in den meisten Fällen nicht mehr publiziert werden. Sitzt der Primäraffekt an der Conjunctiva tarsi, so wird nach Saemisch die Bindehaut des Unterlids mit der angrenzenden Übergangsfalte erheblich häufiger ergriffen als die des Oberlids. Nach Wolfrum und Stimmel wurden bis 1910 veröffentlicht: 23 Fälle an der Conjunctiva bulbi, 6 Fälle an der Plica und Karunkel, 11 Fälle an der oberen Übergangsfalte, 24 Fälle an der unteren Übergangsfalte.

Von Interesse ist die Frage, in welchem quantitativen Verhältnis die Schankerbildung am Auge zu den extragenitalen Infektionen überhaupt und zu den Kopfschankern im besonderen vorkommt. Die Angaben der Autoren sind recht wechselnd. Nach der großen Statistik von Münchheimer steht der Primäraffekt des Auges an 7. Stelle, hinter Lippen, Brust, Mundhöhle, Finger, Händen und Tonsillen. Unter 10 265 extragenitalen Schankern war das Auge 463 mal (4,15 %) betroffen. Im großen ganzen ist der Augenschanker sicher sehr selten. So sahen z. B. Wilbrand und Staelin unter ihren 200 Augenaffektionen in der Frühperiode der Syphilis keinen Primäraffekt am Auge, und nach ihrer Angabe hat Hahn unter 307 extragenitalen Sklerosen aus dem gleichen Hamburger Krankenhaus bei 16 616 Luetischen keinen Augenschanker festgestellt. Andere Autoren, besonders russische, bringen dagegen ganz auffallend große Prozentsätze von Primäraffekten am Auge, z. B. beschreibt Posey-

Korschitz 130 Augenschanker unter 888 extragenitalen Primäraffekten. Praeter propter scheint es so, als ob man bei ausgedehntem poliklinischem Material als Ophthalmologe etwa alle 2 Jahre ein Ulcus durum des Auges zu Gesicht bekäme. So beobachtete Terson 8 Lidschanker in 15 Jahren, Wolfrum und Stimmel 2 in 5 Jahren, und ich selbst 5 in 8 Jahren. Über die Beziehungen der Augenschanker zu den Kopfschankern finde ich eine Angabe von Fournier (zit. bei Cauvin), der unter 849 Kopfschankern 21 mal solche des Auges feststellte, also eine recht geringe Zahl. Die Seltenheit des Vorkommens zeigt sich auch bei einer viel kleineren Zusammenstellung Benarios, der unter 14 Kopfschankern keinmal einen Primäraffekt am Auge fand. Wegen zahlreicher sonstiger statistischer Angaben verweise ich auf die Sammelwerke von Michel, Saemisch, Groenouw.

Die Entstehung des Augenschankers ist häufig in Dunkel gehüllt. Oft wissen die Patienten sicherlich selbst nichts über die näheren Umstände, in anderen Fällen wollen sie keine richtigen Angaben machen. Immerhin sind zahlreiche ursächliche Momente gefunden worden, von denen wahrscheinlich die Übertragung durch den Kuß und besonders in Rußland die greuliche Unsitte, Fremdkörper aus dem Bindehautsack zu lecken, die häufigste zu sein scheint; in anderen Fällen kam kontagiöses Sekret luetischer Personen (Speichel oder dgl.) in das Auge des Betroffenen, selbst Fruchtwasser, das in das Auge spritzte, gab schon Veranlassung zur Schankerbildung. Auch Wäschestücke, die von Luetischen gebraucht worden waren, scheinen auslösend wirken zu können.

Von Interesse sind Beobachtungen von Autoinfektion, wo sich Patienten durch Übertragung des Virus ihres eigenen genitalen oder sonstigen Primäraffektes eine Initialsklerose am Auge verursachten.

Eine ganze Reihe von Literaturangaben liegen vor, daß bereits vorhandene Augenleiden die Disposition zur Erwerbung eines Augenschankers erheblich steigern. Bei bereits bestehender Blepharitis, bei Impetigo der Lidhaut, bei Entzündung der Meibomschen Drüsen, bei Conjunctivitis, Trachom usw. wird das Haften des syphilitischen Virus anscheinend erleichtert. Ganz besonders gilt das auch für vorhandene Lidwunden, die durch Aussaugen oder Beschmieren mit syphilitischem Sekret infiziert wurden. Besonders bei Säuglingen oder kleinen Kindern wurde diese Form der Übertragung mehrmals beobachtet. Es ist danach klar, daß auch ein Betriebsunfall gelegentlich das disponierende Moment zur Ansiedlung einer Initialsklerose am Auge werden kann.

Wie oben bereits gesagt, kann die Initialsklerose am Auge durch Übertragung von einem anderswo sitzenden Primäraffekt her erfolgen. Es muß aber auch wohl die Möglichkeit durchaus zugegeben werden, daß bei demselben Koitus ein Haften des luetischen Giftes an mehreren Stellen zugleich statthat. Eine solche Beobachtung von gleichzeitig mehrfachem extragenitalen Primäraffekt aus der v. Hippelschen Klinik, die ich schon früher (1910) wiedergegeben habe, sei an dieser Stelle noch einmal zitiert.

Es handelte sich um einen 32jährigen Herrn, der abgesehen von Kinderkrankheiten früher immer gesund war. Im Alter von 25 bis 26 Jahren machte er zweimal Gonorrhoe durch, wurde in Erfurt behandelt, auch später bemerkte er besonders morgens noch öfters etwas Sekret an der Glans penis. — Etwa 14 Wochen vor der Aufnahme in die Hallenser Klinik — ganz genaue zeitliche Angaben kann Patient nicht machen — fand der letzte, angeblich durchaus normale Koitus statt. 4 bis 5 Tage danach wurde dann vom Arzt Ulcus molle festgestellt, einige Zeit später Bubo der linken Inguinaldrüse, der inzidiert wurde. Dann Wohlbefinden, bis vor etwa 5 Wochen zuerst Rötung und Schwellung des linken Oberlids ohne

Lichtscheu, Tränen usw. auftraten. Etwa zu gleicher Zeit entstanden zwei Geschwüre am Rücken. Patient gibt mit ziemlicher Bestimmtheit an, daß sein Lid bei dem Koitus mit dem Munde der Puella publ. nicht in Berührung kam, aber absolut verläßlich sind diese Angaben nicht. Es fanden sich bei der ersten Untersuchung zwei große erhabene, strahlenförmige Primäraffekte am Rücken, einer unterhalb der linken Skapula, ein zweiter dem rechten Darmbeinkamm entsprechend direkt unterhalb des Bruchbandes; am Penis kleines spitzes Kondylom, keine Induration; rechts eine derbe Inguinaldrüse.

Augenbefund: Im temporalen Drittel des linken Oberlids derbe Anschwellung (chalazionartig) mit intakter Lidhaut; dagegen fehlen die Wimpern an dieser Partie. Das ganze Oberlid geschwollen und blaurot verfärbt. Nach Ektropionierung sieht man der zirkumskripten Anschwellung entsprechend die Conjunctiva tarsi eigentümlich speckig-gelblich verfärbt mit einem flachen zentralen Substanzverlust. Conjunctiva bulbi leicht injiziert, sonst am Auge keine Veränderungen. Präaurikulardrüse indolent geschwollen. — Herr Prof. E. Hoffmann, Direktor der Hautpoliklinik, konnte die klinische Diagnose: Primäraffekt der Conjunctiva des linken Oberlids durch den Nachweis von Spirochäten im Dunkelfeld kräftigen, ebenso wies er Spirochäten bei den beiden Sklerosen am Rücken nach. Es handelte sich seiner Meinung nach sicher um einen dreifachen, extragenitalen Primäraffekt. Wassermannsche Reaktion positiv.— Auf Einspritzungen von Hydrarg. salicyl. sehr schneller Rückgang der Erscheinungen, in wenigen Wochen völlige Abheilung. Sekundärsymptome während der Behandlung nicht aufgetreten. — Der Modus der Infektion blieb dunkel.

Es gehört also diese Beobachtung zu den sehr seltenen Fällen primärer Ansiedlung der Lues an der Conjunctiva des Oberlids.

Gelegentlich werden auch Primäraffekte an beiden Augen beobachtet. Ferner bestehen einige Beobachtungen über doppelten Schanker am gleichen Auge. Es handelt sich meist um einen doppelten Lidschanker, der wohl im allgemeinen so entstanden zu denken ist, daß die eine Induration ein Abklatschschanker ist und durch Berührung und Reibung der betreffenden Stelle mit der ersten Sklerose entsteht. Sehr typisch ist für diese Entstehungsart eine Beobachtung von Michels. Er sah ein halbkreisförmiges Geschwür an zwei zwischen den beiden Tränenpunkten und der Lidrandmitte gegenüber befindlichen Stellen des Randes des Ober- und Unterlids. Die beiden Halbkreise paßten so genau zusammen, daß sie beim Lidschluß eine regelmäßige Kreisfigur bildeten.

Daß sich die Syphilis des Gesamtkörpers von dem Augenschanker aus im allgemeinen in derselben Weise entwickelt wie von einem genitalen Primäraffekt aus, ist allbekannt. Für die große Anziehungskraft der Genitalgegend auf die Spirochäten spricht eine von Ginsburg veröffentlichte Tabelle russischer Beobachtungen von Augenschankern, in der man merkwürdig häufig nässende Papeln an den Genitalien oder am Anus verzeichnet findet.

Klinisches Bild. Der Primäraffekt der Lidhaut hat seinen Sitz besonders gern am Lidrand und schreitet nicht selten über den Rand hinweg auf die Bindehaut fort, während ein Befallenwerden der Bindehaut durch das Lid hindurch von der Knorpelseite her kaum je in Betracht kommt. Wahrscheinlich hängt das mit der Verteilung der Lymphgefäße zusammen, die nach Th. Leber so verlaufen, daß eine Verbindung zwischen den Lymphgefäßen der tarsalen Bindehaut und denen der Lidplatte hauptsächlich am freien Lidrand erfolgt, während sich Verbindungen durch den Tarsus hindurch nur selten finden. Die Sklerose beginnt nach einer Inkubationszeit von im allgemeinen 3 Wochen mit einer chalazionähnlichen, derben Schwellung im Lid, über der die Haut rötlich oder blaurötlich, später mehr speckig glänzend erscheint. Schwellung und Rötung können aber bald das ganze Lid einnehmen. Die Bindehaut des Lides wird, selbst wenn sie nicht von der Induration des Lides betroffen ist, meist mehr oder minder stark injiziert, manchmal auch chemotisch abgehoben sein und absondern. Die oberflächlichen Hautschichten stoßen sich dann über der sklerosierten Partie ab, und es kommt zu der Bildung eines mehr oder weniger tiefen, öfters mit einer Kruste bedeckten Geschwürs, dessen Ränder und Grund die typische derbe Beschaffenheit des Ulcus durum haben. Die Ränder sind oft wallartig und unterminiert. Der Grund des Geschwürs kann nach v. Michel ein graugelbliches, speckiges Aussehen haben.

1 bis 2 Wochen nach Beginn der Affektion am Auge kommt es zur Anschwellung der regionären Lymphdrüsen. Die Schwellung der Drüsen ist in vielen Fällen indolent, manchmal aber doch auch etwas druckempfindlich und kann in der Größe von einer Mandel bis zu einem kleinen Apfel variieren. Wie Poitoux betont, schwellen bei einem medial gelegenen Schanker die Submaxillardrüsen, und bei einem lateral gelegenen die Präaurikulardrüsen an.

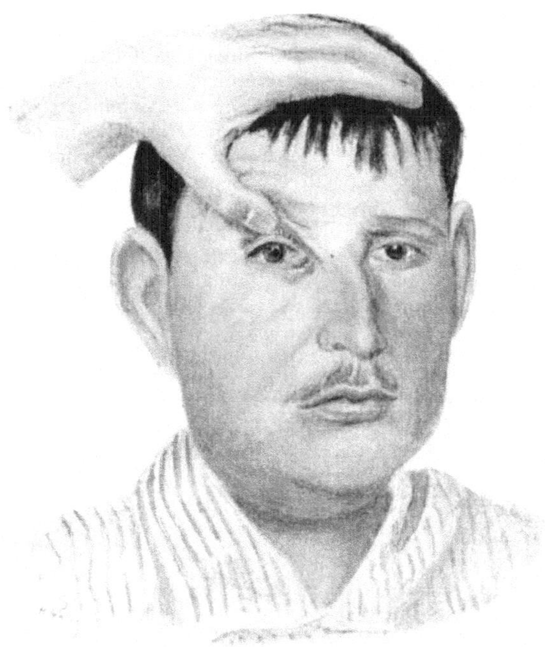

Abb. 19. Primäraffekt des Unterlids in der Tränensackgegend.

v. Michel hebt aber hervor, daß es allmählich zu einer Beteiligung des ganzen Lymphdrüsensystems des Gesichts kommt. Der Satz von Poitoux, der durch die anatomischen Untersuchungen von Most seine Erklärung findet, scheint zum mindesten insoweit richtig, daß die Submaxillardrüsen bei dem medial gelegenen Schanker zuerst ergriffen werden, und die Präaurikulardrüsen bei dem lateral gelegenen. Dafür spricht auch bis zu einem gewissen Grad die hier folgende Beobachtung, wenn man aus der Größe der Drüsen auf ihre frühere oder spätere Beteiligung schließen will.

Friedrich Kno., 29 J. (206/1911), wurde am 25. VI. 1911 in die Univers.-Augenklinik zu Halle aufgenommen. Er bemerkte vor 3 Wochen am inneren Lidwinkel des rechten Auges eine kleine Anschwellung und Rötung. Ein Arzt verschrieb ihm Augentropfen. Nach einigen Tagen schwollen die Unterkieferdrüsen rechts an und die Schwellung dehnte sich auf die rechte Backe aus. Patient ist seit 2 Jahren verheiratet, seine Frau hatte 2 Aborte, 2 Partus.

Status: Rechtes Ober- und Unterlid leicht geschwollen. Indolente Chemose der Conjunctiva bulbi. Ganz medial am Unterlid, fast schon in der Thränensackgegend livid verfärbte, speckige Anschwellung (Abb. 19). Die Anschwellung ist auf Druck kaum schmerzhaft und fühlt sich sehr hart an. Conjunctiva tarsi des Unterlids ziemlich stark injiziert, sondert etwas Sekret ab, aus dem Tränensack selbst nichts ausdrückbar. Conjunctiva bulbi etwas injiziert und chemotisch. Cornea klar. Die Submaxillardrüsen rechts sind zu Kleinapfelgröße geschwollen, von brettharter Konsistenz und druckschmerzhaft. Die Präaurikulardrüse ist ebenfalls geschwollen und leicht druckschmerzhaft. Visus rechts $^5/_5$, links $^5/_4$. Die Untersuchung in der Hautklinik ergibt abgesehen vom Auge keinen Befund.

Wassermann schwach positiv. In dem abgeschabten Gewebe aus dem speckigen Teil werden Spirochäten im Dunkelfeld nachgewiesen.

Nach der intravenösen Injektion von 0,5 g Salvarsan am 27. VI. 1911 starke Temperatursteigerung, Erbrechen und sehr starke Schmerzen in der Submaxillardrüse, „so wie noch nie zuvor".

Zwei Tage später ist der Schanker schon wesentlich zurückgegangen, man kann jetzt ohne Mühe das Unterlid umklappen. Eine direkte Lokalreaktion am Primäraffekt war nicht zu sehen. Spirochäten sind jetzt bereits nicht mehr nachweisbar, Patient fühlt sich so wohl wie seit Wochen nicht, Temperatur normalisiert. Oberfläche der Sklerose beginnt zu ulzerieren. Eine Woche später ist das Ulcus ohne weitere Behandlung geschlossen, die Gegend des Primäraffekts noch etwas vorgewölbt, aber nicht mehr hart. Keine Eversion des Lides. Drüsen erheblich zurückgegangen. Die Stelle der Sklerose bleibt noch mehrere Wochen gerötet. Er erhält dann noch einmal eine intravenöse Salvarsaninjektion.

Bei einer Nachuntersuchung $^3/_4$ Jahre später wird folgender Befund erhoben:

Seit einiger Zeit bemerkt Patient wieder kleine Anschwellung an der Stelle des Primäraffekts. Keine Drüsenschwellung und keine Verhärtung. Nie Sekundärerscheinungen. Es handelt sich nach Mitteilung der Hautklinik um Schanker redux.

Bei diesem Fall war also der Sitz des Primäraffektes am inneren Lidwinkel, fast in der Gegend des Tränensacks. Wie es bei Primäraffekten auch an anderen Stellen nicht selten ist, bestand hier als Zeichen der Mitbeteiligung des Gesamtkörpers, abgesehen von der Schwellung der regionären Lymphdrüsen, mäßiges Fieber. Diese Temperatursteigerung wurde, wie das bei Primäraffekten auch sehr häufig zu sein scheint, durch Salvarsan vorübergehend noch erheblich vermehrt, ganz im Gegensatz zu dem fast immer reaktionslosen Verlauf nach der Einspritzung bei anderen Syphilisstadien.

Der Verlauf des Primäraffekts ist im allgemeinen der, daß die ulzerierte Sklerose mehr oder weniger schnell an Härte abnimmt und oft eine Narbe von strahligem Aussehen zurückläßt. Das Zurückgehen der Erscheinungen bei der Salvarsantherapie schien bei meinen wenigen Fällen auffallend rasch zu erfolgen, denn bei der früheren antiluetischen Behandlung blieb nach von Michel die Härte in der Regel längere Zeit, selbst mehrere Monate bestehen.

Sitzt der Schanker in der Nähe des Lidrandes, so gehört es zur Regel, daß die Wimpern ausfallen, und der umschriebene Cilienmangel kann als einziges Zeichen früherer Erkrankung dauernd bleiben. Manchmal allerdings stellt sich auch wieder ein Nachwuchs von Cilien ein.

Der Primäraffekt an der Bindehaut lokalisiert sich, wie schon früher hervorgehoben wurde, am häufigsten wohl an der Conjunctiva tarsi des Unterlids, erheblich seltener an der des Oberlids. Die Erscheinungen, die in beiden Fällen hervorgerufen werden, dürften aber ziemlich ähnliche sein. Diese beginnen mit einer konjunktivitischen Reizung, Schwellung, Injektion und Absonderung, so daß zunächst der Prozeß nicht charakteristisch erscheint. Allmählich nimmt dann die Schwellung zu und geht auf das ganze Lid über und beim Umklappen des Lides erkennt man einen deutlich hervortretenden Wulst, der schmierig belegt, graugelblich oder speckig glänzend aussieht. Die Zunahme der Reizerscheinungen, die Widerstandsfähigkeit gegen lokale Behandlung und die bald dann einsetzende Schwellung der regionären Lymphdrüsen führen zur Diagnose, die durch die immer stärker werdende Verhärtung der Geschwulst noch wahrscheinlicher wird. Die Sklerose beginnt zu ulzerieren und es besteht dann etwa der Prozeß, wie er bei der von mir beobachteten Frau Wagn. gleich näher geschildert und abgebildet ist. Sonstige Illustrationen geben die Arbeiten von Aubineau sowie Wolfrum und Stimmel.

Die Diagnose wird durch den Nachweis der Spirochäten im Dunkelfeld absolut gesichert, allerdings konnten Wolfrum und Stimmel bei ihrem Fall im Ausstrichpräparat keine Spirochäten finden, während ihnen der Nachweis bei Untersuchung nach Levaditiimprägnation des exzidierten Stückes immer gelang. Die Untersuchung im Dunkelfeld dürfte für die schnelle Diagnose der Untersuchung im Ausstrichpräparat entschieden vorzuziehen sein.

Es folge die eigene Beobachtung:

Emma Wagn., 37 Jahre, J. N. 824/1912 wurde am 9. XII. 1911 in die Univers.-Augenklinik aufgenommen. Sie war 4 Wochen vorher von einer Kuh mit dem]Schwanz ins linke Auge geschlagen worden. Wegen starker Schmerzen

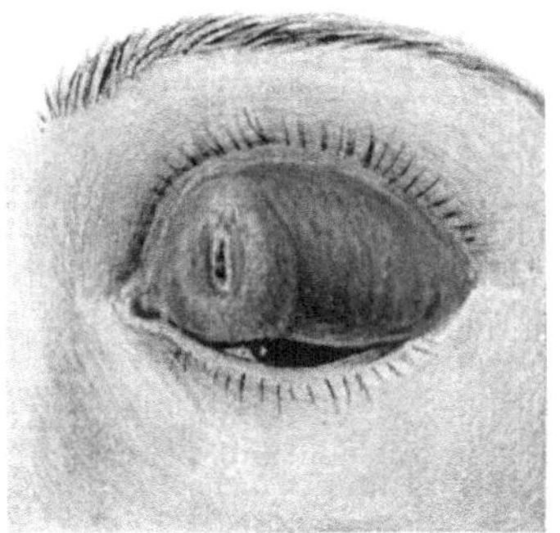

Abb. 20. Primäraffekt der Conjunctiva des Oberlids vor der
spezifischen Behandlung.

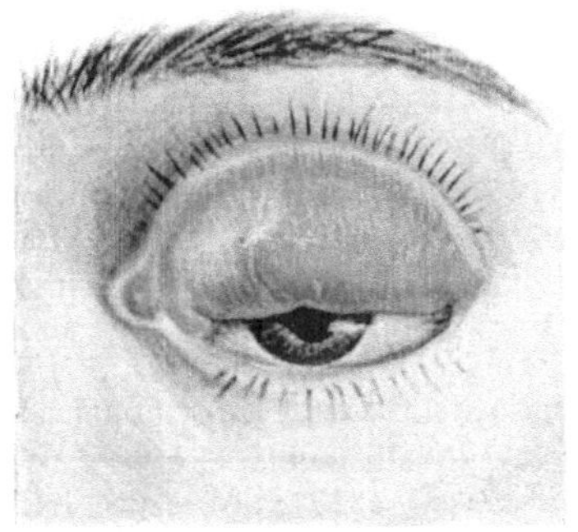

Abb. 21. Der Primäraffekt nach
der spezifischen Behandlung.

ging sie zu einem Arzt, der ihr Bleiwasserumschläge und Tropfen verschrieb. Das Oberlid schwoll in den nächsten Tagen stark an und es eiterte unter dem Oberlid.

Status: Nach Ektropionieren des linken Oberlids sieht man in der nasalen Hälfte ein kraterförmiges, speckig glänzendes Geschwür, dessen Ränder sehr hart sind. Das ganze Oberlid ist verdickt (Abb. 20). Das Auge kann nur wenig geöffnet werden und ist nach außen verdrängt. Die präaurikularen und submaxillaren Lymphdrüsen sind geschwollen, nicht druckschmerzhaft. Am meisten geschwollen sind die Drüsen am Kieferwinkel unterhalb des linken Ohres. Visus $^5/_{10}$. Im Sekretausstrich des Ulcus Spirochäten. Am Körper ein makulo-papulöser Ausschlag (Bericht der Hautklinik).

Das rechte Auge ist normal.

Auf eine intravenöse Injektion von 0,5 g Salvarsan Temperatursteigerung und Herxheimersche Reaktion an der Haut. Nach 3 bis 4 Tagen wird das Auge viel besser geöffnet, das Ulcus ist viel weicher und reinigt sich. 3 Wochen nach Beginn der Behandlung (im ganzen drei Salvarsaninjektionen) sind die Drüsen am Hals viel kleiner geworden, an der Stelle des Ulcus jetzt eine strahlenförmige Narbe der Conjunctiva (Abb. 21). Der Zustand der Sklerose im Anfang und am Ende der Kur wird durch die Abbildungen illustriert[1]. Auffallend lange blieb die Plica semilunaris gerötet und geschwollen.

---

[1] Anmerkung: Diese Abbildungen sind auch in Axenfelds Lehrb. d. Augenheilkunde wiedergegeben.

Der von mir beobachtete Kasus zeigt in typischer Weise, wie der Primäraffekt der Conjunctiva tarsi, wenn es sich nicht um Komplikationen handelt, dadurch zurückgeht, daß sich das Geschwür reinigt, die Induration weich wird, die Drüsen sich verkleinern und schließlich an Stelle des Ulcus eine strahlige Narbe zurückbleibt. Dieser Rückbildungsprozeß wird zweifellos bei geeigneter Therapie erheblich schneller und auch besser im allgemeinen vor sich gehen als ohne Therapie. Jedoch auch ohne antiluetische Behandlung geht der Bindehautschanker gerade so wie Primäraffekte an anderer Stelle allmählich zurück.

Bei dem Primäraffekt an der Augapfelbindehaut kommt es zu einer Infiltration der Conjunctiva, ohne daß sich besondere Reizerscheinungen von seiten der Bindehaut einstellen. Die Infiltration wird hart und ulzeriert an der Oberfläche. Allerdings hebt Sourdille hervor, daß diese Ulzeration meist nicht tief geht und mehr eine Exkoriation darstellt. Auch hier werden die Untersuchungen auf Spirochäten sowie die indolente Schwellung der regionären Lymphdrüsen die Diagnose unterstützen. Bei der ungemeinen Seltenheit der Affektion kommt es aber sicher häufig zunächst zu Fehldiagnosen, besonders wenn der Prozeß nahe dem Limbus corneae sitzt und hier zunächst den Eindruck einer großen ulzerierten Phlyktäne macht.

Eine Besonderheit stellen diejenigen Primäraffekte dar, die die Plica semilunaris und die Karunkel betreffen. Die ersten Erscheinungen bestehen hier in Tränenträufeln sowie in Schwellung der Conjunctiva am nasalen Winkel. Die Verdickung nimmt dann zu, wird geschwulstartig, speckig, erodiert oder ulzeriert und kann sich strangartig in die Conjunctiva der Lider fortsetzen.

Folgende eigene Beobachtung ist sehr charakteristisch:

Patient hat früher öfter nach Radfahren und ähnlichem rote Augen gehabt, ist aber sonst nie krank gewesen. Im April 1917 hatte er eine doppelseitige geringe Conjunctivitis. Kurze Zeit danach bemerkte er eine Anschwellung und Rötung der linken Karunkelgegend. Er maß der Sache keine Bedeutung bei und ließ sich erst am 27. V. 1917 augenärztlich untersuchen. Damals wurde eine linksseitige Conjunctivitis mit vorwiegender Beteiligung der Plica semilunaris und geringer wulstförmiger Fortsetzung nach dem unteren Bindehautsack festgestellt. Auf lokale Behandlung hin nahm der Prozeß eher zu. Es kam dann auch zu einer schmerzhaften Drüsenschwellung vor dem linken Ohr und eine Woche später auch zu Drüsen am linken Unterkieferwinkel. Zunächst wird an Parinaudsche Conjunctivitis gedacht, Patient hatte jedoch nie mit Tieren zu schaffen. Von äußeren Schädlichkeiten kommt nur Anhusten von Kindern beim Herausnehmen von Rachenmandeln usw. in Betracht. Patient fühlt sich seit einiger Zeit nicht recht wohl, hat immer leichte Kopfschmerzen und auch Temperatursteigerung bis 38⁰.

Wegen der Drüsenschwellungen und des ganzen Verlaufs wurde am 18. VI. 1917 eine Untersuchung der Plica auf Spirochäten im Dunkelfeld vorgenommen und diese fiel positiv aus. Wassermannsche Reaktion im Blut positiv. Es handelte sich also mit Sicherheit um einen Primäraffekt der Plica semilunaris. Der Status an diesem Tage war folgender: Das linke Auge ist im ganzen injiziert, vorwiegend aber auf der nasalen Seite. Die Plica semilunaris ist gleichmäßig geschwollen und gerötet, steht etwas von der Unterlage ab, ist aber nicht eigentlich speckig oder auffallend hart. Dagegen befindet sich an ihrer hornhautzugewandten Seite eine kleine Exkoriation, auf der öfters etwas Schleim sitzt und in der die Spirochäten, oberflächlich sitzend, gefunden wurden. Von der Plica geht ein wulstförmiger, injizierter Strang nach dem unteren Bindehautsack, auch nach oben zu verläuft ein Wulst, hört aber nahe der oberen Übergangsfalte auf. Die obere Übergangsfalte selbst hat ein etwas speckiges Aussehen, ist auch ziemlich stark geschwollen und zeigt einzelne etwas gelblich durchscheinende Stellen, aber keine Wucherungen. Haselnußgroße Präaurikulardrüse ziemlich hart, sowie mehrere erbsen- bis bohnengroße Unterkieferwinkeldrüsen.

19. VI. 1917. Erste intravenöse Injektion von Salvarsannatrium (Dosis 3). Nachmittags Fieber bis 39,5⁰, Kopfschmerzen, einmal Erbrechen.

20. VI. 1917. Linkes Auge im ganzen etwas stärker injiziert. Auf der Plica und in der Conjunctiva bulbi mehrere kleinere Suffusionen.

21. VI. 1917. Patient ist heute seit Wochen zum ersten Male fieberfrei.

22. VI. 1917. Auge abgeblaßt. Rötung ist jetzt nur noch auf die Plica beschränkt. Plica ist weicher, der nach unten gehende Wulst tritt nur noch bis zur Mitte des Unterlides deutlich hervor. Patient fühlt sich bedeutend wohler.

23. VI. 1917. Spirochäten im Dunkelfeld nicht mehr zu finden. 2 intravenöse Injektionen von Salvarsannatrium (Dosis 3).

Die Salvarsankur wird dann fortgesetzt und am

25. VII. 1917 die vorderhand letzte 10. Injektion verabreicht. Die Drüsen haben sich inzwischen deutlich verkleinert und auch die Schwellung der Plica ist mehr zurückgegangen. Eine gewisse Verdickung der Plica bleibt jedoch noch monatelang bestehen. Ebenso sieht man, allerdings nur bei genauer Betrachtung, eine kleine Einkerbung an dem Rand der Plica als Rest des eigentlichen Ulcus.

Wie die Beobachtungen von Wolfrum und Stimmel sowie die soeben wiedergegebene eigene zeigen, kann die Verdickung der Plica selbst bei antiluetischer Behandlung wochenlang, wenn auch in verringertem Maße sichtbar sein.

Anatomische Untersuchungen von Augenschankern liegen nur in kleiner Zahl vor (Sgrosso, Sourdille, v. Michel, Pasetti, Wolfrum und Stimmel). Die Sklerose als Ganzes ist ein umschriebenes, durch einen Lymphocytenwall abgegrenztes Gebilde. Das Epithel über der Geschwulst ist entweder zerstört oder durch Vakuolisation und Zelleinwanderung krankhaft verändert. Histologisch ist das charakteristische, besonders von Sourdille, Wolfrum und Stimmel hervorgehobene Merkmal die manschettenartige Einhüllung der Gefäße durch Lymphocyten. In fünf- bis sechsfachen Reihen sind die Blut- und Lymphgefäße von den einkernigen Lymphocyten umgeben, und die Infiltration erstreckt sich oft bis unmittelbar an die Intima, am meisten betroffen ist aber die Adventitia, die durch den Prozeß häufig stark zerklüftet ist. Weiter ist die erhebliche Endothelwucherung und Desquamierung des Endothels in den Gefäßen mittleren Kalibers sehr auffallend. Kleinere Gefäße und Kapillaren sind sogar zum Teil vollständig verschlossen. Der Prozeß ähnelt, wie Sourdille hervorhebt, genau dem Befund, wie er von Virchow, Robin, Cornil bei anderen Primäraffekten beschrieben ist.

In der Submukosa findet sich eine koagulierte, seröse, mit Zellen durchsetzte Masse. Außer Lymphocyten fanden Wolfrum und Stimmel Plasmazellen, Leukocyten, Mastzellen und, für den Primäraffekt bis zu einem gewissen Grade typisch, mobil gewordene Bindegewebszellen. „Mit ihrer blassen Färbung in Kern und Protoplasma und mit ihren vielfachen, weit auslaufenden Protoplasmafortsätzen sind sie überall sofort bemerkbar, und beherrschen zusammen mit den reichlich vorhandenen Blutgefäßen stellenweise das pathologischanatomische Bild, so daß man neu sich bildendes Granulationsgewebe vor sich zu haben glaubt. Diese Bindegewebszellen lagen vielfach paarweise, zuweilen mit der Hauptmasse ihres Protoplasmas noch dicht im Zusammenhang, was auf eine wohl kurz vorher stattgefundene Teilung hinweist. Teilungsvorgänge waren außerdem an den meisten Zellarten an verschiedenen Stellen anzutreffen. Vertreten war sowohl die Mitose, wie die dichte Kernteilung.“

Der Primäraffekt des Auges gehört zu den wenigen syphilitischen Augenaffektionen, bei denen es durch sofortige Untersuchung des Sekretes auf Spirochäten aus dem Innern des Geschwürs gelingt, die spezifische Natur nachzuweisen. Kowalewski ist wohl der erste gewesen, der die Lueserreger auf diese Weise in einem Augenschanker nachgewiesen hat, und der auch bereits feststellen konnte, daß die Mikroorganismen nach der dritten Sublimatspritze verschwunden waren. Er konnte sie im übrigen trotz des positiven Befundes im Geschwür aus den Drüsen nicht erhalten. Eine Reihe weiterer positiver

Befunde von A. Leber, Villemonte de la Clergerie u. a. liegen vor, ich selbst habe auch 1910 auf den positiven Nachweis nachdrücklich hingewiesen und konnte die Spirochäten in allen fünf bisher von mir beobachteten Fällen konstatieren. Zweifellos führt die Untersuchung des Reizserums im Dunkelfeld oder im Tuschepräparat am schnellsten zu einem Resultat, während Wolfrum und Stimmel z. B. im Ausstrich Spirochäten nicht erhielten. Dagegen fanden sich bei ihrer Beobachtung zahlreiche Exemplare nach Imprägnierung eines exzidierten Stückes im Levaditigemisch. Von Wichtigkeit ist ihre Feststellung, daß sich die Spirochäten durchaus immer in Lymphgefäßen aufhielten.

Prognose. In der Regel heilen die Primäraffekte am Auge ab, ohne daß bei ihrer Vernarbung ungünstige Folgen für das Auge selbst entstehen. Sitzt der Schanker an der Lidhaut, so ist die Narbe später häufig kaum mehr erkennbar, sitzt er am Lidrand, so bleibt oft der Ausfall der Wimpern bestehen; bei primärem Sitz an der Bindehaut ist ebenfalls in späterer Zeit eine zarte, strahlige Narbe die einzige Erinnerung. In seltenen Fällen werden Komplikationen bei der Vernarbung beobachtet. So kann das Andauern der Induration gelegentlich zur Verödung der Tränenpunkte führen (de Lapersonne), unter Umständen auch zu Symblepharon (Aubineau).

Etwas häufiger als diese sekundären Erscheinungen an der Stelle der Sklerose sind Erkrankungen anderer Teile des Auges, die entweder kurz nach dem Auftreten des Primäraffektes und während dieser noch besteht, zur Beobachtung kommen oder einige Zeit nach seiner Abheilung. So sahen Wolfrum und Stimmel eine Tarsitis am Oberlid auftreten bei einem Sitz des Primäraffektes in der unteren Übergangsfalte. Das Oberlid schwoll ödematös an, und beim Umdrehen desselben zeigte sich der Tarsus stark verdickt und gerötet, besonders an einer Stelle, wo eine knötchenförmige, ziemlich feste Prominenz zu fühlen war. Auch Helbron berichtete schon früher über eine chalazionartige Geschwulst, die mit dem doppelten Schanker am Lidrand nicht in Zusammenhang stand. Chaillous sah eine Beteiligung der Sklera in der Form eines skleritischen Buckels mit erodierter Oberfläche und einer Reihe kleinster gelblicher Knötchen dicht neben einem Primäraffekt am inneren Lidwinkel.

Die häufigste, wenn auch immerhin seltene Nacherscheinung nach einem Schanker stellt die interstitielle Keratitis dar. Es kann keinem Zweifel unterliegen, daß die an sich schon so seltenen Fälle von interstieller Keratitis bei akquirierter Lues zum Teil an Augen eintreten, die vorher von einem Primäraffekt befallen waren. Solche Fälle wurden beobachtet von Valude, Fisher, Treacher Collins, Carpenter, Marlow, Aubineau, Snell, Wolfrum und Stimmel, Rollet und Grandclément, Fromaget. In allen diesen Fällen kam es zu einer einseitigen Keratitis parenchymatosa auf der Seite des Schankers außer in dem Falle von Rollet und Grandclément, bei dem ein 7jähriges kongenital-luetisches Mädchen, das einen Schanker am Lidrand akquirierte, etwa einen Monat nach Heilung des Schankers an doppelseitiger Keratitis parenchymatosa erkrankte. Der klinische Befund sprach in diesem Fall ganz für Primäraffekt (indurierte Basis, Ulzeration und starke Schwellung der regionären Drüsen); Sekundärerscheinungen wurden allerdings nie beobachtet. Bei den übrigen, wohl zusammengehörigen Fällen entstand die Parenchymtrübung der Hornhaut noch während des Bestehens des Schankers oder einige Zeit später, bei Marlow allerdings erst 10 Jahre später. Die interstielle Keratitis geht bei antiluetischer Therapie meist sehr schnell zurück und muß im allgemeinen als gutartig angesehen werden (siehe auch Kapitel Keratitis parenchymatosa).

De Schweinitz betrachtet das Entstehen eines Pannus der Hornhaut als typische Folge eines Lidschankers, doch finde ich diese Angabe nur vereinzelt.

Hier und da wurde Iritis an dem Auge des Primäraffekts später beobachtet (Fournier, Hellbron, Ginsburg, Bourgeois (zit. bei v. Michel). Hier ist die Entscheidung dann sehr schwierig, ob es sich um die Wirkung im Gewebe weiter gewanderter Spirochäten handelt, wie das bei Erkrankungen der Cornea und Sklera sehr wahrscheinlich ist, oder um eine auf dem Blutweg entstandene luetische Erkrankung der Regenbogenhaut. Bei dem Fall von Helbron fassen wir die beiderseitige Affektion der Uvea mit dem Autor als hämatogen entstanden auf, ebenso wie die bei dem gleichen Patienten beobachtete Neuritis optica, resp. als Erscheinung der allgemeinen Lues.

Über eine sowohl die Hornhaut als die Uvea betreffende Erkrankung bei einem Primäraffekt der Conjunctiva bulbi berichten Comninos und Marcoglan; sie fanden eine Ulzeration der Cornea und so starke Trübung des Glaskörpers, daß vom Fundus nichts zu erkennen war. Durch zwei Salvarsaninjektionen wurde innerhalb 10 Tagen tadellose Heilung bei normaler Sehschärfe erzielt.

Einen ganz besonders schweren Fall stellt eine Beobachtung der Kieler Klinik dar, über den Baer berichtet. Schon 3 Wochen nach dem Auftreten des Schankers an der unteren Übergangsfalte stellten sich Descemetsche Beschläge ein, dazu gesellten sich später schwere Glaskörpertrübungen, Neuroretinitis mit zentralem Skotom und parenchymatöse Keratitis mit tiefer und oberflächlicher Vaskularisation. Der Fall wurde $1\frac{1}{2}$ Jahr intensiv mit Salvarsan und Hg, aber ohne nennenswerten Erfolg behandelt.

Gelegentlich wurde behauptet, daß die Kopfschanker besonders zur Entwicklung einer Hirnsyphilis disponieren. In den letzten Jahren ist von Ehrlich und mit ihm von Benario dieses Moment bei der Entstehung der Neurorezidive nach Salvarsananwendung in den Vordergrund geschoben worden. Unter 202 Salvarsanneurorezidiven an Luetikern im Frühstadium stellte Benario in 7% Kopfschanker fest und hält diese Zahl für sehr hoch, da z. B. Mauriac unter 1773 Fällen von Schankern nur 50 Kopfschanker (0,28%) konstatiert hatte. Von Autoren wie Nonne, Fournier u. a. wird eine besondere Disposition der Kopfschanker für zerebrale Affektionen aber nicht anerkannt. Was speziell die Augenschanker betrifft, so liegt, abgesehen von der einen Beobachtung Helbrons, keine Mitteilung einer späteren Affektion des Zentralnervensystems vor. Allerdings ist aus den Literaturangaben nicht ersichtlich, ob die Fälle lange genug beobachtet wurden. Unter den von Benario mitgeteilten Kopfschankern befindet sich kein Fall von Primäraffekt am Auge. Eine Beförderung der Spirochäten auf dem Lymphwege vom Lid durch die Orbita hindurch nach dem Gehirn dürfte aber auch wenig plausibel sein, da der Lymphstrom vom Gehirn nach außen geht. In dem zitierten Fall von Baer ergaben die Untersuchung des Liquor und die Schwerhörigkeit sowie gesteigerte Reflexe eine Lues cerebri, doch muß hier durchaus auch mit der Möglichkeit gerechnet werden, daß die Hirnaffektion bei der Anwesenheit sonstiger sekundärer Symptome auf dem gewöhnlichen Weg entstand.

Therapie. Der heutige Standpunkt der zweckmäßigen Behandlung eines Primäraffekts dürfte wohl der sein, daß sofort nach Stellung der Diagnose eine intensive antiluetische Behandlung mit Salvarsan und Quecksilber begonnen wird. Wir stehen hiermit im Gegensatz zu dem Vorgehen in früherer Zeit, wo man erst nach Generalisierung der Lues eine antisyphilitische Kur für berechtigt hielt. Daß der jetzige Modus der Therapie noch kein sehr lang geübter, vielleicht auch noch nicht überall verbreitet ist, beweist die von v. Michel noch 1908 empfohlene Methode der Einleitung der Kur erst beim Eintritt der Sekundärerscheinungen. Auch Groenouw vertritt noch den Standpunkt, man solle die Allgemeinbehandlung erst einleiten nach dem Auftreten von Sekundär-

erscheinungen, da sonst bei deren Ausbleiben oft jahrelang Ungewißheit be-
stehe, ob überhaupt konstitutionelle Syphilis vorliege und ein früherer Beginn
der Behandlung keine Vorteile darbiete. Heutzutage wissen wir durch den
Nachweis der Spirochäten aus dem Geschwür sofort oder bald, ob es sich um
Lues handelt. Wir sind weiter besonders auf Grund der Erfahrungen in der
Salvarsanzeit an genitalen Primäraffekten zur sicheren Überzeugung gelangt,
daß bei frühzeitigem Einsetzen einer intensiven antiluetischen Behandlung
der Ausbruch einer allgemeinen Lues öfters noch hintangehalten werden kann.
Sind die Lymphdrüsen allerdings bereits ergriffen und die Wassermann-
Reaktion positiv, dann wird man der Weiterausdehnung des luetischen Prozesses
viel schwerer Einhalt tun können. Immerhin wird man auch dann möglichst
bald und intensiv behandeln. Das Behandlungsmaß wird zweckmäßigerweise
dasselbe sein, wie es von erfahrenen Syphilidologen beim genitalen Primäraffekt angewendet wird, also etwa 8 bis 10 Salvarsan- resp. Neosalvarsaninjektionen kombiniert mit einer energischen Schmierkur oder statt dessen
z. B. nach Gennerich mit 15 Kalomelinjektionen. Den schnellen Erfolg
sachgemäßer Behandlung demonstriert abgesehen von den vorher mitgeteilten
Beobachtungen z. B. der nächste Fall:

Karolina Junk., 34 Jahre, wurde am 16. VIII. 1917 in der Königlichen
Augenklinik zu Göttingen aufgenommen. Sie gab an, es sei ihr vor 6 Wochen beim
Heueinbringen etwas Heusamen in das Auge geflogen. Einige Tage darauf sei am
unteren Lid eine Entzündung aufgetreten. Das Unterlid wurde immer dicker und
es kam auch zu einer Verdickung vor dem Ohr und am Hals. Ein auswärtiger
Augenarzt soll das Unterlid kauterisiert und nachher auch eine Einspritzung von
Jod gemacht haben. Danach sei die Schwellung sehr erheblich schlimmer geworden.
Vor 8 Tagen hat sie einen fleckigen Ausschlag an den Beinen bekommen und hat
auch Schluckbeschwerden. Status: Rechts. Das untere Lid ist sehr stark geschwollen und dunkel gerötet. Der Lidrand zeigt in der Mitte einen etwa 5 mm breiten
Defekt, in der Mitte desselben springt ein kleiner Höcker nach oben vor. Die Epi-
dermis fehlt vom nasalen Beginn der Einkerbung bis zum temporalen Ende des
Lides in großer Ausdehnung. Eine gerötete Fläche liegt zutage, die mit einem
dünnen Schorf bedeckt ist. Bei Abziehen desselben blutet es. Die Ränder des
Defektes fühlen sich hart an, in der Lidspalte ziemlich viel eitriges Sekret. Nach
innen setzt sich der Defekt des Lidrandes ein kleines Stück auf die Conjunctiva
tarsi fort, im übrigen ist die Schleimhaut ohne Veränderungen. Das sonstige Auge
ist normal, nur das Oberlid zeigt noch eine erhebliche, aber weiche Schwellung.

Die Präaurikulardrüse ist etwas geschwollen, nicht druckempfindlich und
ziemlich hart. Vom Kieferwinkel nach dem Hals zu eine Anzahl kleiner harter
Drüsen fühlbar, ebenso im Nacken.

An den Unterschenkeln und zum Teil an den Oberschenkeln ein kleinfleckiges
Exanthem. Auf der hinteren Rachenwand etwas schleimiger Belag. Gaumenbögen
leicht gerötet, aber keine besonders charakteristischen Veränderungen. Wassermannsche Reaktion im Blut positiv. Spirochäten im Tuschepräparat positiv.
Daraufhin Einleitung einer intravenösen Salvarsankur und Beginn mit Hg-Einreibungen.

22. VIII. 1917. Erste Injektion. 2 Tage später ist die Schwellung der Lider
schon erheblich geringer. In den nächsten 8 Tagen geht die Schwellung des Oberlides vollständig weg, die des Unterlides wird bedeutend weniger, die nässende
Hautpartie hat sich rapid überhäutet. Im Laufe der weiteren Kur wird das
Unterlid wieder völlig weich, bleibt aber noch lange etwas gerötet und zeigt eine
Narbe im Lidrand, von der sich nicht genau sagen läßt, wie weit sie mit dem
luetischen Geschwür oder dem ärztlichen Eingriff zusammenhängt. Auch die
Drüsen werden immer weniger. Eine Lumbalpunktion am Ende der Kur ergibt
vollkommen normalen Liquor.

Die Syphilidologen stehen vielfach auf dem Standpunkt, den Primäraffekt, wenn es irgend möglich ist, als Quelle für die allgemeine Durchseuchung

durch Exzision zu beseitigen. Manche Autoren, wie z. B. Hoffmann, haben
dabei mehrfach gute Erfolge gehabt. Am Auge wird sich diese operative Therapie
in den meisten Fällen nicht ausführen lassen, da sie meist mit schweren kosmeti-
schen Defekten erkauft werden müßte. Wolfrum und Stimmel versuchten
bei einem Primäraffekt an der unteren Übergangsfalte die totale Exstirpation
vorzunehmen. Es kam aber zu neuer Induration, so daß der Erfolg ihres Ein-
griffs vereitelt war. Bezüglich der Exzision können die Erfahrungen vom
Genitale nicht ohne weiteres auf den Augenschanker übertragen werden. Weshalb sollten aber die günstigen Resultate der intensiven Allgemeinbehandlung
für die Augen nicht die gleiche Gültigkeit haben wie für die genitalen Primäraffekte? Daß die Lues hier total beseitigt werden kann, zeigen viele Fälle
von Reinfektion, wobei allerdings hervorgehoben werden muß, daß nach der
Ansicht erfahrener Autoren nicht alles Reinfektion ist, was danach aussieht.

Lokal bedarf der Primäraffekt am Auge kaum einer Behandlung. Dem
Patienten werden allerdings kühlende Borwasserumschläge, in anderen Fällen
Wärmeapplikationen wohltun. Dagegen scheint mir die Behandlung mit Pulvern
und Salben vollständig unnötig, da, wie wir bereits oben gesehen haben, die
Erscheinungen des Schankers durch die Verabreichung der antiluetischen Mittel
sehr rasch zum Rückgang, wenn auch nicht immer rasch zum völligen Schwinden
gebracht werden.

Für viele Erkrankungen der Lider und der Conjunctiva wäre es möglich,
anschließend an den Primäraffekt von typischen Erkrankungen der Sekundär-
und Tertiärperiode der Lues zu sprechen, doch sind andererseits Affektionen
genug vorhanden, bei denen die Einreihung schwierig fällt oder die manchmal
im frühen, manchmal im späten Stadium der Lues sich finden. Es erscheint
mir daher zweckmäßiger, die Prozesse an der Lidhaut, dem Tarsus und der
Conjunctiva getrennt zu besprechen.

An der **Lidhaut** können sich die verschiedenartigen Formen des luetischen
Exanthems genau wie an anderen Stellen der Haut lokalisieren. Doch ist
immerhin das Lid nur selten der Sitz eines makulösen, papulösen oder pustulösen
Ausschlags. Wahrscheinlich sieht der Syphilidologe auf diesem Gebiet mehr
als der Augenarzt, da nur selten eine solche Lidaffektion zu Augenbeschwerden
führt. Die papulösen Exantheme sollen allerdings zuweilen, besonders wenn
sie an den Kommissuren sitzen, ziemlich schmerzhaft sein (Terson). Außer
den Kommissuren ist die Deckfalte des Oberlids sowie der Lidrand ein Lieblingssitz der Lidpapel. v. Michel bringt die Abbildung eines Falles, bei dem
Papeln an gegenüberliegenden Stellen des Ober- und Unterlidrandes mit Verlust
der Cilien und einem Syphilid der Stirnhaut vorhanden waren. Dieser Ausfall
der Cilien sowie auch eine Alopecie der Augenbrauen ist häufig mit dem luetischen
Lidausschlag kombiniert, kann aber auch ohne das Exanthem auftreten. So
fanden Wilbrand und Staelin unter 136 Luetischen in der Frühperiode
12 mal Alopecie der Augenbrauen, 7 mal Defekte der Cilien und nur einmal
Exanthem der Lidhaut, 2 mal in den Augenbrauen. Bei 4 Fällen von Cilien-
schwund war gleichzeitig Alopecie der Augenbrauen nachzuweisen.

Ziemlich zahlreiche Angaben der Literatur weisen darauf hin, daß Kondylome, die sich besonders gern am Lidrand entwickeln, geschwürig zerfallen
können. Wilbrand-Staelin sahen ein Geschwür sich aus einer Papel am
Rande des Oberlids entwickeln und schließlich fast $^1/_3$ des ganzen Oberlids einnehmen. Die Cilien waren alle ausgefallen und das Geschwür machte einen
sehr bedrohlichen Eindruck. Es heilte schließlich nach forcierten Schmierkuren
und hinterließ einen relativ kleinen, buchtartigen Defekt im Lidrande, an dessen
Enden auch später wieder Cilien, aber mit verkehrter Richtung auftraten.

Diese und die abnorm weite Lidspalte riefen dauernde Reizzustände der Bindehaut mit lästigem Tränenträufeln hervor.

In der beigegebenen Abbildung 22 (Fall Reifenst. A. B. 2400/1911) ist der
Liddefekt möglicherweise auch auf eine Ulzeration papulösen Ursprungs zurückzuführen. Die jetzt 56jährige Frau, die im übrigen Residuen alter Iritis und Chorioretinitis aufwies, gab an, die Entstehung des Liddefekts läge 20 Jahre zurück;
das damalige Geschwür sei mit grauer Salbe behandelt worden. Möglicherweise
handelte es sich aber auch um gummöse Ulzerationen.

Von mancher Seite, z. B. Chaillous und Guéneau, wird auch betont, daß
es eine echte Blepharitis syphilitica gebe. Bei der Beobachtung der genannten Autoren bestand, abgesehen von Plaques muqueuses im Mund, ulzeröse
Blepharitis, die einer Lokalbehandlung trotzte, unter Quecksilberbehandlung
aber schnell heilte. In der Diskussion betonte damals Pechin, daß Fälle dieser
Art sehr selten seien, einige seien im Handbuch von Desmarres beschrieben
und einen habe de Lapersonne gesehen. Unter den 400 Augen, über die
Wilbrand-Staelin berichten, fanden sich bei 95 pathologische Verhältnisse
an den Lidern. Darunter bestanden an 20 Augen Hyperaemia ciliorum, an

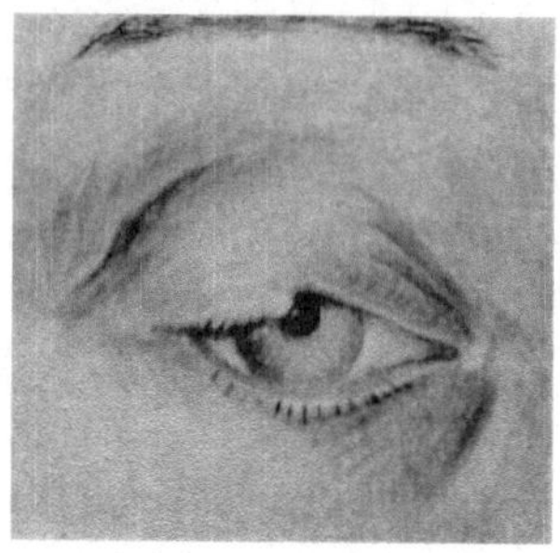

Abb. 22.

einem Auge Ödem und Rötung des Lides, an
47 Augen Blepharitis ciliaris, an einem Auge eine
Schleimpapel am unteren Lidrand. Wilbrand-
Staelin weisen mit Recht darauf hin, daß es
sicher oft recht schwer ist, bei diesen, auch
sonst häufig vorkommenden Erkrankungen die
luetische Herkunft mit Sicherheit anzunehmen
oder auszuschließen. Sie glauben, daß die Syphilis
oftmals den Körper ähnlich der Skrofulose
schwäche und so die Lider weniger widerstandsfähig gegen Staub, Rauch usw. mache. Von aus-
ländischen Autoren, so von Fournier, Mandel-
stamm, Borowski, Neese wird auch auf
einen seltenen Typ von Syphilid der Lider hin-
gewiesen, bei dem die Lider in toto geschwollen sind. Sie sprechen von
einem syphilitischen Lidödem.

Wilbrand und Staelin beschreiben einen ungemein seltenen Fall, wo
sich bei einem Patienten mit rupiaartigem Ausschlag ein Ankyloblepharon
entwickelte. Der ganze Körper der Patientin, die erst $^{1}/_{4}$ Jahr zuvor sich infiziert hatte, war mit dem Exanthem bedeckt, das Gesicht erschien wie eine
einzige granulöse Fläche. Drei Wochen später begannen die Narben an vielen
Stellen des Körpers kelloid zu werden, und es entstand am linken Auge ein
Ankyloblepharon von $^{1}/_{2}$ cm Breite.

Entwickeln sich auch Ulzerationen der Lidhaut hier und da nach papulösen
und sonstigen sekundären Manifestationen der Lues, so liefern zweifellos die
zerfallenden Gummen sehr viel häufiger ulzerative Lidprozesse. Das Gumma
der Lidhaut kann in seltenen Fällen bereits bald nach der Infektion auftreten,
im allgemeinen liegt die Infektion viele Jahre oder Dezennien zurück. Es
erscheint meistens als ein indolenter, derber, erbsengroßer Knoten, der sich erheblich vergrößern kann; während zunächst das umgebende Gewebe wenig betroffen erscheint, kommt es allmählich zu einer blauroten Verfärbung der Haut
sowie zu einem Ödem derselben. Erfolgt keine spezifische Behandlung, so vergrößert sich der Knoten und beginnt zu ulzerieren. Die Cilien in der Nähe der
Geschwulst fallen aus. Im Unterschied zum Primäraffekt sind die regionären
Lymphdrüsen wenig oder gar nicht geschwollen. Gelegentlich kommt nach
Groenouws Darstellung auch eine akute Entstehung in Betracht, wobei sich

eine Geschwulst oder mehrere unter heftigen Schmerzen und Fiebererscheinungen entwickeln. Sie brechen nach wenigen Tagen auf und hinterlassen ein tiefes Geschwür, welches das Lid völlig durchlöchern kann.

Der gummöse Prozeß beschränkt sich zuweilen nicht auf ein Lid, sondern kann beide Lider eines Auges, ja sogar alle vier Lider befallen. In letzter Zeit hat Chevallereau eine Patientin mit ulzerösem Syphilid aller vier Lider, offenbar im frühen Stadium der Lues beobachtet. Auf der Haut des linken Unterlids sowie an anderen Hautstellen waren papulöse Effloreszenzen nachzuweisen mit positivem Spirochätenbefund. Befindet sich der gummöse Prozeß am inneren Lidwinkel, so kann er, wie der Fall von Luedde beweist, eine Dacryocystitis vortäuschen.

Häufig scheint sich der ulzeröse Prozeß am Lid mit gummösen Veränderungen der Gesichts- oder Kopfhaut zu kombinieren und durch den Narbenzug entstehen dann Veränderungen in der Lidstellung, die mehr oder weniger nachteilig für den Augapfel sein können. Einen charakteristischen Fall gebe ich hier wieder:

Luise Be., 67 Jahre, J. N. 719/1912 wurde 1903 in die Univers.-Augenklinik zu Halle aufgenommen. Sie bemerkte 3 Jahre vorher, daß sich kleine Knötchen am rechten Arm bildeten. Später zerfielen die Knoten und es kam zu einem Geschwür. Heilten diese Geschwüre an einer Stelle, so bildeten sich immer wieder neue Knoten. Vor über einem Jahre traten auf der Mitte der Stirn gleiche Knoten und Geschwüre auf, die größtenteils verheilten, sich aber nach unten auf das obere Augenlid fortsetzten, wo die gleichen Veränderungen seit einigen Monaten bestehen. Lues wird negiert. 1 Abort, ein Kind, 6 Wochen alt, gestorben. Keine Drüsenschwellungen an Kiefer, Hals, Achsel und Inguinalbeuge.

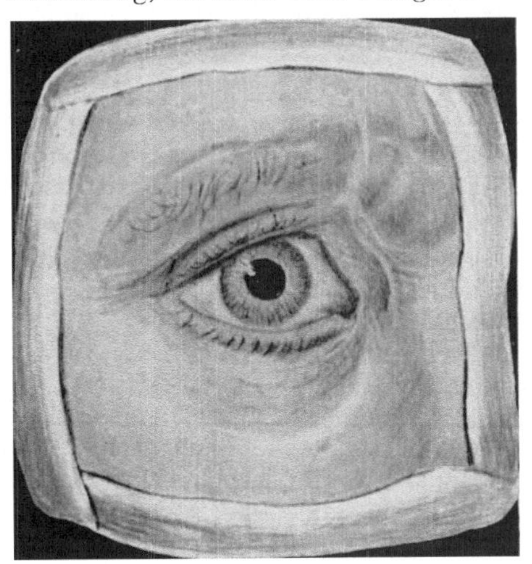

Abb. 23. Ektropium des Oberlids nach tertiärem Syphilid der Lid- und Stirnhaut.

Am rechten Unterarm finden sich zweimarkstück- und talergroße, scharf bedeckte Hautulcera mit geröteten und infiltrierten Rändern. Dazwischen sind geheilte Partien. Der Arm steht infolge Narbenzuges in Kontraktionsstellung. Auf dem Schienbein beiderseits mit dem Knochen verwachsene Narben sowie kleine verschorfte Geschwüre. Rechts, von der Stirn nach oben bis zur Haargrenze reichend, in einer Breite von 5 cm, ein Narbengewebe, in dem oben an der Haargrenze und 2 cm darunter je ein zweipfennigstückgroßer, etwas erhabener Schorf sich befindet. Nach unten setzt sich das Narbengewebe auf die Mitte der Nase fort, wo es in einem erbsengroßen Knoten endet, und auf das Oberlid, dessen äußere Hälfte mit einem Schorf bedeckt ist, während der untere Teil der inneren Hälfte fehlt. Innen reicht der Schorf bis über den inneren Lidwinkel herunter. Der innere obere Rand des Oberlids sieht, wo er vom Schorf entblößt ist, weißspeckig aus. Die Conjunctiva bulbi ist stark gerötet, leicht chemotisch. Cornea oberflächlich zart getrübt. Iris normal. Auf dem linken Oberlid am inneren Lidwinkel ein kleiner grauer Nävus, der von Jugend auf bestehen soll. Cornea normal.

1912 wurde Patientin zur Nachuntersuchung wiederbestellt. Sie hat sich die ganze Zeit über wohl gefühlt, nie Geschwüre gehabt. Ophthalmoskopisch nach Homatropin vollständig normal. Große strahlige Narbe auf der Mitte der Stirn, hinabreichend bis an die Nasenwurzel und in das Oberlid. Der Knochen im Bereich der Narben teilweise eingesunken, so daß ziemlich tiefe, nicht schmerzhafte, von Narbengewebe bedeckte Gruben entstanden sind. Das rechte Auge zeigt eine geringe Conjunctivitis und eine Pterygium nasale. Das Oberlid ist derart durch den Narbenzug nach oben gezogen, daß es eine Dreiecksform bekommen hat (siehe Abbildung 23). Der nasale Teil der Conjunctiva ist etwas ektropioniert und verhornt. Als Folge der früheren Ulzeration am Lidrand besteht ein Defekt desselben am nasalen Drittel. Wassermann - Reaktion negativ.

Bei dieser Frau hatte die teilweise Zerstörung des Lides und seine veränderte Stellung wenig Einfluß auf den Bulbus selbst. In Beobachtungen anderer Autoren kann ein entstehendes Narbenektropium sehr erhebliche Entstellungen und schwere keratitische Prozesse hervorbringen. Eine Reihe derartig schwerer Prozesse gibt z. B. v. Michel wieder. Zum Teil dürften diese mit schweren Entstellungen einhergehenden Fälle in das Gebiet der malignen Lues zu rechnen sein. Besonders schwere Fälle wurden von Silex und Brückner mitgeteilt. Der Brücknersche Fall war durch Übergreifen des gummösen Prozesses auf den Bulbus selbst ausgezeichnet. Das ganze Auge war, wie die anatomische Untersuchung lehrte, völlig gummös umgewandelt. Der mit hochgradigster Entstellung einhergehende Silexsche Fall bietet vor allem deshalb Interesse, weil es durch Transplantation stielloser Lappen gelang, die Verstümmelung erheblich zu bessern.

Pathologisch-anatomisch weisen Axenfeld und Aschheim darauf hin, daß bei den Gummen der Lidhaut eine gewisse Ähnlichkeit mit der tuberkulösen Struktur vorhanden sein kann. Bei ihrer Beobachtung handelte es sich um ein entzündliches Granulationsgewebe mit teilweisen Nekrosen. Außer Kerntrümmern und Zellschatten fanden sich Spindelzellen, Leukocyten und auch Riesenzellen von Langhansschem Typus, die mehrfach in rundlichen Herden von epitheloiden Zellen lagen. An einzelnen Gefäßen bestand eine Wandverdickung, zum Teil durch Endothelwucherung eine Verengerung des Lumens. In einzelnen kleinen Arterien erschien die Media geschwollen und fibrillär gezeichnet. Auch Parsons hebt hervor, daß dem Lidgumma keine besonderen histologischen Charakteristika zukommen.

v. Michel unterscheidet von dem oberflächlichen Gumma der Lidhaut noch das gummöse Syphilid der Subkutis, das entweder knorpelähnlich oder elastisch weich bis fluktuierend unter der verschieblichen Haut sitzt. Zerfällt dieses Gumma, so sind die Zerstörungen im Lid häufig noch schwerer als bei den oberflächlichen Lidgummata. Vor allem ist die Vernarbung nicht selten mit Komplikationen verknüpft. v. Michel selbst beobachtete eine Zerstörung des Oberlids in seiner ganzen Dicke, kombiniert mit einer Geschwürsbildung in der Oberfläche der Hornhaut. Bei der Heilung entstand eine strahlige, dicke, weiße Narbe, die fast mit der ganzen Hornhaut verwachsen war. Der Tarsus ist ebenfalls begreiflicherweise häufig bei dieser Affektion mitergriffen.

Anatomisch handelt es sich nach v. Michel um etwas durchscheinende, graue oder graurötliche Gebilde, mikroskopisch um ein dichtes, kleinzelliges Infiltrat mit reichlichen Plasmazellen und Gefäßveränderungen in Form einer Perivasculitis und Endarteriitis. Auch die Venen können in ähnlicher Weise wie die Arterien betroffen sein.

Syphilitische Lidprozesse kommen auch bei kongenitaler Lues vor. Hutchinson hat Rhagaden an den Lidwinkeln analog denen am Mund beschrieben, und er betrachtete das Ausfallen der Cilien zum Teil als Zeichen einer angeborenen Syphilis. Exantheme und papulöse Prozesse werden naturgemäß nur ganz ausnahmsweise bei Kindern beobachtet, dagegen sind gummöse

Veränderungen anscheinend nicht ganz selten. Auch die beiden früher zitierten hochgradigen Verstümmelungen von Silex und Brückner betrafen kongenital-luetische Individuen. v. Michel verweist auf Beobachtungen von Lawrence, Storp, Wedl und gibt selbst eine Beobachtung bei einem 11jährigen Mädchen wieder, wobei die Diagnose auf ein Fibrom gestellt war, während die mikroskopische Untersuchung ein kleinzelliges Granulationsgewebe, verbunden mit einer Perivasculitis und Endarteriitis der Gefäße erwies.

Eine höchst seltene luetische Affektion ist die sog. **Tarsitis syphilitica,** nach Neumann (zit. bei Ischreyt) die seltenste syphilitische Erkrankung im Bereich des Gesichts. v. Michel unterscheidet bei dieser Erkrankungsform ein diffuses, gummöses Infiltrat, bei dem ausgesprochene entzündliche Erscheinungen vorhanden sind, die Lidhaut gerötet und gespannt ist, an der Innenfläche des Lides ein graues, speckig aussehendes Gewebe durchscheint und die regionären Lymphdrüsen oft geschwollen sind, ferner als zweite Art die indolenten, knorpelharten, chalazionähnlichen Gummiknoten. Während nach Groenouw 21 Fälle von Tarsitis luetica klinisch beschrieben sind, besteht von der entzündlichen Form histologisch nur die eine Beschreibung von Ischreyt, und diese ist noch insofern in ihrem Werte beeinträchtigt, als es sich um ein trachomatöses Individuum handelte und die Lues nur indirekt aus der guten Wirkung der spezifischen Therapie und aus dem anatomischen Befunde erschlossen wurde. Es fanden sich starke Vermehrung der Kerne im Tarsus, nirgends Riesenzellen und Zerfall, dagegen an den Gefäßen starke Vermehrung der Intimakerne und Rundzellenanhäufung um die Gefäße. Aus diesem anatomischen Befund sowohl wie aus den rein klinischen Beschreibungen unbedingt immer auf ein gummöses Gewebe, d. h. auf die Ausdrucksform der tertiären Periode zu schließen, scheint mir nicht statthaft.

Ich glaube vielmehr, daß diese luetische Lidinfiltration, vor allem die entzündliche Form, öfters den papulösen Prozessen an der Haut gleichzusetzen ist. Für diese Auffassung spricht die mangelnde Nekrose im Falle Ischreyts, das Auftreten der Tarsitis zugleich mit anderen Erscheinungen des Frühstadiums in manchen Fällen, sowie der zum erstenmal erhobene leichte Nachweis von Spirochäten in einer eigenen Beobachtung, die ich hier anschließe. Bekanntlich ist dagegen bei gummösen Prozessen der Spirochätennachweis meist sehr schwierig.

Otto Leh., 40 Jahre alt, aus Halle a. S., kommt am 16. II. 1910 in die Poliklinik der Hallenser Augenklinik mit der Angabe, daß seit 3 Wochen das linke Oberlid und das rechte Unterlid angeschwollen seien und diese Schwellung sich bis jetzt auf Umschläge nicht verändert habe. Es findet sich eine starke Schwellung und etwas Ödem des linken Oberlides und in geringerem Maße des rechten Unterlides, dabei leicht livide Verfärbung und etwas speckiges Aussehen der Lidbindehaut. Der Prozeß sieht entschieden etwas merkwürdig für ein Hordeolum aus, die Beiderseitigkeit aber, sowie ein kleines gelbes Pünktchen in der Mitte der Geschwulst am rechten Unterlid sprechen im Verein mit der absoluten Negierung von Lues seitens des Patienten für ein chronisches Hordeolum. Die Geschwulst ist aber beiderseits nicht im mindesten schmerzhaft und auf Inzision entleert sich kein Eiter. Ord.: Warme Umschläge, weitere Beobachtung.

18. II. 1910: Es hat sich im Status nicht das mindeste verändert. Patient wird deshalb noch einmal auf das Genaueste über luetische Antezedentien ausgefragt und bekennt nun, daß er $^1/_2$ Jahr zuvor ein Ulcus durum gehabt habe und antiluetisch behandelt worden sei. Wassermann-Reaktion positiv. Es war danach mit großer Wahrscheinlichkeit die Affektion als Tarsitis luetica aufzufassen und diese Diagnose wurde einige Tage später dadurch zur Gewißheit, daß es gelang, in der oberflächlich abgeschabten Conjunctiva mit Sicherheit Spirochäten im Dunkelfeld nachzuweisen. Herr Prof. E. Hoffmann hielt die ganze Affektion für ein papulöses Infiltrat. Auf eine eingeleitete Quecksilberkur hin

gingen die Erscheinungen an den Lidern rasch zurück, zuerst verminderte sich die bisherige harte Konsistenz der Geschwülste und dann verlor sich auch die Rötung der Lider. Die Conjunctiven waren während des ganzen Verlaufs niemals ulzeriert. Nach einem Monat waren nur am linken Auge noch Spuren der Affektion nachweisbar.

Auch die Beobachtung von Bergmeister spricht durchaus im Sinne einer sekundärluetischen Erkrankung; ebenso wie in meinem Fall waren beiderseitig die Lider ergriffen, nur daß sich am einen Auge auch noch eine Iritis und am Körper ein papulöses Exanthem fand.

Auch bei den von Cauvin sowie Spoto mitgeteilten Fällen handelte es sich um Affektionen, die innerhalb der ersten 2 Jahre nach der Infektion entstanden waren.

Die mehr chronische Form der syphilitischen Tarsalerkrankung ist durch einen indolenten chalazionartigen, oft knorpelharten Knoten charakterisiert, über dem sich die Haut verschieben läßt. Die Größe des Knotens kann zwischen einer Erbse und einem Taubenei variieren. In einem sehr typischen Fall Yamagouchi's vergrößerten die in mehreren Exemplaren vorhandenen Knoten die Lider derartig, daß die Lidspalte schließlich nur noch ganz schmal war. Die Knoten wurden zuerst fälschlicherweise für amyloide Bildungen angesehen. Anatomisch bestand die Geschwulst aus Bindegewebswucherungen mit zahlreichen Zellinfiltrationen, sowie einer kolossalen Gefäßentwicklung mit starken Gefäßveränderungen. Der Tarsus selbst war wenig verändert, nur an die Oberfläche gehoben und unter ihm fand sich ein dichtes, dem Tarsus sehr ähnliches neugebildetes Gewebe. Die entzündlichen Erscheinungen traten besonders nach der Tiefe hin auf. An Zellen fanden sich Leukocyten, Lymphocyten, granulierte Zellen, Eosinophile und Mastzellen. An den Arterien bestand ohne Ausnahme eine Endarteriitis obliterans sowie eine starke Aufsplitterung der elastischen Fasern. Die Venen zeigten großenteils eine Perivasculitis.

Zerfällt das tarsale Gumma, so kann es zu großen Defekten sowie zu Verwachsungen zwischen Lid- und Bindehaut im Vernarbungsstadium kommen. In anderen Fällen sind später leichte Narbenbildungen der Conjunctiva tarsi die einzigen sichtbaren Reste des tarsalen Prozesses.

Antiluetische Therapie scheint in vielen Fällen gut zu wirken. Bei anderen versagt sie mehr oder weniger. Sautter berichtet über ein Gumma am Oberlid, später am Unterlid, das lange Zeit allen therapeutischen Versuchen mit Quecksilber widerstand, bis intravenöse Salvarsaninjektionen rapide Besserung brachten.

Tarsitis luetica wird auch bei angeborener Lues beobachtet. So führt Simon (zit. bei Yamagouchi) eine bei einem zweijährigen Mädchen beobachtete subakute Verdickung des rechten unteren Lides, die nach Form und Ausdehnung dem Tarsus entsprach, auf kongenitale Lues zurück. Die stark gerötete Haut über der Geschwulst war noch etwas verschieblich, die Innenseite des Lides glatt, etwas graugelblich verfärbt. Die Geschwulst war kaum schmerzhaft und ging unter Schmierkur zurück. v. Michel erwähnt eine rezidivierende gleichmäßige, indolente Schwellung der beiden Oberlider bei einem $^3/_4$ jährigen Kinde, bedingt durch eine syphilitische Entzündung des Tarsus. In diesem Fall bestanden zugleich Kondylome am Anus und eine Milzschwellung.

Eine sehr merkwürdige, nicht völlig geklärte Beobachtung bei einem kongenital-luetischen Kinde möchte ich noch hier anfügen.

Karl Fie., $^3/_4$ Jahre (J. N. 542/14) ist das erste Kind. Mutter sicher luetisch, vor 4 Jahren mit Hg-Einspritzungen behandelt, hat jetzt mit Neosalvarsankur begonnen. Keine Früh- und Totgeburten. Kind hat seit der Geburt erst 1 Pfund zugenommen, bekommt jetzt schon seit $^1/_2$ Jahr Hydrarg. jodat. flavum-Pulver. Seit 14 Tagen Reizzustand am linken Auge. Vorher sollen die Augen gut geöffnet worden sein und nur ganz wenig sezerniert haben, auch direkt nach der Geburt keine eigentliche Eiterung. Von sonstigen Augenerkrankungen in der Familie und im Haus nichts bekannt. Im Alter von 3 Monaten hatte das Kind einen rotfleckigen Ausschlag, auch Bläschen, aber nicht an Handflächen und Fußsohlen und auch nicht im Gesicht. Status: Rechts kahnförmige Verbiegung des Lidknorpels. Trichiasis der Wimpern des Oberlids, zahlreiche Narben der Conjunctiva des Oberlids, die von einer kleinen Ulzeration am Lidrand nach allen Seiten ausstrahlen (Abb. 24). Feinere Narben am Unterlid. Cornea und Iris intakt.

Am linken Auge ebenfalls Verbiegung des Knorpels und Trichiasis. Narben an der Conjunctiva des Ober- und Unterlids, ähnlich wie rechts, nur nichts von einer Ulzeration zu sehen. Auf der Mitte der Hornhaut ein etwas schmierig belegtes Ulcus, zu dem von allen Seiten pannusartige Gefäße ziehen. Der Raum zwischen dem Ulcus und dem Pannus besteht aus diffus getrübter Hornhaut. Links nach Atropin normaler ophthalmoskopischer Befund, Grenzen der Papille vielleicht leicht verwaschen.

Durch Exstirpation des Tarsus und nachher noch durch Einpflanzen von Schleimhautlappen wird die Trichiasis auf beiden Seiten geheilt.

Am 13. XI. 1914 sind die Augen soweit hergestellt, daß sie weit geöffnet werden. Dabei kann man feststellen, daß die Augen manchmal gerade stehen, oft aber auch inkoordinierte Bewegungen machen, so daß manchmal das rechte, manchmal das linke Auge in Schielstellung nach innen steht. Außerdem sehr deutlicher Nystagmus von ungleicher Stärke, öfters dissoziiert, am meisten beim Blick nach rechts. Die Krankenschwester behauptet, den Nystagmus auch früher schon beobachtet zu haben.

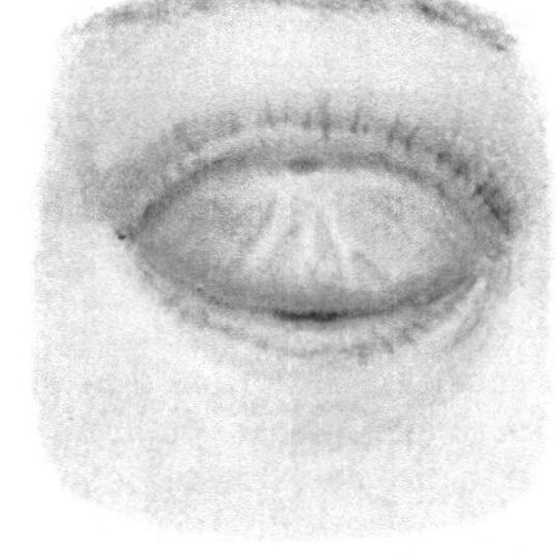

Abb. 24. Narbenprozeß der Conjunctiva tarsi bei Lues congenita.

Der mikroskopische Befund des Tarsus ergibt an mehreren Stellen entzündliche, aber durchaus uncharakteristische Herde und starke, manchmal direkt cystische Erweiterung der Meibomschen Drüsen. Das tarsale Gewebe erscheint zum Teil narbig verändert.

Wie die Beobachtung und die beigegebene Abbildung zeigen, handelt es sich in dem vorliegenden Fall um einen Narbenprozeß in der Conjunctiva, der wohl auch auf das tarsale Gewebe übergegriffen hat und zu einer Verbiegung des Knorpels mit Trichiasis geführt hat. Die Anordnung der Narben und der Rest einer kleinen Ulzeration am Lidrand machen es wahrscheinlich, daß es sich hier um einen spezifischen, ulzerativen Prozeß auf der Innenseite des Lides gehandelt hat. Gegen Trachom spricht der völlige Mangel follikulärer und sonstiger konjunktivitischer Erscheinungen sowie die Anordnung der strahligen Narben und die kleine Ulzeration. Immerhin läßt sich bei der großen Seltenheit solcher Fälle die Behauptung nicht absolut sicherstellen, daß der Prozeß luetischer Natur ist. Von Interesse ist an dem Fall auch noch der bestehende Nystagmus, der, wie wir an anderer Stelle zeigen, gerade bei ophthalmologisch normalem Befund öfters auf kongenitaler Lues zu beruhen scheint.

Syphilitische Prozesse an der **Conjunctiva** sind, wenn man von den an sich auch seltenen Primäraffekten absieht, außerordentlich selten, jedoch vielleicht nicht ganz so selten, wie man als Ophthalmologe glaubt, da zweifellos Fälle von einfacher Conjunctivitis den Augenarzt nicht aufsuchen und manche andere leichte, konjunktivale Affektionen bei nicht spezialistischer Untersuchung übersehen werden. In folgenden Formen hat man die Conjunctiva sich an der syphilitischen Allgemeininfektion beteiligen zu sehen geglaubt:

1. Als Conjunctivitis simplex, wobei der Einwand natürlich immer möglich ist, daß es sich um eine Conjunctivitis bei Syphilitikern, nicht aber um eine Conjunctivitis syphilitica handelt. Wilbrand-Staelin beobachteten unter den 400 Augen von Syphilitikern in der Frühperiode bei 68 Hyperämie der Conjunctiva und bei 36 eine Conjunctivitis. Sie nehmen an, daß ebenso wie für die Blepharitis die Syphilis als indirekter auslösender Faktor in Betracht kommt. Auch ich glaube, daß viele Fälle von Conjunctivitis bei Syphilitikern mit den Spirochäten selbst nichts zu tun haben, daß aber doch andere spezifischer Natur sein können. Zu dieser Ansicht bestimmt mich die Beobachtung an einigen kongenital-luetischen Säuglingen mit Conjunctivitis, die ohne lokale Therapie bei antiluetischer Behandlung schnell abheilten, ferner die Erfahrung, daß im Tierexperiment bei Injektion von Spirochätenkulturen in die Carotis hier und da als direkte Folge eine einfache Conjunctivitis auf der Seite der Injektion auftrat. Auch Finkelstein und Odinzoff konnten nach skrotaler Impfung mit hochvirulentem, syphilitischem Virus häufig Conjunctivitis mit Spirochätenbefund bei Kaninchen nachweisen.

Wilbrand-Staelin machen darauf aufmerksam, daß sie 22 mal nicht eine Rötung, sondern eine auffallende Blässe der Conjunctiva beobachten konnten.

2. Auch Hämorrhagien der Conjunctiva bulbi können offenbar gelegentlich mit dem syphilitischen Prozeß direkt im Zusammenhang stehen.

So beobachtete ich einen 39jährigen Mann (Graba., 667/10), der mit einer frischen Iritis luetica und zahlreichen Hämorrhagien der Conjunctiva bulbi bei florider sonstiger Lues in Behandlung kam. Am Tag nach der ersten Salvarsaninjektion waren die konjunktivalen Hämorrhagien restlos verschwunden, während die ciliare Injektion und die Iritis erst einige Tage später zurückgingen. Die erstaunliche Wirkung der Injektion auf die Hämorrhagien machte es wahrscheinlich, daß diese mit dem luetischen Prozeß direkt in Beziehung standen.

In der Literatur finde ich Hämorrhagien der Conjunctiva von Wilbrand-Staelin einmal erwähnt, ferner gibt Herter an, daß in seinem Fall vor Erscheinen der Bindehautpapeln Katarrh und kleine subkonjunktivale Hämorrhagien bestanden haben.

3. Wie Saemisch angibt, wurde von Galvani eine starke Chemosis der Bindehaut, die von migräneartigen Kopfschmerzen begleitet war und dem Ausbruch syphilitischer Allgemeinerkrankung vorausging, durch antisyphilitische Behandlung zur Heilung und deshalb mit der Syphilis in Zusammenhang gebracht. Auch Hutchinson und Alt (zitiert bei Mizuo) sprechen von einer hochgradigen Chemosis der Bindehaut bei Syphilis. Pinkus (siehe bei Schellack, Arb. a. d. kaiserl. Ges.-Amt 1912, Bd. XL) beobachtete einen Arzt, dem durch Anhusten syphilitisches Material ins Auge kam, und der einen Monat später ein langgestrecktes syphilitisches Ödem an der unteren Conjunctiva aufwies; später erkrankte der Kopf an einem Exanthem mit positiven Spirochäten. Dieser Befund ist besonders auch deshalb interessant, weil Schellack durch Einbringen syphilitischen Materials in den anscheinend intakten Konjunktivalsack von Kaninchen luetische Erscheinungen an der Conjunctiva, den Lidern und der Cornea entstehen sah.

4. Viel sicherer als alle die bisher genannten Konjunktivalaffektionen sind ihrer luetischen Herkunft nach die als Schleimhaut- oder Schleimpapeln beschriebenen, in der Sekundärperiode der Syphilis auftretenden Exkreszenzen, bei deren Erscheinen meistens, aber nicht regelmäßig, ein papulöses Exanthem an anderen Stellen des Körpers nachzuweisen ist. Mc Kee demonstrierte eine luetische Frau, bei der gewissermaßen das Vorstadium einer Papel an der Conjunctiva des Unterlids zu sehen war, vergleichbar mehr der makulösen Mani-

festation der Syphilis. Es bestand ein ovaler Bezirk von eigenartig blaß-
blauer Farbe, der stark mit der rot gefärbten Umgebung kontrastierte. Das
Lid war etwas geschwollen. Mc Kee faßte den Prozeß als Exanthem auf
und fand mit der Giemsamethode in dem Schleimhautflecken Spirochäten in
großer Menge.

Syphilitische Bindehautpapeln sind schon seit langem bekannt. Zuerst
von Desmarres, de Wecker, Sichel jun. u. a. beschrieben, gelten sie bis
zum heutigen Tag für ziemlich seltene Vorkommnisse und ich muß, ebenso wie
Schreiber, es als sehr auffallend bezeichnen, wenn Wilbrand-Staelin unter
200 an Lues Erkrankten in 10,5% der Fälle Schleimpapeln der Conjunctiva
fanden. Die Papeln können offenbar eine sehr verschiedene Größe aufweisen
und von kleinen Erhebungen bis zu Erbsengröße variieren. Der Lieblingssitz
der Papeln ist nach Angabe von Wilbrand-Staelin die Karunkel und Plica
semilunaris. Sitzt die Papel auf der Conjunctiva bulbi, so kann sie gelegentlich
zunächst eine Phlyktäne vortäuschen, doch wird meist die Anwesenheit sonstiger
papulöser Exkreszenzen am Gesicht oder am Körper sowie auch der Charakter
der kleinen Geschwulst vor der Verwechslung behüten. Die knötchenförmigen
Effloreszenzen haben offenbar häufig eine grauweiße Farbe und sind durch-
scheinend. In dem ersten Schreiberschen Falle entwickelte sich die hanfkorngroße Effloreszenz zu einem weit über das Niveau der Umgebung hervorspringen-
den Knoten von graugelblicher Farbe, der an seiner Oberfläche speckig belegt
war und keinerlei Zerfallserscheinungen darbot. Nach anderen Beobachtungen
können die Papeln ulzerieren und unter Umständen auf diese Weise zu Symblepharon führen.

So beobachtete Barnes (zit. bei Wilbrand-Staelin) 18 Monate nach der
Infektion eine Plaque muqueuse auf der linken Seite des Unterlides sowie auf der
ihr korrespondierenden Stelle der Conjunctiva bulbi. Die Bindehautaffektion
heilte bei allgemeiner und lokaler antisyphilitischer Behandlung in 3 Wochen, aber
es bildete sich ein Symblepharon an dieser Stelle.

Wilbrand und Staelin geben an, daß nur die auf dem Lidrand sitzenden
Schleimpapeln Neigung zur Ulzeration haben, was offenbar mit der Mazeration
durch die Tränen und das Sekret der Bindehaut sowie mit den beim Lidschluß
stattfindenden mechanischen Insulten zusammenhänge.

Die Papeln können allein oder zu mehreren auf der Conjunctiva auftreten. Einen exquisiten Fall, bei dem nicht weniger als sieben Knötchen an
der Conjunctiva erschienen, schildert Schreiber und gibt ihn in der Abbildung wieder.

Die Conjunctiva beider Lider war diffus gerötet, samtartig; Plica semilunaris
und die Übergangsfalte stark geschwollen; Conjunctiva bulbi konjunktival und ciliar
injiziert. Der an die Cornea angrenzende Teil, etwa 5 mm breit, war von einer den
Limbus wallartig umschließenden, namentlich im unteren Teil sulzig aussehenden,
tief injizierten Schwellung eingenommen. In derselben fanden sich ringsherum 7
Knoten von Hanfkorn- bis fast Linsengröße eingestreut. Auf der Cornea erschien
im weiteren Verlauf ebenfalls ein stecknadelkopfgroßes, grauweißes Infiltrat. Die
zugehörige Präaurikulardrüse war geschwollen, das Auge der anderen Seite völlig
normal.

Das Übergreifen oder gleichzeitige Befallensein der Cornea scheint
selten zu sein. Gelegentlich wie in dem Falle von Antonelli entsteht später
an dem papulös erkrankt gewesenen Auge eine Iritis, wobei der Verdacht wohl
nicht ganz ungerechtfertigt ist, daß die Spirochäten selbst in die Tiefe gedrungen
sind und gewissermaßen durch Kontaktinfektion die Iritis hervorgerufen haben.
Als sonstige Folge der Papeln haben wir das Symblepharon bereits kennen
gelernt. Nach Julien kommt es mitunter durch Papeln zum Verschluß der
Tränenröhrchen. Im allgemeinen heilen aber die Papeln ohne jeden Schaden

für das Auge ab und sind höchstens durch eine geringe Gefäßinjektion oder zurückgebliebene Pigmentation noch mehr oder weniger lange bemerkbar.

Die Therapie besteht in der antiluetischen Allgemeinbehandlung, während Wilbrand und Staelin vor jeder lokalen Behandlung dringend warnen. Gelegentlich kann aber die antiluetische Behandlung für die Manifestationen an Haut und Schleimhäuten günstig wirken, während der Konjunktivalprozeß widerstandsfähiger ist und erst auf lokale Therapie zurückgeht (Zeißl).

Mit den papulösen Manifestationen innerlich wohl verwandt, im klinischen Bild aber verschieden, schildert Elschnig eine Beobachtung von syphilitischer Infiltration der Conjunctiva bulbi und gibt an, daß bis dahin nur Gunn drei ähnliche Fälle beschrieben habe. Im Falle Elschnigs war die Conjunctiva bulbi des linken Auges in ihrer ganzen Ausdehnung sulzig infiltriert, gleichmäßig gelbrot gefärbt, am Limbus corneae wallartig die Cornea überragend, scharf gegen diese abgegrenzt. Gegen den Aequator bulbi hin, besonders nach unten, nahm die Schwellung etwas zu, setzte sich aber scharf gegen den kaum hyperämischen, normalen Tarsalteil der Bindehaut ab; die halbmondförmige Falte war noch in die Infiltration einbezogen. Die infiltrierte Bindehaut besaß eine völlig glatte Oberfläche, war glänzend, gespannt, auf der Sklera kaum verschieblich und so undurchsichtig, daß die episkleralen Gefäße nur undeutlich zu sehen waren; dagegen fanden sich sehr reichliche, unregelmäßige, verästelte Gefäße. Bulbus nicht vorgewölbt, seine Bewegungen frei und schmerzlos. Reste papulösen Syphilids an der allgemeinen Hautdecke und syphilitische Papeln am Präputium. Die darauf eingeleitete Inunktionskur war auch, nachdem vorher in ca. achttägiger Beobachtung keinerlei Änderung des Krankheitsbildes eingetreten war, von dem besten Erfolg begleitet. Mikroskopisch zeigte sich das Gewebe der Conjunctiva in ganzer Ausdehnung bald dicht, bald weniger dicht von verschiedenartigen Zellen durchsetzt, hochgradig ödematös, was besonders an jenen Stellen hervortrat, an denen die Zellinfiltration geringer war. Blutgefäße erweitert, reichliche neue dünnwandige Gefäße. Zwischen den zahlreichen Bindegewebszellen befanden sich Leukocyten, Plasmazellen, Mastzellen. Prof. Paltauf gab sein Urteil dahin ab, daß die Affektion einen mit den Veränderungen, welche syphilitische, besonders papulöse Effloreszenzen an anderen Schleimhäuten zeigen, übereinstimmenden Befund (Bindegewebsproliferation und Leukocyteninfiltration, Plasmazellen) darbiete und die Erkrankung daher wohl, trotz des Mangels für Syphilis spezifischer, histologischer Veränderungen, besonders in Berücksichtigung des klinischen Verlaufes, als syphilitische Conjunctivitis zu bezeichnen sei.

Nur Peppmüller hat einen klinisch ähnlichen Fall gesehen, den er zunächst für einen syphilitischen, epibulbären Tumor ansprach, der sich aber schließlich als sichere tuberkulöse Affektion herausstellte. Da dieser Prozeß auf antiluetische Behandlung hin sich rapid besserte, dachte Peppmüller trotz nachgewiesener Tuberkelbazillen an eine Mischinfektion von Syphilis und Tuberkulose[1]).

Dem anatomischen Befund Elschnigs über Veränderungen frischer Natur in der Conjunctiva stehen histologische Befunde von Baas an Augen von Luetikern im Spätstadium gegenüber. Er fand in der Conjunctiva oft

---

[1]) Anmerkung bei der Korrektur: Letzthin hat Gilbert (Z. f. A. 1917 Bd. 38. 152) einen Fall mitgeteilt, der dem von Elschnig sehr ähnlich ist. Die Affektion begann mit einer Schwellung der Conjunct. palp. sup. und Membranbildung. An der Conjunct. bulbi bestand eine auffallend pralle und derbe Chemose. Die endgültige Abheilung erfolgte erst nach Monaten. Histologisch bestand das exzidierte Tumorstückchen aus massenhaften Lymphocyten, weshalb Gilbert von syphilitischer Lymphomatose der Bindehaut spricht.

recht bedeutende endarteriitische Wucherungen der Intima, während entsprechende endophlebitische Hyperplasien viel seltener vorkamen.

Baas gibt übrigens auch eine klinische Beobachtung wieder, die möglicherweise der von Elschnig geschilderten prinzipiell anzureihen ist. Bei einer Frau trat im Sekundärstadium der Lues unter geringen konjunktivalen Reizerscheinungen mehr und mehr eine mäßig derbe, diffuse Infiltration der Bindehaut ein.

Nach v. Michel kommt es in der Frühperiode der Syphilis hier und da zur Entwicklung zahlreicher Lymphfollikel in der Conjunctiva, und er äußert sich dahin, daß die bereits in der Conjunctiva vorhandenen Follikel als Reaktion auf das in die Bindehaut eindringende Virus sich eventuell vergrößern und daß so eine Neubildung der Follikel eintreten könne.

Wilbrand-Staelin beobachteten bei ihren Untersuchungen an 400 Augen auffallenderweise nur einmal follikuläre Conjunctivitis.

In einem Zusammenhang mit dem Follikularapparat des Auges stehen nun die Beobachtungen, die man nach Goldzieher als Conjunctivitis granulosa syphilitica bezeichnet. Bei dieser Erkrankung, die von Goldzieher, Sattler, Inouye, Niimi, Mizuo bis jetzt beobachtet wurde, handelte es sich fast immer um Patienten, die im Sekundärstadium der Lues standen und, zum Teil gleichzeitig mit dem Ausbruch eines syphilitischen Exanthems, zum Teil auch ohne diese allgemeine Affektion am Auge erkrankten. Die meistens auf der Übergangsfalte sitzenden Granula lassen zunächst an Trachom denken, widerstehen aber jeder lokalen antitrachomatösen Behandlung und sind auch klinisch von Trachomkörnern zweifellos zu unterscheiden. Wie Mizuo hervorhebt, sind sie im allgemeinen größer als die Trachomfollikel und mehr oval, zum Teil auch eckig. In der Umgebung der Körner finden sich keine papillären Wucherungen. Sie sitzen fast immer an der unteren Übergangsfalte und sind als blaßgelbe oder gelblich-rötliche Erhabenheiten gekennzeichnet. Die Conjunctiva tarsi scheint meistens ziemlich erheblich entzündet und geschwollen zu sein, allerdings kann auch die Bindehaut auffallend blaßrot sein. Dem Aufschießen der Exkreszenzen kann eine Injektion des Auges, Tränenfluß und schleimige Sekretion der Conjunctiva vorangehen. Die Körnerbildung kann sehr reichlich sein oder sich auf einzelne beschränken. Nicht selten scheinen Hornhaut und Iris zu gleicher Zeit entzündlich affiziert zu sein.

Anatomisch sieht Sattler die Granula als eigentümliche Wucherungen endothelialer Elemente an im Gegensatz zu Trachomfollikeln. Inouye fand zahlreiche erweiterte Kapillaren, sowie unzählige, teilweise sich zu Follikeln häufende Lymphocyten. Dieser uncharakteristische Befund Inouyes wird von Mizuo darauf zurückgeführt, daß das Präparat dem letzten Stadium der Erkrankung, als die Bindehaut schon fast wieder normal war, entstammte. Die genaueste Schilderung verdanken wir Mizuo, der drei Fälle selbst untersucht und untereinander sehr ähnlich gefunden hat. Dicht unter dem Epithel finden sich nach ihm Lymphzelleninfiltrationen, die aber nirgends Follikel bilden. Unter dieser Infiltration besteht eine starke zellige Infiltration, die die Hauptmasse des Korns bildet. Diese Zellen sind im Gegensatz zu den Lymphzellen größer und haben länglich ovale Kerne, nach Form und Größe gleichen sie den Endothelzellen der Gefäße. Die Endothelzellen der Gefäße selbst finden sich proliferiert, die Gefäße zum großen Teil von einer Lymphocytenanhäufung mantelartig umgeben. Außer Lymphocyten sind Plasmazellen sowie Riesenzellen vom Langhansschen Typus, in geringem Grade auch Mastzellen vorhanden. Zusammengefaßt bestehen also die frischen Körner in der Hauptsache aus endothelähnlichen Zellen und Plasmazellen und zum kleineren Teil auch noch aus Riesenzellen. Ferner findet man perivaskuläre

Infiltration und subepitheliale Lymphzelleninfiltration. In einem späteren Stadium nach längerer Behandlung fand Mizuo als Überbleibsel nur noch eine geringe subepitheliale Lymphzelleninfiltration.

Mizuo ist der Ansicht, daß es sich dem Wesen nach um nichts anderes als um Konjunktivalpapeln handle. Er möchte deshalb die bisherigen Beobachtungen als Conjunctivitis granulosa papulosa bezeichnen, läßt aber die Frage offen, ob alle Fälle von Conjunctivitis granulosa syphilitica zu dieser papulösen Form gehören.

Der Verlauf dieser Goldzieherschen Erkrankung ist anscheinend immer der bis jetzt gewesen, daß die Körner bei antiluetischer Behandlung spurlos verschwanden.

Sicher nicht papulöser Natur, aber doch geschwulstartig und vielleicht hierher gehörig verlief eine Beobachtung, die ich bei einem kongenital-luetischen 14 jährigen Mädchen anstellen konnte. Ich muß allerdings die Frage unentschieden lassen, ob es sich um eine wirkliche syphilitische Affektion gehandelt hat.

Das Mädchen (Gertrud Hamm., 1057/12), das ich 1912 bei der Versammlung der Augenärzte der Provinz Sachsen vorstellte, hatte äußerlich eine rechtsseitige Ptosis. Beim Umklappen des Oberlids sah man die Conjunctiva tarsi zum größten Teil von einer flachen Geschwulst eingenommen, die an der Übergangsfalte etwas speckiges Aussehen und glatte Oberfläche besaß, nach dem Lidrand zu jedoch einer Granulationsgeschwulst ähnelte. Links bestand derselbe Prozeß, nur viel geringgradiger. Die Conjunctiva des Unterlids und des Bulbus war völlig frei. Präaurikulardrüse nur links fühlbar. Im Dunkelfeld fanden sich einige Spirochäten, doch mußte ich unentschieden lassen, ob es sich um Pallidae handelte. Die Levaditimprägnation des exzidierten Stückes ergab ein negatives Resultat und ebenso war die antiluetische Therapie ohne sichtbaren Nutzen. Anatomisch fanden sich eine sehr erhebliche Rundzellenanhäufung in der Mukosa, starke Wucherung des Epithels in die Tiefe und reichliche Leukocyten im Epithel, die Zeichen also einer starken subchronischen, durchaus uncharakteristischen Entzündung.

Was mich bestimmt, die Affektion hier anzuführen, ist die Tatsache, daß die Trägerin sicher kongenital-luetisch war, ferner der Umstand, daß Cramer, als er meinen Fall sah, angab, er habe einen ganz ähnlichen bei einem Syphilitiker beobachtet, der bei antiluetischer Behandlung abheilte. Vielleicht gesellen sich in der Folgezeit ähnliche Beobachtungen den bisherigen hinzu.

5. Eine sehr seltene Affektion ist auch das Gumma der Bindehaut. Dieses sitzt anscheinend häufiger an der Conjunctiva bulbi als an der der Lider und erscheint als ein kleiner, derber, graugelber oder mehr rötlicher Knoten, in dessen Umgebung die Bindehaut gereizt ist. Mehrmals wurde es über der Sehne des Abducens beobachtet. Ich selbst sah einen Fall, der kaum anders als ein zerfallenes Gumma am Limbus corneae aufzufassen war (siehe S. 229). In der Beobachtung von Weekers war die Conjunctiva bulbi besonders um den Hornhautrand herum verdickt und geschwollen und in der oberen Übergangsfalte befand sich eine knotenförmige Verdickung, die sich auch anatomisch als echtes Gumma entpuppte. In den meisten Fällen ist das Gumma der Conjunctiva solitär, gelegentlich aber auch in mehreren Exemplaren vorhanden. Sitzt es an der Augapfelbindehaut, so ist mitunter nicht möglich zu sagen, ob es von der Conjunctiva oder Sklera seinen Ausgang nimmt. Das Wachstum der Knötchen ist im allgemeinen ein sehr langsames. Bei geeigneter Therapie kann völlige Resorption stattfinden. Zerfällt die gummöse Geschwulst, so ist das entstehende Ulcus durch steile Ränder und einen speckigen Grund ausgezeichnet. Gelegentlich bleiben nach Groenouws Darstellung Verdickungen der Bindehaut. Verwachsungen mit der Sklera, pigmentierte Stellen und, wenn der luetische Prozeß auf Hornhaut oder Uvea übergegriffen hat, entsprechende Veränderungen zurück. Einen sehr schweren Fall hat Uhthoff geschildert und anatomisch

untersuchen können. Es fand sich ein schmutzig graugelblich belegtes, tiefes Ulcus mit wulstigem Rand nach außen, oben und unten in einer halbringförmigen Zone um den Hornhautrand herum. Der ulzeröse Prozeß trotzte lokaler Therapie, ergriff die ganze Hornhaut ringförmig, perforierte dann die Sklera und schritt in der Fläche und nach der Tiefe zu immer weiter fort. Dabei bestanden keine regionären Lymphdrüsenschwellungen. In der Nase bestand ein ulzeröser Schleimhautprozeß mit Schwund des knöchernen Gerüstes. Die anatomische Untersuchung des enukleierten Bulbus ergab einen Befund, den Uthoff als gummösen und ulzerösen Prozeß ansehen zu müssen glaubte. Wie die von ihm gebrachte Abbildung zeigt, sind die Ränder des Ulcus stark gewulstet und infiltriert, ebenso ist der ganze Geschwürsgrund in Granulationsgewebe verwandelt mit starker Neubildung von Gefäßen. Auch die oberflächlichen Schichten der Cornea sind in Granulationsgewebe umgewandelt, nur die tieferen Schichten sind zum Teil noch erhalten unter starken Faltungserscheinungen der Descemetschen Membran.

Zugleich mit gummösen Bildungen der Conjunctiva sind nicht selten Gummata an anderen Stellen des Körpers vorhanden; hierdurch wird die Diagnose erleichtert, die zweifellos häufig zunächst nicht richtig gestellt wird; erst das negative Resultat lokaler Behandlung sowie der Zerfall des Knotens führen meist auf die Diagnose hin.

Bei kongenitaler Lues kommen Bindehautleiden offenbar in denselben Typen, wenn auch wohl noch seltener als bei akquirierter Lues vor. Ich erwähnte bereits oben S. 168 Formen von Conjunctivitis bei Säuglingen in den ersten Monaten, die ohne lokale Therapie auf antiluetische Behandlung abheilten und deshalb möglicherweise mit der Lues in direktem Zusammenhang standen. Auch papulöse und gummöse Bildungen wurden ganz vereinzelt schon beobachtet. Kudisch (zit. bei Groenouw) sah bei einem 2 Tage alten kongenital-luetischen Kind eine unstillbare Blutung aus den Bindehäuten beider Augen auftreten, so daß das Kind nach $2^{1}/_{2}$ Wochen starb.

Über zwei sehr merkwürdige Affektionen bei Kindern mit angeborener Syphilis habe ich oben genauere Angaben gemacht, ohne mich allerdings darauf festlegen zu wollen, daß die beobachteten Prozesse sicher spezifischer Natur waren.

Ich möchte das Kapitel über die Augenlider und Conjunctiva nicht abschließen, ohne noch des **Pemphigus** Erwähnung zu tun, dessen Beziehungen zur Syphilis allerdings sehr problematische sind.

Der Pemphigus syphiliticus der Haut, wie er vor allem bei Neugeborenen und bei Säuglingen beobachtet wird, findet sich ebenso wie an anderen Stellen der Haut auch an den Lidern. Ich sah einen derartigen Fall bei einem 11 monatigen luetischen Kind, das an Hals, Stirn, Ohrmuscheln, Oberlid sowie auch sonst am Körper Pemphigusblasen aufwies, während merkwürdigerweise Fußsohlen und Handteller frei waren. Am Auge bestand Keratomalacie.

v. Mahrenholz sah bei einem 13jährigen Jungen die Folgezustände eines Pemphigus conjunctivae, der anscheinend bereits in frühester Jugend eingesetzt hatte, zugleich mit einem fleckigen, stellenweise bläschenförmigen Ausschlag sonst am Körper.

Problematisch in seiner Beziehung zur Syphilis ist aber vor allem der Pemphigus der Conjunctiva, der auch als essentielle Bindehautschrumpfung bezeichnet wird. In der Bearbeitung von Groenouw ist von der Lues als ätiologischem Faktor überhaupt nicht die Rede. Es erscheint aber doch sehr auffällig, daß unter den vier Beobachtungen dieser Art, die ich selbst im

Laufe der Jahre gesehen habe, drei eine positive Wassermann-Reaktion, wenigstens zeitweise aufwiesen, während eine vierte Patientin wohl ziemlich sicher keine Lues hatte, der Pemphigus bei dieser aber sowohl an der Haut als in der Conjunctiva, sowie auch das Allgemeinbefinden durch Salvarsan ganz auffallend gebessert wurde (Fall durch Grouven auf der Naturforscherversammlung in Königsberg vorgestellt). Diese merkwürdigen Tatsachen lassen den Verdacht aufsteigen, daß die in ihrer Ätiologie noch so völlig unklare Affektion zwar nicht durch die Syphilisspirochäten, aber doch durch ihnen nahestehende Lebewesen erzeugt sein könne, ähnlich wie sich das Siegrist früher für die sympathische Ophthalmie vorstellte; doch ist das natürlich nur eine ziemlich vage Vermutung. Auch Hesse, der bei 11 Fällen von Pemphigus vulgaris oder vegetans und der nahe verwandten Dermatitis herpetiformis (Dühring) 9mal positive Wassermann-Reaktion konstatierte, möchte nicht behaupten, daß der Pemphigus mit der Syphilis in Zusammenhang stehe. In der Literatur ist von Fehr ein Pemphigus conjunctivae bei maligner Lues in ihrem zweiten Stadium beschrieben worden. Salvarsan wirkte auf das Allgemeinbefinden gut, an den Augen erzielte es aber keinen Erfolg. Es entstand ein totales Ankyloblepharon. Auch bei den von mir beobachteten Fällen bewirkte antiluetische Behandlung keine Besserung des Augenprozesses. Die einzige Rettung vor völliger Erblindung bringen offenbar die plastischen Operationen.

Literatur:

Lider und Bindehaut.

Adam, Untersuchungen zur Pathologie des Pemphigus conjunctivae. Z. f. A. 1910. 35.
Angélis, Chancre induré du cul-de-sac inférieur de la conjonctive chez un enfant de 5 ans. Cl. ophth. 1908. 287.
Antonelli, Syphilitische Schleimpapel der Konjunktiva des Limbus corneae. Rivista Italiana di oftalmol. 1910. VI. Ref. C. f. A. Suppl. zu 1910.
Aschheim, Spezielles und Allgemeines zur Frage der Augentuberkulose. Vossius' Abh. 1902. V.
Aubineau, Chancre induré de la conjonctive. A. d'ocul. 1907. CXXXVIII. 16.
Axenfeld, Demonstration zur diagnostischen Verwertbarkeit des Tuberkels bei Lidsyphilis. Heidelb. Ber. 1897. 260.
Baas, Beiträge zur Kenntnis der durch Syphilis am Auge hervorgerufenen Veränderungen. A. f. O. 1898. XLV. 641.
G. Baer, Über Primäraffekte an der Konjunktiva mit Iridozyklitis, Chorioiditis, Neuritis optici und Keratitis parenchymatosa desselben Auges. Inaug.-Diss. Kiel 1912.
Benario, Neurorezidive nach Salvarsan- und Hg-Behandlung. München 1911.
Bergmeister, Syphilitische Erkrankungen der Bindehaut. B. kl. W. 1911. 410. Ref. Jahresber. 1911. XLII. 599.
Derselbe, Tarsitis luetica. Demonstration. Z. f. A. 1914. XXXII. 184.
Botteri, Ein Fall von Sklerose der Plica semilunaris und des Tarsus mit Spirochätenbefund. Kl. M. f. A. 1909. XLVII. Bd. I. 425.
Cauvin, Harter Lidschanker. A. d'ophth. 1909. XXIX. 612.
Derselbe, Tarsite syphilitique. A. d'ophth. 1910. 229.
Chaillous und Guéneau, Blepharitis syphilitica. A. d'ocul. 1903. CXXX. 55.
Chevallereau, Syphilides ulcéreuses des paupières. Recueil d'ophth. 1909. 21.
Clapp, A case of Gumma of the eyelid. Ophth. Record. 1912. 275.
Comninos et Marcoglan, Chancre induré de la conjonctive bulbaire. A. d'ophth. 1912. XXXII. 441.
Le conédic, Un ulcère infectieux chez une syphilitique héréditaire. C. ophth. 1910. 264.
Donath, Ein Fall von tertiärer Syphilis der Bindehaut. Ref. Jahresber. 1909. XL. 574.
Duboucher, Chancre syphilitique de la conjonctive palpébrale. Bull. méd. de l'algérie 1908. Ref. Jahresber. 1909. 606.
Dupuy-Dutemps, Bindehautkatarrh bei einem Syphilitiker. Kl. M. f. A. 1911. XLIX/II. 779.
Derselbe, Conjonctivite syphilitique. A. d'ophth. 1912. XXXII. 168.
Elschnig, Syphilitische Infiltration der Conjunctiva bulbi. Kl. M. f. A. 1897. 155.

Eppenstein, Zur Kenntnis der Lidnekrosen. Z. f. A. 1914. XXXII. 16.

Fehr, Pemphigus conjunct. bei maligner Lues. C. f. A. 1911. XXXV. 104.

J. H. Fisher, Gummatous tarsitis. Transact. of the ophth. Soc. of the united Kingd. 1911. XXXI. 268.

Fischer-Galatti, Syphilitischer Primäraffekt der Bindehaut des Oberlids. Z. f. A. 1913. 326.

C. und H. Fromaget, Trois observations de chancre syphilitique de la conjonctive. L'ophthalmol. provinc. 1912. Ref. Ophthalmoscope 1913. 753.

Gebb, Salvarsan bei Herpes zoster ophthalmic. M. Kl. 1914. Nr. 26.

Ginzburg, Initialsklerose der Augenlider. C. f. A. 1910. XXXIV. 129.

Goldzieher, Über eine durch Syphilis bedingte Form der Conjunctivitis granulosa. C. f. A. 1888. XII. 103.

Greeff, Liderosion bei einem Mumpskranken. Spirochätenbefund; später allgemeine Syphilis. Kl. M. f. A. 1905. XLIII/II. 489.

Groenouw, Graefe-Saemisch. II. Aufl.

Gruder, Ein Fall von doppelseitigem ulzerierendem Gumma der Augenlider. W. kl. W. 1898. 830 u. 918.

Hallopeau und Dainville, Chancre probable de la caroncule avec infiltration palpébrale consécutif à un chancre de la verge. Ref. Jahresber. 1909. 607.

Helbron, Ein Fall von doppeltem Lidschanker. M. m. W. 1898. 663.

Herter, Syphilitische Schleimhautpapeln der Conjunctiva bulbi. Kl. M. f. A. 1894. XXXII. 200.

Hesse, Positiver Ausfall der Wassermannschen Reaktion bei Pemphigus. W. kl. W. 1915. Nr. 3. 62.

v. Hippel, Dreifacher extragenitaler Primäraffekt. M. m. W. 1910. 607.

Hochsinger, Diskussion. W. kl. W. 1913. Nr. 10. 396.

Houdart, Trois cas de chancre à l'œil. Recueil d'ophth. 1909. 344. Ref. Jahresber. 1909. XL. 560.

Jampolsky, Initialsklerose an der Caruncula lacrimalis. W. kl. W. 1913. Nr. 17. 669.

Inouye, Über einen Fall von Conjunctivitis granulosa syphilitica. Ophthalm. Klinik 1901. V. 17.

Ischreyt, Klinische und anatomische Studien an Augengeschwülsten. Berlin 1906.

Kowalewski, Über Primäraffekt am Lid mit Demonstration von Spirochäten. Ref. Kl. M. f. A. 1905. XLIII/II. 489 u. B. kl. W. 1906. 180.

Derselbe, Syphilitischer Primäraffekt an der oberen Übergangsfalte. Berl. Ophth. Ges. 1908. Ref. Jahresber. 1908. 590.

Kroll, Über den Primäraffekt der Augapfelbindehaut. Inaug.-Diss. Breslau 1910.

A. Leber, Serodiagnostische Untersuchungen bei Syphilis und Tuberkulose des Auges. A. f. O. 1909. LXXIII.

Th. Leber, Die Zirkulations- und Ernährungsverhältnisse des Auges. Graefe-Saemisch. II. Aufl.

Luedde, Gummatous inflammation at the inner canthus simulating dacryocystitis. Amer. Journ. of Ophth. XXIX. 8. Ref. Jahresber. 1912. XLIII. 639.

v. Mahrenholtz, Ein Beitrag zur Ätiologie, Pathologie und Therapie des Pemphigus conjunctivae. Z. f. A. 1912. XXVIII. 550.

Mc. Kee, Demonstration of the spirochaete pallida from a mucous patch of the conjunctiva. Montreal med. Journ. 1909. Ref. The Ophthalmoscope. 1909. 430.

v. Michel, Die Krankheiten der Augenlider. Graefe-Saemisch 1908. 334.

Derselbe, Primäraffekt der Tarsalbindehaut. C. f. A. 1909. 360. Ref. Jahresber. 1909. XL. 300.

Mizuo, Über sogenannte Conjunctivitis granulosa specifica (Goldzieher) und Conjunctivitis granulosa papulosa. A. f. A. 1909. LXIII. 58.

Neuberger, Frau mit exulzeriertem Gummi am linken Unterlid kombiniert mit Karzinom. D. m. W. 1910. 964.

Nonne, Syphilis und Nervensystem. Berlin 1914. III. Aufl.

Panas, Traité des maladies des yeux. Paris 1894.

Parsons, The pathology of the eye. London 1904.

Pasetti, Ulzerierendes Gumma des Tarsus und der Konjunktiva. Annali di Ottalm. XXXVII. Fasc. 7—9 und Kl. M. f. A. 1910. XLVIII/I. 215.

Derselbe, Sifilomi primitivi multipli delle palpebre. Annali di Ottalm. Ref. Jahresber. 1911. XLII. 554.

Peppmüller, Ein epibulbärer syphilitischer Pseudotumor von typisch tuberkulöser Struktur. A. f. O. XLIX und Nachtrag L.

Poli, Su di un nuovo caso di sifiloma iniziale dell' orlo della palpebra super. Annali di Ottalm. XL. 97. Ref. Jahresber. 1911. XLII. 555.

Protopopow, Ein Fall von Tarsitis luetica. Russk. Wratsch. 335. Ref. Jahresber. 1910. 546.
Rollet und Espenel, Plaques muqueuses conjunctivales pseudo-membraneuses; syphilis maligne. Revue générale d'ophth. 1910. 309.
Rollet und Genet, Syphilitischer Schanker des Unterlids und des Kinnes. Revue générale d'Ophth. 1912. Ref. C. f. A. 1912. XXXVI. 309.
Rollet und Grandclément, Chancres syphilitiques de la paupière inférieure chez un enfant de 7 ans. Lyon méd. 1911. Nr. 39. Ref. Wochenschr. f. Therap. u. Hyg. d. A. 1911. Nr. 12.
Rouvillois, Chancre syphilitique de la conjonctive bulbaire. Revue générale d'ophth. 1909. 289. Ref. Jahresber. 1909. XL. 607.
Saemisch, Graefe-Saemisch. II. Aufl. Die Krankheiten der Konjunktiva.
Salzmann, Zwei Fälle von exulzeriertem Gumma der Lider. W. kl. W. 1890. III. 523.
Sautter, Syphilitische Tarsitis. Salvarsanbehandlung. Annals of Ophthalm. 1911. Okt.
Schreiber, Über zwei Fälle von syphilitischen Papeln der Conjunctiva bulbi. A. f. A. 1901. XLII. 259.
de Schweinitz, Later history of a previously reported chancre of the conjunctiva. Ophth. Record. 1911. 92. Ref. Jahresber. 1911. XLII. 599.
Shoemaker, Chancre of the eyelid. Ophth. Record. 1911. 91. Ref. Jahresber. 1911. XLII. 555.
Sichel jr., Ein Fall von Konjunktivalsyphilid. C. f. A. 1880. IV. 145.
Silex, Über Lidbildung mit stillosem Hautlappen. Kl. M. f. A. 1896. XXXIV. 46.
Sourdille, Chancre syphilitique de la conjonctive bulbaire. A. d'Ophth. 1900. XX. 113.
Spoto, Ein Fall von beiderseitiger Tarsitis praecox. Progresso oftalmol. 1909. IV. Ref. C. f. A. Spppl. zu 1910.
Spratt, Primary lues of the bulbar conjunctiva. Ref. Kl. M. f. A. 1913. II. 257.
Stock, Ergebnisse der allgemeinen Pathologie, Lubarsch-Ostertag. 1907.
Suitowsky, Ein Fall von Initialsklerose der Konjunktiva des oberen Lides und seine Behandlung mit 606. Russk. Wratsch. 1213. Ref. Jahresber. 1911. 555.
Terrien, Syphilitische Papel der Conjunctiva bulbi. Kl. M. f. A. 1909. XLVII/I. 192.
Terson, Encyclop. franc. d'ophthalm. 1906. V.
Uhthoff, Ein Fall von großer syphilitischer (gummöser) Ulzeration der Kornea, Konjunktiva und Sklera. Heidelb. Ber. 1907. 266.
Derselbe, Vorstellung eines Falles von Gummata beider Augenlider mit auffällig schneller Rückbildung. B. kl. W. 1910. 1299.
Vasquez, Ulcus durum der Conjunctiva bulbi. Ref. Jahresber. 1908. 590.
Velhagen, Ein Fall von Primäraffekt am Oberlid. Kl. M. f. A. 1896. XXXIV. 59.
Villemonte de la Clergerie, Chancre syphilit. de la conjonctive bulbaire droite. A. d'Ophth. 1910. 43.
Weekers, Gummöse Verdickung der Bindehaut. Soc. belg. d'ophth. 1914. Ref. C. f. d. g. O. 1914. 457.
Wilbrand-Staelin, Über die Augenerkrankungen in der Frühperiode der Syphilis. Hamburg 1897.
Wolfrum und Stimmel, Zwei Fälle von Primäraffekt der Bindehaut. Z. f. A. 1910. XXIV. 141.
Yamaguchi, Über Tarsitis syphilitica unter dem Bild der Amyloiddegeneration. A. f. A. 1905. LI. 8.
Zazkin, Papel der Conjunctiva bulbi. Woenno-med. Journ. 1910. CCXXVII. 319. Ref. Jahresber. 1910. 556.
Zeißl, Zwei interessante Luesfälle (Muskel-, Hoden- und Bindehautsyphilis) und aus diesen Beobachtungen gezogene Schlüsse. M. m. W. 1909. 1891.

Neuntes Kapitel.

Erkrankungen des Tränenapparats.

Die Behauptung Försters (Graefe-Saemisch, I. Aufl.), daß die **Tränendrüse** von Lues vollkommen verschont bleibe, ist schon seit längerer Zeit als unrichtig erkannt. Dabei muß aber doch betont werden, daß bis jetzt erst eine beschränkte Zahl von syphilitischen Affektionen der Tränendrüse beschrieben ist und daß sicher viele erfahrene Ophthalmologen nie einen derartigen Fall gesehen haben. Weiter ist zu berücksichtigen, daß bei den beschriebenen Beobachtungen eine absolute Sicherung der Diagnose durch Spirochätenbefund nicht vorgenommen werden konnte, und daß meist nur die Tatsache einer vorangegangenen spezifischen Infektion und die mehr oder minder schnelle Besserung des Prozesses auf antiluetische Behandlung die einzigen ätiologischen Anhaltspunkte waren. Warum sollten aber auf der anderen Seite die Spirochäten gerade die Tränendrüse absolut meiden, wo wir wissen, daß andere verwandte Drüsenapparate, wie die Speicheldrüsen, von Syphilis heimgesucht werden und wo andererseits feststeht, daß die Tränendrüse von anderen endogenen Schädlichkeiten, wie z. B. der Tuberkulose, sicher betroffen werden kann?

Nach den Beobachtungen von Anargyros und de Lapersonne soll es in seltenen Fällen sogar zu einem Primäraffekt der Tränendrüse kommen.

Bei Anargyros begann die Erkrankung mit einer starken Schwellung und Rötung des Oberlids. Die Tränendrüse selbst konnte als scharf begrenzter, ziemlich harter Tumor gefühlt werden. Die Conjunctiva war glasig und von graugelblichen Knötchen, die unter ihr lagen, durchsetzt. Die zugehörige Präaurikulardrüse sowie die Submaxillardrüse waren geschwollen.

Während bei diesem Fall der Ursprung dunkel war, der Primäraffekt aber infolge des später eintretenden allgemeinen Exanthems als sicher betrachtet wurde, war die Entstehungsart bei der Beobachtung von de Lapersonne klarer.

Einem Arbeiter war ein Fremdkörper unter das Oberlid gekommen. Ein syphilitischer Kollege versuchte den Fremdkörper mit Hilfe eines zusammengerollten Zigarettenpapiers, das er mit seinem Speichel zusammengedreht hatte, zu entfernen. Der Primäraffekt siedelte sich an der oberen Übergangsfalte an und die Tränendrüse war sichtlich vergrößert. Ein zweiter Primäraffekt fand sich im Nasengang derselben Seite.

In beiden Fällen muß man wohl annehmen, daß die Eintrittspforte des syphilitischen Virus in der Conjunctiva lag, und es ist durchaus diskutabel, ob die Tränendrüse in einem solchen Falle als spezifisch erkrankt oder nur als sekundär entzündet aufzufassen ist. De Lapersonne glaubte, daß es sich um einen echt syphilitischen Prozeß handle, besonders weil die Verhärtung der Drüse indolent war und mehrere Monate hindurch so blieb. Eher aber ist noch der spezifische Charakter bei der Beobachtung von Anargyros anzunehmen, weil hier eine mikroskopische Untersuchung stattfinden konnte. Diese ergab in dem derben Teil des Tumor unregelmäßige, durcheinanderziehende Züge von Spindelzellen, dazwischen reichliche Rundzellen, ferner eigentümlich gestaltete, langgestreckte Kerne. Die Geschwulst trug den Charakter einer jungen Bindegewebsschwiele mit teilweise noch zellreichen Partien. Die Gefäße zeigten auffallend dickwandige Adventitia und zeigten in manchen Partien auch ausgesprochene kleinzellige Umwallung.

Von den übrigen beobachteten Erkrankungen der Tränendrüse gehören die meisten wohl dem gummösen Stadium an und sind, wie wir noch sehen werden, durch den chronischen Verlauf ausgezeichnet.

Nur bei einer Beobachtung von Giulini ist ein sehr akuter entzündlicher Verlauf beobachtet worden.

Die Patientin wies positive Wassermann-Reaktion auf, hatte im Jahr zuvor beiderseits eine starke Iritis durchgemacht und wurde der Erlanger Augenklinik unter dem Bilde sehr starker Conjunctivitis mit hochgradiger Schwellung der Oberlider überwiesen. Beiderseits war der ganze obere Orbitalrand stark druckempfindlich. Die Beweglichkeit der Bulbi war nach allen Seiten gestört, die Bulbi selbst waren stark vorgewölbt. Unter Schmierkur und Jodkalium wurde die Schwellung geringer, die Protrusion nahm ab, doch einige Tage später nahmen die Schwellungserscheinungen unter Fieberanstieg wieder zu und an der Stelle der Tränendrüse war nun heftige Druckempfindlichkeit und eine Erhabenheit zu beobachten. Schnell bildete sich aber die ganze Affektion wieder zurück.

Die Dakryoadenitis syphilitica, wie sie zumeist beschrieben worden ist, tritt erst mehrere Jahre nach der Infektion, öfters zusammen mit anderen luetischen Symptomen am Auge auf (Alexander, Bock) und charakterisiert sich durch einen Tumor im oberen äußeren Winkel der Orbita, der die Konfiguration des Oberlids in der bekannten Weise verändert und auch beim Umdrehen des Lides durch die Vortreibung der oberen Übergangsfalte sich kennzeichnet. Die Geschwulst kann sich äußerst langsam entwickeln (bei dem einen Fall von Giulini nahm sie etwa schon seit 3 Jahren zu) und die Patienten leiden nicht selten an heftigen nächtlichen Kopfschmerzen. Der Tränendrüsentumor selbst ist meist hart und kann indolent, aber auch druckempfindlich sein. Die Dakryoadenitis ist fast immer einseitig, war nur in den Beobachtungen von Bock und Giulini doppelseitig. (Der Fall von de Lapersonne ist ätiolog'sch zu unsicher.)

Anatomische Untersuchungen (Albini, Mendez, Giulini) zeigen, daß es sich sicher meist um gummöse Affektionen handelt.

So fand Albini zum größten Teil untergegangenes Drüsengewebe, nur in der Peripherie noch einige gut erhaltene Drüsenpartien mit starker Infiltration junger Zellen. Das dichte, das Zentrum der Drüse durchsetzende Gewebe bedingte die Härte der Drüse. Die Abbildung des Mendezschen Falles zeigt besonders schön, wie außerordentlich stark die Nekrose das Bild beherrschen kann. Der Tumor wird hier aus typischem Granulationsgewebe gebildet, das reich an Lymphocyten und Fibroblasten und mit zahlreichen nekrotischen Herden durchsetzt ist; auch Plasmazellen und Epitheloidzellen konnten nachgewiesen werden, dagegen keine Riesenzellen. Die Gefäße zeigten besonders an der Intima und Adventitia Veränderungen in der Form einer Endo- und Perivasculitis. Von der eigentlichen Drüse bestand nur noch wenig. Spirochäten konnten im Levaditipräparat nicht gefunden werden. Ganz ähnlich ist der histologische Befund in dem Falle von Giulini.

Auch bei kongenitaler Lues ist Dakryoadenitis vereinzelt beobachtet worden. Wood gibt an, daß er unter mehreren 100 Tränendrüsen auch 10 von kongenital-luetischen Kindern untersucht habe; regelmäßig habe er Veränderungen in beiden Drüsen, die viel härter und größer waren als normale, gefunden. Es bestand eine interstitielle Entzündung und Wucherung, und bei den etwas älteren Säuglingen auch eine erhebliche kleinzellige Infiltration im Drüsenparenchym. Die Gefäßwände waren nicht krankhaft verändert, die Gefäße nur im ganzen erweitert und prall mit Blut gefüllt.

Ziemlich alleinstehend ist die interessante Beobachtung Giulinis (derselbe Fall ist offenbar von Rau demonstriert worden). Die 18jährige Patientin mit sicherer angeborener Lues zeigte eine halbkugelige Vorwölbung in der äußeren Hälfte des linken Oberlids und bei Palpation konnte man eine runde, bohnengroße, verschiebliche indolente Geschwulst feststellen. Außerdem entwickelte sich an demselben Auge eine Keratitis parenchymatosa. Nach einiger Zeit trat auch am rechten Auge ein ähnlicher Tumor auf, zu dem sich später gleichfalls eine interstitielle Keratitis hinzugesellte. Die Geschwulst der Tränendrüse bildete sich trotz spezifischer Behandlung erst nach Monaten zurück.

Der Erfolg der antiluetischen Therapie ist überhaupt in den in der Literatur beschriebenen Fällen ein sehr verschiedener, manchmal überraschend prompt, manchmal außerordentlich langsam. Fast immer aber geht die Entzündung und die Vergrößerung der Drüse wieder zurück.

Daß die Lues als ätiologischer Faktor bei der Mikuliczschen Erkrankung nennenswert in Betracht kommt, ist ganz unwahrscheinlich. Gutmann hat einen Patienten mit der typischen doppelseitigen Anschwellung der Tränen- und Speicheldrüsen vorgestellt, der 3 Jahre zuvor Lues akquiriert hatte. Aus dieser Tatsache mit voller Sicherheit die Lues als Entstehungsursache des Symptomenkomplexes anzuschuldigen, erscheint mir aber gewagt, einmal weil bei den vielen sonstigen Beobachtungen dieser Erkrankung die Lues sicher unbeteiligt ist und da ferner in dem Gutmannschen Falle die Affektion trotz Jodkaliumgebrauches erst nach 3 Monaten verschwand. Andererseits muß zugestanden werden, daß wir für die meisten Mikuliczschen Erkrankungsfälle eine Genese noch nicht kennen, ja daß die Krankheit wahrscheinlich durch verschiedene Momente hervorgerufen werden kann (siehe Igersheimer und Pöllot).

Die Erkrankung der **tränenableitenden Wege** beruht zweifellos sehr viel seltener auf akquirierter Lues als auf kongenitaler. Das Moment möglicher luetischer Ätiologie muß aber bei diesen Erkrankungen, auch wenn sie klinisch unverdächtig erscheinen, sowohl bei Erwachsenen als besonders bei Kindern viel mehr erwogen werden, als es bis jetzt meist geschieht.

Primäraffekte können sich auf der Haut über dem Tränensack lokalisieren, wie ich selbst eine Beobachtung früher wiedergegeben habe, oder sie können von der Conjunctiva durch die Karunkel aus die Tränenwege sekundär mitbeteiligen. Das sind aber immerhin sehr seltene Vorkommnisse, und gar nicht beobachtet sind Primäraffekte, die vom Tränensack aus ihren Ursprung nahmen. Ähnlich wie bei den Sklerosen am Lid können die Tränenwege auch durch Prozesse des zweiten Luesstadiums an der Conjunctiva oder Lidhaut indirekt betroffen werden. Es wurde bereits oben erwähnt, daß die Tränenröhrchen durch Plaques muqueuses usw. verlegt oder die Tränenpunkte evertiert werden können, und daß auf diese Weise vermehrtes Tränenträufeln zustande kommt. Tränenträufeln kann auch durch Verschluß des Tränennasenganges bei Coryza syphilitica erzeugt werden (Panas).

Luetische Prozesse am Tränensack gelten im allgemeinen als Ausdruck des tertiären Stadiums der Syphilis und sind entweder durch eine spezifische Nasenerkrankung oder durch Knochenprozesse, besonders am aufsteigenden Ast des Oberkiefers bedingt. Die in der Literatur niedergelegten Beobachtungen sind nicht zahlreich und stammen besonders von französischen Autoren (Tavignot, Lagneau, Sichel, Richet, Panas u. a.). Unter den Knochenerkrankungen werden Exostosen und Hyperostosen des aufsteigenden Oberkieferastes, besonders aber entzündliche, zu Nekrose führende Veränderungen dieses Knochens und der Knochenhaut als Ursache von fistulierenden Tränensackentzündungen genannt.

Alexander beobachtete bei einem syphilitischen Manne außer mehreren älteren Knochendefekten eine mit Abgang nekrotischer Knochenfragmente kombinierte Zerstörung des rechtsseitigen Oberkiefers, die einen Teil der vorderen Wand sowie den Nasalfortsatz ergriffen hatte. Die Sonde gelangte durch einen vielfach gewundenen, mehrere Ausläufer bildenden Fistelgang in den Tränennasenkanal, der mehrfach von Schleimhaut entblößt und rauh erschien. Die Höhle des Tränensacks war mit schwammigen Granulationen ausgefüllt.

Bei den Beobachtungen von Thiry und Galezowsky handelte es sich ebenfalls um syphilitische Geschwüre des Tränensacks auf Grund luetischer Periostitis, beide Male übrigens bei Patienten in der Sekundärperiode der Syphilis, bei Thiry sogar bereits 8 Monate nach der Infektion.

Ein schwerer ulzerativer, gummöser Prozeß des Tränensacks kann, wie z. B. in dem Falle von Panas, sogar ein Kankroid vortäuschen.

Bei einer eigenen Beobachtung lag entweder ein durch Lues vorgetäuschter Lupus oder eine Kombination von Lupus mit Lues vor.

Die 24 jährige Berta Hirschm. (373/12) gab bei ihrer Aufnahme in die Augenklinik zu Halle an, daß sie seit $^1/_2$ Jahr an Tränenträufeln leide und daß seit $^1/_4$ Jahr die Haut über der rechten Tränensackgegend entzündet sei. Als Befund ergab sich:

Beiderseits Gegend des Tränensacks geschwollen, reichliche Entleerung des schleimig-eitrigen Sekrets und auf der rechten Seite eine Ulzeration über dem Tränensack, die in der Hautklinik als lupöses, ulzeriertes Infiltrat angesprochen wird. Die Nasenuntersuchung ergibt normalen Befund. Der linke Tränensack wird exstirpiert, die primäre Naht muß aber nach einigen Tagen wegen Eiterung wieder geöffnet werden. Rechts werden die lupösen Granulationen mit dem scharfen Löffel ausgekratzt, der stark erweiterte Tränensack exstirpiert, und die Wundfläche mit dem Paquelin kauterisiert. Beiderseits dann tägliche Tamponade.

Die Affektion wurde also als Lupus, auf jeden Fall als tuberkulös angesehen und dazu stimmte die Angabe der Patientin, sie sei 2 Jahre zuvor an beiderseitigem Lungenspitzenkatarrh behandelt worden. Wegen einer chronischen Heiserkeit wurde die Untersuchung des Halses erbeten. Hierbei fand sich nun ein vollständiger Defekt der Epiglottis und narbige Veränderungen der falschen Stimmbänder, Affektionen, die sehr für luetische Herkunft sprachen. Die sofort angestellte Wassermann-Reaktion ergab stark positiven Ausfall. Schon auf die erste Neosalvarsaninjektion machte die Überhäutung der granulierenden Hautwunde sehr schnelle Fortschritte und bei weiterer antiluetischer Behandlung war die Patientin nach 3 Wochen entlassungsfähig. Oberflächlich waren allerdings noch immer Granulationen sichtbar. Später wurden noch einmal Granulationen am linken Auge mit dem scharfen Löffel ausgekratzt, wobei die Sonde auf rauhen Knochen stieß.

Die mikroskopische Untersuchung ergab folgenden Befund:

Das Epithel des Tränensacklumens ist zum Teil erhalten, zum Teil abgeplattet und mit Lymphocyten durchsetzt, zum Teil fehlt es ganz. Das subepitheliale Gewebe dicht mit Lymphocyten und auch Plasmazellen infiltriert. Die kleinsten Gefäße zeigen manchmal gerade in dieser Gegend eine gewisse Endothelproliferation, so daß kaum noch ein Lumen besteht. Auch tiefer im Gewebe reichliche, teils diffuse, teils mehr zirkumskripte Rundzellenanhäufungen, ganz gelegentlich Knötchen, die aus einem dichten Mantel von Lymphocyten bestehen und im Innern mehr bläschenförmige (epitheloide) Zellen enthalten. An anderen Stellen Anhäufungen von Plasmazellen. Die Gefäße weiter ab vom Lumen haben öfters geringe kleinzellige Infiltration ihrer Wandung. Nirgends Riesenzellen oder Nekrose.

Der anatomische Befund ist weder für Lues noch für Tuberkulose typisch; berücksichtigen wir die sonstigen klinischen Symptome, so ist es wahrscheinlich, daß es sich in dem vorliegenden Fall um eine luetische Erkrankung des Tränensacks gehandelt hat, und es bleibt fraglich, ob Lupus überhaupt mit im Spiel war. Auch ist nicht mit Sicherheit zu sagen, ob die Tränenwege zuerst erkrankt waren und der Knochen sekundär oder umgekehrt. Nach der im allgemeinen herrschenden Auffassung wird man wohl eine luetische Periostitis als primäre Lokalisation anschuldigen, besonders da die Nase normal gefunden wurde.

Außer diesem Fall habe ich in Halle, seitdem ich auf Lues untersuchte, 13 Patienten beobachtet, bei denen eine positive Wassermann-Reaktion vorlag und die Tränensackaffektion möglicherweise mit der Lues acquisita in Verbindung stand. 5 davon hatten eine Phlegmone des Tränensacks, 7 eine Blennorrhoe (davon einmal doppelseitig) und 1 Patientin eine doppelseitige Tränensackfistel. Bei 6 von diesen 13 Patienten bestanden zweifellos krankhafte Prozesse in der Nase, zum Teil in den Nebenhöhlen; es liegt nahe, die Ursache der Nebenhöhlenerkrankung in einer spezifischen Knochenhauterkrankung zu suchen, wenn natürlich auch umgekehrt die Affektion des Knochens die Folge der Nebenhöhleneiterung sein kann. Über eine dieser Patienten werde ich in dem Kapitel Orbita Näheres berichten (Selma Böh.). Sehr merkwürdig ist, daß bei drei meiner Patienten mit orbitalen luetischen Leiden Tränensackaffektionen nachzuweisen waren. Allerdings waren die Tränensackprozesse bei einseitiger orbitaler Lues manchmal doppelseitig oder saßen bei orbitaler Syphilis der einen Seite am anderen Auge; dennoch dürfte es wohl wahrscheinlich sein, daß zwischen dieser orbitalen Syphilis und den Tränensackprozessen direkte Beziehungen bestanden, und daß periostale, luetische Vorgänge das Bindeglied bildeten.

Ich bin überzeugt, daß bei meinen Fällen die Tränensackaffektion öfters nur zufällig einen Syphilitiker betraf. Das möchte ich besonders für manche Beobachtungen einfacher Blennorrhoe annehmen; bei phlegmonösen Prozessen aber sprach meist schon der gute Erfolg einer spezifischen Kur für einen inneren Zusammenhang.

Ebenso wie bei der orbitalen Syphilis fällt auch bei den Erkrankungen der tränenabführenden Wege das Überwiegen des weiblichen Geschlechts auf. Unter meinen 13 Patienten befanden sich nur drei Männer[1].

Daß Tränenträufeln und auch Eiterungen des Tränensacks bei Sattelnase auf **kongenital-luetischer** Basis vorkommen, ist eine dem Ophthalmologen wohl geläufige Tatsache und auch ohne weiteres verständlich, wenn man die schweren Veränderungen an der Schleimhaut und dem Knochenknorpelgerüst der Nase berücksichtigt. Weniger bekannt dagegen scheint zu sein, daß auch ohne diese schweren, schon äußerlich sichtbaren Veränderungen der Nase Affektionen der Tränenwege bei kongenital Luetischen nicht selten vorkommen. Ich selbst wurde auf diese Tatsache während meiner systematischen Untersuchungen über die Beziehungen von Syphilis und Auge aufmerksam und sah erst später, daß man, besonders in Frankreich, diesem Punkt schon Beachtung geschenkt hat.

So zeigte Chaillous ein kleines Kind mit verengertem Tränenkanälchen und Abplattung der Nasenwurzel. Die Abplattung der Nasenknochen schien die Ursache der Stenose zu sein. Terson wies in derselben Sitzung darauf hin, daß er bei Lues hereditaria tarda öfters Dakryocystitis zusammen mit Ozäna, Phlegmonefisteln und Keratitis parenchymatosa gesehen habe. Antonelli unterscheidet zwischen primärer Erkrankung der Tränenwege, bei denen keine Affektion des Nasenknochengerüstes, keine chronische Rhinitis, Ozäna oder dgl. vorliegt und den sekundären Erkrankungen der Tränenwege mit vorausgehender Periostitis oder Erkrankung der Nasenschleimhaut. Seiner Meinung nach — und darin stimme ich vollkommen mit ihm überein — sind die tränenabführenden Wege bei angeborener Lues sehr viel häufiger ergriffen als bei akquirierter. Bei Aufzählung der verschiedenen syphilitischen Affektionen, die er bei seinen 125 erbsyphilitischen Kindern gefunden hat, erwähnt Sidler-Huguenin nebenbei 6 mal Erkrankungen der tränenabführenden Wege, 4 mal Dakryostenose, einmal Tränensackfistel, einmal Dakryocystitis. Wenn ich noch die mir in kurzem Referat zugängliche Bemerkung Stierens, daß Dakryocystitis bei syphilitischen Kindern nicht ungewöhnlich sei, zitiere, so habe ich die hierhergehörige Literatur, wie ich glaube, erschöpft.

Da nach meinen Erfahrungen bei Erkrankungen des exkretorischen Tränenapparates im Kindesalter die angeborene Lues eine sehr große Rolle spielt, so möchte ich meine Beobachtungen auf diesem Gebiet hier kurz besprechen.

Es handelt sich bei sämtlichen Patienten um angeborene oder, was sich ja oft nicht ganz ausschließen läßt, um in der frühesten Kindheit erworbene

---

[1] Bei dem sehr reichlichen Tränensackmaterial in Göttingen war Lues nur in einzelnen Fällen nachzuweisen.

Lues. Das früheste Alter beträgt 2 Jahre. Die Tränensackeiterung bei Neugeborenen hat im allgemeinen nichts mit Lues zu tun. Die Angabe Galezowskis, die Dakryocystitis der Neugeborenen sei oft tuberkulös oder syphilitisch, dürfte wohl als reine Phantasie aufzufassen sein; einen Beweis für diese Behauptung hat er jedenfalls nicht erbracht.

Von Affektionen der Tränenwege kommen Dakryostenose mit Epiphora, blande Tränensackblennorrhoe, Tränensackfistel, Dakryocystitis und Tränensackphlegmone in Betracht. Recht häufig wurden andere Erkrankungen der Augen, vor allem die spezifische Chorioretinitis, aber auch Keratitis parenchymatosa festgestellt.

Man kann drei Gruppen unterscheiden.

Gruppe 1 ist dadurch ausgezeichnet, daß eine Erkrankung der Nase nicht festgestellt werden kann. In einem solchen Falle war es mir auch nicht möglich, irgendwelche Anomalien des Knochens aufzufinden. Wie man sich in diesem Fall einfacher Tränensackblennorrhoe den Zusammenhang mit der Lues vorzustellen hat, ist mir nicht recht klar, besonders da eine spezifische Therapie keine Einwirkung auf den Prozeß ausübt. Daß ich Spirochäten in dem exstirpierten Sack nicht nachweisen konnte, scheint mir nach keiner Richtung hin beweisend, denkbar wäre vielleicht, daß die Blennorrhoe schon ziemlich lange bestand und ursprünglich durch eine im ersten Lebensjahr spielende spezifische Koryza, die selbst spurlos abgeheilt ist, ausgelöst wurde.

Gruppe 2 hat als gemeinsamen Faktor Veränderungen in der Nase, die aber nicht als spezifisch angesehen werden können. Zwar muß man nach den Erfahrungen Hochsingers mit der Möglichkeit rechnen, daß die adenoiden Vegetationen auf der Grundlage einer früher bestandenen Koryza sich entwickelten, doch ist diese Entstehungsweise absolut unsicher. Fraglich ist es ferner und in mehreren Fällen sogar unwahrscheinlich, daß die Affektion des Nasen-Rachenraums die Erkrankung der Tränenwege zur Folge gehabt hat. Bei einer Patientin, die rhinologisch eine Ozäna darbot, ging die Dakryocystitis auf antiluetische Behandlung so prompt zurück, daß an eine periostale Affektion gedacht wurde, und diese Vermutung wurde nach Rückgang der entzündlichen Schwellung verstärkt, als man an dem Knochen der Tränensackgegend eine Verdickung palpieren konnte.

Die mikroskopische Untersuchung der drei exstirpierten Tränensäcke ergab die Zeichen einer unspezifischen Entzündung in Form von Rundzelleninfiltration.

Bei Gruppe 3 konnte ein spezifischer Nasenbefund, der sich bei manchen auch schon äußerlich in Form einer Sattelnase äußerte, nachgewiesen werden. Auch in solchen Fällen kann sich die Tränensackblennorrhoe spezifischer Behandlung gegenüber völlig resistent verhalten; andererseits sah ich besten Erfolg einiger weniger Neosalvarsaninjektionen bei der Tränensackphlegmone; die günstige Beeinflussung war hier durch die Ausstoßung des nekrotischen Nasenknochensequesters bedingt.

Die therapeutischen Erfolge sind bei meinen bisherigen Beobachtungen nur selten nennenswert gewesen, trotzdem sollte man meiner Meinung nach stets zunächst eine konservative Behandlung versuchen; dafür scheinen sich die entzündlichen Tränensackveränderungen (Dakryocystitis und Phlegmone) besser zu eignen als die Blennorrhoe oder gar die Stenose.

Es muß entschieden mehr als früher beachtet werden, daß Erkrankungen der tränenabführenden Wege bei Kindern etwa im Alter von 2 bis 14 Jahren sehr häufig auf angeborener Lues beruhen oder zum mindesten Personen mit kongenitaler Lues betreffen. Um mir eine Vorstellung über die Häufigkeit dieser Ätiologie bei der besprochenen Erkrankung zu verschaffen, habe ich alle Erkrankungen der tränenabführenden Wege im Kindesalter, die in den letzten Jahren in der Hallenser Augenklinik beobachtet wurden, zusammengestellt und glaube danach berechtigt zu sein, anzunehmen, daß in diesen Fällen die angeborene Lues in etwa 50 % der Fälle ätiologisch in Betracht kam. Zu diesem Ergebnis stimmt sehr gut, daß ich in Göttingen innerhalb von ³/₄ Jahren unter vier Fällen von Tränensackerkrankung in dem oben bezeichneten Alter zweimal Lues nachweisen konnte; beidemal handelte es sich um eine Phlegmone ohne Nasenbefund und ohne sonstige auffällige Luessymptome.

Literatur:

Erkrankungen der Tränenwege.

Alexander, Syphilis und Auge. Wiesbaden 1889. 36.

Anargyros, Ein Fall von Primäraffekt der Tränendrüse. Beitr. z. A. 1901. Heft 48. 96.

Antonelli, Pathologie naso-lacrymale dans la syphilis héréditaire. A. d'Ophth. 1909. XXVIII. 599.

Chaillous, Tränenträufeln bei einem hereditär-luetischen Kind. Cl. ophth. 1902. 213.

Galezowski, Recueil d'Ophth. 1872—76.

Giulini, Beiträge zur luetischen Entzündung der Tränendrüse. Inaug.-Diss. Erlangen 1914.

Goldzieher, Beitrag zur Kenntnis der symmetrischen Orbitaltumoren. Z. f. A. 1902. VII. 9.

Gutmann, Mikuliczsche Krankheit in ihrer Beziehung zur Lues. B. kl. W. 1907. Nr. 36. C. f. A. 1907. 113.

Hochsinger, Studien über die hereditäre Syphilis. Wien 1914.

Igersheimer, Über die Erkrankung der tränenabführenden Wege bei hereditärer Lues. Kl. M. f. A. 1914. LII/I.

Igersheimer und Pöllot, Über die Beziehungen der Mikuliczschen Erkrankung zur Tuberkulose. A. f. O. 1910. LXXIV.

Kalt, Pathologie de l'appareil lacrymal. Encyclop. franç. d'ophth. 1909. VIII.

Lagneau, Arch. génér. de Médecine 1877.

de Lapersonne, Dacryoadenites syphilitiques. A. d'Ophth. XXII. 760.

E. Mendez, Gummöse Syphilis der Tränendrüse. Kl. M. f. A. 1910. XLVIII/I. 533.

Panas, Syphilis des voies lacrymales. A. d'Ophth. 1902. XXII. 753.

Rau, Doppelseitige Dacryoadenitis luetica. M. m. W. 1909. 1157.

Richet, Gaz. des hôpitaux 1872.

Sichel fils, A. d'ocul. 1868.

Sidler-Huguenin, Über die hereditär-syphilitischen Augenhintergrundserkrankungen usw. Beitr. z. Augenh. 1904. VI.

Stieren, Augenerscheinungen bei erblicher Syphilis. The ophthalm. Record. 1911. Juli. Ref. C. f. A. 1912. XXXVI. 61.

Zehntes Kapitel.

Cornea. Sklera.

Unter den mit der syphilitischen Infektion in Zusammenhang stehenden **Hornhaut**erkrankungen spielt die Keratitis parenchymatosa eine ganz dominierende Rolle; sie wird im folgenden um so genauer behandelt werden, als sie zu den häufigsten luetischen Augenerkrankungen gehört und dabei noch die meisten ungelösten Probleme in sich birgt. Bei der Schilderung dieser Erkrankung wird es auch möglich sein, auf die gummösen Prozesse der Hornhaut und die bei Lues acquisita vorkommende Keratitis punctata profunda syphilitica Mauthners einzugehen. Auf die Keratitis neuroparalytica komme ich S. 587, auf die Keratomalacie S. 609 zu sprechen.

I. Keratitis parenchymatosa.

Die folgende Schilderung bezieht sich auf die sogenannte primäre Keratitis parenchymatosa, wie sie jeder Ophthalmologe als Crux seiner Praxis kennt. Mit dem Wort „primär" soll aber nur der Gegensatz zu den zweifellos „sekundären", an Iridocyclitis, Skleritis usw. sich anschließenden Parenchymtrübungen der Hornhaut zum Ausdruck kommen, nicht aber gesagt sein, daß die hier beschriebene Erkrankung anatomisch primär in der Hornhaut entsteht oder einzig und allein die Hornhaut befällt. Daß die Cornea allein oder zuerst dabei erkranken kann, beweist der anatomische Befund von Elschnig, für die meisten Beobachtungen ist dieser Nachweis unmöglich. Ich stelle mich in der Definition des Krankheitsbildes „Keratitis parenchymatosa" ganz auf den Standpunkt, wie ihn E. von Hippel 1908 vertreten hat und werde, um den mißverständlichen Ausdruck „primär" möglichst zu vermeiden, stets von der „typischen" Keratitis parenchymatosa reden, wie sie uns aus der klinischen Anschauung bekannt ist. Das Typische liegt einmal in dem Aussehen der erkrankten Hornhaut, ferner aber — und das wird oft zu gering gewertet — in der charakteristischen Verlaufsweise der Krankheit.

a) Verlauf.

Will man eine sichere Vorstellung über den Beginn der Keratitis parenchymatosa gewinnen, so kann man strenggenommen nur diejenigen Fälle verwerten, die man vom ersten Entstehen ab beobachten konnte. Unter dem Krankenmaterial, das meiner Bearbeitung zugrunde liegt, entsprechen nur etwa 20 von 300 Patienten dieser Forderung. Es handelt sich dabei immer um Kranke, die sich wegen einseitiger Keratitis parenchymatosa in der Klinik aufhielten und bei denen während des Aufenthalts die Entzündung am zweiten Auge entstand. Nur diese Fälle eignen sich aber auch zur Beantwortung der Frage, ob die typische Keratitis parenchymatosa — klinisch wenigstens — im allgemeinen primär in der Hornhaut entsteht.

Vier Arten des Beginns der typischen Keratitis parenchymatosa lassen sich unterscheiden. Am häufigsten beginnt die Erkrankung sicher in den Randteilen der Hornhaut. Gleichzeitig oder einige Tage nach dem Einsetzen von Lichtempfindlichkeit, Tränen und ciliarer Injektion des Auges kommt es am Hornhautrand zu einer zarten Trübung, die entweder infiltratartig oder von diffusem Charakter ist. Diese schreitet nach dem Zentrum zu fort und kann in wenigen Tagen die ganze Hornhaut ergreifen; manchmal dauert dieses Fortschreiten auch mehrere Wochen. Das Fortschreiten selbst geschieht entweder so, daß die diffuse Trübung sich ebenfalls diffus weiter verbreitet oder daß am Rande der peripheren, eventuell zungenförmigen Trübung kleine neue Infiltrate auftreten, die dann zum Teil konfluieren; manchmal ist die ganze Trübung aus fleckförmigen Opazitäten zusammengesetzt. Auch die diffuse Trübung läßt sich am Hornhautmikroskop sehr oft in kleinste Pünktchen auflösen. Die Trübungen selbst können auch einen streifigen Charakter annehmen. Infiltrate und diffuse Trübungen sind sehr häufig bei ein und demselben Fall kombiniert anzutreffen, wobei die Infiltrate in sehr verschiedenen Tiefen der Hornhaut sitzen und öfters kaum oder gar nicht von gröberen Präzipitaten unterschieden werden können. Die Farbe der Infiltrate ist weißgraulich, hat auch manchmal einen Stich ins Gelbe. Sie können gelegentlich so oberflächlich im Parenchym sitzen, daß sie die Oberfläche der Hornhaut überragen. Die punktförmigen Trübungen können der diffusen Form auch längere Zeit vorangehen, wie z. B. in der Beobachtung von Kiributsi und Outsi.

Bei ihrem 26 jährigen Patienten bestanden massenhaft feinfleckige, tiefliegende Trübungen der Cornea, die sich größtenteils im Laufe eines Monats resorbierten. Nach 1—2 Monaten kam dann eine typische, diffuse, interstitielle Keratitis zum Ausbruch.

Der weitere Verlauf dieser häufigsten Form der Keratitis parenchymatosa ist nun der, daß die Trübung an Sättigung zunimmt und die Infiltrate sich vermehren. Bei Beobachtung an der Spaltlampe mit 65—86facher Vergrößerung dokumentiert sich das Weitergreifen der Erkrankung an der Grenze zum gesunden Hornhautgewebe durch eine intensive Trübung des „Saftlückensystems" und durch Streifentrübungen an der Hornhauthinterfläche (Koeppe). Es beginnt dann die Vaskularisation derart, daß an einer oder mehreren Stellen zugleich tiefe, öfters aber auch mehr oberflächliche Gefäße in die Hornhaut hineinwachsen. Manchmal sieht ein Pannus so aus, als sei er von fortgesetzten Konjunktivalgefäßen gebildet und erst bei genauer Untersuchung am Hornhautmikroskop erkennt man, daß es sich um die Fortsetzung dicht unter der Conjunctiva gelegener episkleraler Gefäße handelt. Diese Gefäße können so fein bleiben, daß sie nur mit Vergrößerungsglas sichtbar werden, sie können aber auch derartig zahlreich werden, daß sie den betreffenden Teilen der Hornhaut ein ausgesprochen rosafarbenes Aussehen verleihen. Um so intensiver tritt dann die von Gefäßen mehr frei gebliebene grau getrübte, meist in der Mitte gelegene Partie hervor; unter Umständen erhält aber auch die ganze Hornhaut durch den Gefäßreichtum ein fast fleischartiges Aussehen. Die Verästelung der tiefen, aus dem Ciliargefäß stammenden Gefäßästchen erfolgt nicht baumförmig, sondern bekanntermaßen besenreiserartig.

Die Trübung der Hornhaut hat im weiteren Verlauf meistens die Neigung, sich von den Rändern her manchmal allseitig, manchmal auch mehr lokal aufzuhellen. Das Zentrum kann dann dieselbe Dichtigkeit behalten, oder auch an Dichte zunehmen. Es kann zu einer scheibenförmigen, zentralen Trübung oder auch zu einer zentral gelegenen ringförmigen Anordnung der Infiltrate kommen. Diese Zunahme der Dichtigkeit im Zentrum kann ein vorübergehendes Stadium bilden, aber auch lange bestehen bleiben.

Im weiteren Verlauf werden die Gefäße dünner und verlieren manchmal, allerdings erst nach langer Zeit, ihr Blut. An der Nernstspaltlampe gelingt es oft noch in obliteriert scheinenden Gefäßen rollende Blutkörperchen zu sehen. Die Trübungen der Hornhaut hellen sich auf, doch ist diese Aufhellung eine ungemein verschieden starke. Sie kann so weit gehen, daß im späteren Leben kein oder kaum nur ein Hauch die ehemalige Infiltration verrät und kann andererseits so dicht bleiben, daß sie dem Auge für das ganze Leben schweren Schaden zufügt.

Die Oberfläche der Hornhaut ist bei der besprochenen Form in etwa der Hälfte der Fälle dadurch an dem Prozeß beteiligt, daß sie eine Stippung oder Stichelung aufweist. In etwa ein Viertel der Fälle lassen sich Beschläge der Descemetschen Membran nachweisen und bei etwa der Hälfte der Patienten ist die Iris sichtbar beteiligt, meist in Form der Hyperämie, seltener kommt es zu exsudativen Prozessen und hinteren Synechien. Auf die Einzelheiten der Irisbeteiligung komme ich später noch zurück.

Eine zweite Form des Beginnes der Keratitis parenchymatosa ist die zentrale Trübung. Sie kann als erste und Haupterscheinung vorhanden sein, derart, daß die Trübung tatsächlich nur zentral sitzt und die peripheren Teile der Cornea ganz frei sind oder daß eine intensivere zentrale Trübung die Mitte einer zarteren diffusen, die Randpartien freilassenden Trübung bildet. Die zentrale Trübung kann die Form einer tiefgelegenen, grauweißen Scheibe haben oder aus grauweißen resp. gelblichen, tiefgelegenen Infiltraten sich zusammensetzen, die einen Ring bilden. Infiltrate und Scheibenform können sich wieder kombinieren, auch kann die eine Form in die andere übergehen. Im weiteren Verlauf bleibt meistens auch dann, wenn die Hornhauttrübung diffuser wird, das Zentrum die am stärksten betroffene Partie, seltener wird die Hornhauttrübung ganz homogen.

Die Vaskularisation geht meist bandförmig vom Rande nach der zentralen Trübung hin, an einer Stelle oder an mehreren Stellen der Hornhaut. Nicht selten ist aber von einer Vaskularisation nichts zu sehen; damit geht wohl Hand in Hand, daß die subjektiven Beschwerden und die Injektion manchmal recht erheblich, in einem relativ großen Prozentsatz aber auffallend gering sind oder gar fehlen.

Über der zentralen Trübung ist die Oberfläche häufig gestichelt. Beschläge finden sich in etwa ein Viertel der Fälle, die Iris scheint etwas seltener beteiligt zu sein als bei der ersten Form der Keratitis parenchymatosa.

Auffallend ist, daß die vorwiegende Beteiligung der Hornhautmitte sich, wenn auch durchaus nicht ausschließlich, so doch besonders häufig bei kleinen Kindern findet.

Die Aufhellung der Trübung geht meistens sehr gut von statten, so daß ein schlechterer Visus als $^5/_{20}$, soweit er nicht durch Fundusveränderungen bedingt ist, selten vorkommt.

Eine typisch aussehende und nur auf die Hornhaut beschränkte parenchymatöse Entzündung kann aber auch ursprünglich von einer Episkleritis ausgegangen sein. Wir hätten es bei dieser dritten Art des Beginnes eigentlich also mit einer sekundären Parenchymatosa zu tun.

Walter Los., 4 Jahre (355/1913) sicher kongenital-luetisch, war 1911 wegen einer linksseitigen, hauptsächlich zentral gelegenen Keratitis parenchymatosa in unserer Behandlung. Ein Jahr später findet sich am rechten Auge eine Episkleritis und am temporalen Hornhautlimbus ein episkleraler Knoten. Von dieser Stelle aus gehen mehrere kleine parenchymatöse Trübungen in die Cornea hinein. Nach mehreren Tagen verschwindet die Skleritis, um dann kurz wieder aufzutauchen. Sie ist dann ganz verschwunden und das tiefgelegene Hornhautinfiltrat bleibt allein zurück. Ophthalmoskopisch war in der weitesten Peripherie nichts von Veränderungen zu sehen.

Auffallend im Beginn war auch folgender Kasus:

Walter Trü., 6 Jahre (A. B. 3468/1912) kam am 27. IX. 1912 in die Poliklinik mit einer sehr intensiven, bläulichen episkleralen Injektion. Auf der Hornhaut waren mit dem Mikroskop einige feine, punktförmige, subepitheliale Trübungen, besonders rechts zu sehen, wie man sie auch bei konjunktivalen Prozessen häufig antrifft. Die episklerale Injektion war zeitweise stärker, zeitweise ging sie fast ganz zurück. So verlief die Entzündung etwa einen Monat lang, und mußte, während im Anfang eine mehr skrofulöse Ätiologie einer tiefen Conjunctivitis angenommen wurde, als etwas Eigenartiges angesehen werden. Die interne Untersuchung ergab einen harten Milztumor und auch positiven Wassermann. Am 25. X. 1912 trat dann eine typische Keratitis parenchymatosa am rechten Auge auf, die sich immer mehr verbreitete und zu dem Bild einer ganz typischen diffusen Keratitis parenchymatosa führte. Zugleich bestand beiderseits eine ausgesprochene Irishyperämie. Der ophthalmoskopische Befund war auch in der weitesten Peripherie normal.

Diese Fälle von einer mehr sekundären Keratitis parenchymatosa habe ich doch mit berücksichtigen zu müssen geglaubt, weil sie sich in einem späteren Stadium vollständig wie eine echte Parenchymatosa verhalten und zweitens, weil sie sich meist doch durchaus von der typisch-sekundären, mehr sklerosierenden Keratitis nach Skleritis unterscheiden. Die Tatsache, daß der Entzündungsprozeß in der Episklera oder vielleicht in der Sklera selbst ansetzt, kann klinisch noch nicht als Beweis dafür angesehen werden, daß die Hornhauttrübung als eine Art Ernährungsstörung infolge des Entzündungsprozesses in der Umgebung zustande kommt, sondern es ist durchaus möglich, daß die Ursache der Entzündung auch hier im Parenchym gelegen ist. Der völlig normale ophthalmoskopische Befund in den beiden letzten Fällen schien auch dafür zu sprechen, daß nicht eine Uveitis anterior der primäre Krankheitsherd war, wie man ihn bei der sklerosierenden, meist auf tuberkulöser Grundlage beruhenden Keratitis antrifft.

Trotzdem ist es klar, daß bei dem Hineinbegreifen dieser Zwischenform von primärer zu sekundärer Keratitis der subjektiven Auffassung der verschiedenen Autoren großer Spielraum gelassen ist, und ich führe gerade auf diese Formen die mannigfachen ätiologischen Dissonanzen im Urteil der verschiedenen Autoren zurück, auf die ich später noch zu sprechen komme.

Ein vierter äußerst seltener Beginn einer dem klinischen Anblick nach durchaus typischen parenchymatösen Hornhautentzündung ist der, daß der Parenchymatosa eine Iritis vorausgeht, während bei den beiden ersten typischen Formen die Iris immer koordiniert oder häufiger noch sekundär ergriffen zu sein scheint. Einer der wenigen Fälle dieser Art, die ich beobachtete, lag so:

Marie Zindl., 8 Jahre (99/1911), ein sehr schwächliches Kind, das bis dahin an den Augen nichts zu klagen gehabt hatte, weist beim Eintritt in die Klinik rechterseits multiple, parenchymatöse Infiltrate, Descemetsche Beschläge und starke Irishyperämie auf. Am linken Auge bestehen nur feine Descemetsche Beschläge und eine hintere Synechie. Die Beschläge des linken Auges werden zahlreicher und einen Monat nach Aufnahme in die Klinik kommt es zu einer hauchigen, progressiven parenchymatösen Trübung der Hornhaut, die mit einigen tiefen Infiltraten durchsetzt ist. Schließlich bildet sich die linksseitige Hornhautentzündung zu einer typischen annulären Form aus. Dabei sind in der Iris noch lange sehr starke Gefäßkonvolute nachweisbar.

Auch hier ist nicht vorauszusetzen oder wenigstens durchaus nicht nötig anzunehmen, daß der Hornhautprozeß die Folge einer Ernährungsstörung infolge der bestehenden Iridocyclitis war, sondern ebensogut denkbar, daß die Hornhautentzündung von demselben schädlichen Agens hervorgerufen wurde wie die Iritis und Cyclitis.

Gelegentlich ist man in eine gewisse Verlegenheit versetzt, ob man einen Fall, der typische Beschläge auf der Descemet und geringe tiefliegende Hornhauttrübung aufweist, zur Iridocyclitis oder Keratitis parenchymatosa rechnen soll; der Verlauf wird dann meist entscheiden.

Hat die Krankheit den Höhepunkt erreicht, der allerdings monatelang währen kann, so beginnt das Stadium der Rückbildung; die subjektiven Reizerscheinungen mildern sich und die Trübung der Hornhaut beginnt sich aufzuhellen. Meistens setzt diese Aufhellung am Rand der Hornhaut ein und erfolgt in der S. 185 angegebenen Weise. Die Dauer und Stärke der Aufhellung ist sehr verschieden. Selbst bei den schwersten und hartnäckigsten Trübungen kann man noch nach Jahr und Tag wesentliche Besserungen erleben, doch bleiben viele auf einem gewissen Stadium der Aufhellung stehen (S. 207).

Es sei nun näher auf die Erscheinungen eingegangen, die am Auge selbst in direkter Beziehung zur frischen Keratitis parenchymatosa stehen.

Die subjektiven Beschwerden, die in den meisten Fällen recht erhebliche sind, bestehen vor allem in Lichtscheu und Tränen. Sie sind fast immer dann vergesellschaftet mit einer ciliaren Injektion. Lichtscheu und Injektion können aber auch sehr geringgradig sein, in seltenen Fällen sogar fehlen und es scheint fast, als ob diese mangelnden Reizerscheinungen dann ganz besonders zu finden sind, wenn der korneale Prozeß fast nicht oder gar nicht vaskularisiert ist. Mehrere derartige eigene Beobachtungen stehen in Übereinstimmung mit Befunden, wie sie Elschnig (A. f. O. Bd. 62, S. 482 und 483) geschildert hat.

Die oberflächlichen Schichten der Hornhaut treten in dem Bild der Keratitis parenchymatosa und vor allem im Wesen derselben zwar zurück, sind aber doch sehr häufig mit ergriffen. Die Oberfläche kann, besonders im Anfang glatt und spiegelnd sein, kann es auch bleiben, meist aber wird sie matt, wie angehaucht und sehr oft erhält sie ein gestipptes oder gesticheltes Aussehen. Diese Stichelung, die über die ganze Hornhaut verbreitet sein kann oder nur die erkrankte Partie umfaßt, ist zwar wahrscheinlich auf eine Läsion der epithelialen Schichten zurückzuführen, kann aber die obersten Epithellagen nicht betreffen, da die Fluoresceinfärbung ein negatives Resultat ergibt. Dem Aussehen nach gleicht sie sehr dem Zustand beim akuten Glaukom, sie ist aber bei der Parenchymatosa nicht der Ausdruck einer Drucksteigerung, da sie auch bei normaler und subnormaler Tension sich findet. Zeitlich tritt die Stichelung entweder mit der Parenchymtrübung zusammen auf, oder aber, und zwar häufiger, erst einige Zeit später. Nie habe ich sie der Parenchymtrübung vorangehen sehen.

Das Epithel der Hornhaut kann auch einen aufgelockerten Eindruck machen und hie und da kann es sich bläschenförmig abheben, in diesem Zustand kann es auch schließlich zu einem Epitheldefekt kommen. Wie Alexander angibt, hat v. Graefe zuerst auf die Bläschenbildung bei parenchymatöser Keratitis aufmerksam gemacht. In letzter Zeit beobachtete ich eine Patientin (Salzm. 1916), bei der es immer wieder zur Bildung einer quadrantengroßen Epithelblase kam; die sehr schmerzhafte Affektion trotzte allen therapeutischen Eingriffen.

Während ich früher schon erwähnt habe, daß tiefliegende Trübungen auch die oberflächlichen Schichten mitergreifen können, so können manchmal auch Trübungsherde in dem parenchymatös getrübten Auge von vornherein so oberflächlich liegen, daß sie von einem gewöhnlichen Hornhautinfiltrat bei skrofulöser Keratitis nicht zu unterscheiden sind. Auf den Zusammenhang solcher infiltratartigen Bildungen mit phlyktänenartigen Prozessen komme ich später noch zurück.

Gelegentlich kommt es auch zu richtigen Ulcera der Hornhaut. Ob allerdings diese Ulcera mit dem spezifischen Hornhautprozeß in einem Zusammenhang stehen oder eine mehr zufällige Komplikation bilden, lasse ich dahingestellt. Elschnig behauptet im Axenfeldschen Lehrbuch, daß ulzerative Prozesse der Hornhaut bei der Keratitis parenchymatosa niemals vorkämen. Sicher sind sie immer sekundär.

Eine sehr seltene, in der Oberfläche spielende Komplikation stellt folgende, in der Hallenser Klinik beobachtete Affektion dar:

Der 13 jährige Otto Hahnd. (J. N. 95/1907), der sich in einem sehr herabgesetzten Ernährungszustand befindet und schon lange an Tränenleiden behandelt wird, wird wegen beiderseitiger Keratitis parenchymatosa aufgenommen. Rechts ist die Haut um die Lider ekzematös, das Unterlid leicht ektropioniert. Das untere Tränenröhrchen ist geschlitzt, aus dem Tränensack schleimiges Sekret ausdrückbar. Links Lider äußerlich normal, Tränenfistel, beiderseits diffuse Keratitis parenchymatosa. Etwa einen Monat später ist das Ekzem der Haut am rechten Auge fast verschwunden, die Trübung der Cornea hat sich nicht wesentlich verändert, dagegen ist nun die ganze Hornhaut in ihren Randteilen in 2 mm Breite aufgequollen und sieht gelatinös aus. Ein ähnliches Aussehen hat die benachbarte Conjunctiva bulbi. Erst ganz allmählich, im Verlauf von Monaten, geht diese gelatinöse Auflockerung zurück und beginnt dann, wenn auch nicht so ausgedehnt, in derselben Weise am linken Auge. Fluorescein färbt diese Partie nicht. Gelbe Salbe scheint sie gut zu beeinflussen. Ein starkes Büschel tiefer Gefäße zieht in die Partie hinein. Die Parenchymtrübung der Hornhaut hellt sich während dieser Affektion der Randteile langsam auf.

Etwa 2 Monate nach dem Beginn der gelatinösen Auflockerung tritt ohne bekannte Ursache in der rechten Gesichtshälfte ein Erythem mit quaddelartigen Erhebungen am Auge auf, das sich öfters wiederholte.

Bei einer Nachuntersuchung einige Jahre nach Ablauf der Hornhauterkrankung war von der Affektion der Randteile nichts mehr nachweisbar. Es bestanden nur Reste des parenchymatösen Prozesses.

Dieser merkwürdige, sicher seltene Befund scheint eine gewisse Ähnlichkeit mit einem Fall von Trantas zu haben, den dieser als bourrelet périkératique beschreibt.

In seinem Falle handelte es sich um einen 19 jährigen Mann, der an sicher akquirierter Lues litt und der kurz vor dem Ausbrechen des Exanthems eine Affektion des linken Auges bekam. Außer der Madarosis am Unterlid und einer starken Injektion der Conjunctiva tarsi und bulbi war als besonders auffallende Erscheinung ein perikeratitischer Wulst sowie eine gelblich gelatinöse Verdickung der Conjunctiva zu beobachten. Der Wulst war ziemlich hart und widerstandsfähig, wenn man ihn mit dem Finger berührte. Die Cornea, die zuerst ganz intakt war, zeigte später einige fluoresceinfärbbare kleine Defekte. Der Sitz des Primäraffekts war durchaus nicht aufzufinden. Der Wulst, der bei Schmierkur sich zuerst vergrößerte, nahm bei weiteren Hg-Injektionen ab und verschwand. Die histologische Untersuchung eines kleinen exzidierten Stückchens ergab Infiltration, Ödem und Gefäßlosigkeit.

Gemeinsam ist diesen beiden seltenen Beobachtungen der perikeratitische Wulst und das gelatinöse Aussehen. Ob die von Elschnig beschriebene syphilitische Infiltration der Bindehaut auch hierher gehört, bleibe dahingestellt.

Die Hinterfläche der Hornhaut kann bei der Keratitis parenchymatosa dadurch mitbeteiligt sein, daß sich die Descemetsche Membran in

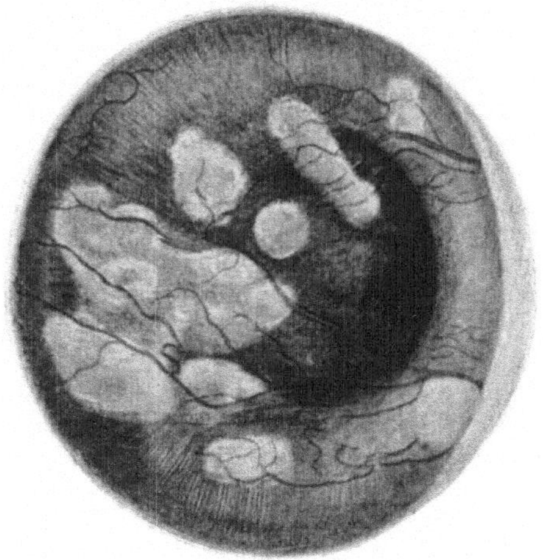

Abb. 25. Plaqueartige Beschläge bei Keratitis parenchymatosa.

Falten legt. Diese Falten, die immerhin nicht sehr häufig zu beobachten sind, treten entweder in Streifenform auf und durchkreuzen sich dann meist, oder sie sind ringförmig oder selbst rosettenförmig (siehe Abb. 29) angeordnet. Wenn Faltenbildung besteht, so ist auch fast immer eine Beteiligung der Iris nachzuweisen.

Diese Streifenbildungen, die von Raehlmann zuerst gesehen wurden, führte Schirmer auf ein Ödem der Hornhauthinterfläche zurück und deutete sie als Falten der Descemet. Raehlmann nahm an, sie hingen mit einer Verminderung des intraokularen Drucks zusammen. Nach meinen eigenen tonometrischen Messungen ist aber der Druck in solchen Augen normal oder sogar gesteigert. Die Falten können sehr lange bestehen bleiben, sogar fürs ganze Leben persistieren (siehe S. 208). Von manchen Autoren wird die mit Faltenbildung einhergehende Keratitis parenchymatosa mit dem besonderen Namen „striata" belegt.

Viel häufiger ist die Hinterfläche durch Descemetsche Beschläge am parenchymatösen Hornhautprozeß beteiligt. Sie finden sich in etwa einem Viertel der Fälle. Allerdings ist diese Zahl zweifellos ungenau, da es nicht selten recht schwierig ist, sie zu identifizieren. Oft ist die Differentialdiagnose, ob es sich um tiefliegende, kleine, parenchymatöse Infiltrate oder um Beschläge handelt, ganz unmöglich. Selten sind die Beschläge sehr groß, plaqueartig, wie man es bei Tuberkulose öfters sieht (siehe Abb. 25). Die Zeit des Auftretens der Beschläge ist verschieden, sie können bereits mit oder kurz nach Beginn der Hornhauterkrankung sich zeigen oder auch erst wochenlang später auftreten. Als Zeichen einer Cyclitis nimmt es nicht wunder, daß man in der Mehrzahl dieser Fälle mit Beschlägen eine Beteiligung der Iris feststellen kann. Die Präzipitate sind oft noch lange nach Ablauf der Keratitis parenchymatosa nachweisbar.

In der Vorderkammer sind nur gelegentlich krankhafte Prozesse klinisch zu beobachten. Hie und da geben Exsudationen in der Vorderkammer zu grauweißen, dreieckigen, bzw. parabolischen Trübungen Veranlassung. Wahrscheinlich handelt es sich dabei, wie E. von- Hippel schon 1896 hervorhob, um neugebildetes Bindegewebe. In sehr seltenen Fällen kommt es zu vorderen Synechien, wie beispielsweise in der folgenden Beobachtung:

Anna Riemenschn., 38 Jahre, Kr. 171/17, die am 26. V. 1917 wegen frischer linksseitiger Keratitis parenchymatosa zur Aufnahme in die Göttinger Augenklinik kam, war im Oktober 1914 bereits wegen Keratitis parenchymatosa des rechten Auges hier in Behandlung. Damals war die rechte Hornhaut leicht gestippt, es fanden sich dichte, zahlreiche Trübungen, die von der Iris nichts erkennen ließen. Eine breite Gruppe tiefliegender Gefäße zog in die Hornhaut, die schließlich so dicht wurden, daß vom Inneren des Auges so gut wie nichts mehr zu erkennen war. Jetzt zeigt das rechte Auge folgenden Befund: Äußerlich völlig reizlos. In der Mitte der Hornhaut eine alte, dichte, tiefliegende Trübung. Randteile gut durchsichtig. Pupillarreaktion prompt. Vorderkammer im ganzen flach, im unteren Teil nahezu aufgehoben. Oben sieht man zwei feine zarte graue Fäden, die in der Nähe des Pupillarrandes von der Vorderfläche der Iris ausgehen, zur Hornhauthinterfläche ziehen und hier mit knopfartigen Anschwellungen endigen. Im unteren Teil, besonders unten nasal sind ebenfalls einige vordere Synechien nachweisbar, die mit ziemlich breiter Basis von der Iris ausgehen und sich dann zur Hornhaut hin stark verjüngen. In der dichten Hornhauttrübung sowie in ihrer Umgebung zahlreiche tiefe und spärliche oberflächliche Gefäße.

Unter 300 Fällen meines Materials sah ich dreimal, also in 1 %, ein kleines Hypopyon auftreten. Es geht aus den eigenen Beobachtungen hervor, daß das Hypopyon meist ein sehr minimales ist; vielleicht ist es kein Zufall, daß bei diesen Fällen der Hornhautprozeß vor allem im unteren Teil saß.

Über Beteiligung der Sklera siehe S. 263.

Die Iris und der Ciliarkörper sind durchaus nicht immer bei. der Keratitis parenchymatosa mitergriffen. Ich fand sie etwa in der Hälfte der Fälle klinisch beteiligt. Ähnlich wie bei den Beschlägen und der Beschaffenheit des Kammerwassers ist es manchmal nicht leicht zu beurteilen, ob eine anscheinende Verwaschenheit der Iris der Wirklichkeit entspricht oder nur vorgetäuscht wird. Eine gewisse Hyperämie des Irisgewebes macht sich öfters durch Resistenz gegen Mydriatica bemerkbar. Seltener wird die Hyperämie derart ausgesprochen, daß man Gefäße selbst im Gewebe der Regenbogenhaut sieht und ganz selten sind wohl Fälle, wie der oben beschriebene Fall Zind., bei dem die Gefäße zu Konvoluten vergrößert waren und an manchen Stellen wurstförmig verdickt erschienen.

Die Iris kann außerdem hie und da Knötchen aufweisen, deren genauere Charakterisierung öfters der Trübung wegen schwierig ist, es kommt dadurch auch vor, daß man ihre Anwesenheit nur als wahrscheinlich hinstellen muß. Sie sitzen nicht an bestimmter Stelle, sondern werden sowohl am Pupillarrand wie im Kammerwinkel und in den dazwischen liegenden Partien zuweilen gefunden. Sie haben ein leicht gelbliches Aussehen, wenn sie nicht in stärkerem Maße vaskularisiert sind.

Die frühere Vermutung, daß es sich bei dem Auftreten von Knötchen in der Iris um einen tuberkulösen Prozeß und nicht um einen luetischen handeln könnte, wurde schon früher von mir zurückgewiesen und bei dieser Gelegenheit ein sehr typischer Fall wiedergegeben, den ich hier nochmals anführen möchte.

1904 wurde in die Hallenser Augenklinik ein 13jähriger Knabe gebracht (Max Sor.) mit doppelseitiger Keratitis parenchymatosa. In der damaligen Krankengeschichte ist vom Allgemeinstatus erwähnt, daß der Patient einen skrofulösen Habitus darbot. Die Anamnese ergab nur den Tod beider Eltern, sonst konnte nichts eruiert werden. Die Hornhauterkrankung war durchaus typisch, die Oberfläche fein gestippt, in den tieferen Schichten bestanden einzelne Flecken (Präzipitate?), außerdem eine besonders zentral sitzende, dichte, diffuse Trübung. Die Iris zeigte ein verwaschenes Bild, Einzelheiten des Fundus waren nicht zu sehen. Behandelt wurde der Patient mit Jodkalium, Atropin und warmen Umschlägen. Er konnte am 6. I. 1905 nach nur über einen Monat währender Behandlung gebessert entlassen werden, der Visus betrug auf dem rechten Auge $^5/_{35}$., auf dem linken Auge $^5/_{15}$. Das Gesichtsfeld war beiderseits für Handbewegungen frei. Patient kam dann erst am 25. II. 1910 wieder in die Augenklinik und war inzwischen wegen beiderseitiger Phthisis bulbi Zögling der hiesigen Blindenanstalt geworden. Unser Erstaunen war kein geringes, als wir auf Grund der früheren Krankengeschichte eine voraufgegangene Keratitis parenchymatosa als Grund dieser Phthisis annehmen mußten.

Sor. gab nun an, daß sich bald nach seiner Entlassung die Augen verschlimmert haben und er noch im Laufe des Jahres 1905 erblindet sei. Herr Dr. B. in H., der den Patienten nach seiner Entlassung aus der Klinik augenärztlich behandelte, teilte uns jetzt auf unsere Anfrage folgendes aus seinen Aufzeichnungen über den damaligen Zustand bei dem Kranken mit: „Im Mai 1905 traten meningitische Erscheinungen auf, dabei kein Fieber und keine Pulsbeschleunigung. Zeichen von Lungentuberkulose. Beide Eltern daran gestorben. Seit 4—5 Tagen bedeutend stärkere Entzündung und starke Herabsetzung des Visus. Am rechten Auge die Hornhaut klar, die Iris gewulstet, im Kammerfalz 5—6 stark prominente, zum Teil hanfkorngroße Knötchen, von diesen einige schon im Zerfall. Diagnose: Rechts Iritis tuberculosa miliaris. Links ausgedehnte Keratitis parenchymatosa mit Knötchen! Starke Vaskularisation der Cornea, Iris kaum sichtbar, anscheinend wie rechts. R. S. = Fingerzählen (Glaskörperexsudat?), L. S. = Lichtschein. Die erst eingeschlagene Inunktionskur wurde sehr bald wieder abgebrochen, statt dessen Kreosotpillen abgesehen von der lokalen Behandlung ordiniert. Der Visus stieg bis zu Ende der Beobachtung durch Dr. B. (Juni 1905) auf S. = Finger in 2 Meter. Eine ophthalmoskopische Untersuchung war dauernd unmöglich." Als wir diese Fortsetzung des hier beobachteten Falles hörten, war die Richtigkeit der Annahme einer tuberkulösen Herkunft der ganzen traurigen Affektion allerdings eine überwiegend große, um so mehr waren wir aufs neue überrascht, als jetzt 1910 noch die Blutuntersuchung einen positiven Ausfall der Wassermann - Reaktion ergab. Auch wies der Patient Hutchinsonsche Zähne und Reste einer Periostitis der Tibia auf. Zu allem Überfluß stellte sich die v. Pirquetsche Kutanimpfung bei zweimaliger Untersuchung noch als negativ heraus.

E. von Hippel gibt bereits an, daß man mit der Verwertbarkeit in ätiologischer Beziehung bei dem klinischen Nachweis von Knötchen recht vorsichtig sein muß. Bei vier seiner Fälle lag trotz der Knötchen Lues mit großer Wahrscheinlichkeit vor. Er erinnert ferner an einen von Baumgarten publizierten und von A. von Hippel beobachteten Fall.

Es handelte sich um einen 11jährigen Patienten, dessen Vater luetisch infiziert war, der 1873 drei Monate lang Keratitis parenchymatosa durchgemacht hatte und zwei Jahre später eine rötlich gelbe Geschwulst der Iris und innen ein stecknadelgroßes Knötchen der Iris aufwies. Auf Schmierkur und Jodkalium trat zuerst ein neues Knötchen auf, dann erfolgte aber glatte Heilung.

Eine Beobachtung von Keratitis parenchymatosa mit „Gumma" der Iris, beruhend auf kongenitaler Syphilis, wurde auch von Calamy mitgeteilt (zit. bei E. von Hippel). E. von Hippel kommt daher zu dem Schluß, „da die Knötchenform auch bei Lues vorkommt, so ist sie für die tuberkulöse Form nicht als beweisend anzuerkennen, unterstützt aber die Wahrscheinlichkeitsdiagnose". Fälle, wie der eigne soeben angeführte, scheinen im ganzen doch sehr selten publiziert zu sein. Sehr interessant war uns besonders im Hinblick auf eine weitere eigene Beobachtung, die hier näher angeschlossen werden soll, eine Krankengeschichte von Hirschberg, die nach seiner Angabe in der Literatur nahezu einzig dastehen soll.

Es wurde ihm 1899 ein 9jähriger Knabe von der Mutter mit der Angabe gebracht, ein Arzt habe das Auge ihres Kindes für verloren erachtet, weil die Iris voller Tuberkeln sitze. Ihr eigenes Leben habe der Arzt ebenfalls für sehr gefährdet angesehen, da sie an einer tuberkulösen Halsaffektion leide. Die Mutter hatte aber 12 Jahre zuvor Lues und wurde von Hirschberg jetzt mit Jodkalium geheilt. Bei dem Knaben bestand rechts eine Keratitis parenchymatosa anfänglich ohne, später aber mit einer dichten Aussaat von kleinen, hellen, flachen Irisknötchen. Unter Quecksilberbehandlung gingen diese Knötchen zurück, rezidivierten allerdings mehrmals; der Knabe wurde aber schließlich dauernd geheilt.

Hirschberg schreibt: „so mancher Arzt würde dies für Tuberkeln ansprechen, es ist aber der Anfang der gummösen Periode des Augenleidens."

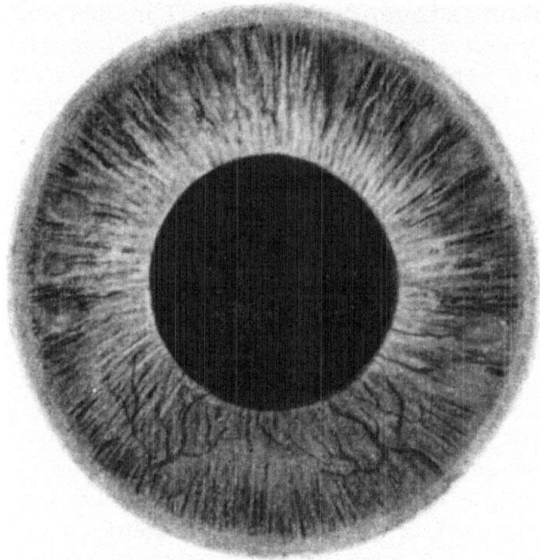

Abb. 26. Knötchenbildung in der Iris bei Keratitis parenchymatosa.

Ich konnte nun noch einen weiteren Fall von Knötchenbildung in der Iris bei Keratitis parenchymatosa beobachten, der sich noch durch die besonders starke Hyperämisierung der Knötchen auszeichnete und der auf Abbildung 26 wiedergegeben ist.

Richard Hu., 8 Jahre, J. N. 130/1911, ein recht schwächlicher Knabe, dessen eine Stiefschwester ebenfalls an Keratitis parenchymatosa auf hereditär-luetischer Basis behandelt war, klagt seit 14 Tagen über Kopfschmerzen und seit 2 Tagen über Abnahme des Sehvermögens auf dem rechten Auge. Dieses ist ciliar injiziert, hat einige fleckige parenchymatöse Trübungen, die Iris ist hyperämisch, die Pupille erweitert sich auf Atropin maximal. Ophthalmoskopisch normal. 5 Tage nach der Aufnahme erhält Patient eine intravenöse Injektion von 0,2 g Salvarsan, die er gut verträgt. 2 Tage später findet sich die Hornhauttrübung noch nicht wesentlich verändert, dagegen ist jetzt im temporalen Kammerwinkel ein ganzer Kranz feiner, gelbrötlicher Prominenzen zu sehen, ferner ein einzelnes Knötchen im nasalen Kammerwinkel. In der nächsten Zeit nehmen die Knötchen an Größe zu und etwa 3 Wochen nachher besteht folgender, der Abbildung zugrunde liegender Befund: Knötchen von gelblichroter Farbe, besonders gut im temporalen, aber auch im nasalen und unteren Teil der Iris sichtbar, teilweise ausgesprochene Prominenz, teils auch nur lokale Hyperämien. Eine neue Salvarsaninjektion verändert zunächst die Verhältnisse weder zum Schlechten noch zum Guten, nur daß der Visus bis auf Fingerzählen sinkt. Dann beginnt ziemlich schnell die Trübung der Cornea sich aufzuhellen, die Knötchen und hyperämischen Stellen gehen zurück, um schließlich ganz zu verschwinden. In späteren Jahren Iris dauernd vollkommen normal. Bei der letzten Untersuchung im Juni 1913 ist auch der ophthalmoskopische Befund normal, nur besteht ein ganz kleiner pigmentierter Herd beim Blick nach unten.

Auch Clausen beschreibt bei einem 4¹/₂ Monate alten Kinde mit Keratitis parenchymatosa zahlreiche, bis stecknadelkopfgroße rote Flecken (kleine Papeln) in der Iris des hornhautgesunden Auges.

Es ist also wohl kein Zweifel, daß es bei der kongenital-luetischen Keratitis parenchymatosa gelegentlich zu echten Knötchenbildungen in der Iris kommt.

Im Hinblick auf diese klinischen Erfahrungen ist noch eine von E. Hoffmann gefundene experimentelle Tatsache von Interesse. Bei seinen Studien über experimentelle syphilitische Keratitis parenchymatosa fanden sich öfters histologisch völlig typische Tuberkelbildungen, ganz in der Art von Epitheloidzellentuberkeln mit Riesenzellen. Die Untersuchung ergab in diesen Bildungen die Anwesenheit von Spirochäten, andererseits die Abwesenheit von Tuberkelbazillen und bei weiterer Verimpfung typische syphilitische Keratitis. Es konnte also die Möglichkeit einer Mischinfektion, die ja immerhin bei unseren klinischen Fällen nicht absolut auszuschließen ist, hier ganz abgelehnt werden.

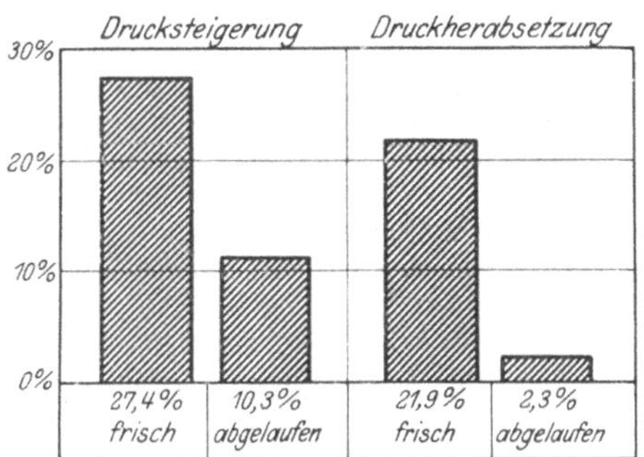

Abb. 27. Keratitis parenchymatosa und Augendruck.

Die Iris kann nun ferner mit einer ganz ausgesprochenen Iritis und exsudativen Vorgängen bei der Keratitis parenchymatosa beteiligt sein; die Bildung hinterer Synechien ist zwar nicht selten, aber doch nicht so häufig, wie vielfach angenommen wird. Es ist nicht ohne Wichtigkeit, sich dieser Tatsache zu erinnern, da man daher auch nicht so häufig gezwungen ist mit reichlichen Atropingaben vorzugehen.

Alles in allem dürfte wohl aus den Erörterungen hervorgehen und nach meinen Beobachtungen als sicher anzunehmen sein, daß die Beteiligung der Iris bei dem parenchymatösen Hornhautprozeß entweder eine koordinierte oder eine sekundäre ist, nur ganz selten geht die Iritis der typischen Keratitis parenchymatosa voraus.

In direktem Abhängigkeitsverhältnis zu der akuten Parenchymatosa stehen nun noch Veränderungen des Augendrucks (s. Abb. 27).

In den Lehrbüchern ist meist die Bemerkung zu finden, daß die Tension bei der parenchymatösen Hornhautentzündung oft erniedrigt, aber sehr selten erhöht sei, nur Adam scheint öfters Drucksteigerungen gefunden zu haben. Vereinzelte Mitteilungen über die Entstehung von glaukomatösen Zuständen resp. Keratoglobus im Anschluß an Keratitis parenchymatosa finden sich in der älteren und neueren Literatur (Hirschberg, E. von Hippel, Greeff, Mendel, Arning, Shumway u. a.). Systematische tonometrische Untersuchungen liegen aber — abgesehen von meinen früher bereits kurz mitgeteilten — bis jetzt nicht vor.

Berücksichtige ich nun zuerst in meinem Material die Fälle, die als frisch oder wenigstens noch nicht als abgelaufen zu betrachten sind, so ergibt sich eine **Druckherabsetzung** unter 41 Patienten mit 73 kranken Augen bei 16 Augen an 10 Patienten, also in 21,9 % der Fälle. Unter Druckerniedrigung sind Werte unter 12 mm verstanden oder solche Werte über 12 mm, die von dem der normalen Seite erheblich nach unten hin abweichen.

So wies z. B. der 8jährige Junge Richard Hu. (Kr. 130/1911) mit einer rechtsseitigen Keratitis parenchymatosa und massenhaften Knötchen in der Iris bei der Aufnahme eine Tension am kranken Auge von 13 mm, am gesunden von 21 mm auf. · Bei der Entlassung 5 Wochen später war der Zustand des Auges erheblich gebessert, Tension jetzt rechts 18 mm, links 21 mm; einige Monate später beiderseits 22 mm Druck.

Einige ganz besonders schwere und langwierige Fälle wiesen ungemein schwankende Druckwerte auf, bald ganz niedrige, bald gesteigerte mit häufig so schnellen Übergängen, daß sie der Erklärung recht erhebliche Schwierigkeiten bereiten. Es seien einige Beobachtungen hier auszugsweise wiedergegeben.

1. Hedwig Esch. (Kr. 1/1912) leidet seit über einem Jahr an einer schweren rechtsseitigen und seit einem halben Jahr an einer linksseitigen Keratitis parenchymatosa. Am 16. VII. 1911, am Ende einer antiluetischen Kur, beträgt die Tension rechts 3, links 13 mm. Ein halbes Jahr später Wiederaufnahme. Am 16. X. 1911 Tension: beiderseits 30 mm, am 18. X.: rechts 35 mm, links 20 mm, am 22. X.: rechts 50 mm, links 23 mm, am 31. X.: rechts 35 mm, links 20 mm, deshalb am 31. X. rechts Sklerotomia anterior. Danach rechts Bulbus lange Zeit so hypotonisch, daß eine Messung unmöglich ist, aber auch links am 3. XI. nur 11 mm, am 5. I. sogar nur 6 mm. Die ganze Zeit über spezifische Kuren. Am 29. I. 1912 Beginn einer Tuberkulinkur. Danach werden die bisher immer noch schwer entzündeten Augen etwas blasser, auch die Tension bessert sich besonders rechts. Am 8. II. 1912 rechts 28 mm, links 8 mm. Sehr allmähliche geringe Aufhellung der Hornhäute. Am 26. VI. 1912 sind die Augen kaum mehr injiziert, die Corneae aber noch diffus getrübt, Tension: rechts 25 mm, links 15 mm. Am 5. IX. 1912 ist der Druck links schon wieder so herabgesetzt, daß er sich nicht messen läßt.

2. Anna Küh. (Kr. 868/1912) hat im September 1911 beim Eintritt in die Klinik, nachdem die Keratitis parenchymatosa seit 3 Monaten besteht, einen intraokularen Druck von rechts 18 mm, links 20 mm. Sie erhält Salvarsan und Schmierkur. Ohne daß am Auge ein Unterschied zu bemerken ist, beträgt der Druck am 17. X. 1911 rechts 8 mm, links 10 mm, am 20. X. rechts 18 mm, links 12 mm, am 24. X. rechts 31 mm, links 12 mm, am 27. X. wieder rechts 10 mm, links 15 mm, am 18. X. beiderseits 17 mm. Am 29. X. nach einer am Tag zuvor applizierten Salvarsaninjektion sind die Augen erheblich blasser, Tension rechts 30 mm, links 12 mm, am 4. XI. rechts 24 mm, links 12 mm, am 5. XI. beiderseits 27 mm. Am 2. I. 1912 — die Hornhauttrübungen sind inzwischen lichter geworden — mißt das rechte Auge 26 mm, das linke 29 mm. Spätere poliklinische Messungen ergeben am 12. IV. 1912 rechts 14 mm, links 26 mm, am 16. VIII. 1912 beiderseits 32 mm bei blassem Auge.

3. Klara Schill. (Kr. 963/1911). Seit 6 Wochen bestehende Keratitis parenchymatosa: links handelt es sich wohl um ein Rezidiv einer Parenchymatosa. Beiderseits auch reichliche hintere Synechien und Descemetsche Präzipitate. Tension beim Eintritt in die Klinik am 17. VII. 1911 rechts 8 mm, links 18 mm. Am 27. VII. 1911 intravenöse Salvarsaninjektion von 0,2 g. Das rechte Auge ist in den Tagen darauf etwas blasser, das linke im Gegenteil mehr gereizt. Tension am 7. VIII. rechts 30 mm, links 23 mm, am 17. VIII. 1911 rechts 42 mm, links 25 mm, am 21. VIII. rechts 20 mm, links 30 mm. Hornhauttrübung hat inzwischen zugenommen. Am 9. IX. 1911 Tension rechts 45 mm, links 27 mm; von nun an werden immer gesteigerte Werte gefunden, zum Teil sehr erheblich gesteigerte, am 23. X.: rechts 44 mm, links 60 mm, so daß an diesem Tag links eine Iridektomie ausgeführt wird. Der Druck bleibt darauf etwa 14 Tage normalisiert. Am 16. Oktober wieder rechts 15 mm, links 35 mm und am 19. X. beiderseits 40 mm, deshalb beiderseits Sklerotomia anterior: am 2. XI. Tension: rechts 16 mm, links 23 mm, am 6. XI. aber schon wieder beiderseits 30 mm. Mit kleinen

Schwankungen bleibt der Druck nun monatelang in dieser Höhe, zeitweise klagt Patientin über Druckgefühl in den Augen. Die Hornhauttrübungen haben sich inzwischen aufgehellt, die Augen sind blaß. Bei der Entlassung am 15. II. 1912 beträgt der Druck beiderseits 28 mm. Es wird von einer Operation Abstand genommen, weil mit der Möglichkeit einer allmählichen Normalisierung gerechnet wird. Das Gesichtsfeld ist während der Zeit völlig normal geblieben. Nachuntersuchung am 4. IV. 1913 ergibt noch immer einen Druck beiderseits von 35 mm. Das Gesichtsfeld ist rechts normal, links etwas konzentrisch eingeengt. Hie und da sollen die Augen noch entzündet sein und dann auch sehr weh tun. Die letzte Untersuchung konnte am 27. IV. 1917 stattfinden. Augen sind immer wieder von Zeit zu Zeit entzündet. Die Cornea ist nur wenig getrübt, enthält zahlreiche tiefe Gefäße. Sehr zahlreiche unpigmentierte Descemetsche Beschläge. Fundus normal, ebenso Gesichtsfeldaußengrenzen. Tension rechts 4 mm (!), links 16 mm.

Es ist bei genauer Durchsicht dieser Krankengeschichten kaum möglich, den oft plötzlichen Wechsel in den Druckwerten mit Sicherheit auf therapeutische Eingriffe zurückzuführen, wenn auch bei der ersten Patientin die stark erniedrigte Tension mit Beginn der Tuberkulinkur sich besserte, oder bei der dritten Patientin nach einer Salvarsaninjektion eine Erhöhung eintrat.

Ich komme nun zu den Patienten, bei denen die Parenchymerkrankung der Cornea mit einer Drucksteigerung verbunden war. Diese fand sich unter 41 Patienten mit 73 Augen bei 20 Augen von 16 Patienten, mithin in 27,4 % der Fälle. Die Drucksteigerung ist also mindestens ebenso häufig zu finden, wie die Druckherabsetzung; etwa in der Hälfte aller frischen Fälle von Keratitis parenchymatosa war demnach der intraokulare Druck pathologisch.

Die Drucksteigerung kann sofort mit Beginn des Hornhautprozesses einsetzen. Dafür spricht folgender absolut beweisender Fall:

Die 8jährige Luise Müll. (Kr. 765/1911) hat seit 8 Tagen eine rechtsseitige Keratitis parenchymatosa. Bei der Aufnahme hat dieses rechte Auge einen Druck von 31 mm, das linke von 15 mm. Von einer Beteiligung der Iris ist nichts zu erkennen. Nach einigen Tagen — inzwischen intravenöse Salvarsaninjektion — Rückgang der Tension, beiderseits gleiche Werte. Während des klinischen Aufenthalts beginnt die Cornea des linken Auges parenchymatös zu erkranken, und nun dreht sich die Höhe der Tension um, rechts 20 mm, links 35 mm. Der Druck normalisiert sich nach einigen Tagen von allein.

Es ist also ein durch das Tonometer nachgewiesener Irrtum, wenn man meint, Drucksteigerung sei selten und trete dann erst nach sicher lange bestehender Erkrankung auf.

Wie eine Reihe von Fällen zeigt, hat die mit der Keratitis oft genug kombinierte Iritis keine charakteristische Einwirkung auf die Höhe der Tension, auch nicht, wenn sie als Iritis serosa auftritt. Man konnte auch auf den Gedanken kommen, daß die bei der Keratitis parenchymatosa öfters zu beobachtende Stichelung der Hornhautoberfläche der Ausdruck einer Druckerhöhung ist. Das ist aber nicht der Fall, denn in solchen Fällen fanden sich mehrmals normale oder selbst subnormale Werte. Auch Veränderungen der Aderhaut scheinen mir, soweit das bis jetzt festgestellt werden konnte, nicht in einer Beziehung zum erhöhten Druck zu stehen.

Praktisch wichtig ist dann noch die Frage nach der Wirkung des Atropins. Unter meinen Beobachtungen finden sich mehrere, wo trotz Weitergebrauchs von Atropin der gesteigerte Druck sank. Andererseits traten bei einem Patienten mit Keratitis parenchymatosa (Kol. Kr. 690/1912) unter starker Herabsetzung des Visus bei 50 mm Druck glaukomatöse Erscheinungen auf, die nach Aussetzen des Atropins verschwanden; der Druck ging auf 20 mm, der Visus auf die alte Höhe zurück.

Die Verwendung des Atropins bei der Keratitis parenchymatosa muß also unter Kontrolle des Tonometers geschehen.

Nahezu ausnahmslos waren bei den Fällen von Keratitis parenchymatosa, die man als schwer und besonders hartnäckig bezeichnen mußte, dauernd oder zeitweilig pathologische Druckverhältnisse nachweisbar.

Wenn ich noch einen Augenblick bei einem Erklärungsversuch des veränderten Augendrucks bei der Keratitis parenchymatosa verweile, so kann man sich für einen Teil der Fälle mit Drucksteigerung den Grund in einer Verstopfung des Kammerwinkels mit entzündlichen Produkten (cf. die anatomischen Untersuchungen von E. von Hippel, Elschnig, Reis) vorstellen, für viele Fälle von Druckerniedrigung in Zirkulationsstörungen im Ciliarkörper. Schwierig ist aber die Erklärung für die gar nicht so selten vorkommende, schnelle Druckänderung, z. B. Normalisierung eines erhöhten Drucks oder gar für die ungemein schwankenden Werte, wie ich sie oben geschildert habe. Bei solchen schnellen Änderungen kommt vor allem der Ciliarkörper ursächlich in Betracht, denn die entzündlichen Produkte im Kammerwinkel können wohl nicht ventilartig wirken. Es scheint mir der Gedanke nicht unmöglich, daß die wechselnde Fülle der Gefäße im Corpus ciliare sehr veränderte Druckwerte schaffen kann, auf der anderen Seite aber auch vielleicht der strotzend gefüllte Ciliarkörper die Iriswurzel nach der Hornhauthinterfläche zu verschiebt. Durch ein mehr oder minder starkes Hervortreten der einen oder andern Komponente lassen sich auf diese Weise sehr verschiedene und vor allem sehr schnell wechselnde Verhältnisse denken. Selbstverständlich handelt es sich nur um einen Erklärungsversuch ohne zwingende Beweiskraft.

Manche Beobachtungen deuten darauf hin, daß auch die Linse gelegentlich bei der Keratitis parenchymatosa krankhaft mitbeteiligt ist. Besonders wies Axenfeld 1913 (Diskussion zu meinem Vortrag) darauf hin, daß er öfters eigentümlich umschriebene Verdickungen der Linsenkapsel wahrgenommen habe an Stellen, wo hintere Synechien saßen. Lösten sich die Synechien, so konnte er ein scheinbar isoliertes, mitunter zierlich sternförmiges System von Kapseltrübungen beobachten mit feinsten Pigmentkörnchen. Auch bei den anatomischen Untersuchungen E. von Hippels (Fall I) und Stocks wurden Veränderungen der Linse festgestellt (siehe später). Bei meinem Material, das allerdings in dieser Beziehung nicht systematisch untersucht ist, stellte ich gelegentlich Trübungen inmitten der Linsensubstanz oder Polkatarakte fest, die wahrscheinlich mit dem eigentlichen Parenchymprozeß der Hornhaut nichts zu tun hatten. Gelegentlich kam es als Folge einer Iridocyclitis auch zu Auflagerungen auf die hintere Linsenfläche. Häufig und charakteristisch dürfte besonders bei den leichteren und mittelschweren Fällen eine Beteiligung der Linse wohl nicht sein. Immerhin muß auf diesen Punkt noch mehr als bisher geachtet werden. Wie Elschnig beobachten konnte, kann es bei sehr schweren Prozessen der Hornhauthinterfläche zu Verklebungen der intakten vorderen Linsenfläche mit der Hornhauthinterfläche kommen (vordere Linsensynechie). Bei dieser Beobachtung gelang es sogar die Synechie ohne Verletzung der Linse zu lösen und gleichzeitig den Augendruck wenigstens temporär zu entlasten.

Wir kommen nun auf die Erscheinungen am Auge zu sprechen, die zu der Keratitis parenchymatosa in indirekter Beziehung stehen.

Sehr häufig findet man wie allbekannt mehr oder minder ausgebreitete chorioretinitische Veränderungen in den Augen, die an Keratitis parenchymatosa erkrankt sind oder waren. Diese finden sich vor allem in der Peripherie (Chorioiditis anterior oder peripherica), können aber auch über den ganzen Fundus zerstreut sein und bei Sitz am hinteren Pol zu schweren Sehstörungen führen. Das Aussehen der Herde läßt verschiedene Formen unterscheiden, die von Haab und Sidler-Huguenin in 4 Typen klassifiziert wurden. Die Einzelheiten dieser verschiedenen chorioretinitischen Prozesse werden in dem Kapitel XII näher erörtert. Die Einteilung Hirschbergs stimmt im wesentlichen mit der aus der Züricher Klinik überein, nur daß er noch etwas mehr Wert legt auf die hellen, rosafarbenen Fleckchen, die man öfters ähnlich wie bei der Lues acquisita beobachten kann. Bei der Keratitis parenchymatosa sind zweifellos die größeren, meist stark pigmentierten Herde (Typus 2 von Haab) am häufigsten anzutreffen.

Die bereits von Th. Leber u. a. beobachtete, von Hirschberg vor allem hervorgehobene Tatsache, daß sich die chorioretinitischen Veränderungen sehr häufig bei der Keratitis parenchymatosa vorfinden, konnte allerseits bestätigt werden, nur über die Häufigkeit des Befundes selbst gehen die Ansichten etwas auseinander. Hirschberg selbst meint, daß diese Veränderungen regelmäßig nach Ablauf der Keratitis diffusa zu finden seien mit Ausnahme einiger seltener Fälle, wo sozusagen vom ersten Tag der Erkrankung an gründlich spezifisch behandelt wurde. E. von Hippel stellte unter 30 Patienten die peripheren Veränderungen bei 18 fest, während 12 mal der Fundus normal erschien. In letzter Zeit untersuchte Galezowski 107 Fälle von Keratitis parenchymatosa und fand 43 mal chorioretinitische Veränderungen. Wenn diese Zahl vielleicht auch etwas gering erscheint, sofern nämlich die 107 Fälle nicht alle ophthalmoskopisch zu untersuchen waren, so ist doch zweifellos, daß es eine ganze Anzahl Patienten mit Keratitis parenchymatosa gibt, die klinisch einen absolut normalen Augenhintergrund aufweisen.

Meine eigenen Beobachtungen umfassen mit Rücksicht auf die Frage der Mitbeteiligung der Uvea 165 Fälle (bei den übrigen erscheint mir die Untersuchung nicht genau genug, auch verläßt man sich in diesen Fragen immer am besten auf die eigene Beobachtung). Unter diesen 165 Fällen waren ophthalmoskopisch auch in weitester Peripherie normal: 30 Fälle; eine spezifische Chorioretinitis wiesen 60 Patienten auf, bei den übrigen war die Hornhauttrübung zum Spiegeln noch nicht genug aufgehellt. Die Tatsache des häufigen Befundes der Chorioretinitis hat viele Autoren (siehe Literatur bei v. Hippel, Arch. f. Ophthal. Bd. 42 und Hoor S. 36) dazu geführt, die Keratitis parenchymatosa als sekundär und als eine Folgeerscheinung der Erkrankung der vorderen Uvea anzusprechen. Die Beweismittel der Autoren bestehen aber einfach darin, daß nach Ablauf einer oft Wochen und Monate dauernden Keratitis die Augenhintergrundveränderungen vorhanden waren. Damit ist aber nicht ausgeschlossen, daß die Veränderungen der Aderhaut bereits vor dem Ausbruch der Keratitis parenchymatosa bestanden.

Die Beziehungen der Chorioretinitis sind in mehrfacher Hinsicht wichtig zu erforschen und sind nach meinen Untersuchungen durchaus anders, als gemeinhin angenommen wird. Zu einem sicheren Standpunkt in dieser Frage kann man nur kommen, wenn man das Auge bereits gekannt hat, bevor die Hornhautentzündung ausgebrochen ist; auch solche Beobachtungen sind brauchbar, bei denen sich ganz im Anfang der Hornhautentzündung bereits ganz alte Aderhautveränderungen nachweisen lassen und schließlich solche Fälle, bei denen nach Ablauf des Hornhautprozesses der Augenhintergrund normal gefunden wird.

Meine Untersuchungen in dieser Frage haben nun folgendes ergeben:

1. In 9 Fällen konnte das Auge vor Beginn der Keratitis parenchymatosa untersucht und ophthalmoskopisch normal befunden werden. Vier konnten nach Ablauf der Keratitis parenchymatosa nicht nachuntersucht werden, bei 4 war der Augenspiegelbefund auch nach Ablauf der Entzündung normal (ebenso am ersterkrankten Auge). Nur bei einer Patientin, die vor der Hornhauterkrankung normalen Augenspiegelbefund aufwies (ohne Homatropin untersucht), fand sich nachher eine Chorioiditis anterior. Es ist zum mindesten möglich, mir sogar recht wahrscheinlich, daß die ganz vereinzelten gelblichrötlichen, peripheren, pigmentierten Herdchen bei der Untersuchung vorher übersehen waren.

2. 9 Patienten zeigten bereits vor Ausbruch der Keratitis parenchymatosa periphere Chorioiditis, bei 3 davon bestanden rein gelbe Herdchen, so daß die Vermutung nahelag, es handle sich um ganz frische Veränderungen, zumal die 3 Patienten in sehr jugendlichem Alter standen, doch zeigten sich die Herde nach Ablauf der Keratitis parenchymatosa selbst nach Jahren ebenso pigmentlos. Nur bei einer Patientin, Wally Sto., einem 11 jährigen Mädchen, das 1910 feinste gelbliche, chorioiditische Herdchen in der Peripherie aufwies, waren 1913 nach Überstehen einer parenchymatösen Keratitis ein typischer Pfeffer- und Salzfundus sowie vereinzelte, größere pigmentierte Herde nachweisbar. In diesem Falle lag also die Wahrscheinlichkeit vor, daß in der Zwischenzeit ein chorioretinitischer Prozeß gespielt hatte, während bei den anderen Patienten dieser Kategorie die Aderhautentzündung offenbar schon viele Jahre der Hornhautentzündung vorausgegangen war.

3. Bei 9 Patienten, deren eines Auge an Keratitis parenchymatosa erkrankt war, fand sich am zweiten, bisher verschonten Auge, völlig normaler ophthalmoskopischer Befund. Bemerkenswerterweise konnte der Hintergrund des ersten Auges nach Ablauf der Hornhautentzündung bei 8 von diesen Patienten ebenfalls als normal erkannt werden (bei dem einen war die Hornhaut zur Augenspiegeluntersuchung noch zu trüb).

4. Bei 12 Patienten, deren erstes Auge an Keratitis parenchymatosa erkrankt war, ließen sich am zweiten, bisher verschonten Auge chorioiditische Veränderungen älterer Natur nachweisen.

In dieser Weise ist wohl auch folgender Fall zu deuten:

Die 36 jährige Luise Kretsch. (Halle, Kr. 772/1914) gibt an, sie habe auf dem rechten Auge immer schlecht gesehen. Kurz bevor sie 1914 in die Hallenser Augenklinik aufgenommen wurde, begann die Entzündung des linken Auges. Der Befund ergab eine ganz typische Keratitis parenchymatosa des linken Auges, ferner am zweiten Auge über den ganzen Fundus verstreut und besonders auch in der Maculagegend kleinere und meist pigmentierte chorioiditische Herde; ebenso konnte man am linken Auge durch die Hornhauttrübung hindurch ganz ähnliche alte Veränderungen am Hintergrund erkennen. Es dürfte also wohl in diesem Fall kein Zweifel sein, daß die Hintergrundsveränderungen an beiden Augen etwa zu gleicher Zeit aufgetreten waren und laut Anamnese weit in die Jugend zurückreichten, während erst nach mehreren Dezennien die Hornhauterkrankung ausbrach.

Bei einer Patientin (Elise Hemp., 22 Jahre, 331/1911) allerdings war die Chorioretinitis an beiden Augen offenbar nur 1 Jahr vor der rechtsseitigen Parenchymatosa entstanden oder aufgeflammt. Während bis August 1910 nur eine geringe Kurzsichtigkeit bestand, die Sehkraft aber sonst gut war, nahm das Sehvermögen um diese Zeit sehr erheblich und progressiv ab. Sie wurde auswärts spezifisch behandelt, und zwar recht energisch mit Schmier- und Spritzkur. Trotzdem trat 1911 am rechten Auge eine typische parenchymatöse Keratitis auf. Zur Zeit des Eintritts in die Klinik war es rechts nicht möglich, zu ophthalmoskopieren, links machte die Chorioretinitis auf jeden Fall einen abgelaufenen Eindruck.

Aus diesen Untersuchungen, die wegen der Seltenheit des Materials besonders in Punkt 1 und 2 noch nicht allzu reichlich sind, aber doch gut untereinander übereinstimmen, habe ich die Überzeugung gewonnen, daß die parenchymatöse Hornhautentzündung, in den meisten Fällen wenigstens, ganz unabhängig von einer in dem vorderen Uvealtraktus sich abspielenden Entzündung beginnt und daß diese spezifischen Aderhautveränderungen bereits viele Jahre vor dem Ausbruch der Hornhautentzündung entstanden sind. Aus mehreren, später noch zu erörternden Gründen glaube ich, daß die Hintergrundsveränderungen sich bereits in der allerersten Lebenszeit entwickeln. Dazu stimmt, daß auch Hirschberg gelegentlich am selben Patienten im ersten Jahr die Netzhautentzündung, im siebenten die Hornhautentzündung beobachten konnte.

Ich habe bis jetzt ebenso wie Sidler-Huguenin noch keinen sicheren Fall beobachtet, bei dem vor Ausbruch der Keratitis parenchymatosa der Fundus normal war und nachher die spezifischen Aderhautveränderungen nachgewiesen werden konnten. Damit ist nicht gesagt, daß nicht gelegentlich die Aderhaut während des Ablaufs der parenchymatösen Hornhautentzündung von neuem erkranken kann. Denn Sidler-Huguenin beobachtete 4 Fälle, die einen reinen Pfeffer- und Salzfundus aufwiesen und später nach Überstehen einer Keratitis parenchymatosa auch noch größere helle und dunkle chorioretinitische Herde zeigten. Hier ist also die Möglichkeit vorhanden, daß ein Zusammenhang zwischen den groben Aderhautveränderungen und der Keratitis parenchymatosa bestanden hat.

Auch der vorhin erwähnte Fall Sto. gehört hierher. Ferner zeigt die anatomische Untersuchung des ersten Falles von E. von Hippel (1893) an mehreren Stellen nahe der Ora serrata nebeneinander alte Veränderungen (bindegewebige Verwachsungen zwischen Aderhaut und Netzhaut) und frische lymphozytäre Prozesse (s. S. 242).

Das prinzipiell Wichtige an diesen ganzen Erörterungen scheint mir zu sein, daß in so und soviel Fällen eine Keratitis parenchymatosa entstand, ohne daß im geringsten Aderhautveränderungen vorher oder nachher nachweisbar waren, daß es also, wenigstens nach klinischen Beobachtungen, eine primäre spezifische Parenchymerkrankung der Hornhaut gibt und daß diese sogar wahrscheinlich die Regel bildet.

Zu dieser klinischen Einsicht stimmt aufs beste der anatomische Befund Elschnigs, bei dem es sich um eine typische frische Erkrankung des Hornhautparenchyms handelte, während sich in der Aderhaut nur unbedeutende alte Veränderungen zeigten.

Ich halte es aber für sehr wohl möglich, daß insofern ein Zusammenhang zwischen Uveal- und Cornealaffektion besteht, als die Einwanderung der Spirochäten in die beiden Membranen in der gleichen Lebensperiode erfolgt sein kann, daß aber die Uvea gewöhnlich sehr viel früher auf die eingedrungenen Mikroorganismen reagiert als die Cornea. Bei einem solchen Gedankengang drängt sich auch die Vorstellung auf, daß Patienten mit peripherer typischer Chorioiditis zur Keratitis parenchymatosa disponiert sind (siehe allgemeines Kapitel S. 80).

Manche Autoren geben an, daß der Glaskörper sehr häufig bei der Keratitis parenchymatosa stark und diffus getrübt sei. Nun ist es aber doch sicher gerade bei der akuten Parenchymatosa schwierig zu beurteilen, ob eine diffuse Trübung im Glaskörper vorliegt, wenn die Hornhaut an sich schon stark getrübt ist, und ich muß deshalb nach meinen eigenen Beobachtungen die Ansicht jener Autoren etwas skeptisch betrachten. Anders steht es, wenn der Hornhautprozeß einigermaßen abgelaufen ist und die Verschwommenheit des Augenhintergrundes in keinem Verhältnis steht zu den Trübungen der Cornea.

So lagen die Verhältnisse bei einem 21jährigen Barbier Ernst Fran. (J. N. 549/1906), der 1906 beiderseits Keratitis parenchymatosa mit Iritis durchgemacht hatte und 1907 zwecks Invalidisierung untersucht wurde. Der Status war folgender: Beide Augen mäßig perikorneal injiziert; Lichtscheu. Cornea erscheint beiderseits wegen Verbreiterung des Sklerallimbus ziemlich klein. Beiderseits tiefliegende, dichte, aus einzelnen punktförmigen Partien sich zusammensetzende Trübung der Hornhaut und tiefe, zum Teil sehr lange Gefäße. Rechts an der Hinterfläche der Descemetschen Membran 2 große schwarze Beschläge. Keine Exsudatmassen. Iris nicht verfärbt oder verwaschen, Pupille eng und etwas unregelmäßig. Beiderseits schwachrotes Licht. Visus rechts $^3/_{50}$, links $^2/_{35}$. Beiderseits nach Verabreichung von reichlich Atropin Pupille mittelweit und stark verzogen. Auf der Linse zahlreiche Pigmentklümpchen. Ophthalmoskopisch sieht man rechts mit Mühe verwaschene Papille als weiße Scheibe, darüber ein Büschel markhaltiger Nervenfasern, links nur schwach rotes Licht. Die Verschleierung des Fundus entspricht keineswegs dem durch die Hornhauttrübung gesetzten optischen Hindernis. Visus nach Pupillenerweiterung unverändert.

Daß dieses optische Hindernis wohl in einer diffusen Trübung des Glaskörpers bestand, wird noch dadurch wahrscheinlicher, daß sich 3 Jahre später bei einer Nachuntersuchung geformte Glaskörpertrübungen nachweisen ließen. Der Visus hatte sich inzwischen auf $^5/_{20}$ an beiden Augen gehoben.

Solche geformten Glaskörpertrübungen sind mir in meinem Material nur ziemlich selten entgegengetreten. Bei einem Teil dieser Fälle waren erhebliche chorioretinitische Veränderungen vorhanden, bei einem anderen Fall war der Fundus völlig normal.

Sieht man von den spezifischen chorioretinitischen Veränderungen, wie sie oben geschildert wurden, ab, so ist eine reine Retinitis eine sehr seltene Begleiterscheinung der Keratitis parenchymatosa. Ich habe nur in einem Fall eine solche Beobachtung gemacht.

Franz Kolb., J. N. 690/1912, 23 Jahre, hatte zuerst am linken Auge eine Keratitis parenchymatosa, die bei der Aufnahme in die Klinik sich im Stadium der Rückbildung befand. Das rechte Auge nun, das erst vor kurzem erkrankt war, bot folgenden Befund: Hornhaut im temporalen Teil, besonders in einem oberen Randsektor, stark parenchymatös getrübt mit Ansatz von tiefer Gefäßbildung, auch im übrigen diffuse, tiefliegende, noch zarte Hornhauttrübungen. Sehr reichliche Descemetsche Beschläge, einige hintere Synechien. Bei Durchleuchtung mattgrauer Reflex aus dem Hintergrund. Opacitates corp. vitr. auch mit dem Lupenspiegel nicht zu sehen, Bild des Fundus aber verschleiert. Papille hyperämisch. Am oberen Rand (u. B.) anschließend an die Papille Netzhauttrübung, die teilweise die Vena temp. inf. bedeckt; die Vene selbst an dieser Stelle varikös. Ein grauweißer Herd am nasalen Papillenrand und ein viel größerer neben der Vena temp. sup. Durch diesen letzteren verläuft ein Gefäß und in dem Herd sieht man eine rötliche Partie (neugebildete Gefäße oder Blutungen?). In der Macula ausgesprochene Sternfigur. Die ganze Gegend des hinteren Pols grau reflektierend. In der Peripherie nichts von chorioiditischen Herden. V. + 1,0, D. S = $^5/_{35}$—$^5/_{25}$. Zentrales relatives Skotom für weiß und Farben.

Die Hornhauttrübung nimmt sehr bald so stark zu, daß der Hintergrund nicht mehr zu übersehen ist. Erst $^1/_2$ Jahr später kann man sich davon überzeugen, daß im Fundus keine Veränderungen mehr bestehen. Dieser Befund bestätigt sich bei mehreren Untersuchungen in den nächsten Jahren.

An anderer Stelle (S. 211) wird noch darauf einzugehen sein, daß sich bei dem Patienten am rechten Auge sehr bald nach Entstehen der Hornhautentzündung Drucksteigerung und nasale Gesichtsfeldeinengung nachweisen ließ.

Ebenso wie die Retina in Form einer typischen Retinitis sehr selten zugleich mit der Keratitis parenchymatosa erkrankt, ebenso selten ist auch eine gleichzeitige Entzündung des Optikus. Nur eine eigene Beobachtung kann hierher gerechnet werden und auch diese ist nicht dazu angetan, das gleichzeitige Befallensein von Hornhaut und Sehnerv zu beweisen.

Alfred Hu., 23 Jahre, J. N. 408/1909, ist seit dem 4. Lebensjahr taubstumm, seit dem 12. Lebensjahr fast dauernd augenkrank mit zeitweiser Besserung und zeitweiser Verschlechterung des Sehvermögens. Seit etwa 10 Tagen besteht beiderseitige Erblindung. Es finden sich die Reste einer Keratitis parenchymatosa in Form von dichten Maculae corneae und Tränensackblennorrhoe. Die brechenden Medien sind klar, Ophthalmoskopisch: rechte Papille etwas abgeblaßt, Gewebe trüb, Gefäße von mittlerer Füllung, Grenzen total verwaschen. Links Neuritis wie rechts, Papille jedoch erheblich röter. Beiderseits keine Vorwölbung der Papille.

Auf eine Schmierkur wird das Sehvermögen ziemlich schnell erheblich besser, während die Papillen besonders rechts immer mehr abblassen. 5 Monate später kann der Patient mit einem Visus von rechts $^1/_{10}$, links $^5/_{20}$ entlassen werden.

Diese Sehnervenerkrankung dürfte wohl mit der wahrscheinlich jahrelang vorausgegangenen Keratitis nur die Grundursache der Lues congenita gemeinsam haben, ohne daß ein Abhängigkeitsverhältnis der Erkrankung der verschiedenen Teile des Auges zueinander besteht.

Noch einige Fälle von Optikusatrophie an Augen, die eine Keratitis parenchymatosa durchgemacht hatten, konnte ich beobachten. Bei 2 von diesen Patienten handelte es sich wohl ziemlich sicher um eine sekundäre Sehnervenatrophie nach schwerer Chorioretinitis, bei den anderen waren zwar auch chorioretinitische Veränderungen vorhanden, aber nicht so, daß sie mit einiger Wahrscheinlichkeit eine Optikusaffektion zur Folge hatten.

In sehr seltenen Fällen kann man auch eine Kombination der spezifischen Hornhauterkrankung mit Augenmuskellähmungen erleben.

Emma Leip., J. N. 315/1910, eine unverheiratete Arbeiterin, weist am linken Auge eine klinisch typische Keratitis parenchymatosa auf. Vor 6—7 Jahren bereits ist am gleichen Auge das Oberlid herabgesunken, auch jetzt besteht noch Ptosis mäßigen Grades, sowie eine Parese des Abducens, Obliquus inferior und wahrscheinlich auch des Obliquus superior, ferner am rechten Auge eine Parese des Abducens; dazu kommt beiderseits noch reflektorische Pupillenstarre. Ophthalmoskopisch rechts in der Peripherie ganz feine retinale Pigmentation und beim Blick nach oben feine gelbliche, nicht scharf begrenzte Herdchen. Diagnose der Nervenklinik: Sichere Tabes. Lues wird negiert, in der Hautklinik werden auch keine Residuen luetischer Infektion festgestellt. Patientin hat 2 gesunde lebende Kinder, keine Früh- und Totgeburten. Wassermann-Reaktion ist positiv.

Die Kombination der Keratitis parenchymatosa mit den verschiedensten Augenmuskellähmungen ist sicher ein selten beobachtetes Krankheitsbild. Das ganze Verhalten und das Auftreten der Augenmuskellähmung erst im 34. Jahr läßt natürlich sehr daran denken, daß es sich hier um akquirierte Lues handelt, andererseits spricht der mangelnde Hautbefund und die Anamnese gegen eine erworbene Lues. In dieser Beziehung ist also der Fall nicht zu verwerten. Diez berichtet über einen 38jährigen Patienten, der 21 Jahre vorher einen Schanker durchgemacht habe und zur Zeit der Untersuchung an Tabes und dem Rezidiv einer Keratitis parenchymatosa litt.

Soviel geht auf jeden Fall aus den mitgeteilten Beobachtungen hervor, daß mit Sicherheit nur die Iris und der Ciliarkörper gleichzeitig und in wirklich direktem Zusammenhang mit der Hornhautentzündung erkranken, bei der Aderhaut ist es vielleicht hie und da der Fall, meistens aber unwahrscheinlich, bei der Retina und dem Optikus kaum je zu beobachten.

Es ist deshalb wohl doch nicht richtig, von einer Ophthalmia totalis, wie das Horner und Hirschberg tun, zu sprechen, da man sonst leicht auf den Gedanken verfällt, daß zwischen den in ganz verschiedenen Zeitabständen

erfolgten Erkrankungen der verschiedenen Augenabschnitte Abhängigkeits-
verhältnisse bestehen, während es so zu sein scheint, daß die Lues zu verschiedenen Zeitperioden an verschiedenen Teilen des Auges neue Erkrankungen
hervorzurufen vermag.

b) Eigenartige Verlaufsformen der Keratitis parenchymatosa.

1. Keratitis annularis (Vossius).

Vossius beschrieb bereits in den 80er Jahren diese Form der Hornhauterkrankung, die er als eine besondere, von der gewöhnlichen Keratitis zu unter-
scheidende Hornhauterkrankung auffaßte. 1905 charakterisiert er sie noch
einmal mit folgenden Worten: „Es ist eine, meist bei Kindern unter 10 Jahren,
aber auch bei älteren Personen auftretende, nicht immer auf hereditär-luetischer
Basis sich entwickelnde Keratitis mit Ausbildung einer aus punktförmigen, tiefliegenden Infiltraten sich zusammen-
setzenden, ringförmigen, im Zentrum
der Hornhaut sich befindlichen Trübung, die sich konzentrisch verkleinert
ohne Ulzerationsbildungen und schließlich ohne Hinterlassung einer nennenswerten Trübung der Cornea zu verschwinden pflegt." Er sah diese
Form unter 170 Fällen von Keratitis
parenchymatosa 23 mal (13,5 %) auftreten (Dissertationen von Breuer,
Brejski). Ich selbst habe 18 Fälle
dieser Art beobachtet und muß
Gilbert recht geben, wenn er die
Keratitis annularis nur als ein pas-
sageres Stadium der diffusen Keratitis
parenchymatosa auffaßt. Nur in einem
Fall sah ich die Ringbildung bereits
ganz im Anfang der Hornhauterkrankung, meist bildet sie sich erst
nach bereits mehrwöchigem Bestehen

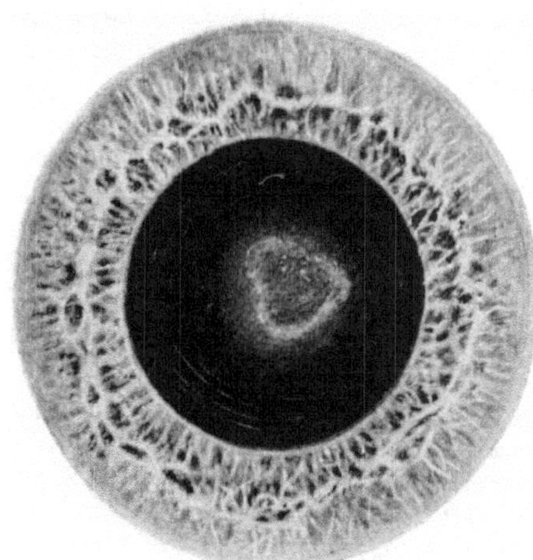

Abb. 28.   Keratitis annularis mit zirkulärer
Faltenbildung.

der Keratitis parenchymatosa aus. Dabei kann die vorangehende Parenchymerkrankung sowohl diffus oder rein zentral gewesen sein. Der Ring bleibt dann
meistens einige Wochen bestehen, ich sah ihn aber auch bei einem 21 jährigen
Mann viele Monate in fast unveränderter Weise erhalten. Die ihn bildenden
Infiltrate verschwinden dann und hinterlassen nur eine mehr diffuse Trübung
im Zentrum. Der Ring sitzt meist zentral, nur in einem Fall saß er exzentrisch
und rückte dann allmählich nach der Mitte vor. Mehrmals beobachtete ich die
Ringform an beiden Augen des Patienten, in anderen Fällen bestand auf der
anderen Seite, soweit dies eine parenchymatöse Keratitis aufwies, eine zentrale
oder diffuse Trübung. Die Iris war in der Minderzahl der Fälle beteiligt
(6 mal bei 18 Fällen). Etwas häufiger sah ich Präzipitate und bei der Beobachtung, die ich in Abb. 28 wiedergebe, war eine sehr ausgesprochene zirku-
läre Faltenbildung vorhanden. Bei diesem Patienten bestand die Ringbildung
ebenso wie die Faltenbildung mehrere Monate lang nahezu unverändert.
Ein Doppelring, wie er gelegentlich gesehen wurde, kam mir bis jetzt nicht
vor Augen.

Das besonders häufige Befallensein von sehr jugendlichen Individuen
ist auch in meinem Material zu verzeichnen, 11 von 18 waren unter 10 Jahren.

Auch bezüglich des Endausganges machte ich ähnliche Erfahrungen wie Vossius, da in den 12 Fällen, in denen ich den Visus nach Jahren nachprüfen konnte, dieser 11 mal $^5/_{20}$ oder besser, oft sogar $^5/_5$ war. Das schlechteste Resultat war $^5/_{25}$. Es ist bei dieser Form der parenchymatösen Keratitis der Unterschied im schließlichen Visus gegenüber den bei der diffusen Keratitis entschieden auffallend (siehe später). Vielleicht liegt diese Bevorzugung darin begründet, daß es sich meist um kleine Kinder handelt. Gilbert sah allerdings auch öfters dauernd eine zentrale Trübung zurückbleiben. Sieht man sich seine Tabelle näher an, so finden sich die schlechten Endresultate im Sehvermögen immer bei älteren Individuen und auch bei mir ist nur in einem Fall, bei einer 48jährigen Frau, die an dem Rezidiv einer parenchymatösen Keratitis litt und eine zentrale ringförmige Trübung aufwies, schließlich eine dichte Macula und Herabsetzung des Visus für die Dauer auf Fingererkennen auf 3 Meter zu konstatieren gewesen. Ob dieser letztere Fall tatsächlich mit den übrigen in eine Kategorie gehört, möchte ich nicht nur aus diesem Grunde dahingestellt sein lassen, sondern auch deshalb, weil sie die einzige Patientin war, bei der Lues nicht nachweisbar war (serologische Familienforschung konnte allerdings nicht gemacht werden). Alle übrigen Patienten hatten kongenitale Lues.

Die Beobachtungen von Pfister, Grunert u. a., die ringförmige Keratitis besonders bei Erwachsenen feststellten und öfters doppelte und dreifache Ringe, vorangehendes Trauma und Oberflächendefekte nachweisen konnten, dürften wohl in die Gruppe der Keratitis disciformis zu rechnen sein.

Wie und warum die Ringform, die nur eine besondere Verlaufsform der typischen Keratitis parenchymatosa darstellt, entsteht, wage ich nicht zu entscheiden. Die Erklärung Gilberts, daß die Schädlichkeit, sei es Lueserreger oder Toxine, von allen Seiten gleichmäßig vordringt und so schließlich zu Infiltratbildung führt, scheint mir nicht sehr plausibel, da man sonst des öfteren verschiedene konzentrische Ringe am gleichen Auge sehen müßte.

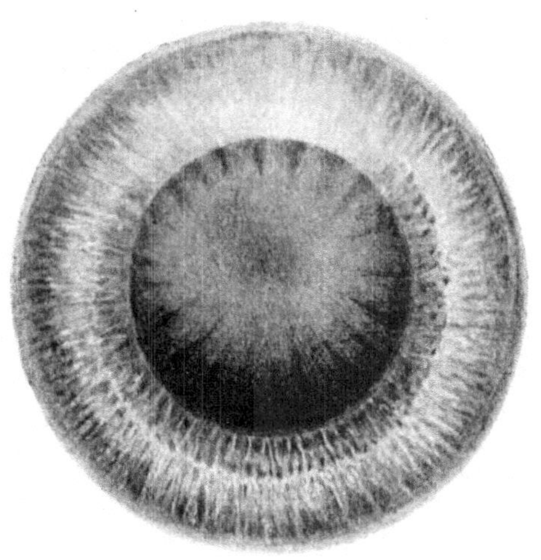

Abb. 29. Radiäre Faltentrübungen der Descemet bei Keratitis parenchymatosa.

Pathologisch-anatomisch wurde einmal von Reis ein annuläres parenchymatöses Hornhautinfiltrat bei einem Fötus mit sicherer kongenitaler Lues beschrieben. Im Trübungsbezirk der Cornea fanden sich proliferierte Hornhautkörperchen, Leukocyten und Lymphocyten, ferner Degeneration gewucherter Hornhautstellen, auch degenerative Vorgänge an den Lamellen und umschriebene Gewebsnekrosen (s. später).

2. Eine merkwürdige, aber doch wohl nur als Varietät der Keratitis parenchymatosa aufzufassende Erkrankung, die im Wesen aus einem Ring bestand, der sich aus radiären Faltentrübungen der Descemet mit eingestreuten Infiltraten und Präzipitaten zusammensetzte, möchte ich besonders erwähnen, da ich sie zweimal in ganz ähnlicher Weise vorfand. Abb. 29 gibt eine Vorstellung von dem ersten Fall, der im übrigen folgendermaßen gelagert war:

Pauline Kön., 38 Jahre (70/1911) war früher immer gesund. Eltern tot, Mutter an Wassersucht gestorben. Sie selbst hat 3 lebende Kinder, eins ist an Brechdurchfall gestorben. Lues negiert. Patientin zeigt keine Symptome akquirierter Lues, Wassermann positiv; eine Schwester erkrankte ebenfalls erst mit 34 Jahren an Keratitis parenchymatosa. Als ich diese 7 Jahre nach der Keratitis parenchymatosa untersuchte, waren die Reste derselben noch vorhanden, die Wassermann-Reaktion aber negativ.

Es dürfte sich also wohl um kongenitale Lues bei unserer Patientin handeln. Seit 6 Wochen merkt die Frau, daß sie schlechter sehen kann, dabei nur ganz geringer Reizzustand. Links radspeichenförmige oder rosettenartige Trübung der Cornea (Faltung der Descemetschen Membran?), im Parenchym sind manche Stellen, die aussehen wie feine Risse. Außerdem finden sich hauptsächlich unten zirkulär verstreute punktförmige Trübungen und anschließend unregelmäßige, noch dichtere Trübungen. Zentrum und Peripherie klar, keine Gefäße. Visus + 3,5 D. S. = $^5/_{20}$. Rechts: ganz ähnlich wie links, nur ist die Ringform nicht ganz so typisch ausgebildet. Von oben zieht ein tiefes Gefäß zu der Trübung. Visus + 3,5 D. S. = $^5/_{35}$.

Die Trübung beginnt sich dann auf beiden Seiten im Zentrum aufzuhellen und vor der eigenartigen radiären Streifentrübung wird im ganzen Parenchym eine feine staubige Trübung sichtbar. Nach einem Monat etwa verliert sich die Streifenbildung und es sind allmählich nur noch einige punktförmige Trübungen und auch Präzipitate sichtbar. Keine weitere Vaskularisation. Nach weiteren 2 Monaten ist nur noch bei erweiterter Pupille am Hornhautmikroskop eine feine hauchförmige Trübung an der Stelle der alten Trübung sichtbar.

Bei einem weiteren ähnlichen Fall, einem 15 jährigen Mädchen (Frida Sonn., J. N. 264/1898) war eine starke ziliare Injektion und Lichtscheu vorhanden, doch an dem charakteristischen Auge weniger als an dem rechten Auge, das eine größere diffuse Trübung zeigte. Im weiteren Verlauf kam es zu Vaskularisation.

Das Charakteristische dieser Form besteht wohl in der Anordnung der Descemetschen Falten, ohne daß es sich um eine prinzipiell neue Form der Keratitis parenchymatosa handelte. In beiden Fällen war übrigens die Iris nicht beteiligt.

Eine gewisse Ähnlichkeit mit den beschriebenen Fällen hat eine Beobachtung von del Monte. In seinem Fall bestand ein System von zarten weißgrauen Linien, anfangs horizontal verlaufend, bloß in einem Hornhautquadranten zu sehen. Später nahmen sie die ganze Hornhaut ein und waren teilweise radiär angeordnet. Von der Peripherie begann dann die Aufhellung nach dem Zentrum zu; die Trübung im erst ergriffenen Quadranten hellte sich zuletzt auf. Reizerscheinungen waren gering und der Verlauf ein relativ rascher. Del Monte glaubt übrigens nicht, daß es sich um eine gewöhnliche Keratitis parenchymatosa handelte. Die Ätiologie blieb unklar, Wassermann-Reaktion wurde damals noch nicht ausgeführt. Dennoch scheint es mir möglich, daß diese Beobachtung mit meinen beiden zusammengehört.

3. Knötchenförmige parenchymatöse Keratitis.

Diese Form der Hornhautentzündung habe ich nur einmal gesehen und in ähnlicher Weise bis jetzt in der Literatur nicht beschrieben gefunden. Sie ist aber zweifellos eine Abart der luetischen Keratitis parenchymatosa.

Lisbeth Henn., 9 Jahre, J. N. 488/1912, ist seit 4 Monaten augenkrank, zuerst am linken, seit 2 Monaten auch am rechten Auge. Hatte kurz vorher dicke Kniee, soll mit bläschenförmigem Ausschlag geboren worden sein. Mutter hatte 2 Früh- und 3 Totgeburten. Das Kind hat ein Vitium cordis und Paronychien sowie Andeutung von Hutchinsonschen Zähnen. Wassermann-Reaktion ++++. Links Ciliarinjektion. Hornhaut im ganzen stark getrübt, doch läßt sich aus der Gesamttrübung eine bedeutend dichtere graugelbe, aus dem Zusammenfluß massenhafter Knötchen bestehende Trübung abgrenzen. Im oberen Teil ist die Hornhauttrübung soviel weniger dicht, daß die Iris etwas durchschimmert und auch ein Teil der Pupille eben zu sehen ist. Auch erkennt man einige vereinzelte gelbliche Knötchen. Ferner massenhaft tiefe und oberflächliche Gefäße, S = Handbewegungen vor dem Auge. Rechts: mäßige Injektion, Hornhautoberfläche gestippt. Das Parenchym ist von dicken Knoten, die zum Teil klumpig konfluiert sind, durchsetzt. 3 dicke tiefe Knoten im Pupillargebiet der Hornhaut, wenige Präzipitate, Iris nur verwaschen sichtbar, mehrere hintere Synechien. S = Fingerzählen vor dem Auge (Abb. 30).

Im weiteren Verlauf wird die Trübung am linken Auge immer dichter, die Knötchen konfluieren immer mehr, zum Teil verdeckt auch die entstehende dichte Trübung die noch vorhandenen einzelnen Knötchen.

Die Entwicklung der Erkrankung am rechten Auge läßt mit großer Wahrscheinlichkeit den Schluß zu, daß die Hornhautaffektion des linken Auges sich ganz ähnlich, also aus vereinzelten Knötchen entwickelt hat.

4. Phlyktänenähnliche Affektionen bei typischer Keratitis parenchymatosa.

Schon 1910 schilderte ich ein sehr merkwürdiges Krankheitsbild bei einem 19 jährigen Mädchen, bei dem während einer schweren Keratitis parenchymatosa zuerst ein oberflächliches kleines Hornhautinfiltrat und dann kleine glasige bis gelbliche Knötchen in der Hornhaut und später auch auf der Skleralbindehaut auftraten. Die letzteren hatten ein ganz ähnliches Aussehen wie

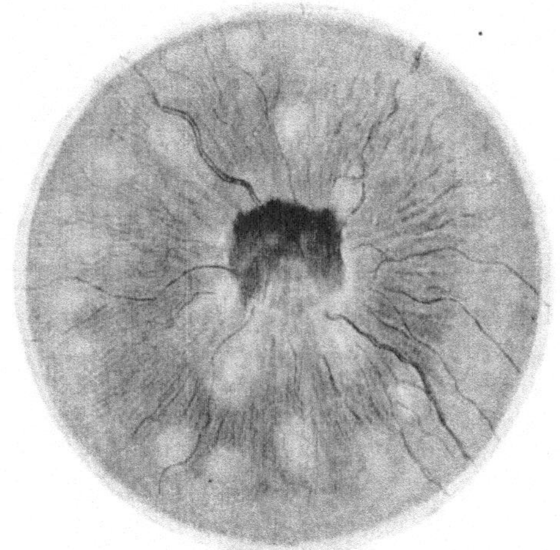

Abb. 30. Knötchenförmige Keratitis parenchymatosa. Die auf der Zeichnung wiedergegebenen Knötchen liegen sämtlich in der Substanz der Hornhaut.

Phlyktänen, gingen aber auf gelbe Salbe nicht zurück. Die Übertragung einer solchen exzidierten „Phlyktäne" in die Vorderkammer eines Kaninchens verlief resultatlos, kutane Tuberkulinimpfung fiel zweimal bei der Patientin negativ aus, erst bei 5 mg Alttuberkulin, subkutan injiziert, kam es zu einer Allgemeinreaktion. Im Laufe der Jahre habe ich nun bei 7 Patienten mit typischer Keratitis parenchymatosa derartige phlyktänenähnliche Prozesse sowohl an der Conjunctiva wie an der Hornhaut beobachtet. Jedesmal handelte es sich zweifellos um kongenital-luetische Menschen. Bei 2 dieser Patienten war allerdings die Parenchymatosa mehrere Jahre abgelaufen. Hier und vielleicht auch in einem der übrigen Fälle hatte die Phlyktänenbildung möglicherweise die gewöhnliche skrofulös-tuberkulöse Grundlage; andererseits war in einem Fall bei einem 4 jährigen Kind Tuberkulinimpfung negativ. Auch ist bemerkenswert, daß diese Bildungen bei 5 von 6 Patienten erst nach dem 16. Lebensjahr auftraten, bei 6 Patienten also in einem Alter, das zur gewöhnlichen Phlyktänenbildung gerade nicht mehr sehr neigt.

Es muß also damit gerechnet werden, daß diese phlyktänulären Prozesse mit der Lues congenita vielleicht in direktem Zusammenhang stehen. Es handelt sich wahrscheinlich um dieselben oder ähnliche Gebilde, wie sie Wolff, Bayer, Wittich, Jendralski gesehen haben. Bayer hält allerdings diese flüchtigen Knötchen für tuberkulös. Histologisch fand Wittich ein eigenartiges Granulationsgewebe mit zahlreichen Riesenzellen, aber ohne Lymphocyten oder Epitheloidzellen bei einem Patienten mit typischer Keratitis parenchymatosa, während die gleich aussehenden Knötchen bei tuberkulöser Skleritis oder sklerosierender Keratitis umschriebene Lymphocyteninfiltrate oder typische Miliartuberkel aufweisen. Früher hat Pfister schon 3 Fälle angegeben, bei denen im Verlauf der Keratitis parenchymatosa unzweifelhafte phlyktänuläre Eruptionen sowohl in der Mitte als in den Randpartien der Hornhaut auftraten. Er hielt das nur für eine zufällige Kombination. Selbstverständlich soll auch von meiner Seite nicht bestritten werden, daß auch phlyktänuläre Prozesse gewöhnlicher Herkunft sich zufällig einmal während des Verlaufs der parenchymatösen Keratitis einstellen können.

Übrigens kennt auch Morax eine Kératite interstitielle à forme phlykténulaire in Anlehnung an Wicherkiewicz, bemerkt aber gleich, daß diese Bezeichnung falsch oder schlecht sei, da es sich weder um Phlyktänen noch um einen der Phlyktäne ähnlichen Prozeß handle. Wicherkiewicz unterscheidet bei dieser Form zwei Untergruppen, erstens die Kératite nodulaire (graugelbe solitäre, über das Niveau der Hornhaut etwas hervorragende Knötchen, die sich langsam entwickeln, monatelang bestehen, um dann unter Hinterlassung feiner Trübungen ganz zu verschwinden), zweitens eine ebenfalls knötchenförmige Randkeratitis in der Nähe des Limbus. Die lange Dauer und der meist sehr günstige Einfluß spezifischer Behandlung sollen diese Form der Parenchymerkrankung der Hornhaut von phlyktänulären Prozessen unterscheiden.

Der Schilderung nach scheint diese letztere Erkrankungsform mit den von mir beobachteten Fällen nichts zu tun zu haben, da bei meinen Fällen stets eine typische Keratitis parenchymatosa bestand, in deren Verlauf sich die genannten Prozesse einschalteten. Wicherkiewicz nimmt auch an, daß es sich bei der von ihm beobachteten Keratitisform um einen gummösen Prozeß handelt. Ob das richtig ist, möchte ich dahin gestellt sein lassen. Ein Zerfall wurde nie beobachtet und die Patienten sind auffallend jung (5, 7, 3 Jahre). Im übrigen steht die ganze ätiologische Frage bei seiner Schilderung etwas in der Luft. Auf Tuberkulose wurde überhaupt nicht gefahndet und die Syphilis konnte meist nur vermutet werden.

5. Keratitis gummosa.

Ob es sich bei den als gummöse Hornhauterkrankung beschriebenen Prozessen um Abarten der gewöhnlichen Keratitis parenchymatosa handelt oder um Affektionen sui generis, läßt sich mit Hinblick auf die wenigen Beobachtungen und mangelnden anatomischen Befunde noch nicht entscheiden. Ich möchte hier an dieser Stelle die beiden Krankheitsprozesse, die bis jetzt bei angeborener Lues beobachtet und von Peters und Terson veröffentlicht wurden, näher anführen.

Peters berichtet über eine 25 jährige Lehrerin, die an Unterschenkelgeschwüren litt und seiner Meinung nach Lues congenita hatte. Die Hornhauterkrankung entstand unter eigentümlichen Reizerscheinungen und bestand in einem Infiltrat, das sich aus mehreren konfluierenden Herden zusammensetzte. Die Infiltration schob sich allmählich nach dem Zentrum und nahm hier eine mehr gesättigte grauweiße Färbung an. Oberhalb des Zentrums bestand eine kleine flache Prominenz mit intakter Oberfläche. Der Prozeß heilte bei Jodkaliumgebrauch und subkonjunktivalen Sublimatinjektionen unter Hinterlassung einer hauchigen grauen Trübung ab.

Der Fall Tersons lag so:

Ein 20 jähriges Mädchen mit sicherer kongenitaler Lues, das 4 Jahre vorher eine zweifellose Keratitis parenchymatosa am rechten Auge durchgemacht hatte, erkrankte an einer frischen parenchymatösen Trübung desselben Auges mit begleitender Iritis. Bei der spezifischen Behandlung erfolgte eine Aufhellung der Cornea, doch kam es plötzlich zu einem Rückfall. Nun erschienen zwei gelbliche Infiltrate und schließlich noch ein gelber Punkt in der Cornea, der mit der Zeit die Form einer großen Träne annahm, größer wurde und einen Buckel nach der vorderen Kammer zu erhielt, aber nirgends ulzeriert war. Auf Kalomelinjektionen verkleinerte sich der als Gumma der Hornhaut aufgefaßte Prozeß und resorbierte sich schließlich ganz.

Morax und Antonelli sahen das Bild und schlossen sich anscheinend der Auffassung an. Terson berichtet außerdem noch über einen ähnlichen Fall, den Hutchinson abgebildet hatte; bei diesem war das Zentrum der Cornea durch eine große gelbliche Masse ausgefüllt. Wie oben schon gesagt, dürfte es wohl unentschieden sein, ob diese Affektionen wirkliche Gummenbildungen darstellen. Auf die weiteren Fälle von Keratitis gummosa, die sämtlich bei akquirierter Lues beobachtet wurden, wird auf S. 228 eingegangen.

c) Ausgänge, Komplikationen und Folgeerscheinungen.

Die Hornhauttrübungen sind erheblicher Rückbildung fähig, doch gibt es eine recht beträchtliche Anzahl Patienten, bei denen die Macula corneae so dicht bleibt, daß sie ein erhebliches Sehhindernis darstellt. Es ist deshalb zunächst festzustellen, inwieweit das Sehvermögen durch die restierenden Hornhauttrübungen beeinflußt wird.

Unter 118 Augen, deren brechende Medien, abgesehen von der Hornhaut und deren zentrale Fundusverhältnisse normal waren, ergab sich nach Jahren abgelaufener Hornhautentzündung folgendes Resultat:

Volle Sehschärfe, d. h. $^5/_4$, $^5/_5$ . . . . 8 Augen = 6,8 $^0/_0$

Gute Sehschärfe, d. h. $^5/_7$, $^5/_{10}$ 25   ,,   = 21,2 $^0/_0$

Praktisch ausreichende Sehschärfe $^5/_{15}$, $^5/_{20}$, $^5/_{25}$ 50   ,,   = 42,4 $^0/_0$

$^5/_{35}$, $^5/_{50}$ 27   ,,   = 22,8 $^0/_0$

Erkennen von Fingern. 8   ,,   = 6,8 $^0/_0$

Diese Tabelle ergibt, daß die große Mehrheit der Augen eine mittlere Sehschärfe von $^5/_{15}$—$^5/_{20}$ erlangt und daß ungefähr ebenso häufig die zurückbleibende Trübung so stark ist, daß sie zu schwerer Schädigung führt, wie sie andererseits zart werden kann, so daß fast normales Sehvermögen resultiert.

Die Hornhauttrübungen nun sind zum Teil auf Konto der Vernarbungsprozesse im Parenchym zu beziehen, zum Teil auch bedingt durch zurückbleibende Gefäße. Auf die Bedeutung der tiefen Hornhautgefäße als Zeichen längst überstandener Keratitis parenchymatosa hat zuerst Hirschberg aufmerksam gemacht, und seine Beobachtungen sind im weiteren durch E. von Hippel und viele andere durchaus bestätigt worden. Immerhin kommen solche tiefen Hornhautgefäße, wie Augstein nachgewiesen hat, nicht nur bei der Keratitis

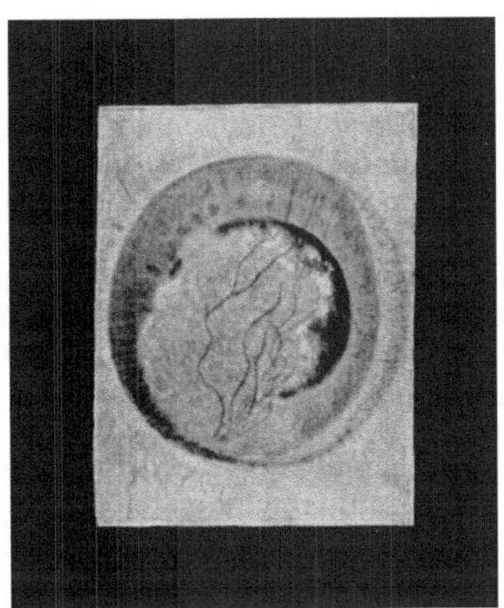

Abb. 31. „Sehnige Trübung" der Hornhaut nach Keratitis parenchymatosa.

parenchymatosa, sondern auch nach ekzematösen Infiltraten, Ulcus serpens usw. vor (Brückner). Die Besenreiserform, wie man sie vor allem bei durchfallendem

Licht gut sieht, wird aber, besonders wenn sie mit peripheren Augenhintergrundsveränderungen kombiniert ist, immer ein wichtiges Merkmal bleiben.

In selteneren Fällen sind die zurückbleibenden Trübungen für die Dauer so dicht, daß Iris und Pupille kaum oder gar nicht gesehen werden. Saemisch hat diese als „sehnige Trübung" bezeichnet (Abb. 31). Es kommen ferner fettige und kalkige Entartungen in der erkrankt gewesenen Hornhaut vor; auch vesikulär entartete Trübungen sah ich bei einem Blindenzögling als Reste einer alten Keratitis parenchymatosa. Wie die pathologisch-anatomische Forschung ergibt, bilden sich in schweren Fällen gelegentlich bindegewebige Auflagerungen auf der Hinterfläche der Cornea; es läßt sich vermuten, daß diese ein dauerndes Sehhindernis darstellen werden.

Eine andere Form bleibender Trübungen stellen persistierende Descemetsche Falten dar, wie sie z. B. Dimmer bei einem Patienten 9 Jahre nach Ablauf einer typischen Keratitis parenchymatosa beobachtete. Es waren

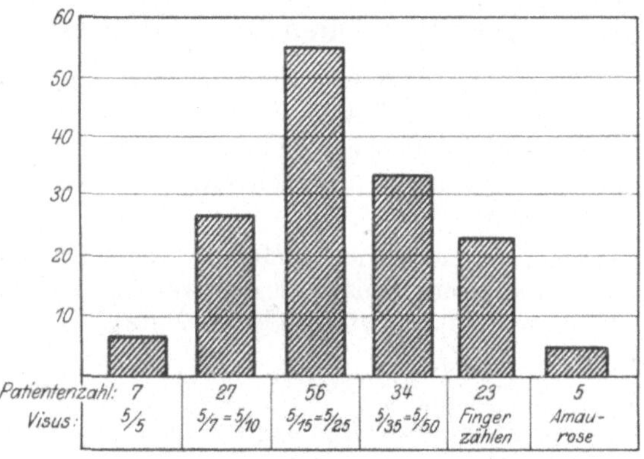

Abb. 32. Sehvermögen nach abgelaufener Keratitis parenchymatosa.

eigenartige konzentrische, zartgraue, halbkreisförmige Streifen, wellig eingescheidet.

Durch alle diese Prozesse ist das Sehvermögen, wie ich oben zeigte, mehr oder minder beeinflußt. Will man sich aber über das wirkliche Schicksal eines an Keratitis parenchymatosa erkrankt gewesenen Auges, auch gerade was das Sehvermögen betrifft, orientieren, so darf man nicht, wie es oben geschehen ist, eine Auswahl treffen, sondern muß wahllos alle Augen zusammenstellen. Diese Absicht verfolgt die Zusammenstellung S. 209.

Gelegentlich liest man die Auffassung, daß das zweiterkrankte Auge eine mildere Verlaufsform zeige als das erste. Hirschberg scheint bereits auf diesem Standpunkt gestanden zu haben und führt die mildere Verlaufsform ebenso wie Elschnig auf die sehr energische antiluetische Therapie bei der Erkrankung des ersten Auges zurück. Nach meinen eigenen Beobachtungen jedoch bin ich zu der festen Überzeugung gekommen, daß die Erkrankung der Cornea am zweiten Auge genau die gleichen Grade erreichen kann und meist auch erreicht wie am ersten. Es ist dabei gleichgültig, ob vor Ausbruch der Entzündung am zweiten Auge eine spezifische Allgemeinbehandlung stattgefunden hat oder nicht. Die Erkrankung der Hornhaut am zweiten Auge hat sogar meistens eine auffallende Ähnlichkeit in ihrer Verlaufsform mit der am ersten Auge. Bemerkenswert ist nur, daß die Dauer am zweiten Auge sehr oft kürzer ist als am ersten. Unter meinem Material findet sich kein Fall, bei dem Entzündung des zweiten Auges länger gedauert hätte als die des ersten, sehr viele dagegen mit der umgekehrten Verlaufsweise. Also nur insofern scheint mir eine gewisse Begünstigung des zweiterkrankten Auges vorzuliegen. Oft genug ist allerdings kein eklatanter Unterschied nachweisbar. Da bei der Entzündung am zweiten Auge in meinem Material stets spezifische Behandlung ausgeführt wurde, bei der Erkrankung des ersten die Behandlung häufig unzureichend war, öfters auch ganz fehlte, so läßt sich nicht mit Sicherheit entscheiden, ob diese Behandlung mit der kürzeren Dauer in irgend einem Zusammenhang stand.

Unter 152 Augen mit seit Jahren abgelaufener parenchymatöser Hornhautentzündung hatten:

Volle Sehschärfe, d. h. $^5/_4$, $^5/_5$ . . . . $= 7$
Gute Sehschärfe, d. h. $^5/_7$, $^5/_{10}$ . . . . $= 11 + 16$ $= 27$
Praktisch ausreichende Sehschärfe, d. h. $^5/_{15}$, $^5/_{20}$, $^5/_{25}$ $= 32 + 17 + 7 = 56$

$$90$$
$$= 59{,}2\ ^0/_0$$

Für grobe Arbeit ausreichende Sehschärfe, d. h. $^5/_{35}$, $^5/_{50} = 27 + 7$ $= 34$
Ganz ungenügende Sehschärfe, d. h. Erkennen von Fingern usw. . . $= 23$
Blindheit . . . . $= 5$

$$62$$
$$= 40{,}8\ ^0/_0$$

Es stehen also den **59,2** $^0/_0$ Augen mit guter oder praktisch ausreichender Sehschärfe **40,8** $^0/_0$ mit schlechter Sehkraft gegenüber. Die Verhältnisse sind auf Abb. 32 graphisch dargestellt.

Die Zusammenstellung zeigt, daß in einem erstaunlich hohen Prozentsatz das Sehvermögen ganz ungenügende Werte erreicht. Die Sehschärfe von $^5/_{25}$, die in der Tabelle noch als praktisch ausreichend gebucht ist, dürfte in vielen Fällen sogar auch noch zu den ungenügenden zu rechnen sein.

Nun kann man sich gut vorstellen, daß dieses schlechte Resultat quoad visum im Leben keine sehr große Wichtigkeit zu besitzen braucht, weil vielleicht nur das eine Auge so stark geschädigt ist, während das andere ein brauchbares Sehvermögen aufweist. Betrachtet man aber bei Patienten mit abgelaufener Keratitis parenchymatosa, deren eines Auge eine Sehkraft von nur $^5/_{35}$ oder weniger erlangt hat, den Visus am anderen Auge, so zeigt sich am eigenen Material, daß bei 35 Patienten nur 12 mal das andere Auge einen besseren Visus ($^5/_{20}$ bis $^5/_{10}$) als $^5/_{35}$ hatte. Mithin ist die **praktische Gebrauchsfähigkeit beider Augen und die Prognosenstellung eine recht schlechte**, wenn das eine Auge ein geringeres Sehvermögen als $^5/_{35}$ erlangt.

Die Prognose für das Sehvermögen ist dabei insofern noch zu günstig dargestellt, als stets die beste Sehleistung, wie sie durch volle Gläserkorrektion erreicht werden konnte, gerechnet wurde. Refraktionsanomalien sind aber keineswegs selten. So fand sich unter den 152 Augen 7 mal Hyperopie und 44 mal — also nahezu in $^1/_3$ der Fälle — Myopie. Wie häufig die Augen schon vor Ausbruch der Hornhautentzündung kurzsichtig waren, ließ sich nicht feststellen, auf jeden Fall aber spricht die Häufigkeit der Myopie nach überstandener Erkrankung dafür, daß in einem großen Teil der Fälle die Myopie erst erworben wurde.

Der keratitische Prozeß bedingt wohl zweifellos in manchen Fällen eine Änderung der Brechungsverhältnisse dadurch, daß sich die Form der Hornhaut selbst ändert; auch Sidler-Huguenin erwähnt nebenbei (1915), daß er eine Reihe von Patienten kenne, die nach parenchymatöser und ekzematöser Keratitis myopisch geworden seien. Hirschberg hat schon 1895 darauf hingewiesen, daß sich öfters im Anschluß an Keratitis parenchymatosa Myopie entwickle.

Ganz besonders häufig wird nach Überstehen der Keratitis parenchymatosa ein Astigmatismus beobachtet, der nicht selten praktisch von Wichtigkeit ist, da es öfters gelingt, mit Zylindergläsern die Sehschärfe ganz wesentlich zu bessern. Unter 43 Augen von 27 Patienten, die ich in einer Serie genauer auf den Hornhautastigmatismus unter gleichzeitiger Berücksichtigung der Meridianlänge der Hornhaut und des Augendruckes prüfte, sah ich 23 mal einen Astigmatismus mit der Regel, wovon 8 Augen einen Astigmatismus mit schiefer Achse aufwiesen. 14 mal war der Astigmatismus gegen die Regel, 2 mal irregulär, und nur bei 4 Augen bestand kein Astigmatismus. Es handelte sich bei den untersuchten Patienten stets um schon längere Zeit bestehende oder völlig abgelaufene parenchymatöse Keratitis. Die ungemeine Häufigkeit des perversen und schiefachsigen Astigmatismus ist besonders hervorzuheben.

Es liegt nahe, den häufigen, sicher erworbenen inversen Astigmatismus auf Veränderungen des Augendrucks zu beziehen. Ich erinnere hier daran, daß Pfalz in 55,2 $^0/_0$ glaukomatöser Augen perversen Astigmatismus konstatierte, während er bei normalen Augen diesen Krümmungsfehler nur in 2,2 $^0/_0$ der Fälle fand. Ferner hat Seefelder nachgewiesen, daß auch im hydrophthalmischen Auge der perverse Astigmatismus zur Regel gehört. In einer Beobachtung Löhleins wandelte sich bei einem jugendlichen Glaukom der Astigmatismus nach der Regel in einen erheblichen Astigmatismus inversus um.

Da sich, wie meine Untersuchungen ergaben, bei Keratitis parenchymatosa der Augendruck sehr viel häufiger als man früher dachte, gesteigert findet, so wäre es gut denkbar, daß auch hier der perverse Astigmatismus zum Teil wenigstens auf Tensionsvermehrung zurückgeführt werden könnte. Bei manchen Fällen meiner Serie war auch wenigstens zeitweise eine Vermehrung des Augendrucks vorhanden. In anderen konnte ich sie aber nicht nachweisen, was jedoch die Möglichkeit nicht ausschließt, daß zu irgendwelcher Zeit Drucksteigerung bestanden haben kann.

Eppenstein ist auch geneigt, die senkrecht ovale Hornhaut, wie sie von Fuchs zuerst bei kongenital-luetischen Kindern und besonders nach Keratitis parenchymatosa beschrieben wurde, mit Veränderungen des Augendrucks in Verbindung zu bringen. Von 22 Patienten mit der Verbildung der Hornhaut hatten 16 bei der Fuchsschen Untersuchungsreihe mehr oder weniger sichere Zeichen angeborener Syphilis. Cunningham, Antonelli und Rübel machten ähnliche Beobachtungen. Rübel ist allerdings der Ansicht, daß die elliptische Form der Hornhaut nicht durch die Erkrankung des vorderen Bulbusabschnittes erzeugt werde, sondern eine Begleiterscheinung der kongenitalen Lues sei, denn er fand sie auch bei einem Fall mit schweren luetischen Augenhintergrundsveränderungen, der keine Erkrankung des vorderen Bulbusabschnittes durchgemacht hatte. Auch spricht ihm die außerordentlich regelmäßige Gestalt der Mißbildung gegen die erstere Annahme. Eppenstein konnte bei ebensoviel Gesunden wie kongenital Luetischen die Hornhautverbildung beobachten.

Bei meiner eigenen, oben zitierten Untersuchungsreihe fand ich merkwürdigerweise nicht ein einziges Mal senkrecht ovale Hornhaut; häufig waren senkrechter und wagrechter Meridian gleich groß, öfters aber der horizontale größer als der vertikale. Bei einem ganz besonders ausgeprägten Fall von senkrecht ovaler Hornhaut eines Kindes konnte ich Lues nicht nachweisen Die Messung wurde stets mit dem Wesselyschen Keratometer vorgenommen.

Bei einer andern Form der Hornhautverbildung, der Mikrocornea, muß man ebenfalls öfters im Zweifel bleiben, ob es sich hier um einen Folgeprozeß der Hornhauterkrankung oder um eine kongenitale, eventuell mit der Lues zusammenhängende Anomalie handelt.

So sah ich einen Patienten, Ernst Fran. (424/1907), der 1906 wegen beiderseitiger Keratitis parenchymatosa in der Hallenser Augenklinik behandelt wurde. Es ist in der damaligen Krankengeschichte zuerst eine fast völlige Trübung der Hornhaut mit Freilassung eines peripheren Randes notiert und ein starkes Gerontoxon (?). Drei Monate später erscheinen die Corneae beiderseits wegen auffallender Verbreiterung des Sklerallimbus ungewöhnlich klein, und 7 Jahre später besteht bei einer Nachuntersuchung das ausgesprochene Bild der Mikrocornea (Hornhautdurchmesser 10 mm).

Diesem Mikrocorneafall steht eine andere Beobachtung bei einem 20-jährigen Mädchen gegenüber.

Martha Hu., J. N. 875/1905 hat von Jugend auf sehr schlecht gesehen; von jeher ein Zittern der Augen. Als 20jähriges Mädchen machte sie eine Keratitis parenchymatosa durch, vorher war das Sehvermögen schon durch eine

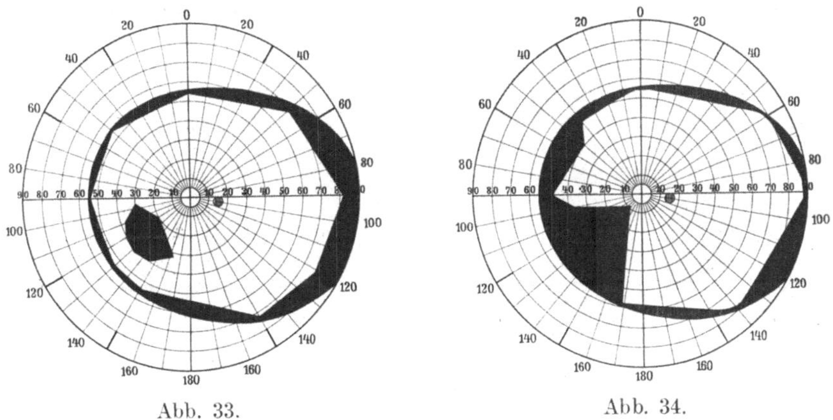

Abb. 33.   Abb. 34.

ausgedehnte Chorioretinitis sehr herabgesetzt. Die Bulbi und vor allem die Corneae sind auffallend klein und es ist schwer zu entscheiden, ob diese Kleinheit der Corneae schon vor der Parenchymatosa vorhanden war oder nicht, besonders da in dem Aufnahmestatus in der Krankengeschichte bei Beginn der Keratitis nichts über die Form der Hornhaut bemerkt ist. Auch kann man schon an eine mäßige Schrumpfung der gesamten Augenteile bei der Beteiligung so vieler Membranen denken.

Eine wirkliche Phthisis bulbi ist ein seltenes, aber gelegentlich sich ereignendes Vorkommen nach Keratitis parenchymatosa. Wohl immer handelt es sich dann auch um ein starkes Ergriffensein der übrigen Augenabschnitte, vor allem der Uvea. Als Einleitung zu diesem Prozeß kommt es dann zu einer Applanatio corneae und zu einer immer stärker werdenden Abflachung der Vorderkammer. Eine an beiden Augen zur Phthisis bulbi führende Keratitis parenchymatosa habe ich bereits oben beschrieben (siehe S. 191). Callan sah zwei Fälle in einer Familie, wo die Keratitis parenchymatosa in Eiterung überging und Blindheit eintrat. (Disk. zu Derby und Walker.)

Die Phthisis bulbi stellt den schwersten Endausgang der Erniedrigung des Augendrucks dar. Im allgemeinen stellt sich der während der akuten Hornhauterkrankung abnorm niedrige Druck fast immer mit der Abheilung der Hornhauterkrankung zur Norm wieder her, nur in wenigen Fällen konnte ich in späteren Jahren eine Tension unter 10 mm an derartigen Augen feststellen, so z. B. bei einer 30jährigen Frau, die, abgesehen von den Resten der Keratitis parenchymatosa, ausgedehnte chorioretinitische Veränderungen und rechts in der Pupille ein altes iritisches Exsudat aufwies.

Auch die Drucksteigerung normalisiert sich in vielen, wohl den meisten Fällen. Immerhin war unter 42 Patienten mit 87 Augen nach jahrelang abgelaufener Parenchymatosa an 9 Augen bei 7 Patienten, also in 10,3 %, eine Erhöhung des intraokularen Drucks zu konstatieren, der allerdings selten 30 mm wesentlich überschritt. Teils waren Reste von Iritis vorhanden, teils fehlten sie. Das Gesichtsfeld war mehrmals ganz normal, einmal zeigte es mäßige konzentrische Einschränkung und einmal fand sich ein Ringskotom, das mit der Drucksteigerung nichts zu tun hatte. Dagegen geben folgende zwei Beobachtungen zu denken:

1. Franz Kolb., 23 Jahre (Kr. 690/1912), war zuerst 1909 in Behandlung des Herrn Kollegen Simon in Magdeburg wegen linksseitiger Keratitis parenchymatosa, die zeitweise mit erheblicher Drucksteigerung einherging. Am 8. Juni 1910 klagte er zuerst über ein Skotom am rechten Auge (s. Abb. 33); 14 Tage später machten sich die ersten Zeichen einer rechtsseitigen interstitiellen Keratitis geltend. Bei mehrmaliger Messung wurde nie ein höherer Wert als 25 mm festgestellt. Bei der Aufnahme in die Hallenser Augenklinik am 5. Juli 1910 bestand eine typische Keratitis parenchymatosa, außerdem retinitische Herde in der direkten Umgebung der Papille, nach oben und unten den Gefäßen entlang; in der Macula war eine Sternfigur nachweisbar. Zentrales relatives Skotom und typische nasale Einengung des Gesichtsfeldes (s. Abb. 34). Sehr langwieriger Heilverlauf. Ein Jahr später, am 2. X. 1911, ist das Gesichtsfeld rechts noch ebenso, der Druck rechts 33 mm, links 28 mm. Diese Druckerhöhung am rechten Auge im Vergleich zum linken hat sich bis jetzt dauernd erhalten, die letzte Messung am 11. II. 1913 ergab rechts 26 mm, links 18 mm. Das Gesichtsfeld zeigt jetzt, abgesehen von der nasalen Einengung, auch noch den typischen Sporn nach dem blinden Fleck hin (s. Abb. 35). Subjektiv klagt der Patient darüber, daß er öfters Drücken im rechten Auge verspürt; manchmal steigern sich die Beschwerden zu richtigen rechtsseitigen Kopfschmerzen. Das linke Auge hat keine nachweisbaren Gesichtsfeldanomalien.

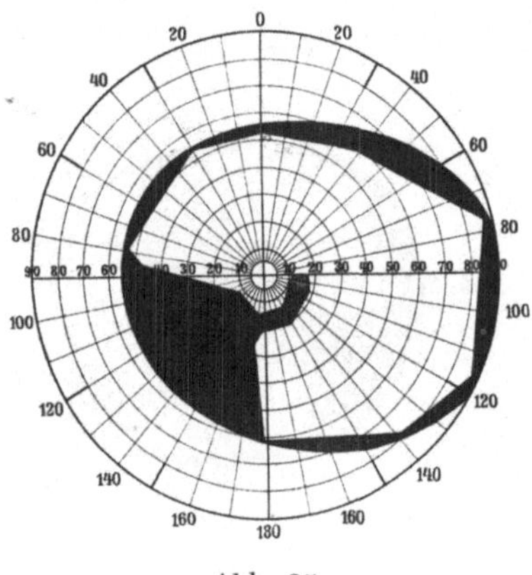

Abb. 35.

Wenn auch der Anfang der Erkrankung etwas auffallend ist (Skotom vor Beginn der Keratitis parenchymatosa), so ist doch wohl damit zu rechnen, daß der typische Gesichtsfeldausfall auf die dauernde Erhöhung des intraokularen Drucks zu beziehen ist; abgesehen von seiner charakteristischen Gestalt konnte er schon seiner Lage nach mit den retinitischen Veränderungen in der Umgebung der Papille nichts zu tun haben.

Der Patient, der sowieso infolge restierender Hornhauttrübungen am rechten Auge nur $^5/_{25}$ und am linken Auge nur $^5/_{35}$ Visus hat, ist natürlich durch diesen Gesichtsfelddefekt obendrein schwer geschädigt.

2. Wilhelm Eck., 41 Jahre (Kr. 867/1910), stand 1886 wegen beiderseitiger Keratoiritis mit tiefen Hornhautgefäßen und typischer Chorioiditis anterior in der Hallenser Klinik in Behandlung. Rechts wurde Iridektomie gemacht. Links war die Pupille gut beweglich trotz einiger Synechienreste. Das rechte Auge soll immer besser, das linke immer schlechter geworden sein. 1910 — also 24 Jahre später — ist rechts, abgesehen von den alten Veränderungen, der Fundus normal; der Visus

beträgt $^5/_{10}$. Links dagegen besteht tiefe glaukomatöse Exkavation mit Amaurose, die seit etwa 5 Jahren eingetreten sein soll.

Es ist wohl anzunehmen, daß das rechte Auge infolge der Iridektomie erhalten blieb, während das linke ganz allmählich dem erhöhten Druck zum Opfer fiel.

Dieser Fall spricht ebenso wie ein weiterer von uns beobachteter im Sinne der operativen Behandlung der Drucksteigerung bei abgelaufener Keratitis parenchymatosa. Cyklodialyse brachte allerdings in einem Fall keinen Nutzen. Meine Erfahrung auf diesem Gebiet ist aber eine zu kleine, als daß ich mir schon ein endgültiges Urteil erlauben würde, welches das zweckmäßigste Operationsverfahren ist. Mit Mioticis erreicht man anscheinend bei solchen Fällen sehr wenig.

Wenn die schweren Folgen der Drucksteigerung bei der abgelaufenen Keratitis parenchymatosa auch glücklicherweise selten einzutreten pflegen, so ist es doch durchaus notwendig, Druck und Gesichtsfeld bei solchen Patienten von Zeit zu Zeit zu kontrollieren, um so unliebsame Folgen, wie die oben geschilderten, nach Möglichkeit zu vermeiden. Manchmal hat man an den subjektiven Beschwerden des Patienten (Druckgefühl usw.) einen guten Gradmesser.

Gelegentlich kommt es auch zu einem Hydrophthalmus und zwar kann dieser unter Umständen erst jahrelang nach Überstehen der Keratitis parenchymatosa sich ausbilden. So erwähnt E. von Hippel (Heidelberger Bericht 1902), daß bei einem kongenital-luetischen Knaben, der an sehr schwerer Keratitis parenchymatosa, Iritis, Cyclitis und Chorioiditis behandelt und mit sehr trüber Cornea entlassen war, einige Jahre später ein typischer Hydrophthalmus höchsten Grades vorgefunden wurde, der nachweislich erst nach dem 14. Lebensjahre entstanden war. Ähnliche Beobachtungen machte Seefelder in 2 Fällen und wahrscheinlich ist auch nach diesem Autor ein Fall von Da Gama-Pinto und Scalinci in dieselbe Gruppe zu rechnen. In diesen Fällen muß damit gerechnet werden, daß die Augenmembranen eine zu geringe Widerstandsfähigkeit selbst dem normalen Druck gegenüber hatten. Seefelder gibt bei seinem Fall 42 eine erhöhte Tension, bei Fall 44 eine Tension an der oberen Grenze an. Alle diese Fälle sind aber tonometrisch nicht untersucht. Die Entstehung denkt sich Seefelder so, daß eine Erkrankung des vorderen Bulbusabschnittes zu einer Behinderung des Abflusses des Kammerwassers führt und so die Drucksteigerung bedingt.

Im übrigen ist an dieser Stelle darauf hinzuweisen, worauf vor allem früher schon Haab aufmerksam gemacht hat, daß der ganz beginnende Hydrophthalmus und die dabei auftretende Korneatrübung zur Verwechslung mit einer parenchymatösen Keratitis führen kann und daß man deshalb bei Kindern mit matter, trüber Hornhaut jedesmal die Spannung prüfen muß. Ich selbst erlebte einen interessanten Fall bei einem Kind von 9 Wochen (Franz Brom., J. N. 589/1910), bei dem sich ein Hydrophthalmus und ein Parenchymprozeß der Hornhaut fand, ohne daß sich ein Abhängigkeitsverhältnis nachweisen ließ.

Das Kind wurde bereits mit großen Augen geboren und kam sofort in die Behandlung eines Augenarztes, der 2—3 mal Eserin einträufelte. Im übrigen hatte es eine Sattelnase und Koryza. Die Wassermann-Reaktion bei der Mutter war stark positiv. Bei der Aufnahme in die Augenklinik bestand, abgesehen von dem Hydrophthalmus am rechten Auge ein zentrales, gelblichgraues, längliches, tiefes Infiltrat, über dem das Epithel intakt war. Ein ganz ähnlicher Prozeß bestand am linken Auge. Die Tension betrug rechts 52 mm, links 47 mm. Auf Cyclodialyse beiderseits sinkt der Druck und rechts ist in der Vorderkammer eine undefinierbare grauliche Masse bis in die Region der Pupille hinauf sichtbar. Das Kind erhält nun auch noch eine intramuskuläre Injektion von 0,015 g Salvarsan. Einige Tage darauf ist die Hornhauttrübung an beiden Augen erheblich gebessert, die graulichen Massen in der rechten Vorderkammer sind nicht mehr zu sehen.

Die gesättigten, tiefen Infiltrate können hier wohl kaum durch die bestehende Drucksteigerung erklärt werden, ebensowenig aber auch der von Geburt an bestehende Hydrophthalmus durch die Erkrankung der Hornhaut. Leider ist in der Krankengeschichte nicht angeführt, ob die Keratitis ebenfalls von Geburt an schon bestand und leider war es auch nicht möglich, sich einen Einblick in das Innere des Auges zu verschaffen.

Theoretisch möglich ist nun auch noch ein glaukomatöser Zustand bei Keratitis parenchymatosa als Sekundärglaukom durch Seclusio pupillae, wenngleich größere, bleibende Pupillarexsudate zweifellos sehr selten im Gefolge der Keratitis parenchymatosa vorkommen.

Ein anderer nachteiliger Folgezustand an der Iris, den man zuweilen bei Keratitis parenchymatosa beobachten kann, ist die Irisatrophie und diese kann wohl gelegentlich so stark sein, daß die Pupille starr wird. Wie wir noch an anderer Stelle eingehender besprechen werden, kommt bei den Patienten, die eine Keratitis parenchymatosa durchgemacht haben, gar nicht allzu selten Pupillenstarre oder erhebliche Trägheit der Pupillenreaktion zur Beobachtung (siehe S. 554). Wenn es mir auch nicht zweifelhaft ist, daß der größte Teil dieser Zustände zentrale nervöse Ursachen hat, so scheint es mir auf Grund einiger eigener Beobachtungen doch möglich, einen Teil der Fälle mit Elschnig auf eine Atrophie der Iris zurückzuführen. Elschnig fand in einem pathologisch-anatomisch untersuchten Falle in der Iris, wo die Rundzellenansammlung eine etwas dichtere und die Gefäßwanderkrankung besonders deutlich ausgesprochen war, eine Degeneration der Zellen des Sphinkter pupillae.

Ein von mir beobachteter Fall lag so:

Kurt L., 12 Jahre, J. N. 508/1906, machte 1906 eine beiderseitige Keratitis parenchymatosa durch. Bei der Aufnahme war die Pupille rund und erweiterte sich gut auf Atropin. Mit weiter atropinisierter Pupille wurde er auch entlassen. Als ich ihn 4 Jahre später nachuntersuchte, war die rechte Pupille lichtstarr, während die linke prompt auf Licht und Konvergenz reagierte. Die Konvergenzreaktion am rechten Auge war träge vorhanden, außerdem war die rechte Pupille weiter als die linke und entrundet. Es fand sich nun an der rechten Iris unten außen eine umschriebene atrophische Partie. Die linke Iris war normal. Wieder 3 Jahre später waren die Verhältnisse ziemlich unverändert, nur daß mir die Reaktion der linken Pupille auf Lichteinfall etwas träger als normal erschien.

Die Kombination der hochgradigen Starre am rechten Auge mit der allerdings lokalisierten Atrophie der Iris, und auf der anderen Seite das normale Verhalten der Pupillenreaktion und der Iris am linken Auge spricht mir dafür, daß die Irisatrophie in diesem Falle mit der Pupillenstarre in Zusammenhang stand; möglicherweise bildete sie nur ein auslösendes Moment für eine latente, auf kongenitaler Lues beruhende Erkrankung des Kerngebiets, in ähnlicher Weise, wie sich das Deutschmann vom Atropin vorgestellt hat. Daß in unserem Falle das Atropin auslösend gewirkt hat, ist deshalb unwahrscheinlich, weil bei der ersten Erkrankung beide Augen atropinisiert wurden und später doch nur das eine Auge Lichtstarre aufwies. Andererseits wird die Miterkrankung des Cerebrum dadurch wieder wahrscheinlich gemacht, daß am rechten Auge eine geringe Konvergenzreaktion vorhanden war, als Lichtstarre beobachtet wurde und daß später auch am linken Auge eine Pupillenträgheit sich einstellte.

Der zweite Fall betrifft einen 58jährigen Arbeiter (August Küchenth., J. N. 974/1913). Der Mann will mit 24 Jahren an einer schweren Augenentzündung gelitten haben. Damals stellte sich auch Schwerhörigkeit ein. Außerdem sei in dieser Zeit ein Schlaganfall bei ihm aufgetreten. Rechts bestehen zahlreiche feine, tiefgelegene alte Hornhauttrübungen. Die Pupille ist ziemlich weit und unregelmäßig und reagiert nur ganz wenig auf Lichteinfall. In den peripheren Teilen der Pupille feine graue Exsudatstränge. Im Sphinktergebiet der Iris eine partielle Atrophie, das Irisrelief hat das Gepräge verloren, das Pigmentblatt schimmert an einigen Stellen durch (Abb. 36). Die Atrophie wird auch nach der Vüllersschen Methode bei Durchleuchtung mit der Sachsschen Lampe an mehreren Stellen nachgewiesen. Auch am linken Auge alte parenchymatöse Trübungen der Hornhaut. Die Pupille ist enger als rechts und reagiert nicht auf Lichteinfall. Eine zarte Exsudatmembran durchsetzt die ganze Pupille; Irisatrophie wie rechts.

Die fehlende Pupillenreaktion ist links durch die bestehende Pupillarmembran ohne weiteres erklärbar, rechts dagegen sind die Exsudatreste so fein, daß sie allein das Fehlen der Pupillarreaktion nicht bedingen können, dagegen dürften sie in Verbindung mit der bestehenden Irisatrophie die Pupillenstarre erzeugt haben. Auf Atropin wurde übrigens die Pupille nur sehr wenig weiter, Eserinisierung blieb ebenfalls ohne Erfolg. Auch bei diesem Patienten ist allerdings das Zentralnervensystem nicht als intakt zu bezeichnen. Mit 24 Jahren bestand ein Schlaganfall und linksseitige Lähmung und bei der jetzigen Untersuchung waren die Achillessehnenreflexe nur schwach auszulösen.

Über experimentelle Erfahrungen, die mir hierher zu gehören scheinen, siehe S. 130.

Deutschmann, der 1912 selbst und vorher 1909 schon durch

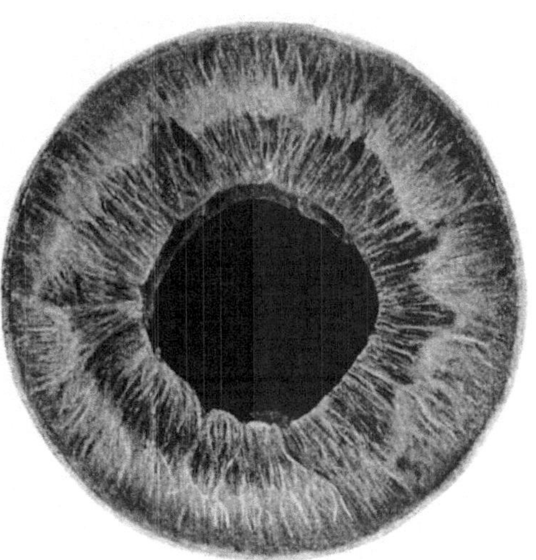

Abb. 36. Pupillenstarre bei Irisatrophie nach Keratitis parenchymatosa.

seinen Schüler Boldt auf Pupillenstarre und Ophthalmoplegia interna nach Keratitis parenchymatosa hingewiesen hat, möchte von einer Erklärung durch atrophische Zustände in der Iris nichts wissen. Den auffallend häufigen Zusammenhang mit der Keratitis parenchymatosa erklärt er so, daß zwar eine Kernerkrankung auf spezifischer Basis bestehen müsse, daß aber doch wohl die parenchymatöse Keratitis in irgend einer Weise auslösend auf die Pupillenstarre wirke; denn in einzelnen Fällen konnte er direkt beobachten, wie bei intakten Pupillen die Keratitis parenchymatosa einsetzte und erst im weiteren Verlauf der letzteren die Pupillenstarre sich zeigte. Das Auftreten der Pupillenstarre schien in einigen Fällen durch Atropin hervorgerufen oder doch beschleunigt. Man hätte sich danach vorzustellen, „daß der Sphinkter iridis bei gewöhnlicher Inanspruchnahme das Pupillenspiel noch eine Zeitlang trotz der bestehenden Kernerkrankung zu unterhalten vermochte; die Atropinlähmung zu überwinden, dazu reichte der Rest Innervationskraft, auf einmal in Anspruch genommen, nicht aus. Mir erscheint die auslösende Rolle des Atropins sehr problematisch.

d) Auftreten und Dauer der Keratitis parenchymatosa in Beziehung zu Lebensalter und Geschlecht.

Die Keratitis parenchymatosa kann bereits im fötalen Leben sich abspielen, wie das die anatomisch untersuchten Fälle von E. von Hippel und Reis zeigen. Doch sind das natürlich große Ausnahmen. Mit Rücksicht auf manche Fragen ist es nicht ohne Interesse festzustellen, wie sich die Keratitis parenchymatosa im extrauterinen Leben auf die verschiedenen Lebensalter verteilt; eine derartige Zusammenstellung ist auch schon häufig genug gemacht worden. Bei der Bearbeitung meines eigenen Materials rechnete ich nur die Ersterkrankung, nicht die Rezidive, weiß aber nicht, wie sich die anderen Autoren zu dieser Frage gestellt haben. Um eine bessere Übersicht an einem größeren Material zu geben, stelle ich mehrere statistische Erhebungen hier nebeneinander und glaube damit am besten die Bevorzugung einzelner Lebensabschnitte zeigen zu können.

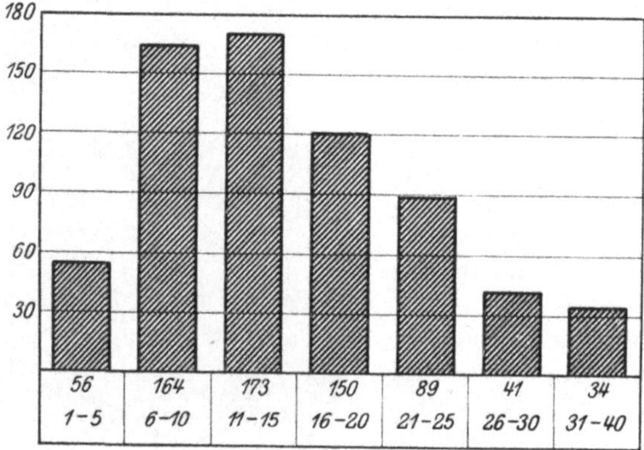

Abb. 37. Keratitis parenchymatosa und Lebensalter.

Abb. 37 gibt die Tabelle in graphischer Darstellung:

Jahre:	1—5	6—10	11—15	16—20	21—25	26—30	31—40		
Greeff . .	26	53	63	70	27	20	20	=	279 Fälle
Jakowlewa	8	24	15	10	4	1	1	=	63 ,,
Hoor . . .	3	19	25	25	16	9	12	=	109 ,,
Igersheimer	19	68	70	45	42	11	1	=	256 ,,
	56	164	173	150	89	41	34	=	707 Fälle

Aus dieser Tabelle ergibt sich ein Häufigkeitsmaximum im Alter zwischen 11 und 15 Jahren, wie das auch den eigenen Berechnungen entspricht. Der Unterschied gegenüber der Zeit zwischen dem 6. und 10. und dem 16. bis 20. Jahr ist aber so gering, daß man wohl behaupten kann, die Keratitis parenchymatosa findet sich vor allem zwischen dem 6. bis 20. Jahr. Ungemein selten ist sie zweifellos im ersten und selten auch im 2. und 3. Lebensjahr. Bei meinen eigenen 19 Fällen aus dem ersten Lebenslustrum handelte es sich in der Überzahl um Patienten im 4. und 5. Lebensjahr. Erheblich fällt dann auch die Zahl der Erkrankungen nach dem 20. Jahre ab, kommt aber auch in den 30er und 40er Jahren noch gelegentlich auf sicher kongenital-luetischer Grundlage zustande. Von Interesse ist die schon an früherer Stelle zitierte Patientin, Frau Kön. (S. 204), bei der die parenchymatöse Hornhautentzündung mit 38 Jahren einsetzte und deren Schwester ebenfalls erst mit 34 Jahren an Keratitis parenchymatosa erkrankte.

Einen gewissen Unterschied fand ich betreffs des Lebensalters in meinem Material zwischen dem männlichen und weiblichen Geschlecht. So waren unter den 202 Patienten, die zwischen dem 1. und 20. Jahre erkrankten, nur 40% männliche Individuen, während bei den Patienten, die nach dem 20. Jahr erkrankten, 54 (62,9%) dem männlichen Geschlecht angehörten. Der Gedanke ist nicht ohne weiteres von der Hand zu weisen, daß sich in der letzteren Kategorie einige Fälle mit akquirierter Lues, die beim männlichen Geschlecht zweifellos häufiger ist, eingeschlichen haben, doch ließ sich ein Beweis für diese Vermutung nicht erbringen. Ferner ist in meinem Material noch auffallend, daß die Anzahl der Erkrankungen beim weiblichen Geschlecht zwischen dem 11. und 15. Jahr den Höhepunkt erreicht und in dieser Periode die Anzahl beim männlichen Geschlecht ganz erheblich übersteigt (46 zu 24). Nach dieser Zeit fällt dann die Kurve kontinuierlich ab. Die Kurve beim männlichen Geschlecht hat einen Höhepunkt zwischen dem 6. und 10. Jahr, fällt dann bis zum 20. und hat eine weitere, allerdings weniger charakteristische Spitze zwischen dem 20. und 25. Jahr. Ohne auf diese Zahlen ein allzu großes Gewicht zu legen, scheint es mir doch beachtenswert, daß auch in meinem Material, ebenso wie bei Jakowlewa und Hoor die Zunahme der Erkrankungszahl beim weiblichen Geschlecht vor allem zur Zeit des Einsetzens der Menstruation erfolgt.

Nimmt man alle Erkrankten zusammen, so läßt sich der von mehreren Autoren behauptete, auch von mir früher angenommene Satz von der häufigeren Erkrankung an Keratitis parenchymatosa beim weiblichen Geschlecht gegenüber dem männlichen nicht halten. In meinem Material stehen den 127 männlichen 130 weibliche gegenüber. Addiert man diese zu denen von Hoor bereits zusammengestellten 625 Kranken, so kommen auf 438 männliche 444 weibliche.

Ist nun die Dauer der parenchymatösen Hornhautentzündung in den verschiedenen Lebensaltern verschieden lang? Saemisch spricht sich dahin aus, daß der Verlauf bei älteren Individuen ein langwieriger und minder günstiger, demgegenüber Schweigger, daß der Verlauf bei Kranken jenseits des 20. Jahres ein rascherer und milderer sei (zit. nach Hoor). Greeff gibt an, daß die in besonders frühen oder späten Jahren auftretenden Fälle meist milder zu verlaufen pflegen und daß sich in solchen Fällen die Krankheit auch häufiger auf ein Auge beschränke. Hoor konnte keinen Unterschied feststellen.

Ein gewisser Unterschied im Verlauf und Ausgang scheint mir in den verschiedenen Lebensaltern insofern vorzuliegen, als bei den sehr jugendlichen Patienten die Hornhauterkrankung eine bessere Prognose hat als in der Pubertätszeit und später. Die Keratitis parenchymatosa im ersten Lebensdezennium überschreitet nur selten die Dauer von 3 Monaten, unter 26 eigenen Patienten nur fünfmal; da, wo sie überschritten wurde, handelte es sich ausnahmslos um Kinder von 8 bis 10 Jahren, also am Ende dieses Zeitabschnittes.

Im zweiten Dezennium dauerte die Keratitis parenchymatosa bei 39 Patienten 23mal länger als 3 Monate und ein ähnliches Verhältnis wiesen die Patienten zwischen 20 und 30 Jahren auf.

Im ganzen dauerte die Keratitis parenchymatosa unter 84 Patienten bei 23 an einem Auge allein 6 Monate oder länger und bei 6 Patienten überstieg die Dauer ein Jahr.

Bei diesen Berechnungen der Dauer ist das eigentliche Entzündungsstadium, soweit es sich auch durch äußere Reizerscheinungen kundgibt, zugrunde gelegt.

e) Rezidive.

Wenn man den Begriff Rezidiv recht streng nimmt und erst einen Rückfall als Rezidiv rechnet, der mindestens ein Jahr nach einem völlig entzündungsfreien Intervall auftritt, so sind unter meinem Material 34 Fälle, also etwa 14% Rezidive. Diese Zahl ist nun zweifellos ganz ungenau, denn erstens ist bei vielen Patienten die erste oft lange zurückliegende Erkrankung nur mit Wahrscheinlichkeit, nicht mit Sicherheit als Keratitis parenchymatosa anzusprechen.

Auf der andern Seite läßt die Anamnese oft im Stich, so daß manche Angabe einer früheren Hornhauterkrankung fehlen mag, und ferner werden wohl noch manche Patienten, die erst vor einiger Zeit die Keratitis parenchymatosa durchgemacht haben, später noch von einem Rezidiv heimgesucht.

Auf jeden Fall sind Rezidive nicht allzu selten, wie das auch früher unter anderem von E. von Hippel besonders betont wurde. In jüngster Zeit hat Fage bei 70 Fällen von Keratitis parenchymatosa in 17% Rezidive gefunden.

Die Rezidive stellten sich bei meinen Kranken nach 2 bis 10 Jahren ein, mit großer Wahrscheinlichkeit handelte es sich einmal nach 26 Jahren, einmal nach 32 und einmal nach 38 Jahren auch um ein wirkliches Rezidiv.

Von großer Wichtigkeit ist nun vor allem die Frage, lassen sich die Rückfälle durch eine energische Therapie während der ersten Augenerkrankung nach Möglichkeit vermeiden? Diese Frage ist schon öfters diskutiert worden und wurde schon früher von Hirschberg bejaht, ohne daß mir aber ein sicherer Beweis des Autors bekannt wäre. E. von Hippel kann auf Grund seines Materials kein sicheres Urteil fällen und leider geht es mir ebenso. In dieser Frage wird nur der entscheidend sprechen können, der eine große Zahl von Parenchymatosa-Patienten mehrere Jahrzehnte hindurch eingehend verfolgt.

Nach zwei Richtungen haben sich wohl die Forschungen in dieser Frage zu bewegen: 1. Wie sind die Rezidiv-Patienten bei der ersten Erkrankung behandelt worden und 2., war die Behandlung bei denjenigen, die nach Jahren noch kein Rezidiv aufweisen, stets eine spezifische.

In über der Hälfte meiner 34 Rezidivfälle war über die Art der Behandlung bei der ersten Augenerkrankung überhaupt nichts Sicheres zu erfahren; eine antiluetische, allerdings ganz ungenügende Behandlung konnte nur in 5 Fällen sicher festgestellt werden. Bei mehreren hatte mit Bestimmtheit eine spezifische Behandlung nicht stattgefunden.

Bei 28 Kranken, die vor mehr als 6 Jahren ihre Hornhautentzündung durchgemacht hatten, und bei denen bis jetzt kein Rezidiv eingetreten ist, konnte natürlich auch soundso oft die Art der Therapie nicht ermittelt werden; da, wo sie festgestellt wurde, handelte es sich stets um Jodkalium oder Quecksilber, allerdings sicher oft in unzureichender Dosierung. Ein Fall, der sicher nicht spezifisch vorbehandelt war, war nicht darunter.

Diese Gegenüberstellung spricht bis zu einem gewissen Grad für den Wert der spezifischen Behandlung.

Solange die Frage noch nicht spruchreif ist, müssen wir jedenfalls mit der Möglichkeit des Wertes der spezifischen Therapie zur Verhütung von Reziven rechnen. Es erscheint mir am meisten sinngemäß, daß man deshalb bei einer Keratitis parenchymatosa sehr energisch antiluetisch behandelt, am besten so lange, bis die Wassermannsche Reaktion dauernd negativ geworden ist. Es ist das allerdings ein nicht leicht und nicht immer erreichbares Ziel. Es steht uns aber vorderhand kein besseres Auskunftsmittel, ob im Körper noch eine floride Lues vorhanden ist, zu Gebot, als die Seroreaktion nach Wassermann. Es wird sich dann nach Jahren zeigen, ob die kräftige kombinierte Kur (Salvarsan + Hg) quoad Rezidiv das leistet, was man erhoffte.

Allerdings will ich hier nicht verschweigen, daß ich drei Fälle von Rezidiv einer Keratitis parenchymatosa kenne, bei denen während des Rezidivs die Wassermann-Reaktion negativ war; ferner beobachtete ich einen Patienten, bei dem 1911 die Seroreaktion negativ gefunden worden war und trotzdem 1913 ein Rezidiv auftrat. In diesen Fällen war das Rezidiv immer sehr leicht. Bei den übrigen 31 Patienten war die Wassermann-Reaktion während des Rückfalls stets positiv.

Prognostisch sind die Rezidive günstiger zu beurteilen als die erste Erkrankung, sie treten wenigstens häufig sehr milde auf (manchmal bestand nur Ciliarinjektion) und verursachen oft keine wesentliche Herabsetzung des Visus.

Einige Patienten (6) hatten ausgesprochene Neigung zu Rezidiven, litten mehrmals im Abstand von mehreren Jahren an Rückfällen.

f) Ätiologische Untersuchungen über die Keratitis parenchymatosa.

Seitdem Hutchinson die Beziehungen der Keratitis parenchymatosa zur Lues congenita erwiesen hat, ist immer wieder versucht worden, diese Beziehung zahlenmäßig festzulegen. Die Angaben der Autoren zeigten aber sehr erhebliche Verschiedenheiten, und als gar, angeregt durch die Untersuchungen E. von Hippels, die Tuberkulose als ätiologischer Faktor der Keratitis parenchymatosa in Konkurrenz mit der Syphilis trat, wurden die statistischen Unsicherheiten sehr bedenklich, wenn auch immer die angeborene Lues als Grundursache die erste Stelle einnahm. Erst durch die Einführung der modernen Syphilisdiagnostik ist es gelungen, eine mehr einheitliche Auffassung in der Ätiologiefrage zu erzielen. Man weiß jetzt, daß bei einer ganzen Anzahl von Fällen die interstitielle Keratitis außer der positiven Wassermann-Reaktion das einzige Symptom der luetischen Infektion darstellt, wenn man nicht ganz rudimentäre Stigmata auch als beweiskräftig in ätiologischer Beziehung mit heranziehen will. Je genauer man allerdings untersucht, um so mehr wird man echte luetische oder zum mindesten auf luetische Quellen zurückführbare Degenerationszeichen finden. Die klinischen Zeichen, die für eine kongenital-luetische Infektion sprechen, wurden bereits im allgemeinen Teil besprochen (siehe S. 65); ich verweise, um Wiederholungen zu vermeiden, auf die dortigen Ausführungen.

Es handelt sich hier jetzt um die Frage, wie häufig wird mit Hilfe der Wassermann-Reaktion und der übrigen luetischen Symptome eine luetische Grundlage der Kerat. parench. festgestellt; in zweiter Linie kommt dann die Frage, ob kongenitale oder akquirierte Lues anzuschuldigen ist und an dritter Stelle wären die näheren Zusammenhänge der Syphilis zur Keratitis parenchymatosa in pathogenetischer Beziehung zu erörtern.

Übersieht man die moderne Literatur, die sich mit der ätiologischen Forschung auf unserem Gebiet befaßt, so besteht ja insofern Übereinstimmung, als der Lues jetzt eine viel größere ätiologische Bedeutung beigemessen wird, als sie es nach den früheren statistischen Erhebungen, die jetzt nur noch historischen Wert besitzen, zu haben schien. Immerhin sind auch die in jüngerer Zeit bekannt gegebenen Zahlen in vielfacher Hinsicht verschieden zu bewerten und untereinander nicht immer ganz vergleichbar. Zunächst müssen Prozentzahlen, die an einem ganz kleinen Material gewonnen sind, zurücktreten, wenn sie nicht absolut eindeutige Resultate ergeben. Ferner ist aus den wiedergegebenen Untersuchungen meistens nicht ersichtlich, ob auch abgelaufene Fälle mit eingerechnet wurden. Selbstverständlich darf in dieser prinzipiellen Frage der Ätiologie ein spezifisch behandelter Patient, der eine negative Wassermann-Reaktion aufweist und auch sonst keine sicheren luetischen Stigmata hat, nicht auf das negative Konto gesetzt werden. Vor allem aber dürfte auch die klinische Auffassung der Keratitis parenchymatosa manche Differenzen bedingen. So kann sich z. B. Wolff, der bei seinen 48 Fällen von diffuser Keratitis nur in 49% Lues fand und die übrigen für tuberkulös hält, den Unterschied zu meinen Ergebnissen mit fast 100% luetischer Ätiologie nicht erklären. Ich dagegen finde die Erklärung ohne weiteres in der klinischen Beschreibung derjenigen Fälle, bei denen Wolff eine Tuberkulose annimmt und negative Wassermann-Reaktion erhielt. Es scheint mir aus seiner Beschreibung hervorzugehen, daß es sich in diesen Fällen um eine sekundäre Keratitis nach einem uvealen Prozeß handelte. Wie ich aber schon früher auseinandersetzte, kann es in späteren Stadien der parenchymatösen Hornhautentzündung schwer sein, auszusagen, ob es sich um eine typische primäre Keratitis parenchymatosa handelt, wenn man den Beginn nicht selbst beobachtet hat. Da aber ein Teil der sekundären Hornhautprozesse auf Lues und ein noch größerer auf Tuberkulose zu beziehen ist, so scheint mir in diesem Punkt der Hauptschlüssel für die Erklärung mancher Divergenzen gelegen zu sein. Man muß also eigentlich, wenn man sich über die ätiologische Bedeutung der Lues bei einem bestimmten Fall einer Hornhautentzündung äußern soll, nicht nur das augenblickliche kilnische Bild, sondern auch den ganzen Verlauf berücksichtigen. Ich komme darauf bei der Besprechung meiner eigenen Fälle gleich noch näher zurück.

Zuerst nun einige Angaben der Literatur. Schumacher, Zade, Franke, Kümmell, Beauvieux fanden in nahezu 100% Lues bei ihren Fällen, die allerdings nicht zahlreich zu nennen sind. Auch Liégardet und Offret hatten nach meiner Berechnung in 100% positive Wassermann-Reaktion, während sie selbst nur 80% angeben. Die negativen Fälle sind aber alles abgelaufene Erkrankungen.

Über 90% stellten in einem größeren Material Glanz (92,1%), Clausen (90,24%), Wahl (93,75%), Hoelscher (97,6%) fest. Bei Clausen ist sogar die Zahl etwas höher, nämlich 94%, wenn man nur die 67 frischen Fälle seiner Tabelle der Berechnung zugrunde legt.

Es folgt dann Heßberg mit 87,8%. Auch hier gebe ich die Zahl etwas anders als der Autor, da ich die 3 negativen, bereits abgelaufenen Fälle nicht mit berücksichtige.

Auffallend niedrig ist das Ergebnis A. Lebers, der als erster die Seroreaktion bei Augenerkrankungen erprobt hat. Gerade mit diesem Umstand hängt aber auch vielleicht die geringe Prozentziffer zusammen, denn er hat, gemäß den ersten Vorschriften Wassermanns, nur ganz komplette Hemmungen der Hämolyse als positive Reaktionen gerechnet, während es wohl heute jedem, der die Wassermann-Reaktion selbst ausführt, bekannt ist, daß besonders in behandelten Fällen oder dann auch in abgelaufenen Fällen, selten in frischen unbehandelten, die Hemmung eine inkomplette sein kann (siehe auch S. 27).

Die Untersuchungen von Danis (nur in kurzem Referat zugänglich), der in 77,7% und Mouradian, der in 66% positive Wassermann-Reaktion feststellte, betreffen ein nur mäßig großes Material. Von den 33 Fällen Mouradians beruhen 30 sicher oder wahrscheinlich auf Lues.

Meine eigenen Untersuchungen bezogen sich früher auf ein Material von 91 typischen Erkrankungen, und ich kam damals zu dem Schluß, daß in nahezu 100% der Fälle Lues vorhanden war.

Unter den 285 Fällen von Keratitis parenchymatosa, die ich selbst jetzt im ganzen (bis 1914) serologisch untersucht habe und die dieser Bearbeitung zugrunde liegen, sind bei Hinzurechnung der früheren 91 Fälle 185 Erkrankungen frischer Natur, die für die hier angeschnittene Frage in Betracht kommen und besondere Berücksichtigung verdienen, da sie bei weitem das größte bisher veröffentlichte Material darstellen. Von diesen reagierten 170 positiv nach Wassermann, 15 negativ. Bei einer kritischen Würdigung der negativen Fälle stellte sich heraus, daß 4 Beobachtungen, wie der weitere Verlauf ergab, wohl als sichere sekundäre, tuberkulöse Hornhautentzündungen aufzufassen sind. Ebenso sind als atypisch im klinischen Verlauf 3 Fälle anzusehen, von denen 2 möglicherweise auf Tuberkulose beruhten. Das Atypische bei diesen 3 Beobachtungen bestand vor allem darin, daß sich der Prozeß während einer jahrelangen Beobachtungsdauer nicht oder kaum veränderte. Streichen wir also diese 5 Fälle, so bleiben unter 178 Patienten 8 Fälle mit negativem Wassermann (91,9 % sind also positiv nach Wassermann).

Von den 8 negativ reagierenden Fällen sind nun sicher luetisch 2, denn bei beiden ergab die Familienuntersuchung bei der Mutter resp. Schwester positive Wassermann-Reaktion. Nahezu sicher ist auch die luetische Ätiologie bei einem 27jährigen Bergmann:

Otto Mo. (485/1912), hat abgesehen von der Keratitis parenchymatosa bereits seit dem 15. oder 16. Jahr häufig Gelenkaffektionen und bereits von Kindheit an häufig geschwürige Prozesse an den verschiedensten Körperstellen durchgemacht. Während des Aufenthalts in der Klinik kam es ebenfalls zu Ergüssen in die Kniegelenke. Ferner waren vielfache Geschwürsnarben festzustellen, die von spezialistischer Seite für luetisch gehalten wurden. Irgendwelche Zeichen akquirierter Lues fehlten, Wassermann-Reaktion war bei mehrfacher Untersuchung negativ.

Bei einem weiteren Patienten:

Franz Mehn., 25 Jahre, J. N. 768/1911, muß ebenfalls mit der Wahrscheinlichkeit einer luetischen Ätiologie gerechnet werden, denn seine Zwillingsschwester zeigte stark positive Wassermann-Reaktion, während ein Bruder negativ reagierte. Allerdings ist nicht absolut auszuschließen, daß die bereits verheiratete Schwester die Lues akquiriert haben kann.

Ebenso ist das eine Kind meiner früheren Publikation, bei dem sowohl Vater wie Mutter negativ reagierten, doch auf Lues etwas verdächtig, da die Mutter 4 mal abortiert hat.

Bei den übrigbleibenden 4 Beobachtungen, die klinisch eine typische Parenchymatosa darstellten, konnten 3 nicht weiter verfolgt werden, da sie nur einmal sich vorstellten.

Dagegen beobachtete ich nun einen Fall, der sich in seinem Aussehen und Verlauf ganz wie eine typische Keratitis parenchymatosa verhielt und trotzdem wohl nicht mit einer Lues zusammenhing.

Walter Mar., 20 Jahre, J. N. 614/1912, erkrankte 9 Wochen vor der Aufnahme in die Klinik an rechtsseitiger Keratitis parenchymatosa. Hat sonst stets gut gesehen und war, abgesehen von Kinderkrankheiten, stets gesund. Nie Schwellung der Kniegelenke, Gehör gut, Familienanamnese ohne Besonderheiten. Die serologische Untersuchung des Vaters sowie der 3 Schwestern im Alter von 17, 14 und 9 Jahren ergab negatives Resultat. Der Vater bot ophthalmoskopisch, wie Herr Dr. Sandmann-Magdeburg so freundlich war festzustellen, am rechten Auge in der Peripherie mehrere kleinere und größere, graugelbliche, runde chorioiditische Herde und beiderseits unten peripher streifenförmige, vereinzelte Pigmentanhäufungen. Bei den Kindern war der ophthalmoskopische Befund normal.

Während des klinischen Aufenthalts entstand bei dem Patienten auch am zweiten Auge eine parenchymatöse Keratitis vom Rande her in durchaus typischer Form mit erheblicher tiefer und auch oberflächlicher Gefäßbildung.

In diesem klinisch zweifellos typischen Fall, bei dem allen Anforderungen auf ätiologische Luesforschung nachgegangen wurde, bestand also wohl mit allergrößter Wahrscheinlichkeit keine Lues; ob es sich um eine tuberkulöse Erkrankung handelte, bleibe dahingestellt, es trat zwar nach mehrfach wiederholter Injektion von 0,5 mg Alttuberkulin Stich- und Allgemeinreaktion, aber nie Lokalreaktion auf.

Rechne ich also diesen letzten Fall sowie auch mit gewisser Einschränkung die 4 anderen Fälle als nicht luetisch, so bleiben doch noch 183 von 187, bei denen Lues als Ätiologie sicher oder doch höchstwahrscheinlich ist und ich bleibe daher bei meiner früheren Behauptung, daß bei typischen Fällen von primärer Keratitis parenchymatosa in nahezu 100 $^0/_0$ der Fälle Lues vorliegt.

Die Bedeutung der Wassermann-Reaktion für die Keratitis parenchymatosa.

Es ist bereits oben gezeigt worden, daß die positive Wassermann-Reaktion als wichtigstes und häufigstes Symptom bei der ätiologischen Frage, ob eine Parenchymatosa auf Lues beruht, in Betracht kommt. Hier soll aber nun nicht erörtert werden, inwiefern die serologische Untersuchung zur ätiologischen Klärung beiträgt, sondern wie sich die Wassermann-Reaktion bei sicher luetischen Fällen von Keratitis parenchymatosa verhält.

Ich habe schon früher darauf hingewiesen, daß frische Keratitis parenchymatosa mit seltenen Ausnahmen eine stark positive Wassermann-Reaktion mit sich führt; auch Silbersiepe fand 98,8 $^0/_0$. Man muß sich darüber klar sein, wie ich das bereits im allgemeinen Teil auseinandersetzte, daß eine quantitativ sehr verschiedene Menge von Hemmungskörpern im Serum die Ursache kompletter Hämolysehemmung sein kann, und daß, wenn z. B. die 10fache Einheit der Hemmungskörper komplette Hemmung der Hämolyse bedingt, die hundertfache Menge sich in dem gleichen Symptom äußert, während vielleicht die fünffache Menge nur eine teilweise Hemmung der Hämolyse verursacht (schwach positive Wassermann-Reaktion oder inkomplette Hemmung). In dem auffallend hohen Prozentsatz stark positiver Reaktionen und der großen Resistenz der Reaktion gegenüber antiluetischer Therapie gleichen sich Keratitis parenchymatosa und progressive Paralyse, die beiden Prozesse, die in so vieler Beziehung uns Rätsel aufgeben. Man ist versucht, aus der besonders großen Zahl von Hemmungskörpern auf eine besonders schwere primäre Infektion zu schließen, derart, daß entweder die Spirochäten in besonderer Massenhaftigkeit ursprünglich vorhanden waren, oder daß der Organismus in besonders starker Weise reagierte; doch handelt es sich zunächst noch um Vermutungen. Auch die kongenital-luetischen Patienten, die erst nach dem 20. Lebensjahr ihre Keratitis parenchymatosa durchmachen, haben genau so häufig ihre stark positive Reaktion wie die jüngeren Patienten und die Reaktion ist ungefähr gerade so schwer durch spezifische Heilmittel zu beseitigen. Diese letztere Tatsache spricht meines Erachtens durchaus wieder in dem Sinn, daß die stark positive Wassermann-Reaktion im allgemeinen einen noch floriden Prozeß im Körper anzeigt und nicht als Rest eines irgendwann stattgefundenen Infekts aufzufassen ist.

Nur wenige Male hatte ich bei meinem Material sicher luetischer Fälle von frischer Keratitis parenchymatosa negative Wassermann-Reaktion und auch nur selten schwach positive Wassermann-Reaktion.

Inkomplette Hemmungen, die bei einer derart oft auf Lues beruhenden Erkrankung wie der Keratitis parenchymatosa durchaus nicht vernachlässigt werden dürfen, sah ich z. B. bei den folgenden 2 Fällen:

Walter Wieb., 5 Jahre, J. N. 472/1911, war immer etwas schwächlich, Wassermann-Reaktion bei dem Vater positiv, Mutter hatte eine Frühgeburt,

5 gesunde Kinder. Bei dem Patienten besteht eine rechtsseitige Keratitis parenchymatosa, die in 3 Wochen bereits nahezu abgelaufen ist. Wassermann-Reaktion schwach positiv. 2 Jahre später negativ; in der Zwischenzeit auch am linken Auge Keratitis parenchymatosa, die ebenfalls sehr schnell geheilt sein soll. Bei seinem ersten Hiersein Hg-Behandlung und 3 Salvarsaninjektionen.

Elfriede Wert., 8 Jahre, J. N. 695/1910, war stets gesund. Mutter hatte sichere Lues (jetzt noch stark positive Wassermann-Reaktion und eine Totgeburt). Die Patientin hat außer einer linksseitigen Keratitis parenchymatosa beiderseits Chorioiditis anterior. Die Wassermann-Reaktion ist mehrmals untersucht stets schwach positiv gefunden worden.

Es ergibt sich aus dem Gesagten, daß bei den frischen Fällen von Keratitis parenchymatosa in der ganz überwiegenden Mehrzahl eine stark positive Wassermann-Reaktion zu finden ist, daß aber in seltenen Fällen auch die Hemmung der Hämolyse inkomplett sein kann und daß selbst eine negative Wassermann-Reaktion nicht vor dem Auftreten einer spezifischen Hornhautentzündung schützt[1]).

Das Verhalten der Wassermann-Reaktion nach dem Ablauf der Hornhautentzündung habe ich im allgemeinen Kapitel S. 80 genauer besprochen.

Erworbene Lues.

Seit den Beobachtungen Fourniers, Alexanders, Trousseaus ist man geneigt, auch der erworbenen Lues eine ätiologische Bedeutung bei der Entstehung der Keratitis parenchymatosa beizumessen. Man nimmt sogar an, daß die akquirierte Syphilis eine ganze Reihe von Krankheitsbildern an der Cornea hervorrufen kann: 1. Tiefe Hornhautprozesse (Keratitis parenchymatosa, Keratitis punctata syphilitica, Keratitis gummosa) und 2. oberflächliche ulzerative Prozesse. Ich benutze die Gelegenheit, diese Affektionen hier im Zusammenhang darzustellen. Zweifellos kommen sie sämtlich im Vergleich zu der großen Verbreitung der Syphilis auffallend selten vor.

Die Keratitis parenchymatosa bei akquirierter Lues, die sowohl in der Sekundär- wie in der Tertiärperiode gesehen wurde, hat nach Ansicht der Autoren verschiedene Charakteristika gegenüber der parenchymatösen Keratitis bei angeborener Lues. Als solche gelten: Die Einseitigkeit des Prozesses, die allerdings nach Groenouw nur in 54 % der Fälle vorhanden sein soll, ferner die oft, aber keineswegs immer ausbleibende Vaskularisation, die häufig auffallend geringen Reizerscheinungen; weiter der relativ milde und nicht sehr langwierige Verlauf und vor allem die gute Beeinflußbarkeit des Prozesses durch spezifische Therapie. Dazu kommt, daß das Lebensalter der Erkrankten unter Fortlassung der Säuglinge im Durchschnitt zwischen 20 und 40 Jahren schwankt.

Betreffs der Beteiligung der Iris gehen die Ansichten auseinander. Eine besonders häufige Miterkrankung der Iris scheint mir nicht vorzuliegen. Der Endausgang ist häufig ein guter, doch sah Alexander in einem Fall sich eine hochgradige staphylomatöse Vorwölbung der allseitig getrübten Hornhaut entwickeln, so daß schließlich das Auge wegen Druckschmerzen enukleiert werden mußte. Auch Symons (zit. nach Alexander) sah einen ähnlichen

---

[1]) Vor kurzem beobachtete ich einen lehrreichen Fall. Der Patient, ein 18jähr. Dreher (Kr. 290/17), hatte eine frische Keratitis parenchymatosa und bei mehrfacher Untersuchung negative Wassermann-Reaktion. Sonstige luetische Symptome waren außer etwas verdächtigen Zähnen nicht vorhanden. Seine Schwester war vor einigen Jahren auch an Keratitis parenchymatosa behandelt worden und hatte merkwürdigerweise ebenfalls negativen Wassermann. Ich untersuchte deshalb jetzt die Mutter, die Seroreaktion fiel positiv aus.

Fall. Terson beobachtete eine 40jährige Frau, die 20 Jahre zuvor Lues mit Iritis durchgemacht hatte und bei der am früher erkrankten Auge eine starke Keratitis parenchymatosa auftrat, die sehr erhebliche Leukome zurückließ und nur sehr langsam bei spezifischer Therapie zurückging.

Eine unbedingt charakteristische Form hat also diese parenchymatöse Keratitis nicht, sie kann in jedem einzelnen Punkt der bekannten typischen Keratitis bei angeborener Lues gleichen.

Es ist doch nun zweifellos eine der merkwürdigsten Tatsachen der Ophthalmologie, daß eine an sich so häufige Erkrankung wie die Keratitis parenchymatosa so oft bei kongenitaler und so selten bei akquirierter Lues vorkommt. Ich selbst habe in einem Material von 247 Fällen nur einen Patienten, der ein Ulcus durum durchgemacht hat und bei einer Rundfrage an die verschiedenen großen Kliniken Deutschlands und Österreich-Ungarns erhielt ich allerwärts die Antwort, daß momentan kein derartiger Fall in Behandlung stehe.

Bernheimer gibt an, er habe unter 280 selbstbeobachteten Fällen von Keratitis parenchymatosa keinen einzigen Fall von sicher akquirierter Lues gesehen; um so auffallender wirkt die Behauptung Clausens, daß von seinen 74 Fällen von Keratitis parenchymatosa 9 auf akquiriert-luetischer Basis entstanden seien.

Die Zahl der auf Lues acquisita wegen des Alters oder unbestimmter sexueller Infektion verdächtigen Fälle von Keratitis parenchymatosa verringert sich zweifellos noch erheblich, wenn man reichlichen Gebrauch von der serologischen Familienforschung macht und auf diese Weise angeborene Syphilis findet.

Fassen wir nur diejenigen Fälle ins Auge, bei denen eine extrauterine luetische Infektion außer Frage steht, so ist es möglich, einige Sondergruppen abzugrenzen. Zunächst nehmen die Fälle von Parenchymatosa bei Kindern, die im frühen Kindesalter die Lues erworben haben, eine gewisse Sonderstellung ein. Es sind das gewissermaßen die reinsten Fälle, die hierher gehören, da bei ihnen eine angeborene, außerdem bestehende Lues wohl auszuschließen ist. Nun verhalten sich merkwürdigerweise Individuen, die die Lues im Säuglingsalter bereits akquirieren, ganz ähnlich wie diejenigen, die die Krankheit intrauterin erlangen. So wurden z. B. Fälle beobachtet mit typischen Hutchinson-Zähnen, und auch die von mehreren Seiten im Spätstadium beobachtete Keratitis parenchymatosa unterscheidet sich in keiner Weise von der bei an geborener Lues. Morax stellt ausdrücklich fest, daß die Erscheinungen der Keratitis parenchymatosa bei denen, die ihre Syphilis in den ersten Lebensjahren erworben haben und bei denen, die sie angeboren besitzen, sich nicht unterscheiden. Er begreift deshalb in seiner Schilderung der Keratitis parenchymatosa bei Lues congenita auch die in den ersten beiden Lebensjahren syphilitisch gewordenen Patienten mit ein.

Folgender eigener Fall dürfte das Gesagte illustrieren:

Die 17jährige Anna Lan. (A. B. 5157/1913) hatte etwa im Alter von 12 Jahren eine beiderseitige Keratitis parenchymatosa durchgemacht, die jetzt noch typische Reste zurückgelassen hat. Kurz vor Ausbruch der Hornhautentzündung sollen mehrere Gelenke schwer affiziert gewesen sein. Jetzt, also 5 Jahre später, hat sie seit einiger Zeit an Schwerhörigkeit zu leiden. Die hochgradige Herabsetzung der kalorischen Reaktion läßt einen Zusammenhang mit der Lues als im höchsten Grade wahrscheinlich erscheinen. Am Auge weist die Patientin noch eine typische alte Chorioretinitis anterior auf. Im Rachen finden sich zahlreiche Narben, das rechte Gaumensegel ist infolge Verwachsungen nach Geschwüren fast unbeweglich.

Die Mutter gibt bei näherer Rücksprache nun folgendes an: Sie sowohl wie ihr Mann seien immer gesund gewesen, sie hat 14 Graviditäten durchgemacht und habe mehrmals abortiert. 8 Kinder sind im frühen Lebensalter gestorben, außer der Patientin leben jetzt noch 2. Eine Verwandte, die sicher syphilitisch war und eine Affektion am Mund hatte, soll die Patientin in den ersten Lebensjahren viel gepflegt haben. Die Mutter nimmt deshalb an, daß diese das Kind angesteckt habe. Diese Vermutung wird dadurch gestützt, daß bei der jetzt vorgenommenen serologischen Untersuchung die Wassermann-Reaktion sowohl bei der Mutter wie bei den beiden Brüdern negativ ausfiel.

Wir haben es also hier mit einem Fall zu tun, der eine ganze Anzahl von Erscheinungen aufweist, die wir als typisch für kongenitale Lues anzusehen gewohnt sind, vor allem in ihrem gemeinsamen Auftreten (Keratitis parenchymatosa, Gelenkaffektion, Schwerhörigkeit, Narbenbildung, Chorioiditis anterior) und der doch mit einer gewissen Wahrscheinlichkeit auf eine in früher Kindheit akquirierte Syphilis zu beziehen ist.

Es läßt sich sogar nicht die Vermutung abweisen, daß noch eine Reihe anderer Fälle aus meinem eigenen Material sowie aus dem anderer Autoren, die unter der Rubrik „angeborene Lues" gehen, frühzeitig erworbene Syphilis zur Ursache haben, ohne daß sich das genauer aufklären läßt.

Eine zweite Gruppe von Fällen stellen diejenigen Beobachtungen dar, wo der Keratitis parenchymatosa eine syphilitische Augenerkrankung vorausging. Mit Recht hebt Fisher die Möglichkeit hervor, daß es sich bei den Beobachtungen von Keratitis parenchymatosa im Gefolge eines Primäraffekts am Auge um eine Kontaktinfektion handeln wird resp. um ein Weiterwandern der Spirochäten von der erstinfizierten Stelle in die Hornhaut. Solche Fälle wurden beobachtet von Valude, Fisher, Treacher-Collins, Carpenter, Marlow, Aubineau, Snell, Wolfrum und Stimmel, Rollet und Grandclément, Fromaget (s. Kap. VIII). In allen diesen Fällen kam es, so weit ich sehen kann, immer zu einer einseitigen Parenchymerkrankung der Hornhaut auf der Seite des Schankers, so daß die oben ausgesprochene Vermutung des direkten Zusammenhangs wohl am nächsten liegt. In diesem Sinne sprechen auch experimentelle Befunde (s. S. 124). Bei Marlow trat allerdings die Hornhautentzündung erst 10 Jahre nach der Infektion auf. In andern Fällen gingen der Parenchymerkrankung eine Iritis, Skleritis oder sonstige entzündliche Augenaffektionen voraus. Zu diesen Fällen sind zu zählen: die Beobachtungen von Hock, Demarbaix, Sturgis (zit. von Hoor), ferner die von Couzon, Lacombe, Higgens, Schadek, Juler. Eine eigene charakteristische Beobachtung ist folgender Fall:

Gottlob Buchm., 62 Jahre, Kr. 673/1913. Aus der Vorgeschichte ist erwähnenswert, daß der Patient vor 12 Jahren große rote Flecken am ganzen Körper gehabt hat. 1906 wurde er wegen Hornhautabszeß links und 1911 wegen Narbenkeratitis am selben Auge von einem Augenarzt behandelt. Ende Mai 1913 nahm die Sehkraft des rechten Auges ab, und es wurden auswärts Glaskörpertrübungen konstatiert. Auch soll damals bereits das Gesichtsfeld stark eingeschränkt gewesen und schnell weiter verfallen sein. Ferner wurde reflektorische Pupillenstarre festgestellt. Ophthalmoskopisch konnte man eine weiße Verfärbung der Papille wahrnehmen.

Bei der Aufnahme des Patienten in die Universitäts-Augenklinik in Halle am 22. X. 1913 war das rechte Auge stark ciliar injiziert, die Hornhaut diffus trüb, während das linke Auge blaß war und keine Hornhauttrübungen zeigte. Beiderseits bestand reflektorische Pupillenstarre, die linke Pupille war weiter als die rechte. Ophthalmoskopisch erhielt man rechts keinen Einblick, links schien die Papille blaß.

Das Sehvermögen war rechts derart gesunken, daß nur noch Lichtschein von mittlerer Lampe wahrgenommen wurde. Links wurde mit — 4,0 D. S. $^5/_{35}$

erkannt. Das Gesichtsfeld am linken Auge war besonders von außen bis auf 25°
eingeschränkt, im übrigen ziemlich normal. Wassermann-Reaktion positiv.

Die neurologische Untersuchung ergab außer der Pupillenstarre und Optikusatrophie noch ein Abweichen der Zunge, Tremor der Fazialismuskulatur, Tremor
manuum, gesteigerte Patellar- und Achillesreflexe, Initialfußklonus beiderseits,
so daß mit Sicherheit die Diagnose Lues cerebri gestellt wurde. Intern fand sich
noch eine Insuffizienz der Aortenklappen.

Nachdem zunächst in den ersten Tagen die Hornhauttrübung noch weiter
zugenommen hatte, wurde am 25. X. die erste Neosalvarsaninjektion gegeben.
Bereits nach der zweiten am 27. X. hellte sich die Hornhaut auf, und diese Aufhellung machte nach weiteren Injektionen von Neosalvarsan rapide Fortschritte.

Am 6. XI. konnte man bereits spiegeln und auch rechts die Optikusatrophie
wahrnehmen. Der Visus besserte sich nach der Neosalvarsankur an beiden Augen
nicht.

Diese Beobachtungen von vorausgegangener Erkrankung des Bulbus (im
letzten Fall iridozyklitischer Prozeß) erinnern an diejenigen bei kongenital-
luetischer Keratitis parenchymatosa, wo der Keratitis eine Chorioiditis anterior
vorangeht, und machen die Vorstellung, die wir von der Bedeutung dieser vor-
angehenden Aderhauterkrankung für das Zustandekommen der Hornhautentzündung haben, noch wahrscheinlicher (s. S. 199).

Eine dritte Gruppe, auf die ich wohl zuerst hingewiesen habe,
stellen diejenigen Patienten, die sowohl eine angeborene als eine erworbene Syphilis hinter sich haben. Es scheint mir sehr möglich, daß diese
Kombination bei den Fällen, die als Keratitis parenchymatosa auf akquiriert-
luetischer Basis gehen, nicht selten vorkommt; man muß nur mehr darauf
achten. Der eigene Fall, durch den ich darauf aufmerksam wurde, lag so:

Adolf Schmi. (Kr. 85/1911), 21 Jahre alt, leidet seit 5 Wochen an Keratitis parenchymatosa. 1909, also vor 2 Jahren, Ulcus durum am Penis; 2 Monate
nach dem Primäraffekt Ulzerationen im Hals. Keine sicheren Zeichen kongenitaler
Lues; Untersuchung der Mutter ergibt aber Leukoplakie, und die 31 jährige Schwester,
die mit 20 Jahren dicke Knie gehabt hat, weist ebenfalls positive Wassermann-
Reaktion auf.

Auch Hutchinson (Syphilis, London 1888) hat eine hierhergehörige
Beobachtung gemacht, die Sidler-Huguenin in ganz anderem Zusammenhang erwähnt. Es stellte sich ihm eine junge verheiratete Frau mit parenchymatöser Keratitis und deutlichen hereditär-luetischen Zeichen vor, deren Kinder
ebenfalls zweifellose syphilitische Symptome (Exanthem) boten. Nachforschungen ergaben, daß der Mann Syphilis akquiriert und offenbar seine Frau
infiziert hatte.

Weiter gehört hierher ein Fall von Mendel. Die Geburt seines Patienten
erfolgte bei florider Lues der Mutter. Patient wurde im Alter von 9 Monaten
ebenfalls für luetisch befunden und demgemäß behandelt. Mit 23 Jahren akquirierte der nun Erwachsene einen harten Schanker. Mit 28 Jahren trat die Keratitis parenchymatosa auf.

Ferner demonstrierte Koleta einen 26 jährigen Arbeiter, der das Aussehen
eines hereditär-luetischen Menschen darbot und sich mit hartem Schanker infizierte.
Bei diesem kam es zu gummösem Zerfall des Gaumens und später auch zu Keratitis
parenchymatosa auf beiden Augen.

Neuestens beobachtete Rößler ein 18 jähriges Mädchen mit Keratitis paren-
chymatosa und Schwerhörigkeit, das vor $3^1/_2$ Jahren mit Primäraffekt am Unterlid
(Spirochäten und Wassermann-Reaktion positiv, später typisches Exanthem) in
Behandlung war. Die früher bestehende kongenitale Lues ließ sich daraus erschließen,
daß der Vater an Paralyse gestorben und ein Bruder an Lues heredit. in einem
Kinderspital behandelt worden war.

Ganz ähnlich liegt eine Beobachtung von Rollet und Grandclément (ref. Wochenschr. f. Therapie und Hygiene 1911, Nr. 12, S. 94). 7 jähriges Mädchen mit hartem Schanker des Unterlids und stark geschwollenen Submaxillardrüsen. Wassermann-Reaktion positiv. Nicht antiluetisch behandelt. 1 Monat nach Vernarbung des Geschwürs doppelseitige Keratitis parenchymatosa. Sekundärerscheinungen nicht beobachtet. Vater Paralyse.

Sollte sich diese Doppelinfektion noch häufiger nachweisen lassen, so muß man ihr zweifellos eine große pathogenetische Bedeutung zur Erklärung der Keratitis parenchymatosa überhaupt und der Keratitis parenchymatosa bei erworbener Lues im besonderen einräumen (s. S. 254). Im allgemeinen Teil habe ich bereits hervorgehoben, daß man diese Infektion eines Kongenital-Luetischen nur zum Teil als Reinfektion, bei andern als Superinfektion aufzufassen hat. Jedenfalls darf der Mangel kongenital-luetischer Symptome sowie die negative Anamnese nicht genügen, um angeborene Syphilis auszuschließen, sondern es ist nötig, wenn man einen Fall wissenschaftlich einwandfrei klären will, auch eine eingehende, besonders serologische Familienuntersuchung, vor allem der Mutter und Geschwister, vorzunehmen. Gewiß ist das oft recht schwierig, manchmal unmöglich. Ich muß aber eine Beobachtung von Keratitis parenchymatosa bei akquirierter Lues jetzt für unvollständig halten, wenn die Frage der kongenitalen Lues nicht auch in der beschriebenen Weise erforscht wurde.

Ob und wie viele Fälle von Keratitis parenchymatosa bei Erwachsenen nach akquirierter Lues vorkommen, die nicht in die beschriebenen Gruppen gehören, läßt sich nachträglich nicht aus der Literatur feststellen. Hier werden erst neue Erfahrungen entscheiden können.

Abgesehen nun von der Keratitis parenchymatosa ist als weitere Form von Parenchymerkrankung bei akquirierter Lues die **Keratitis punctata syphilitica (Mauthner)**, die von Hock auch als Keratitis interstitialis punctiformis specifica bezeichnet wird, beschrieben. Mauthner charakterisiert die punktförmige Hornhauterkrankung derart, daß sie durch das Auftreten umschriebener, stecknadelkopfgroßer, graulicher Stellen in der Substantia propria der Cornea ausgezeichnet sei. Die Herde in der Cornea können sich rasch entwickeln und auch rasch wieder schwinden. Die Iris ist nicht beteiligt. Alexander hat dieses anscheinend seltene Krankheitsbild dreimal zu beobachten Gelegenheit gehabt. In dem einen Falle wurde es nur zufällig bemerkt, in den beiden anderen beschrieben die Patienten ihre subjektiven Empfindungen als Mouches volantes.

Alexander trennt von dieser Mauthnerschen Form eine zweite Art punktförmiger Keratitis ab, die er immer in Verbindung mit Iritis auftreten sah. Er sah sie nicht selten in den späteren Stadien der Syphilis, öfters in Verbindung mit Erkrankungen des Knochengerüstes. Nicht nur die Iritis, sondern auch die intensivere Trübung des Hornhautgewebes zwischen den Flecken unterscheidet sie von der Mauthnerschen Form, bei der das Hornhautgewebe zwischen den Flecken ungetrübt ist. In die letztere Gattung dürfte dann wohl auch der Fall v. Ammons gehören. Der Autor selbst scheint allerdings seine Beobachtung in die Kategorie der Mauthnerschen Fälle gerechnet zu haben. Sie ist deshalb von wesentlichem Interesse, weil es Ammon möglich war, das Entstehen der feinfleckigen Trübung zu verfolgen. Die Flecken entstanden von einem Tag auf den anderen, ohne jegliche Reizerscheinung und verschwanden bei spezifischer Therapie vollständig. Er kann deshalb die Ansicht Mauthners, es handle sich bei den Trübungen um gummöse Affektionen, nicht teilen, doch dürfte seine eigene Theorie, nach der es sich um eine Erkrankung der Endothelien der Saftspalten der Hornhaut handelt, erst recht nicht zu Recht bestehen, da es ja nach den Untersuchungen Lebers Lymphgefäße in der Hornhaut überhaupt nicht gibt.

Ob es überhaupt eine wirkliche Berechtigung hat, diese punktförmige parenchymatöse Keratitis als besonderes Krankheitsbild aufzufassen, bleibe dahingestellt.

Wenn nun Mauthner seine Keratitis punctata schon als eine gummöse Form der Hornhautentzündung auffaßte, so gibt es noch eine Reihe anderer Beobachtungen, bei denen die Bezeichnung **Keratitis gummosa** wohl eher angebracht ist. Allerdings ist in den berichteten Fällen, mangels einer anatomischen Untersuchung, nicht mit Sicherheit festzustellen, ob es sich um wirkliche Gummenbildung handelt. Vor allem hat Dénarié auf die Möglichkeit solcher gummöser Hornhautaffektionen hingewiesen und als einziger die mikroskopische Untersuchung einer erkrankten Hornhaut vornehmen können.

Bei seinem 34jährigen Mann, der sich 12 Jahre vorher luetisch infiziert hatte, bestand seit einigen Monaten zunehmende Sehverschlechterung und Lichtscheu. In der Hornhaut einige kleine Knötchen von gelblicher Färbung. In den unteren Dreivierteln eine schmutzig graugelbe Trübung, die diffus ins Cornealgewebe überging. Exitus letalis. Die Sektion ergibt zahlreiche Gummata des Gehirns. Die histologische Untersuchung der Hornhaut zeigt im Durchschnitt einen weißlichen Knoten, der anscheinend nach der Vorderkammer vorragt. Mikroskopisch wird der gelbe Fleck, der die Hinterfläche der Cornea bedeckt, als eine sehr starke Leukocyteneinwanderung in die hinteren Schichten der Cornea eruiert. Die Descemetsche Membran ist dadurch abgelöst und emporgehoben.

Zu solchen gummösen Hornhautentzündungen sind nun eine Reihe von Beobachtungen zugerechnet worden, die unter sich vielfach verschieden sind, aber darin übereinstimmen, daß es sich meist um einen tiefen Hornhautprozeß handelt, der gewisse Zerfallserscheinungen zeigt. So schildert Peters, der eine gummöse Entzündung und ein isoliertes Gumma der Hornhaut unterscheidet, einen Fall bei einem 60jährigen Mann, bei dem die Cornea von einer Unzahl kleiner rundlicher, weißer Herde durchsetzt war, die bis ins Zentrum reichten. Zwei Monate später war die ganze Cornea in eine grauweiße Masse verwandelt, die wohl aus einem Zusammenfluß der kleinen Herde sich gebildet hatte. Die zentralen Partien waren geschwürig zerfallen. Peters führt diesen starken Zerfall gummöser Massen auf die Einwirkung der anderwärts verordneten Schmierkur zurück. Auf Jodkalium stand der Prozeß. Bei Vinsonneau handelte es sich an zwei Stellen um Oberflächendefekte der Cornea. Im Zentrum dieser Partien fanden sich grau schmutzig gefärbte Flecken; ferner bestand ein Gumma der Nase, früher auch des Gaumens. Der Fall von Rollet und Grandclément ist durch eine Reihe gelblicher, runder, disseminierter und isolierter Infiltrate ausgezeichnet. Der Hornhauterkrankung ging eine Iritis serosa voraus, das Hornhautepithel war intakt.

Die 38jährige Patientin von Soederlinth zeigte im Hornhautparenchym gelbe Massen von der Größe eines Stecknadelkopfes, die Herde waren verkäst und flossen in den unteren Hornhautpartien zusammen. Das Hornhautepithel war intakt.

Bei Erdmanns Patient bestanden einzelne graue Herde in der Hornhaut, über denen stecknadelkopfgroße Ulzerationen sich ausbildeten, so daß gummöser Zerfall angenommen wurde. In diese Kategorie gehört dann wohl auch der von Bielschowsky beschriebene Fall:

Patient hatte vor 5 Jahren Lues mit Sekundärerscheinungen. Dieses Jahr Iritis links. Nach 14 Tagen unter heftigsten Schmerzen umschriebene Hornhautherde mit Hypopyon. Cornea sehr matt, zeigt 2 rundliche gelbe Herde; an der Hinterwand gerinnselförmige Auflagerungen, die bis zum 1 mm hohen Hypopyon herabreichen. Iris stark hyperämisch, mehrere Knötchen. Der gelbe untere

Herd in der Cornea nimmt an Größe zu. Außerdem am Hornhautrand medial, unten und lateral tiefliegender, saturiert gelber Saum. Im abgelassenen Hypopyon keine Mikroorganismen. Auf antiluetische Behandlung rapider Rückgang des Hornhautpozesses.

Bielschowsky denkt sich, daß Lueserreger in das Auge eindrangen, zuerst Iridocyclitis erregten und dann an zwei Stellen in die Cornea gelangten. Durch massenhaftes Nachdringen von immer neuem Infektionsmaterial entstanden die stürmischen Reaktionserscheinungen.

Der Fall von Stock lag fast ebenso:

Ein Mann, der vor mehreren Jahren Lues akquiriert hatte, wurde antiluetisch behandelt; er kam mit einem parenchymatösen Infiltrat der Cornea in die Klinik. Über diesem Infiltrat zerfiel das Gewebe, so daß große Ähnlichkeit mit Ulcus serpens entstand. Großes Hypopyon, starke Iritis. Rasche Heilung unter Hg-Kur.

Ob die von Fuchs beschriebene Keratitis pustuliformis profunda mit einem der hier mitgeteilten Krankheitsbilder und mit der Lues überhaupt etwas zu tun hat, muß zunächst dahingestellt bleiben. Von seinen 15 Patienten hatten 4 Lues durchgemacht, die Frage der Lues bei den anderen war aber nicht sichergestellt. Fuchs hält es für möglich, daß die Ätiologie vielleicht keine einheitliche ist, sondern daß verschiedene Krankheitserreger das klinische Bild erzeugen können.

Eine andere Form tiefer Hornhauterkrankung ist das eigentliche Gumma als isolierter kleiner Tumor (Magni, Dénarié), von der Peters einen charakteristischen Fall bei einem 50jährigen Mann beschrieb, der 24 Jahre vorher Lues akquiriert hatte. Im oberen äußeren Quadranten der Cornea fand sich eine sehnig weiße linsenförmige Prominenz ohne Gefäßbildung und ohne Iritis. Auf Jodkalium erfolgte Abflachung und Ausheilung in Macula, allerdings erst nach 5 Monaten.

Ich selbst habe einen Fall gesehen, der wohl kaum anders denn als Gumma der Hornhaut gedeutet werden kann.

Minna Nol., J. N. 673/1910, kommt am 13. X. 1910 zum erstenmal in die Poliklinik mit der Angabe, das linke Auge sei seit 8 Tagen entzündet. Es findet sich starke Lichtscheu und Injektion besonders temporal oben in der Nähe des Limbus. An dieser Stelle ein etwas gelblich schimmernder, sulziger Knoten mit oberflächlicher Ulzeration, daran anschließend, aber nicht konfluierend, besteht ein Ulcus corneae. 3 Tage später: Lichtscheu und Injektion nimmt zu. Injektion jetzt auch rings um das Auge. Knoten und Ulcus corneae sind jetzt nicht mehr gut zu trennen; Gefäße wachsen über den Limbusknoten auf die Hornhaut. Aus dem Ulcus corneae und aus dem an einer Stelle noch ulzerierten Knoten wird auf Spirochäten mit negativem Resultat im Dunkelfeld gefahndet. Die Frau wurde vor 2—3 Jahren wegen Lues in der Hautklinik behandelt. Voriges Jahr eine Frühgeburt, 9 Kinder leben und sind gesund, 3 Kinder gestorben, sonst Familienanamnese ohne Besonderheiten.

Am 24. X. 1910 subkutane Injektion von 0,5 g Salvarsan. Am 25. X. 1910 ist die Prominenz am Cornealrand bereits kleiner, am Tag darauf ist der Knoten vollkommen verschwunden, an seiner Stelle befindet sich eine Delle, die durch einen etwas prominierenden Rand begrenzt ist, das Ulcus scheint fast ganz epithelisiert zu sein. Eine ganz geringe Injektion erinnert noch einige Tage an den vorangegangenen Hornhautprozeß. Eine Nachuntersuchung im Jahre darauf ergab nichts als eine Macula corneae. Die Wassermann-Reaktion war übrigens dauernd negativ.

Es handelte sich also bei dieser Patientin um einen ulzerösen Tumor an der Corneo-Skleralgrenze, der wohl als Gumma aufzufassen ist und der wie die gummösen Prozesse an anderen Körperstellen häufig schon durch eine einzige Salvarsaninjektion innerhalb kürzester Zeit zur Ausheilung gebracht wurde.

Waren die beschriebenen gummösen Prozesse schon zum Teil dadurch ausgezeichnet, daß die Hornhautoberfläche öfters geschwürig zerfiel, so werden nun auch noch Affektionen mitgeteilt, bei denen die Autoren offenbar eine primäre Schädigung der Hornhautoberfläche auf Grund der syphilitischen Allgemeinerkrankung annehmen. So beschreibt Antonelli bei einem 64jährigen Mann ein ulzeröses Syphilid der Hornhaut, bei dem die Cornea fast in ihrer ganzen Ausdehnung von einer Infiltration eingenommen war, die an Keratitis parenchymatosa erinnerte. Zwei Ulzerationen saßen in der Nähe des Limbus. Es bestand ein kleines Hypopyon. Morax meint bei der Demonstration dieses Falles, es läge kein Grund vor, an der Möglichkeit syphilitischer Ulcera zu zweifeln. Auch Mandonnet beschreibt einen hierhergehörigen Fall:

45jähriger Mann. Kleines Ulcus corneae mit infiltrierter Umgebung, starke ciliare Injektion, hintere Synechien. Trotzt aller Behandlung. Als dann herauskam, daß Patient ein Jahr zuvor Lues durchgemacht hat und spezifisch behandelt wird, rapide Heilung.

Nachdem wir auf den letzten Seiten die Rolle der akquirierten Syphilis bei der Erzeugung echter Keratitis parenchymatosa sowie sonstiger tiefer, zum Teil aber auch bis an die Oberfläche heranreichender Hornhautprozesse besprochen haben, muß ich nun auch noch mit einigen Worten auf die in den letzten 20 Jahren sehr viel erörterte Frage der Bedeutung der **Tuberkulose** als **ätiologisches Moment** der Keratitis parenchymatosa eingehen, da erstens besonders vor der Ära der Wassermann-Reaktion sehr vielfach angenommen wurde, daß bei fehlenden luetischen Symptomen die Tuberkulose die Grundursache abgebe, und zweitens, weil auch heute noch manche Autoren die Tuberkulose so lange ätiologisch für vorliegend erachten, als diese nicht durch eine negative Tuberkulinreaktion vollständig ausgeschlossen werden kann. Schreibt doch z. B. Heine 1912: „Für eindeutig syphilitisch möchte ich eine Keratitis parenchymatosa nur halten, wenn keine andere markante Ätiologie vorliegen kann (z. B. Malaria u. a.) und wenn namentlich eine reguläre Alttuberkulinreaktion bei Kindern bis zu 5 oder 6 mg keine Reaktion auslöst." Weiter wird aber von mehreren Seiten betont, daß beide Ätiologien, Lues und Tuberkulose, nebeneinander bestehen können; auch ich habe auf diese Kombination in früheren Jahren bereits hingewiesen.

Wie ich schon früher bei anderer Gelegenheit hervorhob, werden zweifellos von den verschiedenen Autoren häufig verschiedene Krankheitsbilder unter der Rubrik Keratitis parenchymatosa untergebracht und es ist mir nicht zweifelhaft, daß auf dieser Unstimmigkeit die Verschiedenheit im Ausfall der Wassermann-Reaktion einerseits und die Bewertung der Tuberkulose als ätiologisches Moment andererseits beruht. Als typisches Beispiel weise ich auf die Befunde von Wolff hin. Dieser Autor kann sich den Unterschied seiner Resultate zu den meinigen nicht erklären, denn er fand bei 48 Fällen von diffuser Keratitis nur in 49% einen positiven Wassermann; bei den übrigen nimmt er Tuberkulose als Ursache an. Nun stellt er folgenden Unterschied zwischen der Lues und der Tuberkulose der Hornhaut fest: Bei der Lues ist 1. die Hornhaut ganz erkrankt, 2. bestehen tiefe, besenreiserartige Gefäße, selten oberflächliche, 3. kommt es selten zu Skleritis und diese ist dann keine knötchenförmige, 4. spielt die Hornhautentzündung meist vor dem 30. Jahr und 5. bestehen selten hintere Synechien. Bei der Tuberkulose der Hornhaut ist 1. die Hornhaut teilweise erkrankt, teilweise gesund, 2. bestehen nie Gefäße in der Hirschbergschen Form, dagegen oft tiefe Gefäße anderer Art oder oberflächliche Gefäße, 3. besteht oft knötchenartige Skleritis, 4. kommt die Hornhautentzündung ebenso oft vor dem 30. Jahr vor wie nach demselben, 5. gibt es oft hintere Synechien.

Nun, wenn man diese Unterscheidungen liest, so kann ich den Unterschied zwischen unseren Resultaten sehr wohl verstehen, denn was Wolff der Tuberkulose der Hornhaut zurechnet, habe ich nicht als typische parenchymatöse Keratitis aufgefaßt und in meiner statistischen Zusammenstellung nicht mitverwertet. Zweifellos gibt es nun aber Fälle auch von sekundärer tuberkulöser Keratitis parenchymatosa, die zu gewissen Zeiten durchaus den Eindruck einer typischen Form machen. So sah ich z. B. eine Frau, die zuerst eine Skleritis hatte, daran anschließend zungenförmige Parenchymtrübung der Hornhaut. Die Trübung zog sich dann über den größten Teil der Cornea, die Skleritis ging zurück und wer die Frau in diesem Moment sah, mußte annehmen, daß es sich um eine typische primäre Keratitis parenchymatosa handelte.

Auch H e i n e meint übrigens, es gebe garnicht so selten typische Fälle von interstitieller Keratitis, bei denen kein einziges hereditär-luetisches Stigma vorliege, der Wassermann negativ sei und wo man bei Fehlen anderer Ätiologien auf Grund einer positiven Alttuberkulinreaktion annehmen müsse, daß diese durch Tuberkulose bedingt sei. Allerdings stellte H o e l s c h e r aus der H e i n e schen Klinik fest, daß bei 43 Fällen von Keratitis parenchymatosa mindestens bei 41, wenn nicht bei 42 Lues nachgewiesen worden sei.

Die Argumente, mit denen man besonders für die T u b e r k u l o s e a l s ä t i o -
l o g i s c h e s M o m e n t eintrat, waren folgende:

E r s t e n s : Es gibt einen großen Prozentsatz Parenchymatosakranker, die entweder tuberkulös belastet sind oder einen positiven internen Befund aufweisen. Das ist bis zu einem gewissen Grad zuzugeben und bei Berücksichtigung der Volksschichten, aus denen die Patienten meist stammen, nicht wunderbar. Unter 93 Patienten meiner früheren Statistik war es bei 21 der Fall. Alle diese Patienten hatten aber nun, wenn auch keinerlei kongenital-luetische Zeichen vorlagen, positiven Wassermann.

Z w e i t e n s : Mehrere anatomische Befunde, besonders der von E. v. Hippel, ließen wegen der ausgesprochenen Knötchenbildung mit Riesenzellen in den vorderen Abschnitten des Bulbus den Verdacht sehr begründet erscheinen, daß hier eine Tuberkulose vorlag. Die Cornea selbst war allerdings nur zellig infiltriert und in ihrem Lamellensystem alteriert. Dieser Fall E. v. H i p p e l s ist nach dem jetzigen Stand unserer Kenntnisse mit größter Wahrscheinlichkeit der kongenitalen Lues zuzurechnen, sicher kann er nicht als Kronzeuge für die tuberkulöse Herkunft dienen, wie ich das schon 1910 betonte. E. v. H i p p e l selbst äußert sich darüber in der Diskussion zu meinem Heidelberger Vortrag: „Die Untersuchungen . . . . .
. . . . haben auch mich davon überzeugt, daß in der Ätiologie der Keratitis parenchymatosa die Tuberkulose eine viel geringere Rolle spielt, als ich das früher angenommen habe. Ich habe die Reste des Materials, die von meinem vor Jahren veröffentlichten Fall übrig waren, nach L e v a d i t i imprägniert, aber keine Spirochäten gefunden. Der Fall kann also nicht definitiv klar gestellt werden".

Die Tatsache der Knötchenbildung kann heutzutage, wenn nicht Verkäsung oder gar positiver Bazillenbefund, resp. positiver Übertragungsversuch auf Kaninchen oder Meerschweinchen vorliegt, nicht als im Sinne der Tuberkulose gedeutet werden, denn Knötchen kommen auch bei luetischer Keratitis parenchymatosa in der Iris zweifellos vor (s. S. 192).

Es gibt zweifellos noch keinen anatomischen Befund, der die tuberkulöse Ätiologie der Keratitis parenchymatosa sichern könnte.

D r i t t e n s : Auch bei den ausgedehnten experimentellen Studien S t o c k s ist es nie gelungen, eine primäre tuberkulöse Keratitis parenchymatosa zu erzeugen, denn das einzige Tier, das eine diffuse parenchymatöse Keratitis aufwies, hatte bereits Monate vor der diffusen Hornhauttrübung eine schwere Iritis und Chorioiditis durchgemacht.

V i e r t e n s : Auch die Tuberkulindiagnostik hat bei der Keratitis parenchymatosa größtenteils Fiasko gemacht. Ganz abgesehen von der Tatsache, daß, wie ich früher schon angab, sämtliche meiner tuberkulinpositiven Patienten auch positiv nach W a s s e r m a n n reagierten, ist ja mit der Feststellung eines im Körper befindlichen tuberkulösen Herdes bei einer notorisch sehr oft auf Lues beruhenden Erkrankung wie der Keratitis parenchymatosa für die tuberkulöse Herkunft der Augenerkrankung selbst nichts gesagt, besonders wenn es sich um ältere Kinder oder Erwachsene handelt.

Sehr viel wichtiger wäre es, wenn öfters eine L o k a l r e a k t i o n festgestellt werden könnte, doch nur wenige Male wurde eine solche beobachtet. So sah

Stanculéano vermehrte Ciliarinjektion, stärkere Hornhauttrübung, Trübungen in der Vorderkammer, starke Schmerzen am parenchymatosakranken Auge auftreten.

Königshöfer und Maschke beobachteten nach der zweiten Injektion von $^1/_2$ mg Alttuberkulin eine auffallend vermehrte Reizung am Auge, die in starker perikornealer Injektion, vermehrter Tränensekretion und in Stippung des Cornealepithels bestand. Laas konstatierte bei einem sehr schweren und lange vergeblich behandelten Fall von Keratitis parenchymatosa im Beginn der Tuberkulinkur jedesmal nach den Einspritzungen von T. R. einen erhöhten Reizzustand der Augen, der sich sehr bald immer wieder zurückbildete und einer Besserung des Gesamtzustandes Platz machte.

Auch A. v. Hippel führt 3 Fälle auf Tuberkulose zurück, von denen 2 vermehrte Injektion und einer außerdem eine starke Verengerung der Pupille im Anschluß an Tuberkulineinspritzungen darboten. Der erste Fall fällt noch in die Zeit vor der Wassermann-Ära, die zwei anderen zeigten negative WassermannReaktion, wurden aber nicht durch Familienuntersuchung kontrolliert.

Die Fälle von lokaler Reaktion sind also ungemein selten und noch nicht einmal eindeutig. Dazu kommt, daß neuestens Heine an der Bedeutung der örtlichen Reaktion sehr erheblich zweifelt. Denn er sah in klinisch einwandfreien Fällen von Iristuberkulose mit Knötchenbildung sehr oft keine Lokalreaktion. Ich möchte die Bedeutung der Lokalreaktion nicht so gering schätzen, wenn sie in ausgesprochenen, das Krankheitsbild verändernden Formen auftritt, dagegen muß man, wenn es sich z. B. nur um eine vermehrte Injektion an einem schon vorher entzündeten Auge handelt, sehr skeptisch sein.

Fünftens: Der tuberkulöse Ursprung wird von vielen Autoren weiter daraus geschlossen, daß so manche Keratitis parenchymatosa nach erfolgloser Schmierkur die besten Fortschritte bei einer Tuberkulinkur macht. Daran ist auch, wie mich eigene Erfahrung lehrt, nicht zu zweifeln. Es hebt sich oft bei diesen Patienten in auffallender Weise das Allgemeinbefinden, und man hat dann auch öfters den Eindruck, daß der Augenprozeß günstig beeinflußt wird. Gerade bei der Keratitis parenchymatosa scheint es mir aber nicht statthaft, aus dem günstigen Resultat einer Tuberkulinkur auf die Art und Entstehung einer Hornhautentzündung zu folgern, denn immer und immer wieder kann man sich davon überzeugen, daß die parenchymatöse Hornhautentzündung eine weitgehende Unabhängigkeit in ihrem Verlauf von der Therapie zeigt und daß auch sicher luetische Fälle nicht oder nur sehr langsam durch spezifische Behandlung gebessert werden.

Günstiger Einfluß der Tuberkulinkur kann aber ebenso, wie in anderen Fällen die positive Allgemeinreaktion, den Gedanken nahelegen, daß es sich bei manchen Fällen von Keratitis parenchymatosa um eine Kombination von Lues und Tuberkulose handelt. Beobachtungen über derartige Fälle, wo man geneigt war, Lues und Tuberkulose im Verein ätiologisch in Betracht zu ziehen und die auf spezifische Tuberkulinbehandlung sehr gute Fortschritte machten, stammen von Cohen, Schumacher, Kümmell, Wolff u. a. Ich habe selbst auch eine ganze Reihe derartiger Fälle gesehen, aus denen hervorgeht, daß man praktisch in bester Weise antiluetische und Tuberkulinbehandlung kombinieren kann. Die Fälle, die Wolff anführt, sind allerdings meiner Meinung nach nicht sehr beweisend, da er aus runden, atrophischen Stellen der Iris und aus Riesenzellen in der exzidierten Iris bei einem zweifellos kongenitalluetischen Mädchen den tuberkulösen Charakter als sicher erschloß. Überhaupt neige ich der Ansicht zu, daß man aus dem günstigen Einfluß der Tuberkulinkur keine weitgehenden ätiologischen Schlüsse, gerade bei einer Krankheit wie der Keratitis parenchymatosa machen soll, sondern glaube mit Kümmell, daß bei einer erfahrungsgemäß so häufig luetischen Erkrankung die positive Wassermann-Reaktion auch in jedem einzelnen Fall für den luetischen Charakter dieser Fälle spricht.

Es gibt bis jetzt in der Literatur noch keinen absolut einwandfreien Fall, bei dem die Tuberkulose eine im Verlauf absolut typische Keratitis parenchymatosa hervorgerufen hätte; auch bei den Patienten, die eine ausgesprochen tuberkulöse Vorgeschichte aufwiesen, fand ich fast regelmäßig positive Wassermann-Reaktion. Als das Mindeste muß man also nach meiner Meinung annehmen, daß auch bei diesen tuberkulösen Individuen die Lues den Grund und Boden für die Hornhauterkrankung abgegeben hat, wobei dann noch die Möglichkeit offen bleibt, daß die Tuberkulose das eigentlich auslösende Moment darstellte.

Kann auch ein **Trauma** als auslösendes Moment der luetischen Keratitis parenchymatosa in Betracht kommen?

Seitdem Perlia 1905 unter Zustimmung mehrerer Fachgenossen das Trauma als auslösende Ursache der echten Keratitis parenchymatosa anerkannt hat, wird dieses Thema dauernd in der Fachliteratur erörtert, und so wird es auch nötig sein, den eigenen Standpunkt in dieser sehr komplizierten Frage darzulegen. Die bisher beschriebenen Fälle sind sehr ungleichmäßig und für die Beurteilung nur zum kleineren Teil zu gebrauchen; ich sehe auch deshalb von der Wiedergabe der Einzelfälle an dieser Stelle ab. Sie kranken zum großen Teil daran, daß der Autor sie entweder sehr flüchtig beschrieben hat, oder daß die Angaben des Patienten über Art und Zeit des Unfalls oft nicht ärztlich und vor allem augenärztlich kontrolliert werden konnten. Dazu kommt, daß bei vielen die Frage einer zugrunde liegenden Syphilis offen gelassen werden muß, weil eine Blutuntersuchung nach modernen Gesichtspunkten noch nicht vorgenommen worden war. Selbstverständlich kann hier nur von der Keratitis parenchymatosa auf spezifischer Grundlage die Rede sein. Daß Fälle beobachtet worden sind, wo im räumlichen und zeitlichen Anschluß an eine Hornhautverletzung eine typische Keratitis parenchymatosa bei einem kongenital-luetischen Individuum auftrat, kann nicht bezweifelt werden. Es fragt sich nur, ob wir es dabei mit einem zufälligen Zusammentreffen oder mit einem kausalen Zusammenhang zu tun haben.

Fassen wir zunächst einmal die Frage vom wissenschaftlichen Standpunkt ins Auge, so ist vor allem das eine sicher feststehend, daß ein zweifelsfreies Trauma einer typischen Keratitis parenchymatosa ungemein selten vorangeht. Mohr teilt mit, daß in Breslau unter Einbeziehung der Privatpraxis von Uhthoff nur zweimal unter 670 Fällen traumatische Ätiologie angenommen werden konnte und von diesen beiden konnte im ersten Fall die Konstitutionsanomalie nicht sicher ergründet werden und im zweiten handelte es sich offenbar um erworbene Lues. Bei meinem eigenen Material von etwa 300 Fällen ist nicht eine einzige Beobachtung, die mit überwiegender Wahrscheinlichkeit traumatisch zu erklären wäre. Gewiß sind vereinzelte Fälle darunter, wo eine Verletzung des Auges durch Kalk, Kohlenstaub, Schlag mit Kuhschwanz usw. nach Angabe der Patienten die Hornhautentzündung ausgelöst hatte. Diese Angaben ließen sich aber nie auf ihre Richtigkeit prüfen. Umgekehrt habe ich aber Verletzungen (Fremdkörper, Kontusionen, Augenoperationen) ohne jeden Schaden für Augen, die früher an Keratitis parenchymatosa gelitten hatten oder wo das andere Sehorgan eine Keratitis parenchymatosa durchgemacht hatte, beobachtet. Ich führe solche Erfahrungen nur an, ohne natürlich aus einem derartig negativen Faktor große Schlußfolgerungen ziehen zu wollen. Es scheint also so zu sein, daß höchstens auf mehrere hundert Fälle einer kommt, wo das post hoc von Trauma und interstitieller typischer Hornhautentzündung feststeht. Daß im rheinisch-westfälischen Industriegebiet die Fälle anscheinend häufiger vorkommen, könnte an sich seine Erklärung dadurch finden, daß kleinere Verletzungen der Cornea dort zum täglichen Brot gehören. Bei einem wirklich kausalen Zusammenhang müßte man erwarten, daß in dortiger Gegend die Keratitis parenchymatosa sowohl in ihrem Verhältnis zu der Zahl der kongenitalen Luesfälle überhaupt als auch zu der Zahl von Keratitis parenchymatosa in anderen Gegenden besonders häufig vorkommt. Davon hat man aber bisher nichts gehört.

Nehmen wir nun einmal an, das seltene Ereignis einer traumatischen Entstehung sei eingetreten, so stoßen wir bei der Erklärung des Zusammenhangs sofort wieder auf die größten Schwierigkeiten. Das ist sehr natürlich, da wir bis zum heutigen Tage über die Entstehung der Keratitis parenchymatosa überhaupt noch nichts Abschließendes wissen (siehe Pathogenese). Die Untersuchungen Stolpers und anderer über die Auslösung luetischer Affektionen an verletzten Körperstellen auf die Verhältnisse der Keratitis parenchymatosa zu übertragen, ist nicht möglich, denn wir müssen es nach dem heutigen Standpunkt der Frage ablehnen, die Keratitis parenchymatosa als eine Spirochätose nach Art sonstiger luetischer Prozesse anzusehen, wenn auch wohl nicht daran zu zweifeln ist, daß die Spirochäten im Grunde das auslösende Prinzip auch bei der Keratitis parenchymatosa darstellen. Möglich ist vielleicht, wie wir später noch auseinandersetzen werden, daß die interstitielle Keratitis im frühen Kindesalter den reinen Spirochätenerkrankungen nahe steht. Aber hat man z. B. je gehört, daß eine Gonokokkenblennorrhöe, die doch sehr häufig bei kongenital-luetischen Neugeborenen vorkommt und die gewiß die Zirkulationsverhältnisse des Auges aufs energischste beeinflußt, eine typische Keratitis parenchymatosa ausgelöst hätte? Bei der Annahme einer Aktivierung von Spirochäten durch das korneale Trauma wäre zudem zu fordern, daß die Keratitis parenchymatosa erst mehrere Wochen nach dem Trauma zur Entwicklung käme, wie das auch Stock hervorhebt. Bei den beobachteten Fällen traumatischer Ätiologie legt man aber gerade auf den bald einsetzenden Hornhautprozeß Wert.

Ich kann übrigens bei der Gelegenheit mitteilen, daß ich bei Kaninchen, die intraarteriell mit Spirochäten infiziert waren, und solchen, denen luetisches Material in die Vorderkammer geimpft war, durch starkes, öfters wiederholtes Beklopfen der Cornea eine spezifische Keratitis hervorzurufen mich bemühte, doch stets ohne Erfolg.

Legen wir nun die andere diskutierte Möglichkeit zugrunde, die freilich durchaus hypothetisch ist, daß in der Hornhaut Antigene aus Spirochäten und Antikörper zusammentreffen und so nach Art eines Anaphylaxieversuchs eine parenchymatöse Keratitis hervorrufen, und daß das korneale Trauma dem Übertritt des anaphylaktischen Agens auf die von früher her sensibilisierte Hornhaut bewerkstelligt. Wie wir an anderer Stelle auseinandersetzen (S. 255) ist es wegen der häufigen Erkrankung von Ohr und Gelenk in der gleichen Zeitperiode sehr wahrscheinlich, daß mehr oder weniger lange Zeit vor dem Ausbruch der Keratitis parenchymatosa luetisches Material (Toxine?) im Körper kreist. Das Trauma müßte also gerade zu einer Zeit eintreten, wo sowieso solche Spirochätenprodukte sich im Kreislauf befinden. Denn daß es imstande sein sollte, diese Stoffe aus spirochätenhaltigen Herden irgendwo im Körper herauszulocken, ist ein unmöglicher Gedanke. Aber auch daß diesen im Körper kreisenden Stoffen durch das korneale Trauma das Tor zur Hornhaut geöffnet werden sollte, ist wenig wahrscheinlich: einmal, weil in den meisten Fällen ein Trauma nicht vorhanden ist und zweitens, angesichts der Tatsache, daß so oft auch im zweiten Auge einige Tage, Wochen oder Monate später die gleiche Keratitis parenchymatosa auftritt. Wer sich aber auf den völlig unbewiesenen, meines Erachtens sogar völlig unhaltbaren Standpunkt stellt, daß ein symptomatischer Reizzustand im zweiten Auge den Locus minoris resistentiae zur Auslösung der Hornhautentzündung schafft, der wird logischerweise zu der Annahme gedrängt, daß auch im ersten Auge jeder Reizzustand, also auch z. B. eine intensive Conjunctivitis den Parenchymprozeß erzeugen kann. Wohin aber soll das führen? Und derjenige, der vasomotorische und reflektorische Einflüsse am zweiten Auge für möglich ansieht, der wird jede Keratitis parenchymatosa am zweiten Auge, nicht nur die Fälle nach Trauma in dieser Weise erklären müssen. Wie sollen dann die Fälle am zweiten Auge zustande kommen, bei denen das erste Auge nicht gereizt ist und auch keinen Reizzustand am Partner hervorrufen kann? Oder die noch viel häufigeren, wobei die Keratitis parenchymatosa am zweiten Auge erst auftritt, wenn die Erkrankung des ersten Auges längst abgelaufen ist? Zudem ist durch Wessely, Römer und andere nachgewiesen worden, daß die Reizung eines Auges beim Kaninchen sekretorische Veränderungen bei der Eiweißausscheidung in der Vorderkammer des anderen Auges nicht hervorruft. Axenfeld hat allerdings eingewendet, daß sich diese Ergebnisse beim Tier nicht ohne weiteres auf den Menschen übertragen lassen.

Allen diesen Erörterungen kann entgegengehalten werden, daß, so lange die Entstehung der Keratitis parenchymatosa so wenig geklärt ist, die Erklärung des Zusammenhangs zwischen Trauma und Keratitis parenchymatosa in den Hintergrund zu treten hat, und daß es einzig darauf ankommt, ob man das praktische Vorkommen anerkennen will oder nicht. Ich muß gestehen, daß ich ähnlich wie E. von Hippel 1906 diesem Zusammenhang mit der größten Skepsis gegenüberstehe und kann durchaus nicht der Meinung von Junius beipflichten, wer einmal diese Aufeinanderfolge gesehen habe, müsse ein überzeugter Anhänger der Lehre sein. E. von Hippel betont sehr richtig, wem es wohl einfallen würde, die Keratitis parenchymatosa mit der kongenitalen Lues in Verbindung zu bringen, wenn diese konstitutionelle Erkrankung von jedem erfahrenen Augenarzt nur ganz gelegentlich einmal gesehen werde. Da man andererseits aber bestrebt ist, den Unfallverletzten kein Unrecht anzutun, und ein Gegenbeweis gegen die Möglichkeit des Zusammenhangs manchmal nicht strikt geliefert werden kann, so ist man meines Erachtens bei der praktischen Begutachtung berechtigt, den Unfall anzuerkennen, wenn folgende Bedingungen, wie sie ähnlich von E. von Hippel, Badet und Kümmell aufgestellt wurden, erfüllt sind:

Das Trauma als solches muß absolut sicher feststehen und darf nicht in einer Schädlichkeit bestehen, wie sie der Betreffende gewohnheitsmäßig bei seiner Arbeit erleidet (Staub, chemisch reizende Dämpfe usw.).

Die Verletzung muß die Hornhaut selbst betreffen und muß einen gewissen Reizzustand erzeugt haben. Sie muß in ihrer ursprünglichen Form oder in ihrer direkten Folge (Erosionen, Pupillenerweiterung bei Kontusionen usw.) ärztlich, wenn irgend möglich augenärztlich konstatiert sein. Letzterer wird dann auch in der Lage sein, festzustellen, ob das Auge, abgesehen von der Verletzung selbst und ihren Folgen, intakt ist, nicht also schon den Beginn der Keratitis parenchymatosa an sich trägt. Ebenso muß augenärztlicherseits der Beginn der Keratitis parenchymatosa einige Tage nach dem Unfall beobachtet und festgestellt werden, daß es sich um eine typische Keratitis parenchymatosa und nicht etwa um eine Keratitis disciformis handelt. Zwischen Unfall und Ausbruch der Keratitis parenchymatosa muß das Auge in einem gewissen Reizzustand beharrt haben, ,,so daß wir eine zeitlich zusammenhängende Kette von Reiz- oder Entzündungserscheinungen haben, die von der Verletzung aus nach einer gewissen Zeit zur Entzündung leitet" (Kümmell). Von manchen Autoren wird auch noch ein räumlicher Zusammenhang zwischen der Verletzungsstelle und dem Ausgangspunkt der Parenchymatosa verlangt.

Der Ausbruch der Keratitis parenchymatosa am zweiten Auge ist auf kienen Fall als Unfallsfolge anzuerkennen.

g) Pathologische Anatomie.

Nach der Meinung Elschnigs ist sein sehr gründlich untersuchter und zweifellos sehr wichtiger Fall der für die anatomische Erkenntnis der typischen Keratitis parenchymatosa einzig verwertbare, ein Standpunkt, den ich nicht teilen kann. Je mehr man sich mit der Pathologie der Keratitis parenchymatosa befaßt, um so mehr erkennt man, wie verschiedenartig im einzelnen der Prozeß verlaufen kann und für diese Vielgestaltigkeit geben die anatomisch untersuchten Fälle von Krükow, E. v. Hippel (3 Fälle 1893 und 1908), Fuchs (Lehrbuch), Reis, Stock, Stanculéano, Elschnig, Stähli, Watanabe eine willkommene Illustrierung. Sehr wünschenswert wäre es allerdings, wenn das spärliche anatomische Material mit der Zeit noch bereichert würde. Was aus der histologischen Betrachtung der verschiedenen Fälle für die Pathogenese der Keratitis parenchymatosa zu verwenden ist, soll am Schluß erörtert werden. Durch die Liebenswürdigkeit der Autoren bin ich in der Lage gewesen, Präparate der meisten Fälle persönlich zu studieren und miteinander zu vergleichen. Nicht bei allen ist die syphilitische Ätiologie absolut feststehend, doch sprechen

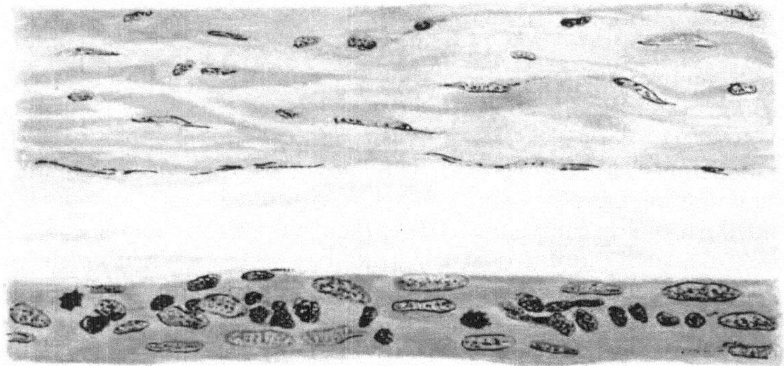

Abb. 38. Epithel, sehr stark verdünnt und stark infiltriert (nach einem Präparat von Elschnig).

sowohl die Indizien, als vor allem die Häufigkeit der syphilitischen Ätiologie der Keratitis parenchymatosa an sich dafür, daß bei den hier zugrunde gelegten Beobachtungen tatsächlich die Lues das auslösende Moment bildete. Das gilt auch für den ersten Fall E. v. Hippels (1893) trotz der tuberkuloseverdächtigen Struktur, denn wer möchte heute bezweifeln, daß eine typische Keratitis parenchymatosa bei einem idiotischen Knaben mit Caput natiforme, hochgradiger Schwerhörigkeit und verdächtigen Schneidezähnen auf kongenitaler Syphilis beruht? Eine gewisse Sonderstellung nimmt der erste Fall von Stock ein. Er wird besonders betrachtet werden.

Bei einem Vergleich der verschiedenen Beobachtungen ergibt sich histologisch etwa folgendes:

Die Bindehaut nahe dem Limbus ist in den einzelnen Fällen verschiedenartig entzündet, eine wirklich starke Infiltration besteht nur in dem Falle Elschnigs, der wohl auch als der frischeste gelten kann. Einem Granulationsgewebe ähnlich schiebt sich die Conjunctiva resp. das subkonjunktivale Gewebe auf die Cornea hinüber. Die Kerne bestehen vor allem aus dunkelgefärbten, rundlichen und blaß gefärbten ovalen. Vereinzelt finden sich auch Zellen mit einem größeren Protoplasmahof (Plasmazellen?). Dagegen sind nur ganz spärliche Leukocyten zu sehen, ebenso finden sich bei den andern Fällen nahezu nie Leukocyten am Limbus. Elschnig beschreibt dieses Gewebe als Epaulettenpannus, in dem hie und da ausschließlich einkernige Zellen in dichtester Ansammlung zusammenliegen.

Auch bei dem Fötus von E. von Hippel[1]) und der Frühgeburt von Reis besteht eine mäßig starke Infiltration in dieser Gegend, auch wieder vorwiegend aus Rundzellen zusammengesetzt. Gering dagegen ist die Infiltration bei dem Fall II von E. v. Hippel und bei Stanculéano.

Ein vergleichendes Studium der Präparate besonders im Hinblick auf Veränderungen der zum Teil stark erweiterten, zum Teil neugebildeten Blutgefäße in der Nähe des Limbus ergibt in den meisten Fällen ein völlig normales Verhalten; bei Elschnig besteht eine stärkere kleinzellige Infiltration in den Gefäßstraßen, aber nicht ausgesprochen als Infiltrationswall um die Gefäße herum. In mäßigem Grade besteht auch bei dem ersten Fall von E. v. Hippel und Watanabe perivaskuläre Infiltration.

Endothelveränderungen dagegen oder sonstige Abnormitäten der Gefäßwandung sind nicht zu sehen, nur gelegentlich bei Elschnig Gefäßobliteration. Ob es sich hier wohl nicht um Rückbildungsprozesse an den neugebildeten Gefäßen handelt?

Cornea: Das Epithel ist nur selten vollständig normal, die stärksten Veränderungen finden sich bei den frischen Fällen (Elschnig, v. Hippel Fall III, Reis). Es ist an vielen Stellen hochgradig verdünnt, wenn es nicht gar ganz fehlt. Die oberflächlichen Schichten der verdünnten Lagen sehen wie verhornt aus. Die Verdünnung maß bei Elschnig im mittleren Hornhautdrittel 5 μ gegen 50 μ der Norm. Zwischen den Epithelien sind mehr oder weniger reichlich Leukocyten oder Lymphocyten, zum Teil in sehr starken Verzerrungen eingelagert (Abb. 38). Solche eingewanderten Leukocyten finden sich außer bei Stock und Krükow überall. Die eingewanderten Zellen halten sich vorwiegend in den tieferen Teilen des Epithels; sie können manchmal in Haufen zusammenliegen. Da, wo das Epithel vollständig fehlt, finden sich hie und da zusammengebackene Epithelreste auf der Hornhaut aufgelagert, wie in dem Fall von Reis. Gelegentlich zeigt das Epithel aber auch Verdickungen und sogar zapfenförmige Fortsätze (Watanabe).

Die Bowmansche Membran ist meistens gut erhalten, eventuell wellig verlaufend, nur manchmal an einzelnen Stellen zerstört und durch zellige Elemente ersetzt (Fall I und II E. v. Hippels, Stanculéano). Gelegentlich (Elschnig) findet man zwischen der verdünnten Epithellage und der Bowmanschen Membran bläschenförmige Zwischenräume, die mit Kernfragmenten ausgefüllt sind.

Parenchym: Bei den bisher publizierten Fällen ist die Intensität des Prozesses und die Verteilung im Parenchym verschieden. Bei Elschnig ist die ganze Cornea diffus ergriffen, allerdings am intensivsten in der Mitte der Schicht. Auch bei dem Fötus v. Hippels und der Frühgeburt von Reis ist eine diffuse Infiltration vorhanden, am stärksten jedoch in den vorderen Schichten. Ganz vorwiegend in den vorderen Schichten ist die Infiltration bei Stanculéano, was wegen der später noch zu erörternden Defekte der Descemet besonders bemerkenswert ist. Bei den wohl etwas älteren Fällen I und II v. Hippels und Stocks (Fall II) ist die Infiltration an sich gering und mehr in den mittleren resp. tieferen Schichten, ebenso bei Stähli und

---

[1]) Der Einfachheit halber werde ich die v. Hippel'schen Fälle zahlenmäßig benennen (Fall Fuhr 1893 = Fall I, Fall Brenner 1908 = Fall II, Beobachtung an einem Foetus 1908 = Fall III).

Watanabe. In der Beobachtung von Fuchs beginnt die Infiltration in den mittleren Schichten und nimmt nach hinten immer mehr zu, so daß die tiefsten Schichten „das Aussehen eines granulierenden Gewebes angenommen haben".

Die Einzelheiten der Parenchymerkrankung zu schildern ist recht schwierig und die Natur der verschiedenen Infiltrationszellen mit Sicherheit anzugeben oft unmöglich.

Betrachten wir zuerst die Infiltration und die einzelnen Zelltypen, so kann man feststellen, daß sich Infiltrationen herd- oder straßenförmig oft direkt unter der Bowmanschen Membran, manchmal wie in Fall II v. Hippels direkt unter dem Epithel befinden, so daß die Bowmansche Membran an

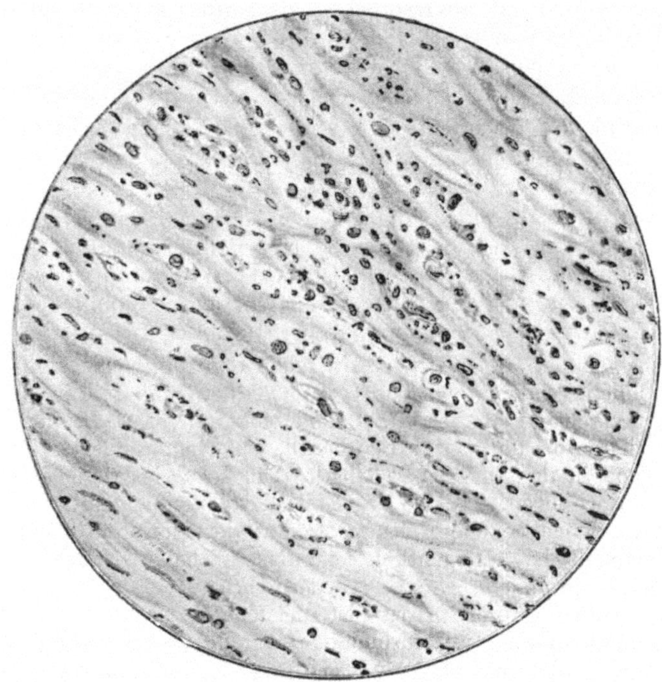

Abb. 39. Keratitis parenchymatosa. „Nekrot. Partie" (nach einem Präparat von Reis).

dieser Stelle zerstört war und die Infiltration fast unmerklich in das Epithellager überging. Bei den Zellen selbst handelt es sich sehr häufig um stark gefärbte kleine Rundzellen ohne Protoplasmaleib, es ist das Nächstliegende, anzunehmen, daß man es mit Lymphocyten zu tun hat. Polymorphkernige Leukocyten dagegen sowie solche mit eosinophilen Granulationen scheinen sehr selten zu sein, wobei allerdings zu bedenken ist, daß die meisten anatomisch untersuchten Fälle keine frischen Erkrankungen darstellen.

Die Hornhautkörperchen zeigen oft selbst in der Nähe stark veränderter Partien ganz normales Verhalten. An andern Stellen erschienen sie öfters gebläht oder geschrumpft, oft auch keulen- oder hantelförmig. Elschnig glaubt, daß es sich bei den polymorphen blassen, aber auch öfters dunkel gefärbten Kernen seines Falles vor allem um eine Vermehrung der fixen Hornhautkörperchen handelt. Die Autoren geben selbst der Unsicherheit, die sich bei der Erkennung der einzelnen Zellarten erhebt, Ausdruck. E. v. Hippel und

Reis neigen bei der Untersuchung des Fötus resp. der Frühgeburt zu der
Annahme, daß ein großer Teil der Zellen leukocytärer Herkunft sei. Eigentliche Spießfiguren finden sich in den Präparaten der verschiedenen Fälle nicht.
Aber in den nekrotischen Zellpartien sind manchmal Zellkonglomerate in einer
Spalte der Grundsubstanz bemerkbar, die Spießfiguren auf den ersten Blick
ähneln, in der Hauptsache aber wohl aus pathologisch veränderten fixen Hornhautkörperchen und eingewanderten Zellen sowie aus Kernfragmenten unbe-
kannter Herkunft bestehen. Die nekrotischen Partien, die immer nur herdweise auftreten und besonders charakteristisch bei Elschnig, Fall I v. Hippels,
Reis und Watanabe sich vorfinden, sind, abgesehen von diesen eben beschriebenen, den Spießfiguren manchmal ähnelnden Zellkonglomeraten noch
durch eine diffuse Färbung der Gewebsspalten (mit Hämatoxylin blau) aus-

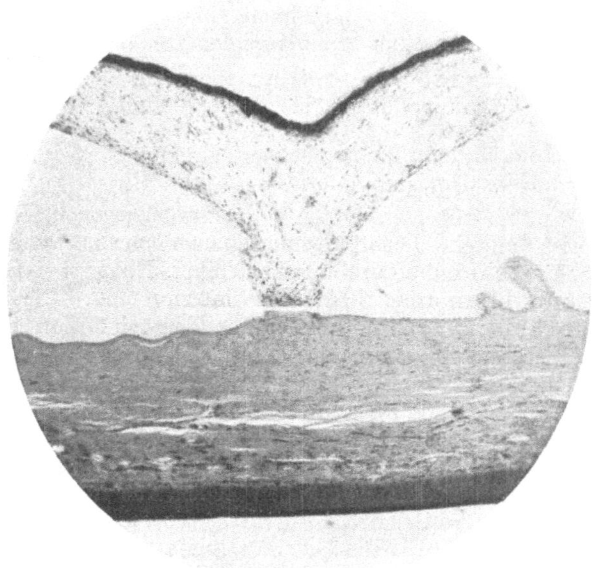

Abb. 40. Vordere Synechie bei Keratitis parenchymatosa (nach Stanculéano).

gezeichnet. Inmitten dieser oft wie geronnene Substanz aussehenden Spalten
finden sich vielfach Kerntrümmer (Abb. 39).

In diesen nekrotischen Herden ist auch die Lamellierung der Hornhaut
naturgemäß mehr oder minder völlig zugrunde gegangen. Die Lamellen sind
überhaupt, abgesehen von den ganz alten, abgelaufenen Fällen, an dem Parenchymprozeß meist derart beteiligt, daß die Zeichnung verloren gegangen ist,
daß sie aufgelockert sind (Ödem?), daß die Spalten zwischen ihnen von zelligen
Elementen eingenommen werden oder aber, wie an den höhergradig erkrankten
Stellen, daß sie nur noch aus Bruchstücken bestehen, schlechter färbbar oder
gar körnig zerfallen sind. Diese verschieden starken Erscheinungen können
an ein und derselben Hornhaut an verschiedenen Stellen vorkommen, so z. B.
beim Fall Elschnigs. Elschnig beschreibt unter anderem kleine „Repa-
rationsherde", bei denen die normale Lamellierung verloren gegangen ist,
die Hornhautkörperchen durcheinandergewirbelt sich finden und dazwischen
feinfaseriges, spärliches Gewebe eingelagert ist.

In dem Hornhautparenchym sind, dem klinischen Verhalten entsprechend, mehr oder weniger tiefe Gefäße nachweisbar. Die Wandung ist meist nicht verändert. In dem Falle Elschnigs besteht allerdings der intensivste Kernreichtum in dem reichst vaskularisierten Gebiet. Die Gefäße können aber auch ganz fehlen wie bei dem Fötus E. v. Hippels. Bei seinem Fall II betont E. v. Hippel, daß Gefäße vor allem in den Schichten sich finden, wo die zellige Wucherung unbedeutend ist.

Ebenso wie die Zellinfiltrate der Bowmanschen Membran angelagert sein können, sind sie auch manchmal ganz hinten nahe der Descemet zu finden.

Die Descemetsche Membran ist meist normal; sicher gehört eine Läsion derselben nicht zu dem typischen anatomischen Bild der Keratitis parenchymatosa. Andererseits kann sie auch hie und da derart affiziert sein, daß sie zentral oder an mehreren Stellen eingerissen ist (Stanculéano, Stock, v. Hippel). Diese Einrisse sind wahrscheinlich als Nekrotisierungsprozesse aufzufassen und gehen entweder von einem nekrotischen Herd im hinteren Teil der Cornea aus oder von einer granulierenden Schicht auf der Hinterfläche der Cornea. Bei Watanabe ist gewissermaßen der Moment noch vor Einreißen der Descemet getroffen, dafür ist sie aber in diesem Fall schon sehr deutlich in Falten gelegt.

Bei Stanculéano fehlt die Descemet an einigen Stellen und die Iris hängt hier fest mit der Hornhaut zusammen (Abb. 40). Die unterbrochene Descemet hat sich nach beiden Seiten faltig zurückgezogen. Stanculéano stand deshalb nicht an, ein Ulcus internum anzunehmen und von dieser Läsion aus das Entstehen der Hornhauttrübung abzuleiten. E. v. Hippel erkennt aber diesen Fall Stanculéanos nicht als Ulcus internum an.

Das Endothel kann ganz normal vorhanden sein. Im Elschnigschen Fall aber z. B. ist es bei vollkommener Intaktheit der Descemet doch erheblich lädiert, an manchen Stellen fehlt es ganz, so daß die Descemet nackt daliegt, an anderen ist es abgeschilfert oder knötchenartig angehäuft, so daß es „Präzipitate" vortäuscht. Mit den Endothelien vermischt oder auch bei normalem Endothelbelag findet man an der Hinterfläche der Hornhaut öfters große blasige kernhaltige Zellen. Es sind das dieselben Zellen, die man auch im Gewebe des Kammerwinkels und in der Iris antrifft. Sie sehen nicht eigentlich wie Leukocyten aus, eher wie Plasmazellen. Doch auch weiße Blutbestandteile sind besonders im Falle Elschnigs auf der Hinterfläche der Hornhaut zahlreich vertreten, mehr Rundzellen als eigentliche Leukocyten, und diese ganzen zelligen Elemente liegen öfters in einem dichten Fibrinnetzwerk zusammengelagert.

Die Beschläge in dem Falle Stählis bestanden zur Hauptsache aus großen, langkernigen, protoplasmaarmen Fibroblasten, zum geringeren Teil aus Lymphocyten. Fibroblasten und Lymphocyten fanden sich zusammen mit Pigmenteinschlüssen in ein feinkörniges Fibrinnetz eingebettet. Da wo der Beschlagspunkt der Cornea anlag, fehlte das Endothel, während die Descemet überall intakt war.

Nicht selten scheint es bei den schweren Fällen von Keratitis parenchymatosa zu einer Bindegewebsentwicklung an der Hinterfläche der Cornea zu kommen, wobei die Descemet entweder defekt (Stanculéano, Stock, E. v. Hippel) oder aber auch ganz intakt gefunden wurde (Watanabe). Die bindegewebige Neubildung kann mehr oder minder stark zellig infiltriert sein und geht bei unversehrter Descemet wohl aus dem Endothel hervor. Bei Watanabe wenigstens war die Endothelschicht vollständig untergegangen.

In der Sklera ist in den frischen Fällen resp. in denen, bei denen überhaupt noch erhebliche Entzündungserscheinungen im Bulbus sich vorfinden, eine mehr oder minder starke Rundzelleninfiltration zu finden, die sich in Form von Zellstraßen, meist perivaskulär, nachweisen läßt. Bei starken Infiltrationen wie im Elschnigschen Fall und in dem Fall I v. Hippels kann es dazu kommen, daß die Lumina der Gefäße kaum mehr sichtbar sind, doch ist von einer nennenswerten Endothelwucherung der Gefäße nicht die Rede.

Die Verhältnisse der Vorderkammer wurden zum Teil schon bei der Cornea beschrieben. Das Ligamentum pectinatum weist öfters starken Zellreichtum auf, wobei dieselben Zelltypen wie in der Iris und im Ciliarkörper (siehe weiter unten) sich unter Umständen knötchenartig vereinigen. Die Entzündung schiebt sich dem Skleralsporn entlang, dann öfters noch eine Strecke weit auf die Hinterfläche der Hornhaut hinüber. Im Kammerwinkel sind auch hie und da geronnene, eiweißartige, von Zellen durchsetzte Massen zu finden.

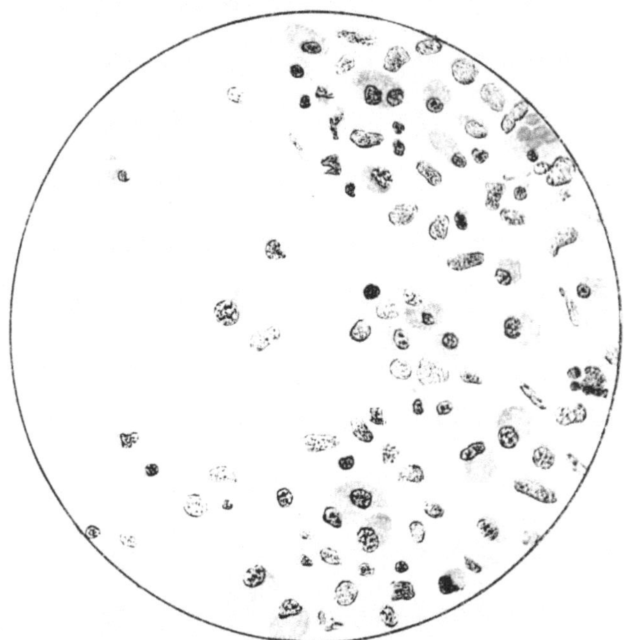

Abb. 41. Iris (Zellformen) bei Keratitis parenchymatosa (nach einem Präparat von Elschnig).

Die Iris ist bei sämtlichen Fällen in mehr oder minder starkem Maße an der Entzündung beteiligt und man kann feststellen, daß sich dieselben charakteristischen Zellelemente meist wiederfinden (Abb. 41). Diese bestehen 1. aus bläschenförmigen, kernlosen Zellen, 2. Rundzellen (wohl Lymphocyten, oft in knötchenförmiger Anordnung), 3. Zellen mit großem Protoplasmahof, 4. sehr selten Leukocyten und eosinophilen Zellen. Dieselben Zellelemente sind auch meist im Ciliarkörper und im Gewebe des Kammerwinkels, vor allem auch im Skleralsporn zu finden.

E. v. Hippel faßte in seinem Fall I die gewundenen bläschenförmigen Zellen als „epitheloide Zellen" auf und stellte diese Zellart im Kammerwinkel. in der Iris und Chorioidea fest, in denselben Partien, wo auch Riesenzellen zu finden waren. Auf Grund dieser Befunde hielt er seine Beobachtung der Tuberkulose für sehr verdächtig. Aber auch in den typischen Fällen von Elschnig und Stähli konnten Riesenzellen nachgewiesen werden. ebenso von E. Hoffmann bei dem durch Spirochäten experimentell erzeugten Granulom der Hornhaut. Sie können heutigentags nicht mehr als charakteristisch für Tuberkulose betrachtet werden.

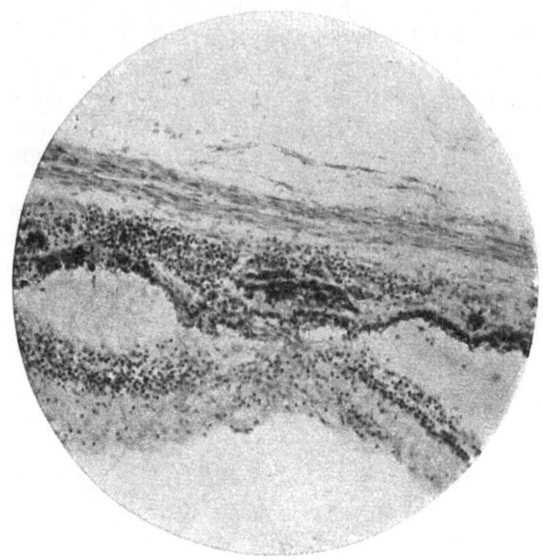

Abb. 42. Narbiger chorioretinitischer Herd und frische Lymphocyteninfiltration der Aderhaut bei Keratitis parenchymatosa (nach einem Präparat E. v. Hippels).

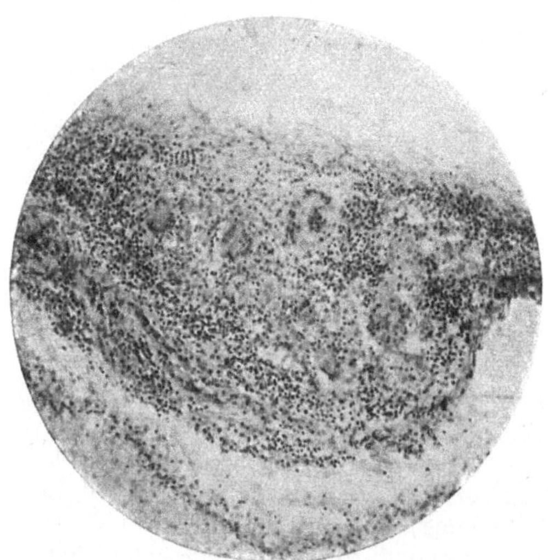

Abb. 43. Lymphocytäre Infiltration und Riesenzellen in der Aderhaut bei Keratitis parenchymatosa (nach einem Präparat E. v. Hippels).

Die Blutgefäße in Iris und Ciliarkörper können ein vollkommen normales Verhalten zeigen, so z. B. auch in dem exzidierten Stück eines eigenen Falls. Manchmal sind die Gefäßwände leicht infiltriert, gelegentlich besteht hyaline Degeneration der Gefäßwände (Fall I v. Hippel).

Nahezu regelmäßig, nur in verschieden starkem Maße, finden sich auch Pigmentzerstreuungen, manchmal herdförmig, manchmal diffus in Iris und Corpus ciliare. Mit Wahrscheinlichkeit stammt aus diesen Herden das Pigment an der Hinterfläche der Hornhaut, wenn es nicht direkt von der Pigmentlage losgelöst dorthin geschwemmt wurde. Wie eine experimentelle Beobachtung zeigte, kann diese Pigmentzerstörung schon sehr frühzeitig einsetzen, ist also nicht ohne weiteres ein Beweis, daß die Entzündung schon lange besteht.

Merkwürdigerweise ist die Aderhaut in den anatomisch untersuchten Fällen meist nur gering affiziert oder ganz intakt gefunden worden. Bei Elschnig und Watanabe bestand eine mäßige Infiltration, in letzterem Falle nur im vorderen Abschnitt auf der medialen Seite. Besonders hervorzuheben ist der normale Befund trotz vorhandener Spirochäten bei dem Fötus v. Hippels. Nur in dem älteren Fall E. v. Hippels sind besonders in dem vorderen Teil der Aderhaut an mehreren Stellen starke, diffuse resp. herdförmige kleinzellige Infiltrationen, gelegentlich auch Riesenzellen zu konstatieren. Neben den frischen Infiltrationen sind aber auch ältere Herde nachweisbar, an denen Chorioidea und Retina bindegewebig verwachsen sind, die Glaslamelle fehlt, Pigment des Pigmentepithels unregelmäßig zerstreut ist. Abb. 42 und 43 zeigen, wie sich in einem solchen älteren Herd frische Infiltration findet. Es handelt sich also in diesem Fall offenbar um ein Nebeneinander von alten und frischen Veränderungen.

Die Veränderungen, die Stähli als anatomische Grundlage des „Schnupftabakfundus" feststellen konnte, sind im Kapitel „Chorioidea" näher geschildert; sie können ihrem histologischen Charakter nach sehr gut älteren Datums sein. Auch über einige andere Beobachtungen ist dort berichtet.

Linse: Elschnig beschreibt an der Vorderfläche einzelne Faserbüschel, die eine auffallend starke Hämatoxylinfärbung annehmen. E. v. Hippel sah in dem Fall I eine äquatoriale Zone mit ovalen tröpfchenartigen Gebilden. Der Pupille gegenüber, nicht weit von der vorderen Kapsel, bestanden größere Lücken mit Eiweißkugeln. Im Fall I von Stock ist die Kapsel gefaltet und die Linse sehr erheblich geschrumpft; einzelne gequollene Fasern waren degeneriert. Die ganzen Linsenmassen waren in ein derbes Bindegewebe eingebettet. Charakteristisch sind diese Linsenveränderungen natürlich nicht; ob sie sich häufiger bei der Keratitis parenchymatosa vorfinden, läßt sich bei der Geringfügigkeit des anatomischen Materials noch nicht sagen.

Der Glaskörper ist meist normal gefunden worden und zeigte nur an den Randteilen und an der Ora serrata öfters vermehrten Kerngehalt.

Auch in der Retina und im Optikus sind gelegentlich Kernvermehrungen festzustellen.

Wenn man die pathologisch-anatomischen Verhältnisse der bisher bekannten Fälle von typischer Keratitis parenchymatosa sich kurz vor Augen hält, so muß man wohl folgende Punkte als charakteristisch und pathogenetisch wichtig betrachten: Die in den verschiedenen Schichten des Hornhautparenchyms sich abspielende Entzündung ruft einen Reiz hervor auf die angrenzende Conjunctiva und Sklera, denn es handelt sich am Limbus corneae sowohl als in den vorderen Schichten der Lederhaut immer nur um Zellansammlungen uncharakteristischer Art, die allerdings oft um Gefäße herum auftreten, fast nie aber hat man den Eindruck, daß es sich um eine Gefäßwanderkrankung handelt und der in manchen Fällen vollständig normale Gefäßbefund spricht gewiß durchaus gegen die Richtigkeit der Michelschen Auffassung von einer spezifischen Erkrankung des perikornealen Gefäßkranzes und der hiervon abhängigen, auf einer ungenügenden Ernährung beruhenden Erkrankung der Hornhaut. Es scheint mir an sich nichts Besonderes, daß die reaktive Entzündung der perikornealen Gebiete sich um die Gefäße herum gruppiert. Hervorzuheben ist dabei, daß sich in dem perikornealen Entzündungsgebiet fast immer nur Lymphocyten und nur selten Leukocyten, die mit Sicherheit als solche zu erkennen sind, finden lassen. Die Parenchymerkrankung hat aber nicht nur eine Erkrankung der perikornealen Gebiete zur Folge, sondern auch nahezu regelmäßig eine Mitbeteiligung der oberflächlichsten Hornhautschichten entweder in der Form, daß bei intakter Bowmanscher Membran das Epithel allein durch Einwanderung weißer Blutbestandteile und durch degenerative Prozesse affiziert ist, oder seltener, daß auch die Bowmansche Membran selbst durch Infiltrationen zerstört wird. Bei der Keratitis parenchymatosa steht also die Erkrankung des Parenchyms im Vordergrund des Bildes, die oberflächlichen Schichten bleiben aber durchaus nicht ganz verschont. Ähnlich wie an der Vorderfläche verhält es sich in den hinteren Schichten der Cornea. Das Endothel ist oft lädiert, viel seltener die Descemetsche Membran, aber auch diese leidet in manchen Fällen. So wenigstens fassen wir mit E. v. Hippel die Zerreißung der Descemet in manchen Fällen als von dem Hornhautparenchym aus entstanden auf.

Mit der Hornhaut zu gleicher Zeit sind, wenigstens bei den einigermaßen frischen Fällen, entzündliche Prozesse in Iris, Ciliarkörper und Kammerbucht immer festzustellen. Es ist daher ungemein schwierig, mit Sicherheit sich darüber zu äußern, in welcher Beziehung der Hornhautprozeß zu diesen Affektionen des vorderen Uvealtraktus steht. Aus der Art und Quantität der entzündlichen Vorgänge ist es mir das Wahrscheinlichste, daß entweder die Hornhauterkrankung das primäre Moment darstellt und daß diese die entzündlichen Vorgänge im Uvealtraktus chemotaktisch ausgelöst hat, oder daß es sich um koordinierte, auf gleicher Grundlage befindliche Prozesse handelt, wofür der öfters knötchenförmige Charakter der Infiltration sprechen könnte. Ganz unwahrscheinlich dagegen ist es mir, daß in den vorliegenden Fällen die Hornhauterkrankung eine Folge der Uvealerkrankung gewesen ist. Nur in dem älteren Falle E. v. Hippels ist der Uvealtraktus auch in den vorderen Teilen der Aderhaut noch so erheblich entzündlich mitaffiziert, daß sich über eine derartige Deutung disputieren ließe, doch steht bei dem immerhin recht protrahierten Verlauf in dieser Beobachtung der Deutung wohl nichts im Wege, daß die Hornhauterkrankung bereits erheblich zurückgegangen ist, während noch frischere entzündliche, vielleicht rezidivierende Vorgänge im vorderen Uvealgebiet sich abspielen, daß es sich also ursprünglich um koordinierte Prozesse gehandelt hat. Erst das weitere Studium neuer Fälle wird hier mehr Klarheit schaffen, ebenso werden erst neue Beobachtungen vielleicht das Dunkel, das bis jetzt noch über der Natur der zelligen Elemente in dem erkrankten Parenchym lagert, aufhellen. Mit einem erheblichen Grad von Wahrscheinlichkeit kann man ja wohl behaupten, daß die Herde im Hornhautparencym sich aus Lymphocyten und veränderten Hornhautkörperchen zusammensetzen, daß sehr selten Leukocyten mit Sicherheit nachzuweisen sind und daß in den sogenannten nekrotischen Partien die Hornhautlamellen verändert oder gar untergegangen und die Lücken von einer in ihrer Entstehung unbekannten, mit Hämatoxylin blaugefärbten Masse und sehr reichlichen, auch wieder in ihrer Herkunft vieldeutigen Kern- und Zellfragmenten ausgefüllt sind. Der zentral gelegene große Degenerationsherd im Falle Watanabes sowie die Bindegewebsentwicklungen an der Hinterfläche der Cornea bei Stanculéano, Stock, E. v. Hippel, Watanabe geben einen Anhalt, wie schwer das Hornhautleiden dauernd auf die Funktionen des Auges einwirken kann. Sie illustrieren auch, wie bei einem so gelagerten Befund jede Therapie von vornherein aussichtslos sein muß.

Im Unterschied nun zu den geschilderten anatomischen Befunden steht eine Beobachtung Stocks sowohl klinisch als anatomisch etwas abseits. Da sie ein zweifellos kongenital-luetisches Kind betrifft und als Parenchymerkrankung der Hornhaut auftrat, so sei sie hier noch etwas genauer wiedergegeben. Der klinische Eindruck war dadurch merkwürdig, daß das im Parenchym gelegene Infiltrat ein etwas gelbliches Aussehen hatte. Der Rest der fast völlig aufgehobenen Vorderkammer war mit einem Exsudat, im unteren Teil mit einem Hypopyon ausgefüllt. Der mikroskopische Befund gab die Erklärung für das gelbliche Aussehen des Infiltrates, indem hier ganz im Gegensatz zu sonstigen Befunden bei der Keratitis parenchymatosa massenhafte Leukocyten, besonders in den hinteren Teilen der Cornea, sich vorfanden. Wir halten es mit

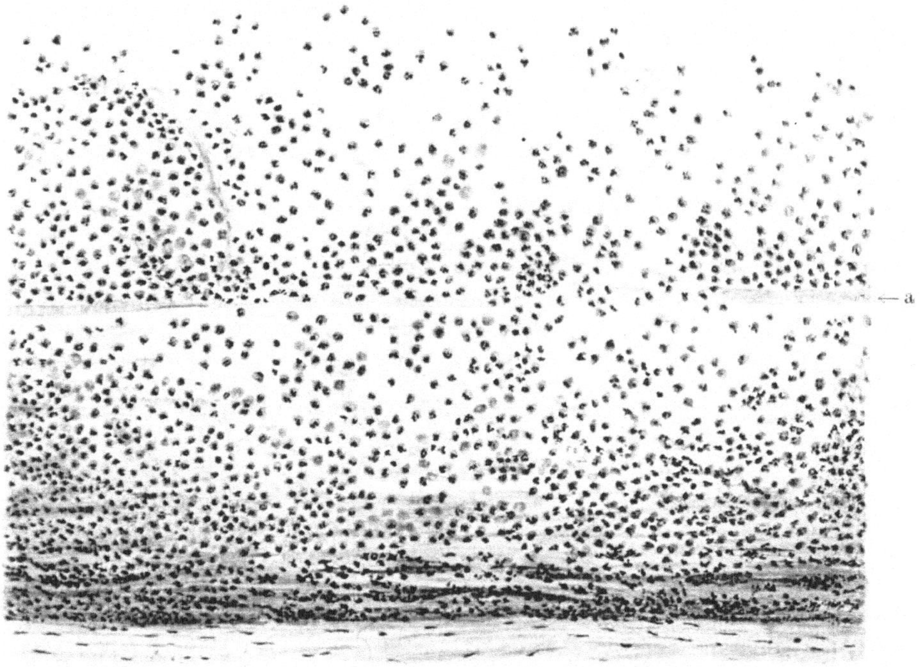

Abb. 44. Läsion der Descemet (a) bei atypischer Keratitis parenchymatosa (nach einem Präparat von Stock.)

E. v. Hippel für überwiegend wahrscheinlich, daß die Zerreißung der Descemet (Abb. 44) von der Hornhaut her durch dieses leukocytäre Infiltrat bedingt wurde und daß dieser Fall nicht als Ulcus internum aufzufassen ist. Bemerkenswert erscheint nur noch, daß am Limbus und in den vorderen Hornhautpartien ziemlich zahlreiche eosinophile Leukocyten zu finden waren, dagegen fast keine in den schweren Veränderungen an den hinteren Teilen der Hornhaut. Der Fall hat in der Reichlichkeit der Leukocyten und in dem Vorhandensein eosinophiler Zellen mancherlei Ähnlichkeit mit meiner experimentellen Keratitis.

Die Frage, ob sich bei der Keratitis parenchymatosa in der entzündeten Hornhaut Spirochäten nachweisen lassen, ist in den letzten Jahren Gegenstand mehrfacher Untersuchungen geworden. Nachdem zuerst durch Schlimpert, Bab, Stock-Gierke, Stephenson nachgewiesen war, daß in der klaren Hornhaut kongenital-syphilitischer Föten Spirochäten in großer Anzahl sich finden können, veröffentlichte E. v. Hippel als erster einen Fall, bei dem sich in einer zweifellos parenchymatös erkrankten Hornhaut eines kongenital-syphilitischen Fötus aus der 33. Schwangerschaftswoche (Fall III) die Spirochaete pallida fand. Bemerkenswert ist an dieser Beobachtung, daß die Spirochäten zwar am zahlreichsten in den vordersten pathologischen Schichten nachgewiesen werden konnten, sich aber auch in den weniger ergriffenen, hinteren Hornhautpartien, sowie in großen Mengen in der Chorioidea und im Corpus ciliare nachweisen ließen. Ferner stellte Clausen bei einem viermonatlichen Kind, das an manifester angeborener Lues litt, an dem mit Keratitis parenchymatosa behafteten rechten Auge zahlreiche Spirochäten, auch wieder in den vorderen Abschnitten der Hornhaut, fest.

Bereits vor Clausen war es mir bei einem sicher kongenital-luetischen 14jährigen Menschen gelungen, in dem trepanierten Stückchen einer parenchymatös erkrankten Hornhaut den Syphiliserreger, allerdings nur in einem sicheren Exemplar, nachzuweisen. Die Spirochäte lag in der Umgebung eines Gefäßes, ohne in einer Beziehung zur Gefäßwand zu stehen. Außer dem einen sicheren Exemplar fanden sich noch verdächtige Gebilde, aus 2—3 Windungen bestehend, die möglicherweise Rudimente von Spirochäten darstellten. Der ungemein schwierige Nachweis von Spirochäten im Levaditipräparat von trepanierten Hornhautstückchen bei angeborener Spätsyphilis ist wohl der Grund, daß es weder Clausen noch mir selbst in zahlreichen andern Fällen gelungen ist, weitere Spirochäten zu finden.

Anschließend hieran sei noch mitgeteilt, daß weder Clausen noch ich Spirochäten aus dem durch Parazentese gewonnenen Kammerwasser bei Keratitis parenchymatosa nachweisen konnten. Clausen beobachtete allerdings einmal nach Verimpfung von Kammerwasser bei einer kongenital-luetischen Keratitis interstitialis eine typische parenchymatöse Keratitis beim Kaninchen, konnte aber weder im überimpften Kammerwasser noch in der interstitiell entzündeten Hornhaut des Kaninchens Spirochäten nachweisen. Da es sich hier um ein flüssiges Medium und den Nachweis durch Dunkelfeldbeleuchtung handelt, dürfte das meist negative Resultat sehr viel beweiskräftiger sein, als das negative Levaditiergebnis bei Hornhautschnittpräparaten.

Auch das Blut von Patienten mit Keratitis parenchymatosa wurde mittelst der Anreicherungsmethode von Uhlenhuth und Mulzer auf Spirochätengehalt untersucht (s. allgem. Teil S. 85). Einen sicheren Fall von spezifischer Orchitis, wie er durch das Blut von Patienten mit manifester akquirierter Lues oft genug erzeugt wird, konnten wir nicht erhalten; immerhin traten zweimal verdächtige Prozesse auf. Auch Uhlenhuth und Mulzer hatten bei Lues hereditaria tarda keinen Erfolg mit der Hodenimpfung. Einzelne gesicherte Beobachtungen von Lues in der dritten Generation (Zieler-Bergrath, Sonnenberg, Igersheimer, Nonne) sprechen aber in dem Sinne, daß unter Umständen eine Spirochäteninvasion ins Blut auch bei der ererbten Spätsyphilis stattfinden kann.

h) Therapie.

Das vielfach Rätselhafte und Widerspruchsvolle in der Erkenntnis der Keratitis parenchymatosa drückt sich vor allem in der geringen Beeinflußbarkeit durch therapeutische Eingriffe aus. Schon Albrecht von Graefe sprach aus, daß bei der Keratitis parenchymatosa und Lues hereditaria antiluetische Behandlung so gut wie nie Nutzen bringt. Nichtsdestoweniger gab es aber immer wieder Stimmen, die von dem oder jenem Mittel, vor allem auch vom Quecksilber zum Teil gute Wirkungen gesehen haben wollen, und derselbe Streit der Meinungen, der früher bezüglich des Quecksilbers herrschte, ist in den letzten Jahren während der Salvarsanära ausgefochten worden. Wir wollen uns zunächst einmal klarmachen, weshalb die Beurteilung der Therapie gerade bei der Keratitis parenchymatosa so ganz besonders schwierig ist.

1. Die Schwere und auch die Dauer des Prozesses sind bei den verschiedenen Patienten ungemein wechselnd. Es ist daher, wenn ein kürzer dauernder, günstig verlaufender Fall mit Antiluetica behandelt worden ist, durchaus nicht ohne weiteres gesagt, daß dieser günstige Erfolg dem Heilmittel zugeschrieben werden muß. Nur wenn sich bei großen Versuchsreihen bei den behandelten Fällen ungleich häufiger eine Beeinflussung des Hornhautprozesses zeigen würde, könnte man eine Wirkung der Therapie mit einer gewissen Sicherheit annehmen. Da der Vergleich des klinischen Bildes seiner Verschiedenheit wegen bei den verschiedenen Patienten so große Schwierigkeiten macht, so glaubte Hillion am objektivsten dadurch vorzugehen, daß er Kurven des Sehvermögens darstellte; gewiß ist eine möglichste Objektivierung der Befunde sehr erwünscht, doch muß man sich stets bewußt bleiben, daß die Besserung des Sehvermögens nicht allein für die therapeutische Beeinflussung des kornealen Prozesses zu verwenden ist. Im einen Fall kann die Besserung darin bestehen, daß der Randprozeß sich nach der Mitte zu verschiebt, im andern darin, daß der zentrale Prozeß nach den Rändern geht. Beidesmal kann der Prozeß noch als bestehend angesehen werden, obgleich die Sehschärfe sich bei beiden ganz im umgekehrten Sinne verändert.

2. Es kommt bei der Beurteilung der Therapie sehr darauf an, wie lange der Prozeß schon vor dem Beginn der antiluetischen Kur bestanden hat, ob die Kur im progressiven oder regressiven Stadium des Prozesses oder auf dem Höhepunkt desselben eingeleitet wird. Das zu bestimmen ist oft unmöglich, da wir den Augen nicht ansehen, ob der Prozeß bereits ins regressive Stadium eingetreten ist. Besteht also beispielsweise die Parenchymatosa bereits 4—6 Wochen, bis der Patient sich in Behandlung begibt, und erfolgt dann nach Einleitung der Kur die Aufhellung relativ rasch in 3—4 Wochen, so ist das meines Erachtens nicht mit Sicherheit als ein Erfolg der Kur zu buchen. Für die Beurteilung am geeignetsten sind diejenigen Fälle, bei denen erst unter unsern Augen der Parenchymprozeß beginnt. Dabei ist wieder zu bedenken, daß es sich dann meistens um eine Keratitis parenchymatosa am zweiten Auge handelt und daß die Dauer am zweiten Auge an sich schon meistens kürzer ist als am ersten. Auf die Angabe des Patienten, daß die Augenentzündung erst einige Tage alt sei, kann man in vielen Fällen nichts geben, da der Hornhautprozeß bei seinem Beginn am Rande nicht selten ohne Reizerscheinungen einsetzt und schon längere Zeit unbemerkt bestanden haben kann.

3. Man muß bedenken, daß eine antiluetische Kur, die selbst mehrere Wochen in Anspruch nimmt, schon deshalb mit einer allmählichen Besserung des Hornhautleidens einhergehen kann, weil der Hornhautprozeß dann sich langsam sowieso zurückbildet.

4. Schwierig ist auch die Beurteilung, wann man eine Keratitis parenchymatosa als abgelaufen betrachten soll. Der eine wird es tun, wenn die Entzündungserscheinungen zurückgegangen sind, der andere, wenn die Hornhaut sich aufgehellt hat. Wie aber in den Fällen, wo Entzündungserscheinungen fehlen? Und andererseits bleiben doch zweifellos nach Ablauf der eigentlichen Entzündung oft noch für Monate und Jahre Trübungen zurück, ohne daß man sie als ein Zeichen noch bestehender Keratitis parenchymatosa betrachten kann.

5. Bei der Beurteilung der Therapie muß die Anatomie der Keratitis parenchymatosa sehr berücksichtigt werden. Eine sehr rapide Änderung nach Einleitung der antiluetischen Behandlung kann bei der Art des Prozesses

in der Hornhaut eigentlich gar nicht erwartet werden. Höchstens in den Fällen, wo es sich um rein infiltrative Prozesse lymphocytärer Natur handelt. Gerade solche infiltrativen Prozesse sind aber beim Menschen, besonders beim Erwachsenen anscheinend sehr selten. Wo sich größere Herde mit veränderten Hornhautkörperchen und Destruktion der Lamellen finden, ist eine schnelle Rückbildung des Prozesses gar nicht möglich. Handelt es sich gar um größere nekrotische Partien oder um die offenbar gar nicht so seltene Bindegewebsentwicklung an der Hinterfläche der Hornhaut, so ist eine erhebliche Wirkung resorbierender, speziell antiluetischer Mittel aus rein anatomischen Ursachen, ganz losgelöst von der Ätiologie, undenkbar. Wir sind aber bis jetzt im allgemeinen meistens nicht in der Lage, dem Parenchymprozeß anzusehen, ob er einen mehr infiltrativen Charakter hat, oder ob die nekrotischen Zustände vorwiegen. Aus diesen letzteren Gründen scheint es mir durchaus zweckmäßig, auf jeden Fall eine erheblich resorbierende Therapie zu versuchen, doch muß man sich bewußt sein, daß die Wirkung resp. das Fehlschlagen derselben ebensogut durch die histologischen Verhältnisse der Hornhaut wie durch das Mittel an sich bedingt sein kann.

Diese Zusammenstellung gibt wohl einen Überblick über die Schwierigkeiten der Beurteilung therapeutischer Eingriffe bei der Keratitis parenchymatosa, und es geht daraus klar hervor, daß Nichtophthalmologen oder solche Augenärzte, die nur ein geringes Material übersehen, beim besten Willen nicht imstande sein werden, die grundsätzlichen Fragen, ob gewisse Heilmittel wirken oder besser wirken als andere, zu entscheiden. Es ist unglaublich, wieviel Kritiklosigkeit gerade auf diesem Gebiet in der Literatur zu finden ist. Als ein drastisches Beispiel von Kritiklosigkeit sei ein Ausspruch von Grandclément (zit. bei Dor) wiedergegeben. Er behauptet, man könne die Keratitis parenchymatosa durch Massage mit gelber Salbe (10mal am Tag) in 70 Tagen heilen, wenn der Patient keine Hutchinsonschen Zähne habe, und in 90—100 Tagen, wenn er welche habe. Wegen dieser ungleich zu bewertenden literarischen Erzeugnisse hat es wenig Sinn, die positiven und die negativen Resultate der verschiedenen Autoren gegenüber zu stellen und zu einem Gesamtergebnis zu vereinigen. Ich verzichte aus diesem Grund, an dieser Stelle eine Übersicht über die Erfahrungen aller Autoren zu geben und verweise auf die Sammelreferate von Stuelp, Steindorf, Cords, Dor, Igersheimer. Im wesentlichen werde ich mich auf die eigenen Erfahrungen stützen.

Im großen und ganzen hat die Behandlung der Keratitis parenchymatosa mit Salvarsan und Neosalvarsan einen Umschwung der früheren therapeutischen Ergebnisse nicht gebracht. Der Hornhautprozeß verläuft etwa ebenso, wie wir ihn vor der Salvarsanzeit unter Quecksilber verlaufen sahen, und auch wahrscheinlich nicht viel anders, als ihn viele Autoren unter Vermeidung von Quecksilber bei roborierender Behandlung von früher her kennen. Es gibt zweifellos vereinzelte Fälle, sowohl bei Hg-Behandlung als auch nach Salvarsaninjektionen, die sich ganz ungewöhnlich rasch aufhellen. Ich halte es für möglich, daß es sich gerade bei diesen Beobachtungen um die Fälle mit vorwiegend infiltrativem Charakter handelt. Daß sich diese Fälle seit der Salvarsanbehandlung gehäuft hätten, kann ich nicht behaupten. Zwar habe ich mich schon früher (Ophthalmoscope 1912) dahin ausgesprochen, daß mit der Zunahme der Injektionen die Zahl der gebesserten Fälle anscheinend wachse, doch bin ich trotz jahrelanger Erfahrung noch immer nicht in der Lage, diese Beobachtung als eine absolut sichere und mit der Therapie zweifellos zusammenhängende anzusprechen. Ich gebe jetzt meistens 8—10 Injektionen (etwa zweimal wöchentlich), verwende Neosalvarsan resp. Salvarsannatrium Dosis II bis IV, je nach dem Alter, und muß auf jeden Fall konstatieren, daß ich seitdem ganz schwere Fälle, die also länger als ein halbes Jahr gedauert haben, nicht sah, doch kann das ein Zufall sein. Die meisten waren nach etwa drei Monaten abgeheilt. In einigen Fällen versuchte ich auch, der Anregung von Fradkine folgend, täglich kleine Dosen von 0,1 g 20 Tage lang hintereinander zu injizieren. Fradkine schlug diese Art des Vorgehens, angeregt durch Versuche Walters, vor, der gefunden hat, daß sich das Arsenobenzol in der Cornea nur zwischen 2—18 Stunden post injectionem halte. Fradkine will sehr gute Resultate mit der Methode erhalten haben, von 22 Fällen seien 14 rapid geheilt, einer erheblich gebessert, 7 unbeeinflußt. Hier sei eine eigene Beobachtung, die nach dieser Methode behandelt ist, kurz wiedergegeben:

Marie Wang. (317/1914), 18 Jahre alt, behauptet, am 9. VI. 1914 sei ihr ein Steinstückchen gegen das rechte Auge geflogen. Das Auge habe sich einige Tage später entzündet, am 16. VI. habe ihr ein Arzt Tropfen verschrieben, am 19. VI. habe sich dann auch das linke Auge gerötet. Am 20. VI. 1914 erfolgte die Aufnahme in die Hallenser Augenklinik. Wassermann-Reaktion ++++.

Am rechten Auge bestand heftige ciliare Injektion, die Hornhaut war diffus getrübt, im Zentrum etwas weniger dicht; reichlich Descemetsche Falten und Beschläge, Epaulettenpannus von oben, auch unten beginnende tiefe Vaskularisation.

Am linken Auge beginnende parenchymatöse Trübung ganz in der Nähe des oberen Limbus mit beginnendem Epaulettenpannus.

$$R\,S = \text{Finger in } {}^1\!/_3 \text{ m, Tension } 46$$
$$L\,S = {}^5\!/_5 \text{ partiell.,} \qquad \text{,,} \quad 16$$

Am Tag nach der Aufnahme Beginn mit den täglichen Neosalvarsaninjektionen. Am 26. VI. ist die linke Hornhaut bereits so trüb geworden, daß sie fast den gleichen Anblick darbietet wie die rechte. Am 2. VII. Besserung der Lichtscheu. 7. VII.: Trübung am rechten Auge in den letzten Tagen lichter geworden, besonders in der Peripherie. Auch links sind die peripheren Teile temporal schon wieder etwas lichter als die nasalen.

$$R\,S = {}^1\!/_{10}$$
$$L\,S = \text{Finger in } {}^1\!/_3 \text{ m.}$$

Am 16. VII. ist rechts die Trübung nur noch hauchig, links diffuse scheibenförmige Trübung, noch ziemlich starke perikorneale Injektion.

$$R\,S = {}^5\!/_{20}$$
$$L\,S = {}^1\!/_7.$$

Langsame weitere Besserung. Bei einer Nachuntersuchung am 25. IX. 1914 beiderseits $S = {}^5\!/_7$. Nur noch ganz zarte Hornhauttrübung.

Will man den Angaben der Patientin bezüglich des Datums des Beginns der Erkrankung Vertrauen schenken, so ist zweifellos dieser Fall von Keratitis parenchymatosa ganz besonders am linken Auge schnell zurückgegangen. Eine andere Beobachtung mit täglichen Injektionen zeigte auch ziemlich schnelle Regression, doch mußte man nach dem schnellen Verlauf am früher erkrankten ersten Auge sehr vorsichtig mit der Bewertung des therapeutischen Erfolges am zweiten Auge sein. In einem dritten Fall sah ich keinen Nutzen. Ich bin auf diese Form der Therapie etwas näher eingegangen, weil sie bis jetzt offenbar wenig geübt wird und doch vielleicht der Nachprüfung wert ist. Im großen und ganzen stehe ich trotz der durchaus zweifelhaften therapeutischen Erfolge durchaus nicht auf dem Standpunkt, daß man die Flinte ins Korn werfen soll, da eben schon aus theoretischen Gründen, aber auch nach der praktischen Erfahrung immer wieder Fälle zu verzeichnen sind, bei denen eine günstige Beeinflussung möglich oder wahrscheinlich ist. Auch z. B. Uhthoff und Fehr sprechen sich dahin aus, daß sie bei manchen Fällen eine günstige Einwirkung wohl annehmen.

Von mancher Seite wird besonders betont, daß zwar der Hornhautprozeß nicht wesentlich beeinflußt werde, daß aber die Reizerscheinungen des Auges nach Einleitung der antiluetischen Behandlung auffallend schnell zurückgingen. Umgekehrt soll besonders nach den Beobachtungen P. v. Szilys nach den ersten Injektionen eine Reizwirkung erfolgen. Eine solche Lokalreaktion konnte ich nur sehr selten beobachten.

Selbst nach intensiver kombinierter Quecksilber-Salvarsantherapie bei Erkrankung des ersten Auges ist man vor einer späteren Erkrankung des zweiten Auges nicht gesichert.

Im Unterschied zu der Keratitis parenchymatosa bei den kongenital Luetischen scheint die Parenchymerkrankung bei akquirierter Lues durch die Antiluetica oft sehr günstig beeinflußt zu werden.

In Anbetracht der sehr zweifelhaften Wirkung der antiluetischen Mittel hat man besonders früher oft von ihnen gänzlich Abstand genommen, weil man durch protrahierte Einreibungskuren den an sich schon schwachen Organismus nicht noch mehr schwächen wollte, und hat als nicht spezifische Heilmethoden Roborantien, unter anderem Eisen und Arsen, Schwitzkuren, subkonjunktivale Kochsalzinjektionen, Biersche Stauung und ähnliches verordnet. Fromaget hat in systematischer Weise 87 Fälle mit Arsen, Jod und ähnlichem unter absichtlicher Vernachlässigung des Quecksilbers behandelt und behauptet auf diese Weise ebenso gute, wenn nicht noch bessere Resultate bei seinen Fällen erzielt zu haben. Leider waren mir die einzelnen Beobachtungen nicht zugänglich. Gerade ein Vergleich mit einer so großen Serie nicht spezifisch behandelter Fälle wäre, was Dauer- und Endresultat anbetrifft, entschieden von Interesse.

Im übrigen halte ich den Standpunkt Fromagets und ähnlich vorgehender Autoren, die die Antiluetica vollständig verwerfen, für durchaus unrichtig, da wir ja mit der spezifischen Therapie nicht nur den Hornhautprozeß, sondern vor allem das zugrunde liegende Allgemeinleiden beeinflussen wollen.

Von den nicht spezifischen Heilmitteln bedarf noch das Tuberkulin einer besonderen Erwähnung, da es zweifellos auch bei kongenital-luetischer Keratitis parenchymatosa tuberkulöser Individuen oft günstige Wirkung auszuüben scheint. Wie eine große Anzahl von Autoren und auch ich feststellen konnten, hebt sich bei diesen Patienten oft das Allgemeinbefinden in auffallender Weise und man hat auch manchmal den Eindruck, daß der bis dahin ungemein schleppende Verlauf der Hornhauterkrankung in günstiger Weise beeinflußt wird. Man wird aus solchen therapeutischen Eindrücken — um mehr handelt es sich nicht — die Lehre ziehen, bei tuberkulösen, kongenital-luetischen Patienten Tuberkulinkur und antiluetische Therapie zu kombinieren.

Lokale Behandlung mit antiluetischen Mitteln (subkonjunktivale Quecksilberinjektionen, Einträufelungen und andere lokale Applikationen des Neosalvarsans) sind ohne Nutzen.

Auch auf ganz andere Weise hat man noch Beeinflussung des Prozesses versucht. Stoeker will von der Iontophorese an 45 Fällen gute Erfolge beobachtet haben (Kl. M. f. A. 1916. Bd. 57. 591). L. Müller verwandte intraglutaeale Milchinjektionen und sah besonders bei den Rezidiven günstige Wirkung. Diese sind aber an sich meistens leichter zugänglich. Eine durchschlagende Wirkung bei vollausgebildeten Fällen hat er mit dieser parenteralen Eiweißtherapie offenbar nicht erzielt (Münch. med. Wochenschr. 1917, S. 23). Die schon früher gelegentlich empfohlene Parazentese der Vorderkammer hat sich keinen allgemeineren Anwendungsbereich erworben. Auch wir sahen davon weder Nutzen noch Schaden.

In vereinzelten Fällen gelingt es, den ganz am Rand und noch nicht weit vorgeschrittenen parenchymatösen Hornhautprozeß durch Exzision des erkrankten Hornhautteiles zum Stehen zu bringen. Den ersten solchen Fall, von Leber operiert, publizierte E. v. Hippel, den zweiten, von E. v. Hippel operiert, veröffentlichte ich. Es ist derselbe, bei dem die eine Spirochäte in dem exzidierten Hornhautstückchen gefunden wurde. Wegen der Seltenheit solcher Fälle und der Operationstechnik sei ein kurzer Auszug aus dem Protokoll hier wiedergegeben:

Paul Prob., J. N. 983/1910, mit zweifelloser Lues hereditaria tarda zeigt am temporalen Limbus des rechten, sonst blassen Auges eine parenchymatös getrübte Partie mit tiefer Vaskularisation. Die Trübung hat Dreiecksform, die Spitze des Dreiecks reicht bis an den Pupillarrand. Bei genauester Betrachtung am Hornhautmikroskop auch zentral von der makroskopisch sichtbaren Trübung noch kleinste, im Parenchym gelegene Fleckchen. Pupillargebiet frei.

19. II. 1910 Operation: Es soll durch möglichstes Abtragen der erkrankten Hornhautpartie der Versuch gemacht werden, das Weiterfortschreiten des Entzündungsprozesses hintanzuhalten. Durch 2 spitzwinklig sich vereinende Schnitte — im durchsichtigen Teil der Hornhaut angelegt — wird die getrübte Zone umschnitten und etwas unterminiert. Durch schabende Züge mit der Lanze wird dann die keilförmige erkrankte Partie ohne Perforation der Hornhaut abgetragen. Man gewinnt dabei den Eindruck, daß die tiefsten Hornhautschichten, die nicht mit fortgenommen werden können, ebenfalls pathologisch verändert sind. Diese werden kauterisiert und der Defekt wird mit einem Konjunktivallappen gedeckt.

25. II. 1910. Der Lappen hat sich retrahiert. Fäden entfernt.

3. III. 1910. Vielleicht minimales Weiterschreiten des Prozesses.

12. III. 1910. Die ursprünglich getrübte Partie bedeutend aufgehellt, fast ganz durchsichtig. Zur Seite des Operationsschnittes findet sich, besonders im oberen Teil der gesunden Hornhaut, eine feine getrübte Zone. Rechts S $= \frac{5}{5}$.

13. IV. 1910. Hornhaut ganz durchsichtig. Kein Weiterschreiten des Prozesses in der Zwischenzeit.

In 5jähriger Beobachtung Prozeß dauernd geheilt.

Daß man in diesem Fall dem operativen Eingriff einen günstigen Einfluß auf den Hornhautprozeß zuschreiben muß, ist sicher. Ob aber solche Manöver oft von Erfolg begleitet werden, läßt sich natürlich aus derart vereinzelten Beobachtungen nicht schließen. Immerhin ist der für den Patienten nicht weiter gefahrvolle Eingriff in geeigneten Fällen des Versuches wert.

Clausen hat auf Grund einer Beobachtung bei einer Hornhauttransplantation bei schwerer Keratitis parenchymatosa die Entnahme von Hornhautsubstanz (Trepanation) empfohlen und danach meist eine Aufhellung der trepanierten Stelle im Vergleich zu der benachbarten getrübten Hornhautpartie beobachtet. Er führt den Erfolg der Trepanation (übrigens auch der von mir vorhin beschriebenen Exzision) auf den der Operation unmittelbar folgenden starken Reiz als lymphtreibenden Faktor zurück.

Auch an der E. v. Hippelschen Klinik wurden solche Trepanationen öfters ausgeführt; von einem günstigen Einfluß auf den Ablauf der Hornhautentzündung konnten wir uns aber im allgemeinen nicht überzeugen, im Gegenteil blieb die trepanierte Stelle stets erheblich länger und intensiver getrübt als die in der Zwischenzeit langsam zur Aufhellung gekommene übrige Hornhaut. Da die Trepanation immer in der Nähe des Randes und, wenn irgend möglich, in der oberen Hälfte der Hornhaut ausgeführt war, so brachte sie auf der anderen Seite nie einen dauernden Schaden. Sie läßt sich mit dem A. v. Hippelschen Trepan gut ausführen und bei einiger Übung kann man bis zu zwei Drittel der Hornhautdicke auf diese Weise entnehmen.

Eine weitere, manchmal nötig werdende operative Maßnahme stellt die Iridektomie dar, und es fragt sich, ob dieser Eingriff erfahrungsgemäß von dem an Keratitis parenchymatosa leidenden Auge gut vertragen wird. Es handelt sich natürlich dann immer um Komplikationen von seiten des Uvealtraktus (ausgedehnte Synechien, Sekundärglaukom usw.). Bei den von uns bis jetzt beobachteten Fällen habe ich einen direkt schädlichen Einfluß einer Iridektomie selbst bei noch stark entzündetem Auge nicht gesehen. Es kam aber mehrmals vor, daß das Pigmentblatt der Iris mehr oder minder breit stehen blieb. Selbstverständlich wird man nur in sehr dringenden Fällen einen derartigen Eingriff unternehmen. Bei völlig abgelaufener Keratitis parenchymatosa, die aus optischen oder glaukomatösen Gründen iridektomiert wurde, sah ich eigentlich nur immer Gutes von der Irisausschneidung.

Bei der nicht allzu seltenen Neigung der Keratitis parenchymatosa, Drucksteigerung hervorzurufen, muß man sich über die mehr oder minder große Gefahr intrabulbärer Operationen klar sein. In einzelnen Fällen sah ich auch Sklerotomie und Elliotsche Operation ohne Schaden für das Auge. Ob diese Operationen allerdings den Druck bei der noch akuten Keratitis parenchymatosa in einem erheblichen Prozentsatz herabsetzen, darüber habe ich noch nicht genügende Erfahrung. Bei sehr desperaten Fällen dauernder hochgradiger Hornhauttrübung bei abgelaufener Keratitis parenchymatosa ist noch an eine Keratoplastik zu denken, die allerdings erst einmal Elschnig so geglückt ist, daß eine brauchbare Funktion des Auges eintrat (Wien. klin. Wochenschr. 1914 S. 1086). Es bestand in diesem Fall eine flächenförmige Verwachsung der Iris mit der Cornea, welche bei der Trepanation gelöst wurde. Der implantierte Lappen heilte ein, erlangte normale Sensibilität und es bestand nach 7 Monaten Visus von $^1/_2$ gegen Finger in 1 m vor der Operation.

i) Pathogenese.

Die Frage nach der Entstehung der typischen Keratitis parenchymatosa gehört zu den schwierigsten, zugleich aber zu den interessantesten Problemen der Augenheilkunde und darüber hinaus der Syphilispathologie. Sie hat manche Ähnlichkeit mit dem Problem der progressiven Paralyse. Von beiden wissen wir, daß sie nicht als luetische Entzündungen im gewöhnlichen Sinn aufgefaßt werden können, während wir andererseits in den letzten Jahren mehr und mehr erkannt haben, daß sie im engsten Zusammenhang mit der Lues stehen.

Drei Möglichkeiten der Entstehung wurden im Lauf der Zeit diskutiert. 1. Die parenchymatöse Hornhautentzündung entsteht durch das Eindringen des syphilitischen Virus von der Vorderkammer. 2. Die Hornhautentzündung ist die Folge einer Ernährungsstörung, entweder im Sinne Wagenmanns durch Erkrankung der Uvea und vor allem ihrer Gefäße, oder durch syphilitische Erkrankung des perikornealen Gefäßkranzes (von Michel). 3. Das Eindringen des syphilitischen Virus in die Cornea selbst bedingt die spezifische Hornhautentzündung.

Die endotheliale Theorie kann wohl als vollkommen gescheitert angesehen werden. Gegen sie sprechen vor allem die anatomischen Befunde, wie das von Elschnig schon vor Jahren genau auseinandergesetzt wurde; ferner die mangelnde Fluoreszeinfärbung der Hornhauthinterfläche bei der parenchymatösen Keratitis (E. v. Hippel), weiter der mangelnde Spirochätennachweis in der Vorderkammer bei den Untersuchungen von Clausen und von mir. Auch für die theoretisch denkbare Annahme, daß von Spirochätenherden in Iris und Ciliarkörper Toxine in die Vorderkammer eindringen und von da zur Hornhaut gelangen, liegt keinerlei Beweis vor.

Der andere Versuch, die Keratitis parenchymatosa als eine Ernährungsstörung durch Gefäßerkrankung zu erklären, steht ebenfalls nicht in Einklang mit den positiven objektiven Befunden und ist nach vieler Richtung hin unbefriedigend. Wagenmann, der bei Durchschneidung der beiden langen und einiger kurzer Ciliararterien bei Kaninchen interstitielle Hornhauttrübungen auftreten sah, möchte die Keratitis parenchymatosa als Folge einer solchen Ernährungsstörung ansehen. Bei den anatomisch untersuchten Augen von Keratitis parenchymatosa kann man eine nennenswerte Affektion der Aderhautgefäße aber nicht nachweisen. Dasselbe gilt für die von v. Michel aufgestellte und neuerdings von Clausen wieder aufgenommene Theorie über die Bedeutung des perikornealen Gefäßkranzes. Wie ich schon auf Seite 243 zusammenfassend bemerkte, sind zwar in einzelnen Fällen geringe oder mäßige Gefäßwandinfiltrationen in den episkleralen und skleralen Gefäßen festgestellt worden. In anderen Fällen dagegen wurden solche Gefäßveränderungen völlig vermißt, aber selbst da, wo sie vorhanden waren, waren so viele andere unbeschädigte Gefäße mit großen Lumina nachzuweisen, daß man sich schwer einen Begriff davon machen kann, wie hier eine erhebliche Ernährungsstörung stattfinden konnte. Wie ich an anderen Orten schon ausführte (Arch. f. Ophth. Bd. 85, S. 369), sprechen gegen eine solche Auffassung auch noch gewichtige andere Momente. So hat die als wirkliche Ernährungsstörung auftretende Hornhautaffektion bei der schweren Conjunctivitis diphtherica ein total anderes Gepräge als die Keratitis parenchymatosa. Es wäre ferner merkwürdig, warum nicht z. B. bei allgemeiner Arteriosklerose gelegentlich eine Erkrankung des Randschlingennetzes mit nachfolgender Keratitis parenchymatosa auftreten sollte. Dem weiteren wichtigen Einwand, warum die spezifische Gefäßwanderkrankung ihre bösen Folgen für die Hornhaut fast nur bei angeborener Lues geltend mache, sucht Clausen mit der Behauptung zu begegnen, daß die Cornea des kongenital-luetischen Kindes weniger widerstandsfähig sei. Diese Behauptung ist nicht nur unbewiesen, sondern unwahrscheinlich, denn die Prognose der Keratitis parenchymatosa ist bei kleinen Kindern besonders günstig. Dazu kommt noch weiter, daß Clausen eigentlich alle Tatsachen, die für eine Bedeutung der Spirochäten sprechen, in seinem Erklärungsversuch vollkommen ignoriert. Die Bedeutung, die Clausen den Untersuchungen A. Lebers über die Wirkung von Trypanosomentoxinen zur Erzeugung der Keratitis parenchymatosa beilegt, ist nach mehrfacher Hinsicht hin zu beanstanden. Zunächst hat Leber nur lokale Injektionen (in die Vorderkammer etc.) ausgeführt. Ferner werden aber seine Resultate durch Nachuntersuchungen von Stargardt bestritten; dieser konnte nur, wenn er lebende oder tote Trypanosomen in die Hornhaut oder in ihre Nähe injizierte, eine parenchymatöse Keratitis erzeugen, niemals aber durch Filtrate abgetöteter Trypanosomen, so daß er die Entstehung der Parenchymerkrankung durch etwaige Toxine allein durchaus ablehnt. Er stellt sich ganz auf den Standpunkt der nun zu erörternden dritten Möglichkeit.

Diese besteht ganz im allgemeinen darin, daß das luetische Virus in die Cornea selbst gelangt und daß die parenchymatöse Entzündung in irgend einem Zusammenhang mit diesem Virus steht. Die Eigenheiten im Verlauf der Keratitis parenchymatosa, vor allem ihr Auftreten in der späten Periode der angeborenen Syphilis, ihre Seltenheit bei erworbener Lues, sowie der geringe Erfolg antiluetischer Behandlung lassen von vornherein die Annahme ausgeschlossen erscheinen, daß es sich hier einfach um eine Reaktion auf kurz vorher eingedrungene Spirochäten handelt. Ein Erklärungsversuch muß nach Möglichkeit die komplizierten Verhältnisse und folgende tatsächliche Feststellungen berücksichtigen.

1. Zunächst ist sicher, daß Spirochäten in die Cornea kongenital-syphilitischer Föten eindringen können. Die Hornhaut kann trotz dieser Invasion vollkommen klar bleiben, sie kann aber auch spezifisch erkranken (Fälle von E. v. Hippel und Clausen).

2. In der Cornea von Patienten mit Keratitis parenchymatosa bei Lues hereditaria tarda wurde in einem Fall eine echte Spirochaete pallida gefunden (Igersheimer), dagegen konnten Clausen in 11 trepanierten Hornhaut- stückchen und Igersheimer in 5 weiteren Lueserreger nicht nachweisen. Es ist natürlich durchaus nicht angängig, aus dem negativen Resultat ohne weiteres zu schließen, daß in diesen Hornhäuten Spirochäten nicht vorhanden waren, besonders angesichts des einen positiven Befundes, der immer noch mehr bedeutet als so und soviel negative. Man weiß ja aus den Untersuchungen gummöser Produkte, wie schwer es oft ist, eine einzelne Spirochäte zu finden. Dasselbe gilt für manche tuberkulöse Affektionen, bei denen man erst nach unendlicher Mühe einen einzigen Tuberkelbazillus entdeckt. Mit dem positiven Befund muß man also rechnen, wenn auch gewiß eine größere Zahl noch beweis- kräftiger wäre als die eine von mir gefundene Spirochäte. Es besteht aber an sich wenig Grund, sich über diesen positiven Befund zu wundern, da ja bei den syphilitischen Föten Spirochäten in der Cornea oft massenhaft gefunden werden und es gar nicht so sehr erstaunlich ist, daß sich einzelne Exemplare noch Jahre lang erhalten. Wir wissen aus Untersuchungen von Pasini, Sandmann (Dermat. Zeitschr. Bd. XV, S. 289), daß Spirochäten jahrelang an ein und derselben Stelle sitzen können, ohne entzündungserregend zu wirken. Aus anderen Untersuchungen (Fischl, Wien. klin. Wochenschr. 1913 Nr. 37) geht mit Wahrscheinlichkeit hervor, daß solche schlummernden Spirochäten später wieder die Quelle neuer Entzündungen werden können.

3. Daß die Spirochäten auch bei der akquirierten Lues Erwachsener öfters in die Hornhaut eindringen, ist bis jetzt nicht erwiesen und bei der großen Seltenheit von Hornhautaffektionen bei akquirierter Lues recht unwahrscheinlich. Diese Tatsachen der Verschiedenheit bestehen zu Recht und es ist dabei zunächst gleichgültig, zum mindesten unbeweisbar, wie man sich diese Verschiedenheit erklären will, ob das an anatomischen Differenzen zwischen der Hornhaut des Fötus oder Säuglings einerseits und des Erwachsenen andererseits oder an der größeren Reichlichkeit der im Blut kreisenden Syphiliserreger beim Fötus als beim Erwachsenen oder an sonstigen unbekannten Momenten liegt. Sehr beachtenswert scheint mir die Tatsache, daß bei Patienten, die an einer Keratitis parenchymatosa nach erworbener Lues erkranken, öfters jetzt schon auch eine kongenitale Lues nachgewiesen werden konnte.

4. Daß die Keratitis parenchymatosa bei der Spätform der Lues congenita durch Eindringen der Spirochäten in die Hornhaut erst zur Zeit der Erkran- kung bedingt wird, ist aber ebenfalls wieder unwahrscheinlich; erstens weil es bis jetzt nie gelungen ist in dem Blute solcher Patienten durch die Hoden- anreicherungsmethode Spirochäten nachzuweisen und zweitens wegen der Unzulänglichkeit der spezifischen Therapie.

5. Und doch spricht auf der andern Seite die Erfahrung, daß häufig außer der Cornea andere Körperstellen (Ohr, Gelenke, Larynx usw.) in einem gewissen zeitlichen Zusammenhang mit der Keratitis parenchymatosa erkranken, dafür, daß spezifische Produkte im Körper kreisen.

6. Die ungemeine Schwierigkeit in der Deutung des anatomischen Befundes, vor allem der zelligen Elemente ihrer Herkunft nach, läßt nicht mit voller Sicherheit die Behauptung zu, daß ein Unterschied zwischen der Keratitis parenchymatosa beim Fötus resp. Säugling einerseits und dem heredi- tären Spätluetiker andererseits besteht. Doch wird von den betreffenden Autoren es so dargestellt, daß sich in der parenchymatös erkrankten Hornhaut des Fötus oder Säuglings reichlich weiße Blutelemente finden, während bei dem Spätluetiker die anatomischen Veränderungen, besonders von Elschnig vorwiegend auf Degeneration der fixen Hornhautzellen geschoben werden.

Bemerkenswert ist noch nach E. v. Hippel, daß bei den bisher untersuchten fötalen Augen besonders die vorderen Hornhautschichten befallen waren, während sonst gewöhnlich die mittleren und tieferen erkrankt gefunden wurden. Diese Bevorzugung der vorderen Schichten ließ sich auch bei der von mir durch Injektion von Spirochätenreinkultur ins Blut erzeugten experimentellen Keratitis parenchymatosa konstatieren. Ebenso fanden sich hier anatomisch vorwiegend weiße Blutzellen und nur selten Veränderungen der fixen Hornhautkörperchen.

7. Aus den experimentellen Feststellungen läßt sich im übrigen noch soviel ableiten, daß die Spirochäten eine erhebliche Affinität zum Hornhautgewebe besitzen, im übrigen ist aber die experimentelle Keratitis parenchymatosa durchaus nicht ohne weiteres mit der beim Menschen auftretenden zu identifizieren. Sie sind verschieden in der Art der Entstehung, in der Reaktion auf Heilmittel und im anatomischen Aufbau.

Aus dieser Auseinandersetzung geht wohl zur Genüge hervor, daß die Frage nach der Entstehung der Keratitis parenchymatosa beim Menschen eine sehr verwickelte ist. Wessely hat nun in der Überzeugung, daß man ohne die Annahme eines besonderen auslösenden oder disponierenden Momentes nicht auskomme, zuerst anaphylaktische Vorgänge in den Kreis der Erwägungen gezogen; „es schien verlockend, dieses unbekannte Moment in einer periodischen Überempfindlichkeit gegen den Lueserreger oder seine Stoffwechselprodukte zu suchen“. Wessely hat sich bei seinen grundlegenden Versuchen über die Hornhautanaphylaxie aber mit den Spirochäten selbst nicht befaßt, sondern ganz allgemein nachgewiesen, daß es möglich ist, durch Injektion von Eiweiß von der Hornhaut aus allgemeine Anaphylaxie zu erzeugen, weiter, daß die Hornhaut des anderen Auges an dieser Anaphylaxierung teilnimmt und daß im Stadium der Überempfindlichkeit die Hornhaut auf das gleiche Antigen lokal in Form einer Keratitis parenchymatosa reagiert. v. Szily und Arisawa konnten außerdem noch feststellen, daß eine parenchymatöse Keratitis („anaphylactica“) am erstgeimpften Auge auftritt, wenn die Reinjektion in die Blutbahn erfolgt. v. Szily hält es auch für durchaus möglich, daß anaphylaktische Vorgänge bei der syphilitischen Keratitis parenchymatosa des Menschen eine Rolle spielen, hält es aber für verfrüht, die bisherigen Resultate der experimentellen Anaphylaxieforschung für die Erklärung von typischen Augenprozessen heranzuziehen.

Bei meinem eigenen Erklärungsversuch (1913) der Entstehung der Keratitis parenchymatosa habe ich außer einer möglichsten Ausnutzung des klinischen Tatsachenmaterials den Gedanken anaphylaktischer Vorgänge übernommen, bin mir aber heute ebenso wie früher des Hypothetischen dieser Annahme voll bewußt und habe mich auch in mancher Beziehung absichtlich etwas unbestimmt ausgedrückt. Schieck (1914) ist in seinem Erklärungsversuch bestrebt, die Keratitis parenchymatosa als reine Anaphylaxieerscheinung aufzufassen, würdigt aber meines Erachtens zu wenig die klinischen Befunde (s. später).

Mein Erklärungsversuch bewegt sich etwa in folgenden Bahnen: Die Spirochäten dringen in der Fötalzeit in die Hornhaut einer gewissen Zahl von kongenital-luetischen Früchten ein. Zerfallen diese Spirochäten sehr zahlreich, so lösen die dabei frei werdenden Stoffwechselprodukte die spezifische Hornhautentzündung aus. Dabei ist klar, daß nicht alle, sondern nur ein Teil der Spirochäten zu zerfallen brauchen. Ein solcher massenhafter plötzlicher Untergang dürfte selten sein, deshalb auch die Seltenheit der Keratitis parenchymatosa in den ersten Lebensjahren.

Die Spirochäten vegetieren in der Hornhaut weiter und gehen erst ganz allmählich zugrunde. Der positive Nachweis des Erregers bei einem 14jährigen

Knaben macht es mir wahrscheinlich, daß sie sich Jahrzehnte lang erhalten können, wenn auch wahrscheinlich nur in wenigen Exemplaren. Angesichts dieses Befundes beweisen die negativen Spirochätenbefunde Clausens und meine eigenen in weiteren 5 Fällen nur soviel, daß nicht reichlich Spirochäten vorhanden sind; sie lassen aber die Möglichkeit, daß sich vereinzelte Exemplare dem Nachweis entzogen haben, durchaus zu. Auch ist nicht ausgeschlossen, daß mit dem Entstehen der Augenentzündung die vorher noch vorhandenen Syphiliserreger abgestorben sind.

Was mir nun für das Verständnis der Spätform der Keratitis parenchymatosa besonders wichtig erscheint, ist der Gedanke, daß sich bei dem jahrelangen Aufenthalt und dem allmählichen Absterben der Erreger in der Cornea eine „Umstimmung" des Hornhautgewebes vollziehen muß. Ich denke hier an die Erscheinungen der Syphilis an ihrem Spezialorgan der Haut und erinnere an die vollständig verschiedene Reaktion der Haut in den verschiedenen Stadien der Lues (Sklerose bei Lues I, luetisches Exanthem bei Lues II und gummöse Erscheinungen bei Lues III). Die Spirochäten sind immer die Grundursache der Manifestationen, die verschiedene Art der Reaktion hängt mit der Umstimmung des Gewebes, der Haut zusammen (vgl. Neißer u. a.). Das Gumma der Haut hätte also mit der Keratitis parenchymatosa die geringe oder scheinbar mangelnde Spirochätenmenge und das spezifisch umgestimmte Grundgewebe gemeinsam.

Wir hätten es demnach mit zweierlei Prozessen, die sich aber kombinieren können, zu tun, mit einer direkten und einer indirekten Wirkung der Spirochäten. Rascher Untergang zahlreicher Spirochäten ruft Keratitis parenchymatosa hervor (Säugling), langsamer Untergang führt zu einer Umstimmung des Hornhautgewebes, die sich in einer Überempfindlichkeit gegen Stoffwechselprodukte der Spirochäten äußern könnte. Im zweiten Fall sind neben den untergegangenen Erregern meistens auch noch mehr oder weniger viele im lebenden Zustand in der Cornea anzunehmen.

Möglicherweise tritt auch eine biologische Umstimmung der Spirochäten selbst ein, da sie jahrelang in der gefäßlosen Hornhaut leben.

So liegen die Verhältnisse bis zum eigentlichen Auftreten der Keratitis parenchymatosa. Wodurch wird das Einsetzen der Entzündung bewirkt? Ein zweites Moment ist unbedingt zur Erklärung notwendig. Daß in dem Körper der kongenital Luetischen, die an der spezifischen Hornhautentzündung erkranken, eine qualitativ veränderte Ernährungsflüssigkeit kreist, zeigt die fast nie fehlende positive Wassermannsche Reaktion. Diese die Wassermannsche Reaktion vermittelnden Reagine im Blut beweisen zwar im allgemeinen, daß im Körper noch luetische Herde mit Spirochäten sitzen, sind aber selbst nicht als Stoffwechselprodukte oder Toxine der Erreger aufzufassen.

Nun nehme ich an, daß zu irgend einer Zeit — beispielsweise im Pubertätsalter — ein oder mehrere Schübe wirklicher spezifischer Produkte aus solchen Spirochätenherden in den Kreislauf gelangen. Mit dieser Anschauung ist gut vereinbar, daß sehr häufig mehrere Erscheinungen der Spätsyphilis in einem gewissen zeitlichen Zusammenhang auftreten (Keratitis parenchymatosa, Gelenkaffektionen, Schwerhörigkeit). Ob aber bei einer solchen Invasion ins Blut Spirochäten selbst in Betracht kommen, ist sehr zweifelhaft, der Befund ist zum mindesten wohl sehr selten oder spärlich, da man bis jetzt Spirochäten im Blut bei kongenitaler Spätsyphilis nicht hat nachweisen können, auch nicht mit der Uhlenhuthschen Methode der Anreicherung der Spirochäten durch Injektion von Blut in Hoden von Kaninchen, ferner wegen der großen Seltenheit der Vererbbarkeit der kongenitalen Lues auf die dritte Generation. Am meisten spricht die Seltenheit der Keratitis parenchymatosa bei akquirierter Lues für die Annahme, daß nicht einfach im Blut kreisende Spirochäten die Keratitis parenchymatosa beim Menschen erzeugen (siehe unten). Wir rechnen daher mit der Möglichkeit „hypothetischer Toxine".

Für die Auffassung, daß aber auch nicht die im Körper kreisenden „Toxine" allein die spezifische Keratitis parenchymatosa hervorrufen, sondern daß die oben beschriebenen Vorgänge in der Hornhaut Vorbedingung für die entzündungserregende Wirkung der „Toxine" sind, scheinen mir nun besonders die Beobachtungen bei der Keratitis parenchymatosa nach erworbener Lues zu sprechen, einmal das Auftreten nach voraufgegangener spezifischer Augenerkrankung und zweitens die Kombination von kongenitaler und akquirierter Lues (s. S. 226).

Es ist nun zweierlei denkbar. Entweder: Die spezifisch veränderte Ernährungsflüssigkeit wirkt, wenn sie in der Hornhaut auf die Spirochäten trifft, auf diese ein, aktiviert diese gewissermaßen und wirkt damit auch auf die Cornea mit ihrer veränderten Reaktionsfähigkeit entzündungserregend oder aber es kommt in der Hornhaut zu einer anaphylaktischen Entzündung dadurch, daß die antigenhaltige, spezifische, im Körper kreisende Flüssigkeit auf die „umgestimmte" Cornea trifft, wobei wir uns die Umstimmung der Cornea durch die antikörperauslösende Wirkung der dort lange vegetierenden Spirochäten herbeigeführt denken.

Neuerdings hat Schieck einen detaillierten Erklärungsversuch auf anaphylaktischer Grundlage unternommen, der grundsätzlich dem meinigen ähnlich ist, wenn er auch in Einzelheiten erheblich abweicht. Schieck schreibt: „Somit haben wir anzunehmen, daß in den Corneae Luetischer Spirochäten liegen bleiben, welche an sich nicht mehr die Fähigkeit haben, eine luetische Entzündung zu entfachen, aber schon durch ihre Anwesenheit im Sinne der Antigenwirkung Gefahren für die Cornea heraufbeschwören können. Ob die Spirochäten später noch mit der Methode von Levaditi darstellbar sind, oder so degenerieren, daß sie in ihrer Form nicht mehr festgestellt werden können, ist für die Frage völlig gleichgültig; denn es kommt auf das antigenwirksame Molekül, nicht auf die Gestalt an, in welcher es erscheint.

Während nun das Antigen als Depot zwischen den Hornhautlamellen lagert, ohne von den Immunitätsvorgängen des Gesamtorganismus erreicht zu werden, akquiriert der Organismus allmählich gegen das Spirochäteneiweiß, welches natürlich auch noch in zahlreichen anderen Körperorganen enthalten ist, spezifische Immunstoffe, und wir haben so die Möglichkeit vor uns, daß der Gesamtorganismus mit der Zeit gegen das luetische Antigen immunisiert wird und trotzdem die Corneae noch unabgebautes Antigen derselben Art beherbergen. Dieses Nebeneinander von Antigen und Antikörper wird so lange von dem Auge reaktionslos vertragen, als keine Ursache vorhanden ist, daß der Stoffwechsel und speziell die im Serum suspendierten Antikörper Zugang zu den Saftspalten der Hornhaut gewinnen und damit mit dem Antigendepot in innige Berührung kommen. Geschieht dies, so setzt der Antigenabbau, Freiwerden des anaphylaktischen Giftes und die lokale anaphylaktische Entzündung ein.

Als Gelegenheitsursache für diesen Vorgang sind in erster Linie mehr oder weniger ausgesprochene Traumen der Hornhaut zu nennen, dann aber Schädlichkeiten anderer Art, wie sie vor allem in den skrofulösen Augenentzündungen usw. gegeben sind. Hierfür spricht der Befund, daß in einer ganzen Reihe von Beobachtungen bei der Keratitis parenchymatosa sowohl die Wassermannsche als die Tuberkulinprobe positiv ausfällt.

Ferner ist maßgebend, daß mit der Pubertät ein Anstoß zur Steigerung des Austausches der Körpersäfte eintritt, der auch am Sehorgan nicht ohne Folgen vorübergeht."

Bei der Bewertung von Theorien, die mit anaphylaktischen Vorgängen rechnen, muß man sich klar sein, daß bis jetzt die Anwesenheit von Antikörpern bei Lues nicht bewiesen ist und daß es bis jetzt außer bei Untersuchungen von Nakano nicht gelungen ist, durch Injektion von Spirochäten oder spirochäten-haltigen Extrakten allgemeine anaphylaktische Erscheinungen hervorzurufen (s. S. 12). Dagegen können wir wohl annehmen, daß die von den Spirochäten durchseuchten Organe spezifische zelluläre Veränderungen durchmachen, die sich nicht mikroskopisch, sondern biologisch dokumentieren (veränderte Reaktions-fähigkeit in den einzelnen Syphilisstadien, Wassermann-Reaktion, Kuti-reaktion). Deshalb halte ich es für ganz unwahrscheinlich, daß, wie Schieck sich denkt, die Spirochäten-Antigendepots sich in der Hornhaut wie Kalk-einlagerungen verhalten, ohne die Cornea selbst zu beeinflussen, ich glaube vielmehr, daß die Hornhaut analog anderen Organen „umgestimmt" wird. Daß diese Umstimmung auf antikörperartigen Vorgängen beruht, ist freilich eine Hypothese, doch wie sollte man sich das nach unseren bisherigen Kenntnissen gut anders vorstellen?

Eine weitere Schwierigkeit erwächst dadurch, daß nach v. Szily das Vorhandensein einer akut entzündlich wirkenden Komponente im Bakterien-anaphylatoxin, das bei der Wirkung von Antigen, Antikörper und Komplement aufeinander entsteht, bis jetzt nicht bewiesen ist, wobei er sich allerdings in Widerspruch zu Ergebnissen von Dold und Rados setzt.

Zu der Schieckschen Theorie möchte ich noch folgendes zu bedenken geben: Das Hineingelangen der Antikörper in die Hornhaut wird nach Schieck durch Traumen der Hornhaut, skrofulöse Augenentzündungen, sympathische Reizung (am 2. Auge) oder durch „Steigerung des Austausches der Körpersäfte während der Pubertätszeit" begünstigt. Von diesen Momenten hat meiner Meinung nach die skrofulöse Augenentzündung auszuscheiden, denn diese kommt ungemein selten mit Keratitis parenchymatosa kombiniert vor. Daß in einer Reihe von Fällen neben der Wassermann-Reaktion auch die Tuberkulinprobe positiv ist, ist nicht gleichbedeutend mit einer skrofulösen Augenentzündung, denn es kommt doch nach Schieck auf den lokalen Reizzustand, der die Saftspalten der Hornhaut öffnet, an. Daß das Trauma gelegentlich als auslösende Ursache der Keratitis parenchymatosa vorausgeht, wird jetzt wohl meist als möglich angenommen; geht man aber einigermaßen kritisch vor, so läßt sich doch nur in einem ganz geringen Prozentsatz der Fälle ein sicheres Trauma erweisen (s. S. 233). Gilt dies schon für das ersterkrankte Auge, um wieviel mehr noch für das zweite, da man wohl nicht annehmen kann, daß an beiden Augen ein Trauma gewirkt habe. Für die Erkrankung des 2. Auges greift Schieck auf die sympathische Reizung zurück und meint: „Die klinisch sichtbare Erweiterung der konjunktivalen Blutgefäße und die Lichtscheu des 2. Auges werden auf den Stoffwechsel desselben nicht ohne Einwirkung bleiben und die Berührung der Antikörper des Serums mit dem Spiro-chätenantigen auch im 2. Auge begünstigen." Wie aber in den vielen Fällen, in denen die Keratitis parenchymatosa am 2. Auge erst entsteht, wenn der Prozeß am ersten Auge längst abgelaufen ist, oder der Reizzustand am ersten Auge trotz noch bestehender Keratitis parenchymatosa gleich Null ist? Eine unspezifische Sensibilisierung des 2. Auges, wie sie von Dold und Rados vertreten wird, leugnet v. Szily auf Grund von Versuchen von Arisawa und Luciani. So bleibt also für die überwiegende Menge aller Fälle „die Steigerung des Austausches der Körper-säfte in der Pubertätszeit". Daß mit diesem an sich sehr vagen Begriff, der keine Erklärung, sondern nur eine Umschreibung gewisser Vorgänge im Körper darstellt, eine vergrößerte Aufnahmefähigkeit der Cornea für im Körper kreisende Antikörper, also eine Öffnung der Saftspalten verbunden sei, ist eine durch keine Tatsachen gestützte Annahme. Zudem kommen sehr viele Fälle von Keratitis parenchymatosa, bei denen weder Traumen noch Augenentzündungen vorgekommen sind, vor und nach der Pubertätszeit zur Beobachtung (siehe S. 216). Die Theorie Schiecks steht und fällt mit dieser Voraussetzung einer mehr oder weniger plötzlich sich ausbildenden Aufnahmefähigkeit der Cornea, die nach den obigen Auseinandersetzungen für die Mehrzahl der Fälle nicht zu Recht besteht. Daß die angeführten Momente gelegentlich bessere Aufnahmebedingungen in der Cornea schaffen, soll durchaus nicht bestritten werden. Wenn aber Schieck meint, die bisherigen Erklärungsversuche krankten daran, daß die Abgeschlossenheit der Cornea vom Stoffwechsel zu wenig berücksichtigt werde, so muß dem entgegengehalten werden, daß die spirochätenhaltige klare Hornhaut nicht intakt ist und daß andererseits auch die intakte Hornhaut Stoffe aus dem Blut aufnimmt, wie der Anaphylaxieversuch von Wessely beweist.

Daß, wie Schieck behauptet, die Keratitis parenchymatosa bei einem „von den Folgen der Lues hereditaria gesundeten Organismus" auftrete, kann ich nicht zugeben. Es spricht zuviel dagegen, daß die fast stets vorhandene stark positive Wassermann-Reaktion nur das Überbleibsel einer überstandenen Lues sei. Und sind die mit der Keratitis parenchymatosa so oft zeitlich zusammen oder kurz nacheinander einsetzenden Ohr- und Gelenkaffektionen nicht etwa Zeichen noch vorhandener Syphilis? Gerade auf diesen Synchronismus habe ich bei meinem Erklärungsversuch besonders hingewiesen, so daß die Schiecksche Einwendung gegen meine Hypothese „es müßte doch im höchsten Grade auffallen, daß wir nur die Hornhaut erkranken sehen" hinfällig wird.

Die weitere Einwendung Schiecks, die Sensibilisierung der Hornhaut im Tierversuch dürfe nicht auf die menschlichen Verhältnisse übertragen werden, da die Öffnung der Saftspalten gewaltsam bei der intralamellären Injektion beim Tier erfolge, ist an sich berechtigt. Wenn er aber annimmt, daß ein geringfügiges Trauma genüge, um eine vermehrte Aufnahmefähigkeit der Saftspalten der Hornhaut zu veranlassen, so kann man wohl mit demselben Recht annehmen, daß die vielen an sich mikroskopisch kleinen Löcher, die die bohrenden Spirochäten im Fötalleben in der Cornea machen, eine Verbreitung des Sensibilisierungsstoffes ermöglichen. Auch v. Szily ist der Ansicht, daß man eine Cornea mit Spirochätendepots nicht als intakt bezeichnen kann.

Warum nach meinem Erklärungsversuch die beiden Augen nicht immer zusammen erkranken, ist gewiß nicht recht verständlich und bleibt ebenso ungeklärt wie die Einseitigkeit resp. Doppelseitigkeit bei so vielen anderen Prozessen. Sicher ebenso wunderbar ist bei der Schieckschen Erklärung, daß die Corneae manchmal gleichzeitig, manchmal kurz nacheinander, öfters auch durch Jahre getrennt erkranken.

v. Szily deutet noch an, daß man die antigene Wirkung der spirochätenhaltigen und dadurch vielleicht „entarteigneten" Hornhaut bei der Erwägung anaphylaktischer Erscheinungen berücksichtigen solle, auch wenn sich die von Kraupa behauptete Organspezifität der Hornhaut nicht halten lasse (Rados).

Nach meinem Erklärungsversuch sind zwei Möglichkeiten vorhanden: Wirkung der Spirochäten selbst auf die Hornhaut und anaphylaktische Wirkung auf die Cornea; beide schließen sich gegenseitig durchaus nicht aus. In dem einen Fall kann die eine, im andern die andere Möglichkeit mehr in den Vordergrund treten.

Rezidive der Keratitis parenchymatosa oder zu anderer Zeit eintretende sonstige Manifestationen der Erbsyphilis wären durch neue Einbrüche spezifischer „Toxine" ins Blut erklärbar.

Einige klinische Tatsachen rücken auf diese Weise unserm Verständnis näher. So fand ich z. B., daß die Keratitis parenchymatosa bei jüngeren Kindern, etwa zwischen 3—6 Jahren, sich im Verlauf dadurch auszeichnet, daß die Dauer der Erkrankung eine kürzere und die Aufhellung der Hornhaut meistens eine besonders weitgehende ist. In dieser Zeit muß man nach unserer Vorstellung annehmen, sind noch mehr Spirochäten selbst am Leben und die Umstimmung des Hornhautgewebes hat noch keine so großen Fortschritte gemacht als später. Die Keratitis parenchymatosa steht der reinen Spirochätenkeratitis bei Tieren und Neugeborenen noch näher. Es ist in diesem Zusammenhang von Interesse, daß Köllner die anaphylaktische Hornhautentzündung bei jungen Kaninchen sehr viel geringgradiger auftreten sah als bei älteren. Er bezieht das auf die noch geringere Fähigkeit zur Antikörperproduktion.

Ferner ist es eine Tatsache, daß eine ganze Reihe Kinder, die von Jugend auf eine Chorioretinitis anterior haben, in späteren Jahren negative Wassermann-Reaktion aufweisen. Es ist bei dem Sitz der Augenerkrankung im vorderen Bulbusabschnitt höchst wahrscheinlich, daß auch ursprünglich in die Hornhaut Spirochäten eingedrungen sind und eine Umstimmung des Gewebes veranlaßt haben. Da aber die allgemeine Lues ausgeheilt ist, so fehlt das zweite Moment zum Zustandekommen der Keratitis parenchymatosa und diese bleibt aus.

Daß es bei der erworbenen Lues nicht analog wie bei der kongenitalen Syphilis häufiger zu Keratitis parenchymatosa kommt, ist nach der hier vertretenen Auffassung leicht verständlich. Da ich eine spezifische Umstimmung des Hornhautgewebes als Vorbedingung ansehe, so kann die Keratitis parenchymatosa bei erworbener Lues nur eintreten nach voraufgegangener kongenitaler Lues (siehe oben) oder nach einer Invasion von Spirochäten in die Hornhaut, wie sie z. B. als Kontaktinfektion nach Primäraffekt des Auges oder nach syphilitischen Entzündungen der vorderen Uvea oder Sklera gesehen wurde. Daß aber eine solche Einwanderung, wenn die obigen Bedingungen nicht erfüllt sind, sicher nur sehr selten und nur in bescheidenem Umfange eintreten wird, ist schon daraus abzuleiten, daß bei der Lues selbst im Sekundärstadium, wenn überhaupt, nur ganz wenige Spirochäten im strömenden Blut gefunden werden (im Gegensatz zu kongenitaler Lues). Das sichere Vorkommen von Keratitis parenchymatosa bei postpartal infizierten Kindern spricht aber immerhin für die Möglichkeit der Entstehung der parenchymatösen Entzündung auch bei rein akquirierter Lues.

Weiter läßt sich nach unserer Erklärung ebensogut verstehen, daß die spezifischen Heilmittel bei der menschlichen Keratitis parenchymatosa wenig oder nicht wirken, wie sich auf der anderen Seite leicht begreift, daß die Wirkung bei der tierischen Keratitis parenchymatosa eine ausgezeichnete ist. Beim Tier handelt es sich um eine direkte Wirkung auf die frisch ins Auge eingetretenen Spirochäten, die eine akute lympho- und leukocytäre Entzündung zur Folge hatten. Bei dem Entstehen der Keratitis parenchymatosa im Spätstadium der menschlichen Lues congenita ist die Reaktion des Hornhautgewebes eine ganz andere, die Zellen der Hornhaut selbst erleiden erhebliche Umwandlungen (Elschnig, v. Hippel), die einer schnellen Resorption oder Regeneration nicht fähig sind. Die Wirkung auf eventuell noch vorhandene Spirochäten tritt meist mehr in den Hintergrund. Möglicherweise haben auch die Spirochäten selbst, soweit sie den jahrelangen Aufenthalt in der gefäßlosen Cornea überstanden haben, andere biologische Eigenschaften und damit veränderte Reaktionsfähigkeit angenommen. Auffallend ist allerdings, daß bei gummösen Prozessen an anderen Körperstellen die Wirkung der Antiluetica oft ausgezeichnet ist. Manche Syphilidologen, z. B. Finger, erklären sich diesen Effekt aber nicht als direkte Wirkung auf die Spirochäten, sondern schreiben die Wirkung zum Teil der lebhaften, nachgewiesenen (?) Produktion von Abwehrstoffen durch Quecksilber und besonders Salvarsan zu. Es wäre denkbar, daß mangelnder oder zu geringer Übertritt von Abwehrstoffen in die Hornhaut auch bis zu einem gewissen Grad an der schlechten Beeinflußbarkeit der Keratitis parenchymatosa teil hat. Will man sich also eine Wirkung von spezifischen Heilmitteln bei der Keratitis parenchymatosa vorstellen, so könnte diese nur in einer Beeinflussung der allgemeinen Körperlues bestehen. In der Tat beobachtet man ja manchmal, daß mit der Zunahme der Salvarsaninjektionen an Zahl die Keratitis sich bessert. Man würde sich das so denken können, daß die Invasion der von den Spirochätenherden aus ins Blut gelangenden „Toxine" abnimmt und so das zweite Moment für die Hornhautentzündung an Kraft verliert.

Zusammenfassend ginge also meine Annahme dahin, daß die Keratitis parenchymatosa beim Fötus und Neugeborenen ähnlich wie beim Tier einer reinen Spirochätenwirkung nahesteht. Mit zunehmenden Jahren tritt dann als weiteres Moment eine spezifisch veränderte Reaktionsfähigkeit des Hornhautgewebes hinzu derart, daß im frühen Kindesalter die Spirochäten selbst in ihrer Wirkung noch mehr dominieren, während später die Umstimmung des Hornhautgewebes immer mehr in den Vordergrund tritt. Auch bei der ererbten Spätsyphilis können sich aber reine Spirochätenwirkungen und anaphylaktische Erscheinungen unserem Gedankengange nach gut kombinieren. Gerade die dadurch denkbare vielfache Variationsmöglichkeit könnte die Verschiedenheiten im Verlauf der Keratitis parenchymatosa und in der Wirkung von Heilmitteln usw. verständlich machen. Als entzündungsauslösendes drittes Moment denke ich mir Spirochätenprodukte aus luetischen Herden an anderen Körperstellen.

Den von mir früher verteidigten Satz, daß die Anwesenheit der Spirochäten in der Hornhaut Vorbedingung zum Zustandekommen der Keratitis parenchymatosa ist, halte ich demnach, wenn auch innerlich modifiziert, auch heute noch aufrecht. Auch bei der Schieckschen Hypothese ist diese Voraussetzung unumgänglich notwendig.

k) Soziale und sozial-hygienische Bedeutung der Keratitis parenchymatosa.

Angesichts der auffallend häufigen schlechten Endsehschärfe (s. S. 207) schien mir eine Untersuchung von Interesse, wie weit das Überstehen der parenchymatösen Hornhautentzündung auf die Dauer in das Erwerbsleben der Patienten eingreift, mit andern Worten, wie weit die Keratitis parenchymatosa soziale Schädigungen mit sich bringt. Dabei schien mir eine Feststellung notwendig, ob die Patienten gezwungen sind, vorübergehend oder dauernd ihren Beruf zu wechseln und ferner wie oft die Erwerbstätigkeit dauernd beeinträchtigt wird. Auf eine Umfrage bei einer größeren Zahl alter Parenchymatosakranken erhielt ich 40 Antworten. Aus diesen ist für die Frage des Berufs folgendes zu ersehen: Viele Patienten waren zur Zeit der Augenerkrankung noch in der Schule, von der Notwendigkeit eines Berufswechsels ist also bei ihnen nicht die Rede gewesen, doch konnten manche von ihnen der schlechten Augen wegen schließlich nur minderwertige Berufe ergreifen und sind auf diese Weise in gewissem Sinne als dauernd geschädigt zu bezeichnen. In dem gewählten einfachen Beruf konnten sie mit ihren Berufsgenossen konkurrieren und waren meist nicht erwerbsbeschränkt.

Vom sozialen Standpunkt aus muß man es daher im Interesse der Patienten begrüßen, wenn die Keratitis parenchymatosa vor dem Eintritt in das wirtschaftliche Leben spielt, denn dann können sich diese ihren Sehleistungen entsprechend ihren Beruf auswählen und sind nicht genötigt ihren Beruf aufzugeben. Das Aufgeben des alten Berufs bedeutet ja fast immer den Übergang zu einem minderwertigeren, weniger lohnenden Gewerbe.

In der Frage, wie weit die Keratitis parenchymatosa eine dauernde Schädigung im Erwerbsleben verursacht, müssen natürlich manche Antworten mit Vorsicht aufgenommen werden, da die Angabe einer dauernden Erwerbsbeschränkung hier und da der Sehnsucht nach einer Rente entsprungen sein mag. Im großen und ganzen findet sich aber eine gute Übereinstimmung zwischen den subjektiven Angaben und dem objektiven Befund, wie er durch den Visus illustriert wird. Demnach ist eine mehr oder minder starke dauernde Schädigung im Erwerbsleben gang und gäbe nach einer Keratitis parenchymatosa. Füge ich den Fällen dieser Umfrage noch die übrigen Fälle von abgelaufener Keratitis parenchymatosa meines Beobachtungsmaterials hinzu, so ergibt sich neben einer Reihe von zweifelhaften Fällen, daß 28 Patienten im späteren Erwerbsleben nicht geschädigt waren (darunter war der größere Teil zur Zeit der Augenerkrankung noch Schüler), daß dagegen 43 Patienten eine dauernde, mehr oder minder starke erwerbliche Schädigung davontrugen (Abb. 45). Ich glaube kaum, daß man bis jetzt im allgemeinen mit so schweren und häufigen Folgen der Keratitis parenchymatosa gerechnet hat. Dabei lasse ich ganz außer acht, daß sehr viele Patienten myopische Refraktion erwarben und daß diese Refraktionsänderung trotz eventuell guter Korrektionsmöglichkeit bei manchen Personen eine gewisse Schädigung, z. B. bei der Bewerbung um Stellen an der Eisenbahn usw. hervorruft.

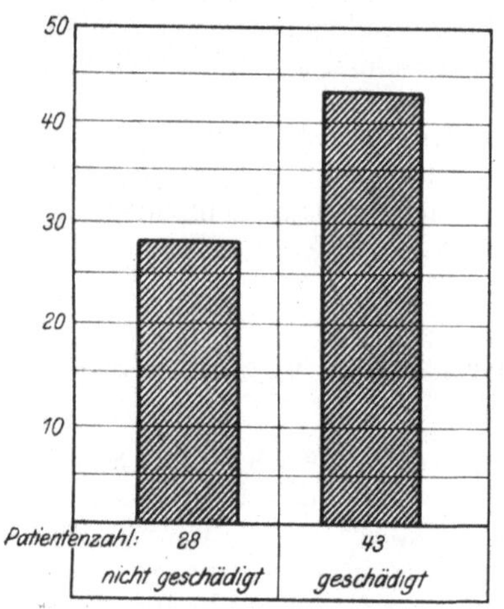

Abb. 45. Keratitis parenchymatosa und Berufsleben.

In einer ganzen Reihe von Fällen kommt es vor, daß Patienten mit Keratitis parenchymatosa allein der Augenveränderungen wegen invalidisiert werden müssen. Demnach ist die Frage nach dem weiteren Schicksal der Parenchymatosakranken auch für den Staat von direktem Interesse; allerdings ist es bei der Jugend der Patienten häufig so, daß sie den Genuß der Invalidenrente nicht empfangen können.

Weiter mußte eine ganze Anzahl von Patienten in einer Blindenanstalt untergebracht werden. Die Auffassung über die Notwendigkeit der Unterbringung mancher Fälle in einer Blindenanstalt ist natürlich subjektiv und insofern hat es gar keinen Sinn, prozentuale Verhältnisse herauszurechnen. Mehrere Fälle zeigen, daß selbst bei ganz leidlichem Visus auf einem Auge die praktische Gebrauchsfähigkeit dieses Auges, z. B. durch Gesichtsfeldanomalien, sehr leiden kann. Näher soll auf die Krankengeschichte dieser Blindenzöglinge hier nicht eingegangen werden.

Wenn man sich diese schwere Hornhauterkrankung mit ihren oft verheerenden Folgen für das ganze soziale Leben des Befallenen vorstellt, so muß vor allem danach getrachtet werden, diese Erkrankung nicht zum Ausbruch kommen zu lassen. Ist eine solche Prophylaxe möglich? Wenn auch nicht streng bewiesen und vielleicht nie absolut sicher zu beweisen, so scheint mir doch diese Möglichkeit sehr wahrscheinlich, denn unsere praktischen Erfahrungen sowohl wie die theoretischen Erwägungen zwingen uns den Gedanken auf, daß die Keratitis parenchymatosa nur auftritt bei noch florider Körperlues. Es gilt also den Kampf gegen die Lues zu führen, bevor sie die Hornhauterkrankung zuwege gebracht hat. Hier setzen alle die Erwägungen ein, die im allgemeinen Teil genauer erörtert wurden. Alle Bestrebungen, den Ausbruch der Keratitis parenchymatosa zu verhüten, scheinen von der größten Bedeutung, gerade weil die Behandlung der Erkrankung selbst so wenig leistet (s. S. 87).

II. Sklera.

Die luetische Erkrankung der Sklera ist zweifellos sehr selten, besonders wenn man solche Fälle berücksichtigt, bei denen die Lederhaut allein oder vorwiegend betroffen ist. Ich muß gestehen, daß ich einen Fall, der während seines ganzen Verlaufs allein die Sklera betroffen hat, nicht gesehen habe; dagegen kann man, wie auch schon auf Seite 186 auseinandergesetzt wurde, beobachten, daß z. B. der Keratitis parenchymatosa ein mehr oder weniger langdauerndes Stadium skleraler Erkrankung, wenigstens dem klinischen Anblick nach, vorausgehen kann. In seltenen Fällen kann gerade bei der Keratitis parenchymatosa die Sklera so stark betroffen sein, daß Sklerektasien für das ganze Leben eine früher überstandene Skleritis anzeigen. Es muß dann allerdings oft die Frage offen bleiben, ob die Erkrankung der Hornhaut und Sklera koordiniert oder in welcher Weise die beiden Prozesse voneinander abhängig waren.

Die Abb. 46 zeigt das Auge eines 35 jährigen Patienten (v. Fiel. Kr. 637/1914), der seit dem 7. Lebensjahr an immer sich wiederholenden Augenentzündungen gelitten haben soll. Die Mutter ist an Nervenleiden, der Vater an einem Schlaganfall gestorben. Er selbst hatte von Jugend auf an Verstopfung des Tränenkanals zu leiden und weist im übrigen einen steilen Gaumen und Hydrocephalus auf. Am Auge bestehen beiderseits alte Hornhauttrübungen mit oberflächlichen und zahlreichen tiefen Gefäßen, ferner beiderseits ausgedehnte Skleralektasien, entrundete, weite, starre Pupillen (rechts früher iridektomiert), Glaskörpertrübungen, spezifische Chorioiditis peripherica und centralis, am rechten Auge auch eine glaukomatöse Exkavation. W.-R. positiv.

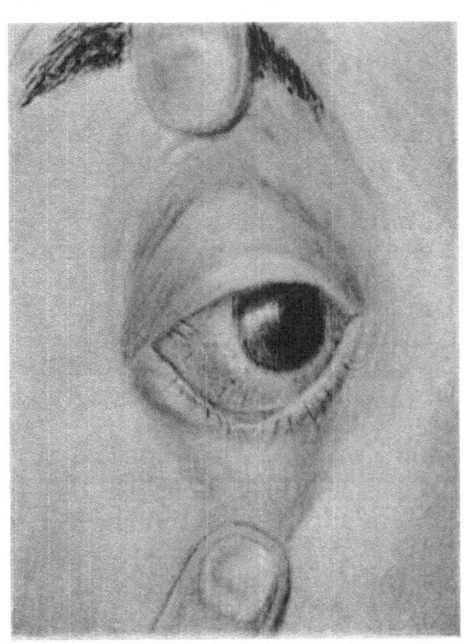

Abb. 46. Sklerektasien bei Keratitis parenchymatosa.

Nach dem Gesamtbefund handelt es sich bei diesem Patienten um eine ausgedehnte Uveitis mit starker Beteiligung der Sklera. Es ist also an sich durchaus kein auffallender Befund, immerhin ist er aber bei Patienten mit Keratitis parenchymatosa nicht häufig zu beobachten.

Ob die sogenannte „blaue Sklera" in irgend einem direkten Zusammenhang mit angeborener Syphilis steht, wie das Antonelli will, erscheint mir nicht genügend bis jetzt bewiesen. Nach Eddowes, Peters u. a. handelt es sich um eine kongenitale Anomalie, die öfters mit abnormer Brüchigkeit der Knochen einhergehen soll.

Im übrigen kommt die Beteiligung der Sklera, wenn ich der Literatur folge, bei akquirierter Syphilis in Form einer typischen Episkleritis und Skleritis vor (siehe bei Alexander, Groenouw).

So schildert Alexander z. B. einen Fall bei einem 30 jährigen Kalifornier, der 1864 sich infiziert hatte, 1867 sekundäre Symptome aufwies und 1873 an einer ausgesprochenen Skleritis ohne irgend eine Mitbeteiligung der Uvea erkrankt war. Eine tief blaurot gefärbte, buckelförmig vorgewölbte Skleralpartie stach grell gegen die übrige intakte Lederhaut ab. Eine durch längere Zeit ausgedehnte antisyphilitische Behandlung brachte die Skleritis zur Abheilung.

Es ist im übrigen bemerkenswert, daß auch Alexander in seiner ausgedehnten Praxis nur zwei Fälle von Skleritis gesehen hat. Bei einem in der

Kieler Augenklinik beobachteten Fall (Diss. von Mayer-Pantin 1915) entstand
2 Monate nach dem Primäraffekt eine Episkleritis zugleich mit einem allgemeinen Exanthem. In der Conjunctiva der Übergangsfalten fanden sich
geschwollene Follikel. In einem aus dem episkleritischen Buckel exzidierten
Stückchen waren zahlreiche Spirochäten nachweisbar.

Ferner werden noch gummöse Prozesse der Sklera beschrieben,
wobei ich mich jedoch des Eindruckes nicht erwehren kann, daß es sich bei
vielen Fällen um ein Gumma des Ciliarkörpers mit Übergreifen auf die Sklera
gehandelt haben mag. Da anatomische Untersuchungen über ein primäres
Skleralgumma nicht vorliegen, so wird man diese Art der Entstehung wohl
überhaupt schwer ausschließen können. Auf jeden Fall können die als Skleralgumma angesprochenen Gebilde oft so groß werden, daß es nur schwer oder
gar nicht möglich ist, die Lider darüber zu schließen.

Literatur:

Kornea und Sklera.

Alexander, Syphilis und Auge. Wiesbaden 1889.
v. Ammon, Beitrag zur Kenntnis der Keratitis interstit. punctat. specific. A. f. A.
 1901. XLIV. 235.
Anckl, 100 Fälle von Keratitis parenchymatosa diffusa. C. f. A. 1885. 360.
Antonelli, Syphilide ulcéreuse de la cornée. A. d'ocul. 1905. CXXXIII. 126.
Derselbe, La cornée ovalaire des hérédo-syphilitiques. A. d'ocul. 1913. CXLIX. 455.
Derselbe, Syphilis et traumatismes oculaires. A. d'Ophth. 1910. Sept.
Arning, Keratoglobus nach parenchymatöser interstitieller Keratitis. M. m. W. 1909. 2606
 und Jahresber. 1909. XL. 638.
Derselbe, Augenerkrankungen bei kongenitaler Syphilis. D. m. W. 1910. 289 und
 B. kl. W. 2328.
Armaignac, Opacité congénitale à peu près complète des deux cornées chez deux enfants
 d'une même famille. A. d'Ophth. 1911. XXXI. 468.
Axenfeld, Die Bakteriologie in der Augenheilkunde. Jena 1907.
Badet, Kératites parenchym. traumatiques unilatérales et bilatérales. Thèse de Lyon 1910.
Baudry, Sur un cas de Kératite parenchymat. syphilit. acquise. A. d'Ophth. 1904.
 XXIV. 61.
Bayer, Zur Entstehung der Hornhauthypermetropie. Heidelb. Ber. 1913. 374.
Derselbe, Über Bildung flüchtiger Knötchen in der Conjunctiva bulbi bei Tuberkulose.
 Kl. M. f. A. 1914. LII. 115.
Beauvieux, Syphilis et kératite interstitielle de l'enfance. A. d'Ophth. 1910. XXX. 621.
Berneaud, George, Die Abderhaldensche Reaktion bei Erkrankungen der Uvea.
 Kl. M. f. A. 1914. LII. 428.
Bernheimer, Zur Tuberkulinbehandlung Augenkranker. Kl. M. f. A. 1913. LI/II. 579.
Bertrand, De la Kératite neuroparalytique dans la syphilis. Bordeaux Thèses françaises
 1908—1909.
Bielschowsky, Über eine ungewöhnliche Form von syphilitischer Hornhautaffektion.
 Heidelb. Ber. 1908. 323.
Bietti, L'ulcera interna della cornea nella cheratite parenchymatosa. Annali di Ottalm.
 1908. XXXVII. 231.
Black, Keratitis profunda. Ophth. Record. 1908. 25. Ref. Jahresber. 1908. 639.
Boerst, Zwei seltene Fälle von Hornhautentzündung. Inaug.-Diss. Gießen. Jahresber.
 1909. XL. 639.
Brückner, Verhalten tiefer Hornhautgefäße. Z. f. A. 1908. XX. 403.
J. Carpenter, Diffuse interstitial Keratitis in acquired syphilis. Annals of ophth. 1908.
 XVII. 617. Ref. Kl. M. f. A. 1909. 350.
Casali, La reazione di Wassermann in oftalmoiatria. Annali di ottalmol. XL. 249. Ref.
 Z. f. A. 1912. XXVIII. 382.
Cabannes, Keratitis neuroparalytica auf syphilitischer Basis. Kl. M. f. A. 1909. XLVII. 457.
Chance, Parenchymatous Keratitis in acquired syphilis. Section on Ophth. College of
 Physic. of Philadelphia. 15. April 1909.
Charles, Keratitis interstitialis anterior coincident with mumps. Americ. Journ. of
 Ophthalm. 1906. 194. Ref. Jahresber. 1906. 523.
Clausen, Ätiologische, experimentelle und therapeutische Beiträge zur Kenntnis der
 Keratitis interstitialis. A. f. O. 1912. LXXXIII. 399.

Cohen, Die Serodiagnose der Syphilis in der Ophthalmologie. B. kl. W. 1909. Nr. 18. 877.

Cohn, Über Behandlung mit Hetol bei Keratitis parenchymatosa. M. m. W. 1906. 1206.

Cords, Die bisherigen Erfolge mit Salvarsan in der Augenheilkunde. Z. f. A. 1911. XXV. 88.

Cramer, Verletzungen und Erkrankungen des Auges und seiner Schutzorgane mit Berücksichtigung der Unfall- und Invalidenbegutachtung. Handb. d. Unfallerkrankungen von Thiem. 2. Aufl. II. 1. Teil. 597.

Christel, Die Pallidinreaktion bei Keratitis parenchymatosa. Kl. M. f. A. 1914. LIII/II. 391.

Cunningham, Vertically elliptical cornea in a case of old interstitial keratitis. Ophthalm. Review 1910. 96.

Danis, Résultats de la réaction de Wassermann dans les affections oculaires. Bull. de la Soc. belge d'ophth. 1913. Nr. 34. Ref. Ophthalmosc. 1913. 541.

Darrieux, Le traitement de la syphilis oculaire par le salvarsan et le néosalvarsan. A. d'ocul. 1914. CLI. 352.

Davis, Kératite interstitielle. Revue générale d'Ophth. 1907. 304.

Derselbe, A. case of non-vascular parenchymatous Keratitis. Ophth. Record. 1908. 115. Ref. Jahresber. 1908. 640.

Derselbe, Diffuse interstitial Keratitis in acquired syphilis. Ophth. Record. 1908. 358. Ref. Jahresber. 1908. 646.

Derby und Walker, Interstitial Keratitis of luetic origin. Transact. of the Americ. ophth. Soc. 1913. 317.

Diez, Beitrag zur Ätiologie der Keratitis parenchymatosa. Z. f. A. 1899. I. 435 u. 551.

Dimitriew, Sur le traitement de la Kératite parenchymateuse par les injections sousconjunctivales de mercure. Westnik Ophthalmol. 1911. Ref. A. d'ocul. 1911. CXLVI. 127.

Derselbe, Zur Behandlung der Keratitis parenchymatosa. Odess. ophth. Ges. 6. IV. 1911. Ref. Jahresber. 1911. 622.

Dimmer, Über Faltungstrübung der Hornhaut nach Keratitis parenchymatosa. Z. f. A. 1901. V. 251.

Derselbe, Eine besondere Art persistierender Hornhautveränderung (Faltenbildung) nach Keratitis parenchymatosa. Z. f. A. 1905. XIII. 635.

Dor, Le traitement de la syphilis oculaire. Paris 1914.

Eldredge, Thyroid extract in a case of interstitial Keratitis. Ophth. Record. 1908. 358.

Eleonskaja, Zur pathologischen Anatomie der Keratitis parenchymatosa. Westn. Ophth. 1910. 29. Ref. Jahresber. 1910. 223 und A. d'Ophth. 1911. XXXI. 621.

Elschnig, Über Keratitis parenchymatosa. A. f. O. 1906. LXII. 481.

Derselbe, Beiträge zur Glaukomlehre Kl. M. f. A. 1916. LVI. 426.

Eppenstein, Über senkrecht-ovale Hornhautform. Z. f. A. 1912. XXVII. 237.

Erdmann, Zur Kenntnis der Keratitis syphilitica. Z. f. A. 1904. XXI. 297.

Eschlep, Die praktische Bedeutung der Wassermann-Neißer-Bruckschen Reaktion für die Augenheilkunde. Inaug.-Diss. Leipzig 1910.

Fage, Les récidives de la kératite parenchymateuse. A. d'Ophth. 1913. XXXIII. 451.

Derselbe, Les récidives de la kératite parenchymateuse. A. d'ocul. 1913. CXLIX. 456.

Fehr, Über die Wirkung des Salvarsans auf das Auge. C. f. A. 1912. XXXVI. 161.

Fernandez, Interstitial keratitis in ophthalmic practice. Ophthalmology 1914. X. Nr. 2. Ref. C. f. d. g. O. 1914. Nr. 4. 184.

Herbert Fisher, Some cases of interstitial Keratitis from acquired syphilis. Transact. of the ophthalm. soc. of the united. Kingdom 1908. XXVIII. 59.

Fleischer, Diskussionsbemerkungen zu Linser, Über die neueren Fortschritte in der Diagnose und Therapie der Syphilis. M. m. W. 1908. Nr. 39. 2065.

Derselbe, Über zytologische Untersuchungen der Zerebrospinalflüssigkeit bei Augenkranken. Heidelb. Ber. 1908. 256.

Derselbe, Über Resultate mit der Wassermannschen Reaktion bei Augenkranken. Kl. M. f. A. 1910. II. 230.

Fradkine, Le Néosalvarsan en thérapeutique ophthalmologique. Cl. ophth. 1914. VI. Ref. C. f. d. g. O. 1914. 412.

Fromaget, Syphilis oculaire grave. Paralysie de la troisième paire et Kératite interstitielle. A. d'ocul. 1899. CXXI. 68.

Derselbe, Inutilité du traitement spécifique dans la Kératite hérédo-syphilitique. A. d'ocul. 1910. CXLIV. u. A. d'Ophth. 1910. 387.

Derselbe, Inefficacité du néo-salvarsan dans la Kératite hérédo-syphilitique. A. d'ophth. 1914. XXXIV. 374.

Fuchs, Keratitis parenchymatosa. Lehrbuch. 1907.

Derselbe, Bemerkungen über die kindliche Kornea. W. kl. W. 1909. Heft I.

Derselbe, Malformation of the cornea in cases of inherited syphilis. The ophthalmic rev. 1909. 247. Ref. Jahresber. 1909. XL.

J. Galezowski, Kératite interstitielle et chorioidite hérédo-syphilitique. Recueil d'ophth.
    1910. XXXII. 317.
Gifford, Die Prophylaxe der interstitiellen Keratitis. Kl. M. f. A. 1909. XLVII/II. 227.
Gilbert, Über Keratitis parenchymatosa annularis. Kl. M. f. A. 1910. XLVIII/I. 460.
Glantz, Über die Beurteilung der Wassermann-Reaktion für die Augenheilkunde.
    C. f. A. 1911. XXXV. 227.
God échoux, De quelques cas de Kératite interstitielle, leur traitement par la tuberculine.
    Cl. ophth. Sept. 1911. Ref. Jahresber. 1911. 621.
Gorbunow, Angeborene parenchymatöse Keratitis bei einem 10 Tage alten Kinde. Wratsch.
    Gaz. Nr. 23. Ref. Jahresber. 1909. XL.
Grawitz, Wanderzellenbildung in der Hornhaut. D. m. W. 1913. Nr. 28. 1345.
Greeff, Die Keratitis in ihren Beziehungen zu Allgemeinerkrankungen. Vossius' Abh.
    1897. I.
Green, Sclerosing Keratitis. Ophth. Record. 1907. 254.
Groenouw, Tuberkulöse Keratitis parenchymatosa. D. m. W. 1909. 54 u. 510.
Grunert, Über Keratitis annularis. Kl. M. f. A. Beilageheft 1900. 10.
Gunnufsen, Klinisches und Statistisches über Ulcus serpens corneae mit besonderer
    Berücksichtigung des intraokularen Druckes. Kl. M. f. A. 1912. L/I. 717.
Gutmann, Diskussion zu dem Vortrag: „Zur Serodiagnostik der Syphilis". B. kl. W.
    1908. Nr. 2.
Hardy, Parenchymatous Keratitis in acquired Lues. Americ. Journ. of Ophth. 1914. Nov.
Haas, Modifications de la refraction dans un cas de Kératite interstitielle. A. d'Ophth.
    1913. XXXIII. 640.
Derselbe, Veränderung der Refraktion in einem Fall von interstitieller Keratitis. Kl. M.
    f. A. 1912. L. 634.
Heßberg, Beiträge zur Bedeutung der Serodiagnose der Syphilis für die Augenheilkunde.
    Kl. M. f. A. 1910. XLVIII. 60.
Hildebrand, Über die Beziehungen zwischen Trauma und Keratitis interstit. Inaug.-Diss.
    Leipzig 1913.
Hillion, Recherches sur l'action du néo-salvarsan dans la Kératite interstitielle. A. d'Ophth.
    1914. XXXIV. 375 und A. d'ocul. 1914. CLII. 29.
A. von Hippel, Ergebnisse der Tuberkulinbehandlung bei der Tuberkulose des Auges.
    A. f. O. 1914. LXXXVII. 197.
E. von Hippel, Über Keratitis parenchymatosa. A. f. O. 1893. XXXIX. 204 u. XLII. 194.
Derselbe, Die Ergebnisse meiner Fluoresceinmethode zum Nachweis von Erkrankungen
    des Hornhautendothels. A. f. O. LIV. 509. 1902.
Derselbe, Über Keratitis parenchymatosa und Ulcus internum corneae. A. f. O. LXVIII.
    354. 1908.
Derselbe, Über die Bedeutung des Traumas in der Ätiologie der Keratitis parenchymatosa.
    Heidelb. Ber. 1906. 83.
Hirschberg, Lues congenita als Ursache schwerer Augenleiden. C. f. A. 1886. X. 97.
Derselbe, Über spezifische Hornhautentzündung. D. m. W. 1888. Nr. 25.
Derselbe, Einführung in die Augenheilkunde 1901. II.
Höber, Über Keratitis parenchymatosa nach Verletzung. Deutschmanns Beiträge 1909.
    Heft 73. 1.
Hoelscher, Die Bedeutung der Syphilis für die Augenkrankheiten auf Grund von 150
    Beobachtungen. Diss. Kiel (A. f. A. 1913).
Hoor, Die parenchymatöse Hornhautentzündung. Vossius' Abh. 1909.
Hutchinson, Syphilis. London 1885. Übersetzt von Dr. Kollmann. Leipzig 1888.
Igersheimer, Lues und Salvarsan. (1912—1914.) Z. f. d. g. O. 1914.
Derselbe, Die ätiologische Bedeutung der Syphilis und Tuberkulose bei Erkrankungen
    des Auges. A. f. O. 1910. LXXVI.
Derselbe, Das Schicksal von Patienten mit Keratitis parenchymatosa usw. Vossius
    Abh. 1913.
Derselbe, Zur Entstehung der luetischen Keratitis parenchymatosa. A. f. O. 1913. LXXXV.
Isakowitz, Ein Fall von interstitieller Hornhautentzündung bei Frühjahrskatarrh. Kl. M.
    f. A. 1907. XLV/II. 586.
Ellis Jeunings, A case of migrating keratitis. Ophth. Record. 1908. 36.
Junius, Ätiologie der Keratitis parenchymatosa und ihre Beziehungen zu vorausgegangenen
    Verletzungen. Deutsche militärärztl. Zeitschr. 1911. Nr. 4.
Kapuczinski, Die Prognose der Keratomalacie. A. f. O. 1912. LXXXII. 229.
Kiributsi und Outsi, Über Keratitis interstitialis punctata specific. Ophthalm. Klinik
    1903. VII. 120.
Koleta, Demonstration. C. f. A. 1911. XXXV. 367.
Königshöfer und Maschke, Beobachtungen über die Wirkung des Kochschen Heil-
    mittels bei Augenerkrankungen. D. m. W. 1891. Nr. 2. 72.

Köllner, Untersuchungen über anaphylaktische Hornhautentzündung, besonders über den Einfluß des Lebensalters auf ihren Verlauf. A. f. A. 1913. LXXV. 183.

Koeppe, Über die normale Cornea und einige ihrer Erkrankungen im Bilde der Nernstspaltlampe. A. f. O. 1917. XCIII. 173.

Kraupa, Die antigene Wirkung der Hornhautsubstanz. A. f. O. 1912. LXXX. 489.

Kraus, Keratitis parenchymatosa bei Lupus erythematodes. M. m. W. 1907. 1849. Ref. Jahresber. 1907. 624.

Krauß, A case of Keratitis profunda. Ophthalm. Record. 1908. 38. Ref. Jahresber. 1908. 640.

Krükow, Über Hornhautentzündung (mitgeteilt durch Becker). Kl. M. f. A. 1875. XIII. Beilage. (Ophth. Ges. 488.)

Kümmell, Ein Beitrag zur Bedeutung der Wassermann-Reaktion und der diagnostischen Alttuberkulininjektion für die Erkenntnis der Ätiologie der Keratitis parenchymatosa. Kl. M. f. A. 1909. XLVII. 731.

Derselbe, Zur Frage der Keratitis parenchymatosa nach Trauma. Kl. M. f. A. 1912. L/I. 434.

Laas, Ein durch Tuberkulin (T.-R.) geheilter Fall schwerster parenchymatöser Keratitis. Kl. M. f. A. 1909. XLVII/I. 416.

A. Leber, Klinisches und Experimentelles zur Serodiagnostik der Augenerkrankungen. Heidelb. Ber. 1907.

Derselbe, Über Trypanosomentoxine und trypanotoxische Keratitis parenchymatosa. D. m. W. 1908. 1850.

Libby, Interstitial Keratitis. Ophthalm. Record. 1906. 128. Ref. Jahresber. 1906. 526.

Derselbe, 1. Interstitial Keratitis of each eye and iritis. 2. Interstitial Keratitis. Ophthalm. Record. 1907. 40.

Liégard et Offret, La réaction de Wassermann dans les Kératites interstitielles, les irido-chorioidites, les paralysies oculo-motrices et les atrophies optiques. A. d'ocul. 1912. CXLVIII. 422.

Lodato, Un caso di cheratite gommosa. Arch. di ottalmol. 1912. XIX. 375. Ref. Z. f. A. 1912. XXVIII. 385.

Löhlein, Keratitis parenchymatosa infolge erworbener Lues. D. m W. 1912. L. 2386.

Derselbe, Das Glaukom der Jugendlichen. A. f. O. 1913. XXXV. 482.

Mamo, Statistische Untersuchungen von Keratitis parenchymatosa. Ref. Kl. M. f. A. 1909. XLVII/II. 793.

Mandonnet, Kératite superficielle et syphilis acquise. A. d'ocul. 1910. CXLIII. 126.

Helene Marin, Die Behandlung der parenchymatösen Keratitis durch subkonjunktivale Seruminjektionen. Inaug.-Diss. Bukarest 1909.

Martin, Treatment of interstitial Keratitis. Ophthalm. Record. 1907. 353.

Mendel, Über einen Fall von Sekundärglaukom nach Keratitis diffusa e lue congenita. C. f. A. 1898. XXII. 249.

Derselbe, Über einen Fall von Keratitis diffusa e lue acquisita. C. f. A. 1901. 10.

Mohr, Beobachtungen über Keratitis parenchymatosa nach Trauma. Kl. M. f. A. 1910. XLVIII. 611.

del Monte, Sudi una forma non commune di cheratite profonda diffusa. Annali di Ottalm. 1908. XXXVII. 730. Ref. Jahresber. 1908. 639.

Monod, Raulin et Aubart, Troubles oculaires d'origine obstétricale. Journ. de Méd. de Bordeaux 1906. Ref. Jahresber. 1906. 377.

Momoji Kako, Über Keratitis parenchymatosa bei Säugetieren. Kl. M. f. A. 1902. II.

Monthus, Kératite interstitielle annulaire au cours d'un rhumatisme infectieux. Receuil d'Ophth. 1906. 728. Ref. Jahresber. 1906. 515.

Derselbe, La Kératite interstitielle annulaire. A. d'Ophth. 1907. XXVII. 105.

Morax, Les affections oculaires dans les trypanosomiases. A. d'ocul. 1906. CXXXVI. 437.

Derselbe, Kératite interstitielle aux cours des trypanosomiases. Receuil d'Opth. 1906. 226.

Derselbe, Lésions cornéennes dans la syphilis. Encyclop. franc. 1906. V. 943.

Mouradian, De la valeur de la réaction de Wassermann en ophthalmologie. A. d'ocul. 1912. CXLVII. 1.

Oliver-y-Knipe, Parenchymatous Keratitis. Ref. Jahresber. 1909. XL. 641.

Perlia, Vermag ein Trauma eine auf konstitutioneller Basis beruhende Augenentzündung auszulösen? Kl. M. f. A. 1905. XLIII. 396.

Peters, Weiterer Beitrag zur Kenntnis der angeborenen Defektbildung der Descemetischen Membran. Kl. M. f. A. 1908. XLVI/II. 241.

Derselbe, Über gummöse Hornhauterkrankungen. Die ophthalm. Klinik 1898. 374.

Pfalz, Über doppelseitige Keratitis parenchymatosa (sympathica?) nach oberflächlicher Hornhautverletzung eines Auges. Heidelb. Ber. 1906. 101.

Pfister, 130 Fälle von Keratitis interstitialis diffusa inkl. 5 Fälle von Keratitis interstit. central. annular. nach Vossius. Kl. M. f. A. 1890. XXVIII. 114.

Pick, Keratitis parenchymatosa. B. kl. W. 1908. 1253.
Pollak, Ein seltener Fall von Keratitis gummosa. W. m. W. 1906. Nr. 16.
Posey, Some remarks upon tuberkular Keratitis with reports of cases. Ophthalm. Record. 1908. 379. Ref. Jahresber. 1908. 641.
Potocky, Beiträge zur Pathohistologie der Augenerkrankungen durch Trypanosomen. Z. f. A. 1908. XX. 263.
Pressel, Inaug.-Diss. Würzburg 1894. Ref. Wilbrand-Saenger, Neurologie des Auges, IV. 220.
Probst, Parenchymatous Keratitis, irichoroidal form with loss of both eyes. Med. Age 1905. June. Ref. Jahresber. 1906. 524.
Rabiger, Über die Ätiologie der Keratitis parenchymatosa. Inaug.-Diss. Berlin 1906.
Rados, Die Ausscheidung von intravenös injiziertem Karmin und Trypanblau im Auge. A. f. O. 1913. LXXXV. 381.
Derselbe, Über das Auftreten von komplementbindenden Antikörpern. Z. f. I. XIX.
Ransohoff, Ein Fall von einseitiger Keratitis parenchymatosa bei einer 35jährigen Frau infolge von Lues acquisita. C. f. A. 1889. XIII. 365.
Ree, Über einen Fall von Keratitis gummosa. Arch. di ottalm. 1911. XIX. 375. Ref. Kl. M. f. A. 1912. L. 612.
Reis, Demonstration mikroskopischer Präparate von Keratitis parenchymatosa annularis congenita. Heidelb. Ber. 1906. 307.
Derselbe, Beitrag zur Histopathologie der parenchymatösen Erkrankungen der Kornea. A. f. O. 1907. LXVI. 201.
Risley, Some etiologic factors in interstitial Keratitis. The ophthalmic Record. 1908.
Derselbe, Interstitial Keratitis with cretinoid conditions. Ophthalm. Record. 1908. CCCXIV. 330. Ref. Kl. M. f. A. 1909. 218.
Rohmer, Trois cas de Kératite parenchymateuse traitée par la Tuberculine T. R. Révue générale d'Ophth. 1906. 554. Ref. Jahresber. 1906. 525.
Rolleston, Inherited syphilis and blue sclerotics. Americ. Journ. of Ophth. Juli 1911.
Rollet et Grandclément, Kératite syphilitique gommeuse. Bull. de la Soc. d'Ophth. de Lyon 3ième Année 31. Ref. Jahresber. 1909. XL. 659.
Römer, Arbeiten aus dem Gebiet der sympathischen Ophthalmie. A. f. O. 1903. LVI. 439.
Rößler, Demonstration: Das Verhältnis der Keratitis parenchymatosa zur akquirierten Lues. Ref. Kl. M. f. A. 1914. LIII. 243.
Ruben, Über Steigerung des Augendrucks durch Quellung der Gewebskolloide. Heidelb. Ber. 1912.
Rübel, Senkrecht ovale Hornhaut bei Lues congenita. Kl. M. f. A. 1911. 227.
Ryan, The relation of interstitial keratitis to syphilis. Transact. of the Eigth Session of the Austral. Med. Congress III. 80. Ref. Jahresber. 1909. XL.
Seidel, Beitrag zur Frage der Salvarsanwirkung auf luetische Augenleiden. A. f. O. 1911. LXXIX. 328.
Seefelder, Klin. u. anat. Untersuchungen z. Pathol. u. Therap. d. Hydrophthalmus cong. A. f. O. LXIII. 205.
Selman Litwak, Über die Beteiligung des Uvealtraktus bei der Keratitis parenchymatosa. Inaug.-Diss. München 1914.
Shoemaker, An unusual case of parenchymatous Keratitis. Americ. Journ. of Ophth. 1907. 361.
Shumway, Sekundärglaukom bei interstitieller Hornhautentzündung. Annals of ophthalm. 1912. April. Ref. C. f. A. 1912. XXXVI. 314.
Sidler-Huguenin, Kann man durch geeignete Mittel die Kurzsichtigkeit zum Stillstand bringen? A. f. A. 1915. LXXIX. 117.
Silbersiepe, Beitrag zum Studium der Keratitis parenchymatosa auf luetischer Basis unter Zuhilfenahme der Wassermannschen Reaktion. Inaug.-Diss. Berlin 1908.
Soederlinth, Contribution à l'étude de la kératite syphilitique gommeuse. Thèse de Lyon 1910. Ref. Kl. M. f. A. 1911. XLIX. 404.
Sonntag, Über Keratitis parenchymatosa beim Rothirsch. Inaug.-Diss. Rostock 1912.
A. v. Szily, Über die Bedeutung der Anaphylaxie in der Augenheilkunde. Kl. M. f. A. 1913. LI. 164.
Derselbe, Die Anaphylaxie in der Augenheilkunde. 1914.
Derselbe, Experimente und Theorien über anaphylaktische Entzündungen am Auge. Kl. M. f. A. 1915. LIV. 1.
Schieck, Doppelseitige Augenerkrankungen im Lichte der Immunitätsforschung. C. f. d. g. O. 1914. 97.
Derselbe, Kann die Keratitis parenchymatosa auf anaphylaktischen Zuständen beruhen? Z. f. A. 1914. XXXII. 95.
Derselbe, Das Problem der Genese der interstitiellen Keratitis. D. m. W. 1914. Nr. 18. 890.
Schoeller, Keratitis parenchymatosa. M. m. W. 1906. 2321.

Schöler, Ein seltener Befund bei Keratitis parenchymatosa tuberculosa. C. f. A. 1908. 13.

Schoen, Das Verhältnis der Keratitis parenchymatosa zum Trauma. Inaug.-Diss. Halle 1914.

Schumacher, Die Serodiagnose der Syphilis in der Augenheilkunde nebst Bemerkungen über die Beziehungen der Tuberkulose zur Syphilis bei Augenleiden. D. m. W. 1909. Nr. 44. 1914.

Stanculéano, Recherches diagnostiques et thérapeutiques dans la kératite parenchymateuse au moyen de la tuberculine. A. d'ocul. 1904. CXXXII. 340.

Derselbe, Seltener Befund an der Hinterfläche der Kornea bei einer klinisch diagnostizierten Keratitis parenchymatosa. Kl. M. f. A. 1904. XLII/II. 456.

Stargardt, Über Protozoen im Auge. Heidelb. Ber. 1906. 325.

Derselbe, Zur Ätiologie der parenchymatösen Keratitis. Heidelb. Ber. 1913.

Steindorf, Salvarsanliteratur. Sammelreferat. D. m. W. 1911. Nr. 27.

Sydney Stephenson, Kornealerkrankungen bei erworbener Syphilis. Kl. M. f. A. 1904. XLII/I. 96.

Derselbe, Interstitial Keratitis from a modern standpoint. The medical Press and Circular 1907. Sep.-Abdr.

Derselbe, A series of four cases of infantile Gangrene of the Cornea (Keratomalacie), in which the spirochaeta pallida was found. The Ophthalmoscope 1907. V. 628.

Derselbe, Über Hornhaut-Schmelzung (31 Fälle). Annals of Ophthalmol. 1910. Ref. C. f. A. 1911. XXXV. 282.

Stock, Pathologisch-anatomische Untersuchung eines Falles von Keratitis parenchymatosa e lue hereditaria. Heidelb. Ber. 1902. 347.

Derselbe, Das Ulcus corneae internum bei der syphilitischen Keratitis parenchymatosa. Kl. M. f. A. 1905. XLIII. Beilageheft.

Derselbe, Über experimentelle Keratitis parenchymatosa durch Allgemeininfektion mit Trypanos. Brucei beim Hunde. Heidelb. Ber. 1906. 268.

Derselbe, Über experimentelle Keratitis parenchymatosa durch Trypanosomen. Heidelb. Ber. 1907. 263.

Derselbe, Lubarsch-Ostertag 1910. 146, Keratitis parenchymatosa, Sammelreferat über Arbeiten von 1900—1905 inkl.

Stolper, Über die Beziehungen zwischen Syphilis und Trauma. D. Z. f. Chir. 1902. LXV. 117.

Straub, Praeparate van scleritis en keratitis profunda. Nederl. Tijdschr. v. Geneesk. 1908. I. 789.

Stuelp, Über Wesen und Technik der Wassermann-Neißer-Bruckschen Luesreaktion nebst Bemerkungen und ihre praktische Bedeutung. A. f. A. 1910. LXVII. 54.

Derselbe, Bisherige Erfahrungen mit Salvarsan bei Augensyphilis aus der Literatur und an eigenen Fällen. Kl. M. f. A. 1911. XLIX. 369.

Tepljaschin, Zur pathologischen Anatomie der intrauterinen Augenkrankheiten und insbesondere der angeborenen Hornhauttrübungen. A. f. A. 1895. XXX. 318.

Terson, Deux cas de kératite parenchymateuse dans la syphilis acquise. A. d'ocul. 1899. CXXI. 43.

Derselbe, Les gommes de la cornée. A. d'Ophth. 1905. XXV. 265.

Derselbe, Hérédo-syphilis cornéenne maligne, nettement influencée par les injections de calomel. A. d'ocul. 1911. CXLV. 396 und A. d'Ophth. 1911. XXXI. 392.

Terrien, Pathologische Anatomie und Entstehung der kongenitalen Syphilis. Kl. M. f. A. 1902. XL. 443.

Tertsch, Fall von kongenitaler Hornhauttrübung beider Augen. Ref. Z. f. A. 1907. XVII. 397.

Trantas, Deux cas de kératite interstitielle n'ayant pas comme cause la syphilis héréditaire. A. d'Ophth. 1895. XV. 696.

Derselbe, Bourrelet périkeratique syphilitique. A. d'Ophth. 1911. XXXI. 320.

Trousseau, La kératite interstitielle dans la syphilis acquise. A. d'ocul. 1895. 206.

Ulbrich, Augenveränderungen mit Trypanosomen. A. d'ocul. 1910.

Uhthoff, Diskussion zu Neißer, „Über das neue Ehrlichsche Syphilisheilmittel". B. kl. W. 1910. 1638.

Derselbe, Über Resultate der Salvarsanbehandlung bei Kranken der Breslauer Univers.-Augenklinik. Kl. M. f. A. 1911. XLIX/I. 733.

Valude, La kératite interstitielle dans la syphilis acquise. A. d'ocul. 1897. CXVII. 40.

Verhaeghe, La kératite interstitielle d'origine syphilitique acquise. Gaz. des hôp. 1909. Nr. 118.

Villemonte de la Clergerie, Tuberculose de la cornée. A. d'Ophth. 1908. XXVIII. 292.

Vinsonneau, Gommes syphilitiques de la Cornée. A. d'Ophth. 1905. XXV.

Vossius, Zur Begründung der Keratitis parenchymatosa annularis. A. f. O. 1905. LX. 116.

Vossius, Besteht ein ätiologischer Zusammenhang zwischen parenchymatöser Keratitis und Verletzung? M. m. W. 1910. 1309.
Wagenmann, Diskussion zu E. v. Hippel, „Hydrophthalmus congenitus“. Heidelb. Ber. 1897. 225.
Derselbe, Beiderseitige Keratitis parenchymatosa luetica bei einer 20jährigen Patientin mit Dystrophia adiposa-genitalis. M. m. W. 1908. 1154.
Derselbe, Verletzungen des Auges. Graefe-Saemisch II. Bd. IX. Kap. 148.
Wahl, Ätiologische Beiträge zur Kenntnis der typischen Keratitis parenchymatosa. Inaug.-Diss. Tübingen 1913.
Wandel, Die Keratitis parenchymatosa bei akquirierter Lues. Inaug.-Diss. Breslau 1903.
Watanabe, Pathologisch-anatomischer Befund bei Keratitis parenchymatosa syphilitica congenita mit besonderer Berücksichtigung der Neubildung von Bindegewebe an der Hinterfläche der Hornhaut. Kl. M. f. A. 1914. LII/I. 408.
Wessely, Experimentelle Untersuchungen über Reizübertragungen von einem Auge auf das andere. A. f. O. 1900. L. 123.
Derselbe, Über anaphylaktische Erscheinungen an der Hornhaut (experimentelle Erzeugung einer parenchymatösen Keratitis durch artfremdes Serum). M. m. W. 1911. Nr. 32. 1713.
Wicherkiewicz, Sur quelques formes rares de kératites syphilitiques. A. d’ocul. 1900. CXXIII. 344.
Derselbe, Les kératites parenchymateuses syphilitiques traitées par le salvarsan. A. d’Ophth. 1911. XXXI. 479.
Derselbe, Über die durch Trauma entstandene Keratitis parenchymatosa und die Rechtsfrage. Kl. M. f. A. 1912. L/I. 95.
Wimann, Keratitis parenchymatosa bei einem neugeborenen Kaninchen. A. f. D. u. S. 1909. 93.
Wittich, Miliare Tuberkel in der Conjunctiva bulbi. Kl. M. f. A. 1914. LII. 868.
Wolff, De serologische Diagnose van de Syphilis. Nederl. Tijdschr. v. Geneesk. 1908. II. 1761. Ref. Z. f. A. 1909. 158 und Jahresber. 1908. 319.
L. K. Wolff, Über die Ätiologie der chronischen Augenkrankheiten. A. f. O. 1911. LXXIX. 115.
Young, Interstitial Keratitis. Ophthalm. Record. 1908. 419.

Elftes Kapitel.

Iris und Ciliarkörper.

Die Erkrankungen dieses Abschnittes charakterisieren sich als Iritis, Cyclitis (gleichbedeutend mit Iritis serosa) und Iridocyclitis mit oder ohne Glaskörpertrübungen. Es ist im allgemeinen wohl überhaupt unmöglich, die Erkrankungen dieser beiden Abschnitte der Uvea voneinander zu trennen, wenn es sich nicht gerade um isolierte, entzündliche Geschwülste handelt. Sprechen wir also im folgenden von spezifischer Iritis, so ist mit diesem Ausdruck keineswegs eine gleichzeitige Erkrankung des Ciliarkörpers ausgeschlossen, sie wird im Gegenteil als wahrscheinlich vorausgesetzt. Eine nur mit Beschlägen einhergehende Erkrankung des vorderen Uvealtraktus (Cyclitis oder Iritis serosa) kommt bei Syphilis als spezifische Affektion selten vor. Über die Beteiligung des Glaskörpers s. S. 282.

Iritis luetica.

Die Beteiligung der Iris an dem gesamtsyphilitischen Prozeß äußert sich in verschiedenen Formen.

Krückmann hat uns gelehrt, daß nicht selten bei Syphilitikern im zweiten Stadium eine Injektion der Regenbogenhaut eintritt, die er als Roseola bezeichnet und der Roseola der Haut gleichstellt. Das Charakteristische dieser Irisroseola besteht in dem Mangel an subjektiven Beschwerden, wie Schmerzen,

Lichtscheu, Tränenträufeln, sowie in dem Mangel eines eigentlichen entzündlichen Prozesses. Es handelt sich nur um eine Gefäßfüllung, zuerst im ciliaren Irisbezirk, die sich dann zu einer feinstreifigen Oberflächenhyperämie im Gebiet der Iriskrause und eventuell auch im Sphinkterteil der Iris entwickelt. Die fehlenden subjektiven Erscheinungen sowie die ungemeine Flüchtigkeit der Gefäßinjektion bedingen es wohl, daß man diese Irisbeteiligung als Augenarzt kaum je beobachtet, wenn man nicht Syphilitiker auf Hautabteilungen regelmäßig untersucht. Krückmann betont übrigens, daß nach seinen eigenen und Augsteins Feststellungen gelegentlich auch bei Normalen eine Injektion einzelner Gefäße in der Iris gefunden wird, was auch meiner Erfahrung besonders bei graublauen Irides entspricht.

Die häufigste Ausdrucksform der Lues an der Regenbogenhaut ist die diffuse fibrinöse Iritis. Bei der Darstellung dieser Erkrankung stütze ich mich auf etwa 80 Beobachtungen an der Hallenser Augenklinik, die ich zum kleineren Teil auch gutgeführten Krankengeschichten früherer Jahre entnehme. Männer und Frauen erkrankten in etwa gleicher Anzahl, was bei dem im allgemeinen doch häufigeren Vorkommen der Syphilis bei Männern immerhin merkwürdig ist. Man hat ja auch sonst öfters den Eindruck, daß die Beteiligung des weiblichen Geschlechts bei den Affektionen des vorderen Uvealtraktus auffallend groß ist, doch dürfte es sich dabei wohl nur um einen Eindruck handeln, denn bei meinen 158 Fällen von Affektionen des vorderen Uvealtraktus bei Nichtsyphilitischen gehörten 94, also bei weitem der größte Teil, dem männlichen Geschlecht an.

Es liegt in der Natur der Sache, daß die Iritis bei akquirierter Lues selten unter dem 20. und über dem 50.—60. Jahr beobachtet wird. In den wenigen Fällen von spezifischer Iritis bei alten Leuten ließen sich besondere Charakteristika nicht finden, wogegen die Beteiligung der Iris bei der kongenitalen Lues, wie wir später noch sehen werden, einige Merkwürdigkeiten aufweist.

In etwas über $^1/_4$ meiner Beobachtungen von Erkrankungen des vorderen Uvealtraktus lag Lues vor, ein quantitatives Verhältnis, das auch Groenouw auf Grund der Literaturangaben aus der Zeit vor der Wassermann-Reaktion annimmt, und das ungefähr auch übereinstimmt mit den Angaben von Yeld und Butler aus der neueren Zeit.

Unter den syphilitischen Augenleiden bei akquirierter Lues nimmt die Iritis einen hervorragenden Platz ein. Nach der Zusammenstellung Groenouws fand sich Iritis bei 2020 Kranken mit syphilitischem Augenleiden in 44,7 $^0/_0$, also in fast der Hälfte der Fälle.

In der Mehrzahl der Fälle tritt die Iritis im ersten Jahr nach der stattgehabten Infektion ein und ist ungemein häufig kombiniert mit sonstigen Erscheinungen sekundärer Lues an Haut und Schleimhäuten, besonders oft findet man, wie auch schon frühere Autoren mitteilten, ein papulöses Exanthem und Angina specifica, doch kommen auch nicht zu selten Fälle vor mit rein makulösem Ausschlag und ohne Beteiligung des Rachens und der Tonsillen.

Kommt die Iritis mehrere Jahre nach der Infektion zum Ausbruch, so entsteht die Frage, ob es sich wirklich um eine luetische Iritis oder um eine Iritis bei Syphilitikern handelt. Wir kommen auf diese Frage unten noch einmal näher zurück. Von den Iritiden nach dem dritten Jahr post infectionem reagieren manche auf antiluetische Behandlung, andere nicht, und diese letzteren sind nach Krückmann als Iritis bei Luetikern, aber nicht als Iritis luetica zu deuten. Liegt die Infektion längere Jahre zurück, so wird man bei positiver Wassermann-Reaktion im Blut immerhin sehr mit der Möglichkeit rechnen müssen, daß eine eintretende Iritis luetischen Ursprungs ist. Sicher aber ist die Irisbeteiligung in der Spätperiode der Syphilis etwas ungemein Seltenes, wenn auch Widder, Fuchs u. a. das gelegentliche Vorkommen anerkennen.

Die luetische Iritis tritt sowohl bei behandelter als bei unbehandelter Lues auf, schließt sich sogar manchmal an eine spezifische Kur unmittelbar an. So wurde z. B. öfters das Eintreten einer Iritis nach einer Salvarsaninjektion beobachtet. Terlinck nennt solche Fälle in Anlehnung an Neurorezidive „Iridorezidive". Es ist nicht unmöglich, daß in solchen Fällen das antiluetische Mittel eine gewisse Reizwirkung auf die Spirochäten ausgeübt hat. Es ist aber von Interesse, daß Fehr an einem großen Material feststellen konnte, daß mit der zunehmenden Intensität der Luesbehandlung in den frühesten Stadien das Vorkommen der Iritis erheblich nachgelassen hat.

Der klinische Verlauf der Iritis luetica beginnt wie jede akute Iritis mit plötzlich einsetzenden subjektiven Beschwerden (Schmerzen Tränenträufeln), dazu gesellt sich ciliare Injektion und Stirnkopfschmerz. Die Horn-

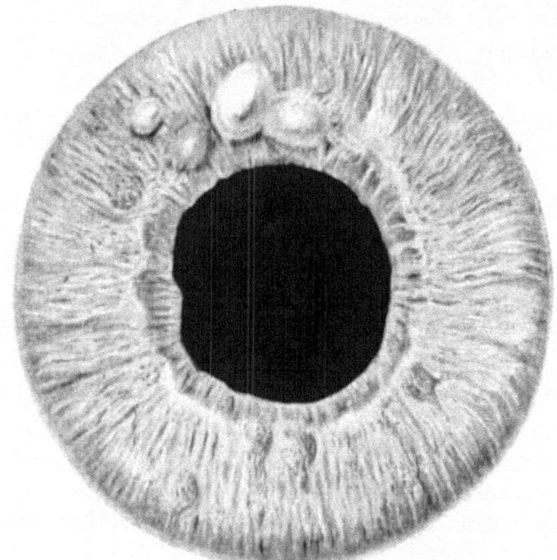

Abb. 47. Iritis luetica mit auffallend gering vaskularisierten Knötchen.

haut ist öfters leicht rauchig getrübt, ebenso ist das Kammerwasser oft nicht klar; besonders hervortritt aber die Schwellung und Verwaschenheit sowie die starke Gefäßinjektion der Iris. Die Schwellung lokalisiert sich besonders gern im Sphinkterteil, während die Injektion vor allem die Krause und das Sphinktergebiet einnimmt. Die Injektion ist meist herdförmig verteilt. Der exsudative Charakter der Regenbogenhaut äußert sich in dem sehr schnellen Auftreten von hinteren Synechien, die der Lösung öfters recht große Schwierigkeiten bereiten, weil sich die Verwachsungen nicht ausschließlich auf das Pigmentblatt, sondern auch auf die bindegewebigen Irisschichten erstrecken (Krückmann). Die Exsudation erstreckt sich zumeist auf das Irisgewebe selbst und erzeugt die hinteren Synechien und die Schwellung des Irisgewebes; ein Pupillarexsudat dagegen ist nicht häufig, selbst ein fibrinöses nicht; eitrige Exsudationen sind sogar ausgesprochen selten. Ein echtes Hypopyon ist mir nur einige Male begegnet, es war bei diesen Fällen sehr klein und verschwand nach einigen Tagen. Fälle von endogener Iritis mit Hypopyon, das dann rezidivieren kann, sind an sich nicht häufig und wohl in der Hauptsache, soweit man überhaupt anamnestische Anhaltspunkte dafür gewinnen konnte, auf rheumatische Affektionen zurückgeführt worden. Einwandsfreie Fälle von derartiger Affektion mit luetischer Ätiologie sind nach der Zusammenstellung von Blüthe nur von Stöwer, Vaughan, Terson (zwei Fälle) und Widder beobachtet worden, wozu noch die von Ammann, Rollet, Rauch u. a. kommen, während es sich bei dem von Ferret behandelten Patienten um eine Hypopyoniritis bei einem luetischen Rheumatiker handelt.

Während des Verlaufs der spezifischen Iritis kann es zur Ausbildung isolierter Knötchen kommen, die als die dritte Form der Irisbeteiligung bei der Lues zu betrachten sind und jetzt wohl allgemein als Papeln der Iris bezeichnet werden. In der älteren Literatur werden Iritis papulosa, condylomatosa und gummosa als synonyme Begriffe gebraucht.

Die Papelbildungen in der Regenbogenhaut sind sehr häufige Begleiterscheinungen der luetischen Iritis. Bei meinen 78 Fällen von spezifischer Iritis fanden sie sich 31 mal, darunter 24 mal im Sphinktergebiet und 7 mal im Kammerwinkel, resp. im ciliaren Teil der Iris. Sie treten einzeln oder zu mehreren auf und können sich an dem einen Auge ausbilden, während das andere Auge keine sichtbaren Knötchen trotz bestehender Iritis aufweist. Der Mangel klinisch sichtbarer Knötchen spricht nicht dagegen, daß sich im Innern der Iris mikroskopisch kleine Knötchen entwickelt haben, eine Feststellung von Fuchs, die ich auch experimentell durch meinen Fall 64 (s. S. 135) bekräftigen kann. Die Farbe der Knötchen variiert zwischen grau und gelbrot und ist sehr erheblich von der Vaskularisation derselben abhängig. Eine eigene Beobachtung mit auffallend gering vaskularisierten Knötchen gibt Abb. 47 wieder. In den frühen Stadien der Lues kommen sogar rein rote Papeln vor. Daß sich die Papeln mit ganz besonderer Vorliebe im Sphinktergebiet lokalisieren, liegt nach Krückmann daran, daß sich hier die größte Anzahl der Iriskapillaren und sehr viele zart kalibrierte Gefäßzweige finden, also solche Gefäße, die in der zweiten Luesperiode vor allem affiziert werden. Ist das Sphinktergebiet von einer ganzen Anzahl solcher Papeln eingenommen, so tritt es wulstförmig hervor und prominiert erheblich über den übrigen Teil der Iris. Das Auftreten von Papeln schließt eine Entzündung der übrigen Iristeile nicht aus, sondern im Gegenteil, es findet sich fast immer eine Kombination beider Prozesse. Je älter die Lues beim Auftreten der papulösen Exkreszenzen ist, um so solider werden sie (Krückmann). Bezüglich der Einzelheiten der Entstehung, Gruppierung usw. sei auf die sehr eingehende Darstellung Krückmanns verwiesen.

Die Knötchen können in ihrer Größe sehr verschieden sein und von mikroskopischer Kleinheit bis zu Erbsengröße variieren. Bei Einleitung einer spezifischen Therapie werden sie im allgemeinen restlos resorbiert. Ein Platzen der Papel und eventuell Entleerung eines Inhalts in die vordere Augenkammer ist als ganz ungewöhnlich zu bezeichnen. Krückmann konnte allerdings zweimal den Zerreißungsakt des vorderen Stromablattes direkt sehen und auch das Austreten der zerfallenen Masse sowie ihr Heruntergleiten auf den Kammerboden verfolgen. Ist die Papel verschwunden, so deutet sehr häufig eine lokale Irisatrophie auf den abgelaufenen Prozeß hin, vor allem kommt es oft zu einer Depigmentierung des Irisstromas an den Stellen der Papeln.

Es kann jetzt als gesicherte Tatsache gelten, daß die Papeln gleichzusetzen sind den sekundären Erscheinungen an der Haut. Die frühere Auffassung, daß es sich um gummöse Bildungen handelt, wurde zuerst erfolgreich von Widder bekämpft.

Bei der Iritis luetica, sowohl bei der mit als bei der ohne Knötchenbildung, kommen Descemetsche Beschläge recht häufig zur Beobachtung, während reine Iritis serosa, wie schon oben erwähnt, als spezifische Entzündung sehr selten beobachtet wird.

Daß aber eine reine Cyclitis (Iritis serosa) gelegentlich auch beobachtet wird, zeigt folgender Fall:

Erwin R., 23 Jahre (Halle 1936/13), wurde aus der Hautklinik wegen papulöser Lues uns überwiesen. Bereits mehrfach antiluetisch behandelt. Der Status ergab rechts im Augenhintergrund zahlreiche gelbe, teilweise gelbrosa gefärbte chorioiditische Herdchen und ganz temporal einen größeren grauen frischen Herd. Am linken Auge bestanden ciliare Injektion und reichliche feinste Präzipitate, sonst normale Verhältnisse. Der Lichtsinn ergab am Nagelschen Adaptometer beiderseits keine Herabsetzung.

Die luetische Iritis findet sich sehr viel häufiger einseitig als doppelseitig, bei meinem Material war etwa in $^1/_4$ der Fälle Beidseitigkeit zu konstatieren.

Pathologische Anatomie. Die histologische Untersuchung eines frischen Falles von Iritis luetica konnte bis jetzt aus Mangel an Material an einem in toto herausgenommenen Auge nur äußerst selten bewerkstelligt werden. Michel stellte zuerst an der exzidierten Iris in zwei Fällen eine Endarteriitis und eine Anhäufung von epitheloiden Zellen um Gefäße herum fest. Nach ihm handelt es sich bei der syphilitischen Iritis um eine Erkrankung der Gefäßwandung, sei es der Kapillaren, sei es der größeren Gefäße, bald in diffuser Weise, bald in Herdform. Fuchs hat dann die anatomischen Verhältnisse bei einer im Abklingen begriffenen luetischen Iritis beschrieben. Die Iris zeigte eine mäßige Menge von Rundzellen, besonders zahlreich in der vorderen Grenzschicht, dann entlang den Gefäßen, an manchen Gefäßen bestand Endothelwucherung, an einigen sogar vollständige Obliteration des Lumens, außerdem existierten zirkumskripte Zellanhäufungen, also Knotenbildungen, und in der Nähe dieser Knoten waren die Gefäßveränderungen ganz besonders ausgeprägt. Im Innern dieser Knoten waren auch typische Riesenzellen vorhanden, ferner einige dünnwandige Blutgefäße, aber keine Verkäsung. Auch im Ligamentum pectinatum bestand Knötchenbildung mit Riesenzellen. Im Ciliarkörper fanden sich keine knotigen Gebilde, dagegen Rundzellen und kleine Exsudationen von derselben Zusammensetzung wie die Descemetschen Beschläge. In dem Fuchsschen Falle dehnte sich die Entzündung auch auf die Aderhaut aus. Die übrigen Fälle der Literatur betreffen meist gummöse Veränderungen in der Iris oder im Ciliarkörper. Ich selbst beobachtete zwei Fälle von luetischer Erkrankung der Iris und anderer Teile des Auges bei kongenitaler Lues, auf die ich im Zusammenhang später noch eingehen muß. Es sei hier nur soviel hervorgehoben, daß die Iris mit Lymphocyten und Plasmazellen infiltriert war und daß sich die Lymphocyten an einzelnen Stellen zu Knötchen zusammenschlossen. Die beigegebene Abbildung 57 zeigt deutlich den Aufbau dieses Knötchens aus reinen Lymphocyten, sie zeigt aber ferner, daß die Gefäße der Iris, in dem einen Fall wenigstens, im großen und ganzen sehr wenig krankhaft affiziert waren. Abgesehen von einer mehr oder weniger kleinzelligen Infiltration ihrer Wandung fanden sich nur geringe Endothelwucherungen, nirgends obliterierende Prozesse. Auch im Ciliarkörper bestand eine kleinzellige Infiltration. diffus oder herdförmig, aus Lymphocyten und reichlichen Plasmazellen.

In Anlehnung an die Befunde von Michel und Fuchs wird im allgemeinen angenommen, daß sich die luetische Iritis vor allem in Veränderungen der Gefäße dokumentiert. Ob man das wirklich verallgemeinern darf, scheint mir nach den bis jetzt spärlichen anatomischen Befunden doch zweifelhaft, auf jeden Fall bestand bei meinem Falle, der allerdings eine kongenitale Lues betraf, nur eine geringe Beteiligung der Gefäße, und die Beweiskraft der Befunde von Michel und Fuchs wird dadurch etwas geschmälert, daß Michel nur zwei exzidierte Irisstückchen und **Fuchs** eine Iritis älteren Datums untersuchen konnten.

Zudem hat in neuerer Zeit L. **Andersen** einen Fall von Iritis papulosa anatomisch untersuchen können, der ebenfalls keine erheblichen Gefäßveränderungen aufwies.

Es handelte sich um eine 52jährige Frau mit papulösem Exanthem und doppelseitiger Iritis, rechts in der Form der Iritis fibrinosa, links in der Form der papulösen Iritis. Aus dem histologischen Befund der plötzlich verstorbenen Patientin ist folgendes hervorzuheben: Die Iris ist im ganzen etwas verdickt, entsprechend der klinisch sichtbaren Papel aber in einer zirkumskripten Stelle besonders stark verdickt und entsprechend der Papel mit der ganzen Fläche der Linse adhärent. In der zentralen Partie der Papel ist die Gewebsstruktur verwischt und die Kerne zeigen Zerfallserscheinungen. Das Pigment ist sehr stark zerstört und zerstreut, findet sich zum Teil in der Mitte der Papel. In der Peripherie der Papel tritt die Pigmentlage wieder auf, ist aber auch hier stark zerstört und sendet dicke Pigmentklumpen in das stark infiltrierte Irisgewebe hinein; auch außerhalb der Papel tritt die hochgradige Zerstörung des Pigments und Pigmentzerstreuung sehr stark hervor. Die Gefäße sind überall etwas dickwandig und rundzellig infiltriert, es bestehen aber keine Verdoppelung der Elastica und keine Endothelwucherung. In den peripheren Teilen der Papel an mehreren Stellen eine Anzahl ganz dünnwandiger, vielleicht neugebildeter Gefäße. Die infiltrierenden Zellen sind hauptsächlich Lymphocyten, seltener nichttypische Plasmazellen. Keine Riesenzellen, keine epitheloiden Zellen und keine eosinophilen Zellen. Im Corpus ciliare sind die Veränderungen ganz ähnlich wie in der Iris, auch hier hauptsächlich Zellinfiltrationen besonders den Gefäßen entlang und Pigmentzerstörung. In der Linse trifft man, dem zentralen Teil der Irispapel entsprechend, eine Partie, in der die Kernlage unter der scheinbar intakten Linsenkapsel gänzlich fehlt, während man an den Grenzen schlecht gefärbte, blasige Kerne findet, dementsprechend an derselben Stelle Strukturlosigkeit des Linsengewebes, Auflösung in eine detritusähnliche Masse. In der Sklera, Aderhaut, Retina, im Corpus vitreum und Optikus keine Veränderungen.

Ich darf an dieser Stelle vielleicht darauf hinweisen, daß bei meinen experimentellen Untersuchungen (S. 134) auch nur in einem Teil der iritischen Veränderungen Alterationen der Gefäße zu finden waren.

Ätiologie. Der Beweis, daß es sich um eine spezifische Iritis handelt, ist im allgemeinen dadurch leicht zu erbringen, daß in den meisten Fällen sonstige Erscheinungen sekundärer Syphilis oder besonders beim Mann Reste des Primäraffekts nachweisbar sind. Da aber die Iritis auch das erste klinische Symptom des Sekundärstadiums der Lues sein kann, so ist die Wassermann-Reaktion ein nicht zu unterschätzendes Hilfsmittel. Sie fiel bei meinen sicheren Fällen von Iritis specifica in $100\,^0/_0$ positiv aus, vereinzelt, besonders bei stark vorbehandelten Patienten und auch bei den wenigen Fällen, wo es sich möglicherweise um Rezidive der spezifischen Iritis handelte, war sie nur schwach positiv. Unter den 154 Fällen von Iritis überhaupt war die Lues in $29{,}8\,^0/_0$, bei 86 Fällen von Iridocyclitis in $8{,}1\,^0/_0$ nachweisbar (s. Tabelle S. 32). Die engeren Beziehungen der Lues, insbesondere der Spirochäten zur Iritis, sind noch nicht ganz klar gestellt. Zur Nedden berichtet von einem Fall von luetischer Iritis, wo sich im Humor aqueus Spirochäten nachweisen ließen; er nimmt mit Wahrscheinlichkeit eine Identität derselben mit der Spirochaete pallida an, Clausen jedoch bezweifelte die Spirochätennatur dieser Gebilde. Clausen selbst hatte stets negative Ergebnisse und betont, daß die Untersuchungen an Kammerwasser wegen der entstehenden Niederschläge sehr schwierig sind. Auch mir ist es in zwei untersuchten Fällen nicht gelungen, die Mikroorganismen im Humor aqueus nachzuweisen, ebenso fiel die Levaditiimprägnierung und die Überimpfung eines exzidierten Stückchens einer luetischen Iritis negativ aus. Krückmann war anscheinend glücklicher, denn er berichtet im Text der

Magnusschen Unterrichtstafeln, daß es ihm bei Frühpapeln der Iris gelungen sei, die Pallida dadurch nachzuweisen, daß er die Vorderkammer eröffnete, die Papeln mit Pinzette zerquetschte und den mit dem Papelbrei vermischten Kammerinhalt untersuchte. Auch Stephenson will bei einer 20jährigen Frau mit akuter Iridocyclitis bei sekundärer Lues die Mikroorganismen im Kammerwasser gefunden haben. Bei einem sechsmonatlichen Fötus mit einer Iridocyclitis konnten Sabrazès und Dupérié in der Aderhaut, im Glaskörper und in der Iris Spirochäten feststellen.

Man hat weiter den Zusammenhang zwischen Spirochäten und Iritis dadurch sehr wahrscheinlich zu machen gewußt, daß man experimentell durch Einimpfung luetischen Materials in die Iris typische Papeln entstehen sah (Greeff und Clausen, Tomaczewski). Schucht konstatierte sehr häufig bei Injektion frisch exzidierter Inguinaldrüsen von Patienten mit primärer oder sekundärer Lues in die Vorderkammer von Kaninchen nach durchschnittlich 16 Tagen Iritis condylomatosa. Er erhielt manchmal diffuse, manchmal knötchenförmige Iritis, nie gleichzeitig beide Formen, einmal bei Injektion in den Glaskörper eine der Iritis gummosa ähnliche Affektion mit anschließender Keratitis parenchymatosa.

Daß die luetischen Reagine bei Iritis specifica in die vordere Kammer übergehen können, daß man also mit dem Humor aqueus eine positive Wassermann-Reaktion erhalten kann, was zuerst A. Leber behauptet hat, kann ich bestätigen.

Sehr viel schwieriger ist die Frage nach dem Zusammenhang einer Iritis mit der Lues, wenn die spezifische Infektion schon mehrere Jahre zuvor stattgefunden hat oder wenn die Wassermann-Reaktion im Blut negativ ist. Ist der Blutbefund negativ, so wird man nach meinen Erfahrungen davon abstehen müssen, eine Iritis als luetisch zu bezeichnen, wenn nicht ganz sichere sonstige Sekundärsymptome vorhanden sind. Liegt eine sichere frühere Infektion vor und ist die Wassermann-Reaktion beim Auftreten der Iritis negativ, so ist der spezifische Charakter auch sehr unwahrscheinlich. Liegt eine Jahre vorausgegangene Infektion vor und die Wassermann-Reaktion ist noch stark positiv, so muß man aber wohl mit der Möglichkeit einer spezifischen Iritis rechnen, da nach unserer Meinung die stark positive Serumreaktion noch einen aktiven Herd im Körper anzeigt. Der Erfolg einer spezifischen Kur wird hier zur Entscheidung der Frage beitragen. Selbstverständlich muß man mit der Möglichkeit weiter rechnen, daß bei einem Luetiker mit positiver Wassermann-Reaktion eine Iritis auf anderer Grundlage eintreten kann.

In ätiologischer Beziehung beachtenswert scheinen mir einige Beobachtungen, auf die ich bereits kurz bei der Heidelberger Tagung 1912 (Bericht S. 34) hingewiesen habe. Es sind das Fälle, wo Syphilis und Tuberkulose sich ätiologisch den Rang streitig machten. Sie seien hier kurz angeführt.

Ernst Li., 39 Jahre (233/11), hatte vor 8 Jahren Schanker und wurde 1908 an beiderseitiger Iritis behandelt; er will aber auch als Kind bereits öfters Regenbogenhaut- und Hornhautentzündung gehabt haben. 1910 Neuaufnahme in die Hallenser Augenklinik wegen schwerer rechtsseitiger Iritis mit dichtem Exsudat in der Pupille und auf der Iris und reichlichen sichtbaren Irisgefäßen (linkes Auge phthisisch), Wassermann-Reaktion ++++. Auswärts von augenärztlicher Seite bisher erfolglos behandelt. Auf eine Injektion von 0,5 mg Alttuberkulin ist am nächsten Tag Cornea und Kammerwasser viel klarer, dagegen ist es zu einer ganz exorbitanten Hyperämie der Irisgefäße gekommen, die wie Wülste auf der Iris zu liegen scheinen. Auf Grund dieser Veränderungen wird eine Lokalreaktion nach Tuberkulin angenommen. Da sich in den nächsten Tagen noch heftige Blutungen in die Vorderkammer einstellen, so wird der Beginn einer Tuberkulinkur nicht gewagt, sondern eine subkutane Injektion von 0,5 g Salvarsan vorgenommen. Dieser Injektion folgt eine ganz auffallend schnelle Besserung. Das Auge blaßt ab, Exsudation und Hyperämie gehen zurück. Die W a s s e r m a n n - Reaktion wird dauernd negativ, wobei zu erwähnen ist, daß Patient nach einiger Zeit auch mit Hg-Einreibungen behandelt wurde. Patient wurde nach 2 Monaten mit $^{5}/_{10}$ und einem feinen organisierten Exsudat in der Pupille entlassen, später entzündete sich das Auge öfters noch, aber viel leichter als 1910. Das Sehvermögen hielt sich über Jahre hinaus auf der gleichen Höhe ($^{5}/_{15}$). Intern konnte eine Infiltration beider Lungenspitzen mit katarrhalischen Erscheinungen nachgewiesen werden.

Rudolph Steph., 31 Jahre (396/12), wird in der Medizinischen Klinik wegen beiderseitiger tuberkulöser Lungenspitzenaffektion behandelt. Bereits seit $1^{1}/_{2}$ Jahren bestehen auf Lungentuberkulose hinweisende Beschwerden. Lues wird negiert. W a s s e r m a n n - Reaktion + + + +. Akute rechtsseitige I r i t i s. Knötchenbildung im Sphinkterteil der Iris. Angeblich schon einmal vor 2 Jahren rechtsseitige Kopfschmerzen und Rötung des rechten Auges. Auf eine intravenöse Injektion von 0,5 g Salvarsan sehr schnelle Besserung der Iritis, dagegen Verschlechterung des Allgemeinbefindens, besonders nachdem auch mit einer Schmierkur begonnen wird. Rückverlegung in die Medizinische Klinik wegen Hämoptoë.

Friedrich He., 18 Jahre (83/12), negiert Lues. Mutter früher wegen Iridocyclitis behandelt. Patient weist linksseitige akute Iritis auf mit reichlichen Beschlägen. W a s s e r m a n n - Reaktion + + +. Auf eine Injektion von 0,005 g Alttuberkulin kommt es zu sehr starken Schmerzen im erkrankten Auge und zu Zunahme der Injektion desselben (Lokalreaktion) bei ungestörtem Allgemeinbefinden. Die Iritis geht zurück, eine später angeschlossene Neosalvarsaninjektion wird gut vertragen.

Die Beurteilung solcher Fälle ist recht mißlich. Bei dem zweiten Fall muß mit der Möglichkeit einer luetischen Iritis durchaus gerechnet werden; bei dem dritten handelt es sich wohl eher um eine tuberkulöse Entzündung, bei dem ersten dagegen ist die Beurteilung ganz besonders schwierig. Das klinische Bild sah gar nicht nach Lues aus, war aber auch nicht charakteristisch für Tuberkulose. Für letztere sprachen die Allgemeinerkrankung und die lokale Veränderung nach der Tuberkulininjektion. Andererseits war die schnelle Besserung des ungemein schweren Prozesses nach einer Salvarsaninjektion ganz frappierend. Noch in einem weiteren, sicher luetischen Fall von Iritis kam es zu einer Art Lokalreaktion nach Tuberkulineinspritzung. K r u s i u s (Diskussion Heidelberg 1912) machte auf die von der N e i s s e r schen Schule gefundene Tatsache aufmerksam, daß auch zweifellose tuberkulöse Prozesse auf Salvarsan ausgesprochene Herdreaktionen zeigen können, mithin die Lokalreaktion differentialdiagnostisch nicht unbedingt zu verwerten ist.

Gelegentlich taucht auch die Frage auf, ob ein **Trauma** befähigt ist, eine Iritis luetica auszulösen. So behaupteten zwei meiner Patienten, die Entzündung habe sich am Tag nach einer Verletzung des Auges entwickelt (Stoß gegen das Auge, Fremdkörper). Bei einer derartigen Sachlage kann wohl die traumatische Entstehung a limine abgelehnt werden, und so ist auch meines Erachtens ein Fall, wie ihn L i m b o u r g mitgeteilt hat, zu beurteilen. Wir müssen doch die luetische Iritis als eine direkte Folge der Spirochätenwirkung betrachten. Vom Beginn der entzündungserregenden Wirkung der Spirochäten bis zum Ausbruch der Entzündung vergehen aber nach unserer klinischen Erfahrung beim Primäraffekt und bei der experimentellen Syphilis mehrere Wochen. Selbst wenn wir voraussetzen, daß die Spirochäten zur Zeit des Trauma bereits in der Iris waren, kann die spezifische Entzündung, soweit sie durch die Verletzung angefacht wurde, nicht einen oder wenige Tage nach dem Unfall ausbrechen. Ist dagegen eine zweifellose schwere Kontusionsverletzung vorausgegangen, bei der eine Tiefenwirkung bis in die Iris glaubhaft ist, und tritt dann zwei bis vier Wochen später eine luetische Iritis auf, die dauernd auf diese Seite beschränkt bleibt, so wird man die Möglichkeit eines Zusammenhangs mit dem Trauma nicht ganz von der Hand weisen können. Aber selbst dann

ist der Zusammenhang nicht sehr wahrscheinlich und ein Zufall schon aus dem
Grunde sehr zu bedenken, weil ein Trauma bei der luetischen Iritis so ungemein
selten angegeben wird.

Eine zweite Frage ist noch die, ob die Iritis luetica an einem vorher durch
Verletzung geschädigten Auge besonders gern ausbricht, ob also ein früher
zurückliegendes Trauma mit dauernden Folgezuständen am Auge einen Locus
minoris resistentiae für die Ansiedlung von Spirochäten schafft.

In diesem Zusammenhang scheint mir folgender eigener Fall mitteilenswert.

Bruno Fi., 37 Jahre (788/14), hat vor 20 Jahren eine schwere Verletzung
des linken Auges erlitten (Stein- oder Eisensplitterverletzung?). Bei einer Untersuchung 1907 wurde ein Herd in der Nähe der Papille festgestellt, der aussah, als
wenn er durch doppelte Perforation entstanden wäre. Sideroskop negativ. Das
linke Auge war die ganzen 20 Jahre über blass und reizlos, seit einigen Tagen
frische Entzündung. Bei der Aufnahme am 7. April 1914 wurde das rechte Auge
normal gefunden, dagegen zeigte sich links die Hornhaut diffus hauchig getrübt,
die Hinterfläche mit Beschlägen versehen, die Iris zum Teil mißfarbig, am Pupillarrand zackig und zum Teil mit der linearen Hornhautnarbe adhärent. L+6 DS
= Finger dicht vor dem Auge. Die allgemeine Untersuchung ergab einen vernarbten
Primäraffekt am Präputium und in Heilung begriffene, wahrscheinlich papulöse
syphilitische Effloreszenzen, sowie eine multiple Skleradenitis. Wassermann-
Reaktion ++, Stern ++++. Auf Schmierkur und Neosalvarsaninjektionen
blaßt das Auge ab und Patient wird 1 Monat später mit einem Visus von $^5/_{10}$ entlassen. Im Röntgenbild ließ sich kein Fremdkörper feststellen.

Bei dieser Beobachtung ist die Frage, ob es sich um eine Iritis nicht spezifischer Natur bei einem Luetiker oder um eine syphilitische Iritis handelt, kaum
zu entscheiden. Die Möglichkeit einer echt luetischen Iritis muß wohl zugegeben werden. Irgendwelche klinische oder experimentelle Handhaben aber,
das frühere Trauma für die Ansiedlung der Spirochäten in diesem Auge verantwortlich zu machen, besitzen wir nicht. Es ist im Gegenteil daran zu erinnern, daß Krückmann fünf Personen beobachtete, die an rheumatischen
bzw. gonorrhoischen Iritiden gelitten hatten und die bei einer darauffolgenden
Luesinfektion von einer Iritis verschont blieben, obwohl an anderen Körper-
gegenden massenhafte luetische Flecken und Papeln aufgeschossen waren. Ich
würde also in dem oben zitierten eigenen Fall die ursprüngliche Beziehung
zum Trauma ablehnen. Was hier für die Iris gilt, hat natürlich ebenso seine
Gültigkeit für die Erkrankung anderer Häute im Innern des Augapfels.

Komplikationen. Komplikationen, die durch den iritischen, resp. cycliti-
schen Prozeß selbst bedingt sind, bestehen in stärkeren Exsudationen in die
Pupille oder in den Glaskörper, sowie in Drucksteigerung. Ein nennenswertes
Pupillarexsudat ist im allgemeinen bei der luetischen Iritis nicht häufig. Die
Exsudation erfolgt gewöhnlich in das Gewebe der Regenbogenhaut hinein.
Wenn stärkere exsudative Prozesse im Pupillargebiet nachweisbar sind, handelt
es sich nach meinen Beobachtungen fast immer um einen Prozeß, der die ganzen
inneren Teile des Auges, nicht die vordere Uvea allein ergriffen hat und dessen
exsudativer Charakter sich am stärksten in dem Gebiet der Iris und des Ciliarkörpers, sowie in der Gegend der Pupille äußert, aber auch öfters zu mehr oder
minder starken Hornhauttrübungen Anlaß gibt. Wir haben es dann also im
ganzen genommen mit recht schweren Prozessen zu tun.

Eine ganz besonders schwere Affektion wurde in der Hallenser Augenklinik
bei einem 24jährigen Mädchen, Meta von W. (143/1898) beobachtet. Die Patientin,
die von Kindheit an kurzsichtig war, bemerkte 10 Tage vor der Aufnahme in die
Klinik (16. Mai 1898) eine allmählich zunehmende Herabsetzung der Sehschärfe
auf dem rechten Auge und seit einigen Tagen auch eine erhebliche Entzündung.
1896 war sie an Kondylomen behandelt worden. Am rechten Auge bestand folgender

Status: Cornea reichlich getrübt, zahlreiche dicke Präzipitate, am Pupillenrand dicker, ins Gelbliche spielender Knoten, der mit einer dünnen Exsudatschicht bedeckt ist, im übrigen Iris normal. Am Fundus myopische Veränderungen ebenso wie links. RS = Finger in 1 m, LS = 0,2. Gläser bessern nicht.

Trotz eingeleiteter Kur (Hg-Einreibungen und Jodkalium) trübt sich das Kammerwasser rechts mehr und mehr. Sehr starke Druckschmerzhaftigkeit des Corpus ciliare. Das ganze Pupillargebiet wird schließlich von einem Exsudat mehr und mehr eingenommen, so daß das Bild an das einer ektogenen Infektion erinnert. Am 21. V. ist das Exsudat so dicht, daß von dem Knoten kaum mehr etwas zu sehen ist; auch an der nasalen Irishälfte scheinen zwei neue gelbliche Stellen aufgetreten zu sein. Am 28. V. ist ein kleines Hypopyon sichtbar, das Exsudat im Pupillargebiet resorbiert sich etwas. Die Schmerzen sind immer noch sehr groß, das Hypopyon vergrößert sich. Am 2. VI. bedeckt der gelbe Knoten den ganzen äußeren unteren Quadranten der Iris; sowohl von der peripheren Seite als auch von der Pupillarseite her ist der Tumor vaskularisiert. Vom 7. VI. an verkleinert sich der Knoten und die Schmerzen lassen nach, am 15. VI. ist der Knoten vollkommen verschwunden. Am 30. VI. wird Patientin entlassen: Das Pupillargebiet ist immer noch zum größten Teil von einer dichten Exsudatschicht von grauweißer Farbe verschlossen. R — 6,0, DS = 0,2. Im Laufe der nächsten Monate wird die Exsudatschicht etwas dünner und der Visus steigt auf 0,4.

Eine Drucksteigerung kann natürlich die Folge einer ringförmigen Synechie sein, doch kommt eine solche völlige Verwachsung des Pupillarrandes bei einer nicht ganz vernachlässigten luetischen Iritis selten vor, dagegen sieht man hie und da auch ohne stärkere Synechienbildung eine Erhöhung des intraokularen Druckes, die mit einer Hornhauttrübung einhergehen kann. Diese Drucksteigerung kann ohne wesentliche subjektive Störungen auftreten, ruft aber in anderen Fällen sehr heftige Schmerzen hervor. Es ist in solchen Fällen durchaus nicht unbedingt nötig, das Mydriatikum wegzulassen; die Hauptaufgabe besteht darin, die iritischen Erscheinungen mit spezifischer Kur zum Rückgang zu bringen, dann kann sich der Druck ohne weiteres normalisieren. Normalisiert er sich nicht, so wird unter Umständen eine Iridektomie nötig, die, wie wir noch sehen werden, meist recht gut vertragen wird. Die Drucksteigerung entsteht wahrscheinlich aus ähnlichen Gründen wie so oft bei der nicht spezifischen Iritis serosa und ist möglicherweise auf eine zu starke Sekretion des Ciliarkörpers einerseits und auf schlechten Abfluß im Kammerwinkel nfolge von Anhäufung von Entzündungsmaterial andererseits zurückzuführen.

Die **Hornhaut** erscheint nicht selten bei Iritis wie gestichelt, doch läßt sich nicht sagen, daß das immer ein Symptom des gesteigerten Innendrucks ist, manchmal ist sie auch hauchig getrübt, aber nie so intensiv, daß die Verhältnisse der Iris dadurch unübersehbar sind; es ist sehr wahrscheinlich, daß es sich in diesen Fällen um eine Trübung der Cornea infolge Einwanderung weißer Blutzellen handelt. Schon das klinische Bild spricht in diesem Sinne und weiter spricht dafür die bei dem Gumma der Iris und des Ciliarkörpers histologisch nachgewiesene entzündliche Mitbeteiligung der Hornhaut.

Bei den sonst beobachteten Anomalien des an Iritis erkrankten Auges handelt es sich nicht um Zustände, die von der Irisentzündung selbst herzuleiten sind, sondern um koordinierte, durch die Lues bedingte Prozesse. Sie entgehen zum Teil nicht selten der Beobachtung, wenn man nicht besonders auf sie fahndet. Im folgenden seien einige dieser koordinierten Komplikationen kurz besprochen.

Eine Seltenheit ist es, wenn gleichzeitig mit der Iritis luetische Affektionen der Lider zur Beobachtung kommen wie im folgenden Falle:

Auguste Mall., 45 Jahre (3653/10), bemerkt seit 4 Wochen einen Ausschlag am ganzen Körper und seit 14 Tagen Schmerzhaftigkeit des linken Auges. Abgesehen von einem über den Körper verbreiteten papulös aussehenden Exanthem findet sich an beiden Oberlidern, rechts in der Mitte, links am inneren Winkel eine ziemlich harte, mit einer Delle versehene Exkreszenz. Am linken Auge besteht eine frische Iritis. Wassermann - Reaktion positiv. Es handelt sich wahrschein- lich um Lues II, doch wurde von der Hallenser Hautklinik auch die Möglichkeit einer gummösen Affektion erwogen.

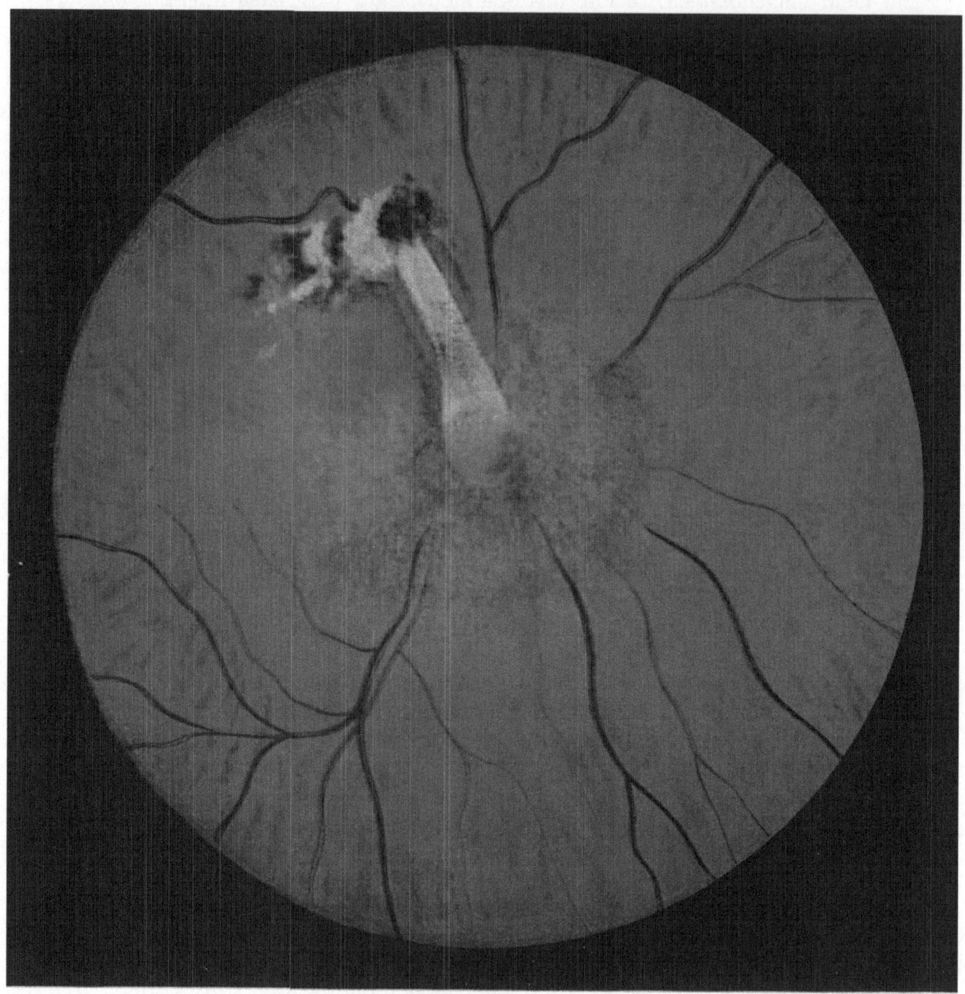

Abb. 48.

Ebenfalls recht selten sind gleichzeitig bestehende Affektionen der Con- junctiva. So sah ich bei einem Patienten zwei phlyktänenähnliche, aber mehr glasige Gebilde in der Nähe des Limbus, die bald wieder verschwanden. Der Befund ist deshalb nicht ohne Interesse, weil sich ähnliche Gebilde auch gelegentlich bei der Keratitis parenchymatosa feststellen lassen (s. S. 206). Bei einem anderen Patienten bestanden bei der Aufnahme in die Klinik reichliche subkonjunktivale Hämorrhagien und beginnende Iritis neben papulösem Hautexanthem. Anderen Tags hatten die Bindehautblutungen sowohl wie die

Iritis noch zugenommen. Nach einmaliger Verabreichung von 0,6 g Salvarsan verschwanden die konjunktivalen Hämorrhagien restlos im Laufe von 24 Stunden, auch die Iritis ging nach wenigen Tagen zurück.

Von einer Beteiligung der Hornhaut war bereits oben die Rede. Wenn es in seltenen Fällen zu einer wirklichen parenchymatösen Entzündung kommt,

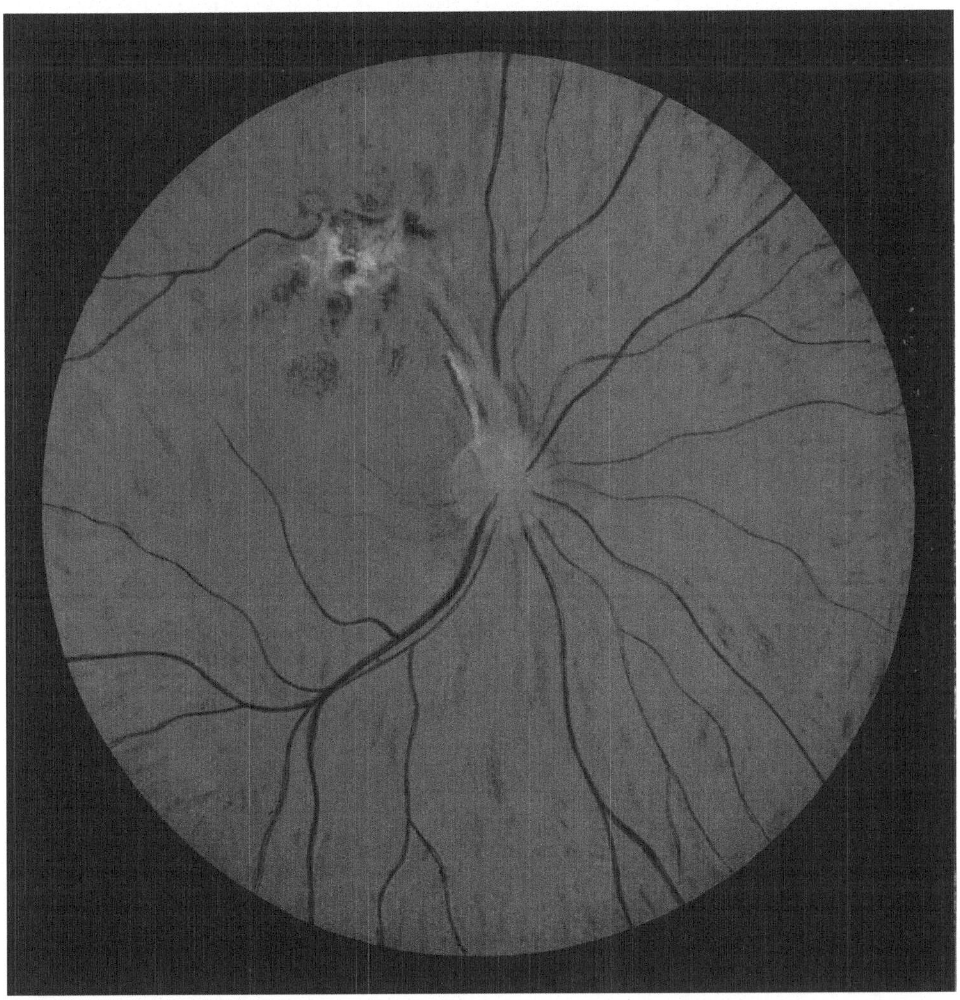

Abb. 49.

so läßt sich meistens eine sehr erhebliche Entzündung aller Membranen des Auges nachweisen. Manche Fälle, die in der Literatur als typische Keratitis parenchymatosa bei akquirierter Lues gehen, sind im Verlauf einer Iritis oder Iridocyclitis aufgetreten und können deshalb nicht als primäre Hornhautentzündung angesehen werden.

Noch seltener als eine ausgesprochene Keratitis sind **skleritische** Prozesse; ich habe bis jetzt nur in einem Falle, wo es sich um eine typische Uveitis mit hinteren Synechien handelte, mehrere skleritische Herde klinisch nachweisen können, die sich in ihrem Aussehen von sonstiger Skleritis nicht unterschieden.

Der **Glaskörper** dagegen zeigt sehr oft abnorme Verhältnisse. Eine mehr diffuse Trübung läßt öfters das Bild des Augenhintergrundes nur sehr trüb durchscheinen, bei Rückgang des Augenprozesses ist es dann meist möglich, mit Hilfe des Lupenspiegels massenhaft staubförmige Glaskörpertrübungen zu entdecken. Gröbere flottierende Trübungen sind weniger häufig. Mit Vorliebe sind die entzündlichen Prozesse im hinteren Teil des Glaskörpers lokalisiert, man findet dann an der Papille adhärierende Flocken und manchmal auch von der Papille in den Glaskörper sich erstreckende Exsudatmassen.

So weist Patient Wrob. (792/12), der an Lues II und linksseitiger Iritis leidet und einige Monate zuvor 4 Salvarsaninjektionen erhalten hatte, im Anfang eine diffuse Glaskörpertrübung und einen von der Papille ausgehenden, nach nasal und oben (u. B.) verlaufenden, großen weißlichen Herd auf; im Gebiet dieses Herdes sowohl wie auch in der Retina Blutungen. Papillengrenzen sehr verwaschen. Die Trübung ist so stark, daß man die einzelnen Gefäße nicht erkennen kann. Auf wieder eingeleitete spezifische Kur hellt sich der Glaskörper auf, die Papille ist deutlich zu sehen, etwas verschleiert und nach oben (u. B.) geht nun ein grauweißer Exsudatzapfen zu einem weißlichen Herd, der in der Retina liegt und von mehreren Hämorrhagien umgeben ist (Abb. 48). Am Gullstrandschen Augenspiegel zeigt sich, daß der Exsudatstrang entweder im hintersten Teil des Glaskörpers verläuft oder der Retina direkt aufliegt, während der weiße Herd sicher der Retina angehört. Einige Monate später sind die linken Papillengrenzen nur noch leicht verschleiert, an der Stelle des Exsudatstranges ist jetzt noch ein leichter Schleier zu beobachten, der den vorderen, teilweise auch den hinteren Schichten der Retina angehört. Der ursprünglich weiße retinale Herd besteht jetzt aus einer chorioideal-atrophischen Partie und einem weißlichen, zum Teil ebenfalls schleierartigen, zum Teil auch dichteren, in den tieferen Schichten der Netzhaut gelegenen Anteil. Von dem großen Herd aus gehen dann, weit ausstrahlend, Exsudatstränge nach oben und unten, die sich gabelförmig teilen, aber nichts mit den Gefäßen zu tun haben. Abb. 49 zeigt den Befund einige Wochen nach dem auf der vorigen Abb. 48 wiedergegebenen Zustand.

Die Prozesse im hinteren Teil des Glaskörpers sind, wie dieser Fall zeigt, meist kombiniert mit exsudativen Vorgängen im Sehnervenkopf oder der angrenzenden Retina. In noch stärkerem Maße zeigt eine zweite Beobachtung dieses Verhalten und demonstriert zugleich, welch erhebliche Atrophien im Augenhintergrund nach solchen exsudativen Vorgängen zurückbleiben können. Der Fall ist im übrigen auch ein Beispiel dafür, bis zu welcher Hochgradigkeit die luetische Durchseuchung die gesamten inneren Teile des Auges in Mitleidenschaft ziehen kann.

Patient Bun. (375/11) hatte Ende Juli 1910 den Primäraffekt und erhielt August 1910 eine Salvarsaninjektion. Oktober desselben Jahres Beginn der rechtsseitigen Iritis, zugleich Exanthem und neue Geschwüre am Penis. Dezember 1910, als Patient zum ersten Male von uns untersucht wurde, zeigte sich die Iris verfärbt, aus der Pupille war nur ein schwachroter Reflex zu erhalten. Auf eine neue Salvarsaninjektion hellt sich der Glaskörper etwas auf, die Papille ist als Scheibe zu erkennen, an die sich nach unten (u. B.) eine große weiße Partie anschließt. Reichliche Blutungen in dieser Zone. Monatelang bleibt der Prozeß so, daß man kein genaues Hintergrundsbild erhalten kann. Visus dauernd nur Erkennen von Fingern direkt vor dem Auge. $^1/_2$ Jahr später, nach weiterer spezifischer Behandlung, hat sich das Sehvermögen auf $^5/_{15}$ gebessert. Ophthalmoskopisch ist die Papille noch immer verschwommen sichtbar, bedeckt von einem weit vorspringenden, weißgrauen Strang, der sich schmal nach oben hin weiter erstreckt, um sich in der Peripherie zu verbreitern. Seitlich von dem Exsudatstrang an mehreren Stellen ausgedehnte chorioiditische Herde. Unterhalb der Papille ein unscharfer, papillengroßer, gelbroter Bezirk. Ein weiteres Jahr später sind die Verhältnisse noch nicht wesentlich verändert, nur daß die Atrophie der betroffenen Netz- und Aderhautteile ausgedehnter und stärker geworden ist.

Im allgemeinen findet man **Aderhaut**veränderungen bei gleichzeitiger spezifischer Iritis nicht häufig und mehr in Form der Chorioretinitis peripherica, ganz ähnlich wie bei kongenitaler Lues; diese verschwinden auf spezifische Behandlung ganz oder größtenteils. Eine Form der Aderhautentzündung entsprechend der Chorioiditis disseminata, habe ich bis jetzt kaum beobachtet; dagegen sieht man die mit Hemeralopie und Ringskotom einhergehende Uveitis gelegentlich zusammen mit Iritis. Das seltene Vorkommen einer eitrigen Iritis in Kombination mit einer typischen Neuroretinitis schildert Ransohoff in einem Fall von Lues congenita bei einem vierjährigen Kind.

Guglianetti beobachtete an einem Auge, das 15 Jahre zuvor von Iritis syphilitica befallen war, ausgedehnte Sklerose an den Chorioidealgefäßen. Oberhalb und unterhalb der papillo-makulären Gegend fanden sich glänzendweiße Flecke, auf denen die Aderhautgefäße als weißliche, gerundete, blutleere Stränge erschienen, die weißen Stränge gingen plötzlich in die roten Gefäße über. In der Peripherie zahlreiche chorioiditische Herde, Lichtsinn sehr herabgesetzt. Am anderen Auge Chorioiditis disseminata.

Eine eigentliche **Retinitis** kommt während des Verlaufs einer Iritis nur selten zur Beobachtung, wenn sie vielleicht auch häufiger ist, als man sie nachweisen kann. Schnabel allerdings behauptete, eine Retinitis sei ein nahezu konstanter Befund bei der Iritis acuta specifica; er verstand aber darunter eine grauweißliche Trübung um die Papille herum. Solche Trübungen sind auch mir, wenn auch durchaus nicht konstant, begegnet; es ist wegen der Medientrübung manchmal nicht leicht, mit Sicherheit zu behaupten, daß es sich um pathologische Zustände handelt.

Bei einer Patientin (Heidelberg, 240/06), die eine schwere Iritis papulosa mit starker Glaskörpertrübung durchmachte, konnte ich nach Aufhellung des Glaskörpers eine Trübung der Netzhaut, verschwommene Papillengrenzen und eine typische Sternfigur in der Macula feststellen. Trotz dieser Veränderung bestand ein Visus von $^5/_7$ partiell und normales Gesichtsfeld ohne Skotombildung.

Auch eine Ablatio retinae kann kombiniert mit Iritis luetica vorkommen und muß wohl auf Exsudationen durch spezifische Prozesse zurückgeführt werden.

So beobachtete ich in Heidelberg einen 20jährigen Bäcker, der 1908 sich infiziert und protrahierte Schmierkuren durchgemacht hatte. Damals bereits bestand eine Iritis am rechten Auge, die 1909 rezidivierte. Abgesehen von einer Verwaschenheit der Iris und einem $^1/_2$ mm hohen Hypopyon waren bei diesem Rückfall 1909 reichlich Opacitates corp. vitr. und eine blasige Ablatio retinae zu konstatieren.

Über Netzhautveränderungen, die in Augen auftraten, die früher an Iritis gelitten hatten, s. S. 362.

Wie die beiden von mir anatomisch untersuchten Fälle Trümpler und Otto Müller zeigen, die auf S. 300 noch genauer beschrieben werden, kann es zu einem koordinierten Vorkommen einer luetischen Entzündung in Iris und Ciliarkörper einerseits und Retina andererseits ohne das Zwischenglied einer nennenswerten Aderhautbeteiligung kommen. Ich habe darauf früher bereits hingewiesen (Graefes Archiv Bd. 84, 1913), und habe auch damals schon einige Angaben in der Literatur, die in diesem Sinne sprechen, zitiert.

Wilbrand und Staelin z. B. beobachteten einen 63jährigen Mann mit deutlicher Erkrankung der Netzhautgefäße (Kaliberveränderungen, geschlängelte Venen, Trübung der Papille). Die Erkrankung trat 32 Wochen nach der luetischen Infektion auf, der Retinitis ging eine Iritis voraus, staubförmige Glaskörpertrübungen fehlten. Oswalt beschrieb kleine, grauweiße, träubchenartige retinale Herdchen im Sekundärstadium der Lues, die mit Vorliebe an den arteriellen Endästchen saßen. Diese Retinitis ging mit oder ohne Iritis einher, Glaskörpertrübungen fehlten meist, zuweilen konstatierte er auch chorioiditische Herdchen.

Anatomisch stellte Fuchs in den Augen eines 58jährigen Mannes mit Lues II außer einer typischen Affektion der Iris und des Ciliarkörpers eine Atrophie in der Optikusfaserschicht der Retina, sowie eine Erweiterung der Lymphräume an den größeren Netzhautgefäßen, ferner Cysten in der Peripherie der Netzhaut fest. Die Aderhaut war frei von Infiltration, außer am hinteren Pol gerade da, wo das sonst erheblich veränderte Pigmentepithel normal war. Fuchs glaubt in diesem Falle an eine sekundäre Beteiligung der Netzhaut.

Spicer sah ein Gumma an der Basis der Iris bei intaktem Ciliarkörper und unversehrter Aderhaut. Die Retina war an manchen Stellen ödematös, z. T. in bindegewebiger Degeneration. Die retinalen Gefäße zeigten Wandverdickungen, die inneren Gefäßlagen waren öfters hyalin degeneriert, manche kleinen Gefäße obliteriert. In die Retina war Pigment eingewandert.

Auch der Fall 17 von Uhthoff scheint mit hierher zu gehören. Neben den Resten einer abgelaufenen Iritis (organisiertes, mäßig kernhaltiges Exsudat, fibröse Entartung und Atrophie der Iris) und vereinzelten zirkumskripten kleinzelligen Infiltraten im Ciliarkörper fand sich bei nahezu intakter Aderhaut (nur hier und da partiell etwas atrophisch) und gut erhaltenem Pigmentepithel eine erhebliche Erkrankung der kleinen Netzhautgefäße, sowohl der Arterien als Venen in Form der Perivaskulitis und obliterierende Prozesse.

Es ist nun interessant, daß sich diesen Feststellungen eine experimentelle Beobachtung anschließt, über die ich bereits kurz bei der Tagung der Ophthalmologischen Gesellschaft in Heidelberg 1911 berichtet habe. Es handelte sich um ein von Herrn Kollegen Sowade intrakardial mit Spirochätenmischkultur geimpftes Kaninchen, bei dem zwei Monate nach der Injektion eine linksseitige typische Iritis auftrat mit normalem ophthalmoskopischen Befund, und bei dem ich anatomisch mehrere Exsudatherde in der Netzhaut fand, während die Aderhaut auf sämtlichen untersuchten Serienschnitten intakt war.

Auch entschieden häufiger, als gemeinhin angenommen wird, ist eine Beteiligung des **Sehnerven,** zum mindesten des Sehnervenkopfs bei der Iritis. Wir sprachen bereits von der grauweißlichen Trübung um die Papille herum. Manchmal wird aber das ophthalmoskopische Bild sehr viel ausgesprochener und es kommt, abgesehen von einer Verschleierung der Grenzen und einer gewissen Dilatation der Venen, zu einer wenn auch meist nicht bedeutenden Prominenz. Ob das nervöse Gewebe selbst an der Entzündung beteiligt ist, zeigt die skotometrische Untersuchung.

Während man zentrale und parazentrale Skotome bei mangelndem Augenspiegelbefund an der Macula und zwischen Macula und Papille wohl meist geneigt ist, von einer Beteiligung des Optikus abzuleiten, ist die Entscheidung der Frage, wo das Ringskotom entsteht, das man bei frischer Iritis luetica nach meinen Untersuchungen häufig findet, bis vor kurzem recht schwierig gewesen. Jetzt wissen wir (s. meinen Vortrag auf der Heidelberger Tagung 1916), daß Ringskotome, soweit sie der Ausdruck von Sehnervenaffektionen sind, ihren Ausgang vom blinden Fleck nehmen und defekte Teile peripherer Nervenbündel darstellen (s. auch S. 420). Wir haben also ein Unterscheidungsmittel zum Nachweis, wo das Ringskotom im einzelnen Fall entstanden ist. Sind während des Verlaufs der Iritis oder nach Ablauf derselben irgendwelche chorioretinitische Veränderungen nachweisbar, so wird man nach alter Gewohnheit — ob mit Recht, bleibe unentschieden — sein Zustandekommen aus den bulbären Prozessen erklären wollen. Ich halte es für sehr wahrscheinlich, daß die Ringskotome sich meistens von einer Beteiligung des Sehnerven herleiten. Daß bei der alten perimetrischen Untersuchungsmethode das Ringskotom geschlossen oder auch in einzelnen Ringstücken auftreten kann, ist jetzt ohne weiteres klar. Es scheint meistens nur auf dem Auge mit der Iritis nachweisbar zu sein, gelegentlich habe ich es aber sowohl auf dem iritischen als auch dem nicht-iritischen Auge gefunden. Der Befund des Ringskotoms kann mit einem normalen und einem pathologischen Verhalten der Papille kombiniert sein.

Eine Beobachtung der ersteren Art stellte ich z. B. bei der 24jährigen Dienstmagd Emma Gronem. (716/16) in Göttingen an. Sie hatte im September 1915 einen Ausschlag mit Haarausfall, Halsentzündung und Kopfschmerzen, jetzt eine Iritis luetica mit staubförmigen Hornhautbeschlägen ohne Knotenbildung in der Iris. Der iritische Prozeß ist überhaupt sehr gering und beschränkt sich auf eine

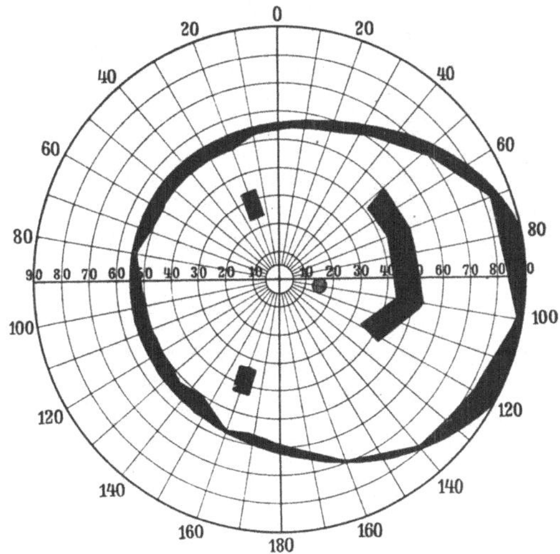

Abb. 50. Teilweises Ringskotom bei Iritis luetica.

deutliche Hyperämie, die sehr bald verschwindet. Wassermann-Reaktion positiv. Ophthalmoskopisch dauernd völlig normaler Befund (bis zur Entlassung am 18. III. 1916). Die Gesichtsfelduntersuchung ergibt bei der erstmaligen Prüfung am 20. I. 1916 am iritischen Auge Teile eines Ringskotoms (siehe Abb. 50), links normalen Befund. Am 11. II. 1916 ist rechts von einem Ringskotom nichts mehr nachweisbar. Der neurologische Befund fiel negativ aus, dagegen ergab die Liquoruntersuchung positive Nonne-Apeltsche Reaktion, 128 Lymphocyten im Kubikmillimeter und positive Wassermann-Reaktion. Kurz vor der Entlassung wurde bei einer nochmaligen Untersuchung des Lumbalpunktats negative Wassermann-Reaktion im Liquor festgestellt. Die antiluetische Kur (Hg-Kur und Salvarsan-Injektionen) hatte mehrfache Unterbrechungen erfahren müssen wegen einer hartnäckigen Albuminurie.

Interessanterweise erkrankte nun diese Patientin im Juli desselben Jahres an einer akuten retrobulbären Neuritis ebenfalls wieder des rechten Auges zunächst mit völliger Amaurose und leichter Verwaschenheit der Papillengrenzen. Die Amaurose ging schnell zurück, dagegen blieben längere Zeit Ausfälle peripherer und vor allem zentraler Faserbündel nachweisbar.

Die Annahme liegt in diesem Falle nahe, daß sich von der ersten Sehnervenerkrankung her noch Spirochäten im rechten Optikus befanden, die — möglicherweise infolge der ungenügenden antiluetischen Behandlung — sich vermehrten und einen neuen Prozeß anfachten.

Die nächste Beobachtung gibt wieder, wie sich das Ringskotom nach der neuen Methode darstellt und zeigt zugleich, daß der Sehnervenprozeß von der Affektion des vorderen Augenabschnitts unabhängig sein kann.

Karl Gro., 49 Jahre, in der medizinischen Klinik wegen luetischen Exanthems in Behandlung, klagt seit kurzer Zeit über eine Entzündung des linken Auges. Es

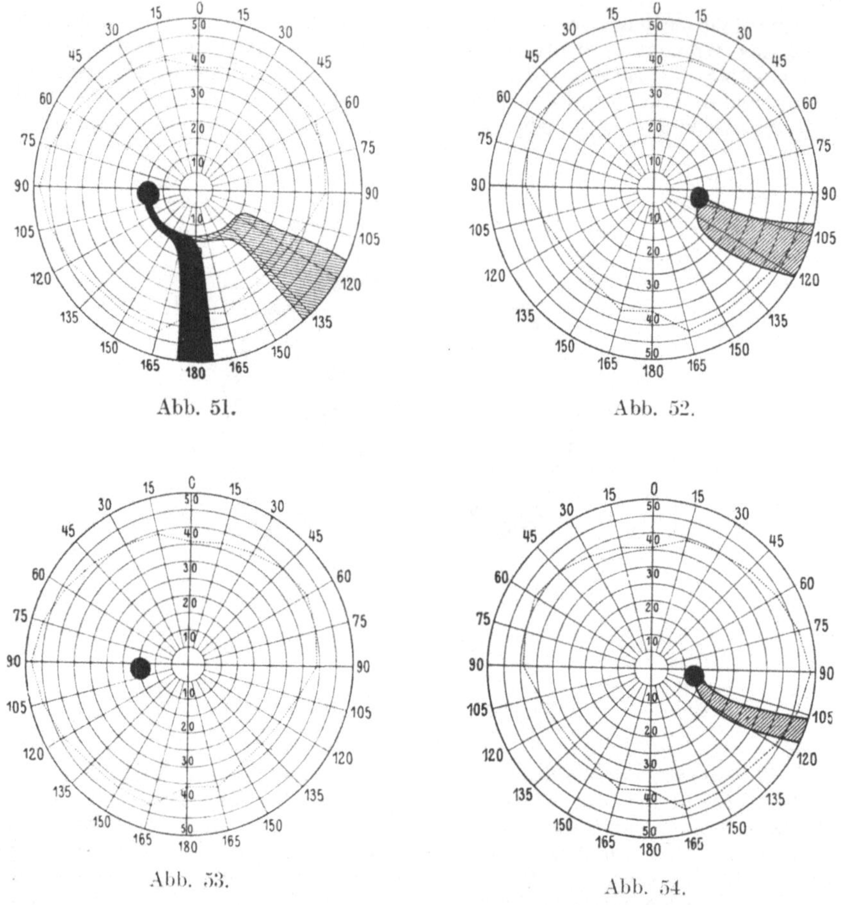

Abb. 51.   Abb. 52.

Abb. 53.   Abb. 54.

finden sich an dem linken Auge, abgesehen von alten Veränderungen (Leukoma adhaerens), eine frische, mit sehr starker Irishyperämie einhergehende Iritis, starke Ciliarinjektion und heftige Reizerscheinungen. Ausgesprochene Knötchenbildung ist nicht vorhanden. L S = 0,3. Gl. b. n. Das rechte Auge zeigt, abgesehen von feinen Maculae corneae normalen Befund und hat volle Sehschärfe.

An dem linken, iritischen Auge läßt sich am Perimeter ein Teil eines Ringskotoms feststellen. An der großen Scheibe finden sich Faserbündeldefekte, wie die beifolgende Abbildung zeigt (Abb. 51). Das rechte Auge hat zunächst einen normalen Gesichtsfedbefund. Einige Tage später klagt Patient über einen Schatten auf der temporalen Seite des rechten Auges. An der großen Scheibe läßt sich jetzt ein temporaler Defekt, vom blinden Fleck ausgehend, konstatieren (Abb. 52).

Im Laufe der weiteren antiluetischen Behandlung gehen die Defekte des linken Auges vollkommen verloren, der Defekt am rechten Auge wird kleiner (Abb. 54) und ist schließlich 1 Monat später auch nicht mehr nachzuweisen.

Wir haben es also hier mit einem Befund zu tun, der sich am Perimeter als ein Teil eines Ringskotoms dokumentiert hatte, und der seine zweifellose Erklärung durch die neue Untersuchung darin findet, daß es sich um einen Optikusprozeß zunächst an dem iritischen Auge handelte. Es liegt nahe, den Prozeß im Optikus mit der Iritis in einen Zusammenhang zu bringen. Der während des Verlaufs der Erkrankung an dem anderen Auge auftretende Gesichtsfelddefekt zeigt jedoch, da an diesem Auge selbst mit der Gullstrand-schen Spaltlampe nicht die geringsten Zeichen einer Uvealaffektion nachweisbar waren, daß der Optikus auch ohne Mitwirkung einer Iritis bei der Lues im zweiten Stadium erkranken kann, und daß es sich bei der Affektion der Iris einerseits und des Optikus andererseits wohl auch um koordinierte Prozesse in manchen Fällen handeln mag.

Die Beziehungen der Sehnervenveränderungen zur Iritis können dreierlei Art sein. Die erste setzt eine besonders innige Beziehung mit der Erkrankung im vorderen Bulbusabschnitt voraus und läßt sich auf chemotaktischem Wege erklären. Wir denken uns ja auch bei nichtluetischen Affektionen des vorderen Bulbusabschnittes entzündliche Prozesse an der Papille öfters in dieser Form entstanden. Ich halte es für durchaus möglich, daß z. B. bei meinem Fall Otto Müll. (s. S. 302) die entzündlichen Veränderungen der Papille auf diese Weise zu erklären sind, da entzündliche Veränderungen der Sehnervenscheiden, soweit sie am Bulbus sich befanden, fehlten. Denkbar wäre ja auch — allerdings nicht nachgewiesen —, daß Spirochäten aus dem ergriffenen Glaskörper mit der Lymphe in den Axialstrang gelangen und hier entzündungserregend wirken.

Eine zweite Art der Entstehung könnte die sein, daß Iris und Sehnerv koordiniert auf dem Blutweg erkranken, wofür der obige Fall Gro. spricht.

Die dritte Möglichkeit ist die, daß es sich bei dem Sehnervenprozeß um einen von dem Zentralnervensystem weitergeleiteten entzündlichen meningitischen Vorgang handelt.

Das **Zentralnervensystem** dürfte während des Verlaufs der Iritis sehr häufig spezifisch affiziert sein, das ist schon daraus zu schließen, daß im Sekundärstadium der Lues ungemein oft Veränderungen des Lumbalpunktats festgestellt werden. Größere Untersuchungsreihen über die Verhältnisse des Liquor bei Iritis luetica liegen bis jetzt nicht vor. In acht eigenen Fällen war der Befund sechsmal ein positiver, zweimal ein negativer (s. S. 295). Inwieweit Erkrankungen des Nervensystems bei den Patienten mit Iritis specifica weiterhin für das Leben eine Rolle spielen, wird in den Untersuchungen über das Schicksal der Iritispatienten noch genauer besprochen.

Abgesehen von Veränderungen des Liquor oder fortgeleiteten Entzündungen der Sehnervenscheiden sprechen auch noch Erkrankungen des Ohrs, die ebenfalls von der Basis zum Teil fortgeleitet sind, für eine Mitbeteiligung des Cerebrum. Solche Fälle sind mir bei Patienten mit Iritis mehrmals begegnet, ohne daß irgendeine antiluetische Behandlung vorher stattgefunden hatte.

Im Unterschied zu der früher aufgestellten Behauptung Uhthoffs dürfte also die Kombination einer luetischen Gehirnerkrankung mit einer spezifischen Affektion des vorderen Uvealtraktus nicht gar so selten sein.

Folgezustände der Iritis und Schicksal der Patienten. Die Iritis fibrinosa heilt meistens unter Hinterlassung einiger Synechien und eventuell kleiner Exsudatreste am Pupillarrand aus, ohne in der Iris selbst sichtbare Spuren

zu hinterlassen. Hatte es sich um Papeln gehandelt, so können auch diese
ohne jede nachweisbare Spur resorbiert werden, in anderen Fällen bleiben
deutlich atrophische Bezirke an der Stelle der Exkreszenzen zurück. Krückmann schreibt: „Atrophische Stellen innerhalb des Sphinkterbereiches, die
rundlich angeordnet sind, sprechen in hohem Maße für eine abgelaufene luetische
Erkrankung. Die Diagnose wird fast zur Sicherheit, wenn außerdem noch
breitbasige hintere Synechien vorhanden sind, die scharf voneinander abgegrenzt werden können.“ Ungemein selten dürften wohl warzige Auswüchse
auf der Vorderfläche sein, die Krückmann auf Tafel 8 abbildet und die nur
dann zustande kommen, wenn der Knoteninhalt in die vordere Kammer hin-
einfällt, und wenn hierbei stärkere Blutungen und Fibrinausscheidungen auftreten.

Einen anderen seltenen Folgezustand einer luetischen Iritis schildert
Schwitzer. Bei einem Patienten, der vier Wochen zuvor das deutliche Bild
einer luetischen Iritis darbot, wurde die Vorderkammer von einer schwärzlichen
Neubildung eingenommen. Sie war durch einen vertikalen Spalt in zwei symmetrische Hälften geteilt. Die Vermutung, daß es sich um eine Irisblase handeln

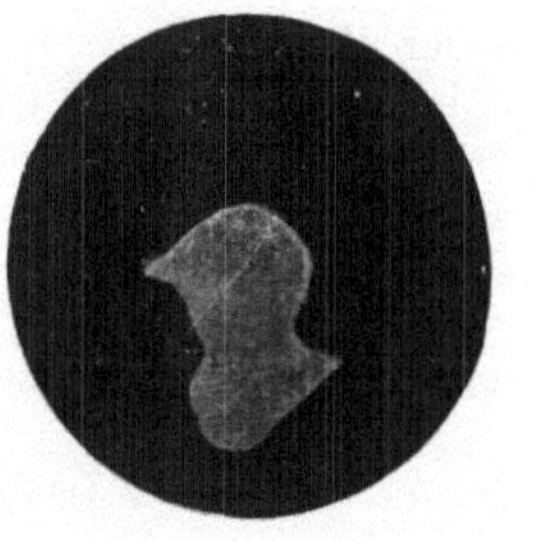 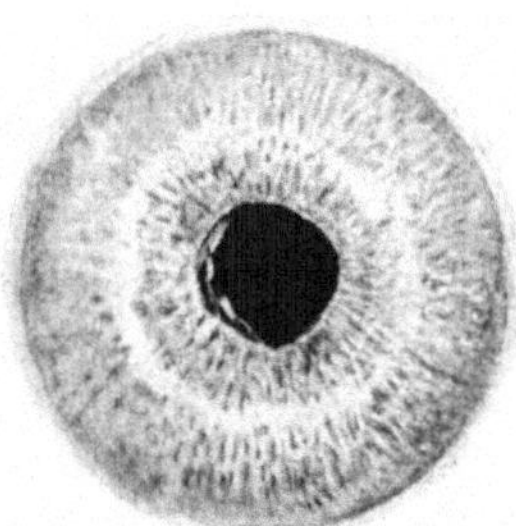

Abb. 55.   Abb. 56.

Atrophie des Pigmentblattes der Iris nach Iritis luetica.

könne, wurde bestätigt, als die Blase bei einer Transfixion sofort zusammenfiel.
Die Kammer stellte sich mit klarem Inhalt wieder her.

Oft ist die oben erwähnte Irisatrophie nicht ohne weiteres sichtbar, und
erst bei Durchleuchtung mit der Sachsschen Lampe nach der Methode von
Vüllers zeigt sich eine Defektbildung in dem Pigmentblatt der Iris. Abb. 55
und 56 gibt ein solches Verhalten bei einem Patienten wieder, der 1896 am nasalen
und oberen Pupillarrande eine knötchenförmige Verdickung aufgewiesen hatte,
die auf spezifische Behandlung schnell zurückgegangen war. Bei der Nachuntersuchung 1914 ist von einer Atrophie der Iris auch am Hornhautmikroskop nichts nachzuweisen, dagegen besteht Pigmentatrophie an den Stellen
der früheren Knötchen.

Der Patient mit der auf Abb. 55 wiedergegebenen Irisatrophie gab an,
öfters wieder entzündete Augen gehabt zu haben und zeigte auch bei einer
Nachuntersuchung nach 18 Jahren frisch aussehende Beschläge. Wir kommen
damit auf die Frage der **Rezidive** der Iritis luetica. Zweifellos sind Rezidive,
wenn man darunter frische Entzündungen nach mindestens einjährigem ent-
zündungslosem Intervall versteht, bei der Iritis luetica selten zu beobachten,
im Gegensatz zu der rheumatischen und tuberkulösen Iritis. Da ich darauf
aufmerksam wurde, habe ich diesen Punkt, der bisher in der Literatur keine
genauere Beachtung gefunden hat, besonders verfolgt. Wenn ich recht unter-

richtet bin, hat sich Elschnig einmal dahin ausgesprochen, bei Iritis luetica
gebe es nie ein Rezidiv. In der Literatur zerstreut fand ich verschiedene Fälle
von Iritisrezidiv bei Lues mitgeteilt, ohne daß bei diesen Fällen auf das Rezidiv
selbst Wert gelegt worden wäre. So gibt z. B. Trousseau an, daß sich bei
einer Frau eine spezifische Iritis vom Jahre 1892—96 dreimal wiederholt habe.
Auch Hirschberg scheint der Ansicht zu sein, daß Rückfälle der Iritis nichts
Seltenes sind, denn er schreibt einmal in einer Fußnote: „Auch für viele Fälle
von späten Rückfällen der Iritis, deren erster Anfall von erworbener Lues
abhing, gilt wohl die Annahme, daß es sich nicht um eine neue Einwanderung
des Erregers der Lues handelt." Ebenso gibt E. Fuchs in seinem Lehrbuch
an, Rezidive seien häufig. Es ist mir aber zweifelhaft, ob es sich in manchen
Beobachtungen nicht um Iritis bei Luetikern, statt um luetische Iritis gehandelt
hat. In dieser letztgenannten Weise dürfte wohl auch die Beobachtung von
Baas (Fall VI Graefes Archiv Bd. 45, S. 659) zu erklären sein.

Patient hatte sich mit 30 Jahren infiziert und 2 Jahre danach beiderseits
Augenentzündung, 20 Jahre später wieder doppelseitige Iritis; im übrigen bestehen
Knochennarben am Stirnbein, bohnengroße weiße Narben über den ganzen Körper
zerstreut, im weichen Gaumen ein großer Defekt und an der linken Tibia eine
periostitische Auftreibung.

Eine eigenartige Beobachtung, die er als späte Sekundärlues auffaßt, beschreibt Fuchs. Ein 39jähriger Patient, der 18 Jahre zuvor einen Primäraffekt
ohne Sekundärsymptome durchgemacht hatte, und der vor 4 Jahren (1909) an
rechtsseitiger Iritis erkrankte, zeigte 1913 die Zeichen einer frischen Iridocyclitis
am gleichen Auge und zu gleicher Zeit eine Periostitis luetica und ein sekundäres
Spätsyphilid der Unterlippe.

Nach meinen eigenen Erfahrungen sind Rezidive bei der Iritis luetica
sehr selten. Abgesehen von den etwa 60 Fällen von spezifischer Iritis, die ich
über kürzere Zeit (1—2 Jahre) verfolgen konnte, habe ich noch etwa 20 Fälle,
bei denen die Iritis lange zurücklag, daraufhin geprüft und habe bei diesen
80 Beobachtungen dreimal das Auftreten eines Rezidivs festgestellt. Von dem
einen Fall ist bereits vorhin die Rede gewesen, doch muß ich dabei bemerken,
daß dessen luetische Ätiologie nicht mit absoluter Sicherheit festgestellt werden
konnte. Die Knötchenform und das rasche Rückgehen auf spezifische Kur
machte die Lues sehr wahrscheinlich, bei der 1914 erfolgten Nachuntersuchung,
18 Jahre nach dem ersten Anfall der Iritis, bestand jedoch trotz frisch aussehender Präzipitate negativer Wassermann.

Der zweite Patient (Otto Müll., 1184/10) wurde 1908 wegen schwerer Iritis
luetica in der Hallenser Augenklinik behandelt. Er hat inzwischen 7 Spritzkuren
durchgemacht. 1910 kommt er mit frischer ciliarer Injektion ebenfalls am rechten
Auge sowie reichlichen Beschlägen und mehreren hinteren Synechien in unsere
Poliklinik und gibt an, am Tag zuvor sei ihm etwas in dieses Auge geflogen. Einen
Tag später bereits ist das Auge wieder blaß, Präzipitate sind geringer und es
besteht bei Atropingebrauch nur noch eine Synechie innen oben. Wassermann-
Reaktion + +. Einige Tage darauf ist die Iritis als abgeheilt zu betrachten.

Eugen Lor. (2268/10), akquirierte 1906 Lues und hatte angeblich einige
Monate später eine rechtsseitige Iritis. 1910 stellte sich gleichzeitig mit einem luetischen Hautexanthem am Arm und Bein eine frische Entzündung des rechten Auges
ein. Massenhaft hintere Synechien, feine Descemetsche Beschläge, Exsudatreste auf der vorderen Linsenkapsel, Opacitates corp. vitr., retinale Herde und
Hämorrhagien. Wassermann-Reaktion positiv.

Diese wenigen Fälle von selbstbeobachteten Rezidiven sind nicht einmal
in allen Punkten mit Sicherheit zu verwerten, da der erste Fall nur mit Vorbehalt als luetisch anzusehen ist, der zweite Fall sowohl durch die Möglichkeit
einer traumatischen Entstehung, als auch durch die rapide Besserung bei ein-

fachem Atropingebrauch ausgezeichnet ist und die erstmalige Iritis bei der dritten Beobachtung nur anamnestisch festgestellt werden konnte.

Die Seltenheit eines Rezidivs in loco scheint mir mit Rücksicht auf die Möglichkeit einer lokalen Immunität (s. auch S. 8) nicht ohne Interesse zu sein. An kaum einer Stelle des Körpers läßt sich die Frage des lokalen Rezidivs so gut verfolgen, als gerade an der Iris. Bei einem Rezidiv eines Hautexanthems wird man wohl kaum je in der Lage sein, zu sagen, ob eine neue Exanthem-eruption genau die gleiche Stelle der Haut trifft, die vorher schon einmal ge-troffen war. Die Sammlung eines größeren Materials, die die Frage der Lues-rezidive betrifft, wird hier eine gewisse Klärung bringen können.

Die Iritis selbst schließt andererseits nicht aus, daß an dem gleichen Auge mehrere Jahre später frische luetische Erscheinungen auftreten.

Wie in dem Abschnitt Retina noch gezeigt wird, hatten fast alle Augen mit Retinitis luetica, die ich gesehen habe, kurze Zeit oder auch Jahre zuvor eine Iritis durchgemacht.

Diese Erörterungen über die Rezidive und über erneute entzündliche Erkrankungen am früher iritischen Auge gehören bereits zu der Frage nach dem **Schicksal** der Patienten mit Iritis luetica, über das ich mich an einer größeren Untersuchungsreihe zu orientieren suchte. In der hierhergehörigen Tabelle S. 291 sind mit Ausnahme der Beobachtungen 19—21 nur solche Fälle aufgenommen, die 8—10 Jahre oder mehr nach Ablauf der Regenbogenhautentzündung nach-untersucht werden konnten. In manchen Fällen allerdings — und diese müssen bei der ganzen Frage mit berücksichtigt werden —, kann man bereits während oder kurz nach dem Ablauf der Augenentzündung mit Sicherheit eine für das ganze Leben bleibende Schädigung des betroffenen Auges feststellen. Solche Fälle sind gewiß nicht häufig, denn meistens heilt die Iritis luetica ohne weitere Störungen ab, da die restierenden Synechien nur selten eine bemerkbare Schädi-gung des Auges bedingen. Manche früher zitierten Fälle sind aber solche Beobachtungen, bei denen die ungemein starken exsudativen Vorgänge in Glas-körper und Netzhaut dauernde Zerstörungen in der Retina hinterlassen haben, die sich im Sehvermögen und Gesichtsfeld äußern mußten.

Von 38 Patienten, die 10—20 Jahre zuvor eine Iritis luetica in der Hallenser Klinik durchgemacht hatten, konnten 18 ärztlich nachuntersucht und in die Tabelle aufgenommen werden; 15 Patienten waren nicht zu ermitteln, 4 waren gestorben und 1 teilte brieflich mit, daß es ihm immer gut ergangen sei.

Betrachtet man die vorliegende Tabelle zunächst mit Rücksicht auf das Auge, so ergibt sich, daß Fall 1, 3, 4, 6, 9, 10, 11, 13, 17, 19, 22 einen normalen Visus aufweisen und nie wieder eine Augenentzündung oder sonst über eine Augenstörung zu klagen hatten. Fall 8 fällt für die weitere Be-obachtung aus, da an dem früher iritischen Auge eine schwere Verletzung die Sehkraft vernichtet hatte Bei Fall 14 findet sich das bereits oben S. 288 erörterte Rezidiv. Auch hier ist der Visus ($^5/_{10}$ p) ziemlich gut. Eine hoch-gradige Schädigung des Auges durch die ursprüngliche Iridocyclitis selbst ent-stand bei Fall 16.

Friederike Mei., 43jährig, war 1905 wegen beiderseitiger Iridocyclitis luetica und luetischem Exanthem in der Hallenser Augenklinik mit 20 Sublimatinjektionen behandelt worden. Bei der Entlassung wies das rechte Auge noch einige hintere Synechien auf, der Augenhintergrund erschien offenbar infolge einer diffusen Glas-körpertrübung etwas verschleiert. Auch das linke Auge war äußerlich blaß, die Pupille durch eine Membran größtenteils verschlossen, wahrscheinlich bestand auch Seclusio pupillae. Tension schien normal und Gesichtsfeld für Handbewe-gungen frei zu sein. Sehvermögen R + 10 S = $^5/_{15}$. L + 8 D.S = $^1/_{20}$.

Das Schicksal von Patienten mit Iritis luetica.

Name	Jetziges Alter	Irit. luet. vor wieviel Jahren?	Art der Augenerkrankung damals	Behandelt im ganzen	Befund und Angabe bei der Nachuntersuchung		Bemerkungen
					W.-R. jetzt	Augen- und Gesundheitszustand inzwischen und jetzt	
1. Ferd. Clau.	38	14	Iritis pap.	1 Schmierkur	+++	Immer gesund. Bds. $^5/_4$.	Seit 11 Jahren verheiratet, keine Kinder.
2. Friedr. Hae.	58	9	Iritis diff.	40 Subl.Inj. à 0,01 (hatte Rückfall)	++	Schlaganfall vor 4—5 J. Bds. Retinitis seit kurzem (Albumen +++) R. $^5/_{35}$, L. $^5/_{25}$.	
3. Marie Hae.	58	9	L. Iritis diff.	15 Subl.Inj.	++++	Oft Kopfschmerzen. Bds. $^5/_5$.	
4. Ida Grü.	44	9	L. Iritis diff. Chorioretinitis	Subl.Pillen	++++	Wegen Ulzeration am Brustbein, sowie wegen Ohr- und Halsaffektion inzwischen behandelt. Bds. $^5/_7$ p.	
5. Ida Krü.Goldm.	35	8	Bds. Irit. (R. pap.) Sehr hartnäckig; mit Glaskörperprozeß u. Papillitis	47 Subl.Inj. 20 subkonj. NaCl. 13 × geschwitzt	++++	Bds. neurit. Optikusatrophie. Bds. $^5/_5$. Gesichtsfeld konzentr. eingeengt. 2 schwebende Flocken.	
6. Mina Eilf.Wern.	50	15	R. Iritis pap. Opac. corp. vitr.	15 × geschmiert (Stomatitis)	++++	Immer gesund. Bds. $^5/_5$. Kleine Atrophie des Pigmentblatts der Iris.	
7. Christ. Frick.	62	16	L. Iritis pap.	Schmierkur. JK.	—	L. ringförmige Synechie; Reste von Exsudat in der Pupille. Finger in 2 m (Kernstar).	
8. Robert Rein.	47	19	R. Iritis. 7 Jahre nach d. Infektion.	2 Schmierkuren	—	R. nur Lichtschein (hatte inzw. an diesem Auge schwere Verletzung).	
9. Friedr. Weg.	68	18	Bds. Iritis	1 Schmierkur	++	Bds. zahlr. chorioret. Herdchen. Gesichtsfeld o. B. Bds. $^5/_5$.	
10. Karl Stie.	40	18	R. Irit. pap.	Schmierkur.	++	Immer gesund. Bds. $^5/_5$.	
11. Ida Ern.	39	14	R. Irit. diff. Bds. Chorioret.	2 Schmierkuren	nicht gemacht	Immer gesund. Gesichtsfeld o. B. Bds. $^5/_5$.	
12. Friedr. Krü.	33	12	Bds. Iritis	2 Schmierkuren (eine vor kurzer Zeit)	++	Bds. Optikusatrophie. (L. progr. langs. Gesichtsfeldverfall). Tabes dorsal.! (Patell. und Ach. fehlen. Ataxie).	

19*

Name	Jetziges Alter	Irit. luet. vor wieviel Jahren?	Art der Augenerkrankung damals	Behandelt im ganzen	Befund und Angabe bei der Nachuntersuchung		Bemerkungen
					W.-R. jetzt	Augen- und Gesundheitszustand inzwischen und jetzt	
13. Anna Bertr.	32	12	R. Iritis	Nicht spezifisch behandelt	posit.	An den Augen nichts mehr zu klagen gehabt (R. hintere Synechie S. = $^5/_5$).	Kind Otto sehr schwächl. Hochgr. Chorioret. luetica
14. Andr. Schmi.	52	18	L. KeratoIritis papul.	Nur gering mit Hg behandelt (Stomatitis)	—	Angebl. oft Rezidive am l. Auge, auch jetzt Beschläge. Sonst keine Krankh. (Magenerweiterung) R. $^5/_5$, L. $^5/_{10}$ p.	
15. Wilhelm Ad.	38	18	Bds. Iritis, L. papul.	Schmierkur	nicht gemacht	Mit bds. < 0,8 entl. Nach schriftl. Mitteilung des Arztes jetzt vorgeschrittene Paralyse.	
16. Friederike Mei.	52	9	Bds. Iridocycl.	Subl.-Inj.	++++	Inzw. nie krank, kein Rezidiv am Auge. Dagegen l. A. völlig amaurotisch. Befund: Sekundärglaukom s. Krankengeschichte S. 290. R + 12 = $^5/_{20}$ p. Nieden I!	
17. Anna Mo.	46	21	Bds. Iritis luet. (l. papul.)	Schmierkur	+++	An den Augen u. auch sonst inzw. nie krank gew. Seitdem nie spezifisch behandelt. Augen o. B. Bds. $^5/_5$ Lebhaftigkeit d. Sehnenrefl. u. schlechtes Rechnen. (Abnahme des Gedächtnisses?)	
18. Emilie Fra.	61	11	Bds. Iritis luet.	Subl.-Inj.	+	Inzwischen nicht krank, nie spez. inzw. behandelt. Augen wurden immer schlechter. Bds. alte Iritis. Opac. corp. vitr. Kolossale Augenhintergrundsveränderungen (s. Krankengeschichte S. 294). R. keine Handbewegung. L. Finger in 20 cm.	
19. Robert Selm.	44	4	R. Irit. luet.	Hg-Kur (14 Inj.)	++	Augen immer gut. S. = $^5/_5$. Fühlt sich immer sehr schwach. Herabsetzg. d. Urteils- u. Merkfähigkeit. Lebhafte Patellarrefl.	

Name	Jetziges Alter	Irit. luet. vor wieviel Jahren?	Art der Augen- erkrankung damals	Be- handelt im ganzen	Befund und Angabe bei der Nachuntersuchung		Bemer- kungen
					W.-R. jetzt	Augen- und Gesund- heitszustand inzwischen und jetzt	
20. Ei.	55	$^1/_2$	Irit. papul.	Hg u. Sal- varsan (2 Injekt.)	++++	Progr. Paralyse.	
21. Jos. Schöf.	30	4	Bds. Irit. luet.	Schmier- kur gering	I — II+++	L. totale Oculo- motoriusparese, Neurol. sonst o. B. (Gesteigerte Refl.) Bds. Reste von hin- teren Synechien. R. $^5/_4$. L. $^5/_5$.	
22. Adolf Schüd.	52	8	L. Iritis plastica	Kurze Schmier- kur		Anisokorie. Refl. Pupillenstarre. Bds. ophth. normal. S. = 1,0. Achilles- reflexe aufgehoben. Sensibilitätsstörun- gen am l. Bein. Ge- dächtnisschwäche. Sprachstörungen. Progr. Paralyse.	

1914 kommt Patientin auf Bestellung wieder und gibt an, in der Zwischenzeit niemals eine Entzündung der Augen bemerkt zu haben, doch habe das linke Auge öfters weh getan. Der Befund ist folgender:

R. abgesehen von einigen alten Synechien nasal unten normaler Befund. Bei Durchleuchtung mit der Sachsschen Lampe keinerlei Atrophie des Pigmentblatts der Iris nachweisbar. Ophthalmoskopisch normal.

L. Auge steht in Divergenz und zeigt ein sehr merkwürdiges Bild. Hornhaut zum Teil getrübt. Vorderkammer kaum vorhanden. Iris atrophisch und mit zahl- reichen injizierten Fäden durchsetzt, die mit der Sachsschen Lampe nicht durch- leuchtbar sind. Pupille stark verwachsen, von einem graulichen Exsudat großenteils ausgefüllt, das zum Teil auch zwischen Iris und Hornhaut liegt. Temporal unten von der Pupille frische Blutungen auf der Iris. Das Merkwürdigste ist eine fast ringförmige, rein gelbe Partie in der Peripherie der Iris. Bei Betrachtung am Horn- hautmikroskop scheint diese Partie der Iris selbst anzugehören, sie ist strukturlos und mit zweifellosen Kristallen durchsetzt. Peripher von dieser gelben Partie und etwas nach hinten gelegen von ihr ist noch eine kleine Zone sichtbar, die wahr- scheinlich als Iris anzusprechen ist.

Visus: R. + 12 D. $^5/_{20}$ p., N. 1! mühsam in 15 cm. L. Amaurose.

Es handelt sich also in diesem Fall um einen Folgezustand des Sekundär- glaukoms, der jedoch durch ganz ungewöhnliche, wohl degenerative Verände- rungen in der Iris, vor allem durch die gelblichen Partien (Verfettungen?) ausgezeichnet ist. Natürlich soll damit nicht gesagt sein, daß es sich hier um spezifisch-luetische Produkte handelt.

Als Folgezustand der Gesamtentzündung des Auges ist dann auch die neuritische Optikusatrophie bei Fall 5 aufzufassen. Ursprünglich bestand hier neben einem papulo-pustulösen Exanthem eine sehr hartnäckige Iritis mit Glaskörperprozessen und Papillitis. Bei der Nachuntersuchung acht Jahre später deuteten zwei vor der linken Papille schwebende Flocken noch auf Reste des Glaskörperprozesses hin. Die atrophisch aussehenden Papillen zeigten noch immer ziemlich stark verschwommene Grenzen ohne Prominenz, dabei bestand normaler Visus und konzentrisch eingeengtes Gesichtsfeld.

Spätere Augenerkrankungen stellten sich ein bei Fall 2 (Retinitis), bei Fall 12 (Optikusatrophie), und in besonders hochgradiger Art bei Fall 18.

Dieser Fall betraf eine zur Zeit der Nachuntersuchung 61jährige Frau, Emilie Fra., die 1903 wegen beiderseitiger Iritis luetica und luetischem Exanthem behandelt wurde. Bei der Entlassung war die Papille am rechten Auge leicht geschwellt, sonst bestand normaler Befund. Das linke Auge war noch etwas perikorneal injiziert, Iris leicht verwaschen, ferner bestanden breite hintere Synechien und dicke flottierende Glaskörpertrübungen, so daß vom Augenhintergrund nur einzelne Gefäße sichtbar waren. Die Frau war nur mit wenigen Sublimatinjektionen behandelt worden und machte auch späterhin nie eine spezifische Kur durch. Bei der Nachuntersuchung 1914 gab sie an, die Augen seien in der Zwischenzeit nie entzündet gewesen, seit etwa 3 Jahren sei das Sehvermögen immer mehr gesunken. Abgesehen von Resten der Iritis und mäßig viel flottierenden Glaskörpertrübungen fanden sich nun ganz enorme Veränderungen im Augenhintergrund. Diese bestanden in der Hauptsache in gelblich reflektierenden, großen, atrophischen Bezirken, in die Pigmentklumpen, teilweise auch knochenkörperchenartige Pigmentherde eingelagert waren; außer den ganz großen atrophischen Bezirken konnten auch noch kleinere in der Peripherie festgestellt werden. Die Papille selbst trat rosa gefärbt in der veränderten Partie hervor. An manchen Stellen bestand hochgradige Sklerosierung der Aderhautgefäße, die retinalen Gefäße waren beiderseits sehr verdünnt. Sehvermögen R. nur Lichtschein, L. Erkennen von Finger in 20 cm. Gesichtsfeld allseitig bis auf den Fixierpunkt eingeschränkt.

Sonstige Späterscheinungen der Lues boten bei meinem Material nur wenige Patienten, so Fall 4 mit Ulzerationen am Brustbein sowie Ohr- und Halserscheinungen. Unter den 40 Beobachtungen Trousseaus stellten sich bei neun Patienten, abgesehen von den Nervenaffektionen, schwere Erscheinungen später ein.

Betrachtet man die stark positive Wassermann-Reaktion als ein Zeichen noch im Körper vorhandener Spirochätenherde, so muß man bei mindestens 8 meiner Patienten noch eine aktive Lues annehmen. Bei 6 Patienten war der Wassermann immer noch schwach positiv und nur bei 3 negativ. Bei diesen 3, die keineswegs ganz besonders intensiv früher behandelt waren, lag die Infektion sehr weit zurück.

Von Interesse schien mir vor allem auch die Frage, wieweit diese Iritispatienten in späteren Jahren von Affektionen des Nervensystems heimgesucht werden. Unter meinen Beobachtungen findet sich nun ein Patient (Nr. 2), der wahrscheinlich infolge luetischer Gefäßveränderungen einen Schlaganfall vier Jahre nach der Iritis luetica durchmachte. Bei Fall 12 handelt es sich wohl um eine Tabes dorsalis mit langsam progredienter Optikusatrophie; die genauere Schilderung dieses Falles siehe Abschnitt Sehnerv S. 483. Über Fall 15 wird vom Arzt berichtet, daß der Patient an progressiver Paralyse leidet. Ob die auffallend schlechte Merkfähigkeit mit Steigerung der Reflexe bei Fall 17 und 19 als Zeichen einer beginnenden Paralyse aufzufassen ist, muß dahingestellt bleiben. Eine klinisch sichere Paralyse bot Fall 22. Ein weiterer Patient (Nr. 20) erkrankte schon mehrere Monate nach einer schweren Iritis papulosa und schwerer Allgemeinlues an progressiver Paralyse, die zum Tode führte. Bei Fall 21 war die Ophthalmoplegia totalis wahrscheinlich ein Symptom zerebrospinaler Lues.

Nach unseren heutigen Begriffen sind alle diese Patienten zur Zeit ihrer Iritis viel zu gering antiluetisch behandelt worden.

Da sich bei unserem immerhin geringen Material vier sichere Fälle von „metaluetischen Affektionen" fanden und bei zweien die Möglichkeit des Beginns einer solchen in Betracht gezogen werden mußte, kann ich Autoren wie Fuchs, Wintersteiner, Wernicke nicht ganz beistimmen, die in der Iritis gewissermaßen einen Schutz vor der Entstehung schwerer „metaluetischer" Nervenerscheinungen sehen. Entgegen dieser Ansicht hat ja auch Trousseau in Übereinstimmung mit Fournier bereits 1900 die Ansicht ausgesprochen, daß die Syphilitiker, die eine Iritis durchgemacht haben, eine besonders schlechte Prognose für die Zukunft bieten. Unter seinen 40 Beobachtungen von Iritis luetica, die er länger verfolgen konnte, erkrankten drei an allgemeiner Paralyse, 12 an Tabes, 8 wiesen andere Gehirnerkrankungen auf und 2 sind wahrscheinlich an zerebraler oder viszeraler Lues gestorben. Alexander gibt an, daß eine Reihe seiner Patienten mit spätsyphilitischer Ophthalmoplegia interna Zeichen überstandener Iritis aufwiesen. Mattauschek und Pilcz fanden unter den paralytisch Gewordenen $10,96^0/_0$ mit einer vorausgegangenen Iritis.

Auch die Untersuchungen des Liquor cerebrospinalis ergeben bei Luetikern im Sekundärstadium mit Iritis häufig positiven Befund sowohl mit Anwesenheit klinischer Nervenbefunde und Papillitis, als auch ohne solche. Größere systematische Untersuchungen des Liquor cerebrospinalis bei Iritis luetica liegen nicht vor, ich verzeichne deshalb in nachstehender kleiner Tabelle meine eigenen Befunde.

Liquor cerebrospinalis bei Patienten mit Iritis (Cyclitis) luetica.

Name	Alter	Augenbefund	Liquorbefund	Neurologisch	Bemerkungen
1. Martha Bae. 1001/14	24	L. Iritis papul. Glaskörpertrübungen, Neuritis optic. Bds. Ringskotom	Nonne-Apelt positiv. Lymphocyt. 46 im cmm. W.-R. positiv	Lues cerebri	1 Jahr später: Nonne-Apelt schwach positiv. Lymphocyt.: 10 im cmm. W.-R. schwach positiv bei 0,8 ccm Liquor.
2. Wilh. Krahm. 743/14	53	Bds. Descemetsche Beschläge, Glaskörpertrübungen, parazentrale Skotome.	Druck 235 mm, Lymphocyt. 30—40 im cmm. Nonne-Apelt positiv. W.-R. bei 0,2 ccm negativ, bei 0,6—0,8 +++	Außer Kopfschmerzen kein Befund	
3. Klara Ro. 361/13	37	R. Iritis papul. Papillitis später auch L. Iritis	Negativ	o. B.	Nephritis luetica?
4. Luzie Ziew. 2541/14	18	L. Iritis luetica. R. Papillitis. L. Trübung um die Papille herum	Druck 60 mm. Nonne-Apelt positiv. Lymphocyt. positiv. W.-R. bei 0,2 ccm: — „ 0,4 „ : + „ 0,8 „ : +++	Heftige Kopfschmerzen, sonst o. B.	
5. Emma Gronem. 716/15	24	R. Iritis. Teile eines Ringskotoms	Druck: 70—80 mm. Nonne-Apelt: positiv. Lymphocyt.: 128 im cmm. W.-R. bei 0,2 ccm ++++	Viel Kopfschmerzen, sonst neurol. negativ	Nach 3 Monaten W.-R. im Liquor negativ. Nach 6 Monaten R. akute retrobulbäre Neuritis.
6. Joh. Radoles. 778/16	43	L. Iritis u. Teile eines Ringskotoms	Druck 130 mm. Nonne-Apelt schwach positiv. Keine Lymphocytose. W.-R. negativ.	Mäßige Kopfschmerzen.	

Name	Alter	Augenbefund	Liquorbefund	Neuro-logisch	Be-merkungen
7. Erna Steinb. 894/16	21	Bds. Iritis. Ring-skotom. Papillitis	Druck 65 mm. Nonne-Apelt schwach positiv Lymphocytose 115 im cmm. W.-R. negativ auch bei Auswertung	Heftige Kopf-schmerzen.	
8. Joh. Konr. 21/15	38	Bds. Iritis	Nonne-Apelt positiv. Lymphocytose 9 im cmm. W.-R. schwach positiv	R. Fazialis-parese	

An dieser Tabelle ist bemerkenswert, daß nur in Fall 3 und 6 der Liquor normal war (in letzterem Fall Phase I Reaktion schwach positiv) und daß bei den übrigen Beobachtungen nicht nur die Lymphocytenzahl meist erheblich gesteigert war, sondern — was prognostisch wahrscheinlich wichtiger ist — daß auch die Wassermann-Reaktion überraschend häufig positiv ausfiel. Dieser Befund erscheint mir dringend der weiteren Verfolgung wert.

Therapie. Daß eine luetische Iritis auf spezifische Kur, sei es mit Queck-silber- oder Salvarsanpräparaten, in sehr vielen Fällen prompt reagiert, und daß die Synechien, wenn es sich um einen frischen Fall handelt, mehr oder minder sämtlich mit oder ohne größere Pigmentreste auf der vorderen Linsen-kapsel sich lösen können, ist eine allgemein bekannte Tatsache. Ist es zur Ausbildung von Verwachsungen gekommen, die nicht nur das Pigmentblatt der Iris, sondern auch das Stroma selbst betreffen, wie das ja bei der Lues recht häufig ist, so können derbe Synechien zurückbleiben, die allerdings dem Sehvermögen meist keinen Eintrag tun; besonders häufig sind solche Gewebs-zackenbildungen mit Hinterlassung derberer Synechien bei Iritis papulosa an der Stelle der Knötchen zu sehen. Bei einer fibrinösen luetischen Iritis kann der Effekt einer Salvarsaninjektion derart rapid sein, daß bereits 1—2 Tage nach der Injektion das Auge kaum noch Residuen der Entzündung zeigt. Es ist nach meinem Dafürhalten nicht zu leugnen, daß das spezifische Heilmittel die Promptheit des Rückgangs hervorbringt und dennoch muß man sich darüber klar sein, daß frische entzündliche spezifische Erkrankungen mäßigen Grades an der Regenbogenhaut auch zuweilen auf eine einfache lokale Therapie oder zum mindesten auf eine nicht spezifische Therapie schnell zurückgehen. So teilte Dianoux auf dem französischen Ophthalmologenkongreß 1914 mit, daß er mit einem Syphilidologen zusammen zweifellose Fälle von spezifischer Iritis mit Aspirin behandelt und eine ganz prompte Heilung beobachtet habe. Für die Knötchenform der luetischen Iritis dagegen bedarf es der antiluetischen Behandlung. Zuweilen heilt die Iritis auch ab, ohne daß überhaupt eine Be-handlung stattfand. Doch wird das wohl öfters nur eine scheinbare Heilung sein, der eine Exazerbation auf dem Fuße folgt.

So sah ich z. B. einen Patienten (Tür., 294/11), der beim Eintritt in die Klinik angab, das rechte Auge habe sich vor 6 Wochen entzündet und diese Entzündung sei nach 4 Wochen ohne Behandlung zurückgegangen. Kurz danach kam er wegen einer papulösen Iritis zur Aufnahme.

Je länger die Regenbogenhautentzündung bereits ohne spezifische Be-handlung besteht, um so eher kommt es wohl zur Ausbildung der schwereren papulösen Form, wie bei dem ebengenannten Patienten. Sind erst größere Papeln in der Iris entstanden, so ist der Erfolg einer spezifischen Kur sehr häufig nicht mehr so prompt wie bei der einfachen fibrinösen Iritis, es kommt zwar in manchen Fällen zu einer sehr schnellen Resorption der Papeln, in vielen anderen Fällen dagegen persistieren die Papeln noch wochenlang und es entstehen unter Umständen während der Behandlung neue Papeln. Ob ein solches neues Auftreten oder die eventuelle Vergrößerung bereits bestehender Knötchen auf eine Reizwirkung des spezifischen Heilmittels zurückzuführen ist, bleibe dahingestellt.

In der Flüchtigkeit der Symptome bei der leichten spezifischen Iritis, die ja auch bei den experimentellen Irisbefunden so auffallend ist, liegt die große Gefahr, daß die Behandlung eine zu kurzdauernde wird, und es ist geradezu erstaunlich, wie häufig man bei der Untersuchung früherer Iritisfälle und beim Studium von älteren Krankengeschichten findet, daß die Patienten nur eine antiluetische Kur, und diese oft in ganz ungenügender Form durchgemacht haben. Zweifellos hängt das zum Teil damit zusammen, daß sich die Patienten wegen der Abheilung der iritischen Symptome für im ganzen geheilt halten, während doch auch hier das Bestreben darauf gerichtet sein muß, die Lues, und nicht nur die Iritis zu heilen. Die Bekämpfung der Iritis muß eine dreifache sein, eine prophylaktische, symptomatische und allgemein antiluetische. Die Prophylaxe besteht in einer möglichst intensiven Behandlung des Primärstadiums der Syphilis. Die Erfahrungen Fehrs zeigen, daß sich die Zahl der Iritisfälle mit Einführung einer energischen Salvarsantherapie vermindert hat.

Bestehen ringförmige Verwachsungen oder kommt es zu glaukomatösen Zuständen ohne solche totale Synechien, so wird man immer zunächst versuchen, mit spezifischer Behandlung Besserung herbeizuführen. So schildert z. B. Goldzieher einen Fall schwerster Iritis, bei dem es durch Pupillarexsudat bereits zu Sekundärglaukom gekommen war und der mehrere Wochen mit grauer Salbe sine effectu behandelt, sich nach Salvarsan rapid besserte. Auch Morax sah bei luetischer Iritis und Drucksteigerung eine Normalisierung des Druckes nach Salvarsanbehandlung eintreten.

Ich selbst beobachtete einen 24jährigen Patienten mit linksseitiger Iritis papulosa (Morgenst., 976/13), der auf dem iritischen Auge einen Druck von 40 mm aufwies. Auf Atropin erweiterte sich der ganze untere Teil der Pupille. Obgleich Atropin weiter gegeben wurde, normalisierte sich der Druck nach einer intravenösen Injektion von 0,35 g Neosalvarsan in 2—3 Tagen zugleich mit einer Besserung der iritischen Symptome.

Es wird also in solchen Fällen unter Umständen von Nutzen sein, trotz zu hohen Druckes ein Mydriatikum zu verwenden, wobei aber dauernde tonometrische Beobachtung nötig ist.

In manchen anderen Fällen lockern sich jedoch die Synechien nicht, der Druck bleibt hoch. Es ist die Frage, ist man dann berechtigt, operativ vorzugehen, wenn auch das Auge noch stark entzündet ist. Antonelli warnt vor operativem Eingreifen in dieser Periode und teilt einen Fall mit, der unglücklich verlief. Er glaubt, daß das operative Trauma zu einer Anfachung des Entzündungsprozesses führe. Diese Furcht scheint nun im allgemeinen nicht ganz berechtigt zu sein; zu meinem eigenen Erstaunen fand ich in den älteren Krankengeschichten der Hallenser Augenklinik (aus der Zeit des Direktoriums A. v. Hippels), daß die Iridektomie, die damals ziemlich häufig bei noch vorhandener Entzündung des Auges vorgenommen wurde, in den weitaus meisten Fällen gut vertragen wurde, ja nicht selten eine Beschleunigung des bis dahin sehr protrahierten Heilverlaufs bewirkte. In einem eigenen Fall mit Sekundärglaukom tat die Iridektomie ebenfalls gute Dienste, die bis dahin infolge des hohen Druckes stark getrübte Hornhaut wurde klar und das Auge blaßte ab.

Im allgemeinen ist der Augenarzt geneigt, nach Verschwinden der iritischen Symptome die spezifische Kur abzuschließen. Verfolgen wir aber das sehr viel erstrebenswertere Ziel, die Lues selbst womöglich zu heilen, so muß der Patient lange Zeit noch in Beobachtung bleiben. Bleibt die Wassermann-Reaktion standhaft positiv oder wird sie wieder positiv, so muß nach einigen Monaten eine neue Kur eingeleitet und späterhin immer von neuem wiederholt werden. Sehr zweckmäßig ist es auch, zum mindesten nach Abschluß der ersten Behandlung, sich von den Verhältnissen des Liquor cerebrospinalis ein Bild zu verschaffen. Auch diese geben eine Handhabe für die Intensität unseres Vorgehens. Als einmalige Kur können gerechnet werden 10 Injektionen eines Salvarsanpräparates, entsprechend 0,4 bis 0,5 g Salvarsan (zweimal wöchentlich eine Einspritzung) und 150 g Hg (Schmierkur).

Gumma der Iris.

Haben wir uns bis jetzt ausschließlich mit der Iritis luetica befaßt und uns auf den Standpunkt gestellt, daß diese vorwiegend im Sekundärstadium der Lues vorkommt, in selteneren Fällen aber auch später, solange die Wassermann-Reaktion positiv ist, auftreten kann, so wäre jetzt noch die Frage zu erörtern, ob es auch echte Gummata der Iris im anatomischen Sinne gibt. Zweifellos sind die meisten der beschriebenen Fälle von Irisgummen nur fortgeleitete Gummata des Ciliarkörpers (s. S. 305). In vielen Fällen wird es einfach klinisch unmöglich sein, zu entscheiden, ob eine gummöse Bildung der Iris allein angehört, ob nicht vielmehr die im Kammerwinkel gelegene, nekrotisierende Geschwulst vom Ciliarkörper ihren Ausgang genommen hat. Einen solchen, seiner Entstehung nach zweifelhaften Fall schildert u. a. Gutzmann, und ich selbst habe in Graefes Archiv Bd. 76 eine ähnliche Beobachtung (Fall Heil) mitgeteilt. Bei diesen beiden Beobachtungen handelte es sich um einen immer mehr wachsenden Knoten im Kammerwinkel, der allmählich anfing, gelb durchzuschimmern, dann platzte und einen gelblichen Inhalt in die Vorderkammer austreten ließ.

In einigen wenigen Beobachtungen ist aber ein echtes Gumma der Iris anatomisch nachweisbar gewesen.

Spicer beschreibt ein Gumma an der Iris bei intaktem Ciliarkörper und unversehrter Aderhaut. Rumschewitschs Fall betraf einen 48 jährigen Mann, bei dem sich $^1/_2$ Jahr nach der Infektion eine Iritis entwickelte, die sich im Verlauf von 12 Jahren fünfmal wiederholte. Endlich bildete sich im 12. Jahre, zusammen mit anderen Erscheinungen, in der Iris im Gebiet des oberen Pupillenrandes ein Gumma. Bei der mikroskopischen Untersuchung fanden sich in der Iris noch Reste von Entzündung, zahlreiche neugebildete Gefäße, vereinzelte Eiterzellen, Verdickung der Pigmentschicht. Die Endothelien der Gefäße waren häufig stark gewuchert bis zur Obliteration, und um die Gefäße herum bestand öfters Infiltration. Das Gumma selbst war aus einem Kranz von Spindelzellen sowie reichlichen entarteten obliterierten Gefäßen zusammengesetzt, im Zentrum bestand Verkäsung. Im Ciliarkörper waren nur geringe Anhäufungen von Rundzellen und keine Gefäßveränderungen nachweisbar.

Wenn man den Begriff gummös nur auf diejenigen Gebilde anwendet, die zweifellose Nekrotisierungsvorgänge in sich bergen, so dürften wohl die von Rumschewitsch als Irisgummen anerkannten Fälle von Graefe und Colberg sowie Benoit nicht mit Sicherheit zu verwerten sein.

Ein isoliertes Gumma der Regenbogenhaut ist also eine ungemein seltene, wenn auch beobachtete Erkrankungsform.

Iridocyclitis bei kongenitaler Lues.

Iritische Prozesse bei kongenitaler Lues werden, wenn man von der Erkrankung der Iris bei der Keratitis parenchymatosa absieht, nicht häufig beobachtet. Ähnlich wie Alexander, Fuchs u. a. möchte ich glauben, daß die Lues, vor allem bei den Erkrankungen der Regenbogenhaut im Säuglingsalter, eine besonders große ätiologische Rolle spielt. Wenn nun Krückmann schreibt: „Im allgemeinen bestehen zwischen den Iriserkrankungen der hereditären und erworbenen Syphilis sehr große Übereinstimmungen", so kann ich auf Grund meiner eigenen Beobachtungen diesem Urteil nicht ganz zustimmen. Die fünf Fälle, die ich selbst gesehen habe, zeichnen sich sämtlich durch ihre Schwere und durch ihre große Neigung zu Exsudaten aus, während bei der Iritis nach akquirierter Lues stärkere Exsudatbildung selten ist. Es ist natürlich möglich, daß manche leichtere Iritis bei kleinen Kindern übersehen wird, weil diese von der Umgebung des Kindes nicht beachtet wird und deshalb nicht zur ärztlichen Beobachtung kommt, dann aber auch, weil der Irisprozeß in diesem Alter öfters ohne stärkere äußere Reizerscheinungen verläuft, worauf Hala u. a. besonders hinweisen. Auch bei meinen kleinen Patienten war der Mangel an stärkeren Reizerscheinungen mehrmals außerordentlich auffallend. Daß andererseits eine latent verlaufende Iritis nicht allzu häufig ist, wird mir daraus wahrscheinlich, daß ich doch über 100 luetische Säuglinge im Laufe der Jahre untersucht habe, ohne daß ich bis dahin übersehene iritische Erscheinungen bei ihnen habe feststellen können.

Von den fünf luetischen Säuglingen, die wegen der Augenerkrankung in die Hallenser Klinik gebracht wurden, erwähne ich drei nur ganz kurz, während die anderen zwei ausführlicher behandelt werden sollen.

Gertrud La., $^3/_4$ Jahre (587/10), ist das zweite Kind, das erste war eine Frühgeburt, Vater konzediert Lues. Mutter bemerkte bei der Patientin heftige Rötung des rechten Auges, außerdem soll die Pupille blutrot gewesen sein. Vorher angeblich Auge gesund. Jetzt sind beide Augen reizfrei und blaß, Cornea klar, Iris macht einen atrophischen Eindruck, zeigt dicke Blutgefäße. Totale hintere Synechie. Cataracta accreta. 14 Tage später am rechten Auge Sekundärglaukom. Nach einer Durchstechung der Iris nach Knies-Lagrange wird die Hornhaut nahezu klar.

Marta Gerb., 5 Monate (2020/10), ist nach 2 Frühgeburten das erste lebende Kind, ungemein schwächlich. Blut — nur bei der Mutter untersucht — ergibt positive Wassermann-Reaktion. Von der 5. Woche werden die bis dahin geöffneten Augen geschlossen gehalten, sie werden auch jetzt nicht geöffnet und tränen stark. Beiderseits ist die Hornhaut diffus getrübt, links mehr als rechts. Am linken Auge befindet sich auch ein vaskularisiertes Ulcus auf der Cornea. Beiderseits ist die Pupille ganz von Exsudat verschlossen, das rechts als gelbliche Masse imponiert.

Gertrud Trompt., 8 Monate (980/12), hat eine trockene Coryza, Milztumor, harte Leber, Hydrocephalus. Das rechte Auge soll schon längere Zeit wegen Hornhautgeschwürs behandelt worden sein. Bei der Untersuchung in der Hallenser Augenklinik sind beide Augen blaß, die Pupille ist beiderseits von einem grauen Exsudat eingenommen, das an mehreren Stellen mit dem Pupillarrande verwachsen ist; am rechten Auge besteht außerdem eine scheibenförmige Trübung der Hornhaut mit Einsenkung der Oberfläche.

Neben der stark exsudativen Iritis bestand, wie das auch bei Hala der Fall war, mehrmals eine Beteiligung der Hornhaut, ohne daß man von einer Keratitis parenchymatosa sprechen kann, zweimal war es zu einer Ulcusbildung gekommen; Zeichen von Keratomalacie mangelten völlig. Dem klinischen Bild nach handelte es sich nicht um eine sekundäre Iritis nach Hornhautentzündung.

Bei den beiden nächsten Fällen lag wahrscheinlich nur eine quantitative Steigerung an sich ähnlicher Prozesse wie bei den ersten drei Fällen vor. Da es mir möglich war, dieselben auch anatomisch zu untersuchen und das klinische Aussehen bei beiden ein ungemein ähnliches war, so kann man wohl von einem typischen Krankheitsbild sprechen. Beide Male handelte es sich um luetische Säuglinge, die eine ausgesprochene graugelbliche bis gelbliche Geschwulstbildung in der Pupille aufwiesen neben zweifellosen iritischen Erscheinungen. Wie sich bei der histologischen Untersuchung herausstellte, handelte es sich um einen entzündlichen Tumor, der klinisch den Charakter des Pseudoglioms darbot.

Charlotte Tr. aus Halle (Kr. J. 911/1910) wird von der Kinderklinik am 22. 1. 1910, 6 Monate alt, mit der Diagnose Lues hereditaria der Augenklinik überwiesen.

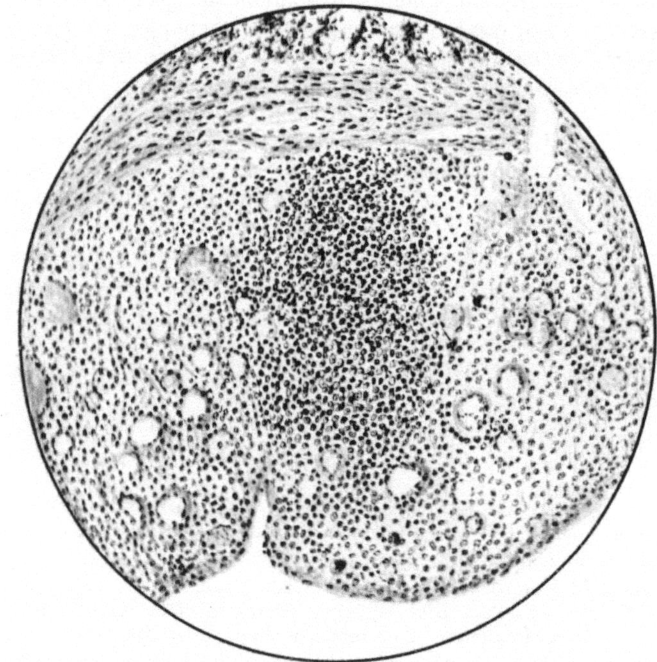

Abb. 57. Irisknötchen bei Iridocyclitis auf kongenital-luetischer Grundlage.

Der Geburt dieses Kindes gingen 4 Totgeburten voraus. Wassermann-Reaktion bei der Mutter stark positiv. Das Kind war am 22. 8. 1909, also wenige Tage alt, wegen Conjunctivitis in poliklinischer Behandlung gewesen, ohne daß man sonst damals etwas Abnormes an den Augen äußerlich gemerkt hätte. Vor 8 Wochen fielen der Mutter „3 weiße Bläschen" an dem linken Auge auf, das Auge soll jedoch nie rot gewesen sein.

Befund am 22. 1. 1910: L. Auge blaß, Cornea klar, Vorderkammer sehr eng, Iris weit nach vorn gedrängt, atrophisch. Pupille von einem grauen dicken Gewebe verschlossen, in dem Blutungen liegen. Bei Beleuchtung mit der Sachsschen Lampe leuchtet die Pupille von allen Seiten gut auf. Kein Einblick in die tieferen Teile des Auges. Tension stark erhöht.

R. Auge äußerlich und auch ophthalmoskopisch bei Homatropin normal.

Der Befund ließ sich nicht ohne weiteres deuten. Es mußte mit der Möglichkeit eines Glioms gerechnet werden, wenn auch diese Diagnose nicht sehr wahrscheinlich war. Das linke Auge wurde deshalb wegen Gliomverdachts am 24. 1. 1910 enukleiert. Optikus erschien auf dem Durchschnitt grau. Glatter Wundverlauf. Aus dem mikroskopischen Befund, der in v. Graefes Archiv für Ophthalmologie Bd. 84 genauer beschrieben ist, geht hervor, daß das graue, dicke, gliomverdächtige Gewebe in der Pupille ein sehr zell- und gefäßreiches, organisiertes Exsudat ist, das sich nach der hinteren Kammer zu fortsetzt und das ganze zwischen dem Ciliar- körper jeder Seite und vor der Linse gelegene Gebiet als entzündliche Pseudomembran einnimmt. Die Iris ist im Pupillargebiet sehr verdickt, dicht mit Lymphocyten und Plasmazellen infiltriert und geht organisch in das in der Pupille neugebildete Gewebe über. Nicht selten sind die infiltrierenden Zellen in diesem zentralen Teil

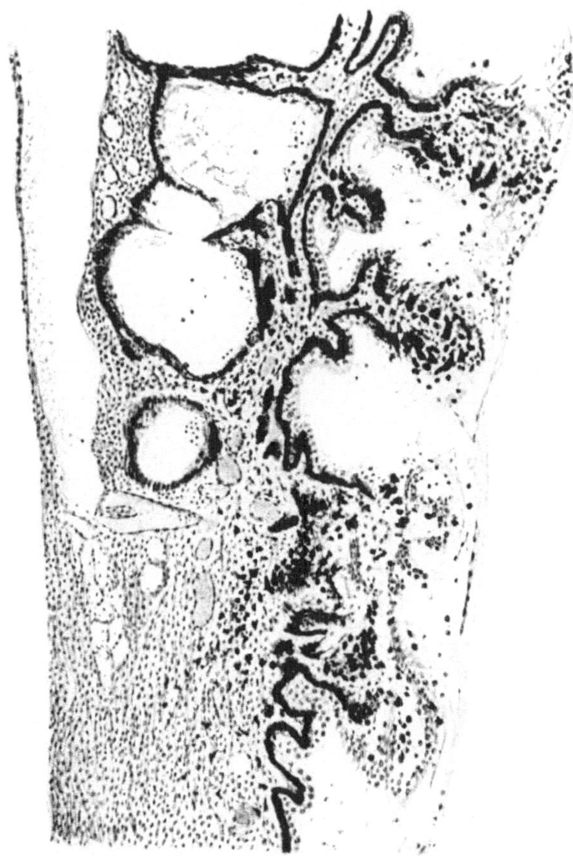

Abb. 58. Zerstörung des Pigmentblatts im Ciliarkörper (derselbe Fall wie in der vorigen Figur).

der Iris herdförmig angeordnet (Abb. 57). Die merkwürdige Farbe der Neubildung im Leben war nun wohl durch ein Zusammenwirken mehrerer Faktoren bedingt, einmal durch den Reichtum der Neubildung an Gefäßen, ferner durch den direkt hinter der Ebene der Pupille ausgespannten Bindegewebszug, die nach hinten dann weiter folgende große Blutung und schließlich vielleicht durch die erhebliche Leuko- cytenansammlung direkt vor der vorderen Linsenkapsel.

Die Tensionserhöhung sowie die butterglockenförmige Gestalt der Iris ist durch starke Verklebung im Pupillarbereich völlig erklärt; die Verklebungen sind so stark, daß sich das Pigmentblatt der Regenbogenhaut in großen Partien losgelöst hat, und daß große Hohlräume zwischen Pigmentblatt und Stroma entstanden.

War schon in der Iris die kleinzellige Infiltration öfters zu Knötchen angeordnet, so ist diese herdförmige, kleinzellige Infiltration im Ciliarkörper noch viel
häufiger und zeigt sich besonders gern in der Umgebung von Gefäßen. Vor allem
sind auch hier die Plasmazellen in Massen vorhanden. Das Pigmentblatt ist über
dem ganzen Ciliarkörper in hochgradigster Weise zerstört (Abb. 58). Es muß sich
um eine ziemlich lokalisierte schädigende Einwirkung intra vitam gehandelt haben,
denn die Zerstörung der Pigmentschicht ist in dieser Stärke nur in einem Quadranten
des Bulbus nachzuweisen.

An den Gefäßen, die besonders in der Iris zum großen Teil neugebildet sind,
läßt sich teilweise eine mäßige Wucherung der Intimazellen und eine kleinzellige
Infiltration der Adventitia bzw. der Umgebung des Gefäßrohrs nachweisen, dagegen
nichts von stärkeren endarteriitischen Prozessen. Viele Gefäße weisen überhaupt
normale Verhältnisse auf.

Nirgends finden sich Riesenzellen, nirgends auch regressive Metamorphose.

Die Linsenkapsel ist arrodiert, weiße Blutzellen sind in das Innere der teilweise kataraktösen Linse eingedrungen. Während die Aderhaut fast völlig intakt
ist, zeigt die Netzhaut sehr verschiedenartige und
interessante Veränderungen, über die an anderer
Stelle (S. 335) genauer gesprochen werden soll.

Die zweite Beobachtung ist folgende:

Otto Müll., 4 Monate (4520/12), ist das erste
Kind. Mutter hatte kurz vor der Geburt des Kindes
Lues. Die Erkrankung des rechten Auges wird seit
etwa 3 Wochen bemerkt. Wassermann-Reaktion
bei dem Vater + +, bei der Mutter + + + +. Bei
der ersten Untersuchung am 4. 12. 1912 rechtes
Auge ciliar injiziert, Hornhaut etwas trüb, Iris von
massenhaften Gefäßen durchzogen. Pupille vollkommen verwachsen, in der Pupille ein gelbliches
dickes Exsudat, auf dem sich Blut (vielleicht auch
einige Gefäße) befinden (Abb. 59). Das linke Auge
ist äußerlich blaß, Papille von normaler Farbe, aber
nach unten mit etwas verschleierten Grenzen,
Peripherie anscheinend normal.

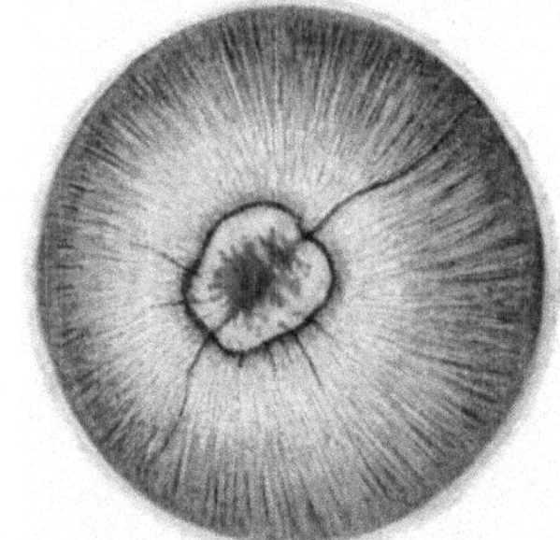

Abb. 59. Pupillarexsudat bei
luetischem Säugling (Pseudogliom).

Ord.: Hydrargyrum jod. flav. 0,01 g pro die. Am 10. 1. 1913 rechtes Auge
vollkommen blaß, Hornhaut klar, Iris besonders im Sphinkterteil atrophisch. Das
gelbliche Exsudat, auf dem Gefäße sichtbar sind, sonst unverändert.

Nachuntersuchung am 6. 6. 1913: Vor einigen Wochen beiderseits Elliotsche Trepanation wegen Drucksteigerung (Dr. Windrath-Weißenfels). Beiderseits
auffallender Ausfall der Wimpern am Oberlid. R. Auge meist halb geschlossen, aber
blaß. Bulbus, besonders Cornea verkleinert, wohl etwas phthisisch, Hornhaut klar,
Iris stark atrophisch, im mittleren Teil vorgewölbt. Der Sphinkterteil sieht ganz
weißlich aus. Pupille von einer gelben Exsudatmasse ausgefüllt, etwas verzogen. Temporal oben auf der Hinterfläche der Hornhaut (?) eine Trübung (Operationsstelle?).

20. VI. 1913 Enukleation des schrumpfenden Bulbus.

30. VI. 1913 Hausbesuch, da Patient Krämpfe hat. Nach einigen Tagen
Exitus an Meningitis.

Die histologische Untersuchung des enukleierten Auges ergibt ganz ähnlich
wie im vorher beschriebenen Fall, nur noch hochgradiger, eine große entzündliche
Geschwulst, in die die Iris und zum Teil auch der Ciliarkörper untergegangen sind. Die
Hornhaut zeigt nur ganz geringe lymphocytäre Infiltration, auch die Vorderkammer
enthält nur wenig Lymphocyten und abgestoßene Endothelien. Eine Iris ist deutlich
nicht mehr abzugrenzen, doch kann man an dem zwar sehr zerstörten, aber doch
noch erkennbaren Pigmentblatt ungefähr die Pupillenregion erkennen. In diesem
Bezirk hat die Geschwulst die größte Dicke, sie besteht aus massenhaften Lymphocyten, die entweder diffus oder mehr knötchenförmig das Gewebe infiltriert haben.
Das eigentliche Stützgewebe tritt nur sehr spärlich hervor. Von dem Ciliarkörper
sind ganz besonders die Ciliarfortsätze nach vorne gezogen und in die Geschwulst

mit einbegriffen. Ferner ist aber auch interessanterweise die Linse völlig von den Infiltrationsmassen umgeben und diese haben offenbar die Linsenkapsel an einer Stelle zerstört und sind in das Innere der Linse eingedrungen. Die Kapsel ist daher peitschenschnurartig aufgerollt und die wenigen Linsenreste sind kataraktös verändert (Abb. 60). Auch die ganze Hinterwand der Linse ist von einer, allerdings ziemlich dünnen Infiltrationsschicht umgeben. Die Infiltration des Ciliarkörpers ist in der Pars plana des Ciliarkörpers, in den verschiedenen Schnitten verschieden stark, also ausgesprochen knötchenförmig. Sichere Plasmazellen finden sich in der Geschwulst nicht, ebenso keine Riesenzellen, dagegen sind die Kerne an manchen Stellen verschieden intensiv gefärbt (beginnende Nekrose?). Die Gefäße sind zum Teil normal, zum Teil weisen sie Wandinfiltration und Endothelwucherung auf. Bei manchen ist es zu Obliteration gekommen. Im Anschluß an die Geschwulst ist besonders der vordere Teil des retrahierten Glaskörpers erheblich mit Leukocyten infiltriert. Auf die Befunde an den übrigen Augenhäuten soll an anderer Stelle näher eingegangen werden (siehe S. 339). Es sei hier nur erwähnt, daß sich

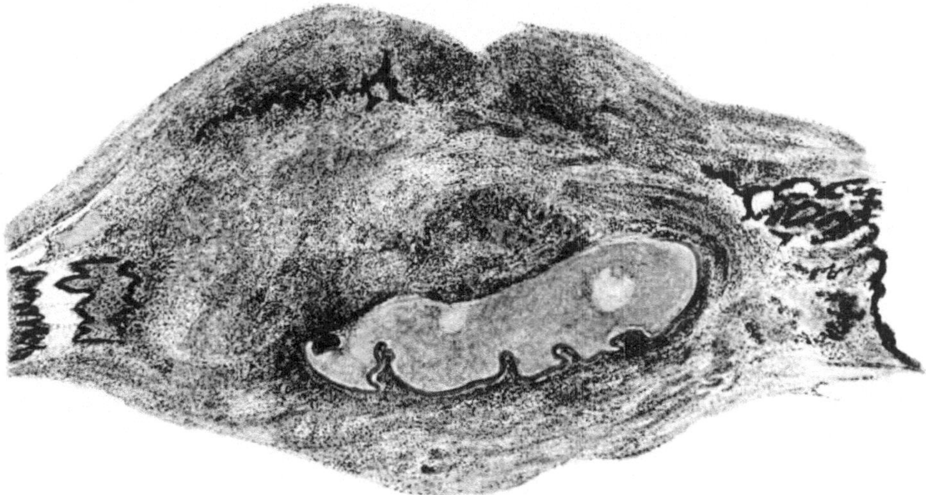

Abb. 60. Großes Pupillarexsudat mit fast völligem Untergang der Iris. Die Infiltrationsmassen haben die Linsenkapsel zerstört (peitschenschnurartige Aufrollung derselben) und sind in das Innere der Linse eingedrungen.

die Entzündung vorwiegend in den inneren Netzhautschichten angesiedelt hat, ähnlich wie bei dem vorher zitierten Fall, daß dagegen die Aderhaut, abgesehen von ihrem ganz peripheren Teil, nur ganz wenig Infiltration zeigt. Besonderes Interesse bietet die starke Entzündung des Sehnerven, die mit einer Schwellung der Papille und Exsudation in den Glaskörper einhergeht (S. 479).

An diesen beiden höchst lehrreichen Fällen, auf die ich in verschiedenen Kapiteln noch zurückkommen werde, ist zunächst schon das klinische Bild von Interesse. Die Diagnose des zweiten Falles war durch die Kenntnis des ersten wesentlich erleichtert. Besteht bei einem kleinen Kind ein gliomverdächtiger Tumor in der Pupille, so muß man sich vor allem von dem Zustand der Iris ein gutes Bild verschaffen. Kann man entzündliche Erscheinungen nachweisen, so ist das Vorhandensein eines Pseudoglioms naheliegend und man hat nun auf Lues zu fahnden. Ob es dann unter spezifischer Therapie gelingen wird, die schwere Erkrankung zu heilen oder nur zu bessern, muß vorderhand dahingestellt bleiben; auf jeden Fall wird es sich aber öfters vermeiden lassen, das Auge zu enukleieren.

Die anatomische Untersuchung zeigte bei beiden Fällen die schwersten Veränderungen an der Iris und dem Ciliarkörper, und es ist sehr wahrscheinlich, daß hier auch der Ausgangspunkt für den ganzen Augenprozeß zu suchen ist. Ob es sich primär um eine Erkrankung der Gefäße gehandelt hat, ist kaum zu entscheiden. Der erste Fall mit seinen reichlichen, meist nur geringfügig veränderten Gefäßen spricht eigentlich nicht sehr in diesem Sinne. Die Hochgradigkeit der zelligen Exsudation kann mit den Erscheinungen bei einer sehr ausgesprochenen Tuberkulose der Iris konkurrieren. Das klinische Bild und der histologische Befund lassen aber eine Verwechslung nicht zu.

Es ist an sich merkwürdig, daß eine entzündliche Erkrankung der Iris im frühen Kindesalter so selten eintritt, da sich in dieser Zeitperiode der Organismus in einem Stadium der Spirochätenseptikämie befindet und die Iris bei akquirierter Lues die weitaus häufigste Ansiedlungsstätte am Auge bei der Generalisation der Syphilis darstellt. Also auch hierin besteht ein wesentlicher Unterschied zwischen kongenitaler und erworbener Lues. Wie ich schon auf S. 276 mitteilte, konnten Sabrazès und Dupérié bei einem sechsmonatigen Fötus mit einer Iridocyclitis Spirochäten in der Aderhaut, der Iris und im Glaskörper feststellen. Die Anwesenheit von Spirochäten bedingt aber keineswegs immer eine entzündliche Reaktion des Gewebes. So sahen Schlimpert und Bab bei den anatomischen Untersuchungen syphilitischer Föten die Spirochäten, wenn auch nicht gerade sehr zahlreich, in der Iris und im Ciliarkörper, ohne daß eine Entzündung bestand.

Ebenso wie bei der akquirierten Lues ist eine Iritis in der Tertiärperiode der kongenitalen Lues ungemein selten, wenn man wieder von den entzündlichen Erkrankungen im vorderen Uvealtraktus bei der Keratitis parenchymatosa (S. 190) absieht.

Ich habe einen Fall bei einem 9jährigen Kind in Heidelberg beobachtet, das bis zur Erkrankung des Auges nie eigentlich krank, aber immer schwächlich war. Wassermann-Reaktion positiv. Am rechten Auge massenhaft Descemetsche Beschläge, alte Maculae corneae; viele Opacitates corp. vitr. Papille leicht abgeblaßt; alte, zum Teil pigmentierte chorioiditische Herde. Am linken Auge ähnlicher Befund. Bei spezifischer Behandlung mit Schmierkur und Jodkalium änderte sich der Befund und Visus nicht.

Eine zweite 15jährige Patientin, Elise Wen. (4088/09), sah ich ebenfalls in Heidelberg mit doppelseitiger Iridocyclitis, speckigen Descemetschen Beschlägen und einer Chorioiditis anterior bei positivem Wassermann. Der Vater hatte eine reflektorische Pupillenstarre, Miosis und Anisokorie, gab Infektion zu und wies ebenfalls positive Wassermann-Reaktion auf.

Dann behandelte ich in Halle ein 20jähriges Mädchen, Else Wollenb. (482/14), die eine ganze Reihe von Symptomen aufwies, die für eine kongenitale Lues sprachen (Rhagaden, Perforation im Gaumen, Periostitis). Sie will als Kind immer skrofulös gewesen sein und immer an schlimmen Augen gelitten haben. Beiderseits bestanden alte Maculae corneae, wohl als Rest dieser früheren Augenerkrankung; tiefe Hornhautgefäße nicht nachweisbar. Seit einigen Monaten bereits erneute Augenentzündung und Sehverschlechterung, deshalb bereits auswärts in augenärztlicher Behandlung. In der Pupille besteht links ein grauweißes Exsudat, rechts sind mehrere hintere Synechien nachweisbar. Die Iridocyclitis ging beiderseits mit Drucksteigerung einher, so daß Iridektomie notwendig wurde. Die Wassermann-Reaktion fiel negativ aus, wahrscheinlich infolge der mehrfachen antiluetischen Kuren, die Patientin in den voraufgegangenen Jahren durchgemacht hatte.

Schließlich beobachtete ich noch eine 8jährige, zweifellos kongenital-luetische Patientin, Gertrud Tob. (912/16), die auf dem linken Auge eine typische Keratitis parenchymatosa aufwies, während auf dem rechten Auge zahlreiche sehr feine Descemetsche Beschläge ohne jede Hornhauttrübung vorhanden waren.

Es ist also wohl nicht zu bezweifeln, daß auch in der Spätperiode der angeborenen Lues iridocyclitische Prozesse vorkommen. Bei dem ersten und dritten Falle kann noch die Möglichkeit erwogen werden, ob es sich nicht doch bei den Maculae corneae um Reste einer parenchymatösen Keratitis gehandelt hat, doch sprechen die Symptome nicht in diesem Sinne. Es bleibt ferner die Frage bis zu einem gewissen Grade offen, ob bei allen vier Beobachtungen der iritische Prozeß tatsächlich mit der Lues congenita zusammenhing. Er war auf jeden Fall gegen antiluetische Behandlung sehr resistent. Die Wahrscheinlichkeit, daß die Lues hier ätiologisch in Betracht kam, blieb immerhin sehr groß.

Knötchenförmige Iritis gehört bei kongenitaler Lues zu den Raritäten. Ihr klinisches Bild soll mit den knotigen Wucherungen der Erwachsenen übereinstimmen. Alexander sah zweimal eine knötchenförmige Iritis und schildert den Befund des zweiten Falles wie folgt: „Bei dem siebenjährigen Kind fand ich eine schmerzhafte Synovitis des rechten Knie- und eine weniger schmerzhafte der beiden Handgelenke; das linke Auge tränt leicht und ist injiziert; die Cornea zeigt auf ihrer Hinterfläche mehrere Präzipitate, der Pupillarrand der etwas geschwellten, schmutzig braunen Iris einige festere Verwachsungen mit der Linsenkapsel; in der medialen Hälfte der Iris sitzt zwischen Ciliar- und Pupillarrand ein etwa linsengroßer braungelblicher Tumor, der in die Vorderkammer mit seiner Kuppe hineinragt; das Kammerwasser ist etwas getrübt, das Sehvermögen dementsprechend herabgesetzt. Das Kind wurde übrigens vollständig hergestellt, die Iris behielt atrophische Stellen, der Gummiknoten ist resorbiert, die Kranke erfreut sich heute in ihrem 15. Lebensjahr eines vollkommenen Wohlbefindens."

Dorrell beobachtete ein dreimonatliches Kind, das seit drei Wochen das linke Auge geschlossen hielt. Die Lider links waren etwas geschwollen, es bestand konjunktivale und ciliare Injektion, die Tension war gesteigert. Die Iris war schmutzig verfärbt, verdickt und gefäßhaltig, und kleine graue Knötchen ragten über ihre Oberfläche. Wassermann-Reaktion positiv, auch bei der Mutter; Pirquet negativ. Unter Hg-Behandlung und einer Parazentese gingen die Reizerscheinungen nach vier Wochen zurück und es verschwanden allmählich auch alle Knötchen.

Ausgesprochene Knötchenbildung, wie sie kombiniert mit Keratitis parenchymatosa vorkommt, wird in dem betreffenden Abschnitt S. 191 genauer geschildert. Wicherkiewicz erwähnt (Annal. d'ocul. 1906, Bd. 123, S. 356), daß er bei einem Kind ein Gumma der Iris mit nachfolgender Keratitis parenchymatosa beobachtet habe.

Die gummöse Umgestaltung der Iris kann sogar so stark werden, daß eine stark verdickte, schwammige, zum Teil mit großen graugelblichen Massen besetzte Iris resultiert, wie die Beobachtung von Liebrecht zeigt. Die geschwulstartige Verdickung bestand aus einer dichten Anhäufung von Rundzellen mit vereinzelten Riesenzellen; allerdings keine Nekrosen, so daß es doch wohl richtiger ist, von einem papulösen Prozeß zu sprechen.

Syphilom des Ciliarkörpers.

Ein Krankheitsbild sui generis rufen die knotigen syphilitischen Wucherungen des Ciliarkörpers hervor. Da es sich bei diesen Wucherungen zum Teil wohl um papulöse, zum Teil um gummöse Prozesse handelt, nennen wir sie mit Ewetzky Syphilome. Solche Syphilome des Ciliarkörpers sind offenbar ungemein selten. Unter den Beobachtungen der Hallenser Klinik findet sich nur eine einzige sichere aus früheren Jahren, die später hier beschrieben werden soll. Ewetzky, der diese Erkrankung am genauesten studiert hat, konnte 1904 67 Fälle der Literatur zusammenstellen, wozu auch die drei von ihm selbst zum Teil anatomisch bearbeiteten zugezählt wurden. Seitdem sind weitere Fälle publiziert worden von Weill, Knapp, Barlay, Snegirew, Kriwonosow, Sawitsch, Herford, Poirier, de Lieto-Vollaro, Angélis, Filatow, Siwzew, Pokrowsky, Guglianetti, Browning usw.

Sowohl bei der von Ewetzky zusammengestellten Literatur, als auch bei den neueren Veröffentlichungen ist es mir auffallend, daß so wenige Fälle aus Deutschland publiziert wurden. Aus Mangel an eigenen Beobachtungen folgen wir bei der Darstellung in der Hauptsache der Beschreibung Ewetzkys.

Klinischer Verlauf. Der syphilitische Tumor des Ciliarkörpers bleibt oft längere Zeit unbemerkt, teils wegen seines versteckten Sitzes, teils wegen der öfters vorhandenen Cyclitis mit Pupillarabschluß. Wächst ein Syphilom, so gelangt es auf dreierlei Wegen nach außen. Bei 34 Augen, wo die Geschwulst jedesmal nur einen Weg wählte, brach es 30 mal durch die Sklera durch, in drei Fällen erschien es in der vorderen Kammer und nur in einem Fall wuchs es in den Glaskörper. Einen solchen seltenen Fall mit Progression nach dem Glaskörper zu schildert auch Sawitsch. Man sah durch die Pupille eine in den Glaskörper hineinragende gelbliche Neubildung, die mit einem reichlichen Kapillarnetz bedeckt war und bis über die Papille hinüberragte, gleichzeitig aber auch nach außen gewuchert war. Es ist nun nicht selten, daß derselbe Tumor verschiedene Wege gleichzeitig oder nacheinander nimmt. Bei 69 untersuchten Augen gelangte das Syphilom

durch die Sklera	in 37	Fällen
durch die Sklera und Vorderkammer	,, 25	,,
in die Vorderkammer	,, 3	,,
durch die Sklera und Glaskörper	,, 2	,,
in den Glaskörper	,, 1	Falle
in die Vorderkammer und Glaskörper	,, 1	,,

Daß der Tumor durch die derbe Sklera seinen Weg sucht, erklärt sich nach Ewetzky dadurch, daß die anliegenden Teile der Sklera spezifisch erkranken und dem Gewebe des Syphiloms einverleibt werden. Meistens tritt das Syphilom als einzelner Tumor auf, gelegentlich wurden auch zwei an demselben Auge beobachtet, mehr aber nicht. Ein Durchbruch an mehreren Stellen ist kein Beweis dafür, daß primär mehrere Tumoren vorhanden sind, sondern derselbe, dem Hornhautrand parallel sich ausdehnende Tumor kann an verschiedenen Teilen durchbrechen. Das Skleralsyphilom des Ciliarkörpers macht sich zuerst als ein kleines Knötchen bemerkbar. Der Tumor kann dann erbsen-, sogar nußgroß werden, die Oberfläche kann dabei uneben und höckerig sein. Die Farbe ist sehr verschieden, rot, gelb und blauschwarz mit Zwischenstufen. Die schwärzliche Farbe wird von vielen Autoren für durchscheinendes Uvealpigment gehalten, das ist jedoch nach Ewetzky nicht richtig, denn der Tumor befindet sich zwischen Pigmentschicht und Sklera, die normale Pigmentschicht ist also von der Sklera durch die ganze Dicke des Tumors getrennt; dagegen umgibt pathologisches Pigment den Tumor von allen Seiten, das an einem Ort sich gebildet hat, wo es früher nicht vorhanden war; so kommt die bläuliche Schattierung zustande.

Wächst der Tumor immer weiter, so bricht er schließlich durch die Sklera hindurch und da er dann sehr häufig erweicht ist, so kommt es zu einem Erguß von käsigen Massen unter die Bindehaut oder in den Konjunktivalsack; selbst wenn der Tumor ganz gelbe Farbe hat, enthält er meist keinen Eiter, sondern die Käsemassen.

Es ist anzunehmen, daß der Tumorbildung eine mehr diffuse Entzündung des Cyklon vorangeht. Befindet sich der Tumor erst einmal in der Ausbildung, dann erfolgt die Progression sehr rasch, in einigen Tagen oder höchstens einigen Wochen.

Wuchs das Syphilom in die vordere Augenkammer und zugleich in die Sklera, so ließ sich bei den Fällen, die im Anfang beobachtet werden konnten, feststellen, daß das innere Syphilom stets dem äußeren voranging. Es ist klar, daß die Tumoren, die nach der Vorderkammer zu wachsen, zunächst im Kammerwinkel auftreten; bei weiterem Wachsen können sie aber einen großen Teil der vorderen Kammer einnehmen. Auf der Geschwulst können Extravasate und Pigmentierungen sichtbar sein.

Die Lider sind oft ödematös geschwollen, die Conjunctiva bulbi erheblich injiziert und oft chemotisch abgehoben. Die Hornhaut bleibt nur selten ganz normal, ist häufig leicht diffus getrübt oder gestichelt, am meisten in der Nähe des Tumors, zuweilen bestehen auch tiefe Gefäße. In schweren Fällen ist die ganze Hornhaut parenchymatös getrübt, nur in ganz schweren Fällen wird sie vollkommen zerstört. Das Wachstum des Tumors bedingt nicht selten erhebliche Veränderungen der Hornhautkrümmung.

In der Vorderkammer findet sich besonders dann, wenn der Tumor in sie eingedrungen ist, Hypopyon, Pseudohypopyon oder ein gelatinöses Exsudat. Die Iris ist nahezu immer entzündlich verändert, die Pupille sehr oft teilweise oder ganz verwachsen und durch Exsudat verschlossen. Die Linse läßt sich meist klinisch nicht untersuchen; wie die anatomischen Befunde aber ergeben, wird sie oft von dem wachsenden Tumor verschoben und kataraktös. Sie schrumpft dann oft. Mehrmals konnte auch eine Zerreißung der Linsenkapsel und Eindringen des Granulationsgewebes festgestellt werden. Ewetzky meint, die Ursache der Kapselzerreißung bleibe unerklärlich, am wahrscheinlichsten ist ihm eine chemische Einwirkung der Zellen auf die Kapsel. Der Glaskörper ist selbstverständlich meist hochgradig getrübt. Die Ader- und auch Netzhaut werden nicht selten mitgegriffen, aber meist nur in der nächsten Umgebung der Geschwulst. Klinisch kann man Veränderungen schon wegen der Pupillarverhältnisse meist nicht nachweisen.

Der Beginn des Syphiloms ist im allgemeinen ein stürmischer und geht mit starken subjektiven Beschwerden einher. Der Tumor ist dann meist schon sichtbar und die anderen Teile des Auges sowie die Adnexe sind in der eben geschilderten Weise ergriffen. Das Sehvermögen verfällt im Laufe von Wochen, manchmal aber auch rapid. Der intraokulare Druck scheint häufig herabgesetzt, in selteneren Fällen gesteigert zu sein.

Die Schwere der Erkrankung wird dadurch charakterisiert, daß in dem Material Ewetzkys 28,3% mit Atrophie des Bulbus endeten, 30% der Augen mußten enukleiert werden; bei den günstiger verlaufenen Beobachtungen war auch noch in 14% die Sehschärfe so herabgesetzt, daß nur ganz grobe Arbeit geleistet werden konnte. Es sind also im ganzen 78% der erkrankten Augen erwerbsunfähig, und selbst in den restierenden Fällen hat die Mehrzahl nur ein schlechtes oder mittleres Sehvermögen.

Prognostisch besonders ungünstig ist der vollständige Durchbruch der Sklera, denn ihm folgt fast immer vollständige Erblindung. Ob sich nun die Verhältnisse bei der heutigen energischeren syphilitischen Behandlung mit kombinierter Quecksilber-Salvarsankur für diese schwere Erkrankung auch bessern, wird erst nach einigen Jahren, wenn mehr Material vorliegt, entschieden werden können. Browning berichtet z. B. von einem glänzenden Erfolg des Salvarsans bei einem perforierten Ciliarkörpergumma.

Was nun die Beziehungen des Syphiloms zur Grundkrankheit betrifft, so tritt die Geschwulst fast immer bei der erworbenen Syphilis, höchst selten bei der angeborenen auf. Von Interesse ist, daß die Ciliarkörpergeschwulst, ganz ähnlich wie die Iritis papulosa, meistens zu den Frühsymptomen der Syphilis gehört. Ewetzky konnte folgende zeitliche Verhältnisse feststellen:

Im ersten halben Jahr nach der Infektion . . . . . 21 Fälle (42,8 %)
„ zweiten „ „ „ „ „ . . . . . 11 „ (22,4 %)
„ dritten „ „ „ „ „ . . . . . 4 „ (8 %)
2 Jahre nach der Infektion . . . . 1 Fall
2¹/₂ „ „ „ „ . . . . 1 „
3 „ „ „ „ . . . . 3 Fälle
5 „ „ „ „ . . . . 2 „
6 „ „ „ „ . . . . 1 Fall
einige „ „ „ „ . . . . 2 Fälle
10 „ „ „ „ . . . . 2 „
14 „ „ „ „ . . . . 1 Fall.

In mehr als 50 % ist die Erkrankung des Ciliarkörpers von sekundären uetischen Erscheinungen begleitet, bei 15 % wurden Tertiärerscheinungen (Hautgummata) beobachtet. Die Franzosen, besonders Terson, bezeichnen die Ciliarkörpergeschwulst deshalb auch häufig als Gommes précoces du Corps ciliaire.

Pathologische Anatomie. Das Syphilom kann als getrennter Tumor des Ciliarkörpers sich entwickeln, im allgemeinen aber hat die Geschwulst die Neigung, große Gebiete dieses Organs zu ergreifen und so einen vollständigen oder teilweisen Ring zu bilden. Auch Krückmann gibt an, daß eine ringförmige Ausbreitung für die Ciliarkörpergummen geradezu typisch sei. Ewetzky meint, daß die Neigung zu ringförmigen Ausbreitungen mit der Lage der Gefäße im vorderen Abschnitt des Ciliarkörpers im Zusammenhange stehe, da die Endzweige der Aa. cil. longae in der Nähe der Iriswurzel einen geschlossenen Ring bilden und die Gefäße beim Syphilom so häufig erkrankt seien. Bezüglich der Zellstruktur des Syphiloms schließt sich Ewetzky den Befunden Hankes und de Lieto Volaros an. Dieser letztere Autor fand im Zentrum des Syphiloms meist eine nekrotische Partie aus körnigem Detritus mit wenigen Leukocyten oder aus Gruppen epitheloider Elemente im Zustand der fettigen Degeneration. Die Peripherie des Herdes wird von Lymphocyten gebildet, während epitheloide Elemente die Zone zwischen Zentrum und Peripherie ausfüllen sollen. Das Syphilom besteht also im Anfang seiner Entwicklung aus Granulationsgewebe, dann fällt es der käsigen Degeneration anheim mit nachfolgender Degeneration der abgestorbenen Teile, endlich entwickelt sich an seiner Stelle junges Bindegewebe, das schließlich zur Narbe wird und unter Umständen die Atrophie des Bulbus bedingt. An der Berührungsstelle des Syphiloms mit der Sklera findet sich in dieser eine Usur, die von nachdringendem Syphilomgewebe ausgefüllt wird, welches auf diesem Wege allmählich die ganze Dicke der Sklera ergreift und nach außen fortschreitet. Seiner Herkunft nach unbestimmtes Pigment sammelt sich um den Tumor und auch in ihm an und bedingt, wie oben schon gesagt, die bläuliche Farbe.

Die **Therapie** muß selbstverständlich eine sehr energische antiluetische sein. Zweifellos gehen zahlreiche Fälle unter der Therapie zurück, während andere wieder sich während der Therapie ausbilden. Früher waren die Ansichten der Autoren geteilt, die einen schworen auf alleinige Quecksilberbehandlung, andere hielten das Jod für die Panacee und wieder andere bevorzugten das „Traitement mixte", also Hg + Jod (s. Dor, Le traitement de la syphilis oculaire 1914, S. 18 ff.). Am besten wird jetzt wohl kombinierte Quecksilber-Salvarsankur sein. Lokal kommen dieselben therapeutischen Eingriffe wie bei einer Iritis in Betracht, also Atropin mit warmen Umschlägen, wenn nicht eine vollkommene Seclusio pupillae besteht. Bei Pupillarabschluß muß man eventuell zur Iridektomie greifen. Auch im entzündlichen Stadium kann diese Iridektomie sogar von Nutzen sein, wenn es auch wohl besser ist, ein reizfreies Stadium abzuwarten. Bei folgender, im Jahre 1900 in der Hallenser Augenklinik beobachteter Patientin scheint der operative Eingriff auf die Syphilombildung selbst recht günstig eingewirkt zu haben.

Wilhelmine Hart., 52 Jahre, leidet an Angina luetica und Ulcera cruris. Am linken Auge hochgradige ciliare Injektion, nahe dem Limbus in der Sklera 2 über stecknadelkopfgroße, flache, schwarzgefärbte Buckelchen, ebenso mehrere Knötchen im Kammerwinkel unten. Vorderkammer ganz flach, in der Cornea einige kleine wolkige Trübungen. Seclusio et occlusio pupillae. Tension herabgesetzt. Projektion unsicher. Rechtes Auge normal.

Operation am 30. 1. 1900: Einstich am oberen Limbus mit der Lanze, Iridektomie nach oben. Ziemlich starker Bluterguß. Am 3. 2. beginnt der Pupillarrand sich außen etwas zu lösen, im Kolobom noch Exsudat und Blut, die Knoten im Kammerfalz verkleinern sich, am 7. 2. sind sie verschwunden. 14. 2. Vorderkammer noch immer flach, Corpus ciliare bedeutend weniger druckempfindlich. Am 12. 3. wird Patientin mit folgendem Befund entlassen: Linkes Auge gering injiziert, frei geöffnet, weich. Vorderer Bulbusabschnitt leicht phthisisch. Einige Trübungen in den hinteren Schichten der Hornhaut, Kammer flach, Kammerwasser klar, Iris atrophisch, besonders in der unteren Peripherie. Im Pupillargebiet altes Exsudat. Kapsel und vordere Corticalis trüb, Projektion allseitig richtig, S = Finger in $^1/_2$ m. In der Sklera unten 3 subkonjunktival gelegene, schwarze, über stecknadelkopfgroße Flecke, welche nicht prominieren.

Soweit aus der Krankengeschichte hervorgeht, wurde Patientin während ihres Aufenthaltes in der Augenklinik nicht spezifisch behandelt. Leider war es mir nicht möglich zu erfahren, ob sich dieser Zustand so gehalten hat oder ob das Auge schließlich doch ganz zugrunde gegangen ist.

Manchmal wurde sogar das Skleralsyphilom selbst operativ in Angriff genommen, doch meist ging das Sehvermögen nach dem operativen Eingriff verloren und das Auge atrophierte. Trotzdem, meint Ewetzky, könne man nicht sagen, daß ein Versuch der Exzision des Tumors immer schädlich sein müsse.

Literatur:

Ammann, Die Netzhautblutungen bei Blut- und Gefäßerkrankungen. Beitr. z. Augenheilk. IV. 234.

Angélis, Th., Sehr frühzeitiges Gumma des Ciliarkörpers; intensive Behandlung mit intravenösen Injektionen. Cl. ophth. 1909. XV. 240. Ref. Jahresber. 1909. XL. 700.

Aubineau, Schwierigkeiten in der Diagnose der syphilitischen Natur der Iritis. Kl. M. f. A. 1905. XLIII/I. 778.

Axenfeld, Tuberkulose des Auges. Lubarsch-Ostertag, Ergebn. d. allg. Path. 1901. (Bericht über die Jahre 1897, 1898, 1899.)

Bargy, Iritis syphilitique jugulée en 5 jours. Cl. ophth. 1907. 296.

Barlay, Syphiloma corporis ciliaris. Szemészet. Nr. 1. Ref. Jahresber. 1906. XXXVII. 550.

Benoit, Description anatomique d'une gomme d'iris. A. d'ophth. 1898. 189.

Blüthe, Zur Kenntnis des rezidivierenden Hypopyons. Inaug.-Diss. Heidelberg 1908.

Boas, Über Iritis serosa. Z. f. A. 1903. 30.

Browning, On Salvarsan in diseases of the eye with particular reference to its use in sympathetic ophthalmitis. The Ophthalm. 1912. X. 629.

Butler, Ätiologie der Iritis. Brit. med. Journ. 1911. Ref. The Ophthalm. 1913. XI. 631.

Darier, Iritis gommeuse. Cl. ophth. 1906. 336. Ref. Jahresber. 1906. 557.

Dorrell, A drawing showing unusual appearance of the iris in congenital syphilis. Trans. of the Ophth. Soc. of the unit. Kingd. 1911. XXXI. 47.

Ewetzky, Über das Syphilom des Ciliarkörpers. Berlin 1904.

Filatow, Gumma des Ciliarkörpers. Odess. ophth. Ges. 1910. XI. Ref. Jahresber. 1910. XLI. 637.

Filatoff, Des syphilomes du corps ciliaire. A. d'ophth. 1912. XXXII. 770.

Fuchs, E., Anatomische Miszellen. IV. Iritis syphilitica. A. f. O. 1884. XXX. 139.

Derselbe, Lehrbuch 1903. Ätiologie der Iritis und Cyclitis.

Fuchs, Überleitungsstörungen im Verlauf der Salvarsanbehandlung bei einem Patienten mit später Sekundärlues. M. m. W. 1913. Nr. 42. 2339.

Goldzieher, Salvarsananfälle. Z. f. A. 1912. XXXVI. 129.

Graefe und Colberg, Iritis gummosa. A. f. O. 1861. VIII. 288.

Groenouw, Anatomische Untersuchungen über Iridocyclitis serosa. Kl. M. f. A. 1900. XXXVIII. 186.

Derselbe, Syphilis des Auges. Graefe-Saemisch. II. Aufl.

Guglianetti, Les „Plasmazellen" in alcune inflammazioni del globo oculare. Inflammazione simpatizzante, irite sifilitico recidivante, tubercolosi miliare dell' iride e del corpo ciliare. Archivio d'ophthalm. 1910. XVII. 41.

Derselbe, Il 606 nella sifilide oculare con particulare rignardo allo affezioni condilomatose e gommose nel corpo ciliare. Arch. di Ottalm. 1911. XIX. 177. Ref. Jahresber. 1911. 645.

Guzmann, Eitriger Zerfall einer Irispapel. Beitr. z. A. 1907. Heft 67. S. 1.

Hala, Ein seltenes Symptom der Augensyphilis bei Neugeborenen. Z. f. A. 1903. X. 85.

Harmann, Iridocyclite avec Kératite ponctuée; réaction de Wassermann positive. Transact. of the Ophth. Soc. of the unit. Kingd. 1910. II. 143.

Harms, C., Zur pathologischen Anatomie der Iridocyclitis mit Beschlägen auf der hinteren Hornhautwand. Kl. M. f. A. 1904. XLII/II. 25.

Herford, Syphilitischer Tumor des Ciliarkörpers. Z. f. A. 1907. 203.

Hirschberg, Über Netzhautentzündung bei angeborener Lues. D. m. W. 1895. XXVI. 411.

Van der Hoeve, Iritis gummosa und Trauma. Kl. M. f. A. 1909. XLVII/I. 428.

Igersheimer, Beitrag z. Klinik u. pathol. Anatomie der Augensyphilis. A. f. O. 1913. LXXXIV. 48.

Knapp, Syphiloma of the ciliary body. Journ. of the Amer. med. Ass. January. Ref. Jahresber. 1905. XXXVI. 601.

Knies, Beitrag zur Kenntnis der Uvealerkrankungen. A. f. A. 1880. IX. 1.

Kriwonosow, Syphiloma des Ciliarkörpers. Westn. Ophth. 1907. 347. Ref. Jahresber. 1907. XXXVIII. 662.

Krückmann, Über Iridocyclitis syphilitica. Heidelb. Ber. 1902. 117.

Derselbe, Die Syphilis der Regenbogenhaut. Augenärztl. Unterrichtstafeln. Breslau 1906.

Derselbe, Erkrankungen des Uvealtraktus und des Glaskörpers. Graefe-Saemisch. II. Aufl. 1907.

Lagrange und Aubaret, Syphilis congénitale de l'œil. A. d'ophth. 1904. XXIV. 510.

Liebrecht, Iritis gummosa bei Lues hereditaria. Kl. M. f. A. 1891. Bd. 29. 184.

De Lieto-Vollaro, Über die kondylomatösen und gummösen Veränderungen des Corpus ciliare im Verlauf der erworbenen und hereditären Lues. Neapel 1908. Ref. Jahresber. 1909. XL. 697.

Lottrup-Andersen, Ein histologisch untersuchter Fall von papulös-luetischer Iritis. A. f. O. 1913. LXXXIV. 172.

Michel, Über Iris und Iritis. A. f. O. 1881. XXVII. 171.

Derselbe, Ursachen einer Iritis. Lehrb. 1890. II. Aufl. 316.

Derselbe, Zur Kenntnis der Ursachen einer primären Iritis auf Grund einer statistischen Zusammenstellung. M. m. W. 1900. Nr. 25. 853.

Zur Nedden, Über den therapeutischen und diagnostischen Wert der frühzeitigen Punktion der vorderen Kammer bei Iritis. Heidelb. Ber. 1906.

Panas, Traité des maladies des yeux. 1894. I. 313 u. 364.

Pflüger, Diskussion zu Krückmanns Vortrag über Iridocyclitis syphilitica. Heidelb. Ber. 1902. 131.

Pokrowsky, Zur Kenntnis der Ciliarkörpersyphilome. Wratsch. Gaz. 1910. 903. Ref. Jahresber. 1910. 638.

Ransohoff, Ein Fall von eitriger Iritis infolge von Lues congenita. Kl. M. f. A. 1891. XXIX. 273.

Riedley, Serous cyclitis. London ophth. Reports. XIV/I. Ref. Z. f. A. 1896. 344.

Risley, The ocular affections in congenital syphilis. The ophthalm. Record. 1911.

Rollet, Iritis gommeuse à pseudo-hypopyon. La revue général. d'ophth. 1904. 435. Ref. Jahresber. 1904. 573.

Derselbe, Formes cliniques de la syphilis gommeuse de l'iris. A. d'ophth. 1908. XVIII. 272.

Rollet, Das Pseudohypopyon syphiliticum. Ophthalm. provinc. 1912. Ref. Z. f. A. 1913. XXX. 181.

Rumschewitsch, Anatomische Untersuchungen eines Falles von selbständigem Gumma der Regenbogenhaut. Kl. M. f. A. 1903. XLI/I. 27.

Rutherford, A case of gummatous iritis. Ophth. Record. 1907. 384.

Sabrazès et Dupérié, Spirochètes et irido-cyclitis. Réunion biologique de Bordeaux. 10. XI. 1908. Ref. Jahresber. 1909. XL.

Sawitsch, Ein Fall von Syphiloma des Ciliarkörpers. Westn. Ophth. 1907. 284. Ref. Jahresber. 1907. XXXVIII. 662.

Scalinci, Iridite gummosa miliare da eredo-sifilide. Rivista italiana di ottalm. 1908. 238.

Siwzew, Syphilom des Ciliarkörpers. Westn. Ophth. 1910. 803. Ref. Jahresber. 1910. XLI. 637.

Snegirew, Zwei Fälle von Syphiloma des Ciliarkörpers. Westn. Ophth. 1907. 292. Ref. Jahresber. 1907. XXXVIII. 663.

Schirmer, Die Hypotonie, ein konstantes Symptom der Entzündung des Ciliarkörpers. Lebers Festschr. A. f. O. LXXIV. 224.

Schnabel, Die Begleit- und Folgekrankheiten der Iritis. A. f. A. 1876. V. 101.

Schwitzer, Folgezustand einer Iritis. Z. f. A. XVI. 62. Ref. Jahresber. 1906. XXXVII. 558.

Stephenson, The present position of the spiroch. pallida in relation to syphilitic affection of the eye. Ophth. Review. 1907. 220. Ref. Jahresber. 1907. 255.

Stock, Syphilis (endogene Infektionen des Auges). Lubarsch-Ostertag. 1907. X. Jahrg. Ergänzungsband.

Stoewer, Zur Kasuistik der tertiär-luetischen Erscheinungen am Auge. Kl. M. f. A. 1904. II. 273.

Terlinck, Über Iridorezidive. Z. f. A. 1914. XXXI. 500.

Trantas, Ophthalmoscopie de la région ciliaire et rétrociliaire. A. d'ocul. 1907. CXXXVII. 475.

Trousseau, Valeur prognostique de l'iritis dans la syphilis. A. d'ocul. 1900. CXXIII. 358.

Turcan, Contributions à l'étude des gommes syphilitiques de l'iris. Thèse de Lyon. 1904. Ref. Jahresber. 1905. 598.

Weill, So-called gummata of the ciliary-body. Annals of the Ophth. January. Ref. Jahresber. 1905. XXXVI. 601.

Wernicke, Tabes und Syphilis. Z. f. A. 1908.

Wicherkiewicz, Pseudogumma iridis auf traumatischer Basis. Kl. M. f. A. 1894. XXXII. 278.

Widder, Über Iritis syphilitica mit Rücksicht auf ihr Verhalten zur allgemeinen luetischen Diathese. A. f. O. 1881. XXVII. 99.

Yeld, The etiology of iritis. Brit. med. Journ. 1911. Ref. Ophthalm. 1913. XI. 631.

Zierl, Über Atrophie der Iris nebst Mitteilung zweier klinisch interessanter Fälle von Irisatrophie bei Glaucoma simpl. und Hydrophthalmus congenitus. Inaug.-Diss. München 1911.

Zwölftes Kapitel.

Chorioidea und Retina.

Für einen großen Teil der Erkrankungen in diesen beiden Augenhäuten ist es unmöglich, ophthalmoskopisch und oft sogar anatomisch zu bestimmen, ob der primäre Sitz der Veränderungen, die man klinisch als chorioretinitisch bezeichnen muß, in der Aderhaut oder in der Netzhaut zu suchen ist. Hier folge zuerst eine Übersicht über die Affektionen, die entweder die Aderhaut allein oder die beiden Häute gemeinsam betreffen. Zweifellos gibt es aber auch Fälle reiner retinaler Erkrankungen; diese seien erst in zweiter Linie besprochen. In der klinischen Erscheinungsform sowohl wie auch in der Häufigkeit des Auftretens besteht ein Unterschied zwischen den syphilitischen chorioretinitischen Veränderungen bei erworbener und bei kongenitaler Lues. Zunächst sei hier von den Affektionen bei akquirierter Lues die Rede.

A. Chorioretinitische Prozesse.
a) Bei erworbener Lues.

Schon früher wurde von den Autoren hervorgehoben, daß nur wenige klinische Bilder existieren, die man als wirklich spezifisch für Lues bezeichnen kann; von diesen ist die wohlcharakterisierteste die Förstersche Chorioretinitis. Wenn man sich aber auch klar war darüber, daß die Lues nur wenige ihr eigene Krankheitsformen in diesen Membranen erzeugt, so glaubte man früher doch, daß ein großer Teil der Aderhaut-Netzhauterkrankungen auf Lues zurückzuführen sei. In dieser Beziehung haben sich die Ansichten erheblich gewandelt, seitdem man klinisch und experimentell sich von der sehr großen Bedeutung der Tuberkulose bei diesen Erkrankungen überzeugt hat. Bei meinem Material, wenn ich die Fälle bei Erwachsenen rechne, betreffen 21 von 109 Fällen Luetiker.

Gehe ich zu den einzelnen Erkrankungsformen über, so kann ich gleich betonen, daß das typische Bild der Chorioiditis disseminata mit den über den ganzen Fundus zerstreuten reichlichen, großen, im Anfang graulichen, später gelbbraunen, pigmentierten Herden kaum je bei der Lues vorkommt. Schon Alexander hebt hervor, daß er unter den vielen Fällen von Chorioiditis disseminata und areolaris keine gefunden habe, die er mit Sicherheit als syphilitische hätte bezeichnen können. Er macht allerdings den Zusatz: „Solange sie frei von Glaskörpertrübungen waren." Mir scheint die Bedeutung der Glaskörpertrübungen in ätiologischer Hinsicht nicht so groß zu sein, und ich weiche auch in der Beziehung von Alexander ab, als ich bei alleinigem Befund von Opacitates corp. vitr. kaum je Syphilis habe nachweisen können. In der Abgrenzung dieser Erkrankungsformen gerade auf ätiologischem Gebiete hat der Ausfall der Wassermann-Reaktion sowie die Tuberkulindiagnostik (vgl. Arch. f. Ophth. Bd. 76, S. 217) Wesentliches geleistet.

Unter 26 eigenen Patienten mit typischer Chorioiditis disseminata stellten sich allerdings drei mit einer gewissen Wahrscheinlichkeit als Syphilitiker heraus, ohne daß jedoch der Zusammenhang der Augenerkrankung mit der Syphilis mit Sicherheit hätte nachgewiesen werden können.

1. Karl Opper., 51 Jahre (137/10), weist im hygienischen Institut negative Wassermann-Reaktion auf, bei mir und in der Hautklinik stark positive Reaktion. Mehrmalige Nachprüfung ergibt positiven Ausfall bei Konzentration des Extrakts von 1:10, absolut negativen bei 1:20. Sonst spricht nichts für Lues. Allgemeinreaktion auf 5 mg Alttuberkulin positiv. Bei Tuberkulinkur nur geringe Besserung.

2. Marie Ziegl., 40 Jahre (201/12), hat rechts Iridocyclitis, links Chorioid. dissem. Wassermann-Reaktion negativ, Sternsche Modifikation aber + + + +.

3. Adam Schmi., 37 Jahre, A. B., (1700/09), war nie krank, hatte angeblich nie Lues. Wassermann-Reaktion positiv. R. Chorioidit. dissem. Glaucom. simpl.

Wenn nun aber auch das typische Bild der Chorioiditis disseminata bei akquirierter Lues kaum je vorkommt, so gibt es doch **disseminierte Formen von Chorioretinitis,** die auf Lues zurückzuführen sind.

Antonie Plut., 41 Jahre (986/13), weist größere und kleinere Narben auf Brust und Rücken auf (Leukoderma). Zeitpunkt der Infektion unbekannt. Wassermann-Reaktion + + + +. Seit etwa einer Woche Sehstörungen. Beiderseits Glaskörpertrübungen. R. Papillengrenzen verschleiert, L. normal. Beiderseits im ganzen Fundus massenhafte, fast immer rein gelbe, kleine bis mittlere chorioretinitische Herde, nur sehr selten geringe Pigmentation. In der Maculagegend ein fein pigmentierter Herd, in der direkten Umgebung der Papille zeigt der Fundus am Gullstrandschen Augenspiegel eine unscharfe, fleckige Beschaffenheit; es handelt sich hier um beginnende Chorioretinitis, die durch die Netzhauttrübungen noch größtenteils verdeckt ist. R. zwischen Retina und Papille einige kleine Hämorrhagien. Gesichtsfeld normal, Lichtsinn kaum herabgesetzt. R. S. = Finger erkennen, L. $^5/_{15}$. Trotz spezifischer Kur (Hg-Einreibungen 120 g und 1 Neosalvarsaninjektion) keine Besserung.

Die kleinen gelbrötlichen Flecke, die keine Neigung zur Pigmentierung hatten, zeichneten das ophthalmoskopische Bild aus. Wie lange hier die Funduserkrankung schon bestand, läßt sich schwer beurteilen, auf jeden Fall ist es nicht wahrscheinlich, daß sie erst auftrat, als die Patientin Sehstörungen empfand.

Eine in mancher Beziehung ähnliche Erkrankung bildet Nettleship ab und hebt bei seinem Fall als bemerkenswert hervor, daß die gelbweißen, chorioiditischen Herde oft zu Ketten konfluierten und immer den Netzhautvenen entlang sich angeordnet haben. Hier handelte es sich um Lues II. Spezifische Kur brachte eine Besserung des Visus von Fingererkennen in 3 m auf $^6/_{36}$.

Eine andere disseminierte Form, die gelegentlich bei erworbener Lues vorkommt, ahmt die kleinfleckige, oft als Pfeffer - und Salzfundus bezeichnete Affektion bei kongenitaler Lues nach. Sie spielt sich besonders in der Peripherie ab, kann aber auch mit Veränderungen in der Maculagegend kombiniert sein. Bei spezifischer Behandlung erleidet sie ophthalmoskopisch keine Veränderungen, obgleich der unter Umständen herabgesetzte Visus sich bessern kann. Ist die Affektion auf die Peripherie beschränkt, so alteriert sie die Funktionen des Auges meistens gar nicht. Als kurze Beispiele:

Karl Wen., 36 Jahre (J. N. 113/13), hatte vor 2 Jahren Lues, wurde aber nur kurze Zeit spezifisch behandelt. Er bemerkte schon seit längerer Zeit eine stetige Abnahme des Sehvermögens auf der rechten Seite. Wassermann - Reaktion $+ + + +$. Rechts in der Maculagegend feine, teils gelbliche, teils schwärzliche Herde. Beiderseits in der Peripherie typischer Pfeffer- und Salzfundus. R. mit astigmatischem Glas $^5/_{15}$, L. E. S. $^5/_4$. Nach spezifischer Behandlung mit 3 Neosalvarsaninjektionen (Dosis 5) und 100 g grauer Salbe bessert sich das Sehen R. auf $^5/_5$. Dabei bleibt der ophthalmoskopische Befund dauernd unverändert.

Marta Piet., 31 Jahre (1871/11), hat außer einer linksseitigen Papillitis (Neurorezidiv) beiderseits eine offenbar davon unabhängige Chorioretinitis in der Peripherie, die in einer großen Zahl gelblicher, peripherwärts meist pigmentierter Herdchen besteht. An dem Auge, das die Papillitis aufweist, auch reichliche staubförmige Glaskörpertrübungen sowie feine Netzhauthämorrhagien. Während an diesem linken Auge zuerst eine erhebliche Herabsetzung des Lichtsinns bestand, war sie rechts nur geringgradig herabgesetzt (Nagels Adaptometer, 1 Platte herausgezogen, Blendenweite 2000, E. = 50 000, red. E. = 26 000). Auf spezifische Behandlung änderte sich der Pfeffer- und Salzfundus gar nicht, der Lichtsinn am rechten Auge wurde aber völlig normal (keine Platte herausgezogen, Blendenweite 1000 E. = 100 000, red. E. = 52 000). Der Visus am rechten Auge war dauernd normal.

Der Lichtsinn kann also in geringem Grade bei dieser Affektion herabgesetzt sein, ist aber in anderen Fällen zweifellos normal.

Eine weitere Form der Chorioretinitis betrifft vorwiegend das Zentrum des Fundus und kann hier entweder in der Form kleiner Stippchen in der Maculagegend auftreten, die unter Umständen nur im aufrechten Bild sichtbar sind, oder in der Form größerer chorioretinitischer Herde.

Die zentrale Chorioretinitis kann weiter durch einen Herd gekennzeichnet sein, der sich durchaus wie ein reiner Aderhautherd ansieht, dann aber sind auch Fälle beschrieben, wo in der Maculagegend Exsudationen von einer mehr weißlichgrünen Farbe auftraten, wo es sich mit großer Wahrscheinlichkeit um erhebliche Mitbeteiligung der Retina handelte. Diese Form kommt offenbar sehr selten vor. Alexander sah sie z. B. nur zweimal und schildert den ersten Fall, der sich bei einem 23jährigen Patienten mit konstitutioneller Syphilis ereignete, folgendermaßen:

Der Glaskörper war frei; in der Gegend der Macula lutea eine weiße, stark lichtbrechende Stelle, über welche die Netzhautgefäße hinweggingen. Dieselbe hatte eine Längsausdehnung von ca. 3 Papillen und eine Breitenausdehnung von ca. 1 Papille; das zentrale Sehen war aufgehoben. Einige Jahre später, nach energischer Inunktionskur, war die Stelle, wo das Exsudat gesessen hatte, vertieft, entfärbt und stark pigmentiert.

In dieselbe Gattung wird vielleicht auch der neuerdings von Galezowski mitgeteilte Fall einer 25jährigen Patientin gehören, die mit 15 Jahren bereits anscheinend eine Iritis durchgemacht hatte, und bei der sich der ganze hintere Pol von weißem Exsudat eingenommen zeigte, das die Papille umgab und sich bis zum Äquator fortsetzte. In der Peripherie bestand das klassische Bild der Retinitis pigmentosa. Diese Beobachtung Galezowskis ist von denen der früheren Autoren (zit. bei Alexander) durch das doppelseitige Auftreten verschieden. Weiter gehört möglicherweise in dieselbe Kategorie die von v. Graefe beschriebene **zentrale rezidivierende Retinitis syphilitica,** deren Bestehen Uhthoff in letzter Zeit wieder hervorgehoben hat. Er sah einen typischen Fall bei einer 35jährigen Frau. Die Augenentzündung trat zuerst links, dann rechts auf und machte sich jahrelang durch zentrale oder parazentrale positive Skotome ohne Herabsetzung des Visus und lange Zeit auch ohne ophthalmoskopische Veränderungen bemerkbar. Schließlich kam es an dem länger erkrankten Auge zu Pigmentveränderungen in der Retina. Hg und Salvarsan blieben ohne Erfolg. Im übrigen bestand eine Periostitis gummosa des Sternums. Bei einem anderen ähnlichen Fall Uhthoffs kam es später zu Paralyse. Bei dem langdauernd negativen ophthalmoskopischen Befund und der guten Sehschärfe hält es Uhthoff für wahrscheinlich, daß es sich hier primär um eine chorioiditische Veränderung gehandelt hat. Meist ist übrigens die Sehstörung sehr hochgradig, manchmal besteht sogar beiderseitige totale Blindheit. Die ophthalmoskopischen Veränderungen sind fast immer nicht bedeutend, können aber doch in Form von Trübungen der Netzhaut in der Maculagegend und in Verbindung mit kleinen weißlichen Fleckchen oder Blutungen vorhanden sein. Die Affektion ist so selten, daß sie Th. Leber (1914) nie gesehen hat; er gibt aber in seiner neuesten Darstellung der syphilitischen Netzhauterkrankungen eine zusammenfassende Schilderung auf Grund der Fälle der Literatur. Leber hält es übrigens ebenso wie Nuël für möglich, daß es sich um eine seichte zentrale Netzhautablösung handelt. Letzthin hat Hirschberg noch eine Beobachtung mitgeteilt, die er in diese Kategorie verweist. Es handelte sich um eine zentrale Netzhauterkrankung mit zahlreichen Rezidiven, die er 27 Jahre lang verfolgen konnte. Trat der Rückfall plötzlich auf, so bemerkte der Patient einen feststehenden Schleier mit vielen Punkten; am Rand des alten paramakulären Herdes sah man dann jedesmal eine frische, zart bläuliche Netzhautinfiltration, die auf Hg zurückging. Neben der Syphilis bestand auch Tuberkulose. Vor kurzem hat ferner Fuchs die Kasuistik noch um eine Beobachtung bereichert. Die Lues lag, als die Sehstörung zum erstenmal auftrat, 17 Jahre zurück; Wassermann-Reaktion wurde erst bei den späteren Rezidiven geprüft und war negativ. Merkwürdig war das Vorhandensein eines positiven Skotoms nahe dem Fixierpunkt bei dauernd gutem Visus. Die ophthalmoskopischen Veränderungen bestanden zunächst in einer Trübung des Fundus nahe der Fovea und in gelblich-weißen, feinsten Fleckchen, schließlich auch in Alterationen des Pigmentepithels. Die Vermutung Lebers, daß eine flache Ablatio die Erscheinungen erklären könne, lehnt Fuchs für seinen Fall ab, da sonst die Funktion nicht dauernd hätte gut bleiben können. Er führt die Affektion auf Transsudation aus dem syphilitisch erkrankten Gefäßnetz um die Fovea herum zurück.

Eine weitere Prädilektionsstelle chorioretinitischer Prozesse ist die Umgebung der Papille. Klinisch dokumentiert sich diese Form zunächst unter dem Bilde einer Retinitis oder Papilloretinitis, und erst wenn der Prozeß abgelaufen ist und erhebliche chorioideal-atrophische Herde sich an die meist dann mehr oder minder abgeblaßte Papille anschließen, kommt man zu der Überzeugung, daß es sich primär wohl um einen chorioretinitischen Prozeß gehandelt hat. Fuchs meint, das gleichzeitige Bestehen einer Papilloretinitis und Uveitis könne als Folge derselben Noxe angesehen werden oder man könne die Papilloretinitis als Folge einer ophthalmoskopisch nicht zu erkennenden Entzündung der Aderhaut deuten; das letztere hält er für zutreffend. Ich selbst sah mehrmals eine solche **Chorioretinitis juxtapapillaris,** die wohl im Anfang als Papilloretinitis imponiert haben mochte.

Pauline Seid., 31 Jahre (577/1898), akquirierte 1884 Lues, machte eine einmalige Schmierkur durch. Von 1892 an krank an Schwindelanfällen, Kopfschmerzen, Erbrechen. 1894 Apoplexia cerebri mit rechtsseitiger Hemiplegie, die sich wieder zurückbildete. 1898 beiderseitige Papillitis mit starker Schwellung der Papille und auf der rechten Seite auch kleine Blutungen. Innen unten von der Papille fand sich rechts ein flächenförmig ausgebreiteter Pigmentherd und links ein großer rötlichgelb erscheinender, mit massigen Pigmentklumpen durchsetzter chorioretinitischer Herd, der sich von der Papille bis zur Macula ausdehnte. Bei einer Nachuntersuchung 1912 fand sich am Gullstrand folgender Befund: Links der große chorioretinitische Herd schließt sich direkt an die Papille nasal unten und oben (u. B.) an, während die temporale Umgebung der Papille ganz normal erscheint. Der Herd selbst ist charakterisiert durch eine Aderhautatrophie einerseits und erhebliche Pigmenteinwanderung andererseits. In den atrophischen Bezirken sieht man die Aderhautgefäße zum Teil als hellrote Stränge, zum Teil sind sie sklerosiert, und diese sklerosierten Gefäße ziehen öfters unter den noch rot erscheinenden Aderhautgefäßen weg. Die Pigmentierung der Netzhaut liegt in verschiedenen Ebenen, ist zum Teil ganz weit vorn, so daß die Retinagefäße erheblich hinter ihr vorbeiziehen. Das Pigment ist klumpig angeordnet, nur an einzelnen Stellen fein. Der Rand des ganzen chorioretinitischen Herdes ist im ganzen scharf, nur an manchen Stellen findet sich eine Rarefikation des Pigmentepithels. Die Papille ist blaß, besonders im temporalen Teil. Die Gefäße auf ihr springen ziemlich weit vor und sind von nahezu normaler Füllung. Das retinale Pigment ist öfters ganz den Gefäßen entlang gelagert.

Bei dieser Beobachtung hatte sich offenbar in den frühen Stadien der Lues ein chorioiditischer Prozeß abgespielt, der links den Charakter der Chorioiditis juxtapapillaris hatte, und zu diesem abgelaufenen Prozeß trat viele Jahre später eine Papillitis infolge einer Lues cerebri. Papillitis und Lues cerebri heilten klinisch aus, während die chorioiditischen Veränderungen für das ganze Leben bestehen blieben.

Die charakteristischste Erkrankung der Syphilis des Augenhintergrundes ist zweifellos die von Jacobson zuerst beschriebene und vor allem von Förster genau geschilderte **Chorioretinitis diffusa.** Hier handelt es sich wirklich um ein spezifisches Krankheitsbild, das einer antiluetischen Therapie außerordentlich zugänglich ist. In letzter Zeit hat Th. Leber eine so erschöpfende Darstellung des Krankheitsbildes gegeben, daß ich mich ziemlich kurz fassen kann.

Bei dieser Erkrankung kommt es zu einer häufig ganz allmählich einsetzenden und fortschreitenden Verschlechterung des zentralen Sehens sowohl wie des Lichtsinns. Oft erstreckt sich der Torpor nur auf einen Teil der Netzhaut, entsprechend den Skotomen. Auch ist die Adaptation beim Übergang vom Hellen ins Dunkle oft verlangsamt, umgekehrt treten unangenehme Blendungsgefühle beim plötzlichen Wechsel von Dunkel zu Hell auf. Weiter ist bekanntlich das Auftreten der staubförmigen Glaskörpertrübungen und die Verschwommenheit des Fundus am hinteren Pol typisch. In vielen Fällen,

so auch bei den beiden von mir weiter unten geschilderten, bestehen herdförmige chorioretinitische Veränderungen, die bis in die Peripherie gehen. Die
Papille ist in ihren Grenzen meist diffus getrübt, schimmert aber oft eben
noch durch und erscheint als ein verwaschener, hellerer, gelbrötlicher Fleck,
in dessen Mitte die Gefäße zum Vorschein kommen. Die zirkumpapilläre Zone
hat eine gelbrötliche oder graurötliche Farbe. Nach der Peripherie des Augenhintergrundes verliert sich die Trübung ganz allmählich. Netzhaut und Papille
sind vermutlich in geringem Grad geschwollen, doch ist der Nachweis einer
Prominenz unmöglich (Th. Leber). Zirkumskripte Veränderungen in der
roten Färbung des Hintergrundes kommen nach Förster ziemlich häufig,
etwa in $\frac{1}{3}$ der Fälle vor, sie finden sich mit Vorliebe in der Macula lutea und
bestehen meist aus gruppenweise zusammenstehenden, hellroten oder weißlichen
Fleckchen. Das Auftreten von pigmentierten Herdchen in der Peripherie
kommt erst im Verlauf der Erkrankung zustande.

Bei unseren beiden Beobachtungen ist ferner die Neigung zu Rezidiven und der eklatante Erfolg der spezifischen Therapie charakteristisch; bei dem zweiten Fall ist besonders zu beachten, daß dieser Erfolg
durch zwei Salvarsaninjektionen ohne kombinierende Quecksilberbehandlung
erzielt wurde, daß also das Salvarsan der Netzhaut nicht schadet. Besonders
lehrreich ist das schrittweise Verschwinden des Skotoms.

Die subjektiven Lichterscheinungen bestehen hauptsächlich in
Flimmern, das sich auch nach weitgehender Besserung des Gesamtzustandes
nicht ganz verliert. Diese Licht- und Farbenerscheinungen können ebenso wie
sie die sonstigen Symptome überdauern, in anderen Fällen monatelang dem Auftreten von ophthalmoskopisch nachweisbaren Veränderungen und einer Herabsetzung des Sehvermögens vorausgehen. Öfters werden auch kleine flimmernde
Stellen genau im Gesichtsfeld lokalisiert, und man kann an entsprechender Stelle
einen Defekt im Gesichtsfeld nachweisen; das scheint besonders im Anfang der
Erkrankung der Fall zu sein. Förster ist der Ansicht, daß andauernde Photopsien niemals ohne einen Defekt im Gesichtsfeld vorkommen, der sich nicht
wenigstens bei stark gedämpftem Licht auffinden ließe. Diese Photopsien werden
durch körperliche und psychische Erregungen, sowie durch Einwirkungen hellen
Lichtes hervorgerufen. An subjektiven Erscheinungen kommt es dann bisweilen auch zu einer Mikropsie, doch wird dieses Symptom meist nur dann
angegeben, wenn nur ein Auge erkrankt ist. Diese Mikropsie kann recht erhebliche Grade annehmen und so stark werden, daß dem erkrankten Auge die Gegenstände nur halb so groß erscheinen wie dem normalen. Das Schief- und Ver-
zerrtsehen von Gegenständen, die Metamorphopsie, ein weiteres subjektives
Symptom, das zuweilen beobachtet wird, äußert sich in der Form, daß horizontal geneigte Linien nach dem Fixationspunkt hin sanft eingebogen erscheinen,
während Linien, die durch den Fixationspunkt selbst gehen, gerade bleiben.
Der Metamorphopsie geht nach den Erfahrungen Försters stets eine schwere
Erkrankung voraus, und sie bleibt noch jahrelang nach Beendigung des eigentlichen Krankheitsprozesses zurück. Auch eine Herabsetzung des Akkommo-
dationsvermögens hat Förster häufiger konstatieren können.

Manches über Verlauf, Ausgang und Behandlung dieser Erkrankung wird
auf späteren Seiten besprochen. Es sei nur hier schon hervorgehoben, daß die
Krankheit sowohl einseitig als doppelseitig, letzteres allerdings häufiger, vorkommt und daß der Retinitis oft eine Iritis vorausgeht. Typisch ist der chronische
Verlauf sowie eine unvollständige Heilung, so daß, ,,auch wenn die Sehschärfe
nicht mehr erheblich herabgesetzt ist, ein gewisser Grad von Amblyopie und
Netzhauttorpor, sowie ophthalmoskopisch leichte Trübung der Netzhaut und
des Glaskörpers fortbestehen" (Th. Leber).

Auf einen Punkt sei noch besonders hingewiesen, der bisher in der Literatur keine größere Beachtung fand, das ist die **Komplizierung des Netzhautleidens durch eine Sehnervenaffektion.** Leber fand einmal bei einem jungen Mädchen, das beiderseits an Retinitis diffusa litt, am einen Auge ohne ersichtliche Ursache eine zentrale Farbenstörung, so daß er an ein latentes

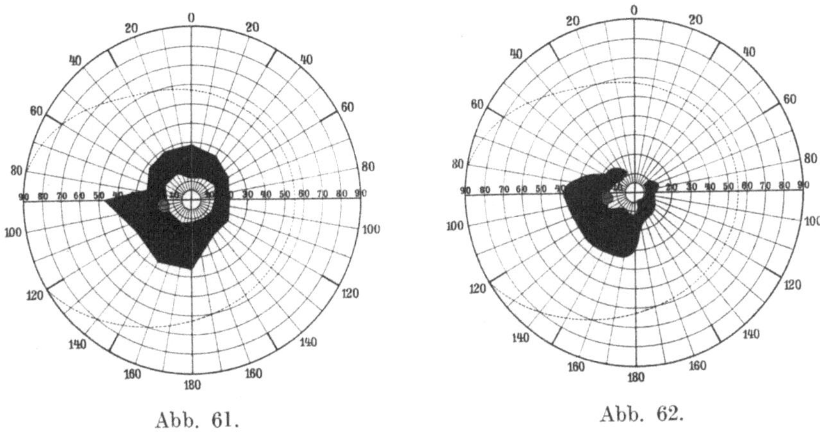

Abb. 61.   Abb. 62.

Sehnervenleiden dachte. Dieser Nachweis müßte sich jetzt bei Verwendung der neuen Gesichtsfeldmethode (s. S. 120) erbringen lassen. Nach unseren sonstigen Erfahrungen bei intraokularen Entzündungen ist es mir sehr wahr-

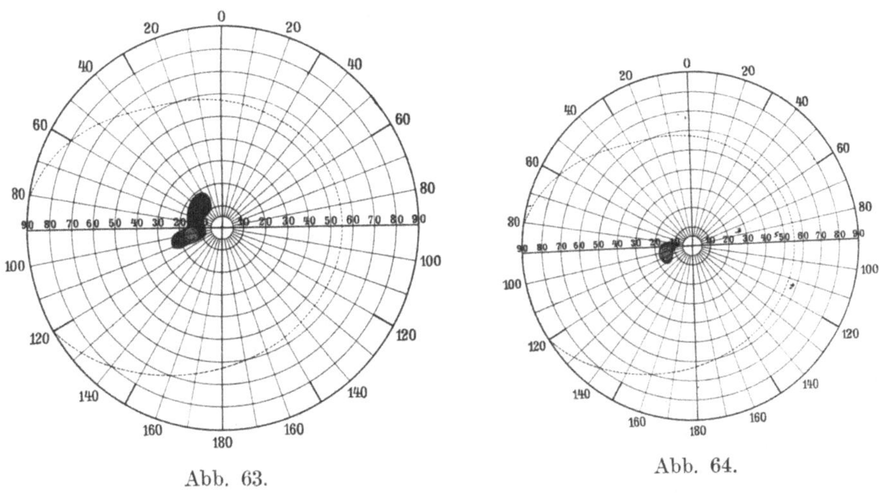

Abb. 63.   Abb. 64.

scheinlich, daß der Sehnerv weit mehr, als man bis jetzt annimmt, an dem Krankheitsbild beteiligt ist.

So erscheint es mir jetzt sehr diskutabel, ob das Ringskotom, das man bei der Förster schen Retinitis so oft konstatieren kann und das man sich in den hinteren Netzhautschichten entstanden denkt, nicht vielmehr auf den Sehnerv zu beziehen ist. Zu dieser Vermutung bringen mich die Gesichtsfelder des folgenden Falles, den ich hauptsächlich deswegen hier anführe, mit den steten Beziehungen der Skotome zum blinden Fleck. Natürlich stammen die Gesichtsfelder noch aus der Zeit vor der neuen Methode und können deshalb auch nicht als unbedingt beweisend für die oben ausgesprochene Vermutung angesehen werden.

Karl Weißenb., 32 Jahre, war 1904—1906 in Südwestafrika, machte dort Typhus und Malaria durch, hatte 1908 kleine offene Wunde am Penis, die nicht behandelt wurde. 4—5 Monate später Ausschlag am Rumpf und Oberarm, außerdem Haarausfall, Jucken am Anus und eine Zeitlang heftige Kopfschmerzen. Die Haare kamen ohne Behandlung allmählich wieder, auch die anderen Erscheinungen verloren sich. November 1909 bemerkte Patient geringes Flimmern vor beiden Augen und Herabsetzung des Sehvermögens, besonders für Farben. Bei Behandlung mit Hg und JK besserte sich das Sehvermögen wesentlich. 1910 Rückfall, der durch Hg-Injektionen ebenfalls gebessert wurde.

Bei der Aufnahme am 17. 1. 1911 zeigte der vordere Bulbusabschnitt beiderseits normale Verhältnisse, der Glaskörper ist von reichlichem feinem Staub und auch teilweise gröberen, zum Teil vor der Papille schwebenden Trübungen eingenommen, das ophthalmoskopische Bild infolgedessen etwas verschwommen, Papillen erscheinen unscharf begrenzt, von normaler Farbe, Gefäße sowohl auf der Papille als peripher ohne Besonderheiten, links allerdings zwei streifige Blutungen zwischen den Vasa inferiora nahe der Papille. Über den Hintergrund zerstreut sieht man hie und da gelbe, unscharf begrenzte kleine Herdchen, die teilweise stark glänzen und erst in der Peripherie pigmentiert sind. Sehr weit peripher nehmen die gelben Herde sehr an Zahl und Größe zu und bedecken hie und da größere Flächen; an anderen Stellen ist der Fundus stark gesprenkelt. R. S. = $^5/_{25}$. L. — 1,0 D. $^5/_{15}$ fast. Gesichtsfeldaußengrenzen frei, dagegen beiderseits absolutes Ringskotom (Abb. 61). Farben R. in kleinen Mustern alle nicht erkannt, in großen Mustern nur rot, L. grün für blau gehalten, sonst Farben erkannt. Lichtsinn erheblich herabgesetzt. Mit dem Nagelschen Adaptometer R. 3 Platten herausgezogen, L. 2, R. E. = 8,3, red. E. = 4,3, L. E. = 80 833, red. E. = 435. Auf eine intravenöse Injektion von 0,4 g Salvarsan Aufhellung des Glaskörpers, Besserung der Sehschärfe und des Lichtsinns, sowie auch des Farbensinnes (R. nur noch Verwechslung von grün und blau). Schließlich nach nochmaliger Salvarsaninjektion beiderseits = S. $^5/_7$ p., Lichtsinn am Adaptometer normal (R. E. = 23 000, L. E. = 27 000), das Ringskotom hat sich vollständig verloren (siehe Abb. 62—64), ophthalmoskopisch beiderseits noch leicht getrübte Papillengrenzen, reichlich weißgelbe Herde besonders beim Blick nach oben, jetzt viel deutlicher als früher sichtbar. Staubförmige Opacitates, auf der linken Seite auch gröbere Glaskörpertrübungen. Subjektiv noch etwas Flimmern.

Es wird sich bei neuen Beobachtungen erweisen lassen, ob vielleicht die Ringskotome teilweise einer Sehnervenaffektion, zum andern Teil der Aderhaut-Netzhauterkrankung ihre Entstehung verdanken.

Die zweite Krankengeschichte, die ich hier anschließe, zeigt klinisch eine unzweifelhafte Beteiligung des Sehnerven in Form einer Affektion des papillomakularen Bündels (Neuritis retrobulbaris), eine anscheinend recht seltene Komplikation.

Anna Jah., 31 Jahre, Heidelberg Pr. St. B. (545/07), bemerkt seit über 3 Jahren, daß die Augen schlechter wurden. Funkensehen. Sie hat das Gefühl, als ob ein Schleier mit großen Tupfen vor ihren Augen sei. Sie gibt von selbst an, daß sie nachtblind sei. Vielfach mit Jk. und Quecksilber in Amerika behandelt. Von luetischer Infektion weiß sie nichts. Vor mehreren Jahren hat sie angeblich eine Nieren-, Blasen- und Lebererkrankung durchgemacht. Der Status ergibt normalen Befund im vorderen Augenabschnitt, dagegen massenhaft dichte staubförmige Glaskörpertrübungen und ophthalmoskopisch verschwommene Papillengrenzen sowie Trübungen der Netzhaut in ziemlich weiter Ausdehnung; in der Nähe der Papille ein Pigmentherd, auch in der Maculagegend, ferner chorioretinitische pigmentlose Herde, meist in der Peripherie. R. S. = $^6/_{35}$. L. S. = $^6/_{50}$. R. Farben unsicher, L. gar nicht erkannt. Lichtsinn am Försterschen Photometer R. mehr als 30 mm, L. 16 mm, Gesichtsfeldaußengrenzen normal. Wassermann-Reaktion positiv. Auf Einleitung einer Schmierkur von täglich 5 g klagt Patientin einige Tage später über ganz erhebliche Abnahme des Sehens am linken Auge, Kopfschmerzen über diesem Auge sowie Schmerzhaftigkeit bei Druck auf den Bulbus. L. S. = Finger in $^{1}/_{2}$ m! Anscheinend ganz frische linksseitige retrobulbäre Neuritis. Außer der Schmierkur jetzt noch 2 mal 1,5 g Natr. salicylicum. Schon nach einer Woche Kopfschmerzen und Druckschmerzhaftigkeit des Bulbus verschwunden. Visus auf beiderseits $^{5}/_{20}$ p. gebessert. Nach 3 Wochen werden beiderseits Farben in kleinsten Mustern erkannt, Lichtsinn am Förster-schen Photometer R. 12 mm, L. 8 mm. Das Flimmern hat sehr abgenommen, der Allgemeinzustand ist gehoben (Zunahme um 14 Pfund), ophthalmoskopisch hat sich die Trübung um die Papille wesentlich vermindert, die peripheren Prozesse sind unverändert.

Bei der Entlassung weitere 4 Wochen später besteht beiderseits $^{5}/_{12}$. Visus. Noch reichliche staubförmige Opacitates. Die Papillen sind beiderseits von gleichem Aussehen, nicht entfärbt, haben aber noch leicht verwaschene Grenzen. Lichtsinn R. 9, L. 7 mm.

Aus einer späteren brieflichen Mitteilung geht hervor, daß Patientin ein Rezidiv hatte, nun aber wieder besser sieht.

Gummata der Aderhaut kommen nach Ansicht mancher Autoren nicht allzu selten vor, doch ist gewiß hier dem subjektiven Ermessen des Beobachters, ob er eine herdförmig auftretende Aderhauterkrankung als gummös deuten will, großer Spielraum gelassen. Alexander teilt einen Fall mit, bei dem es sich seiner Meinung nach um wirkliche Gummibildung in der Chorioidea handelt.

Dieser Fall betraf einen 32 jährigen Engländer, der noch anderweitige syphilitische Symptome (Nekrotisierungsprozesse am knöchernen Nasengerüst, Periostitis einiger Rippen) aufwies. Das rechte, bereits seit mehreren Monaten erkrankte Auge konnte nur noch Finger erkennen und, als sich der Glaskörper allmählich klärte, konnte man 2 runde hellere Stellen in der Nähe der Papille sehen, über die die Netzhautgefäße hinweg gingen. Die Knoten prominierten in den Glaskörperraum um mehrere Dioptrien. Nach einer energischen antiluetischen Kur verschwanden sie vollständig mit Hinterlassung einer sichtbaren pigmentlosen Stelle.

Seggel (zitiert nach Alexander) beschrieb ein die Sklera buckelig vorwölbendes Gumma der Aderhaut; es befand sich soweit nach hinten vom Hornhautrand, daß ein Ciliarkörpergumma nicht vorliegen konnte. Krückmann erklärt, daß diejenigen Gummata der Aderhaut, die er zu beobachten Gelegenheit hatte, äußerlich unter dem Bild der Episkleritis auftraten, wobei die Sklera vorgewölbt und ihre Faserbündel auseinander getrennt wurden. Da stets Glaskörpertrübungen vorhanden waren und in der Aderhaut niemals eine Narbe, sondern immer nur eine bläuliche Verfärbung zurückblieb, so glaubt er, daß die ähnlich verlaufenen und als Episkleritis beschriebenen Fälle (Andrews, Fromaget) gleichfalls Chorioidealgummata waren. Da eine anatomische Untersuchung der meisten dieser Fälle nicht vorgenommen werden konnte und ein Nekrotisierungsprozeß klinisch nicht wahrnehmbar war, so muß ich bekennen, daß ich der Deutung solcher Prozesse als wirkliche Gummata etwas skeptisch vorderhand gegenüberstehe. Auf den letzthin veröffentlichten anatomisch untersuchten Fall von Hanssen komme ich später noch zu sprechen.

b) Chorioretinitische Prozesse bei angeborener Lues.

Will man sich die Vorgänge in Aderhaut und Netzhaut bei angeborener Lues vergegenwärtigen, so ist es unbedingt nötig, zunächst die Verhältnisse beim Säugling zu studieren. Das ist bis jetzt ungemein selten gemacht worden, und eigentlich nur Hirschberg, in manchen Beobachtungen auch Sidler-Huguenin, haben darauf hingewiesen, daß sich chorioretinitische Prozesse beim Säugling nicht selten finden; auch Ohanian (zitiert nach Sidler-Huguenin) hob hervor, daß nach seinen Erfahrungen die tieferen Erkrankungen des Auges in den ersten Lebensmonaten häufiger seien und bespricht einen Fall von fötaler Chorioiditis bei einem 18 Tage alten Kind.

Die Chorioretinitis bei einem **Säugling** äußert sich in ihrer typischen Form in der Weise, daß meist in der weitesten Peripherie reichliche, meist kleine gelbe und gelbweiße Herdchen auftreten. Sie können zum Teil konfluieren und dem Fundus in größeren Strecken eine fast weißliche Farbe geben. Die Untersuchung eines Säuglings auf solche periphere Veränderungen gestaltet sich oft recht schwierig und bedarf einer gewissen Übung, auch dann ist es meist nicht einmal möglich, die Peripherie nach allen Richtungen genau abzusuchen, wenn man nicht zur Narkose greifen will, was ich nur in dringenden Fällen für gerechtfertigt halte. Da die Patienten noch zu klein sind, um über irgendwelche Erscheinungen zu klagen, und da die Affektion wahrscheinlich auch ohne subjektive Störungen im allgemeinen verläuft, so wird in den meisten Fällen die bestehende Veränderung gar nicht bemerkt. Gerade für die Auffassung der Entstehung und des Verlaufs der Chorioretinitis bei angeborener Lues sind aber diese Befunde bei Säuglingen von ausschlaggebender Wichtigkeit; selbstverständlich können hier nur unzweifelhafte Veränderungen in der Art, wie sie oben skizziert wurden, verwertet werden. Vereinzelte kleine, auch pigmentierte Herdchen, die man gelegentlich schon beim Säugling trifft, können nicht ohne weiteres auf Lues zurückgeführt werden, wenn natürlich auch die Möglichkeit besteht, daß sie bei vorhandener Syphilis mit dieser in Zusammenhang stehen können. In einigen Fällen ist es mir geglückt, die Erkrankung in ihrer Entwicklung zu verfolgen, so z. B. in dem folgenden, wo sowohl der noch vollständig normale Zustand des Auges als der frische Prozeß, sowie die Umwandlung in einen typischen Pfeffer- und Salzfundus bei längerdauernder Beobachtung festgestellt werden konnte.

Charlotte Trümp. aus Halle (Kr. J. 911/1910) wird von der Kinderklinik am 22. 1. 1910, 6 Monate alt, mit der Diagnose Lues hereditaria der Augenklinik überwiesen.

21. 3. 1910. Rechtes Auge ophthalmoskopisch auch nach Homatropin normal.

30. 12. 1910. Kind etwas blaß, entwickelt sich aber ganz leidlich. Rechts ophthalmoskopisch nach Homatropin jetzt deutlich, besonders beim Blick extrem nach oben weißgelbe Herde zu sehen, teils mehr zirkumskript, teils streifig.

6. 7. 1911. Kind beginnt zu sprechen, ist jetzt 2 Jahre alt, greift nach vorgehaltenen Gegenständen. Pupille ist aber selbst bei Belichtung am Hornhautmikroskop starr. Sie wird auf Atropin weit, zeigt mehrere (3) ältere, hintere Synechien. Ophthalmoskopisch Papille vielleicht etwas blaß; deutlich feine, teilweise pigmentierte chorioretinitische Veränderungen in der Nähe der Papille und vor allem peripher zu sehen.

31. 10. 1911. Pupillenreaktion minimal nach einer längeren Latenz und bei sehr starker Belichtung auszulösen. Papille nicht mehr blaß, wohl normal. Pigmentierung der chorioretinitischen Herde noch ausgeprägter.

Auch in einem zweiten Fall war es möglich, diese Entwicklung zu verfolgen; ich gebe ihn ebenfalls wieder, weil er sich mit einer typischen Papillenanomalie und auch mit Nystagmus kombinierte.

Ilse Jäck. (A. B. 413/1912) wird 10 Monate alt aus der Kinderpoliklinik mit der Diagnose Lues congenita geschickt. (Milzschwellung, allgemeine Drüsenschwellung, Koryza.) Wassermann-Reaktion bei der Mutter $+ + + +$. Befund vom 15. 4. 1912: L. Optikus auffallend blaß, Grenzen verschwommen. Beim Blick nach oben, mehr aber noch nach unten massenhaft gelbweiße Herdchen, die zum Teil konfluiert sind und dem Fundus im ganzen eine weißliche Färbung geben. R. Optikus ähnlich wie der linke, kleine Blutung oberhalb der Macula. Ebenfalls massenhaft weißgelbe Herdchen, die sich teilweise schon an den Optikus anschließen, in der Hauptsache aber nach der Peripherie hinziehen.

Beiderseits Nystagmus.

Trotz antiluetischer Behandlung (Hydrargyrum jodatum flavum) im Laufe des Jahres 1912 mehrmals Krampfanfälle, von denen eine Lähmung der rechten Körperseite zurückbleibt. Oktober und November je eine Salvarsaninjektion intraglutäal, seitdem große Änderung im Wesen des Kindes, es wird lebhafter und gedeiht besser. Nach der ersten Injektion verschwindet das Zittern des rechten Auges, nach der zweiten ist Nystagmus beiderseits vollständig verschwunden.

Bei einer Nachuntersuchung am 29. 6. 1913, als das Kind etwa 2 Jahre alt war, besteht ophthalmoskopisch ein ganz typischer Pfeffer- und Salzfundus, der sich bis zur Papille erstreckt und in der Peripherie hochgradig ist. Rechts in der Maculagegend ein etwas größeres, rosagelbes Herdchen, links, nicht weit von der Papille entfernt, mehrere größere pigmentierte Herdchen.

Papillen beiderseits von normaler Farbe, links ist die temporale Grenze (u. B.) etwas unscharf.

Kleinste Wattekügelchen werden im Hellen glatt aufgehoben, auch nach Adaptation im Dunkeln ist keine auffallende Störung des Lichtsinns zu bemerken. Die Mutter hat den Eindruck, daß das Kind auch in die Ferne gut sieht (z. B. Vögel in größerer Entfernung). Kind kann noch nicht laufen, die Schwäche der rechten Seite soll daran schuld sein; es macht aber geistig einen sehr geweckten Eindruck.

An dieser Beobachtung ist außer der Entwicklung der Chorioretinitis von Interesse hervorzuheben, daß die auffallende Blässe der Optici zu Anfang der Beobachtung, wie so häufig bei luetischen Säuglingen, durch anämische Zustände bedingt war und daß es gänzlich falsch gewesen wäre, hier eine Atrophie zu diagnostizieren (s. Abschnitt Optikus). Bezüglich des Nystagmus ist es gewiß bemerkenswert, daß dieser nach antiluetischer Behandlung schwand, obgleich die Veränderungen im Augenhintergrund nicht beseitigt wurden. Auch spricht die Beteiligung des Zentralnervensystems bei der kleinen Patientin in dem Sinne, daß der Nystagmus hier nicht von den Augen, sondern vom Cerebrum seinen Ausgang nahm. Auch bei den Fällen von Hirschberg ist öfters das Bestehen eines Nystagmus neben chorioretinitischen Veränderungen konstatiert worden und es ist sehr wohl möglich, daß auch bei diesen Beobachtungen der Nystagmus neurogener Natur war (s. Nystagmus).

Bei diesen beiden Beobachtungen sowohl wie bei einer dritten konnte ich also bereits zwischen dem ersten und zweiten Lebensjahr die Umwandlung einer frischen Chorioretinitis in den pigmentierten Zustand, wie wir ihn so häufig bei kongenitaler Lues in späteren Jahren antreffen, konstatieren. Bei dem dritten Fall hatte der Fundus im Bereich der chorioretinitischen Veränderungen auch bereits den graulichen Unterton, der uns später oft genug begegnet. In allen diesen Fällen handelte es sich um Entwicklung des Typus, den man als Pfeffer- und Salzfundus oder Schnupftabaksfundus mit Haab bezeichnet, während ich die Entwicklung gröberer peripherer Veränderungen (Typus II von Haab und Sidler-Huguenin) im Säuglingsalter bisher nicht verfolgen konnte. Trotzdem bin ich überzeugt, aus Gründen, die ich später noch auseinandersetzen werde, daß auch diese gröbere Chorioiditis anterior in früher Jugend entsteht. Ob bereits fötal eine Chorioiditis specifica vorhanden sein kann, ist bis jetzt kaum geprüft worden. Bei dem bereits zitierten Falle von Ohanian, den der Autor als fötale Chorioiditis anspricht, handelte es sich um ein 18 Tage altes Kind. Das gelegentliche Vorkommen solcher Prozesse auch beim Fötus ist wahrscheinlich, da Schlimpert bei seinen histologischen Untersuchungen im ersten Fall (Fötus im vierten Monat) schwere Aderhautveränderungen, vor allem starke Rundzelleninfiltrationen feststellte. Auch bei seinem Fall 2 (14 Tage altes Kind) waren sehr starke Veränderungen in der Chorioidea in der Umgebung von Gefäßen vorhanden. Auch Sidler-Huguenin stellte die vollausgebildete pigmentierte Form bereits bei Säuglingen von 4 Wochen, 6, 9 und 14 Monaten fest. Diesem Autor verdanken wir vor allem eine genaue Charakterisierung verschiedener typischer Formen chorioretinitischer Erkrankungen bei angeborener Lues, auf die wir uns bei der nachstehenden Schilderung in vieler Beziehung stützen.

Der schon mehrfach erwähnte **Pfeffer- und Salzfundus,** von Sidler-Huguenin als Typus I bezeichnet und von Haab, später auch von Oeller in ausgezeichneter Weise bildnerisch wiedergegeben, besteht in einer Mischung feinster gelbrötlicher Fleckchen mit punktförmigen Pigmentherden. In der Peripherie hat der Hintergrund einen bleigrauen Unterton, und es ist nicht selten, daß sich hier neben den ganz feinen Sprenkelungen auch etwas größere gelbliche und schwärzliche Herdchen finden. Der Fundus kann, und das ist wohl das häufigere, nur in der Peripherie die Erkrankung aufweisen, oder aber die Veränderungen erstrecken sich auch über den hinteren Pol des Augenhintergrundes. Manchmal sind nur einzelne Quadranten ergriffen. Als erstes Symptom der beginnenden Maculaerkrankung beschreibt Haab neuerdings das Verschwinden des Foveolareflexes (Arch. f. A. 1916, Bd. 81, S. 21). Die Affektion ist stets doppelseitig. Bei nicht sehr charakteristischen Fällen ist die Entscheidung häufig schwierig, ob es sich bereits um pathologische Veränderungen handelt oder um besonders bei blonden Individuen normalerweise vorkommende Sprenkelung. Man wird gut tun, nur bei deutlichen chorioretinitischen Herdchen die Diagnose auf eine eigentliche Erkrankung zu stellen.

Ist der Zustand dieses Typus I erst ausgebildet, und das ist, wie mir scheint, in frühester Jugend bereits der Fall, so ist die Prognose insofern günstig, als sich der Prozeß dann nicht weiter ändert, denn Sidler-Huguenin konnte interessanterweise an mehreren Patienten bei Nachuntersuchung nach vielen Jahren ganz unveränderten Befund feststellen. Der Visus, das Gesichtsfeld und der Lichtsinn sind bei den leichteren, auf die Peripherie beschränkten Fällen ganz normal, bei den schwereren, über den ganzen Fundus verbreiteten, können Störungen, wenn auch meist nur mäßiger Natur, eintreten. Der Glaskörper ist meist nicht mit erkrankt. Der Optikus kann, wie wir oben bei der einen Beobachtung gesehen haben, bei noch frischem Prozeß, d. h. in den ersten Lebensmonaten, sehr blaß sein, das hängt aber mit der allgemeinen, auf der Konstitutionsanomalie beruhenden Anämie zusammen. Bessert sich der Gesamtzustand des Kindes, so wird der Optikus normal gefärbt. Bei den schwereren Fällen, bei denen es sich um eine sehr ausgedehnte Erkrankung von Aderhaut und Netzhaut handelt, sollen der Optikus öfters atrophisch und die Netzhautgefäße verengt gefunden werden. Sidler-Huguenin hebt besonders hervor, daß sich gelegentlich zu diesem Pfeffer- und Salzfundus gröbere chorioretinitische Veränderungen hinzugesellen, daß es also dann zu einer Mischform kommt. Bei solchen Fällen ist dann Nachtblindheit, eingeschränktes Gesichtsfeld, schlechter Visus und stärkere Abblassung der Papille häufiger zu finden.

Als Komplikationen dieses feinfleckigen Hintergrundleidens, resp. als Erkrankungen, die sich mehr oder weniger unabhängig davon am Auge zeigen können, kommt gelegentlich, wenn auch nicht häufig Keratitis parenchymatosa, Nystagmus, Tränensackblennorrhöe, Pupillenstarre und Akkommodationsparese vor.

Entschieden viel häufiger sieht man die chorioretinitische Affektion, die Sidler-Huguenin als **Typus II** beschrieben hat. Hier handelt es sich um gröbere, gelbe bis gelbrötliche Herde, die in den meisten Fällen selbst Pigmentierung aufweisen oder mit Pigmentherden vermischt sind. Dazwischen finden sich Herde, die man als Chorioidealatrophien bezeichnen muß, da sie die Sklera nackt zutage treten lassen. Durch Konfluenz können diese Herde oft eine erhebliche Größe erlangen. Diese Veränderungen finden sich ganz vorwiegend in der weitesten Peripherie und treten im Gegensatz zu Typus I nicht selten einseitig auf, wobei allerdings die Möglichkeit nicht ausgeschlossen werden kann, daß das Bestehen am zweiten Auge infolge einer zu peripheren Lage nicht erkannt wird. Nicht selten kombiniert sich dieses Leiden mit einer von Silex als Chorioiditis areolaris bezeichneten Form, die in gelben, resp. weißen Herden mit schwarzer Umrandung besteht und auch unter dem Namen ,,Schießscheibenform" geht. Silex betont besonders, daß er diese Form nur bei kongenitaler Syphilis angetroffen habe.

Den Typus II sieht man am häufigsten, weil er sich besonders oft bei den Patienten mit Keratitis parenchymatosa nachweisen läßt.

Ich habe bereits in dem Kapitel Keratitis parenchymatosa über diese Kombination mit chorioretinitischen Veränderungen Näheres mitgeteilt und möchte hier nur noch einmal kurz wiederholen, daß

1. die Anwesenheit kleiner, rein gelblicher oder gelbrötlicher Herde durchaus nicht für einen frischen Prozeß in der Aderhaut spricht, sondern daß es Fälle gibt, wie sie übrigens auch Sidler-Huguenin beobachtet hat, die dauernd unpigmentiert bleiben;

2. daß bis jetzt kein Fall der eigenen Beobachtung oder der Literatur besteht, bei dem vor der Hornhauterkrankung der Fundus normal gefunden wurde und nachher die typischen chorioretinitischen Veränderungen sich vorfanden.

Diese Tatsachen sprechen in dem Sinne, daß der Typus II ebenso wie der Typus I bereits in früher Jugend entsteht.

Bei den auf die Peripherie beschränkten Fällen dieser Gruppe ist Visus, Lichtsinn und Gesichtsfeld im allgemeinen normal. Dehnen sich die Veränderungen aber mehr über den Fundus aus, so kann es zu erheblicher Herabsetzung des Visus kommen, der Lichtsinn kann leiden, und auch ein typisches Ringskotom kann auftreten. Die Prognose dieses Typus II möchte Sidler-Huguenin aber noch günstiger einschätzen als die des Typus I, weil es sich um ganz stationäres Verhalten handelt.

Nun gibt es aber zweifellos Fälle, auf die bereits Hirschberg hingewiesen hat, bei denen sich vielleicht nach jahrelanger Pause eine Progression des Hintergrundprozesses einstellt und wo sich das Bild einer Chorioretinitis disseminata, die dann über den ganzen Fundus verbreitet ist, vorfindet. Sidler-Huguenin rechnet solche Fälle nicht zu seinem Typus II. Da sie aber nur eine Verstärkung der peripheren Veränderungen bedeuten und im Charakter dieselben Prozesse darstellen dürften, so scheinen sie mir hierher zu gehören.

Folgende eigenen Fälle gehören wohl in diese Kategorie:

Elisabeth Hemp., 22 Jahre (331/11), die 1911 wegen frischer rechtsseitiger Keratitis parenchymatosa in Behandlung der Hallenser Augenklinik kam, gibt an, daß sie bis zum Jahre vorher, abgesehen von einer mäßigen Kurzsichtigkeit, gut in die Ferne und die Nähe habe sehen können. August 1910 nahm die Sehkraft auf beiden Augen ab und der konsultierte Augenarzt diagnostizierte Netzhautentzündung. Ausgedehnte antiluetische Behandlung mit Quecksilberpräparaten brachte keine Änderung. Bei ihrem Eintritt in die Klinik sah man auf dem nicht hornhautentzündeten Auge massenhafte, im ganzen Augenhintergrund zerstreute kleinere und größere, weiße sowie pigmentierte chorioretinitische Herde, die sich in derselben Weise später auch rechts nachweisen ließen. Mehrere Salvarsaninjektionen brachten weder im ophthalmoskopischen Befund noch im Visus eine Änderung.

Elise Neum., 39 Jahre (713/1911) hat im Alter von 14 Jahren beiderseits Keratitis parenchymatosa durchgemacht. Auf dem linken Auge hat sie nie gut gesehen nach dieser Erkrankung, rechts dagegen gut bis vor 7 Monaten; seitdem klagt sie vor dem rechten Auge über Flimmern und Herabsetzung des Sehvermögens. Objektiv ist am rechten Auge die Papille normal, in ihrer direkten Umgebung aber bereits beginnen die zahlreichen, mehr oder minder großen, zum Teil pigmentierten, zum Teil chorioideal-atrophischen Herde, die sich über den ganzen Fundus erstrecken und auch die Macula einnehmen. Links besteht der gleiche Prozeß. Visus rechts — 3,0 S. $^1/_{15}$, links nur Lichtschein. Nach Jodkaligebrauch und 1 Salvarsaninjektion bessert sich das Flimmern und der Visus rechts auf $^5/_{35}$. Es ist aber zweifelhaft, ob eine wirkliche objektive Besserung vorhanden war und ob die Patientin nicht zufällig eine etwas besser funktionierende Netzhautstelle eingestellt hatte. Wassermann-Reaktion war bei dieser Patientin negativ.

Das Alter sowohl wie die Anamnese lassen es bei diesen beiden Patientinnen als möglich erscheinen, daß es sich bei ihnen um ein Fortschreiten bereits früher bestandener Augenhintergrundsveränderungen in späteren Jahren gehandelt hat. Allerdings ist diese vorher bestandene Augenhintergrundsveränderung objektiv von uns nicht nachzuweisen gewesen. Die Möglichkeit wird aber um so mehr einleuchtend, da Hirschberg bei einem 22jährigen Patienten sowie bei einem jüngeren, fünf Jahre alten Patienten das Fortschreiten der Hintergrundsveränderungen ophthalmoskopisch verfolgen konnte.

Hirschberg stellt die These auf, „auch noch später, im zweiten Jahrzehnt des Lebens kann die Netzhautentzündung durch angeborene Lues rückfällig hervortreten". Nach meiner Erfahrung ist ein solches Vorkommen aber zweifellos etwas sehr Seltenes. In einigen wenigen Fällen hat auch Sidler-Huguenin die Erfahrung gemacht, daß bei Fällen, die vor der Keratitis parenchymatosa nur die feinfleckige Form der Aderhaut-Netzhauterkrankung aufwiesen, nach Überstehen der Hornhautentzündung gröbere Herde im Sinne des Typus II sich vorfanden, daß also in diesen Fällen mit Wahrscheinlichkeit ein Prozeß in der Uvea während des Verlaufs der Keratitis parenchymatosa gespielt hatte. Auch der anatomische Befund in dem einen Falle E. v. Hippels (1893) spricht in diesem Sinne (s. S. 242 bei Keratitis parenchymatosa).

Die schwereren Formen des Typus II, vor allem diejenigen, die sich über den ganzen Fundus verbreiten, sind unter Umständen schwer zu unterscheiden von der Erkrankung, die wir als **Chorioretinitis pigmentosa** wegen ihrer vielfachen Ähnlichkeit mit der Retinitis pigmentosa zu bezeichnen pflegen. Es fragt sich, gibt es eine echte Retinitis pigmentosa auf luetischer Grundlage? Leber schreibt in seiner klassischen Schilderung dieses Krankheitsbildes, daß die Ätiologie in den meisten Krankheitsfällen unbekannt sei, daß aber für eine kleine Zahl von Fällen Syphilis als Ursache angenommen werden müsse; er drückt sich vorsichtigerweise so aus: Es sei zweifellos, daß Fälle syphilitischer Augenleiden unter dem typischen Bilde der Pigmentdegeneration auftreten können, sowohl bei erworbener als bei kongenitaler Lues. In keinem Fall aber, wo Verdacht auf Lues bestand, konnte er alle Symptome der Pigmentdegeneration nachweisen, auch war der Verlauf häufig sehr abweichend. Ein solcher Verdacht tauchte bei 7,6 % seiner Patienten auf.

Unter den 32 eigenen Fällen von durchaus typischer Retinitis pigmentosa befanden sich zwei Fälle, die positive Wassermann-Reaktion hatten und bei denen es sich wohl um angeborene Lues handelte, obgleich sie schon im vorgerückten Alter waren. Es sind das die Fälle 5 und 6 der beifolgenden Tabelle. Beide Male bestand eine ophthalmoskopisch typische Retinitis pigmentosa mit zentral noch leidlichem Visus, aber konzentrisch hochgradig eingeschränktem Gesichtsfeld und typischer Hemeralopie. In einem Fall war die Krankheit sicher, im anderen möglicherweise familiär. Die wachsgelbe Verfärbung und die hintere Kortikalkatarakt gehören vollkommen zum Bilde. Sichere Aderhautveränderungen oder eine irgendwie atypische Verlaufsweise konnte in diesen Fällen nicht festgestellt werden. Ob es sich nun bei diesen beiden Kranken um eine Retinitis pigmentosa handelt, die nur zufällig bei Luetikern auftrat, oder ob die Netzhauterkrankung mit der kongenitalen Lues in direkter Beziehung stand, möchte ich nicht mit Sicherheit entscheiden, halte es aber doch für möglich, daß die Lues hier ausnahmsweise einmal einen typischen Fall von Retinitis pigmentosa hervorgebracht hat.

Retinitis pigmentosa bei Luetischen.

Nr.	Name	Alter	Visus	Familien-anamnese	Wa.-R.	Augenbefund
1.	Klara Küh.	29	Von Geburt an blind. R. Fgr. $^3/_4$ m L. Hdbw. $^1/_2$ m $\Big\}$ exz.	Eltern nicht blutsverwandt. Schwester dieselbe Krankheit. Selbst sonst nicht krank	++++	Im ganzen Fundus verschieden große, teils knochenkörperchenartige, teils größere schwarze und einzelne weiße Herde (Atrophie?) Gefäße eng. Papille etwas unscharf.
2.	Hedwig Küh.	32	Von Geburt an blind. Kleine Lampe, Proj. falsch	do.	++++	do. Cat. polar. post. Gesichtsfeld sehr eingeschränkt.
3.	Bertha Filb.	8	Finger dicht v. d. Augen	Eltern nicht blutsverwandt, Bruder und Schwester blind	+ +	Massenhaft über den ganzen Fundus verteilte weiße, z. T. graue, z. T. schwarze Herdchen. Gefäße sehr eng. Gesichtsfeld hochgradig konz. eingeschränkt.
4.	Anna Filb.	7	do.	do.	++++	do.
5.	Gustav Sa.	50	Konnte schon als Soldat schlecht in der Dämmerung sehen. R. + 4 = $^5/_{15}$ L. + 4 = $^5/_{15}$	Vater an Rückenmarkszehrung †. Eltern nicht blutsverwandt. Eine Schwester hatte schwache Augen. Inf. negiert	++++	Typ. Retin. pigm. Hintere Kortikalkatarakt. Gesichtsfeld bis zum Fixierpunkt eingeschränkt.
6.	Hedwig Wein. 2610/15	41	Pat. kann seit Kindheit schlecht sehen, ist seitdem auch schwerhörig R. — 3 D $^5/_{20}$ L. — 4,5 D $^5/_{25}$	2 Schwestern sehen u. hören schlecht, 2 Brüder sehen u. hören gut.	++++ auch nach Stern.	Ganze Peripherie übersät mit knochenkörperchenartigem Pigment. Papillen wachsgelb, atrophisch. Hemeralopie. Se. konz. hochgradig eingeschränkt. L. Pupille > r., minimale Licht- u. Konvergenzreaktion.
7.	Frieda Poh.	12	Quantitatives Sehen.	Großmütter waren Schwestern. Eine Schwester sieht auch schlecht.	— bei d. Mutter aber + +	R. Papille atrophisch, Gefäße eng. Feine und z. T. knochenkörperchenartige Pigmentierung in der Peripherie.

Atypische Fälle sind zweifellos häufiger und finden sich in der Tabelle unter 1, 2, 3, 4, 7. Bezeichnenderweise trifft aber auch diese atypische Form öfters Geschwister, denn Fall 1 und 2, sowie 3 und 4 stellen Schwestern dar; während bei diesen beiden Paaren eine Blutsverwandtschaft der Eltern nicht bestand, waren bei Nr. 7 die Großmütter Schwestern. Das Atypische bei diesen Fällen gegenüber der typischen Retinitis pigmentosa besteht zum Teil in der gröberen Pigmentierung, die auf eine erhebliche Aderhautbeteiligung hinweist und sich neben dem knochenkörperchenartigen Pigment vorfindet, ferner ist der Visus bei diesen Patienten häufig sehr stark zentral herabgesetzt, was zum Teil wohl auf eine komplizierende Optikusatrophie zurückzuführen ist.

Wie Leber in der 2. Auflage des Handbuchs von Graefe-Saemisch schreibt, kommt es bei der mit Veränderungen des Pigmentepithels und mit Netzhautpigmentierung einhergehenden chronischen Chorioretinitis pigmentosa zu einer mit Trübung und mit Verengerung des Lumens verbundenen Verdickung der Gefäßwand, die allmählich sehr hohe Grade erreicht. Die Gefäße zeigen eine auf beiden Seiten von weißen Linien begleitete, verschmälerte Blutsäule, die nach der Peripherie hin immer dünner wird, so daß zwischen den weißen Streifen nur noch ein feiner roter Faden, und zuletzt auch dieser nicht mehr zu erkennen ist. In sehr weit gediehenen Fällen sind die Gefäße schon auf der Papille äußerst verschmälert und nur noch eine kurze Strecke weit in die Netzhaut zu verfolgen. Die Veränderung erstreckt sich auf Arterien und Venen, scheint aber im Anfang die letzteren vorzugsweise zu ergreifen. Die weißen Streifen sind hier in der Regel nicht sehr breit. Wo breitere Streifen vorkommen, scheint es sich um Ausgänge akuterer, mit Thrombose einhergehender Prozesse zu handeln, die auch bei Syphilis zuweilen vorkommen.

Daneben finden sich im Augengrund die diesem Prozeß eigenen Veränderungen des Pigmentepithels mit Pigmentanhäufungen in der Netzhaut, die oft auch an den Gefäßen liegen, aber viel seltener als bei der typischen Pigmententartung sich zu netzförmigen Figuren aneinanderreihen.

Diese Chorioretinitis pigmentosa würde etwa übereinstimmen mit den Erkrankungen, die Sidler-Huguenin als Typus IV bezeichnet; er hebt noch als charakteristisch hervor, daß die peripapilläre Zone eine bleigraue Verfärbung zeige, auch fand er bei nahezu allen Fällen eine Atrophie des Optikus, die sich mit den Jahren entwickelte, ebenso ließ sich immer eine Herabsetzung des Visus, des Lichtsinns und des Gesichtsfelds feststellen. Bei Vergleich mit Patienten, die an sicherer Retinitis pigmentosa litten, zeigte sich, daß bei diesen letzteren die Gesichtsfeldeinengung und die Lichtsinnherabsetzung bei herabgesetzter Beleuchtung noch rapider zunahm als bei der Chorioretinitis pigmentosa auf luetischer Basis. Die Erkrankung ist wohl immer doppelseitig. Die Prognose ist wegen der komplizierenden Optikusatrophie und auch wegen der meist ausgedehnten Degeneration der Netzhaut selber ungünstig.

Wie sich zweifellos typische Veränderungen im Sinne der Retinitis pigmentosa mit spezifisch luetischen Veränderungen der Netzhaut kombinieren können, zeigt wohl am deutlichsten die anatomische Untersuchung meines Falles Trümpl. (S. 335). Durch ihn wird auch am besten ad oculos demonstriert, wie die atypische, spezifische Chorioretinitis pigmentosa zustandekommt.

Als ein Unterscheidungsmerkmal der unter dem Bilde einer Pigmentdegeneration einhergehenden syphilitischen Augenaffektion und der eigentlichen Retinitis pigmentosa hat man früher das Ringskotom angesprochen, doch ist das zweifellos unrichtig, da das Ringskotom bei beiden Formen vorkommen kann.

Diese drei Erkrankungsformen sind bei der Lues congenita meiner Erfahrung nach die häufigsten. Selten habe ich dagegen die Affektion gesehen, die Sidler-Huguenin als Typus III beschreibt. Er versteht darunter weißliche, oft zusammenfließende Fleckchen, die am Rande leicht pigmentiert sind und zunächst meist in der Peripherie sich finden, um dann eventuell mehr nach der Mitte zu vorzuschreiten. Er fand in diesen Fällen nicht selten Glaskörpertrübungen und oft Reste von Keratitis parenchymatosa. Visus, Lichtsinn und Gesichtsfeld sind im allgemeinen nicht gestört, die Prognose ist gut. Ob es sich wirklich hier um einen eigenen Typus handelt, möchte ich dahingestellt sein lassen, da nach Sidler-Huguenin die Herde in späteren Stadien doch oft erhebliche Pigmentierungen aufweisen und auf diese Weise manche Ähnlichkeit mit dem Typus II erlangen.

Eine Erkrankungsform, die mit den bisherigen klinisch nicht ganz übereinstimmt, aber prinzipiell wohl kaum eine Sonderstellung einnimmt, ist eine

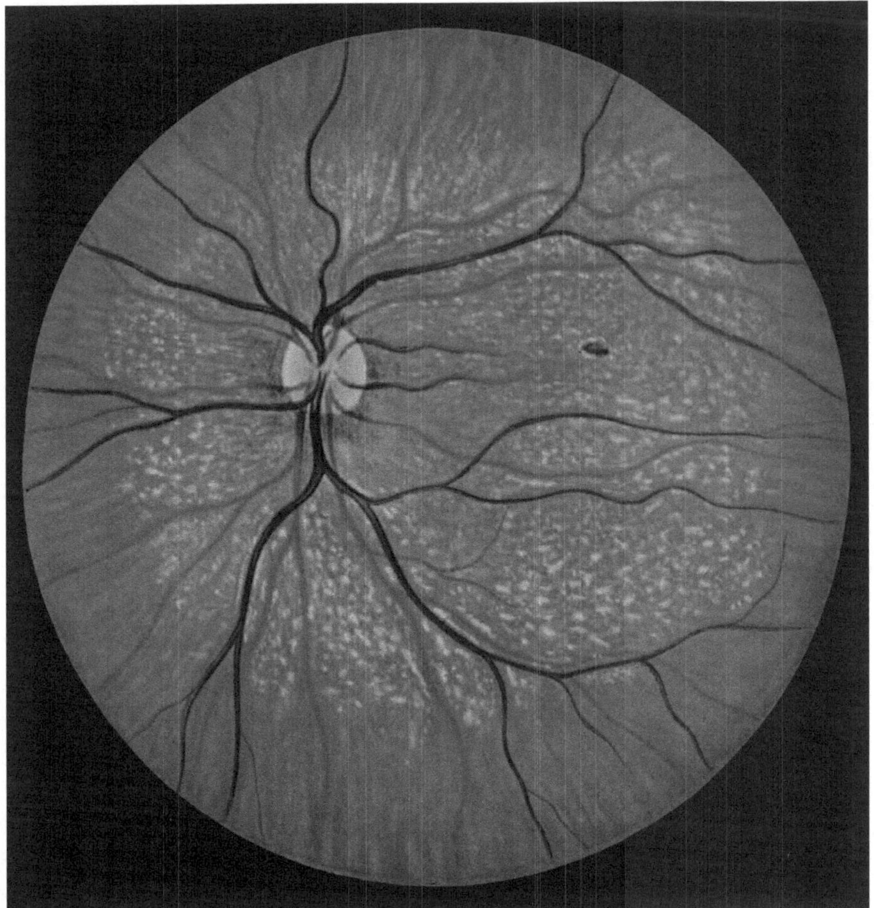

Abb. 65. Chorioretinitis circumpapillaris bei kongenitaler Lues.

Chorioiditis circumpapillaris, die möglicherweise durch Drusen der Glaslamelle hervorgerufen wird. Wenigstens sehen die Herdchen ophthalmoskopisch ganz ähnlich wie Drusen aus.

Abb. 65 zeigt diese Chorioiditis circumpapillaris bei einer 27jährigen Patientin Marie Ziegl. (J.-Nr. 201/11). Der ophthalmoskopische Befund war folgender:

R. Papille von normaler Farbe, scharf begrenzt, in der Maculagegend alter dunkel pigmentierter Herd mit hellerem Hof. Ferner ungefähr in Kreisform um die Papille herum massenhafte feine, meist unscharf begrenzte gelbliche Herdchen, die zum Teil an Gefäßen liegen. Gefäße selbst normal, ebenso Peripherie des Fundus. L. Papille und Gefäße wie rechts. Kleiner alter Herd in der Maculagegend, am linken Auge die gleichen Herdchen wie rechts, die nur nicht ganz so ausgeprägt einen Ring um die Papille bilden. Beiderseits keine Glaskörpertrübungen. Visus: R. Finger in 5 m exzentrisch. L. — 1,0 D. $^5/_{25}$. Zentrales relatives Skotom für Weiß und Farben. Nichts von Ringskotom nachweisbar. Lichtsinnherabsetzung nicht mit Sicherheit nachweisbar (Nagelsches Adaptometer R. eine

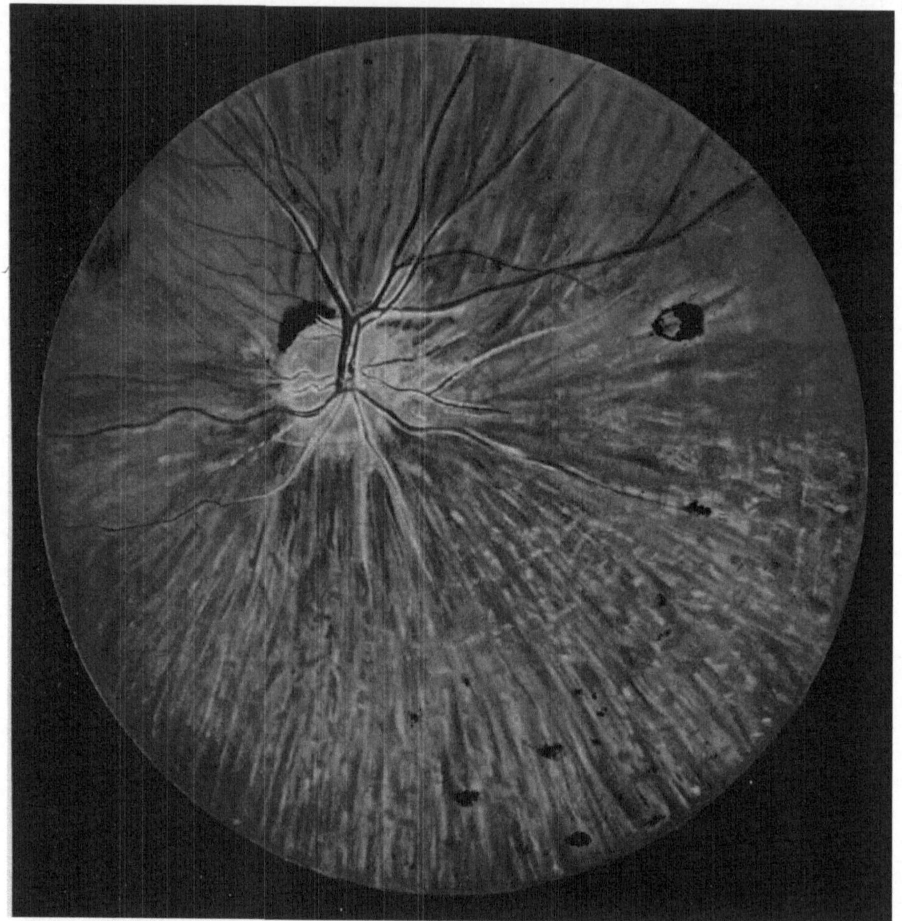

Abb. 66.   Chorioretinitis, Endo- und Perivasculitis bei kongenitaler Lues.

Platte herausgezogen E. = 7143, red. E. = 3700. L. keine Platte herausgezogen E. = 33 333, red. E. = 17 500). Wassermann-Reaktion + +. Sternsche Modifikation + + + +. Antiluetische Behandlung bringt keine Veränderung des Befundes. Nachzutragen ist noch, daß die Verminderung des Sehvermögens erst vor 7 Jahren begonnen haben soll.

Ein ähnliches Bild wie das hier beschriebene ist übrigens auch von Ole Bull abgebildet worden (Tafel 4, Abb. 7). Ferner hat Lauber über einen 66jährigen Mann berichtet, der im Hintergrund zahlreiche kleine, aber ungefähr gleichgroße, gelblichweiße Fleckchen im ganzen Fundus aufwies. Er spricht die Affektion als Drusen der Glaslamelle an auf Grund einer luetischen Chorioiditis. Bei diesem Patienten handelte es sich um akquirierte Lues.

Auch Fälle, wie sie in Abbildung 66 wiedergegeben sind, sind nicht ohne weiteres in die oben charakterisierten Gruppen unterzubringen. Sie sind ausgezeichnet durch eine Kombination der Chorioretinitis mit erheblichen Veränderungen der Retinalgefäße und durch einen ganz eigenartigen grauen Ton des Hintergrundes, der sich von dem Bleigrau der Chorioretinitis pigmentosa entschieden unterscheidet, wie z. B. bei folgender Beobachtung:

Frieda Riem., 13 Jahre (347/1913), hatte nach der Geburt einen Ausschlag und jetzt noch stark positive Wassermann-Reaktion. Sie ist das älteste Kind, nach ihr kamen 3 Totgeburten. Lorgnettennase, sehr steiler Gaumen und übereinanderstehende Zähne. Sie leidet an Kopfschmerzen. Status: Rechtes Auge steht in Divergenz, vorderer Bulbusabschnitt o. B. Ophthalmoskopisch: Papille abgeblaßt, unscharf begrenzt und von einem Gewebe bedeckt. Die nach unten gehenden Gefäße zum großen Teil eingescheidet, sowohl Arterien als auch Venen, streckenweise ist die Einscheidung nicht vorhanden, um mehr in der Peripherie wieder zu erscheinen. Die nach oben gehenden Gefäße sind in grauweiße, unscharf begrenzte Stränge verwandelt, in denen nur am Gullstrandschen Ophthalmoskop ein schwacher Blutfaden zu erkennen ist. Unter diesen setzt sich die Vena temporalis inferior in der Peripherie wieder als richtiges Gefäß weiter fort. Das Gewebe auf der Papille scheint mit dem perivaskulitischen Gewebe identisch zu sein (Abb. 66).

Sehr eigenartig ist die Färbung des Augenhintergrundes, eine Mischung von grau und gelblich, untermengt mit roten Felderungen (Chorioidealgefäße?). Die graue Färbung wird, wie das Gullstrandsche Ophthalmoskop ergibt, durch die tiefen Teile der Netzhaut hervorgerufen, außerdem finden sich unweit der Papille mehrere Pigmentflecke und in der Peripherie eine typische Chorioretinitis luetica (Typus I und II nach Haab und Sidler-Huguenin).

Linkes Auge ganz ähnlich wie rechtes, nur Befund viel weniger hochgradig. Visus rechts keine Handbewegungen, aber kleinste Lampe und richtige Projektion, links in der Primärlage $^5/_{15}$ p. Nieden 3., bei exzentrischer Fixation $^5/_7$. Am linken Auge beginnt Nystagmus, sobald das rechte verdeckt wird, sonst nicht, auch nicht beim Fixieren. Gesichtsfeld konzentrisch stark eingeengt.

Nach mehreren Salvarsaninjektionen und Schmierkuren bessert sich das rechte Auge auf Fingerzählen in 2 m, das linke auf $^5/_5$, Nieden I. Eine ophthalmoskopische Änderung ist nicht wahrzunehmen.

Ein ganz ähnlicher Fall, bei dem die Optikusatrophie noch mehr in den Vordergrund trat, betraf einen Knaben, der noch viel mehr als die vorige Patientin ein auch im allgemeinen schwer durch die kongenitale Lues geschädigtes Aussehen darbot.

Friedrich Bart., 12 Jahre, (627/1913), verlor bereits als kleines Kind das linke Auge, das rechte Auge war schon lange nicht voll sehtüchtig, die schweren Sehstörungen stellten sich aber erst seit einigen Monaten ein. Kleine Statur, blöder Gesichtsausdruck, niedere Stirn, sehr hoher Gaumen, Rhagaden, Ozaena. Wassermann-Reaktion ++++.

Rechtes Auge im vorderen Teil normal. Glaskörpertrübungen nicht zu sehen, Papille grauweiß, Grenzen etwas verschwommen. Um die Papille herum Depigmentation, Gefäße sehr eng, besonders Arterien. An zahlreichen Gefäßen deutlich weiße, weit bis in die Peripherie hineinreichende Einscheidungen, an manchen Stellen ist der rote Blutfaden kaum oder nur undeutlich zu sehen. Über den ganzen Hintergrund zerstreut gelbe oder rosafarbige, kleinere und größere chorioiditische Herde, die nach der Peripherie zu zahlreicher werden und mehr Pigment führen. An manchen Stellen hat der Fundus ein etwas grauliches Aussehen, als wenn ein Gewebe auf der Vorderfläche der Retina sich befände. Beiderseits besteht keine Lichtempfindung. Neurologische Untersuchung ergibt nur allgemeine Degeneration, dagegen zeigt der Befund des Liquor positive Nonne-Reaktion, sehr starke Lymphocytose (70 Zellen im cmm), Wassermann-Reaktion ++++. Nach 6 Neosalvarsaninjektionen empfindet Patient zum ersten Male Lichtschein. Weitere Salvarsaninjektionen und Hg-Kur bringen aber eine zunehmende Besserung des Sehvermögens nicht zustande. Der ophthalmoskopische Befund bleibt unverändert.

Die typische Chorioretinitis, die eigenartige Graufärbung des Hintergrundes, die wahrscheinlich auf Veränderungen der Retina selbst beruht, sowie die erhebliche Beteiligung der retinalen Gefäße in Form von Peri- und Endarteriitis charakterisieren diese Fälle. Die Optikusatrophie dürfte zum Teil wohl auf die Gefäßprozesse zurückzuführen sein, andererseits zeigt der erhebliche Befund im Liquor bei dem zweiten Patienten, daß es sich hier mit großer Wahrscheinlichkeit um den Ausgang einer Neuritis des Sehnerven handelte. Daß die beiden Patienten meiner Beobachtung so ganz besonders dekrepide Individuen waren und so viele Zeichen schwerer angeborener Lues an sich trugen, ist wahrscheinlich kein Zufall; daß wir solche schweren Augenhintergrundsveränderungen immerhin selten sehen, dürfte wohl darauf zurückzuführen sein, daß die meisten dieser Individuen schon in ganz jugendlichem Alter zugrunde gehen.

Im Anschluß an die erste der eben geschilderten Patienten, die eine Kombination des Typus I und II von Haab aufwies, sei noch besonders hervorgehoben, daß zwischen den geschilderten verschiedenen Erkrankungsformen Übergänge vorkommen und daß es auch Mischformen gibt. Sidler-Huguenin betont aber besonders, er habe nie beobachtet, daß ein Typus sich in einen anderen verwandelte.

Außer den geschilderten mehr oder weniger typischen Erkrankungsarten bei kongenitaler Syphilis wurden von Antonelli und Senn **rudimentäre Stigmata** bekanntgegeben, die auch mit voller Sicherheit für syphilitische Ätiologie sprechen sollen. Die Angaben Antonellis decken sich, soweit es sich um Pigmentveränderungen besonders in der Peripherie des Fundus handelt, zum großen Teil mit den oben geschilderten, besonders mit dem Typus I. Hier handelt es sich also nicht um ein rudimentäres Stigma. Die anderen seiner Kennzeichen (blasse grauliche Verfärbung der ganzen Papille oder eines Teiles derselben, starke Pigmentablagerung um die Papille herum, Verschmälerung der Arterien, Verbreiterung der Venen, Verschleierung der Gefäße besonders am Papillenrand, oft leicht verwaschene Retina in der peripapillären Zone, schiefrige Verfärbung gegen den Äquator hin) sind nach meiner Ansicht, die sich ganz mit der anderer Autoren deckt, an sich und auch in ihrer Gesamtheit bei Fehlen sonstiger Symptome nicht charakteristisch genug, um die Diagnose Lues zu stellen.

Dasselbe gilt für die Trias, die Senn unter dem Namen der ,,rudimentären Chorioretinitis'' als charakteristisch für Lues congenita geschildert hat und die aus vereinzelten chorioiditischen Herdchen, auffallendem Mangel des Pigmentepithels und in Chagrinierung der Chorioidea bestehen soll. Wir haben in mehreren solchen Fällen immer negative Wassermann-Reaktion erhalten. Das würde allerdings, wie die Ausführungen des nächsten Abschnittes zeigen, nicht viel beweisen. Unter Senns 64 Fällen scheint mir aber nur bei 12 angeborene Syphilis nach Anamnese und Befund einigermaßen gesichert. Auf jeden Fall hätten die beiden Autoren, wenn sie ihre Ansicht aufrechterhalten wollen, die Verpflichtung, ihre Fälle ganz objektiv mittels Wassermann-Reaktion und serologischer Familienforschung zu überprüfen und nachzuforschen, ob sich ihre frühere Ansicht halten läßt.

Ätiologische Untersuchungen.

Spirochäten wurden bis jetzt bei den von uns vorher geschilderten klinischen Erscheinungsformen an Aderhaut und Netzhaut bei Fällen, die intra vitam untersucht werden konnten, nicht gefunden, allerdings wurde auch nur bei ganz wenigen der bisher vorgenommenen anatomischen Untersuchungen danach gefahndet. Speziell ist es mir in den beiden unten genauer geschilderten Fällen von kongenitaler Lues nicht gelungen, die Erreger nachzuweisen, wobei allerdings berücksichtigt werden muß, daß ich in dem ersten Falle erst nach der Einbettung in Zelloidin danach suchen konnte. Daß trotzdem die Spirochäten bei den als spezifisch erkannten chorioretinitischen Prozessen die auslösende Ursache bilden, scheint mir nach unserer ganzen heutigen Auffassung von der Bedeutung des Erregers unzweifelhaft. In diesem Sinne spricht auch der experimentelle Befund, den ich mehrere Wochen nach einer Spirochäteninjektion erheben und auf S. 138 abbilden konnte. Besonders wichtig wäre aber der Nachweis der Lueserreger, um seine Beziehungen zu den Krankheitsherden im einzelnen kennen zu lernen, da es ja bei manchen Prozessen sehr wahrscheinlich ist, daß die eigentlich spezifische Entzündung in der Aderhaut sitzt und die Netzhautveränderungen nur sekundärer Art sind, während bei anderen Formen der Angriffspunkt der Mikroorganismen in der Netzhaut zu sitzen scheint. Einen gewissen Hinweis auf die Beziehung zwischen den erkrankten Teilen und den Erregern bilden Untersuchungen, wie sie Schlimpert und Bab an den Augen syphilitischer Föten oder Neugeborener vorgenommen haben. In dem ersten Fall von Schlimpert, wo es sich um einen Fötus im vierten Monat handelte, fanden sich schwere Veränderungen der Aderhaut, hauptsächlich starke Rundzelleninfiltration, dabei keine Gefäßveränderungen in ihr und nichts sicher Pathologisches in der Retina. In allen Augenhäuten und im retrobulbären Gewebe, auch in Gefäßlumina und in den Wandungen der Gefäße zeigten sich mäßig reichliche Spirochäten. Bei Fall 2 traten die Gefäßveränderungen sehr viel mehr in den Vordergrund, auch hier war übrigens die Aderhaut am stärksten verändert und die entzündlichen Herde waren immer um Gefäße herum gelagert. Auffallend war dabei das sehr reichliche Vorkommen der Parasiten innerhalb der Blutgefäße. Bei Babs mazerierter Frühgeburt waren die Spirochäten ebenfalls am reichlichsten in der Aderhaut und zwar auffallenderweise in den Lumina der Gefäße, häufig auch um die Gefäße herum angesammelt. Bab glaubt, daß manchmal ganze Spirochätenklumpen nach Art eines Embolus vom Blut fortgerissen und ins Auge verschleppt werden, auch können seiner Ansicht nach einzelne Spirochäten sich in der Gefäßwand festsetzen und durch rapide Vermehrung nach Art einer Reinkultur ganze Nester bilden. In der zweiten Beobachtung von Bab fanden sich reichliche Spirochäten auch im Optikus in der Nähe der Arteria und Vena centralis und in der Retina, hier allerdings vornehmlich in den Wandungen der Retinalgefäße und deren Umgebung.

Die Überzeugung, daß eine Chorioretinitis bei Erwachsenen luetischen Ursprungs ist, schöpfen wir, soweit es sich um frische chorioretinitische Affektionen dreht, im allgemeinen aus der Tatsache, daß es sich bei dem betreffenden Patienten um eine floride Lues handelt. In der Tat fällt der Beginn einer spezifischen Chorioretinitis fast stets in das sekundäre Stadium der Lues, und es ist daher nicht verwunderlich, daß die Wassermann-Reaktion fast immer positiv ausfällt. Gelegentlich tritt allerdings die Erkrankung erst später ein, wenn bereits tertiäre Symptome vorhanden sind.

So sah ich z. B. eine 46jährige Frau (Friederike Ruhm., 4906/1911) mit beiderseitiger Försterscher Chorioretinitis, die nach Diagnose der Hautklinik an Lues III (ulcero-serpiginöse Infiltrate im Nacken und auf der Stirn) litt. Wassermann-Reaktion $+ + + +$. Mehrere Salvarsaninjektionen besserten den Zustand sehr. Der Zeitpunkt der luetischen Infektion konnte nicht angegeben werden.

Die Wassermann-Reaktion war bei meinen Beobachtungen nur dann negativ, wenn die Lues bereits energisch spezifisch behandelt war. Bei Fällen mit längst abgelaufenen chorioretinitischen Prozessen ergab die Seroreaktion mehrmals noch positives Ergebnis, wenn die Lues bereits vor 20—30 Jahren gespielt hatte. In anderen Fällen dagegen war sie negativ. Wie die Tabelle S. 32 zeigt, sind chorioretinitische Prozesse bei Erwachsenen in etwa 15% auf Lues zu beziehen.

Merkwürdigerweise werden die chorioretinitischen Herde, wie wir sie bei kongenitaler Lues antreffen, von den meisten Autoren ihrem Beginne nach in das Spätstadium verlegt, einfach aus dem Grunde, weil diese Prozesse sehr häufig bei Kindern mit Keratitis parenchymatosa zu sehen sind und erst entdeckt werden, wenn die Hornhauterkrankung mehr oder weniger abgelaufen ist. Auf Grund eigens hierauf gerichteter Untersuchungen konnte ich aber bereits im Abschnitt Keratitis parenchymatosa erklären, daß ich bis jetzt ebenso wie Sidler-Huguenin noch keinen sicheren Fall beobachtet habe, bei dem vor Ausbruch der Keratitis parenchymatosa die Verhältnisse des Fundus normal und nachher die spezifischen Aderhautveränderungen zu sehen waren. Oft genug war ich aber in der Lage, bereits vor Ausbruch der Hornhautentzündung, ähnlich wie früher auch Hirschberg, eine alte Chorioretinitis an diesem Auge nachzuweisen. Nur in ganz seltenen Fällen ist bisher der Nachweis erbracht, daß sich während des Ablaufs der parenchymatösen Keratitis frische chorioretinitische Affektionen abspielen, z. B. in der anatomischen Beobachtung E. v. Hippels (S. 242). Der Gedanke, dem ich schon mehrmals auch in früheren Publikationen Ausdruck gegeben habe, daß die chorioretinitischen Prozesse auch bei der kongenitalen Lues im allgemeinen in der frühesten Jugendzeit, eventuell im Fötalleben oder im Säuglingsalter sich abspielen, hat durchaus nichts Wunderbares, da wir ja auch von der akquirierten Lues her wissen, daß chorioiditische Prozesse vorwiegend in der Frühperiode der Lues sich abspielen. Zu dieser Auffassung stimmen klinische Erfahrungen, wie wir sie oben wiedergegeben haben, vor allem die Entwicklung des Pigmentierungsprozesses im ersten oder zweiten Lebensjahr, während eine erst entstehende Pigmentierung von Herden bei älteren luetischen Kindern kaum je oder ungemein selten zu beobachten ist. Auch die soeben geschilderten Befunde von Schlimpert und Bab sind in diesem Sinne zu verwerten. Ferner wird vor allem auf diese Weise der häufig negative Wassermann-Befund bei sicherluetischen Kindern mit spezifischen Augenhintergrundsveränderungen klar. Schumacher hat zuerst darauf hingewiesen, daß bei 15 an typischer Chorioretinitis leidenden Kindern, die nahezu sämtlich anamnestisch oder klinisch Zeichen für Lues boten, 10 mal die Wassermann-Reaktion negativ ausfiel. Wie ich schon früher hervorhob, stimmt die Erfahrung ganz zu meinen eigenen Beobachtungen, die ich in der Zwischenzeit weiter fortgesetzt habe. Bei 122 hierhergehörigen Patienten war die Wassermann-Reaktion in 64,8% positiv, Lues ließ sich aber in 82,8% nachweisen. Bei 46 mit mehr oder minder stark ausgebildeter spezifischer, meist peripherer Chorioretinitis (ohne Keratitis parenchymatosa) und sicheren luetischen Antezedenzien behafteten Kindern über fünf Jahren fiel die Wassermann-Reaktion nur in 14 Fällen stark positiv, 10 mal schwach positiv und 21 mal negativ aus. Bei den stark positiven Fällen handelte es sich meistens entweder um im allgemeinen hochgradig luetisch durchseuchte Individuen, denen man die Lues durch ihre Sattelnase, Rhagaden usw. schon von weitem ansah, oder 2. am Auge um sehr hochgradige Prozesse, woraus wohl auch auf eine gewisse Schwere der Lues geschlossen werden kann, 3. um Fälle von leichterer Chorioiditis anterior, bei denen aber der luetische Allgemeinprozeß, wie andere klinische Symptome zeigten, noch nicht abgelaufen war (Anisokorie, Pupillenstarre, Akkommodationsparese, Tränensackblennorrhöe, Opacitates corp. vitr.). Die große Zahl schwach positiver oder ganz negativer Reaktionen deutet durchaus darauf hin, daß die leichteren chorio-retinitischen Prozesse luetischer Natur in der allerfrühesten Kindheit spielen und vielleicht auf einer quantitativ geringen Spirochätendurchseuchung beruhen.

Aus der obigen Feststellung über die Fälle mit stark positivem Wassermann geht hervor, daß die positive Wassermann-Reaktion bei Patienten mit einfacher Chorioretinitis anterior prognostisch ungünstig aufzufassen ist und daß weitere Komplikationen drohen.

Pathologische Anatomie.

Die anatomische Ausbeute bei luetischen Erkrankungen der Aderhaut und Netzhaut ist bis jetzt eine recht beschränkte und in vieler Beziehung ergänzungsbedürftig. Ganz besonders gilt das für die akquirierte Lues, während die typischen Affektionen bei angeborener Lues etwas besser studiert werden konnten. Besondere Bedeutung darf ich wohl den beiden eigenen Fällen zumessen, da hier Frühstadien z. T. bei lebenswarmer Fixierung der Bulbi untersucht werden konnten. Aber auch meine Fälle kranken wie viele andere daran, daß der Augenhintergrundsbefund klinisch nicht festgestellt werden konnte, und daß möglicherweise die vorhandene Erkrankung des vorderen Bulbusabschnittes von sich aus Prozesse der Aderhaut und Netzhaut auslöste.

Immerhin soll im Gegensatz zum klinischen Teil in diesem Abschnitt die Schilderung der anatomischen Verhältnisse bei **kongenitaler Lues** wegen der besseren Kenntnis vorangestellt werden, da von ihnen aus manche Folgerungen auf die Prozesse bei erworbener Lues möglich sind.

Das Säuglingsalter betreffen Untersuchungen von Loktew, die mir leider nicht im Original zugängig waren. Dieser fand in den Augen von 10 kongenital-luetischen Kindern (von 7 Tagen bis 10 Monaten) ganz konstant histologische Veränderungen meist vaskulärer Art (Endovasculitis, Perivasculitis, manchmal hyaline Degeneration der Gefäßwände), außerdem kleinzellige Infiltration, besonders im Uvealtraktus, aber auch im Optikus. In zwei Fällen zeigte auch die Retina Endo- und Perivasculitis, sowie lymphoide Infiltration und Ödem der inneren Schichten.

Diese auffallend häufigen Befunde Loktews bei luetischen Säuglingen, die klinisch anscheinend keine Erscheinungen hatten, veranlaßten mich, mehrere Bulbi dieser Art ebenfalls zu untersuchen, und ich muß gestehen, daß ich bei meinen Untersuchungen keine sicher als pathologisch zu deutende Veränderungen gefunden habe. Es ist richtig, daß der Uvealtraktus und besonders die Iris erheblichen Zellgehalt aufweisen, ob es sich hier aber um Zellvermehrung handelt, ist mir deshalb zweifelhaft, weil auch bei normalen Säuglingen der Zellgehalt ein großer ist. Gefäßveränderungen fand ich nicht, nur einmal (Fall Brendel) vielleicht an einem Gefäß eine Intimawucherung.

Ich lasse hier jetzt die älteren Fälle der Literatur folgen, wo bei kongenital-Luetischen chorioretinitische Prozesse histologisch gefunden wurden, die als frisch oder wenigstens noch nicht abgelaufen zu betrachten sind.

Bei dem von Hutchinson untersuchten Fall 4 (1863), der durch gleichzeitige Keratitis parenchymatosa kompliziert war, fand sich in der Aderhaut starke Zellansammlung um die Kapillaren und um die größeren Gefäße. Die Lamina vitrea wies Lücken auf, die Stäbchen- und Zapfenschicht war zum Teil lädiert und an den Stellen der Lücken der Glashaut war auch das Pigmentepithel nicht normal, sondern intensiver gefärbt und stärker gekörnt. Die Netzhaut, die im übrigen normal war, zeigte Verdickung der Gefäßwandungen. Ebenso fanden Edmunds und Brailey eine Verdickung der Retinalarterien,

besonders auch der Intima, während die Aderhautgefäße und die übrigen Teile
der Netzhaut normal erschienen. Unter den Beobachtungen von Nettleship
gehören Fall 4, 5 und 6 hierher, da es sich stets um kongenitale Lues handelte.
Bei Fall 4, einer interstitiellen Keratitis mit schwerer Iritis, fand sich die Aderhaut
verdickt und infiltriert, an manchen Stellen aber auch atrophisch; in der Choriokapillaris ließen sich kleine „Gummata" nachweisen. Das Pigmentepithel
zeigte eine unregelmäßige Gestalt, war zum Teil verloren gegangen, zum Teil
vermehrt. Die Retina war an manchen Stellen durch strangförmiges Gewebe
mit der Aderhaut verwachsen und zeigte an diesen Stellen einen Mangel des
Sehepithels. Sie war verdickt und infiltriert, die Wände der Retinalgefäße,
besonders die Adventitia waren ebenfalls mit Rundzellen infiltriert, besonders
in der Nähe des Optikus, zum Teil waren die Gefäßwände auch hyalin umgewandelt. Öfters war eine Zellansammlung in der Choriokapillaris mit einer
Zellvermehrung auf der anderen Seite der Glasmembran verbunden, so daß
Nettleship annahm, daß die Zellen durch die Lamina vitrea durchgewandert
waren. Die knötchenförmige Aderhauterkrankung ließ sich vor allem in der
Nähe des Äquators nachweisen. Der Fall 5, näher publiziert von Barlow
(Transact. of the pathol. Soc. Bd. 28, S. 291) zeigte Zellanhäufung in den
inneren Schichten der Aderhaut und in der Optikusfaserschicht; es handelte
sich um einen 15jährigen Patienten, dessen ophthalmoskopischer Befund
normal war. Ebenfalls von Barlow näher beschrieben wurde Fall 6 (Transact. of the pathol. Soc. Bd. 28, S. 287). Barlow hatte bei dem Kind im
neunten Monat eine Menge sehr kleiner chorioiditischer Herdchen ophthalmoskopisch gesehen, es bestand noch keine Pigmentierung und noch keine Atrophie,
die Papillen waren nicht verändert. Einen Monat später starb das Kind. In
der Choriokapillaris fanden sich zirkumskripte Zellanhäufungen, aber ohne
Beziehung zu den Gefäßen, ebenso im Optikus. Nirgends war eine Perforation
des Pigmentepithels nachzuweisen. Auch in der Retina, nahe dem Optikus, fand
sich zelliges Infiltrat, sonstige Teile der Retina konnten nicht untersucht werden.
Nettleship meint, bei der Jugend des Kindes müsse man eine Koordination
der Prozesse in Aderhaut und Netzhaut annehmen. Bei einem Kind von zwei
Monaten, das an kongenitaler Lues gestorben war, fand Rochon-Duvigneaud
in der Maculagegend eine Verwachsung der Netzhaut und Aderhaut mit Depigmentation; die Netzhaut war in dieser Gegend abgelöst, die Stäbchen- und
Zapfenschicht war in Detritus verwandelt. Die Affektion der Macula
selbst begann temporal mit einer hochgradigen Verdünnung der Retina in
allen Schichten, das Pigmentepithel verhielt sich bis zur Narbe normal. Auf
der nasalen Seite traten die Veränderungen mehr allmählich auf, zuerst Pig-
mentwucherung und -wanderung, dann Zerfall und Schwund der Stäbchen
und Zapfen, dann allmählich immer stärker werdende Verdünnung der Retina.
Die übrige Retina zeigte sich intakt. Die Aderhaut dagegen war diffus zellig
infiltriert, besonders die Choriokapillaris, nur an der Stelle der Narbe an der
Macula hatte die Veränderung einen mehr zirkumskripten Charakter. Gefäßveränderungen bestanden nirgends.

Bull hatte Gelegenheit, die Augen eines einjährigen Kindes zu untersuchen, das vier Wochen nach der Geburt Zeichen von Lues aufgewiesen hatte
und bei dem feine gelbe, zum Teil pigmentierte Herdchen im Augenhintergrund
nachweisbar waren. Er fand die Retina meist normal, an einigen Stellen allerdings kleinzellige Infiltration, manchmal in Haufenform. Über die Aderhaut
finden sich leider keine Angaben.

Diesen Fällen der Literatur lasse ich zunächst meine beiden Beobachtungen,
von denen die eine 1912 bereits im A. f. O. veröffentlicht wurde, folgen,
da sie beide Frühstadien darstellen. Die klinischen Daten siehe S. 301 und

S. 302; dort und im Kapitel Optikus finden sich auch die ergänzenden anatomischen Beschreibungen der übrigen Augenabschnitte. Beidemal wurden
die Augen enukleiert; im ersten Fall (Trümpl.) kam das Auge sofort in
lebenswarme modifizierte Zenker-Lösung; im Fall Müller wurde das Auge
nach der Herausnahme in Formollösung gebracht.

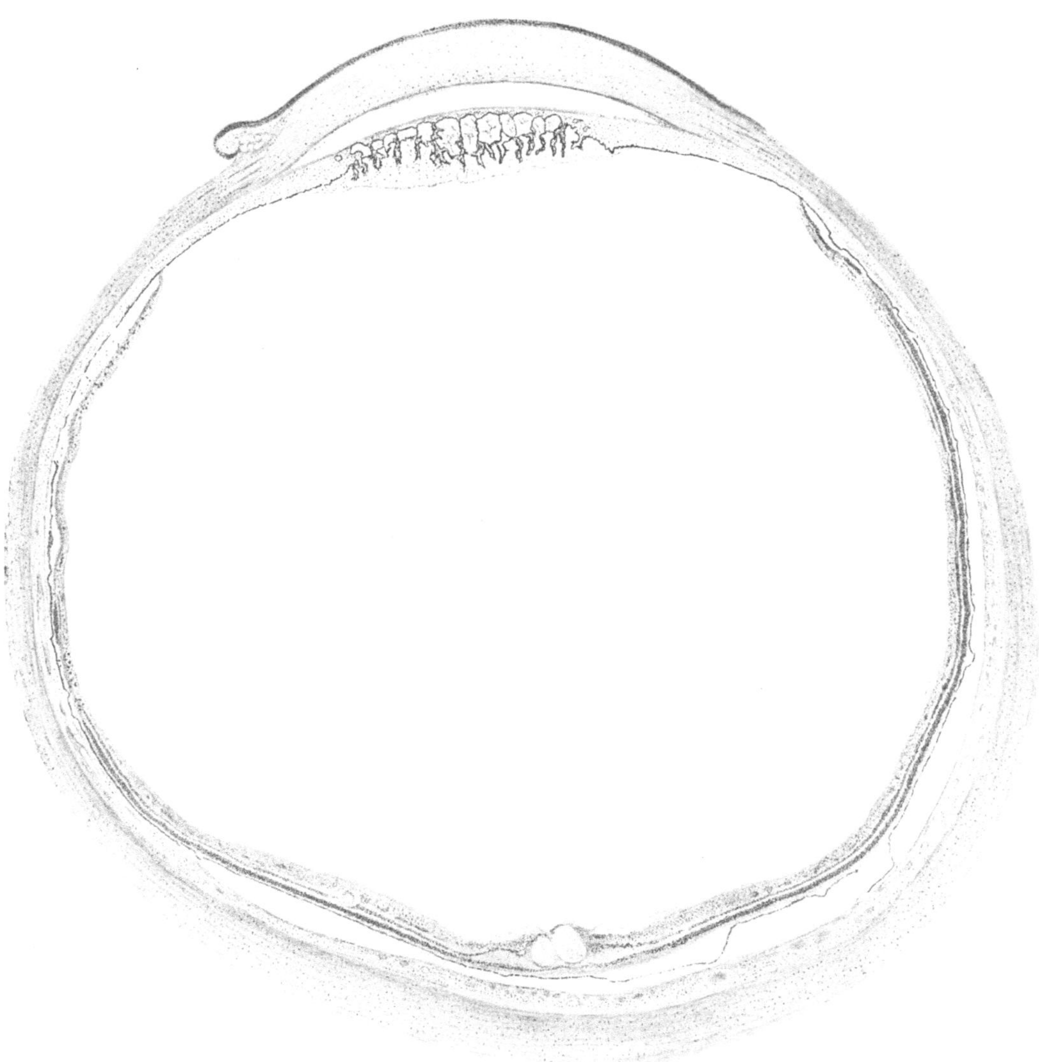

Abb. 67.

Bei dem Fall Trümpl. fand ich außer dem auf Seite 301 beschriebenen großen
Pupillarexsudat und der starken, teils knötchenförmigen Entzündung im Ciliar-
körper sowie der Arrosion der Linsenkapsel folgende Veränderungen am hinteren
Bulbusabschnitt. Ganz im allgemeinen zeigt die Aderhaut nur geringe, diffus
verteilte Infiltrationen mit Lymphocyten, bei sorgfältigster Untersuchung, der
Serienschnitte aber nirgends Infiltration von herdförmiger Anordnung. Plasmazellen

scheinen sich in etwas größerer Menge nur in den peripheren Teilen der Aderhaut
zu finden, die Chorioidea hat normale Dicke und nirgends ein atrophisches Aussehen. Das Pigmentepithel ist an den meisten Stellen fest mit der Netzhaut
verbunden, sowohl da wo Stäbchen und Zapfen sind, als da wo sie teilweise oder
ganz untergegangen sind. Nur selten hängt es fetzenweise mit der Aderhaut zusammen, ohne daß an dieser Stelle an der Aderhaut abnorme Beschaffenheit zu
bemerken wäre. Hie und da beobachtet man auch größere Hohlräume zwischen

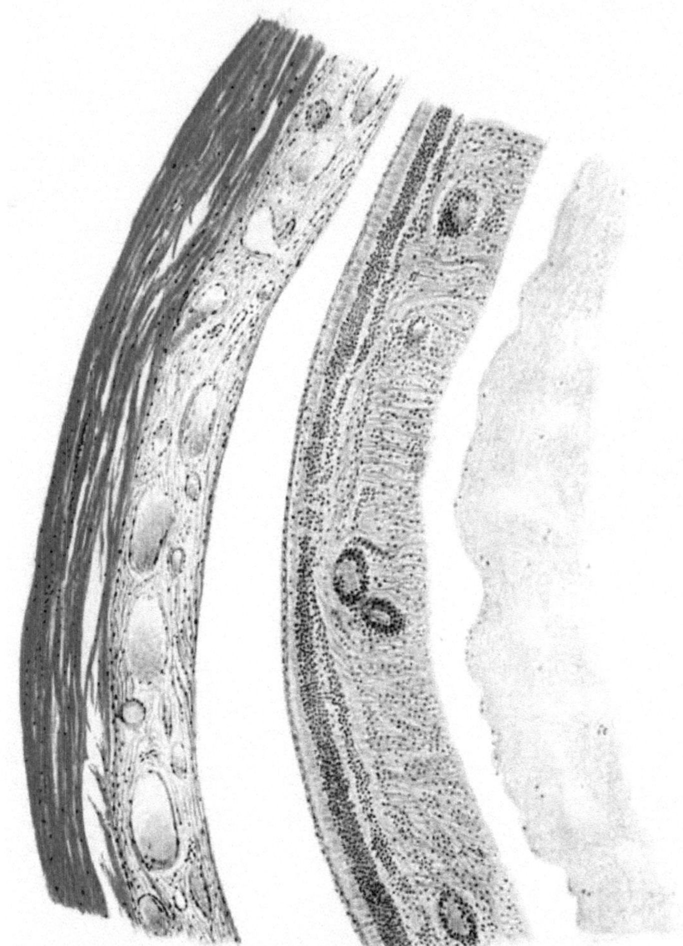

Abb. 68. Retinitis luetica. (Näheres s. Text.)

Netzhaut und losgelöster Pigmentschicht und in den Hohlräumen sind Lymphocyten und vereinzelte Plasmazellen zu finden. Auf Wucherungsvorgänge des Pigmentepithels in den peripheren Abschnitten kommen wir weiter unten noch zu
sprechen. An der sehr gut fixierten Retina ist als Haupteindruck zu konstatieren,
daß die Veränderungen im allgemeinen an Intensität von außen nach innen zunehmen,
die Stäbchen- und Zapfenschicht ist nur in der Peripherie, besonders an
den Stellen, wo auch die äußeren Körner fehlen, erheblich lädiert. Hier ist entweder nichts mehr von ihr nachzuweisen oder es sind Trümmer der Schicht
zwischen der Elastica externa und dem etwas abgehobenen Pigmentepithel zu

finden. Auffallend ist, daß die Außenglieder der Stäbchen und Zapfen durch-
gängig verkürzt sind, daß auf diese Weise die sonst so wohl charakterisierte
„Bürste" der Außengliederschicht verkürzt und unterbrochen erscheint. In dieser
Schicht sind mehr oder weniger zahlreiche Zellen zu finden, die sich nach ihrem
Aussehen und Pigmentgehalt als Abkömmlinge des Pigmentepithels erweisen. Die
Lamina elastica externa ist überall unversehrt. Die äußere Körnerschicht
zeigt größtenteils normale Dicke und auch normale Zellen, nur in 2 Territorien
ist sie erheblich verändert, erstens in einer begrenzten zentralen Partie (Serien-
schnitte 50—100) über den später zu erwähnenden, großen Hohlräumen in den

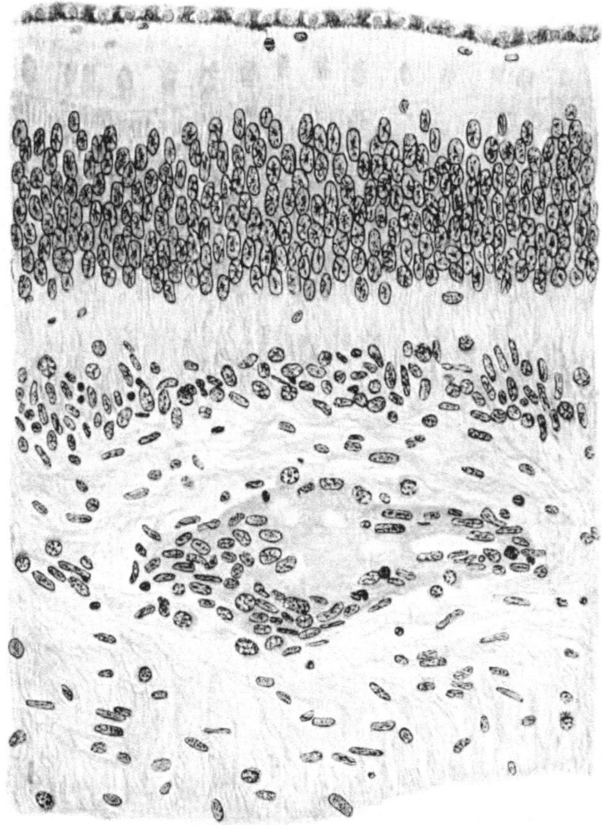

Abb. 69. Plasmazelleninfiltration der inneren Netzhautschichten bei Retinitis luetica.
(Näheres s. Text).

inneren Netzhautschichten. Allerdings ist hier mit der Möglichkeit zu rechnen,
daß die Verschmälerung der Körnerschicht zum Teil den physiologischen Verhältnissen entspricht. Die zweite, viel erheblichere Veränderung findet man in
der Peripherie. Hier sind auf sämtlichen Schnitten größere, aber auch ganz kleine
Partien vorhanden, wo die Schicht in toto fehlt. Sie hört plötzlich auf, und
ebenso plötzlich beginnt sie wieder. Der Zwischenraum ist von Gliazellen, Lymphocyten, Plasmazellen ausgefüllt, fast nie findet sich eine restierende Zelle der Schicht
an diesen Stellen. Umgekehrt findet man aber in den gut erhaltenen Partien der
Schicht nirgends Infiltrationen mit pathologischen Produkten.

Erheblich stärker ist die Degeneration in der inneren Körnerschicht.
Schon bei schwacher Vergrößerung kann man sich von der ungemein wechselnden Dicke

der Schicht überzeugen, häufig auch sieht die Schicht wie durchlöchert aus (s. Übersichtsbild Abb. 67). Bei stärkerer Vergrößerung erkennt man dann, daß an den dünnen Stellen die eigentlichen Körner fast oder ganz verschwunden sind, und nur Gliazellen, sowie die Infiltration von Plasmazellen die Schicht fortführen. Daß überhaupt die Schichtverdünnungen und Durchlöcherungen stets pathologisch sind, kann man aus der an diesen Stellen nie fehlenden Infiltration mit Plasmazellen ersehen; die inneren Körner selbst scheinen, so weit sie erhalten sind, nicht wesentlich verändert, nur hier und da glaubt man, Vakuolen in ihnen zu erkennen. Bei weitem die größte Läsion weist nun die Ganglienzellen - und Optikusfaserschicht auf (Abb. 68).

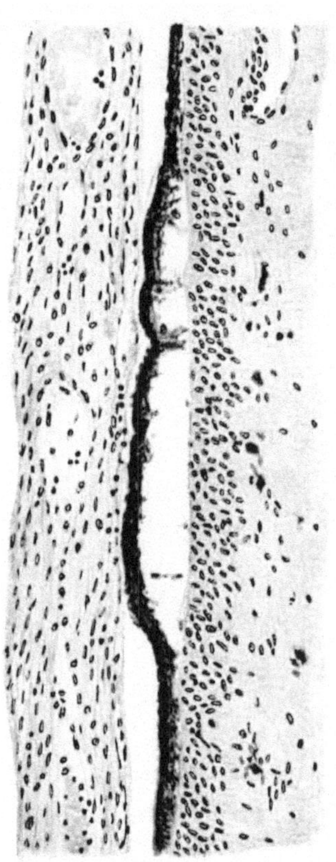

Abb. 70. Chorioretinitis pigmentosa. (Näheres s. Text).

Die normalerweise einreihige, nach dem Zentrum zu mehrreihige Schicht von Ganglienzellen ist verschwunden, statt ihrer findet sich in der ganzen Schicht zwischen inneren Körnern und Lamina elastica interna eine reichliche Infiltration von Lymphocyten und Plasmazellen, selten auch von Leukocyten. Diese Infiltration ist an manchen Stellen stärker ausgeprägt als an anderen, hat öfters direkten Herdcharakter, besonders um Gefäße herum (Abb. 68 u. 69). Die retinalen Gefäße selbst zeigen eine mäßige Wucherung der Intimazellen, vor allem aber eine starke Infiltration der Adventitia, nirgends Obliteration. Die Ganglienzellen sind nicht restlos verschwunden, sondern in jedem Schnitt ist noch eine Anzahl degenerierter Exemplare anzutreffen, Nißl-Schollen sind an ihnen noch spurweise vorhanden, das Kernkörperchen fehlt öfters, und die Färbbarkeit der ganzen Zelle ist meist so schwach, daß häufig nur „Zellschatten" sichtbar sind.

Außer den fremden Zellen (Lymphocyten, Plasmazellen) sind noch reichliche Gliazellen in den inneren Netzhautschichten anzutreffen. Die Glia erscheint sowohl in ihren Zellen als im Gerüstwerk gewuchert.

Besonders erwähnenswert ist noch die zirkumskripte Hohlraumbildung am hinteren Pol. Diese erstreckt sich durch 50 Schnitte à 20 μ. Die Hohlräume nehmen die innere Körnerschicht, einen Teil der Ganglienzellschicht und an der Stelle ihrer größten Ausdehnung auch die Zwischenkörnerschicht ein. Die äußeren Körner sind im Umkreis dieser Hohlräume an Zahl stark reduziert, die Zwischenkörnerschicht dagegen sehr verbreitert, gequollen. Die Hohlräume selbst sind von geronnenen Massen ausgefüllt, enthalten außerdem spärlich Lymphocyten und Plasmazellen.

Eine besondere Aufmerksamkeit verdient nun noch die periphere Region des Augenhintergrundes. Ganz ringförmig handelt es sich hier um einen Untergang der äußeren Netzhautschichten sowohl Stäbchen und Zapfen als auch der inneren Körner, öfters auch der äußeren Körner und da wo die äußeren Netzhautlagen erheblich verändert sind, ist auch die Pigmentschicht gewuchert und Pigment in die Netzhaut selbst eingewandert (Abb. 70). Interessanterweise finden sich an diesen Stellen, und zwar eigentlich nur an diesen Zellen Plasmazellen in mäßiger Zahl in der Aderhaut, es handelt sich hier also um ein ganz frühes Stadium der Chorio - Retinitis pigmentosa. Wie die Gesamtübersicht (Abb. 67) zeigt, ist besonders auf der einen Seite des Bulbus dieser Untergang der äußeren Netzhautschichten an einzelnen Stellen wieder unterbrochen, von mehr oder weniger normal aussehender Schichtenbildung. Die Fasern des Optikus sind, wie die Weigertsche Markscheidenfärbung ergibt, vollständig degeneriert.

In dem **zweiten** eigenen Fall (Otto Müller), über dessen klinische Daten ich schon S. 302 berichtete, war folgender histologischer Befund zu erheben:

Die **Aderhaut** fand sich im großen und ganzen nur wenig affiziert. Die einzige, sicher ergriffene Partie ist an der Ora serrata, gewissermaßen in Fortsetzung der Infiltration des Corpus ciliare. Hier sind stärkere, öfters zu Knötchen angeordnete Rundzellenhäufchen nachweisbar, die aber in keiner Beziehung zu den Gefäßen stehen. Die Gefäße zeigen nirgends Infiltration der Wandung oder Wucherungen der Intima. Die Chorioidea ist in den peripheren Partien erheblich dünner als mehr nach der Papille zu, ob das aber als pathologisch zu bezeichnen ist, ist bei

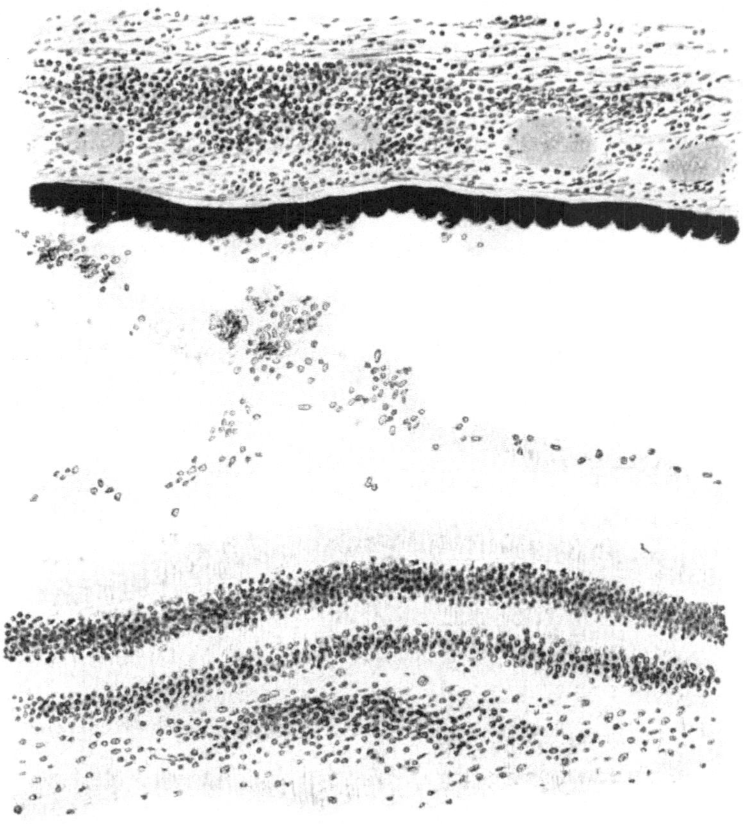

Abb. 71. **Chorioretinitis luetica** (Fall Müller). Herdförmige lymphozytäre Infiltration der Aderhaut und Netzhaut bei intaktem Pigmentepithel.

Vergleich mit Kontrollpräparaten sehr fraglich. Die **Lamina vitrea** ist tadellos erhalten.

Das **Pigmentepithel** zeigt nur in der Peripherie an vereinzelten Stellen geringe Proliferationsvorgänge, ist sonst überall intakt.

Die **Netzhaut** als Ganzes betrachtet ist teilweise artifiziell abgehoben, weist besonders auf der einen Seite an der Ora serrata eine Faltenbildung in ganzer Dicke auf; dicht bei der Papille ist eine geringe Faltung der äußeren Schichten vorhanden. Im einzelnen finden sich, von außen nach innen betrachtet, folgende Verhältnisse:

Stäbchen- und **Zapfenschicht** ist im allgemeinen wohl erhalten, die Außenglieder sind zwar nicht mehr distinkt zu erkennen, doch hängt das wohl mit der Fixierung zusammen. In der Gegend der Ora serrata dagegen geht die Schicht mehr und mehr unter, je peripherer man kommt; in diese destruierten Massen sind Lymphocyten, Pigmentepithelien und Fuszinkörner untermischt.

Die äußere Körnerschicht ist überall ganz gleichmäßig und ohne Besonderheiten, nur wieder nahe der Ora serrata ist sie zum Teil gelichtet und unregelmäßig; hier ist auch die Lamina elastica externa, die sonst überall intakt ist, öfters unterbrochen.

Die innere Körnerschicht ist als solche stets zu erkennen, doch an manchen Stellen in toto sehr verdünnt, an anderen Stellen erscheint sie von der Innenseite her wie angenagt, oder es sind Hohlräume inmitten der Schicht entstanden, in denen sich vereinzelte Zellen finden.

Am meisten betroffen ist die Ganglienzellschicht. Von wohl charakterisierten Ganglienzellen ist nichts zu sehen, wobei es aber möglich ist, daß die vielfachen, etwas blasigen kleinen Zellen zum Teil Ganglienzellenfunktion hatten. Die ganze Schicht ist reichlich mit Rundzellen durchsetzt, die sich vorwiegend um die Gefäße herum gruppieren. Solche Rundzellenanhäufungen finden sich in den verschiedensten Teilen der Retina, besonders reichlich wieder im peripheren Abschnitt. Die umwallten Gefäße zeigen zum großen Teil intakte Lumina und normale Intima, bei anderen ist von dem Lumen nichts mehr zu erkennen. Manche Gefäße zeigen keinerlei Veränderungen. Wandverdickungen oder direkte Intimawucherungen konnten nicht beobachtet werden.

Eine Nervenfaserschicht ist, abgesehen von der direkten Umgebung der Papille, kaum zu unterscheiden. Die Rundzellen gehen vielerorts bis an die Lamina interna heran. Auch von der Glaskörperseite her liegen der Lamina interna fast überall Lymphocyten an, manchmal getrennt von ihr durch einen Klumpen einer homogenen Masse (Glaskörper?). Manchmal sind sie in Häufchen zusammen der Retina angelagert. Besonders zahlreich finden sie sich in der Gegend der Ora serrata und dann auch auf der Papille.

Abb. 71 illustriert die Verhältnisse dieses Falles in der Gegend der Ora serrata.

Den beiden eigenen Beobachtungen ist gemeinsam:

1. daß die Aderhaut nur in der Gegend der Ora serrata erkrankt ist. Bei dem zweiten Fall Müller ist die Entzündung selbst noch nachweisbar, die Folgen sind am Pigmentepithel noch kaum vorhanden, Stäbchen und Zapfen sind aber schon stark affiziert. Bei dem ersten Fall (Trümpl.) dagegen sind offenbar nur die Folgezustände der Aderhautbeteiligung noch vorhanden (Pigmentproliferation, Schwund der äußeren Netzhautschichten, Pigmenteinwanderung in die Netzhaut), während die Aderhaut selbst intakt scheint (siehe auch Besprechung der Pathogenese),

2. daß die Netzhaut vorwiegend in den inneren Schichten beteiligt ist, und daß im allgemeinen der Erkrankungsprozeß von innen nach außen zu in ihr abnimmt. Die Affektion ist hauptsächlich durch eine starke Infiltration mit Rundzellen, im ersten Fall auch mit Plasmazellen um die Gefäße herum, sowie durch Schwund der Ganglienzellen und der Nervenfasern charakterisiert.

Die Frage, inwieweit dieser Netzhautprozeß ein selbständiger spezifischer ist, ist schwer zu entscheiden. In neuerer Zeit hat Fuchs die Aufmerksamkeit darauf gelenkt, daß selbst bei einfacher traumatischer Iritis eine Ansammlung von Lymphocyten um die Blutgefäße der Netzhaut erfolgt, wahrscheinlich durch Resorption von Toxinen aus dem Irisherd. Bei dem hochgradigen Prozeß im vorderen Bulbusabschnitt bei unseren beiden Fällen muß daher an diese chemotaktische Entstehung der Netzhautinfiltration sehr gedacht werden; auch die Schwellung der Papille und die Lymphocytenansammlung den Zentralgefäßen entlang im zweiten Fall Müller würde mit den Fuchsschen Feststellungen übereinstimmen.

Trotzdem halte ich es für durchaus möglich, daß neben chemotaktischen Einflüssen auch echte spezifische Vorgänge in der Retina sich bei unseren Fällen abgespielt haben, da z. B. ein Fall von Ito, der unseren in manchem ähnlich lag, ohne Beteiligung des vorderen Bulbusabschnittes einherging. Sicherheit würde allerdings erst der Nachweis von Spirochäten bringen.

Bei der Beobachtung Ito's handelt es sich um ein $2^1/_2$ jähriges Kind mit wachsgelber Verfärbung des Optikus, engen Gefäßen und luetischer Chorioretinitis.

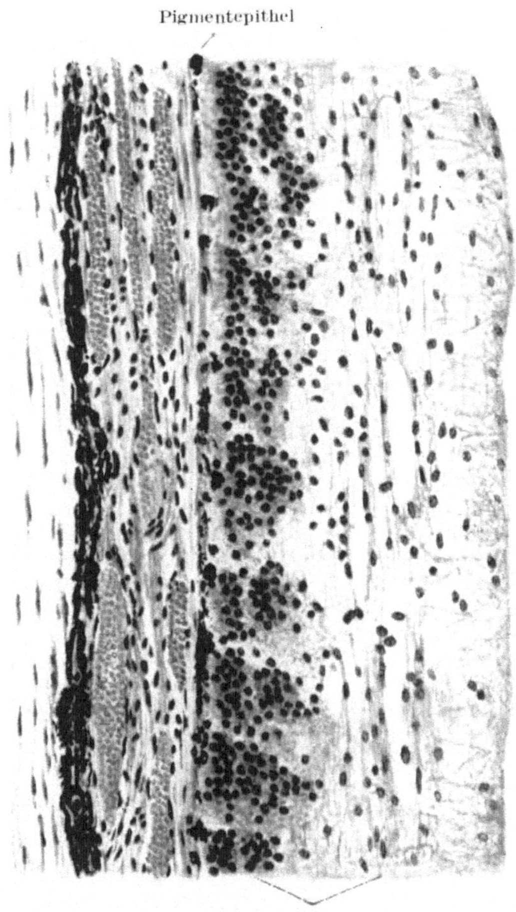

Abb. 72. Veränderungen des Pigmentepithels. Untergang der Stäbchen und Zapfen. (Anatom. Grundlage des Pfeffer- und Salzfundus.)

Bei der allgemeinen Sektion wurden hochgradige Veränderungen an der Hirnbasis festgestellt. Mikroskopisch war die Chorioidea schwer erkrankt und in ganzer Ausdehnung in ein Granulationsgewebe verwandelt. Die Choriokapillaris war fast vollkommen geschwunden, ebenso die größeren Gefäße großenteils verloren gegangen. Es bestand eine meist diffuse, hie und da herdweise kleinzellige Infiltration, die noch bestehenden Gefäße waren auch von Rundzellen umgeben. Die Glasmembran war gut erhalten, das Pigmentepithel zum Teil zugrunde gegangen, zum Teil gewuchert. In der Netzhaut fanden sich vorwiegend die inneren Schichten klein-zellig infiltriert; an den meisten stärkeren Arterien war die Adventitia infiltriert und verbreitet, die Intima mäßig gewuchert; in den kleinen Arterien trat die In-

timawucherung mehr in den Vordergrund. Ähnliche Veränderungen fanden sich an den
Venen. Die gliösen Zellelemente zeigten starke Wucherung. Herdweise, und zwar
besonders in der Peripherie bestanden dicht pigmentierte, atrophische Veränderungen,
so daß man die einzelnen Netzhautschichten nicht mehr differenzieren konnte; hier
waren durch die ganze Retina hindurch gewucherte Gliaelemente nachweisbar.

Den bisher geschilderten Fällen, die fast alle noch entzündliche Veränderungen erkennen ließen und daher noch nicht als abgelaufen zu betrachten
sind, lasse ich einige Befunde nach abgelaufener Erkrankung, aber mit typischer
Veränderung bei kongenitaler Lues folgen.

In sehr instruktiver Weise decken die Untersuchungen Staehli's die
anatomische Grundlage des „Pfeffer- und Salz"fundus (Schnupftabakfundus) auf.

Das Auge stammt von einem 9jährigen Jungen mit beiderseitiger Keratitis
parenchymatosa und wurde, weil es nach einer Staroperation anfing phthisisch
zu werden, enukleiert. Beim Aufschneiden konnte man in einer ca. 8 mm breiten
äquatorialen Zone zahlreiche tiefschwarze Pigmentfleckchen sowie helle atrophische
Herdchen sehen. Das Pigmentepithel zeigte bei der mikroskopischen Beobachtung
nicht die normalerweise gleichmäßige Füllung mit Pigmentkörnern, sondern es
wechselten pigmentüberfüllte mit pigmentarmen und pigmentlosen Zellen ab.
„So bekommt das Pigmentepithel etwas äußerst Unruhiges"..... „Die dunkeln
Granula, der Schnupftabak, entspricht den pigmentüberfüllten; die
hellen Fleckchen dazwischen entsprechen den pigmentarmen und
pigmentlosen Zellen"..... „Je nachdem die Zellen pigmentlos oder aber nur
pigmentarm sind, ist das Fleckchen stärker oder weniger stark atrophisch; entweder
gelb oder aber rot." Die übrigen Veränderungen bestanden in alten chorioretinitischen Herden und waren charakterisiert durch einen Schwund des Pigments
und andererseits Wucherung des Pigments und Einwanderung desselben in Aderhaut
und Netzhaut. Überall, wo eine Adhäsion bestand, zwischen Aderhaut und Netzhaut, war die Aderhaut etwas verdickt und zellreich, die Zellen waren aber zum
großen Teil nicht Rundzellen, sondern Bindegewebszellen. Die Aderhaut war
im übrigen auffallend wenig verändert, nur an einigen Stellen bestanden kleinste
fibröse Herde; die Retina dagegen zeigte sich in allen Schichten atrophisch und
ödematös. In den Gefäßwandungen, ganz spärlich auch in der Nervenfaserschicht
ohne Beziehung zu den Gefäßen fanden sich Rundzellenanhäufungen, Plasmazellen
dagegen wurden nicht gesehen. Da wo Pigment in die Retina eingewandert war,
fehlten Stäbchen- und Zapfenschicht völlig, und die Zellen der Körnerschicht zeigten
starke Lichtung. Der Optikus war erheblich atrophiert.

Ganz ähnliche Veränderungen wie in der Beobachtung Staehli's fand
sich an Pigmentepithel und äußeren Netzhautschichten des Falles I (Kerat.
parenchym.) von Stock. Das Spiegeln war in diesem Falle wegen des Hornhautprozesses nicht möglich gewesen, ich fahndete aber histologisch nach den
Veränderungen des hinteren Augenabschnittes, weil Stock angibt, das andere
bessere Auge habe klinisch typische, hereditär-luetische Veränderungen aufgewiesen. Für die Überlassung des Präparats bin ich Herrn Prof. Stock sehr
dankbar. Man kann an dem Schnitt unterscheiden zwischen 1. den Veränderungen in der Gegend der Ora serrata, die in starker Wucherung des Pigmentepithels, völligem Untergang der Stäbchen und Zapfen und der äußeren Körnerschicht, sowie in Pigmenteinwanderung in die Netzhaut an zahlreichen Stellen
bestehen, 2. den Prozessen weiter papillenwärts. Hier ist das Pigmentepithel
sehr unregelmäßig pigmentiert; pigmentarme oder pigmentlose Stellen wechseln
mit Pigmentwucherungen ab, Stäbchen und Zapfen sind ebenfalls sehr lädiert
(z. T. wohl postmortal), sind aber doch entweder als homogene Masse oder
der ursprünglichen Gestalt ähnlicher nachweisbar. Auch die Schichtung der
Retina ist meist gut erhalten, Einwanderung von Pigment in die Netzhaut
ist selten. Auch hier handelt es sich wahrscheinlich um die anatomische Grundlage des Pfeffer- und Salzfundus (s. Abb 72).

Ähnliche, nur anscheinend viel hochgradigere Veränderungen des Pigmentepithels wies Nagel in dem Auge eines 15jährigen idiotischen Knaben nach, bei dem klinisch eine komplette Chorioidealatrophie mit mächtiger Pigmentierung über den ganzen Fundus bestanden hatte.

Histologisch fanden sich die massigen Pigmentanhäufungen oft inmitten von Infiltrationen und Verdickungen, da wo Netzhaut und Aderhaut dicht miteinander verfilzt waren. Die Choriokapillaris fehlte vollkommen. Die größeren Aderhautgefäße waren dagegen oft intakt und die Netzhautgefäße stets vollkommen normal. Die allgemeine Sektion ergab große luetische Veränderungen des Zerebrospinalsystems. Der Optikus war nur wenig verändert, die Arachnoidea kleinzellig infiltriert, die Bindegewebssepten verbreitert, die Markscheiden aber doch auch zum Teil zugrunde gegangen.

Die wenigen und auch meist an älteren Stadien von Chorioretinitis angestellten Beobachtungen bei **erworbener Lues** bringen pathologisch-anatomisch gegenüber denen bei angeborener Syphilis kaum etwas prinzipiell Neues; einige bieten aber für gewisse pathogenetische Fragen Interesse. Die Mehrzahl wird daher im nächsten Abschnitt geschildert werden; hier sollen nur einige wenige angeschlossen werden.

Bei dem Fall 3 Nettleships, der eine 40jährige Frau betraf, wurde das rechte Auge wegen dauernder Schmerzen nach beiderseitiger iritischer Attacke enukleiert. Frisch aufgeschnitten fanden sich zahlreiche Trübungsherde in der Netzhaut, Aderhaut und auch im Ciliarkörper. Nach der Härtung zeigten sich merkwürdigerweise nur in der Aderhaut Herde, nicht in der Netzhaut. Diese Zellanhäufungen waren vor allem in der Choriokapillaris nachweisbar, die Aderhaut selbst oder ihre Gefäße waren nirgends verdickt. Die Retina zeigte besonders in der Optikusfaserschicht eine Verdickung sowie eine Zunahme der Kerne in den Gefäßwänden. Bei einem anderen Fall (Fall 7) ging das Auge, das während einer sekundären Syphilis sich entzündet hatte, zugrunde, und in der Aderhaut waren wieder Zellanhäufungen in der Choriokapillaris und beginnende Atrophie nachzuweisen.

Bei Brixas 48jähriger Patientin, die am rechten Auge ein Gumma des Ciliarkörpers aufwies und im Hintergrund reichliche größere und kleinere, weiße, unregelmäßig begrenzte Herde zeigte, stellte sich bei der mikroskopischen Untersuchung in der Aderhaut eine mehr herdförmige Anhäufung von Rundzellen, eine Verdickung der Intima und Infiltration der Adventitia heraus. Zwischen Retina und Aderhaut hatte sich ein fibrinöses Exsudat angesetzt. An der Netzhaut selbst fand sich merkwürdigerweise an dem Auge, das das Gumma des Ciliarkörpers hatte, trotz dieser Exsudation zwischen Retina und Aderhaut normales Verhalten der äußeren Schichten, dagegen erhebliche Degeneration und Exsudation in der Ganglienzell- und Nervenfaserschicht; auf der linken Seite war die Netzhaut von einer Masse, die aus Fibrin, Blut, Rundzellen und homogenen Zellen bestand, abgehoben und die äußeren Schichten der Retina waren verloren gegangen, die inneren dagegen erhalten. Die Gefäße zeigten eine erhebliche Infiltration der Adventitia, aber an diesem Auge keine Verdickung der Intima.

Der Fall hat manche Ähnlichkeit mit meinen oben beschriebenen Fällen, besonders in der starken Beteiligung der Netzhautinnenschichten und der gleichzeitig bestehenden Affektion des vorderen Bulbusabschnittes. Dagegen ist die Aderhaut viel stärker betroffen.

Ferner beobachtete Stargardt bei einem Paralytiker einen älteren chorioretinitischen zentralen Herd, den er histologisch untersuchen konnte. In der Macula bestanden nur noch Reste von Aderhaut und Netzhaut. Am Rand des atrophischen Herdes lag eine diffuse Infiltration der Aderhaut mit Plasmazellen vor, die sich noch eine Strecke weit in die Aderhaut fortsetzte. An den Gefäßen der Aderhaut fanden sich in der Gegend des hinteren Pols mehrfach Wandverdickung, Endothelwucherung und Elastikaverdoppelung (Fall 20).

Zu der Frage, ob es eine eigentliche **gummöse Chorioiditis** gibt, lassen sich einige anatomische Untersuchungen heranziehen. Zunächst zeigt der Fall A. v. Hippels, der von Neumann histologisch untersucht wurde, daß das Gumma, vom Corpus ciliare ausgehend, sich auf die Aderhaut fortsetzen kann. In den makroskopisch normalen Teilen der Chorioidea bestand starke Zellproliferation. Weiter schildert Schöbl einen Fall, bei dem sich in der Aderhaut beiderseits Rundzellenherde fanden, über denen das Pigmentepithel meist gewuchert war, außerdem waren große Auftreibungen vorhanden, bestehend aus einer diffusen, rundzelligen Infiltration der Chorioidea mit zentralem Zerfall. Arterienwände waren durch Wucherung der Intima und Media verdickt und meistens hyalin degeneriert. An vielen Stellen bestand auch vollständige Obliteration des Lumens; erhebliche Veränderungen der Retina waren nicht zu finden. Die objektive Untersuchung des Auges intra vitam hatte in der Gegend zwischen Papille und Macula eine kleine flache Netzhautabhebung ergeben, auf welcher die Netzhaut bläulichgrau und undurchsichtig erschien. In der Äquatorgegend bestanden rundliche gelbrötliche Flecke und im Glaskörper staubförmige Trübungen. Die klinische Diagnose lautete auf Chorioretinitis centralis specifica an beiden Augen. Am rechten Auge hatte sich ein ähnlicher Befund ergeben, nur daß in der Maculagegend eine deutlich prominierende gelbrötliche Stelle nachweisbar war. Mikroskopisch fand sich an diesem rechten Auge eine große Verdickung in der Maculagegend mit einem Durchmesser von mehr als 1 mm, und ähnliche nicht so große Verdickungen an anderen Stellen der Aderhaut. Die kleinen und kleinsten Herde bestanden aus einer Anhäufung von Rundzellen, der große Herd aus einer Infiltration mit Rundzellen und deren Derivaten in regressiver Metamorphose, sowie zahlreich eingewandertem Pigment. Die Gefäße waren in Form von Infiltration und Obliteration stark beteiligt. Man kann wohl die Aderhautherde mit einem gewissen Recht als gummöse bezeichnen, da Schöbl hervorhebt, daß inmitten des großen Rundzellenherdes sich blasse, kernlose, dem Untergang geweihte Zellen nebst makulären Detritusmassen fanden. Weiter hat dann noch Stock über einen Fall von Gummigeschwulst des Optikus berichtet, bei dem sich in der Aderhaut erhebliche Veränderungen zeigten, die er als gummöse Chorioiditis deutet.

Das Gewebe der Chorioidea war durch Ödem und Rundzelleninfiltration auseinandergedrängt, die Struktur der Membran nach innen vom Optikuseintritt vollständig zerstört. An der Stelle der Aderhaut lag eine Detritusmasse, in derem Zentrum sich überhaupt kein Rest von Gewebe mehr fand. Nach außen von der Papille war die Aderhaut durch eine massenhafte Infiltration von Rundzellen auf das Dreifache ihrer Dicke ausgedehnt. Die Herde fanden sich mit Vorliebe um Blutgefäße herum und enthielten auch epitheloide Zellen sowie Riesenzellen, allerdings nur in geringer Zahl. Auch die Retina war in der Nähe der Papille hochgradig zerstört.

Der Fall von Stock leidet in bezug auf seine Ätiologie an einer mangelnden syphilitischen Anamnese. Der anatomische Befund führte allein zur Diagnose eines gummösen Prozesses.

In letzter Zeit hat Hanssen noch einen interessanten Fall zur Kenntnis gebracht:

17 jähriger Patient bemerkt Ende September 1914 Sehstörung des linken Auges. Bei der ersten Untersuchung Ende September Fingerzählen in 1 m. Zentrales Skotom, Papille normal. Dicht unterhalb der Macula, letztere zum Teil einschließend ein grauweißer, in den Glaskörper leicht vorspringender, gegen die Umgebung nicht scharf, aber doch mit dunklerem Rand schon gut abgegrenzter Herd von etwa Papillengröße. Feine Netzhautgefäße sind intakt auf dem Herd zu verfolgen. Etwas temporalwärts von ihm kleine klumpige Blutung. Bei der

Untersuchung mit der Hertzellschen Lampe ist der Herd gut durchleuchtbar. Interne Untersuchung o. B., aber Wassermann positiv. Tuberkulin negativ. Spezifische Behandlung (Hg, JK., mehrere Salvarsaninjektionen) ohne Erfolg. Während dieser Zeit traten in der Umgebung des Herdes wiederholt kleine unregelmäßige, punktförmige oder flächenhafte Blutungen auf, die sich immer bald resorbierten; auch ganz kleine Exsudatherdchen dicht neben Retinalgefäßen, Arterien und Venen. Um den Herd bildete sich ein breiterer hellgrauer Hof, peripher in feine grauweiße Streifen übergehend. Der Herd selbst vergrößerte sich langsam auf das Doppelte, Prominenz nahm zu. Sonstige entzündliche Erscheinungen am Auge fehlten dauernd. Das Sehvermögen, das in den ersten Wochen auf fast $^4/_{18}$ gestiegen war, sank wieder.

Es wurde eine bösartige Geschwulst angenommen, besonders auch, weil Prüfung nach Abderhalden einmal auf Sarkom positiv war. Röntgenbestrahlung ohne Effekt, deshalb Enukleation.

Mikroskopisch: ovaler Tumor, relativ zellarm, hauptsächlich aus derben, sklerotischen Bindegewebsfasern bestehend, dazwischen Fibroblasten und Reste von degenerierten Pigmentepithelien. Der Tumor ist gefäßarm. Aderhaut zum Teil kleinzellig infiltriert, an manchen Stellen perivaskulär. Weiter peripher verschwinden in den Serienschnitten die sklerotischen Fasern mehr und mehr, der Tumor wird zellreicher, Charakter eines Granuloms. Riesenzellen und Nekrose fehlen. Man gewinnt den Eindruck, daß der Tumor nur mit einem relativ kleinen Stiel aus der Aderhaut hervorgewachsen ist und sich zwischen Aderhaut und Netzhaut pilzartig ausgebreitet hat. Netzhaut offenbar erst sekundär ergriffen, überwiegend degenerativ. Gelegentlich kleine Blutungen. Außerhalb des eigentlichen Erkrankungsherdes finden sich bis in die weitere Peripherie perivaskuläre Infiltrationen der Gefäße, sowohl in der Netzhaut als in der Aderhaut.

Hanssen faßt zusammen: Es handelt sich ohne Zweifel um ein Gumma, das in derbes Bindegewebe übergegangen ist, ein seltener, aber in der pathologischen Anatomie wohlbekannter Ausgang. Vielleicht ist dieser Umwandlungsprozeß dadurch begünstigt, weil die Aderhaut bei chronischen Entzündungen die Neigung hat, durch Proliferation der Stromazellen Neubildungen und Auflagerungen von Bindegewebe zu produzieren.

Die anatomischen Befunde deuten darauf hin, daß wohl gelegentlich wirkliche gummöse Vorgänge sich in der Aderhaut abspielen.

Pathogenese.

In diesem Abschnitt sollen zunächst einige pathogenetische Fragen allgemeiner Art erörtert und dann weiterhin dargelegt werden, wieweit wir imstande sind, die obengeschilderten klinischen Krankheitsbilder, sowie einige besonders charakteristische Symptome in ihrer Entstehung und in ihren Zusammenhängen zu verstehen.

Zunächst drängt sich die Frage auf, ob die geschilderten chorioretinitischen Prozesse von der Aderhaut oder Netzhaut ihren Ausgang nehmen. Bei dieser prinzipiellen Frage ist es natürlich gleichgültig, ob es sich um akquirierte oder kongenitale Lues handelt. Es wäre also zunächst festzustellen: Kommt eine alleinige oder sicher primäre Erkrankung der Aderhaut bei luetischer Chorioretinitis vor, und wie verhält sich hierbei die Netzhaut?

Eine isolierte Erkrankung der Aderhaut bei vollständig intakter Netzhaut ist eigentlich bis jetzt noch nicht konstatiert worden, dagegen zeigt der Fall 6 Nettleships und Barlows eine Aderhautentzündung mit vollkommen intaktem Pigmentepithel, die also als unabhängig von der gleichzeitig bestehenden Zellvermehrung in der Retina angesehen werden muß. Auch der von mir untersuchte Fall Müller (S. 339) weist in der dem Ciliarkörper benachbarten Partie der Aderhaut Zellknötchen auf, ohne daß das Pigmentepithel sichtlich gestört ist; immerhin besteht bereits eine Zerstörung der Stäbchen und Zapfen, während die äußeren Körner noch ganz unbeschädigt sind. Die entzündliche Infiltration der inneren Netzhautschichten hat aber wieder mit der Aderhaut nichts zu schaffen. Besteht eine solche Exsudation aus den Aderhautgefäßen längere Zeit, so kommt es zu einem Untergang der äußeren Netzhautlagen und zu Wucherungsprozessen im Pigmentepithel, wie mein Fall Trümpl. (S. 335) er zeigt. Die ganzen Verhältnisse während und nach einer akuten Chorioiditis werden durch eigene experimentelle Befunde (s. experimentelle Syphilis S. 127) gut illustriert. Die Affektion, wie sie Abb. 5 wiedergibt, war am Tag nach der Injektion von Spirochätenkulturen in die Carotis entstanden. Anatomisch stellte sie sich als akute Chorioiditis in Form zirkumskripter Anhäufung von Leukocyten innerhalb und außerhalb der Gefäße dar. Die Stäbchen und Zapfen sind körnig zerfallen, die äußeren Körner sämtlich, die inneren zum Teil homogenisiert, die Ganglienzellen zum Teil in Zerfall und vakuolisiert. Die Pigmentepithelzellen zeigen bereits geringe Wucherungen und feine, aus Fuszinkörnern bestehende Ausläufer nach der Retina zu. Die Veränderungen der Retina nehmen von außen nach innen an Intensität erheblich ab. In einem etwas späteren Stadium war von entzündlichen Veränderungen der Chorioidea nichts mehr zu sehen, die äußeren Netzhautschichten zeigten einen erheblichen Defekt an zirkumskripter Stelle mit Wucherung und teilweiser Einwanderung von Pigment in die Netzhaut. Aus diesen experimentellen Erfahrungen läßt sich wohl als allgemein wichtig ableiten, daß bei einem entzündlich exsudativen Prozeß in der Aderhaut die Exsudation aus den Aderhautgefäßen schnelle degenerative Vorgänge in der Netzhaut, abnehmend von außen nach innen, hervorrufen kann. Zweitens ist daraus zu ersehen, daß in einem etwas späteren Stadium das Fehlen entzündlicher Prozesse in der Aderhaut durchaus nicht gegen das frühere Vorhandensein eines entzündlichen Vorgangs in dieser Membran spricht, daß im Gegenteil zirkumskripte Defekte in den äußeren retinalen Schichten für eine primäre Entzündung der Aderhaut zu verwerten sind.

Zusammengefaßt kann man also sagen, daß die Aderhaut entweder isoliert oder zum mindesten vollständig unabhängig von einer Erkrankung der Netzhaut luetisch erkranken kann. Es ist nicht ohne weiteres nötig, daß die Netzhaut von der Chorioiditis her in Mitleidenschaft gezogen werden muß, doch ist andererseits zweifellos die Beteiligung der äußeren Netzhautlagen bei einer derartigen Erkrankung der Aderhaut das Gewöhnliche. Der Untergang oder die starke Läsion der musivischen Netzhautschichten ist dann aber als ein rein sekundärer Vorgang wohl infolge exsudativer Prozesse, nicht dagegen als spezifische Erkrankung aufzufassen. Der künftigen Forschung bleibt allerdings die Feststellung noch vorbehalten, ob Spirochäten dabei von der Aderhaut in die Netzhaut einwandern.

Die zweite Frage lautet: Kommen sicher primäre retinale Prozesse vor und wie verhält sich dabei die Aderhaut? Der einwandfreieste Fall einer reinen Netzhautentzündung ist der von Bach.

Hier handelte es sich um eine 49jährige Frau mit makulo-papulösem Exanthem, Leukoderm und Gummata cruris. Die Augenerkrankung konnte ¹/₂ Jahr klinisch beobachtet werden und bestand in staubförmigen Glaskörpertrübungen und diffuser Netzhauttrübung um die Papille herum. Der Optikus selbst zeigte ein trübes, verschleiertes Aussehen von graurötlicher Farbe, die Grenzen der Papille waren verwaschen; zuerst bestanden auf dem rechten, dann auf dem linken Auge feine Netzhautblutungen. Die Sehkraft besserte sich unter der Behandlung bis zur Norm. Gesichtsfeld war angeblich normal oder mäßig eingeschränkt. Auch die Farbenerkennung war normal. Anatomisch konnte an den Arterien eine Entzündung der Adventitia und besonders der Intima festgestellt werden, an den Kapillaren ebenfalls entzündliche Prozesse und öfters Obliteration, wogegen die Venen nur vereinzelt Infiltration der Wandung zeigten. Die Gefäße der Aderhaut waren frei von Veränderungen und nur selten fand sich im Stützgewebe der Chorioidea ein diffuser entzündlicher Prozeß. Es kann hier wohl in der Tat von einer primären Retinitis gesprochen werden.

Auch andere Beobachtungen sprechen für die **Möglichkeit primärer Erkrankung der Netzhaut**, doch sind sie nicht so einwandfrei, weil eine bestehende Affektion des vorderen Bulbusabschnittes möglicherweise ganz oder teilweise die Vorgänge in den Netzhautinnenschichten ausgelöst haben konnte.

So zeigte Fall 17 von **Uthhoff**, bei dem intra vitam eine alte abgelaufene Irido-Chorioiditis nachgewiesen war und atrophische Chorioidealveränderungen sich gefunden hatten, bei der Sektion des Auges außer iritischem, organisiertem Exsudat in der Aderhaut nur ganz partiell atrophische Stellen mit überall guterhaltenem Pigmentepithel, dagegen fand sich eine erhebliche Erkrankung der kleineren Netzhautgefäße, sowohl der Arterien als auch der Venen in Form der Perivasculitis, sowie auch obliterierende Prozesse. Die großen Arterien dagegen in der Papille und im Optikus waren frei von Veränderungen.

Auch meine beiden Beobachtungen Trümpl. und Müller sind hierherzurechnen (S. 335 u. 339).

Die **zweite Frage** kann erst durch Spirochätenbefunde geklärt werden. Auffallend ist, daß ich bei meinen experimentellen Untersuchungen nie eine reine Retinitis erhielt.

Die **dritte Frage**: Kommen koordinierte Prozesse in Aderhaut und Netzhaut vor?, erledigt sich aus der vorangegangenen Schilderung der anatomischen Befunde. Solche koordinierten Entzündungsprozesse werden angetroffen, allerdings handelte es sich meist um Kombinationen mit Erkrankungen des vorderen Augenabschnittes und oft um späte Stadien.

Wesentlich ist noch für die Frage des gleichzeitigen Befallenwerdens der Aderhaut und Netzhaut eine Beobachtung von **Wagenmann**. Am linken Auge des 40jährigen Patienten, das eine alte Chorioiditis disseminata aufwies, bestanden auch einige frische chorioiditische Herde nach unten; in einem ganz anderen Teil des Fundus nach außen oben war aber eine hämorrhagische Infarzierung der Netzhaut aufgetreten.

Erwähnenswert ist in diesem Zusammenhang dann noch die Beobachtung von **Rochon-Duvigneaud**.

Bei einem 56jährigen Mann, der 4 Monate nach der luetischen Infektion eine doppelseitige Chorioretinitis erworben hatte und einige Zeit später blind starb, fand sich histologisch rechts eine sehr starke Atrophie der Netz- und Aderhaut. Das Pigmentepithel war ganz ungleichmäßig und fehlte an manchen Stellen vollständig; Arterien waren zu dünnsten Fäden reduziert, in der Aderhaut war nur die Choriokapillaris normal, während in die Retina merkwürdigerweise kein Pigment eingewandert war. Auf dem linken Auge waren die Veränderungen ganz andere. Die Netzhaut wies schwere Läsionen, Hämorrhagien, Ödem, fibrinöses Exsudat, Atrophie auf. Die Aderhaut dagegen zeigte ganz normale Verhältnisse.

Es ist bei diesem Fall von Interesse, **daß die gleiche Grundkrankheit, die Syphilis, auf zwei so ähnliche Organe in einer ganz verschiedenen Weise eingewirkt hat.**

Eine weitere pathogenetische Frage allgemeiner Art betrifft das **Verhalten der Gefäße.**

Von vielen Autoren werden Gefäßveränderungen für die primäre Ursache der Veränderungen in Netzhaut und Aderhaut gehalten. v. **Michel**, der wohl als der Hauptverfechter dieser Lehre zu gelten hat, geht soweit, daß er z. B. in seiner letzten diesbezüglichen Veröffentlichung bei einem Individuum, dessen Anamnese durchaus negativ für Lues war und bei dem auf sonstige luetische Erscheinungen nicht gefahndet werden konnte, einzig auf Grund der festgestellten Wucherung und kleinzelligen Infiltration der Intima und Adventitia im Gefäßgebiet der Iris sowie der Arteria und Vena centralis retinae die Diagnose Lues stellt. Er beruft sich dabei auf frühere Befunde und auf die Gefäßveränderungen bei ausgesprochenen Gummen der Iris und des Ciliarkörpers. Wenn v. Michel hervorhebt, daß das Freibleiben der Media von Veränderungen für den syphilitischen Charakter bezeichnend sei, so muß allerdings an die Beobachtungen Steins erinnert werden, der bei der Untersuchung eines Falles von Chorioretinitis syphilitica bei einem Paralytiker sehr starke Gefäßveränderungen und auffallenderweise ganz besonders die Media ergriffen fand. Zweifellos am häufigsten sind Rundzelleninfiltrationen in der Adventitia; Endothelwucherungen fehlen oft vollkommen. Es ist v. Michel unbedingt zuzugeben, daß in den bisher untersuchten Fällen meistens, besonders in der Netzhaut, Gefäßveränderungen festgestellt wurden, wogegen in der Aderhaut häufig keinerlei Rundzelleninfiltration oder Endothelwucherungen nachgewiesen werden konnten. Die bisher untersuchten frischen Stadien sind aber so gering an Zahl, daß es unserer Meinung nach durchaus nicht möglich ist, mit Sicherheit zu sagen, ob Gefäßprozesse stets anwesend sein müssen.

Bis zu einem gewissen Grade gut verwertbare Handhaben scheinen mir für diese Frage die Befunde an den Augen syphilitischer Föten und Neugeborener zu bieten, wenn auch die Ergebnisse dieser Untersuchungen nicht bedingungslos auf die Verhältnisse bei der erworbenen Lues der Erwachsenen übertragen werden dürfen. Wir haben früher gesehen, daß in dem ersten Fall von Schlimpert, wo es sich um einen Fötus im vierten Monat handelte, sich schwere Veränderungen in der Aderhaut, hauptsächlich starke Rundzelleninfiltration fanden, dabei aber keine Gefäßveränderungen in ihr und nichts sicher Pathologisches in der Retina nachweisbar waren. In allen Augenhäuten und im retrobulbären Gewebe, auch in den Gefäßlumina und in den Wandungen der Gefäße zeigten sich mäßig reichliche Spirochäten. Beim Fall 2 traten die Gefäßveränderungen sehr viel mehr in den Vordergrund; auch hier war übrigens die Aderhaut am stärksten verändert, und die entzündlichen Herde waren immer um die Gefäße herum gelagert. Bei Babs mazerierter Frühgeburt waren ebenfalls am reichlichsten die Spirochäten in der Aderhaut und auffallenderweise in den Lumina der Gefäße, häufig auch um die Gefäße herum angesammelt. Bab glaubt, daß manchmal ganze Spirochätenklumpen nach Art eines Embolus vom Blute fortgerissen und ins Auge verschleppt werden; auch können seiner Ansicht nach sich einzelne Spirochäten in der Gefäßwand festsetzen und durch rapide Vermehrung nach Art einer Reinkultur ganze Nester bilden.

Mit Rücksicht auf diese Feststellungen bei kongenital Luetischen und Neugeborenen, sowie im Hinblick auf die vorher erörterten, anatomisch untersuchten Frühstadien, läßt sich ganz allgemein über die Pathogenese der spezifischchorioretinitischen Prozesse folgender, von mir schon früher vertretener Satz aufstellen:

Die Erreger der Syphilis werden auf dem Wege des Blutes in das Auge gebracht und wirken nun selbst oder durch ihre Toxine entweder primär auf die Augenhäute, besonders die Chorioidea, eventuell auch auf die Retina ein und rufen entzündliche Reaktionen hervor, oder sie siedeln sich vornehmlich in den Gefäßwandungen und um die Gefäße herum an und veranlassen infolge der verschlechterten Ernährung eine sekundäre Erkrankung der Häute, besonders der Netzhaut. Oft genug werden sich diese Wirkungsarten kombinieren.

Nach diesen mehr allgemein-pathogenetischen Erörterungen soll jetzt noch kurz besprochen werden, wie wir uns das Zustandekommen und die genauere Lokalisation der verschiedenen hierhergehörigen Krankheitsgruppen, sowie einiger charakteristischer Symptome auf Grund unserer heutigen Vorstellungen erklären können. Gar manches ist auf diesem Gebiet noch hypothetisch.

Für die klinisch so gut charakterisierte Förstersche Chorio-Retinitis liegt eine anatomische Unterlage noch nicht vor; der Fall von Bach ist klinisch nicht typisch genug und kann daher nicht im Sinn seines Autors verwendet werden. Im Gegensatz zu Bachs Ansicht sprechen sogar mancherlei Momente für eine primäre Erkrankung der Aderhaut und sekundäre Beteiligung der Retina. So lassen sich mit Vorsicht aus manchen Symptomen gewisse Schlüsse ziehen.

Die Hemeralopie, die mehr oder weniger immer dabei vorhanden ist, gilt heute bei vielen Autoren als der Ausdruck einer Funktionsstörung der Stäbchenschicht. Um einen Untergang größerer Mengen von Stäbchen kann es sich aber nicht handeln, da die Hemeralopie ein Symptom ist, das bei der Chorioretinitis syphilitica weitgehend besserungsfähig ist. Auch die Erholung von der Nachtblindheit bei der idiopathischen Hemeralopie bei geeigneter Dunkelkur läßt darauf schließen, daß erhebliche Funktionsstörungen der Stäbchen vorkommen ohne ausgesprochene Degeneration derselben. Umgekehrt wissen wir, daß die progressive Hemeralopie, wie sie die Retinitis pigmentosa aufweist, ebenso wie die schwere Chorioretinitis auf luetischer Basis mit einem völligen Untergang der Stäbchenzapfenschicht kombiniert ist. Es kann nach sonstigen Erfahrungen auch nicht von der Hand gewiesen werden, daß entzündliche Zustände im Optikus zu den hemeralopischen Störungen beitragen, doch ist das bis jetzt nichts mehr als die Erörterung einer Möglichkeit.

Als eine weitere Tatsache, die für die Erkrankung der Retina selbst spricht, führt Bull besonders an, daß dem Auftreten chorioretinitischer Herde sehr häufig Skotome von entsprechender Größe vorausgehen, was nur auf eine Mitbeteiligung der Netzhaut bezogen werden könne. Auch die Mikropsie sowie die Metamorphopsie sind Erscheinungen, deren Zustandekommen man wohl kaum anders als in die Stäbchen-Zapfenschicht verlegen kann.

Was speziell das Ringskotom betrifft, so bedürfen unsere bisherigen Ansichten einer gründlichen Nachprüfung. Bull war in Anlehnung an Hersing der Meinung, es entstehe in den inneren Netzhautschichten und konstruierte einen Zusammenhang mit dem Verlauf der Retinalvenen. Besonderes Gewicht legt er bei dieser Beweisführung auf Skotome, die von dem blinden Fleck ihren Ausgang nehmen und sich in Schmetterlingsform, manchmal aber auch in Ringform ausbreiten. Speziell für die Skotome von Schmetterlingsgestalt nimmt Bull eine Ernährungsstörung in einem sich teilenden Retinalgefäß an; wie dagegen die Ringskotome im einzelnen entstehen, weiß er sich auch nicht zu erklären. Gegen diese Ansicht hat sich vor allem Baas gewandt und an Hand eines anatomisch untersuchten Falles von Chorioretinitis luetica den Nachweis zu erbringen gesucht, daß das Ringskotom in einer Entzündung der Aderhaut seine Ursache hat, wie das durch Leber auch bei Retinitis pigmentosa angenommen wurde (sekundäre Affektion der äußeren Netzhautschichten).

Der Fall von Baas betrifft ein 18jähriges Mädchen, das etwa 5 Jahre in Beobachtung stand und im Anfang eine schwere Iridocyclitis mit Glaskörpertrübung und weißlicher Retinaltrübung bei sonstigen Symptomen sekundärer Lues aufwies. Im Verlauf der Jahre wurden die Optici atrophisch, eine ausgedehnte Chorioretinitis war sichtbar und es stellte sich bei immer mehr sinkendem Visus eine hochgradige Hemeralopie und ein parazentrales Skotom, das sich zu einem Ringskotom zusammenschloß, ein. Anatomisch zeigte sich die Netzhaut nur in der Peripherie und Maculagegend so gut erhalten, daß beide Körnerschichten deutlich zu unterscheiden waren, in der dazwischen gelegenen Partie bestand starke Atrophie der Netzhaut. In der Aderhaut fanden sich teils floride, teils abgelaufene Entzündungen, besonders in den mittleren Schichten, während die Suprachorioidea frei war, auch die Arterien zeigten sich in dieser Membran entzündlich verändert. Sehr starke Veränderungen wies das Pigmentepithel auch an den normaleren Netzhautpartien auf. Die Wucherung des Pigmentepithels war im allgemeinen da am stärksten, wo in der Aderhaut entzündliche frische Infiltration bestand. Das Pigment war zum Teil in die Netzhaut eingewandert. Stäbchen und Zapfen waren in den dem Ringskotom entsprechenden Teilen nicht vorhanden, ebenso fehlten hier meist die äußeren Körner. Die Netzhautgefäße waren normal oder nur geringgradig in der Wandung verändert.

Baas zieht den Schluß, daß sein klinischer und pathologisch-anatomischer Befund aufs deutlichste beweise, daß das Ringskotom seine Grundlage in einer Netzhautdegeneration, welche von außen her die perzipierenden Elemente zerstöre, finde und daß nicht die Netzhaut, sondern die Aderhaut der Sitz der Grunderkrankung sei.

Der Fall von Baas ist bisher der einzig anatomisch untersuchte bei einem bestehenden Ringskotom auf luetischer Basis und wurde deshalb etwas genauer geschildert. Es ist zweifellos bemerkenswert, daß die Netzhautgefäße so wenig alteriert waren und auch wahrscheinlich, daß die Erkrankung der Netzhaut von einer ursprünglichen Aderhautentzündung ausgegangen ist. Dennoch scheint er mir nicht beweiskräftig genug, um für die Entstehung der Ringskotome prinzipielle Bedeutung zu haben, da er kein Frühstadium betrifft. Zum mindesten kann daraus nicht geschlossen werden, daß die Ringskotome stets auf eine Erkrankung der äußeren Netzhautschichten zu beziehen sind. Manche Erfahrungen haben mich im Gegenteil zu der Ansicht gebracht, daß Skotome von Ringform öfters auch auf ein Sehnervenleiden zurückzuführen sind. Schon oben habe ich bei Besprechung eines eigenen Falles (S. 286) auf diese Möglichkeit hingewiesen. Gerade der Zusammenhang mit dem blinden Fleck spricht sehr in diesem Sinn. Es wird in Zukunft bei Zuhilfenahme der neuen Methode, die im Abschnitt „Optikus" geschildert wird, leicht sein, zu bestimmen, ob das Ringskotom in einem vorliegenden Falle den Sehnerv oder der Netzhautaußenschicht seine Entstehung verdankt. Selbstverständlich soll keineswegs gesagt sein, daß nicht ein Teil der Ringskotome auf chorioretinitische Veränderungen zu beziehen ist, wofür ja schon das Vorkommen bei der Retinitis pigmentosa spricht. Für eine Entstehung der Ringskotome aus einer Affektion des Optikus trat früher schon Gallus ein, ohne jedoch Beweise für seine Ansicht beizubringen.

Für eine Erkrankung der Aderhaut bei der Chorioretinitis syphilitica wird dann weiter angeführt das Auftreten der reichlichen Glaskörpertrübungen. Da diese sich oft vorwiegend im hintersten Teil des Glaskörpers finden, so ist mir der Zusammenhang mit einer reinen Aderhautentzündung nicht recht plausibel, ich kann mir die Entstehung dieser Opacitates entweder nur aus einer Entzündung des Ciliarkörpers, resp. der peripheren Teile der Aderhaut vorstellen, dann wäre aber kein Grund einzusehen, warum die Trübungen sich nicht auch im vorderen Teil des Glaskörpers finden, oder zweitens kann ich mir die Entstehung so denken, daß eine Aderhautentzündung in den hinteren Teilen des Auges zugleich eine erhebliche Exsudation in die Retina und von hier aus direkt in den Glaskörper hervorgerufen hat, oder aber die Lymphocyten könnten aus den Gefäßen der Papille stammen.

Wenn ich alles zusammenfasse, so weisen klinische (Hemeralopie, Skotome, Mikropsie usw.), anatomische und experimentelle Erfahrungen darauf hin, daß gerade bei der Försterschen Chorioretinitis die primäre Ursache in einer Exsudation aus den Aderhautgefäßen mit Entzündung der Aderhaut selbst und Läsion der äußeren Netzhautelemente durch das Exsudat besteht.

Damit soll aber nicht gesagt sein, daß nicht auch gleichzeitig oder später sich rein entzündliche Vorgänge in den inneren Schichten der Netzhaut abspielen können.

Die mehr zirkumskripten, dabei aber disseminiert auftretenden Formen von sonstiger Chorioretinitis bei erworbener Lues dürften wohl auch im allgemeinen mit einer Aderhautentzündung beginnen, eventuell auf diese lokalisiert bleiben oder sekundär die äußeren Netzhautschichten zur Degeneration bringen. Für diese Auffassung spricht, daß im allgemeinen diese Herde sich nicht mit zweifellosen Netzhautherden, z. B. retinalen Blutungen, kombinieren, und daß man jetzt auch mit Hilfe des Gullstrandschen Ophthalmoskops in der Lage ist, festzustellen, daß diese Herde weit hinter den Netzhautgefäßen liegen. Auch die vorliegenden, allerdings nur ältere Fälle betreffenden, anatomischen Untersuchungen sprechen in diesem Sinne. Auch hier kann die neue Gesichtsfeldmethode differentialdiagnostisch mit Vorteil herangezogen werden, da bei Herden in den inneren Netzhautschichten aufsteigende Degeneration sich oft anschließen wird und so Skotome vom blinden Fleck aus nachweisbar sein müssen; letztere fehlen bei Herden in den hinteren Netzhautschichten und der Aderhaut allein.

Bemerkenswert ist, daß Baas bei seinen Fällen meist noch floride entzündliche Erscheinungen histologisch nachweisen konnte, obgleich die Prozesse schon Jahre vorher gespielt hatten; er will daraus die Neigung der luetischen Chorioiditis zu Rückfällen erklären.

Handelt es sich um den sog. Pfeffer- und Salzfundus, so liegt dieser Erscheinungsform nach den histologischen Feststellungen Staehlis eine abwechselnde Pigmentarmut und Pigmentüberfüllung der Zellen des Pigmentepithels zugrunde; den überfüllten Zellen entsprechen die schwarzen Pünktchen, den pigmentlosen die rötlichgelben, hellen Fleckchen. Näheres siehe S. 342. Die kleinfleckige chorioretinitische Form bei erworbener Lues dürfte dieselbe Grundlage haben.

Für den Typus II von Haab und Sidler-Huguenin sind sichere Anhaltspunkte über den primären Sitz bis jetzt nicht vorhanden. Wesentlich ist bei dieser klinischen Form, daß sie eigentlich stets in der Peripherie anfängt und meist auch dort lokalisiert bleibt. Weiter ist pathogenetisch von Interesse, daß das Pigment in diesen mehr oder minder großen Herden meist klumpig ist und daß sich auch in seltenen Fällen kleine Aderhautatrophien mit freiliegender Sklera zwischen den übrigen Herden finden. Alle diese Momente sprechen mehr in dem Sinn, daß es sich hier im wesentlichen um Vorgänge in der Aderhaut handelt. Andererseits hebt Sidler-Huguenin hervor, daß die Pigmentherde auch öfters über den Netzhautgefäßen anzutreffen sind, sowie daß die Pigmentansammlungen überhaupt im allgemeinen vor den Chorioidealgefäßen liegen, so daß er der Ansicht ist, daß die Pigmentansammlungen jedenfalls vor der Aderhaut liegen. Die äußeren Netzhautschichten werden also wohl öfters beteiligt sein.

Viel mehr Sicherheit besteht über die Entstehung der Chorioretinitis pigmentosa (Typus 4 nach Haab und Sidler-Huguenin). Für dieses klinische Bild zeigt meine anatomische Untersuchung im Fall Trümpl. (S. 335) wohl unzweifelhaft, daß der Ausgangspunkt der Erkrankung hier in der Aderhaut liegt (noch Reste von Plasmazellen), und daß die äußeren oder gar alle Netzhautschichten verloren gegangen sind, sowie das Pigment gewuchert ist. Der Fall beweist mit Sicherheit, daß zwischen der Retinitis pigmentosa im eigentlichen Sinn, wie sie vor allem von Leber beschrieben wurde, und der Chorioretinitis pigmentosa auf syphilitischer Basis anatomisch kein wesentlicher Unterschied besteht. Allerdings ist bei der typischen Retinitis pigmentosa ein sicherer primärer Aderhautprozeß noch nicht nachgewiesen worden. Für diese Erkankungsform gilt wohl vor allem, was wir in dem allgemein-pathogenetischen Teil für die primäre Erkrankung der Aderhaut mit sekundärer Beteiligung der Netzhaut besprochen haben. Wie der bei dieser Erkrankung, aber auch bei anderen Formen öfters konstatierte bleigraue Ton des Augenhintergrundes zustandekommt, ist mir bis jetzt nicht klar. Es ließe sich denken, daß Reste einer diffus entzündlichen Erkrankung der Netzhaut, wie wir sie anatomisch bei dem Fall Trümpl. und Müller gesehen haben, hier mit im Spiele wären. Auf jeden Fall lassen diese beiden Fälle mit ihren hauptsächlich um die Gefäße herum lokalisierten Entzündungsherden in der Netzhaut es durchaus verständlich erscheinen, daß sich klinisch Aderhautprozesse mit Affektionen der Netzhautgefäße kombinieren können, wie wir das bei Besprechung der Komplikationen noch sehen werden.

Schließlich haben wir gesehen, daß bei Luetikern auch kleinfleckige Formen einer Chorioretinitis vorkommen, die ganz an Drusen der Glaslamelle erinnern (s. Abb. 65). Für diese Beobachtung bietet ein anatomischer Befund von Fuchs eine willkommene Erklärung.

Der anatomische Befund von Fuchs betrifft die Augen eines Mannes mit Lues II und zeigt, abgesehen von Veränderungen der Iris und des Ciliarkörpers, fast überall abnorme Verhältnisse des Pigmentepithels. Die Zellen sind unregelmäßig pigmentiert, oft entfärbt. Es finden sich zahlreiche Drusen der Glaslamelle, besonders in der Peripherie und eine alte Chorioiditis anterior. Die Aderhaut ist sonst frei von Infiltrationen, außer am hinteren Pol, gerade da, wo das Pigmentepithel normal ist. Die zellige Infiltration der Chorioidea ist hier am hinteren Pol besonders in der Schicht der großen Gefäße und in der Suprachorioidea in der Umgebung der Nerven lokalisiert. In der Aderhaut finden sich weiter noch zahlreiche Pigmentklumpen, die Fuchs als Abkömmlinge des zerstörten Pigmentepithels ansieht. Die Netzhaut enthält im peripheren Teil zahlreiche Cysten, nur die Faserschicht ist atrophisch, aber nirgends findet sich Infiltration oder Gefäßveränderung. Auch im Optikus ist besonders in den äußeren Nervenbündeln, von vorn nach hinten abnehmend, Atrophie zu konstatieren, aber nirgends zellige Infiltration, auch nicht in den Pialscheiden. Fuchs nimmt deshalb an, daß es sich in Netzhaut und Sehnerv um sekundäre Veränderungen handelte. Leider liegen für diesen Fuchsschen Fall keine klinischen Notizen vor.

Komplikationen.

Komplikationen sind bei den chorioretinitischen Prozessen vor allem an den vorderen Teilen der Uvea, den inneren Schichten der Netzhaut, und hier vor allem an den Gefäßen, ferner am Optikus zu beobachten. Besonders häufig ist auch eine Mitbeteiligung des Glaskörpers, in den aber wohl nur die Entzündungsprodukte abgesetzt werden, ohne daß er als ein selbständig erkranktes Organ bezeichnet werden kann. Viel seltener ist eine Beteiligung der Sklera und der Hornhaut.

Eine Erkrankung der **Iris** findet sich vor allem bei der Försterschen Chorioretinitis nicht selten. In etwa $1/6$ bis $1/8$ aller Fälle soll hierbei Iritis vorkommen, die der Aderhautentzündung unmittelbar oder längere Zeit vorausgehen oder auch nachfolgen kann. Th. Leber nennt die Iritis sogar eine sehr häufige Komplikation. Gerade die Rezidive treten anscheinend öfters mit einer Iritis kompliziert zutage. Die übrigen chorioretinitischen Prozesse scheinen sich viel seltener mit Iritis und Cyclitis zu kombinieren, wobei nicht gesagt sein soll, daß nicht vielleicht mikroskopisch eine gewisse Entzündung, besonders im Ciliarkörper dann vorhanden sein kann, wenn die Aderhaut in ihren peripheren Teilen affiziert ist. Aus den beiden von mir anatomisch wiedergegebenen Fällen läßt sich ersehen, wie tatsächlich auch bei hochgradiger Erkrankung der Iris und des Ciliarkörpers nur die, dem Corpus ciliare benachbarten Teile der Aderhaut beteiligt sein können, während die übrigen Teile der Aderhaut nahezu intakt sind. Dasselbe hat man denn wohl auch vice versa bei primärer Erkrankung der Aderhaut anzunehmen. Als solche, durch nachbarliche Verhältnisse bedingte, gemeinsame Erkrankung des vorderen Uvealtraktus und der peripheren Teile der Aderhaut ist die als Iridochorioiditis bezeichnete Affektion zu betrachten, die mehr akut oder schleichend auftreten kann und nur dann als eine auch die Aderhaut betreffende Erkrankung angesehen werden kann, wenn sich nach Aufhellung des Glaskörpers wirklich chorioiditische Herdchen nachweisen lassen; wenn das nicht der Fall ist, so kann man wohl nur von einer Iridocyclitis mit ihren Folgeerscheinungen sprechen.

Während die leichteren Formen der kongenital-luetischen Chorioretinitis, obgleich sie vor allem die Peripherie betreffen, nur sehr selten den vorderen Uvealtraktus mitaffizieren, kommt bei schwereren Fällen hochgradige und dann auch meist exsudative Entzündung der Iris und des Ciliarkörpers zustande, wofür sowohl meine anatomischen Fälle Trümpl. und Müller, als auch die Untersuchungen von Schlimpert und Bab sprechen.

Die Keratitis parenchymatosa an den Augen mit spezifischer Chorioretinitis betrachte ich nicht als eine eigentliche Komplikation, da sie mehr oder weniger unabhängig und zeitlich zu ganz anderer Zeit auftritt als die Augenhintergrundsveränderung. Es ist allerdings mit der Möglichkeit zu rechnen, daß diejenigen kongenital Luetischen, die eine nennenswerte Chorioretinitis anterior aufweisen, mehr zu einer Keratitis parenchymatosa disponiert sind, als die ohne die Augenhintergrundsveränderungen. In diesem Sinne spricht die große Häufigkeit chorioretinitischer Prozesse bei der spezifischen Hornhautentzündung (s. S. 196).

Der anatomisch untersuchte Fall E. v. Hippels beweist, wenn seine luetische Ätiologie auch nur als sehr wahrscheinlich hingestellt werden kann, daß gelegentlich auch bei noch florider Keratitis parenchymatosa frische knötchenförmige Aderhautherde in der Peripherie bestehen können.

Komplikationen von seiten der inneren Schicht der Retina, vor allem der Gefäße, sind schon mehrfach oben beschrieben worden. Unsere anatomisch untersuchten Fälle Trümpl. und Müller demonstrieren sehr schön, wie an dem gleichen Auge Aderhautprozesse mit sekundärem Untergang der äußeren Netzhautschichten einerseits und eine Affektion der inneren Netzhautschichten, insonderheit der Gefäße, andererseits zustande kommen können. Es ist aber in den hierhergehörigen Fällen öfters zweifelhaft, wieweit der Prozeß in den inneren Netzhautschichten spezifisch ist oder sekundär, chemotaktisch durch Erkrankung des vorderen Bulbusabschnittes ausgelöst wurde.

Die Gefäßerkrankung kann sich klinisch einmal in der Weise äußern, daß es zu Extravasaten in Netzhaut und Glaskörper kommt und andererseits so, daß end- und periarteriitische Prozesse auftreten. Zur Illustrierung der ersten Möglichkeit diene folgende Beobachtung der Hallenser Augenklinik:

Christian Bull., 38 Jahre (1900/4740), hatte 1894 Lues akquiriert und damals 25 Hg-Einreibungen erhalten. Seit November 1899 rechtsseitige und seit einigen Tagen linksseitige Erscheinung von Nebelsehen, sowie Flocken vor den

Augen. Aus dem rechten Auge ist nur schwach roter Reflex zu erhalten. S. =
Handbewegungen. Links: vorderer Bulbusabschnitt und Papille normal, dagegen
in der ganzen Peripherie massenhaft frische Netzhautblutungen und zwischen den
Blutungen kleine gelbliche, chorioiditische Herde, welche noch nirgends Pigment-
ablagerungen erkennen lassen. Lichtsinn normal. E. S = 1. Unter Schmierkur
und subkonjunktivalen Injektionen kaum Veränderung, dann plötzlich eine starke
neue Glaskörperblutung im rechten Auge, die unter Chemose der Conjunctiva bulbi
einsetzt. Es folgen im Laufe des Jahres noch mehrere entzündliche Attacken. Auf

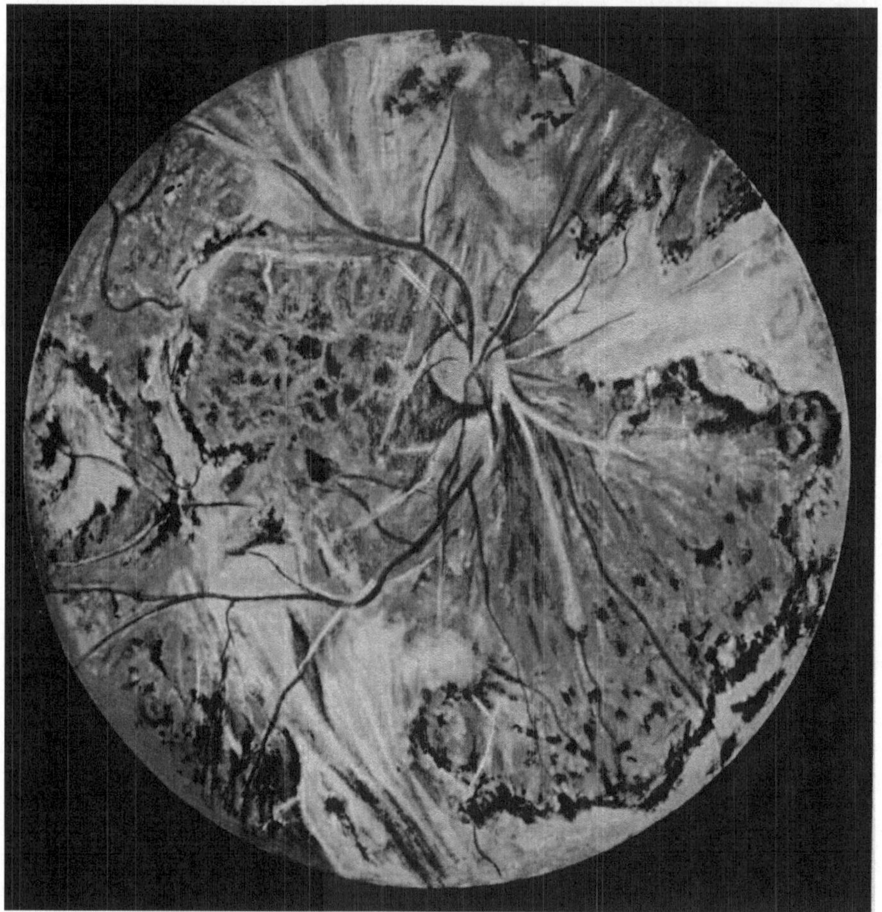

Abb. 73. Chorioretinitis und Gefäßveränderungen bei erworbener Lues.

eine Anfrage im Jahre 1912 teilt Bull. mit, daß er mit dem linken Auge auf 30 (!?)
Kilometer ziemlich alles erkennen könne. Da er nur vom linken Auge spricht, so
ist wohl vorauszusetzen, daß das rechte für den Visus dauernd schlecht geblieben ist.
　　Die zweite Möglichkeit einer Kombination einer tiefen Uvealerkrankung
mit end- und periarteriitischen Prozessen erörtert wohl mit als
erster Meyer in der Helmholz-Festschrift, der bei einem 61jährigen Mann
30 Jahre nach der Infektion eine Iridochorioiditis mit gleichzeitigen Gefäßveränderungen der Retina (Gefäßeinscheidungen und Obliterationen) auftreten
sah. Da als Symptome der Uvealerkrankung nur Präzipitate und Opacitates

corp. vitr. angeführt werden, so ist allerdings eine Beteiligung der Aderhaut nicht sichergestellt und es kann sich möglicherweise auch nur um eine Iridocyclitis gehandelt haben. In letzter Zeit hat Nettleship kurz eine Beobachtung auch zeichnerisch wiedergegeben, in der sich bei einer 45jährigen Frau massenhaft gelbweiße, chorioiditische Herde kettenförmig den Netzhautvenen entlang angesiedelt haben sollen. Nimmt man wirklich eine Beziehung dieser Herde zu den Netzhautvenen an, so ist, wie ich glaube, die Möglichkeit nicht von der Hand zu weisen, daß es sich um ziemlich tiefliegende Netzhautherde und nicht um chorioiditische Herde handelte.

Nachstehend von mir beschriebener Fall (siehe Abb. 73) zeigt, wie hochgradig die Augenhintergrundsveränderungen werden können, wenn gleichzeitig schwere alte Chorioretinitis und Gefäßveränderungen in der Netzhaut bestehen.

Auguste Lehrm., 34 Jahre (783/1913), gibt keinerlei luetische Anamnese an, Wassermann-Reaktion schwach positiv; hat durch Zufall vor 2 Jahren bemerkt, daß sie links blind ist. Am Gullstrandschen Augenspiegel ließ sich folgender Befund erheben: Linke Papille heller gefärbt, besonders im oberen Teil direkt weißlich, Grenzen zu erkennen, aber doch durch einen Schleier überlagert, der besonders auf der temporalen Seite deutlich ist. Die Arterien sind völlig fadenförmig und nur zum Teil deutlich zu verfolgen, auch die Venen sind verengert, aber viel weniger als die Arterien. Vor der Papille eine schwebende Trübung, unter derselben kommen 2 Äste der Arteria nasalis superior heraus, die als vollständig weiße Streifen weit nach der Peripherie zu verfolgen sind. Im aufrechten Bild nasal ist ein sehr ausgiebiges weißes Zwischengewebe zwischen den äußeren Netzhautschichten und der Aderhaut zu konstatieren, deutliche Niveaudifferenzen vorhanden. Um die Papille herum starke Pigmentherde, in der Höhe des Pigmentepithels sklerosierte Aderhautgefäße. In der äußersten Peripherie mehr der Typus der Retinitis pigmentosa. Die Niveauverhältnisse der Netzhaut sind sehr schwierig zu beurteilen; über den weißen Stellen ist die Netzhaut mäßig in die Höhe gehoben, aber auch in der Umgebung der Papille hat man den Eindruck, als wenn sie etwas hervorragte und die Differenz gegenüber dem Pigmentepihel nicht bloß ein stereoskopischer Effekt wäre. L. S. = Amaurose, R. S. = $^5/_{20}$ p. wegen Maculae corneae.

Klinisch hierher gehörige Beobachtungen von kongenitaler Lues sind von mir bereits auf S. 329 erwähnt und der eine Fall auch abgebildet. Ähnliche Fälle wurden von Sidler-Huguenin, Dreyer-Dufer geschildert. Wie es um die zeitlichen Beziehungen der Gefäßerkrankungen zu den chorioretinitischen Prozessen steht, ist bei der geringfügigen Zahl der bisherigen Beobachtungen nicht möglich, zu entscheiden.

Wenn derartige Gefäßprozesse sich ausgebildet haben, so ist eine gleichzeitig bestehende **Optikusatrophie** die Regel. Ohne das Mittelglied einer Netzhautgefäßerkrankung ist dagegen ein mit Papillenabblassung einhergehender Degenerationsprozeß im Optikus bei reiner Chorioretinitis recht selten, wenn nicht von vornherein der chorioretinitische Prozeß in der Umgebung der Papille gespielt hat und diese mit inbegriffen hatte. Man ist manchmal erstaunt, wie groß und ausgedehnt chorioretinitische Prozesse sein können, ohne daß sich ophthalmoskopisch eine Veränderung der Papille nachweisen läßt, doch kommen zweifellos gelegentlich atrophische Prozesse im Sehnerven bei Chorioretinitis auf akquiriert luetischer Basis vor. Es ist dann unter Umständen nicht einmal möglich zu unterscheiden, ob der Sehnerv erst sekundär degenerierte oder koordiniert mit der Uvea erkrankte.

So z. B. bei Friederike Ruhm. (4906/1911), einer 46jährigen Arbeiterin, die auf dem linken Auge seit ca. $^1/_2$ Jahr, rechts seit einigen Tagen, eine Verschleierung des Sehens beobachtete. Kopfschmerzen bereits seit mehreren Monaten. Bei der ersten Untersuchung am 3. 2. 1911 zeigt die psychisch etwas merkwürdige Patientin beiderseits erhebliche Glaskörpertrübungen, so daß man links keinen roten Reflex erhält und gleicherzeit eine beiderseitige Iritis, ferner hochgradige Hemeralopie links, etwas weniger hochgradig am rechten Auge (12 mm am Försterschen Apparat). R. +1,5 $^5/_{20}$ p. L. Handbewegungen vor dem Auge. Diagnose der Hautklinik: Scabies + Ekzem + Lues III (ulzeroserpiginöse Infiltrate im Nacken und auf der Stirn) Wassermann-Reaktion + + + +. Eine intramuskuläre Salvarsaninjektion von 0,4g am 15. 2. 1911 bessert die Hemeralopie wesentlich, subjektiv sowohl als objektiv, bringt die Glaskörpertrübungen erheblich zum Schwinden, ohne daß der Visus einen nennenswerten Fortschritt macht. Als der Glaskörper gut genug aufgehellt war, konnte man mit Sicherheit feststellen, daß die rechte Papille temporal etwas abgeblaßt war und daß beim Blick temporal sehr reichliche, feinste, schwarze Pigmentierung vorhanden war. Auch die linke Papille mußte als abgeblaßt angesprochen werden, wenn sie auch etwas rosa gefärbt war. Die Pigmentpunkte hatten die gleiche Gestalt wie am rechten Auge. Die ziemlich erhebliche konzentrische Gesichtsfeldeinengung mußte wohl auf diese Optikusaffektion bezogen werden, ebenso der schlechte Visus, der schließlich rechts + 1,25 $^5/_{15}$ p. N. 1, L. Finger in $2^1/_2$ m, N. 10 betrug.

Etwas häufiger wohl als bei erworbener Syphilis findet man komplizierende Optikusaffektionen bei den kongenital-luetischen, chorioretinitischen Prozessen. Bei der im Säuglingsalter auftretenden Chorioretinitis kann gleichzeitig eine Entzündung des Sehnerven vorhanden sein, wie das Hirschberg bei einer klinischen Beobachtung („Sehnerv war rötlich verschwommen") beschrieb, und wie das auch aus meiner anatomischen Untersuchung Müller hervorgeht. Die öfters beobachtete Abblassung der Papille dürfte dagegen häufig nicht auf einer eigentlichen Degeneration der Nervenfasern, sondern auf einer Anämie beruhen.

In späteren Jahren sind neuritische, komplizierende Prozesse bei Chorioretinitis sehr selten, worauf Sidler-Huguenin ganz besonders hinweist. Dagegen lassen sich Atrophien des Sehnerven besonders bei der Chorioretinitis pigmentosa, sehr viel seltener bei den hochgradigen Formen des Typus II beobachten.

Es ist im übrigen durchaus möglich, daß eine Beteiligung des Sehnerven bei chorioretinitischen Prozessen viel häufiger ist, als man früher dachte. Die verfeinerte Gesichtsfeldmethode wird hier wohl noch manche Aufklärung bringen. Schon oben wies ich darauf hin, daß das Ringskotom z. B. wohl öfters einer Sehnervenaffektion seine Entstehung verdankt.

Schicksal.

Was zunächst das Schicksal der erkrankten Augen anbetrifft, so hängt dieses sehr davon ab, in welchem Stadium die Erkrankung der spezifischen Therapie zugeführt wird, und ob sie einer solchen Behandlung zugänglich ist, weiter davon, ob die Affektion auf einzelne Teile der Aderhaut und Netzhaut beschränkt bleibt oder ob komplizierende Prozesse hinzutreten. Bei der Försterschen Chorioretinitis, die ja ganz besonders gut auf antiluetische Behandlung reagiert, bleiben meist für Jahre oder auch für das ganze Leben Glaskörpertrübungen zurück, und es kommt leicht zu Rezidiven. In manchen Fällen sind nach Aufhellung des Glaskörpers große chorioretinitische Veränderungen sichtbar, die dann selbstverständlich dauernd bestehen bleiben. In den rezidivierenden Fällen ist nach Förster immer eine noch fortschreitende Pigmentierung wahrnehmbar.

Für die wohl auch primär auf einer Aderhautentzündung beruhende, in der Umgebung der Papille lokalisierte Chorioneuroretinitis ist noch nach vielen Jahren der ophthalmoskopische Befund, wie er von Öller abgebildet ist (siehe auch Fall Seid. S. 442), charakteristisch. Selbstverständlich ist bei so ausgedehnter Augenhintergrundsveränderung an hervorragender Stelle eine dauernde wesentliche Herabsetzung des Sehens vorhanden.

Bei den um die Macula herum lokalisierten chorioretinitischen Erkrankungen kommt es ganz darauf an, inwieweit die Fovea mitbetroffen ist. Der Visus kann dauernd ganz schlecht sein, kann aber auch trotz vorhandener, nicht unerheblicher zentraler Veränderungen auffallend gut sein und bleiben. Handelt es sich um die feinfleckige Form der Chorioretinitis und um eine nur die Peripherie betreffende Erkrankung, so bleibt das Auge im allgemeinen dauernd funktionstüchtig.

Bezüglich der Erkrankungsformen bei kongenitaler Lues ist schon oben angegeben, daß der Pfeffer- und Salzfundus sowohl, als auch der Typus II von Haab prognostisch meist günstig zu beurteilen sind, wenn sie unkompliziert auftreten, wogegen die Chorioretinitis pigmentosa, die ja fast immer nur kongenital Luetische betrifft, in sehr vielen Fällen zu mehr oder minder völliger, dauernder Erblindung führt.

Rezidive sind, abgesehen von der Försterschen Chorioretinitis, im allgemeinen bei den Erkrankungen der Ader- und Netzhaut nicht häufig, können aber auftreten, worauf speziell für die kongenitale Lues Hirschberg zuerst wohl aufmerksam gemacht hat. Ich verweise hier auch auf die beiden von mir auf S. 323 geschilderten Kranken Neum. und Hemp.

Wirklich langfristige Beobachtungen über das Schicksal einiger Augen bei spezifischer Entzündung der Netz- und Aderhaut hat wohl nur Hirschberg mitgeteilt. Er spricht sich darüber aus, daß der spätere Ausgang einer Neurochorioretinitis sein könne: 1. dauernde Heilung, 2. später Rückfall mit neuer Besserung durch geeignete Behandlung, 3. später Rückfall mit Ausgang in unheilbare Erblindung.

So konnte er z. B. einen Herrn, der 1872 eine schwere rechtsseitige Neuroretinitis und 1874 einen Rückfall erlitten hatte, nach 30 Jahren nachuntersuchen, wobei sich herausstellte, daß das rechte Auge, abgesehen von etwas dünneren Gefäßen, sich genau wie das linke verhielt.

Als Beispiel für den späten Rückfall mit neuer Besserung durch geeignete Behandlung zitiert er eine Beobachtung bei einer 57jährigen Frau, die 1887 an doppelseitiger Neuroretinitis und beiderseitigen, reichlichen staubförmigen Glaskörpertrübungen mit Erfolg behandelt wurde. Nach 18 Jahren erschien sie wieder, die Sehkraft war inzwischen immer mehr geschwunden, der Optikus sehr blaß, die Gefäße sehr eng, die Aderhautgefäße sklerotisch, der ganze Fundus mit Pigmentherden übersät; das Gesichtsfeld war beiderseits, besonders links, vor allem bei herabgesetzter Beleuchtung, eingeengt. Auch in diesem Zustand ließ sich durch Quecksilberbehandlung noch eine Besserung von Handbewegungen auf R. $^5/_{20}$, L. Finger in 2 m bewerkstelligen.

Aber auch ganz schlechte Ausgänge konnte Hirschberg mehrfach beobachten, manchmal einseitig, manchmal auch doppelseitig. Bei einem Patienten z. B., der 1874 beiderseits sehr verschleierte Papillen, hochgradige Glaskörpertrübungen und in der Mitte der Retina 3 blaßrosa Flecke, sowie in der Peripherie eine Entfärbung des Netzhautepithels aufgewiesen hatte, fand sich 23 Jahre später, nach mehrfachen Rückfällen, als Befund: L. normaler Visus und normales Gesichtsfeld, nur einzelne Pigmentpunkte; R. dagegen werden nur Finger exzentrisch erkannt, es besteht ein großer atrophischer Bezirk um den Sehnerv, Sklerose der Aderhautgefäße, in der Macula ein atrophischer Herd und Pigmentherde in der Peripherie. In einem anderen Falle, der 17 Jahre in Beobachtung gehalten werden konnte, kam es unter Ausbildung einer atypischen Pigmententartung der Netzhaut zu beiderseitiger Erblindung.

Schwere Ausgänge chorioretinitischer Prozesse werden auch durch meine Abbildungen Lehrm. und Riem. (S. 354 u. 328) illustriert, ferner durch den Befund der Patientin Fran. (S. 294) im Abschnitt Iris und Ciliarkörper. Weiter sei hier auf das Kapitel Syphilis und Blindheit verwiesen.

Zum Schluß sei noch ein Wort mitgeteilt über das allgemeine Schicksal von Luetikern, die eine Chorioretinitis durchgemacht haben. Wie wir bereits auf S. 294 sahen, behaupten Wintersteiner u. a., früher auch bereits Uhthoff, daß Erkrankungen des Zentralnervensystems sich ungemein selten mit chorioretinitischen Erkrankungen, zum mindesten bei akquirierter Lues, kombinieren.

Diese Beobachtungen sind aber bei Nervenkranken gemacht, und es ist bis jetzt nicht die umgekehrte Probe angestellt worden, daß man Fälle mit Chorioretinitis weiterhin auf nervöse Nacherkrankungen prüfte.

Unter meinen Patienten, die länger verfolgt werden konnten, fand sich nur eine Patientin, die an einer Neurochorioretinitis litt und später mehrmals schwere Gehirnstörungen, wahrscheinlich Apoplexie durchgemacht hatte. Doch ist die Zahl meiner länger beobachteten Fälle viel zu gering, um daraus irgendwelche Schlüsse ziehen zu können. Dagegen fällt bei Durchmusterung der Literatur auf, daß gerade bei den Fällen, bei denen sowohl das Zentralnervensystem als auch die Augen histologisch untersucht werden konnten, mehrmals beide Teile erkrankt gefunden wurden.

So wies der Fall 17 von Uhthoff links eine Iridochorioiditis und eine erhebliche Erkrankung der kleineren Netzhautgefäße am Auge auf und am Zentralnervensystem fanden sich außer gröberen Veränderungen am Rückenmark auch Erkrankungen der Hirngefäße trotz fehlender klinischer zerebraler Symptome. Bei der Beobachtung Nagels fand der Tod durch Paralyse statt; am Auge bestand das Bild der Chorioretinitis pigmentosa. Gefäße waren im Auge stark verändert, sklerosiert und entzündlich infiltriert. Ganz ähnlich bestand bei dem Patienten Steins Kombination von Paralyse und Chorioretinitis luetica.

Schon Uhthoff hob hervor, daß bei der Lues congenita eine Kombination von Gehirnprozessen und Bulbusveränderungen sehr viel häufiger sei als bei der erworbenen Syphilis. Aus der anatomischen Literatur führe ich an, daß Uhthoff unter acht Fällen von Lues cerebrospinalis auf kongenital-luetischer Basis bei vier Bulbusveränderungen nachweisen konnte. Weiter handelte es sich in dem zweiten Falle Nagels um eine Idiotie, die sich auf Grund der Sektion durch große luetische Veränderungen des Zerebrospinalsystems erklärte. Bei der $2^1/_2$jährigen Patientin Bitots fand man hochgradige Veränderungen an der Hirnbasis. Aus meinen eigenen klinischen Beobachtungen führe ich an, daß ich bei zwei kleinen Patienten mit Chorioretinitis neurogenen Nystagmus konstatierte, einmal mit Hilfe der Lumbalpunktion eine Lues cerebrospinalis feststellte, zweimal Akkommodationsparese fand und mehrmals Pupillenanomalien (Starre, Trägheit, Entrundung, Anisokorie) aufdecken konnte.

Es kann auf jeden Fall nicht damit gerechnet werden, daß das Überstehen einer Chorioretinitis eine Gewähr bietet, daß das Nervensystem von der Lues verschont bleibt.

Therapie.

Bei der Therapie kommt alles darauf an, ob sie früh genug eingeleitet wird. Sind erst einmal infolge der primären Aderhauterkrankung die äußeren Netzhautschichten degeneriert, so ist eine Wiederherstellung der Funktion an dieser Stelle natürlich unmöglich. Prinzipiell wichtig ist noch die Tatsache, daß auch, wenn die Therapie frühzeitig genug einsetzt und die Funktionen sich erheblich bessern, die Aderhautveränderungen selbst meist nicht verschwinden, sondern nur durch Pigmentierungsprozesse den Übertritt in ältere Stadien dokumentieren. In charakteristischer Weise kann man diese Erscheinungen besonders gut bei der ganz akuten Chorioretinitis der Säuglinge beobachten, worauf bereits in der oben zitierten Krankengeschichte Jäck. (S. 320) hingewiesen wurde. Auch auf die S. 313 zitierte Krankengeschichte Weni. sei hier Bezug genommen. Auch hier handelt es sich um eine kleinfleckige frische Chorioiditis mit Herabsetzung des Visus; nach der Salvarsantherapie erfolgte Besserung des Visus ohne wesentliche Veränderung des ophthalmoskopischen Befundes. Diese Tatsache des unveränderten Bestehenbleibens des ophthalmoskopischen Befundes trotz erfolgreicher Behandlung deutet meiner Meinung nach ebenfalls darauf hin, daß es sich bei diesen chorioretinitischen Herden um Aderhautveränderungen und Veränderungen der äußeren Netzhautschichten handelt, da rein retinale Plaques mit der Zeit doch vollständig verschwinden.

Diese feinfleckigen oder auch gröberen, peripheren oder rein zentralen, chorioretinitischen Affektionen bilden also in der Hauptsache quoad visum, wenn sie noch frisch sind, ein dankbares Feld antiluetischer Behandlung. Bei der Försterschen Chorioretinitis bringt aber die spezifische Therapie auch im klinisch ophthalmoskopischen Bild einen vollkommenen Umschwung hervor und beseitigt manchmal in überraschend schneller Weise die Glaskörperinfiltration und die Trübung der Netzhaut sowie die übrigen Symptome, vor allem die Hemeralopie und das Ringskotom.

In den meisten Fällen vollkommen zwecklos ist die Einleitung spezifischer Behandlung bei älteren chorioretinitischen Prozessen, vor allem auch bei den so häufigen, hierher gehörigen Affektionen im Spätstadium der kongenitalen Syphilis. Sicher sehr selten sind Erfolge, wie sie von Dreyer-Dufer in einem Falle von Friedreichscher Ataxie mit Augenhintergrundsveränderungen gesehen wurden.

Ophthalmoskopisch zeigten sich bei dem 14jährigen Knaben eine blasse Papille, verengte Gefäße, z. T. auch Periarteriitis und ein schiefergrauer Hintergrund. Der Visus betrug R. $^4/_{100}$, L. $^6/_{100}$ des normalen. Unter Sublimatinjektionskur und Jodkalium begannen die Pupillen wieder zu reagieren, der Visus hob sich immer mehr und nach einigen Monaten bestand an beiden Augen normales Sehvermögen.

Was nun speziell die Verwendung der verschiedenen Antiluetica betrifft, so ist aus früherer Zeit das Quecksilber wohl als das wirksamste Mittel anzusehen, dem sich neuerdings das Salvarsan würdig, wenn auch nicht überlegen, bei den chorioretinitischen Prozessen zur Seite gestellt hat. Bei der zuerst stark verbreiteten Angst, das Salvarsan könne als Arsenpräparat der Netzhaut besonders schädlich sein, ist es wichtig, hervorzuheben, daß die frischen Fälle von Entzündung der Aderhaut und Netzhaut im Gegenteil ein sehr dankbares Gebiet der Salvarsanbehandlung abgeben. Mehrere in diesem Kapitel mitgeteilte Beobachtungen sind imstande, diese Behauptung zu stützen, so daß ich mir wohl die Darstellung weiterer Fälle sparen kann. Eine besondere Form der Salvarsantherapie ist nicht notwendig, am zweckmäßigsten verwendet man hier wie auch meist sonst konzentrierte Lösung von Neosalvarsan oder Salvarsannatrium, zweimal wöchentlich in mittleren Dosen von 0,3 bis 0,5 g wirksamer Substanz, kombiniert mit Hg-Behandlung.

Als Unterstützung dieser spezifischen Therapie wird dann öfter noch zu allgemein resorbierenden Maßnahmen (Schwitzkur, lokale Blutentziehungen, subkonjunktivale Kochsalzinjektionen) geschritten.

B. Affektionen unter dem klinischen Bild rein retinaler Erkrankung.

Da wir im vorigen Abschnitt bereits ein gut Teil Fälle kennen gelernt
haben, bei denen die Netzhaut in mehr oder minder starker Weise bei dem
Augenhintergrundsprozeß beteiligt war, und auch bereits erörtert haben, daß
und ob die Netzhaut der Sitz primärer Erkrankung bei syphilitischen, chorioretinitischen Prozessen sein kann, so kann in vielen Fragen auf die früheren
Ausführungen verwiesen werden. Zweifellos können die inneren Schichten
der Netzhaut vollständig unabhängig von einer Erkrankung der Aderhaut

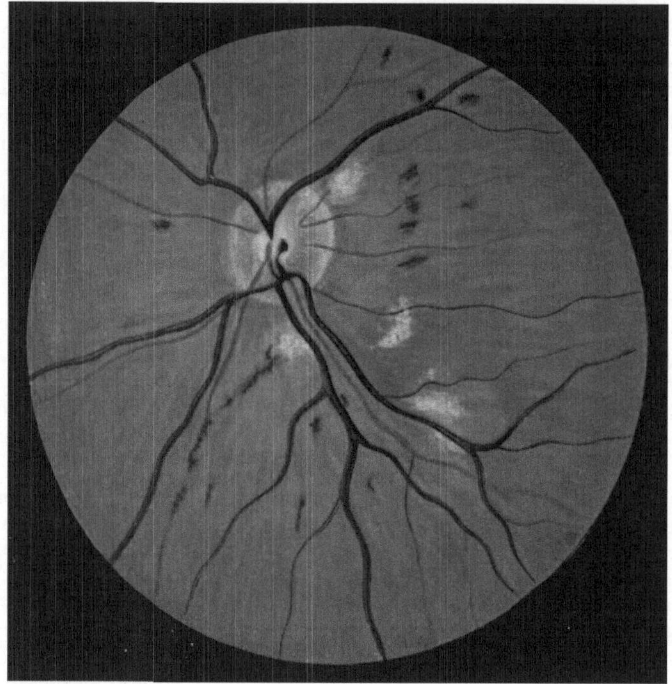

Abb. 74.   Retinitis luetica albuminurica.

erkranken; es ist daher durchaus berechtigt, von einer reinen, wirklich entzündlichen spezifischen Retinitis zu sprechen.

Klinisch begegnen wir öfters Fällen, bei denen ein Zweifel gar nicht auf-
kommt, daß es sich um rein retinale Affektionen handelt und die wir als eigentliche **Retinitis** ihrem Aussehen nach zu bezeichnen pflegen, ohne damit allerdings unbedingt den anatomischen Begriff der Entzündung zu verbinden. Eine
für Syphilis charakteristische Form hat die Retinitis meist nicht; es ist sogar
oft schwierig, zu entscheiden, ob eine bestehende Retinitis selbst luetisch ist
oder nur einen Syphilitiker betrifft.

Dies illustriert z. B. Abb. 74 von folgendem Fall:

Friedrich Hän., 48 Jahre, 1903 wegen luetischer Iritis und papulösem Exanthem in der Hallenser Augenklinik behandelt (Kr. 713/1912), hatte 1908 Schlaganfall mit linksseitiger Lähmung, die allmählich zurückging. Bei der Nachunter-

suchung 1912 gab er an, seit einigen Tagen einen Schleier vor beiden Augen zu haben. Retina fand sich um die Papille herum etwas getrübt, im Umkreis der Papille sowie zwischen ihr und der Macula bestanden eine Anzahl unscharf begrenzter, kleiner retinaler Plaques sowie reichliche feine Blutungen. Wassermann - Reaktion + +. Im Urin reichlich Eiweiß.

Retinale Veränderungen in der Peripherie des Fundus weist nachstehende Beobachtung auf:

Eugen Lor., 28 Jahre (2268/1910), hatte vor etwa 4 Jahren Lues akquiriert, einige Zeit später Iritis durchgemacht. Jetzt 1910 besteht an Armen und Beinen ein luetisches Hautexanthem. Seit 14 Tagen Verschlechterung des Sehens am rechten Auge, die bedingt ist durch eine diffuse Trübung des Glaskörpers. Periphere, wahrscheinlich in der Netzhaut gelegene Herde sowie reichliche retinale Hämorrhagien. Wassermann - Reaktion positiv. Über Urinbefund ist in der Krankengeschichte leider nichts notiert. Weitere Beobachtung unmöglich.

Bei den beiden folgenden Fällen fanden sich dagegen die retinalen Veränderungen in der Maculagegend:

Emilie Mei., Heidelberg (Kr. 240/1906), machte eine schwere papulöse Iritis durch. Als sich endlich der Glaskörper genügend aufhellt, kann man konstatieren, daß die Netzhaut streifig getrübt ist, Papillengrenzen verwaschen sind und die Macula von einem Kranz feiner, weißer retinaler Herdchen umgeben ist.

Handelt es sich in diesem Falle einer retinalen Sternfigur um akquirierte Lues, so zeigt eine andere Beobachtung bei Franz Kolb., 23 Jahre (690/1912) den seltenen Befund einer Retinitis bei kongenitaler Syphilis.

Der junge Mensch, der am linken Auge bereits eine Keratitis parenchymatosa durchgemacht hat, und jetzt eine frische Parenchymtrübung am rechten Auge zeigt, sowie hintere Synechien und Descemetsche Beschläge, weist am Hintergrund dieses rechten Auges folgenden Befund auf: Bei Durchleuchtung grauroter Reflex, Opacitates auch mit dem Lupenspiegel nicht zu sehen, Papille hyperämisch. Einzelheiten, besonders Gefäßverhältnisse schwer zu differenzieren. Am oberen Rand der Papille (u. B.) eine Netzhauttrübung, die teilweise die V. temporalis inferior bedeckt. Die Vene selbst erscheint an dieser Stelle varikös. Ein grauweißer Herd am nasalen Papillenrand und ein viel größerer neben der Vena superior. Durch diesen letzteren verläuft ein Gefäß und in dem Herd sieht man eine rötliche Partie (neugebildete Gefäße oder Blutung?). In der Macula ausgesprochene Sternfigur, in der Peripherie ist nichts von chorioretinitischen Veränderungen zu sehen. Relatives zentrales Skotom für Weiß und Farben. Urin: Spur Albumen, kein Zucker. Wassermann - Reaktion + + + +. Die weitere Verfolgung des retinalen Prozesses war wegen der zunehmenden Hornhauttrübung nicht möglich, erst nach Jahr und Tag war die Hornhaut soweit aufgehellt, daß man Papille und Maculagegend spiegeln konnte und da war der Befund normal.

Bemerkenswert ist, daß von den vier Fällen reiner Retinitis eine Patientin stark Albumen aufwies, ein anderer schwach, und daß bei den beiden anderen das Vorhandensein von Albumen nicht ausgeschlossen werden kann, weil nichts darüber vermerkt ist.

Ob es sich in diesen Fällen nun um Affektionen des Auges auf Grund einer luetischen Nephritis gehandelt hat, oder ob der nephritische und der okuläre Prozeß koordiniert einer Wirkung der Spirochäten ihre Entstehung verdanken, kann nicht entschieden werden. Bemerkenswert ist weiter, daß bei drei von meinen Beobachtungen die Lues viele Jahre zurücklag, bei der einen Patientin die Retinitis allerdings wohl im Sekundärstadium auftrat, wenn man die Iritis als sicheres Zeichen des Frühstadiums auffassen will. Gerade bei dieser Patientin und bei dem jungen Menschen mit florider Keratitis parenchymatosa darf man wohl als sicher annehmen, daß es sich bei der Retinitis, die klinisch wie eine Retinitis albuminurica aussah, um eine echt syphilitische Erkrankung gehandelt hat und nicht um eine albuminurische Netzhauterkrankung bei Patienten, die zufällig Syphilitiker waren. Auch bei manchen Beobachtungen der Literatur sprach das klinische Bild nicht für eine gewöhnliche Retinitis albuminurica, sondern für eine besondere Form syphilitischer Retinitis mit gleichzeitiger Albuminurie. So trat auch z. B. bei einer 40jährigen Patientin Meyers, welche 15 Jahre vorher an Keratitis parenchymatosa auf kongenital-luetischer Basis behandelt worden war, die Retinitis albuminurica einseitig auf, ganz abweichend von dem gewöhnlichen Verhalten der albuminurischen Retinitis. Bei diesem Fall sowohl als ganz besonders bei der Patientin Videkis gingen Albuminurie sowohl als Retinitis auf spezifische Behandlung zurück. Zweifellos gibt es nun aber auch Fälle echter nephrogener Retinitis non syphilitica bei Syphilitikern.

Als Unterscheidungsmerkmal gegen nichtsyphilitische Retinitis albuminurica kann das Bestehen von Resten einer Iritis herangezogen werden. Es ist höchst beachtenswert, daß einer syphilitischen Retinitis in den meisten Fällen eine Erkrankung des vorderen Augenabschnittes, besonders der Iris, kürzere oder längere Zeit vorausgeht.

Die Syphilis der Netzhaut kann sich auch mit Diabetes kombinieren, und es tritt auch hier die Frage auf, ob eine eventuelle Retinitis der Syphilis oder dem Diabetes zur Last zu legen ist. Denkbar ist ja auch, daß die eine Erkrankung durch die andere in ihrem Ablauf beeinflußt wird, wenn sie auch an sich unabhängig voneinander entstanden sind. Bei einem hierher gehörigen Fall mit zweifellosen Netzhautveränderungen, bei dem allerdings auch andere Teile des Auges mit ergriffen waren, möchte ich die Augenerkrankung, schon mit Rücksicht auf den glänzenden Erfolg der Therapie, in der Hauptsache auf die Lues und nicht auf den Diabetes beziehen.

Ernst Ephes., 50 Jahre, litt im Jahre zuvor an Diabetes (2 % Zucker) und hatte über Allgemeinerscheinungen, wie Mattigkeit, 30 Pfund Gewichtsabnahme, übelriechenden Atem, viel Durst zu klagen. Auf Zuckerdiät Juni 1910 zuckerfrei. Juli 1910 erst rechts, dann links Iritis, bald auch immer mehr zunehmende hemeralopische Erscheinungen. Bei der Aufnahme am 4. 4. 1911 weist Patient die Zeichen einer ausgesprochenen Uveoskleritis auf (staubförmige Opacitates, hochgradige Hemeralopie, große alte chorioiditische Veränderungen in der Peripherie und gelbweiße chorioretinitische Herdchen über den Fundus verstreut). Daneben sind Veränderungen an der Retina zu konstatieren, so rechts in der Maculagegend eine ganze Zahl von meist an den Gefäßen gelegenen Hämorrhagien und in der Macula selbst eine große Zahl glitzernder weißer, wahrscheinlich in der Retina gelegener Fleckchen. Am linken Auge an der Vena nasalis superior, etwa papillenbreit von der Papille entfernt, eine Verdickung des Lumens, ferner rings um die Papille herum feinste Hämorrhagien, die zum Teil an den Gefäßen gelagert sind, zum Teil zwischen ihnen liegen. In der Macula selbst nichts nachzuweisen. Auf 2 intravenöse Salvarsaninjektionen besserte sich vor allem die Hemeralopie und die Einengung des Gesichtsfeldes erheblich, auch die Hämorrhagien wurden viel weniger, verschwanden aber nicht vollständig. Die skleritischen Veränderungen sowohl wie die Glaskörpertrübungen sind einige Zeit nach der zweiten Injektion nicht mehr nachweisbar.

Zu den retinalen Erkrankungen im engeren Sinne gehört wohl auch die in der Literatur unter dem Namen Retinitis circumpapillaris gehende Erkrankung, die Th. Leber allerdings als Unterart der Försterschen Chorioretinitis bezeichnet. Die Netzhaut ist dicht um die Papille herum bis gegen die Macula hin wallartig geschwollen. In der Beobachtung von Dufour und Gonin war die Trübung in der Maculagegend so stark wie bei einer Embolie, aber von grünlichgrauer Farbe und von leicht welliger Beschaffenheit. Interessanterweise war auch hier eine Iritis vorausgegangen.

Zweifellos sind Fälle von reiner Retinitis bei Lues nicht häufig, und ebenso kann es als sicher betrachtet werden, worauf früher bereits Leber und Alexanander aufmerksam machten, daß sich **rein hämorrhagische Prozesse** bei der Syphilis des Augenhintergrundes, ohne daß es zu eigentlichen peri- und endarteriitischen Prozessen kommt, selten vorfinden. So ist das Bild der **präretinalen Blutung** zweifellos ungewöhnlich; daß es aber vorkommt, beweist folgende eigene Beobachtung, wobei wie so oft bei klinischen Beobachtungen die Frage offen bleibt, ob die Lueserreger wirklich die eigentliche Quelle der Veränderungen sind.

Richard Fau., 30 Jahre (1316/1913), hat als Spirituosenreisender früher viel Alkohol genossen, vor einem Jahr Lues akquiriert und 2 intramuskuläre Salvarsaninjektionen erhalten. Sekundärerscheinungen sind bis jetzt nicht aufgetreten. Bei der ersten Untersuchung am 30. 5. 1913 fand sich links eine große, präretinale

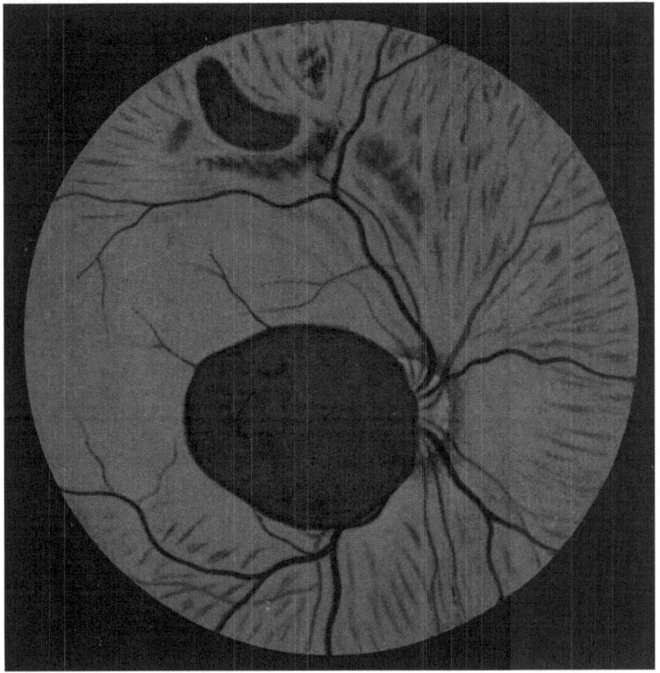

Abb. 75. Präretinale Blutungen bei erworbener Lues.

kreisrunde Blutung, überall gleichmäßig dunkelrot (siehe Abb. 75). Papille zur Hälfte sichtbar, hyperämisch, scharf begrenzt. Im Gebiet der Vena temporalis inferior reichliche, verschwommene, viel weniger intensiv rote Blutungen, die zum Teil in den Glaskörper vorragen. Eine intensive Blutung etwas weiter peripher. An den Gefäßen selbst in diesem Gebiet hie und da Kaliberschwankungen sowie streifenförmige Hämorrhagien. **Wassermann-Reaktion** negativ. Am 6. 6. 1913 ist die makuläre Blutung erheblich resorbiert, auch die peripheren Blutungen geringer. Am 10. 7. 1913 findet sich an Stelle der makulären Blutung eine gelbweiße Partie, ganz verschwommen, die am Rand noch Blutungen erkennen läßt. Ein Gefäß geht bis an die Partie heran von nasal unten (u. B.) und verschwindet dann. Zwischen Papille und dieser Partie ist der Augenhintergrund merkwürdig gekörnt, gelblichgrau, zweifellos wohl auch verändert. Papille selbst normal. Patient hat sich in der Zwischenzeit nicht spezifisch behandeln lassen.

So kommt es, daß die Lues auch bei der von manchen als **Retinitis haemorrhagica**, von anderen stets als **Thrombose der Zentralvene** bezeichneten Prozessen ätiologisch nur selten in Frage kommt. Bei 30 Fällen von Retinitis haemorrhagica fand ich 28 mal keine Zeichen für Lues und negativen Wassermann, einmal bei dem reinen Bilde der Thrombose der Zentralvene eine ganz schwache Serumreaktion bei vollständig ausbleibendem Erfolg einer antiluetischen Therapie und nur bei einem, gleich noch näher geschilderten Patienten war wahrscheinlich die Netzhautaffektion die Folge früherer Lues. An der Richtigkeit, daß viele Fälle von hämorrhagischer Retinitis auf Thrombosierung der Zentralvene beruhen, wie das v. Michel zuerst festgelegt hat, ist nicht zu zweifeln, aber nach Leber ist eine hämorrhagische Retinitis nicht ausschließlich auf Thrombose der Zentralvene zu beziehen. Die Gefäße werden nach seiner Auffassung sicher zuweilen von mikrobischen Schädlichkeiten betroffen, deren Grad zur Erzeugung von eitriger Entzündung nicht ausreicht, die aber doch gewisse Veränderungen hervorrufen, welche zur erhöhten Durchlässigkeit und Brüchigkeit der Wandungen und zu Zirkulationsstörungen und Blutungen Anlaß geben, ohne daß es zur Entstehung von Thrombose der Zentralvene zu kommen braucht.

Leber meint weiter, „die Bezeichnung als hämorrhagische Retinitis durch denselben Namen wie für die Folgen der Thrombose der Zentralvene, ist auch unter der Voraussetzung, daß eine Thrombose nicht zugrunde liegt, vollkommen gerechtfertigt, da es sich in beiden Fällen wesentlich um Entstehung durch zirkulatorische Störungen handelt, die nur auf verschiedene Weise zustande kommt." In der Literatur existieren nur wenige Fälle von Lues bei Thrombose der Zentralvene, u. a. zwei Beobachtungen von Moses, von denen die eine ein 15 jähriges Mädchen mit kongenitaler Syphilis betrifft, das drei Jahre vorher Keratitis parenchymatosa an beiden Augen durchgemacht hatte. Abgesehen von großen Blutungen, die über den Fundus zerstreut waren, waren aber auch die Netzhautgefäße stellenweise in weiße Stränge verwandelt, so daß also nicht das reine Bild einer Retinitis haemorrhagica, resp. Thrombose der Zentralvene bestand. Sonstige Fälle bei akquirierter Lues stammen von Stood, Puscariu u. a.

Die Verschließung der Zentralvene erzeugt, wie bekannt, nicht selten glaukomatöse Zustände, und diese Erscheinung tritt bei Veränderungen auf Grund luetischer Infektion ebenso auf wie sonst, dafür als Beispiel folgender Fall:

Theodor H., 58 Jahre, bemerkt im Oktober 1911 plötzlich, daß er nicht mehr gut sieht. Die rechte Papille findet sich am 11. 11. 1911 gerötet, die Grenzen verwaschen, Venen hochgradig erweitert und geschlängelt bis in die Peripherie. In der Maculagegend größere Zahl ausgedehnter kleinerer Gefäße zu erkennen. Hier sowie um die Papille und vereinzelt in der Peripherie retinale Hämorrhagien, Arterien stark verengt. Status glaucomatosus (40 mm Druck). Linkes Auge normal.

Die erheblichen Druckschwankungen ergeben ein sehr merkwürdiges klinisches Bild. Beim Aufwachen morgens ist die Hornhaut ganz trüb und Patient gibt an, daß er zunächst gar nichts sehen könne, daß sich aber dann das Sehen in der Form bessere, als wenn ganz allmählich ein Vorhang vor seinen Augen aufgezogen würde. Während tatsächlich objektiv in den ersten Morgenstunden keine Handbewegungen gesehen werden, bessert sich im Laufe des Tages der Visus auf $5/15$. Die Punktprobe ergibt kleine Skotome in der Gegend des Fixierpunktes sowie ein kleines zentrales Skotom für grün. Die peripheren Grenzen des Gesichtsfeldes sind nur gering eingeschränkt.

Die interne Untersuchung (Prof. Mohr) deckt eine Aortensklerose, aber nur geringe Steigerung des Blutdrucks auf. Bezüglich der luetischen Anamnese ist der Patient zunächst vollständig renitent, gibt aber dann zu, mit 18 Jahren auf der inneren Fläche des Präputiums ein kleines Geschwür gehabt zu haben. Er ist nie spezifisch behandelt worden. Wassermann-Reaktion $++++$. Bei dem sehr unvernünftigen Patienten gelingt es nicht, eine regelrechte Kur mit Miotica und spezifischen Mitteln durchzuführen.

Eine genauere weitere Verfolgung des Patienten war nicht möglich, es wurde ihm von anderer Seite ohne vorherige Druckmessung eine Iridektomie gemacht, auf die heftigste Schmerzen und Aufhebung des Sehvermögens folgten, wie das bei hämorrhagischem Glaukom nicht wunderbar ist. Einige Zeit nach dieser Operation war er aber merkwürdigerweise schmerzfrei, konnte Handbewegungen in nächster Nähe erkennen; der Druck betrug 55 mm.

Auf Grund später eingezogener Erkundigung ist es wahrscheinlich, daß das Auge bis zu einem gewissen Grade ausgeheilt ist, ob aber auf Grund antiluetischer Behandlung, ließ sich nicht eruieren.

Anatomisch untersuchte Fälle sind ganz spärlich. Nach Leber gehört wahrscheinlich ein Fall von Coats hierher. Es handelte sich um einen 31jährigen, $2^1/_2$ Jahre vorher syphilitisch infizierten Mann, bei dem die Krankheit mit Iritis begonnen hatte, wo aber erst vor 14 Tagen nach einem Influenzaanfall neue Beschwerden aufgetreten waren. Es kam zu Status glaucomatosus mit Vaskularisation der Iris und maximaler Mydriasis. Im Stamm und in mehreren Ästen der Zentralvene war schon teilweise Thrombosierung vorhanden, und an den Netzhautvenen fanden sich Rundzelleninfiltrationen durch die ganze Dicke der Gefäßwand.

Die Venen scheinen überhaupt nicht sehr zu einer Ausbreitung syphilitischer Herde zu neigen, so spielt zweifellos die Lues bei der in den letzten Jahren vielfach untersuchten Periphlebitis retinalis adolescentium ätiologisch eine ganz untergeordnete Rolle, während die Bedeutung der Tuberkulose als wesentlich erkannt wurde. Aus der älteren Zeit besteht ein Fall von Scheffels, bei dem möglicherweise die kongenitale Lues als ätiologischer Faktor in Frage kommt.

Der 18jährige Patient von Scheffels wies eine plötzlich aufgetretene Sehstörung am rechten Auge auf, während die Veränderungen selbst sich an beiden Augen fanden, die Venen waren hochgradig geschlängelt und dilatiert und zahlreiche Netzhautblutungen sowie weißliche Herde lagerten sich den Venen an. Unter einer Schmierkur verschlimmerte sich zunächst das klinische Bild, dann aber trat Heilung ein und es blieben nur Veränderungen an den Venen (Cirrhositäten und Anastomosen zwischen kleinen Venen) zurück.

In letzter Zeit ist noch von Rose Stephan ein Fall von rechtsseitiger Periphlebitis retinalis und linksseitiger Retinitis proliferans im ersten Jahr einer erworbenen Lues beschrieben worden.

Die Prognose der hämorrhagischen Prozesse ist, soweit wirklich Syphilis dem Netzhautleiden zugrunde liegt, bei genügend früher Behandlung anscheinend gut. Leber betont, er habe drei Fälle von hämorrhagischer Netzhautaffektion syphilitischen Ursprungs beobachtet, die sämtlich bei entsprechender Behandlung in Heilung ausgingen und die er auf Venenerkrankung beziehen möchte trotz geringer Trübung der Gefäßwände, weil der Ausgang für eine richtige Thrombose zu günstig gewesen sei. Da eine mit absoluter Sicherheit auf syphilitischer Grundlage beruhende Thrombose der Zentralvene kaum beobachtet wurde, so läßt sich für solche Fälle prognostisch nichts aussagen.

Netzhautblutungen auf luetischer Basis besitzen nach Geis quoad Hirnblutungen keine prognostische Bedeutung. In vier Fällen konstatierte er nach 5—9jähriger Beobachtung das Freisein von Schlaganfällen. Hirnblutungen sind an sich bei Lues nicht häufig.

Therapeutisch steht die antiluetische Behandlung obenan, wobei besonders wieder zu betonen ist, daß die Salvarsanpräparate der Netzhaut nicht schaden, im Gegenteil, in vielen Fällen durchaus Gutes leisten. Allgemein therapeutisch ist wohl noch hervorzuheben, daß nach Möglichkeit jede Blutdrucksteigerung zu vermeiden ist.

Sind, wie wir gesehen haben, rein hämorrhagische Prozesse ohne stärkere
Beteiligung der Gefäßwand selten auf Lues zu beziehen, so ist umgekehrt eine
mehr selbständige Erkrankung vor allem der **Arterien,** die sich mit
erheblichen Blutungen in der Netzhaut kombinieren kann, sehr häufig luetisch.
Ich bringe zunächst hier einen eigenen Fall, um daran mehr allgemeine Bemerkungen anzuknüpfen.

Alfred Tür., 24 Jahre (294/1911), akquirierte im September 1910 Lues.
Anfangs 1911 2 Salvarsaninjektionen. Am 12. 6. 1911 Aufnahme in die Hallenser

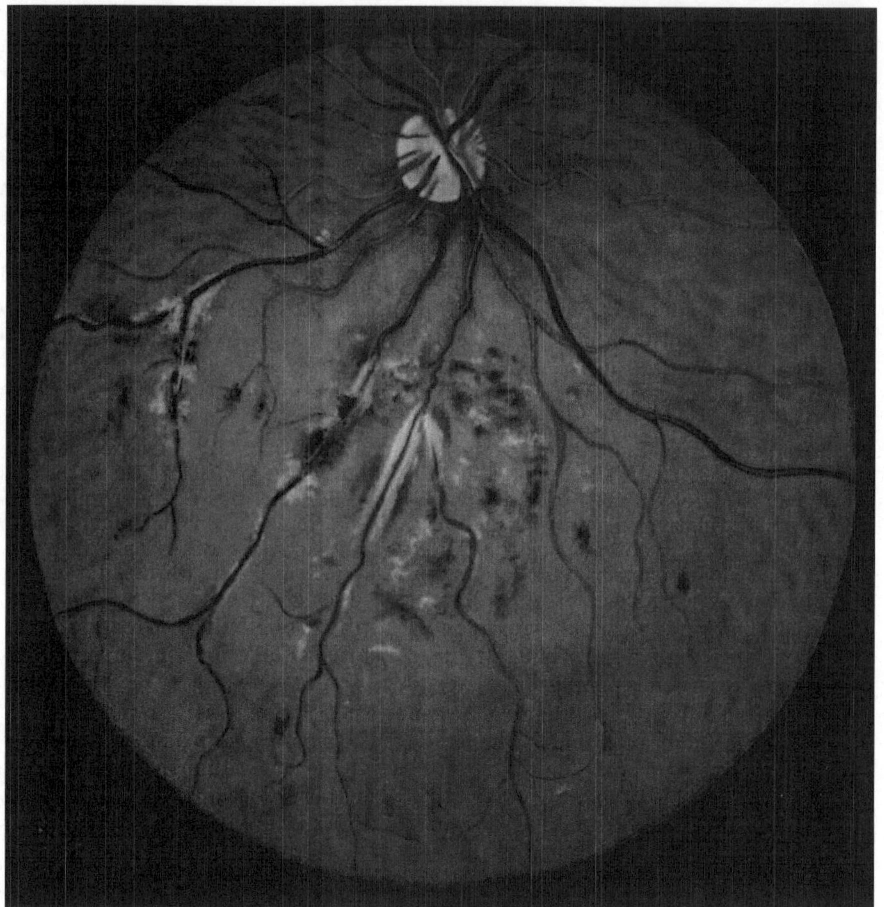

Abb. 76.   Hämorrhagischer Netzhautprozeß (Neurorezidiv?) bei erworbener Lues.

Augenklinik wegen rechtsseitiger papulöser Iritis.   Injektion von 0,4 g Salvarsan
intravenös.   Am 16. 6. 1911, 2 Tage nach der Injektion, Rückgang der iritischen
Erscheinungen, dagegen findet sich jetzt an dem bisher normalen Auge folgender
Hintergrundsbefund: Papille etwas verwaschen, beim Blick nach oben und rechts
einige frische Hämorrhagien, außerdem zeigt die Netzhaut grauweiße Einscheidung
an mehreren Gefäßen sowie Gewebstrübungen (s. Abb. 76).

19. 6. 1911. Der retinale Prozeß ist zweifellos progredient; sowohl die Zahl
der Hämorrhagien als die der Trübungen um die Gefäße und in der Nähe derselben
wächst; während im Anfang nur das Gebiet der beiden Äste der Arteria und Vena

nasalis superior ergriffen war, ist jetzt auch der Ast der Vena temporalis superior affiziert. Am 26. 6. 1911 tritt trotz inzwischen begonnener Schmierkur eine Blutung auf, die das Hintergrundsbild vollkommen bedeckt. 4. 7. 1911: Die Blutungen links nehmen jetzt mehr oder weniger groß das gesamte Gebiet der Arteria und Vena nasalis superior ein; ganz in der Nähe der Papille finden sich zwei besonders große, wie präretinale Hämorrhagien aussehende Blutungen; von den Gefäßeinscheidungen ist nur hie und da etwas durch die Blutungen hindurch zu sehen. Trotzdem Visus $^5/_5$. 16. 8. 1911: Die Blutungen im früher erkrankten Bereich sind sehr viel geringer, auch die Gefäßveränderungen teilweise zurückgegangen, aber immer noch sichtbar. Dagegen sind einige frische arterielle Blutungen im Bereich der Arteria und Vena temporalis superior und inferior aufgetreten.

Die mehr selbständige Erkrankung der Gefäßwände lokalisiert sich meistens nur an den Arterien, in ganz wenigen Fällen handelt es sich um eine Periphlebitis; hie und da sind die Arterien und Venen gleichzeitig befallen. Meistens tritt die Erkrankung erst lange Jahre nach der luetischen Infektion auf. Es ist daher bemerkenswert, daß in dem eben geschilderten Fall, sowie bei Fall Fau. (S. 363) und bei einer dritten Patientin, die alle mit ungenügenden Salvarsandosen vorbehandelt waren, die Netzhautprozesse bereits im ersten Jahr der Lues auftraten. Es scheint mir nicht unmöglich, daß die ungenügende Salvarsanmenge eine Reizwirkung auf die in den Gefäßwänden sitzenden Spirochäten ausgeübt hat. Andererseits ist zu berücksichtigen, daß auch ohne Salvarsan gelegentlich vorzeitig solche Gefäßprozesse auftreten.

So wird im Kapitel Optikus über eine Patientin Ziew. näher berichtet, die ohne vorherige Salvarsandarreichung hochgradige Blutungen auf und in der Umgebung der Papille aufwies. Hier nur soviel, daß das 18jährige Mädchen, das wegen linksseitiger Iritis aufgenommen war, bei florider Lues II nach viertägiger Hg-Einreibungskur am 3. Juni 1914 eine rechtsseitige Papillitis erkennen ließ mit starker Hyperämie der Papille und einem Gefäßkonvolut auf der nasalen Seite. Am 5. Juni 1914 morgens sind plötzlich massenhaft streifige Hämorrhagien entstanden, die wie ein Kranz die Papille umgeben und sich in kleinen Herden bis zur Macula fortsetzen (siehe Abb. 90 u. 91).

Die Arteriitis syphilitica wurde zuerst von Haab genauer geschildert, und er hebt bereits hervor, daß auch dann, wenn die Gefäße hochgradig erkrankt und mit dichten weißen Strängen eingescheidet sind, die Blutzufuhr in den erkrankten Gefäßen noch nicht absolut aufgehoben ist, und daß eine Arterie sichtbar erkrankt sein kann, ohne daß es zu Netzhauttrübungen oder Blutungen zu kommen braucht. Daß tatsächlich noch Blut zirkuliert, läßt sich nicht selten daran erkennen, daß die in weiße Stränge umgewandelten Gefäße in der Peripherie wieder in normal aussehende blutgefüllte Gefäße übergehen. Die Sehschärfe kann ganz oder fast ganz normal bleiben und auch am Gesichtsfeld ist oft keine Veränderung zu bemerken, selbst dann nicht, wenn ein ganzer Gefäßbezirk ergriffen ist. Ist die Blutzufuhr unterbrochen, so muß natürlich in dem betreffenden Gebiet die Funktion hochgradig leiden.

Die Blutungen müssen als arteriell aufgefaßt werden und entstehen in der Hauptsache durch Diapedese.

Anatomisch handelt es sich wahrscheinlich in der Hauptsache um Rundzelleninfiltration der Adventitia, zum Teil aber wohl sicher auch um endarteritische Prozesse. Wie früher schon hervorgehoben wurde, ist nicht ohne weiteres gesagt, daß die retinalen Gefäßveränderungen anatomisch sich ebenso verhalten, wie die von Heubner festgestellten Hirngefäßveränderungen. Auch die Heubnersche Ansicht, daß der luetische Gefäßprozeß stets von der Intima ausgehe, hat inzwischen erhebliche Umwandlung erfahren. Die weißen, retinalen Plaques sind wahrscheinlich ganglioform verdickte Nervenfasern (Türk, Leber)

Endarteriitische Prozesse sind wohl vor allem an der starken Verdünnung der Gefäße zu erkennen und kombinieren sich ganz besonders häufig mit einer Abblassung der Papille, die wohl zum Teil auf den anämischen Prozeß zurückzuführen ist, zum Teil wohl auf aufsteigender Degeneration infolge Untergangs der inneren Netzhautschichten bei der ungenügenden Ernährung beruht. Besonders sprechen die Fälle, die mit sehr herabgesetztem Sehvermögen einhergehen, für einen degenerativen Prozeß innerhalb des Sehnerven. Nicht selten kombiniert sich die Affektion auch noch mit chorioiditischen Veränderungen.

Da die Infektion meist Jahrzehnte zurückliegt, so ist die Seroreaktion öfters negativ und es bleibt deshalb bei der so oft fehlenden richtigen Anamnese nur die Wahrscheinlichkeit eines luetischen Prozesses als Annahme übrig. Drei hierher gehörige Fälle bei akquirierter und kongenitaler Lues besprach ich bereits auf S. 329 u. 354. Ein weiterer sei hier noch wiedergegeben:

Andreas Köhl., 46 Jahre (2831/1910), akquirierte in der Militärzeit Lues und wurde damals mit grauer Salbe behandelt. Vom 44. Jahre an leidet er an epileptischen Anfällen, deswegen zeitweise in der Hallenser Nervenklinik behandelt. 1910 klagte er über Flimmern, Doppelsehen, Verschlechterung des Visus und erblindete unter Kopfschmerzen innerhalb von 4 Wochen. Jetziger Zustand: Augen äußerlich reizlos. Pupillen lichtstarr. Papillen beiderseits atrophisch, Grenzen unregelmäßig, verwaschen, Venen dilatiert. Arterien sehr eng. Einzelne größere und viele kleine chorioiditische Herde beiderseits. Auf den Papillen kleine neugebildete Gefäßkonvolute, ferner ausgedehnter Gefäßprozeß, teilweise Einscheidung der Gefäße, sowohl der Arterien als auch der Venen. Zum Teil sind die Gefäße vollständig in weiße Stränge verwandelt. Völlige Erblindung. Wassermann-Reaktion + + + +. 1912 verstarb Patient.

Wie ich schon vor mehreren Jahren hervorhob (Arch. f. Ophth. Bd. 76, S. 278), ist bei der **Embolie der Arteria centralis retinae** auf Lues mehr zu achten, als meist geschieht. Unter den immerhin nicht zahlreichen Gesamtfällen von Embolie konnte ich fünfmal eine Lues, zum mindesten verdächtige Seroreaktion nachweisen. Da diese Ätiologie noch nicht sehr gewürdigt wird, möchte ich die Fälle hier ganz kurz anführen.

Anna Schü., 30 Jahre (897/1910), hatte als Mädchen Rheumatismus, war sonst gesund. Hat 2 lebende gesunde Kinder, 1 Totgeburt. Am 16. 10. 1910 plötzlicher Sehverlust rechts. Typische Embolie der Art. centralis retinae. Cor.: systolisches Geräusch. Wassermann-Reaktion positiv. Parazentese ohne Nutzen, später temporale Abblassung.

Marie Borkm., 59 Jahre (1409/1913), zeigt eine schneeweiße Papille rechts mit ganz dünnen Arterien. Hatte im 40. Lebensjahr plötzliche erhebliche Sehverschlechterung rechts. Intern: Cystitis und Vitium cordis. Visus jetzt R. $^5/_{25}$. L. $^5/_7$. Wassermann-Reaktion + + + +.

Johann Schling., 24 Jahre, bemerkte vor 4 Monaten ohne äußere Veranlassung ein plötzliches Erlöschen der Sehkraft am linken Auge. Der linke Optikus ist atrophisch, Arterien hochgradig eng. Die Macula tritt dunkelrot hervor und hat noch einen merkwürdigen dunkelroten Fortsatz nach der Papille zu. Kein Lichtschein. Rechtes Auge normal. Wassermann-Reaktion schwach positiv.

Gottfried Salzb., 42 Jahre (907/1913), wurde vor 5—6 Jahren wegen einer Nervenerkrankung behandelt. Näheres über diese Erkrankung kann er nicht angeben. Am 17. 1. 1913 bemerkte Patient, daß er alles grau und doppelt sah, zugleich machte sich eine Unsicherheit in der linken Körperhälfte bemerkbar, beim Gehen taumelte er immer nach links. Es bestand zunächst Verdacht auf Hysterie, und zweifellos ist auch ein psychogener Zustand bei dem Patienten mit im Spiel gewesen, denn am rechten normalen Auge wurde zuerst als Visus $^5/_{35}$ angegeben, der sich bei Simulationsproben bis auf $^5/_4$ bessern ließ. Der Visus links dagegen war nicht höher als $^5/_{15}$ zu bringen, und die schließlich durchaus übereinstimmenden Angaben ließen sich mit dem objektiven Befund gut vereinigen. Während er nämlich schließlich am rechten Auge ein dauernd normales Gesichtsfeld angab, fehlte am linken stets die obere Hälfte, und ophthalmoskopisch fand sich dazu stimmend am linken Auge die untere Papillenhälfte etwas weißlich verfärbt, sowie eine ganz auffallende Enge der nach unten ziehenden Gefäße, während die nach oben ziehenden sowie die am rechten Auge normale Stärke zeigten. Wassermann-Reaktion+++. Der interne Befund der Medizinischen Poliklinik lautete: „Ziemlich ausgebreitete Pityriasis versicolor, jedoch keine Zeichen eines tuberkulösen Lungenprozesses. Das Herz ist zum Teil von Lunge überlagert, der Spitzenstoß ist nicht deutlich fühlbar, über der Mitralis ein konstantes systolisches Geräusch. 2. Basaltöne verstärkt. Puls 84, regelmäßig. Radialis verdickt. Blutdruck nicht erhöht." Bei der Untersuchung des Nervensystems fiel außer der allgemeinen Reflexsteigerung das Fehlen des Rachenreflexes auf. Bei Prüfung des Rombergschen Phänomens steht Patient zunächst einen Augenblick still, um dann ganz plötzlich seitlich zu stolpern, ohne jedoch zu fallen; ein charakteristisches Schwanken tritt nicht ein. Der Nervenbefund weist hysterische Symptome auf.

In den beiden vorangegangenen Fällen handelte es sich wohl um die Folgezustände einer Astembolie. Frischer war der Prozeß bei dem jugendlichen nächsten Patienten.

Georg Weng., 15 Jahre (Heidelberg, 269/1909), hatte vor 4 Jahren Geschwür an der rechten Hüfte, das lange offen war. Vor zwei Jahren Rippenfellentzündung. Oft Husten, kein Auswurf. Links Seitenstechen. Familienanamnese o. B.

Intern nichts außer leichter Anämie und minimaler Eiweißausscheidung (vielleicht noch in normalen Grenzen oder orthotisch). Wassermann-Reaktion positiv. Am Auge rechts eine typische Embolie der Arteria temporalis inferior.

Ich habe die embolischen Prozesse im Anschluß an die Endarteriitis besprochen, weil die Lehre viel Anhänger gefunden hat, daß es eine eigentliche Embolie der Arteria centralis retinae nicht gebe, sondern daß der plötzliche Verschluß der Zentralarterie auf endarteriitische Vorgänge innerhalb des Gefäßes zurückzuführen sei. Gegen die ursprüngliche Ansicht Albrecht von Graefes, daß ein Pfropf in der Zentralarterie stets als Embolus vor allem aus dem erkrankten Herzen aufzufassen sei, hat zunächst Haab Stellung genommen und später haben v. Michel, Harms u. a. die embolische Entstehung in vielen Fällen für unwahrscheinlich gehalten. Bei der neuesten Bearbeitung der Netzhauterkrankungen stellt sich aber Leber nach genauer Durchforschung des vorliegenden Materials auf den Standpunkt, daß es sich in vielen Fällen tatsächlich um embolische Prozesse handelt, wobei allerdings der Embolus nicht nur aus dem Herzen, sondern auch aus sklerosierten Gefäßen, vor allem aus der Carotis und der Ophthalmica in die Zentralarterie gelangen kann. Wir verweisen auf diese kritische Bearbeitung. Was speziell die Bedeutung der Lues angeht, so ist es an sich durchaus verständlich, daß endarteriitische Vorgänge im Gefäßsystem der aufsteigenden Aorta mit ihren Verzweigungen durch die Syphilis bedingt sein und auf diese Weise die Möglichkeit einer Embolisierung der Zentralarterie bilden können. Theoretisch ist auch eine syphilitische Endarteriitis der Zentralarterie denkbar; bei den bisher vorliegenden anatomischen Untersuchungen syphilitischer Bulbi wurden aber auffallenderweise die großen Gefäße von Veränderungen verschont gefunden. Die große Häufigkeit eines Vitium cordis oder einer Nephritis bei Fällen mit Embolie der Zentralarterie findet sich auch bei den von mir beobachteten Patienten wieder (3 davon hatten einen Herzfehler, 1 eine geringe Eiweißausscheidung).

Harms meint, ob Syphilis bei der Mehrzahl der Fälle eine Rolle spiele, sei noch zweifelhaft, doch scheine ihm diese Frage von den meisten Ophthalmologen nicht mit der wünschenswerten Genauigkeit geprüft worden zu sein. Leber gibt an, in einer Reihe von Fällen (Holden, Galezowski) sei die

Lues sicher nachgewiesen worden, in anderen Fällen sei die syphilitische Ätiologie wahrscheinlich. Er selbst teilt noch eine Beobachtung bei einem 23jährigen Patienten mit, der zuerst infolge angeborener Syphilis eine parenchymatöse Keratitis des rechten Auges durchgemacht hatte und trotz lange fortgesetzter Behandlung mit Hg und JK nur unvollständig geheilt worden war. Vier Monate später kam es zu einer plötzlichen Sehstörung am anderen Auge durch Astembolie der Zentralarterie mit Herabsetzung des Sehvermögens auf $^5/_{35}$ und vollständigem Defekt der nasalen Gesichtsfeldhälfte; auch hier erzielte die Behandlung nur geringe Besserung.

Auch für die embolischen Prozesse gilt wie für die übrigen Gefäßprozesse der Netzhaut, daß die syphilitische Infektion meist viele Jahre vorausgegangen ist. Man darf auch deshalb bei negativem Ausfall der Wassermann-Reaktion Luesätiologie nicht so leicht ausschließen.

Bezüglich des Schicksals der Patienten mit erheblichen Gefäßprozessen der Netzhaut gehen die Ansichten noch erheblich auseinander; während z. B. v. Hoeßlin (zitiert nach Wilbrand-Sänger) eine ganze Reihe von Fällen von Hirnsyphilis mit Endarteriitis kombiniert fand, und sogar auf den ophthalmoskopischen Nachweis der Endarteriitis retinae für die Diagnose der Hirnsyphilis sehr großen Wert legt, betont Uhthoff ausdrücklich, daß die Hirnlues sich relativ selten mit syphilitischer Erkrankung des Bulbus, besonders auch der Gefäße kombiniere. Nur einmal fand er eine ausgedehnte Erkrankung der kleineren Netzhautgefäße. Im Unterschied zur akquirierten Lues fand er bei Hirnlues auf kongenital luetischer Basis öfters Bulbusveränderungen, anscheinend aber ohne erhebliche Beteiligung der Netzhautgefäße.

Ob bei ausgesprochen endarteriitischen Prozessen und bei Embolie der Zentralarterie die antiluetische Therapie noch erheblichen Nutzen stiften kann, ist bis jetzt infolge Mangels von Beobachtungen früher Fälle nicht mit Sicherheit zu beantworten. Sehr beachtenswert ist eine Mitteilung Hirschs aus der ersten Salvarsanära, aus der allerdings nicht mit voller Sicherheit hervorgeht, daß es sich um endarteriitische Prozesse neben den perivaskulitischen handelte.

Bei dem Patienten Hirschs handelte es sich um einen Mann mit hochgradiger Gefäßwanderkrankung auf luetischer Basis. Alle Venen und Arterien des Fundus zeigten Trübung und Verdickung der Gefäßwände. In kleineren Arterien vielfach kein Blut mehr. Reichliche antiluetische Kuren ohne Erfolg. Rechts Fingerzählen in $^1/_2$ m exzentr., hochgradige Einengung des Gesichtsfeldes. Auf 0,5 g Salvarsan Besserung des Visus auf 2 m, Erweiterung des Gesichtsfeldes bei Bestehenbleiben eines zentralen absoluten Skotoms. Vor allem ausgesprochen reparatorische Vorgänge an den Netzhautgefäßen, Blutsäule verbreiterte sich, Verdickung der Gefäßwände nahm ab, scheinbar obliterierte Gefäße wurden wieder von einem Blutstrom durchströmt, also Rückbildung der luetischen Gefäßwanderkrankung.

Eine solche Wirkung der antiluetischen Behandlung darf wohl als große Seltenheit angesehen werden. Ich selbst konnte nie derartige Besserungen oder überhaupt nur erhebliche Beeinflussung beobachten.

Auch **exsudative** und **proliferative** Vorgänge können zum Teil wohl durch die spezifischen Gefäßprozesse ausgelöst werden, wobei es dann sehr häufig zu einer Kombination mit bereits besprochenen Gefäßveränderungen kommt. Ein solcher kombinierter Prozeß findet sich bei folgendem Patienten:

Feistk. (387/1913), 54jähriger Mann, der sich vor einem halben Jahr luetisch infiziert hat und bisher ohne Behandlung war, wurde mit Descemetschen Beschlägen und massenhaften Glaskörpertrübungen am 19. 5. 1913 in die Klinik aufgenommen. Am 26. 5. klagt er, nachdem er vom 24. 5. ab mit Hg eingerieben war, über Kopfschmerzen und Schlechtersehen auf dem bisher gesunden rechten Auge. Visus von $^5/_7$ auf $^5/_{35}$ gefallen. Als Befund ließ sich erheben: Ophthalmoskopisch

Papille hyperämisch, Grenzen verschleiert. Am Gullstrandschen Ophthalmoskop deutliche Prominenz. Venen etwas erweitert, an den Arterien keine Besonderheiten. Die pathologischen Veränderungen liegen (u. B.) besonders im nasalen unteren Quadranten und bestehen in einer leichten Trübung des Fundus in dieser Partie, in einem grauen Exsudatstrang, der in den tiefen Schichten der Retina gelegen ist, einer Perivaskulitis und einigen Blutungen und graulichen feinen Exsudationen. Vorderer Bulbusabschnitt vollkommen normal. Am Skotometer zentrale Skotome für alle Farben, außer weiß und gelb.

Mehrere Salvarsaninjektionen.

Entlassungsbefund am 28. 6. 1913: Beiderseits Augen blaß. Beiderseits zweifellose Pupillenstarre (Konvergenzreaktion prompt). Rechte Pupille auf Homatropin weit. Mit dem Lupenspiegel noch zahlreiche feine Glaskörpertrübungen. Der Fundus etwas verschleiert, Papille und Gefäße normal. Kleinste Farbenmuster zentral erkannt, gelb manchmal für rot erklärt. Linke Pupille auf Homatropin kaum mittelweit. Nasal eine hintere Synechie, temporal ein vertikaler Pupillarstrang. Zahlreiche Glaskörpertrübungen, zum Teil wohl fixiert, vor den zentralen Teilen des Fundus, denn Papille und Maculagegend sind sehr undeutlich sichtbar, die peripheren Teile dagegen sehr klar. Ob die Papille wirklich abgeblaßt ist, ist mit voller Sicherheit nicht zu sagen; die Gefäße erscheinen sehr dünn. Gesichtsfeld noch immer wie früher aus einem kleinen exzentrischen Bezirk bestehend. Lichtsinn (Nagels Adaptometer): R. 3 Platten herausgezogen, 1600 Blendenweite.

Bei dem nächsten Patienten haben möglicherweise exsudative Vorgänge zu einer Ablatio retinae geführt.

F. Ehr., 56 Jahre (1010/1911), machte im 19. Lebensjahr Lues durch, ließ sich aber nicht behandeln. Vor 2 Jahren Schlaganfall. Lähmung des linken Armes und der rechten Kopfseite. Intern: Herz nach links verbreitert, 2. Aortenton sehr verstärkt. Hereditäre Arteriosklerose. Blutdruck 210. Im Urin Spur Albumen. Bereits vor 6 Jahren soll das rechte Auge einmal zeitweise schlechter gesehen haben. Jetzt wieder seit einigen Wochen Schlechtersehen. Status: R. Pupille weiter als links, reagiert träge auf Licht und Konvergenz. R. flottierende Opacitates, Papille hyperämisch. Kleine Gefäße sehr stark geschlängelt, geringe Blutungen, um die Papille Netzhauttrübung, nach unten Amotio, ferner sklerosierte Gefäße und pigmentierte Herde. Sehr merkwürdiges Bild. Handbewegungen in $1^1/_2$ m. Gesichtsfeld frei. Neben der Macula weißer retinaler Herd, kleine Gefäßäste, besonders in der Maculagegend sehr geschlängelt. Kein zentrales Skotom. $+ 3,0$ D. S. $= ^5/_7$. Jodkali ohne wesentliche Änderung.

Bei der folgenden Beobachtung war es nicht mit Sicherheit zu entscheiden, ob eine vernarbte Ablatio retinae oder eine Bindegewebsbildung an der Innenseite der Netzhaut vorlag.

Lotte Kais., 8 Jahre, sieht am linken Auge nur Finger in 1 m, rechts $^5/_4$. Die Eltern merken schon lange, daß das linke Auge schlecht sieht und schielt. Ophthalmoskopisch ist das rechte Auge normal, links in der Umgebung der Papille und in der Peripherie massenhafte chorioretinitische Herde. In der Maculagegend strangförmige Veränderungen und von hier ausgehend weißliche, zum Teil pigmentierte Streifen. Das Ganze macht den Eindruck einer angelegten Ablatio retinae. Wassermann-Reaktion $+ + + +$, ebenso bei dem Bruder.

Das Bild der Retinitis proliferans ist bei der Lues nicht häufig, was nach den Ausführungen Th. Lebers über die Entstehung der Bindegewebsbildungen verständlich erscheint. Nach ihm ist es bei weitem am häufigsten, daß Blutungen des Glaskörpers oder der Netzhaut durch Organisation oder Abkapselung zur Bindegewebsbildung führen. Solche Blutungen sind aber, wie wir gesehen haben, bei Syphilis recht selten. Unter 78 von Leber zusammengestellten Fällen von Retinitis proliferans erschien Syphilis sechsmal als Ursache. Immerhin gibt auch Leber zu, daß auch entzündliche Prozesse in der Netzhaut oder auf der Papille sich bindegewebig umwandeln können. Gerade Ausschwitzungen aus der Papille, wie sie von Hirschberg geschildert und von mir in einem Falle (S. 479) anatomisch bei kongenitaler Syphilis beschrieben werden, können im späteren Leben als präretinale Strangbildungen imponieren, so z. B. im folgenden Fall:

Margarete Hoffm., 6 Jahre (Kr. 1000/1911), war im Alter von 4 Monaten wegen schlechten Sehens in augenärztlicher Behandlung. Das Sehvermögen hat sich im Laufe der Jahre verschlechtert. Wassermannreaktion $+ + + +$, bei der Mutter $+ + +$. Beiderseits massenhafte, teils gelbe, teils pigmentierte Herde, außerdem links ein silbergrauer, sich verzweigender Strang, der vom Optikus in den Glaskörper hineingeht. Einzelheiten nicht genau zu sehen wegen Nystagmus. Optikus selbst grau.

Man darf auch wohl annehmen, daß der bereits im Abschnitt Iris und Ciliarkörper zitierte Fall Wrob. (S. 282) mit Exsudation aus der Papille zu einer Art Retinitis proliferans schließlich führen werde.

Eine Retinitis proliferans, wie sie bei der Periphlebitis adolescentium der Tuberkulösen auf dem einen Auge häufig zu finden ist, kommt bei Lues kaum je vor, da, wie bereits auf S. 365 ausgeführt wurde, Lues eine sehr seltene Ätiologie dieser Periphlebitis retinitis adolescentium darstellt. Nur der von Steffan beobachtete Fall zeigt an einem Auge eine Retinitis proliferans, am anderen eine Periphlebitis mit Hämorrhagien. Es handelte sich um einen 23jährigen Patienten, der ein Jahr zuvor Lues akquiriert hatte.

Die Frage, ob es echte **Gummen der Retina** gibt, dürfte vorderhand in Ermangelung anatomischer Befunde unsicher sein, da es nicht feststeht, ob die gelegentlich beobachteten als gummös angesprochenen Veränderungen von der Retina ihren Ausgang genommen haben und da bei den beschriebenen Fällen der für ein Gumma charakteristische Zerfall nicht eintrat. Bei den nachstehend wiedergegebenen Beobachtungen von Hirschberg und Rosenhauch handelt es sich um isolierte, prominierende Netzhautherde.

Fall I von Hirschberg hatte sich im März 1891 ein Geschwür an den Geschlechtsteilen zugezogen. Nach 8tägigem Bestehen suchte er Behandlung nach, welche nach seiner Angabe in örtlicher Einreibung mit grauer Salbe bestand. Bald nach Pfingsten bekam er eine Halsentzündung, die durch Einatmungen und innerlichen Gebrauch von Jodkali bekämpft wurde. Am Auge fand sich zunächst folgender Befund:

Die lichtbrechenden Teile des Auges durchsichtig, der Sehnerveneintritt verwaschen, nicht wesentlich hervorragend, bis auf eine zarte Gefäßneubildung gerade am oberen Rande; alle Venen gestaut. Nach oben, etwa 10 mm oberhalb des Sehnervenrandes sitzt eine mächtige Herderkrankung, die etwa 10 mm lang (von rechts nach links), etwa 4 mm breit (von oben nach unten) und stark hervorragend erscheint. Sie besteht aus 2 dicht aneinanderstoßenden, bläulichweißen Knoten, deren Gewebe die Netzhautgefäße teilweise verschleiert. Im Gesichtsfelde des rechten Auges unten ein Ausfall in der Peripherie (von 38—60°), während die zentrale Sehschärfe noch fast normal geblieben ist. Das linke Auge ist normal. Nach 20tägiger gründlicher Einreibung wird die Sehkraft besser ($S = 1/_3$), die Reizung geringer; die bläuliche Masse ist geschwunden, man sieht daselbst einen Entfärbungsherd, in dem ein Stück von einem größeren Aderhautgefäße mit verdickten Wandungen auftaucht (Narbe der Aderhaut).

Im weiteren Verlaufe trat die Entzündung des Sehnervenkopfes mehr in den Vordergrund; derselbe ist geschwollen, von weißer Ausschwitzung durchsetzt, undeutlich begrenzt, Glaskörpertrübungen deutlich. Die Sehkraft des rechten Auges wird schließlich fast normal ($^{15}/_{20}$), doch bleibt der untere Gesichtsfeldausfall von 38—60°, entsprechend dem Sitze der früheren Geschwulst.

Ähnlich war der ophthalmoskopische Befund bei Hirschbergs zweitem Fall: Die Frau hatte 4 Jahre zuvor ein primäres Geschwür an den Lippen gehabt.

Vor 8 Wochen erkrankte ihr rechtes Auge unter Flockensehen und Nebel, dazu trat Rötung und Schmerz. Das rechte Auge hatte die Zeichen einer Iridocyclitis (Präzipitate, hintere Synechien, Glaskörpertrübungen). Papille normal, Netzhautvenen erweitert, Netzhaut im oberen Drittel, anfangend vom Sehnerv, leicht geschwollen und getrübt, ödematös. In dieser trüben Netzhaut saß innen oben an der Arteria nasalis superior, ungefähr 5 mm vom Sehnerv entfernt, ein etwa 4 mm großer, rundlicher hervorragender Herd von bläulicher Farbe mit heller Randung und verdeckte teilweise die Netzhautgefäße. Starke Herabsetzung des Visus (auf $< \frac{1}{12}$); Gesichtsfeldausfall. Auf antiluetische Behandlung Besserung, dann Rückfall (offenbar neue Blutungen in den Glaskörper). Bei weiterer spezifischer Kur erhebliche Besserung. Der Herd verkleinerte sich, wurde flach und grau. Sehschärfe stieg auf $\frac{1}{2}$.

Im Falle Rosenhauchs handelt es sich um einen 24jährigen Mann, der 3 Jahre vorher sich luetisch infiziert hatte. Im Augenhintergrund fand sich rechts in der Netzhaut über der Arteria temporalis inferior ein prominierender grauweißer Herd mit scharfer Begrenzung, der bis zur Macula heranreichte. R. S = Finger in 4 m, L. Auge normal. Sonst am Körper noch oberflächliche gummöse Hautveränderungen an den unteren Gliedmassen. Erhielt Mergal. $2\frac{1}{2}$ Monate später Nachuntersuchung. Gumma verschwunden; nur noch weißer Streifen von der Papille ausgehend. Papille etwas temporal abgeblaßt. Finger in 4 m. Gesichtsfeld unverändert. Der Streifen (2 P. lang) wird als Narbe aufgefaßt und spricht nach des Autors Ansicht für gummösen Prozeß, da es bei Lues II keine Narben gibt.

Ferner hat noch Oeller einen Fall wiedergegeben und mit zwei prächtigen Abbildungen versehen, den er als Gumma retinae aufzufassen geneigt ist. Wie er selbst zugibt, ist allerdings der Beweis, daß es sich um eine gummöse oder überhaupt luetische Affektion handelt, nicht mit Sicherheit anzutreten.

Bei einer 32jährigen Drechslersfrau bestand bei heftigem Reizzustand des Auges und bei vorhandenem Hypopyon eine sehr starke Verschleierung des Glaskörpers und ein höchst eigenartiges Bild des Augenhintergrundes. Die Papille selbst erschien normal, im späteren Verlauf temporal abgeblaßt; vom Sehnerven ca. $\frac{1}{2}$ Papillendurchmesser nach unten außen lag ein prominierender Knoten von hellgrau-grünlicher Farbe, der noch einen Zapfen nach der Macula zu schickte. Die Retina war um den Knoten und um die Papille herum intensiv graugrün gefärbt. Nirgends Blutungen. Auf eine Schmierkur hin hellte sich der Glaskörper auf und in dem Knoten trat ein Zerfall zu kleinen Trümmern ein, die einen weißlichen Glanz zeigten. Die Sehschärfe besserte sich von Erkennen von Handbewegungen auf $\frac{6}{20}$. Später kam es zu einem Rezidiv und auch zu einer mit Glaskörpertrübungen einhergehenden Erkrankung des zweiten Auges.

Für Lues sprach die Ozaena, Drüsenschwellung, das Auftreten von Geschwüren an den Zungenrändern, der Wangen- und Genitalschleimhaut. Wenn man eine Lues zugab, so mußte der Netzhautherd am ehesten als Gumma aufgefaßt werden wegen seines isolierten Vorkommens, seiner Begrenzung und Prominenz, und da ein retinitisches Exsudat nie mit einer derartigen graugrünen Farbe einherzugehen pflegt. „Die Affektion ist unter keine der sonst bekannten syphilitischen Hintergrundserkrankungen einzureihen."

Literatur:

Alt, Presentation of specimen, healing gumma of the chorioid and sclerotic. Ophth. record 1908. 300.

Antonelli, Les stigmates ophthalmoscopiques rudimentaires de la syphilis héréditaire. Paris 1897.

Appel, Über spezifische Gefäßerkrankung des Auges mit spezieller Berücksichtigung der Retinitis luetica. Inaug.-Diss. Würzburg 1894.

Baas, Über die anatomische Grundlage des Ringskotoms. A. f. O. 1897. XLIV. 642.

Derselbe, Beitrag zur Kenntnis der durch Syphilis am Auge hervorgerufenen Veränderungen. A. f. O. 1909. XLV.

Bach, Anatomische Befunde von Retinitis luetica. A. f. A. 1894. XXVIII. 67.

Benda, Neue Fälle syphilitischer Erkrankungen der großen Gefäße. B. kl. W. 1910. Nr. 5. 218.

Best, Über angeborene Chorioretinitis. Heidelb. Ber. 1902. 181.

Birch-Hirschfeld, Die Erkrankung der Netzhaut. Lubarsch-Ostertag (1900—1905).

Brixa, Über Gumma des Ciliarkörpers und luetische Augenhintergrundserkrankungen. A. f. O. 1899. XLVIII. 123.

Ole W. Bull, The ophthalmoscope and lues. Christiania 1884.

Coats, Über Retinitis exsudativa (Retinitis haemorrh. externa) A. f. O. 1912. LXXXI. 275.

Deutschmann, Über Lochbildung in der Macula. Z. f. A. 1912. XXVII. 11.

Dufour und Gonin, Maladies de la retine. Encycl. franç. d'ophth. 1906. VI. 873.

Edmunds und Brailey, Über einige Veränderungen, welche in den Blutgefäßen bei Augenkrankheiten auftreten, in ihrer Beziehung zur allgemeinen Pathologie betrachtet. The royal London ophth. Hosp. 1880. X. Ref. C. f. A. 1880. IV. 389.

Fialho, Über eine ausgedehnte luetische Erkrankung des Auges mit Mitbeteiligung der Conjunctiva. A. f. O. 1901. LII. 446.

Förster, Zur klinischen Kenntnis der Chorioiditis syphilitica. A. f. O. 1874. XX. 33.

Fuchs, Anatomische Miszellen. IV. Iritis syphilitica. A. f. O. 1884. XXX. 3. 139.

Derselbe, Ein Fall zentraler rezidivierender syphilitischer Netzhautentzündung. C. f. A. 1916. XL. 105.

Galezowski, Des embolies par artério-skléroses rétiniennes. Recueil d'ophth. 1902. 273. ref. Jahresber. 1902. 631.

Galezowski und Valli, Rétinite syphilitique centrale hérédosyphilitique. Recueil d'ophth. 1908. 429.

Galezowski, Retinitis exsudativa syphilitica. Recueil d'ophth. 1911. ref. C. f. A. 1912. XXXVI. 310.

Derselbe, Rétinite exsudative syphilitique. A. d'ocul. 1911. 431.

Gallus, Zur Frage der Ringskotome. Z. f. A. 1902. VII. 361.

Geis, Beziehungen der Gefäßerkrankungen der Netzhaut zu denen des Gehirns. Kl. M. f. A. 1911. XLIX/I.

Gilbert, Sklerosen, Thrombosen und Aneurysmen der Zentralgefäße. A. f. A. 1914. XXVII.

Ginsberg, Grundriß der pathologischen Histologie des Auges. Berlin 1903.

Derselbe, Über das Vorkommen lipoider Substanzen im Bulbus etc. A. f. O. 1912. LXXXII.

Guglianetti, Diffuse Gefäßsklerose und Atrophie der Chorioidea nach Syphilis. Arch. di Ottalmol. 1908. XVI. ref. Kl. M. f. A. 1910. I. 401.

Haab, Einige seltene Augenspiegelbilder. Festschr. f. Helmholtz 1891.

Hanssen, Gumma der Aderhaut. Kl. M. f. A. 1916. LVI. 66.

Harms, Anatomische Untersuchungen über Gefäßerkrankungen im Gebiete der A. und V. centralis retinae und ihre Folgen für die Zirkulation mit besonderer Berücksichtigung des sogenannten hämorrhagischen Infarktes der Netzhaut. A. f. O. 1905. LXI. 1 und 245.

Hecker, Beitrag zur Histologie und Pathologie der kongenitalen Syphilis. Deutsch. Arch. f. kl. Med. LXI.

Heß, Pathologie und Therapie des Linsensystems. Graefe-Saemisch, Handbuch 1905. 121.

A. v. Hippel, Fall von gummöser Neubildung in sämtlichen Häuten des Auges. A. f. O. 1867. XIII. 65.

E. v. Hippel, Pathologisch-anatomische Befunde am Auge des Neugeborenen. A. f. O. 1898. XLV. 313.

Hirsch, Ehrlich-Hata bei luetischen Augenerkrankungen. M. m. W. 1910. Nr. 49. 2579.

Hirschberg und Fehr, Die späteren Wandlungen der spezifischen Netz-Aderhautentzündung. C. f. A. 1906. 289.

Hirschberg, Über Netzhautentzündung bei angeborener Lues. D. m. W. 1895. Nr. 26 u. 27.

Derselbe, Über Gummiknoten des Augengrundes. Über das Wort Gumma. Beitr. z. Derm. u. Syph. (Festschrift f. Lewin) 1895.

Derselbe, Über Entzündung der Netzhaut und des Sehnerven infolge von angeborener Lues. D. m. W. 1906. 746.

Derselbe, Zwei alte Fälle von Lues mit Augensymptomen. C. f. A. 1909. XXXIII. 295.

Derselbe, Über die zentrale rezidivierende Netzhautentzündung bei Syphilitischen. C. f. A. 1910. XL. 33.

Jacobaeus, Einige Bemerkungen über syphilitische Herz- und Gefäßkrankheiten vom klinischen und pathologisch-anatomischen Gesichtspunkt aus. Deutsch. Arch. f. klin. Med. 1911. CII.

Jendralski, Salvarsan und Neurorezidiv. B. kl. W. 1912. Nr. 15. 720.

Derselbe, Salvarsan und Auge. Inaug.-Diss. Breslau 1912.

Igersheimer, Experimentelle Untersuchungen zur Syphilis des Auges. Heidelb. Ber. 1912.

Derselbe, Beitrag zur Klinik und pathologischen Anatomie der Augensyphilis. A. f. O. 1913. LXXXIV.

Inouye, Zur Kenntnis der Pathologie der Tenonitis etc. A. f. O. 1912. LXXXI. 238.

Derselbe, Beitrag zur Kenntnis der retinalen Cystenbildung und der Papillitis nach Entzündungen des vorderen Bulbusabschnittes. A. f. O. 1912. LXXXI. 118.

Ito, Ein Beitrag zur Kenntnis der pathologischen Anatomie bei Retinitis syphilit. hereditar. A. f. A. 1912. LXXIII. 4.

Lauber, Eigentümliche Form luetischer Chorioiditis. Kl. M. f. A. 1910. XLVIII/I. 205.

Lawford, Ungewöhnliche chorioretinitische Veränderungen bei angeborener Syphilis. Kl. M. f. A. 1902. XL/I. 164.

Derselbe, The etiology of chorioiditis. Ophth. Rec. 1908. 557. Ref. Jahresber. 1908. 679.

Leber, Die Zirkulations- und Ernährungsverhältnisse des Auges. Graefe-Saemisch II. Aufl. II/2.

Derselbe, Die Krankheiten der Netzhaut. Graefe-Saemisch II. Aufl. V. 610—617, 620—622, 633—662.

Meyer, Contribution en diagnostique ophthalmoscopique. Helmholtz Festschr. 1891.

Michel, Über syphilitische Augengefäßveränderungen. D. m. W. 1906. 1881 und C. f. A. 1906. 209.

Nagel, Untersuchung zweier Fälle alter Chorioretinitis specifica. A. f. A. 1898. XXXVI. 369.

Nettleship, On the pathol. changes in syphilitic chorioiditis and retinitis. London ophth. Hosp. Report 1886. XI.

Derselbe, Coloured drawing of fundus in a case of active syphilitic chorioiditis disseminata with hazy vitreous and probably some deep haze of retina. Transact. of the ophth. soc. of the unit. kingd. 1909. XXIX. 133.

Oeller, Atlas seltener ophthalmoskopischer Befunde. 1906. V. Lieferung. Tafel XV—XVI.

Oswalt, Über Retinitis syphilitica, ihr ophthalmoskopisches Bild, ihre pathologisch-anatomische Grundlage und ihre semiotische Bedeutung. VII. internat. ophthalm. Kongr. 1888. 474.

Parsons, The pathology of the eye. London 1905.

Pasetti, Über einige seltene Lokalisationen der Syphilis im Auge. Annali di Ottalmol. 1914. XLIII. Ref. Kl. M. f. A. 1915. LIV. 546.

Peters, Lubarsch-Ostertag, Ergebnisse der allgemeinen Pathologie etc.

Peppmüller, Syphilis des Auges. Lubarsch-Ostertag 1897/1898.

Pignatarie, La prova del Wassermann in un caso di retino-coroideite maculare ad etiologia oscura. Annali di Ottalm. XXXIX. 112. Ref. Jahresber. 1911. 629.

Puscarin, Ein Fall von Thrombose der oberen Vena nasalis syphilitischer Natur. Kl. M. f. A. 1910. XLVIII/II. 45.

Rochon-Duvigneaud, Examen histologique d'une chorio-rétinite maculaire d'origine hérédo-syphilitique. A. d'ophth. 1895. XV. 764.

Derselbe, Lésions syphilitiques des membranes profondes. (Soc. d'ophth. de Paris). A. d'ophth. 1906. 175.

Rollet et Grandclément, Un cas de chorioidite atrophique aréolaire sans pigment. Révue générale d'ophth. 1908. 310.

Rößler, Neuroretinitis und Glaskörpertrübungen. Z. f. A. 1913. XXX. 243.

Rosenhauch, Gummi der Netzhaut mit Mergal geheilt. Wochenschr. f. Ther. u. Hyg. d. Auges. 1908/09. Nr. 20. 161.

Scheffels, Ein Fall von Perivasculitis retinae. A. f. A. 1891. XXII. 374.

Scherl, Gummöse Neubildung der Iris und des Ciliarkörpers mit Übergang auf die Linse. A. f. A. 1892. XXV. 287.

Schöbl, Einige Worte über Chorioretinitis tuberculosa und specifica. C. f. A. 1888.

Senn, Retino-Chorioiditis rudimentaris e lue congen. A. f. A. 1901. XLIV. 147.

Sidler-Huguenin, Über die hereditär-syphilitischen Augenhintergrundsveränderungen nebst einigen allgemeinen Bemerkungen über Augenerkrankungen bei angeborener Lues. Deutschmanns Beitr. 1904. VI. Heft 51. 1.

Holmes Spicer, Retinal vasculitis in inherited syphilis. Transact. of the ophth. soc. of the united kingd. 1892. XII. 116.

Ssiwzew, Gesellsch. d. Ärzte in Moskau am 24. XI. 09. Z. f. A. 1910. XXIII. 185.

Stähli, Ein Beitrag zur Anatomie und Pathologie der Lues hereditaria tarda oculi. A. f. A. 1913. LXXIV. 13.

Rose Steffan, Über Periphlebitis retinalis. A. f. A. 1913. LXXV. 299.

Stein, Zur pathologischen Anatomie und Differentialdiagnose der Chorioretinitis syphilitica und Retinitis pigmentosa. A. f. O. 1903. LVI. 463.

Sydney Stephenson, On a form of amblyopia in young childrens consequent upon inherited syphilis. The Ophthalmoscope IV. 1906. 506.
Stock, Über einen Fall von Gummigeschwulst des Optikus hinter der Papille und von Chorioiditis gummosa. Kl. M. f. A. 1905. 640.
Stood, Fall von Thrombose der Vena centralis retinae syphilitischen Ursprungs. Verh. d. Naturf.-Ges. Dresden 1907.
Sucker, Chronic chorioretinitis. Ophth. Record 1908. 245.
Uhthoff, Untersuchungen über die bei der Syphilis des Zentralnervensystems vorkommenden Augenstörungen. II. Teil. A. f. O. 1893. 126.
Derselbe, Ein seltener Fall von zentraler rezidiv. Retinitis syphilitica. Kl. M. f. A. 1912. L/I. 475.
Ulrich, Disseminierte hereditär-luetische Chorioiditis. Z. f. A. 1908. XX. 401.
Velhagen, Beitrag zur Kenntnis des Krankheitsbildes der Embolie der A. centr. retin. nebst Bemerkungen über den Verlauf der Maculafasern im Sehnerven. Kl. M. f. A. 1905. XLIII/II. 440.
Videki, Über die Sklerose der Netzhautgefäße. Ref. Jahresber. 1903. 667.
Wagenmann, Ein Fall von luetischer Chorioiditis dissem. combin. mit Retinitis haemorrh. an einem Auge. Ophthalm. Klinik 1899. III. 21.
Wilbrand-Saenger, Pathologie der Netzhaut. Die Neurologie des Auges. 1909. IV/I.
Zeemann, Über Loch- und Cystenbildung der Fovea centralis. A. f. O. 1911. LXXX. 259.

Dreizehntes Kapitel.

Glaukom.

An mehreren Stellen dieses Buches wurde darauf hingewiesen, daß manche syphilitischen Augenprozesse mit Drucksteigerung einhergehen, so die Keratitis parenchymatosa, Iritis und thrombotische Vorgänge im Gebiet der Zentralgefäße. Wie die Drucksteigerung bei diesen Affektionen zustande kommt, ist nicht immer leicht zu erklären, zweifellos spielt die Aufhebung der Kommunikation zwischen vorderer und hinterer Kammer dabei nur teilweise eine Rolle, häufiger sind wohl Retentionen im Gebiet des Kammerwinkels, aber auch mit diesem Moment sind die Möglichkeiten der Druckerhöhung wahrscheinlich nicht erschöpft. Änderungen der Blutgefäßfüllung besonders im Ciliarkörper und dadurch eventuell bedingte, vermehrte Sekretion von Kammerwasser, Behinderung des Abflusses im Gebiet der Vortexvenen mögen wohl weitere Momente darstellen. Mangels anatomischen Materials ist man zumeist auf Vermutungen angewiesen. Tritt ein Glaukom im Gefolge der obengenannten Affektion auf, so müssen wir es im weiteren Sinn als sekundäres Glaukom bezeichnen, da wir im allgemeinen bei dem sogenannten primären Glaukom solche sichtbaren sonstigen Veränderungen des Auges nicht antreffen. Neuerdings ist man allerdings mehr und mehr bestrebt, ganz allgemein auch beim primären Glaukom lokale Veränderungen am Auge, besonders am Gefäßsystem, als wesentlichen genetischen Faktor anzusehen. Ich verweise hier z. B. auf die Ausführungen Gilberts (S. 406 ff.), muß allerdings gestehen, daß mir der Beweis für die kausale Bedeutung der Gefäßveränderungen zum Zustandekommen eines Primärglaukoms noch nicht gesichert erscheint, wenn auch theoretische Erwägungen und manche Einzelbeobachtungen dafür sprechen. Zum mindesten ist aber diese Frage sehr des weiteren Studiums wert. Es wäre sicher sehr zu begrüßen, wenn systematische Nachforschungen über das Vorhandensein von Lues bei den Glaukomkranken gemacht würden. Sollten wirklich Gefäßveränderungen am Auge mehr, als man früher annahm, bei Glaukomatösen vorhanden sein, so wäre an sich die Möglichkeit nicht von der Hand zu weisen, daß diese zuweilen luetischer Herkunft sein könnten. Schon seit langen Jahren taucht gelegentlich der Begriff des Glaukoma syphiliticum auf, konnte sich allerdings keinen festen Platz in der Pathologie bis jetzt erringen. Pflüger, Wicherkiewicz, Waldhauer sind wohl zuerst anläßlich der Glaukomdebatte in Heidelberg 1888 für die luetische Ätiologie mancher Glaukomfälle eingetreten und wurden zu dieser Ansicht durch die günstige Wirkung antiluetischer Therapie nach Versagen von Miotica und antiglaukomatösen Operationen bestimmt. Samelsohn hat dann 1893 hervorgehoben, daß das Glaukoma syphiliticum besonders bei jugendlichen Luetikern vorkomme; in neuerer Zeit betonen Elschnig sowie Mosso, das Glaukoma juvenile beruhe vielfach auf kongenitaler Lues. Beweise für diese Ansicht an größerem Untersuchungsmaterial konnte ich nicht finden, im Gegenteil spricht die Zusammenstellung Löhleins in keinem Fall, die von Haag nur in zwei Fällen von Lues, es ist aber fraglich, ob sehr intensiv nach der syphilitischen Ätiologie gefahndet worden war. Wenn Koritny den Beweis des Vorkommens von Glaukoma syphiliticum durch die anatomischen Untersuchungen von Michel's und die Beobachtungen von Morax und Fourrière über den günstigen Einfluß von Salvarsankuren für absolut gesichert hält, so kann ich ihm nicht beipflichten. Michel untersuchte die Augen eines 38jährigen Mannes mit intraokularer Drucksteigerung anatomisch und stützte die Diagnose Syphilis einzig auf die weitverbreiteten, vorwiegend die Adventitia und Intima betreffenden Gefäßveränderungen. Wenn auch gewiß zuzugeben ist, daß diese vaskulären Prozesse luetischer Natur gewesen sein können, so kann doch der Fall auf diese Feststellung allein hin nicht als Testobjekt dienen. Bei den drei Fällen von Morax und Fourrière, bei denen eine den Druck herabsetzende Wirkung des Salvarsans festgestellt werden konnte, handelte es sich nur in einem Falle mit Sicherheit um einen Luetiker, und selbst bei diesem ist die Diagnose eines Glaukoma syphiliticum mißlich, weil wahrscheinlich die ersten Zeichen des Glaukoms der syphilitischen Infektion um drei Jahre vorauseilten. Koritny selbst macht Angaben über ein primäres Glaukom bei einem Luetiker und spricht der spezifischen Behandlung den Erfolg eines jahrelang günstigen Verlaufs zu. Da aber bis zum Verschwinden der Glaukomerscheinungen Miotica nebenher gegeben wurden, so ist auch dieser Fall nicht zu verwerten.

Hervorhebenswert im negativen Sinne erscheint mir, daß weder Alexander noch Schmidt-Rimpler einen Fall von Glaukoma syphiliticum gesehen haben.

Die Entscheidung in dieser Frage werden aber nur systematische Untersuchungen bringen.

Von der ätiologischen Stellung der Lues zum Hydrophthalmus congenitus ist im Kapitel Syphilis und Blindheit die Rede; ferner sei auf Fall Brom. S. 213 verwiesen.

Literatur:

Alexander, Neue Erfahrungen über luetische Augenerkrankungen. Wiesbaden 1895.
Bader, Ophthalmoskopische Befunde bei Syphilis. Guy's Hosp. Rep. 1871. p. 463. Ref. Sidler-Huguenin, Beitr. z. A. Bd. VI. 8.
S. H. Brown, Notes on a case of unilateral buphthalmus, in which a positive Wassermann reaction was obtained. Americ. Journ. of Ophthalm. Jan. 1913. Ref. Ophthalmoscope 1913. XI. 364.
Elschnig, Über das Primärglaukom. Prager mediz. Wochenschr. 1913. Nr. 27.
Gilbert, Beiträge zur Lehre vom Glaukom. A. f. O. 1912. LXXXII.
Haag, Das Glaukom der Jugendlichen. Kl. M. f. A. 1915. LIV. 133.
Koritny, Glaukom und Syphilis. Inaug.-Dissert. Berlin 1913.
Morax und Fourrière, Modification de la tension oculaire dans le glaucome chez de syphilitiques après traitement par l'arsénobenzol. A. d'ocul. 1911. CXLV. 439.

Mosso, Glaukom und Syphilis. Annal. di Ottalmolog. 1914. XLIII. Ref. Kl. M. f. A. 1915.
    LIV. 546.
Pflüger, Wicherkiewicz, Waldhauer, Disc. zu Priestley Smith, Glaucoma-Pathology.
    Internat. Ophthalm. Kongreß Heidelberg. 1888.
Posey, Glaucomatous excavation due to syphilis of the optic nerv Ophth. Record. 192.
    Ref. Jahresber. 1909. XL. 723.
Samelsohn, Du glaucome syphilitique. Soc. franç. d'ophth. 1893 mit Diskussion.
Seefelder, Klinische und anatomische Untersuchungen zur Pathologie und Therapie des
    Hydrophthalm. congenit. A. f. O. 1906. LXIII. 205.
Schmidt-Rimpler, Glaukom. Graefe-Saemisch II. Aufl. 1908.

Vierzehntes Kapitel.

Augennerven.

A. Vorbemerkungen.

Pathogenese der luetischen Erkrankung des Zentralnervensystems. Bevor
wir an die Schilderung der speziellen Pathologie des Optikus und der sonstigen
Hirnnerven, die zum Auge Beziehung haben, herangehen, müssen erst eine
Reihe von Fragen erörtert werden, die die Syphilis des Zentralnervensystems
mehr im allgemeinen betreffen[1]). Auf wenigen Gebieten der Medizin ist gerade
in den letzten Jahren so viel Forscherarbeit geleistet worden wie auf dem der
syphilogenen Nervenerkrankungen. Ohne Kenntnis der Probleme, die hier
zum Teil gelöst, zum Teil ungelöst oder neu erstanden sind, werden wir die
Verhältnisse an den Augennerven von einem modernen Standpunkt nicht
erfassen können.

Die Haupterkenntnis der letzten Jahre, die ich voranstellen möchte, ist
die, daß das Zentralnervensystem viel häufiger bei der luetischen
Durchseuchung des Körpers erkrankt, als man früher ahnte und
daß diese Affektion ohne oder ohne wesentliche klinische Symptome
verlaufen kann. Dafür sprechen die Liquorbefunde, manche anatomischen
Feststellungen, die Neurorezidive nach antiluetischer Behandlung, Gesichtsfeldbefunde mit verfeinerter Methodik, alles Dinge, auf die wir weiter unten
noch näher eingehen werden. Daß die krankhaften Veränderungen am Zentralorgan durch die Spirochäten selbst bedingt werden, ist eine Annahme, die wir
bei unserer Auffassung von der Erregernatur der Pallida a priori machen und
die durch den gelegentlichen Nachweis von Spirochäten bei frühen Luesstadien
ohne nervöse Symptome gestützt wird (Steiner und Mulzer, Gennerich).
Es entsteht somit die Frage: Auf welchem Weg gelangen die Spirochäten
zum Zentralnervensystem? Diese Frage schwebt noch. Ehrmann fand
bei Untersuchung von zwei Initialsklerosen zahlreiche Spirochäten in den
Nerven der Kutis und Subkutis, besonders zahlreich in den Lymphspalten
des Perineuriums, ferner aber auch zwischen dem Nervenbündel und der Nervenscheide sowie zwischen den Nervenfasern; ein Eindringen in die Markscheide
und die Achsenzylinder konnte er nicht feststellen. Ehrmann dachte daran,
daß die Lueserreger vielleicht auf den die Nerven begleitenden Lymphwegen
aufsteigend zu dem Zentralorgan gelangen könnten, ein Gedanke, der durch
die anatomischen Untersuchungen Baums eine gewisse Unterlage erhielt
(Werther); wie wir bei Besprechung der Liquordiagnostik gesehen haben,

---

    [1]) Betreffs der Liquordiagnostik s. S. 36.

hat Baum nachgewiesen, daß injizierte Flüssigkeit vom Subarachnoidealraum in die Lymphspalten aller zerebrospinalen Nerven bis in deren Endzweige abfließt. Analogien zu einer derartigen aszendierenden Entstehung der Nervensyphilis würden Tetanus, Lyssa und andere Krankheiten bieten; die Tollwut soll nach den Angaben Schmorls (Diskussion zum Vortrag Baums) beim Biß ins Gesicht rascher auftreten als in den Fällen, wo die Infektionspforte weiter entfernt liegt. Auch hat man darauf hingewiesen, daß die Lues cerebri sich besonders häufig an Kopfschanker anschließe. Das ist jedoch eine Behauptung, für die der Beweis bisher noch aussteht (s. auch Kapitel Lider); man müßte auch dann verlangen, daß die sogenannte Tabes superior, die wir Ophthalmologen am meisten zu sehen bekommen, bei extragenitalen Primäraffekten am Kopf und Hals vorwiegend auftrete; dafür liegen aber weder in der Literatur noch nach eigenen Erfahrungen Anhaltspunkte vor. Gegen die Ehrmannsche Vermutung macht Levaditi (zit. bei Steiner) noch geltend, daß in den tieferen Schichten der Initialsklerose alle Gewebsbestandteile von den Spirochäten diffus durchsetzt sind und daß eine schon im Primäraffekt sich äußernde, morphologisch nachweisbare Affinität der Pallidae zum Nervensystem erst dann annehmbar sei, wenn nicht nur im Bereich der Initialsklerose, sondern auch noch in einiger Entfernung davon in den Nerven Spirochäten sich vorfinden würden.

Für die zweite Möglichkeit, daß die Spirochäten auf dem Blutweg zu den Meningen gelangen, läßt sich anführen, daß die ersten Liquorveränderungen etwa zu der Zeit nachweisbar sind, wenn die Generalisation der Syphilis eingeleitet ist. Ist die Lues auf den primären Herd beschränkt und die Wassermann-Reaktion im Blut noch negativ, so ist auch der Liquor normal (Rost).

Die Ansichten der Autoren, wie oft das Zentralnervensystem im frühsekundären Stadium der Lues infiziert wird, gehen, soweit die Liquorveränderungen einen Rückschluß gestatten, auseinander. Ich verweise bezüglich dieser Frage sowie vieler sonstiger Einzelheiten auf die Erörterungen über „Liquordiagnostik", die überhaupt mit als Einführung in dieses Kapitel dienen sollen.

Wichtiger für unsere jetzigen Betrachtungen ist die Frage, wie das Zentralnervensystem auf die Invasion von Spirochäten reagiert. Die einwandfreie Antwort hierauf würden anatomische Untersuchungen geben. Leider gibt es deren nur sehr wenige beim Menschen, vor allem, wenn man solche Fälle berücksichtigt, wo nervöse klinische Symptome fehlten. Wechselmann zitiert eine Untersuchung von Omeltschenko, der bei einem durch Selbstmord geendeten Patienten bereits am Ende der dritten Woche nach dem verdächtigen Koitus und fast gleichzeitig mit der Entstehung des Primäraffekts Veränderungen im Zentralnervensystem fand. Die Pia erschien etwas verdickt und getrübt und an den Endarterien der Hirnrinde und den kleinsten Gefäßen der Pia wurde eine Periarteriitis festgestellt. Der an sich sehr beachtenswerte Fall erscheint mir jedoch wegen der Komplikation mit dem Kopfschuß nicht ganz einwandfrei. Ohne jeden Vorbehalt muß man aber die Beobachtung Fahrs anerkennen:

Weihnachten 1913 Infektion, Mitte Februar 1914 Exanthem, Ende Februar 1914 plötzlicher Zusammenbruch, schon am Abend Tod. Sektion: Macul.-pap. Syphilid, Leptomeningitis luica (besonders Stirnhirn), Lungenödem, Schwellung der peripheren Drüsen, Perihepatitis, Splenitis, Milzinfarkt, Stauungsorgane, teilweise lymphoide Umwandlung des Knochenmarks. Mikroskopisch: typisches Bild der Leptomeningitis luica, Entzündung schließt sich eng an die Gefäße an. Meist Plasmazellen. In den Infiltraten, aber auch frei in den Gefäßen reichlich Spirochäten. Daß Patient vor dem Tod keinerlei Symptome hatte, schiebt Fahr darauf, daß die Konvexität des Gehirns und nicht die Basis ergriffen war.

Solche schweren, zum Tod führenden Erkrankungen in der Frühperiode bilden recht große Seltenheiten und es fragt sich, ob es sich bei den leichteren, unter Umständen ohne jede klinische Störung einhergehenden Affektionen anatomisch um dieselben, nur im Grad geringeren Läsionen handelt. Für die Verhältnisse beim Menschen ist eine Bemerkung Alzheimers von Wichtigkeit, daß man bei früher Syphilitischen nicht selten ziemlich erhebliche Anhäufungen von Lymphocyten und selbst Plasmazellen in den Meningen finde, ohne daß klinische Erscheinungen bestanden und daß es sich hierbei wohl um die Fälle von positivem Liquorbefund bei Abwesenheit nervöser Symptome handle.

Auch die experimentellen Befunde deuten darauf hin, daß als erste und geringste Reaktion auf die Invasion der Spirochäten in das Zentralorgan eine Infiltration der Meningen mit besonderer Beteiligung der Gefäßlymphscheiden erfolgt. Steiner faßt seine experimentellen Erfahrungen folgendermaßen zusammen: „Die spinale Erkrankung der von mir untersuchten syphilitischen Kaninchen ist schon oben als eine Erkrankung der duralen und der peri- und intraduralen Gefäße im Sinne einer zelligen Infiltration der Gefäßlymphscheiden charakterisiert worden. Gelegentlich griff auch die Infiltration über die Lymphscheiden hinaus, es war eine dichte Zellansammlung in den meningealen Hüllen und in den Einscheidungen der Nervenbündel zu beobachten. Wir müssen danach von einer subakuten Meningitis und Perineuritis sprechen. Im Gehirn der Tiere fand sich in einigen Fällen eine Meningoencephalitis circumscripta vor, die auch in Form einer adventitiellen Infiltration der Gefäße, vor allem der Venen bzw. einer Infiltration der Meningen mit zelligen Elementen sich darbot. Richtige Granulationsgeschwülste fanden sich nicht vor, ebensowenig arteritische oder endophlebitische Prozesse." Bei späteren Untersuchungen mit mehrmaligen intravenösen Injektionen konnte Steiner auch einmal eine kleinste syphilitische Granulationsgeschwulst, die sicher von den Gefäßen ausging, konstatieren; Exsudationen fanden sich in den zarten Meningen des Gehirns sowohl an der Basis als an der Konvexität und auch im Rückenmark. Die Infiltrate bestanden öfters aus Leukocyten, meist aus Plasmazellen. Im Gegensatz zu Steiner stellten Weygandt und Jakob, die sonst zu ähnlichen Resultaten kamen, auch Parenchymdegenerationen fest, die ihrer Meinung nach nicht allein in den entzündlichen Gefäßerscheinungen ihre ursächliche Erklärung fanden, sondern als primäre Veränderungen aufzufassen waren. Ebenso wie Steiner gelang ihnen der Nachweis der Spirochäten in den veränderten Stellen nicht.

Wenn auch die Ergebnisse der Tierversuche nicht ohne weiteres auf den Menschen übertragen werden dürfen, so finden sie sich doch in so guter Übereinstimmung mit klinischen und anatomischen Befunden beim Menschen, daß sie durchaus berücksichtigt werden können.

Zu den besprochenen Anhaltspunkten gesellen sich als weitere, die für eine frühluetische Meningitis (Ravauts histologisches Meningorezidiv) im sekundären Stadium der Syphilis sprechen, die Liquorbefunde. Normalerweise sind die Meningen undurchlässig. Treten nun im Liquor Zellelemente, wie Lymphocyten, Plasmazellen usw., ferner Eiweiß und gar Luesreagine auf, so ist das ein Zeichen dafür, daß zum mindesten die meningealen Gefäße krankhaft verändert und durchlässig geworden sind; mancherlei Momente sprechen aber dafür, daß es sich nicht allein um reine abnorme Filtration (Zaloziecki) handelt, sondern daß ein Teil der Zellen und die Luesreagine aus Entzündungsherden der Meningen stammen und von da in den Liquor übergehen. Als autoptischer Befund, der besonders beredt in diesem Sinn spricht, muß der von Jakob beschriebene Fall angesehen werden.

Ein junger Mensch von 23 Jahren ist seit 1 Monat an einem Primäraffekt erkrankt und hat bereits positive Wassermann-Reaktion im Blut. Auf die erste Salvarsaninjektion folgt vorübergehend Erbrechen und Temperaturanstieg; nach der zweiten Injektion kommt es nach dreitägigem Intervall zu epileptiformen Krämpfen, Koma und schließlich am Morgen des sechsten Tages zum Tod. In der Nacht vor dem Tod besteht erhöhter Liquordruck und positive Nonnesche Reaktion, keine Lymphocytose; der postmortal entnommene Liquor zeigt: Phase I $++$, Pleocytose $++$, Wassermann-Reaktion (bei 0,5 und 1,0) $+$, Goldsol $+++$. Im Gehirn fanden sich mikroskopisch kapillare Blutaustritte, Zeichen einer lokalisierten Hirnschwellung und deutliche entzündlich-infiltrative Veränderungen, besonders in der Pia und in der Umgebung von Rindengefäßen.

Jakob nimmt in seinem Fall an, daß schon vor Beginn der Salvarsanbehandlung eine syphilitische Meningealaffektion bestanden hat. — Umgekehrt ergibt in einer Beobachtung Zaloziecki's bei einer Encephalitis haemorrhagica (Salvarsantodesfall) die negative Wassermann-Reaktion im Liquor eine gute Übereinstimmung mit dem negativen anatomischen Befund; Lymphocytose und Phase I waren positiv. Bei einem Fall Fraenkel's allerdings war der Liquorwassermann schwach positiv und trotzdem der histologische Hirnbefund negativ. Die Folgerung des Autors, daß sich demnach auch positive Wassermann-Reaktion im Liquor bei völlig normalen Meningen finden könne, möchte Hauptmann nicht anerkennen mit der Begründung, daß gegen eine solche Annahme jede sonstige Erfahrung spreche und daß kleinste meningeale Herde auch einer sehr gründlichen histologischen Untersuchung entgehen können.

Wir stellen uns also auf den Standpunkt, daß Lymphocytose und Phase I Reaktion im Liquor mit einer gewissen und positive Wassermann-Reaktion mit großer Wahrscheinlichkeit bei einem Luetiker für einen entzündlichen Prozeß in den Meningen sprechen. Häufig kombinieren sich diese histologischen Befunde mit subjektiven Erscheinungen, wie Kopfschmerzen, Schwindel, Ohrensausen. Es ist andererseits durch Wechselmann und Dinkelacker, Gamper und Skutetzki u. a. bewiesen, daß ein völliger Parallelismus hier nicht besteht; es erscheint mir daher fraglich, ob man Kopfschmerzen bei völlig normalem Liquor schon für ein meningitisches Symptom bei einem Luetiker halten darf. Gelegentlich mögen sie auch mit einem gesteigerten Liquordruck zusammenhängen, in anderen Fällen aber werden sie wohl von dem luetischen Prozeß ganz unabhängig sein.

Je genauer spezialistisch untersucht wird, um so mehr schmilzt die Zahl der Fälle mit positiven Liquorreaktionen bei anscheinender klinischer Gesundheit zusammen. Objektive Symptome, besonders von seiten des Akustikus, Optikus eventuell auch anderer basaler Hirnnerven sowie Gesichtsfeldbefunde, die eine Störung im Gebiet des Chiasma anzeigen, deuten ihrerseits wieder auf die Meningen als Ursprungsstätte. Auf die Erscheinungen am Sehapparat kommen wir natürlich noch eingehend zurück. Bezüglich des Akustikus sei auf die positiven Befunde von Knick und Zaloziecki, Wile und Stokes u. a. verwiesen.

Alle diese histologischen oder wenigstens latenten luetischen Prozesse des Zentralnervensystems können entweder durch unzweckmäßige, d. h. ungenügende antiluetische Behandlung, wie sie besonders in der ersten Salvarsanära geübt wurde („Neurorezidive") oder auch ohne erkennbare Ursache klinisch manifest werden. Man weiß schon seit den sechziger Jahren des vorigen Jahrhunderts, daß die Häufigkeit der Lues cerebrospinalis in den ersten beiden Jahren nach der Infektion am größten ist. Man kann sich davon sehr schön an den übereinstimmenden Kurven Langs und Nannyns, die Nonne wiedergibt, überzeugen, muß nur berücksichtigen, daß Tabes und

Paralyse in diesen Kurven nicht inbegriffen sind. Nach den Untersuchungen dieser Autoren fallen etwa die Hälfte aller Fälle von Lues cerebrospinalis in die ersten drei Jahre nach der Infektion und wenigstens ein Viertel derselben in die Frühperiode. Nonne berichtet dann auch noch über eine Reihe eigener und fremder Beobachtungen schwerster, zum Teil anatomisch untersuchter Gehirnsyphilis in den ersten Monaten nach der luetischen Infektion. Gesellt man diesen noch den Fall von Dürck hinzu, der bei einer Patientin 4 Monate post infectionem eine knötchenförmige Leptomeningitis und Arteriitis feststellen konnte, so kann man als häufigste anatomische Veränderung eine besonders gern an der Basis lokalisierte Meningitis einerseits und Arterienveränderungen mit sekundärer Erweichung andererseits bezeichnen.

Die ganzen bisherigen Erörterungen ergeben also, daß die Spirochäten, die in der frühen Syphilisperiode bereits in das Zentralnervensystem eindringen, vor allem sich in den Meningen einnisten und hier eine, allerdings gradweise sehr verschieden starke, mehr diffuse oder mehr herdförmige Entzündung hervorrufen. Eine Fortsetzung der Entzündung von der Umhüllung auf das Nervengewebe selbst findet im allgemeinen in diesem Stadium wahrscheinlich nicht statt. Dagegen entstehen wohl öfters auch im Parenchym Entzündungsherde um Gefäße herum, wohl als Folge der Spirochätenwirkung auf die Gefäßwand und ihre Umgebung. Auf die Frage, ob auch primäre Degenerationen durch Spirochäten selbst bedingt werden, gehen wir weiter unten noch näher ein.

Viel ventiliert wurde die Frage, ob es Momente gibt, die gewissermaßen die Spirochäten zum Nervensystem hintreiben und andere, die ein Freibleiben des nervösen Apparats begünstigen.

Das Problem der viel diskutierten „Lues nervosa" (Syphilis à virus nerveux") läßt sich heutigentags konkreter als früher in zwei Unterfragen teilen: 1. Gibt es besondere neuraffine Spirochätenstämme? 2. Ist das Zentralorgan einer bestimmten Person, einer Familie oder einer Rasse in besonders hohem Maß geeignet, die Spirochäten zu verankern?

Der Gedanke einer speziellen Lues nervosa, wie er von Fournier, der Erbschen Schule, insbesondere von Fischler, Nonne u. a. vertreten wird, stützt sich ganz kurz gefaßt auf folgende klinische Beobachtungen:

1. Es gibt eine ganze Anzahl von Fällen syphilogener Nervenkrankheiten bei Ehegatten.

Besonders auffallend ist die von Nonne zitierte Beobachtung Mendels: hier hatte ein luetischer Mann seine Frau infiziert, er selbst starb an Paralyse; die Frau verheiratete sich wieder und sie sowohl wie der zweite Mann wurden tabisch.

So auffallend solche Beobachtungen sind, so muß man andererseits anerkennen, daß das Umgekehrte, wo nur ein Ehegatte an einer syphilogenen Nervenaffektion trotz syphilitischer Infektion des andern erkrankte, unendlich viel häufiger ist. So fanden (zit. nach Steiner) Mönkemöller unter 741 Paralysen nur 18 konjugale Fälle (= 2,42%), Kron bei 117 tabischen Frauen 10,2% metasyphilitische Männer, Hübner bei 450 tabischen oder paralytischen Ehefrauen nur 14 mal eine metasyphilitische Erkrankung des Mannes.

2. Syphilogene Erkrankungen der Eltern können auch einen Teil der Deszendenten befallen. Auf die große kasuistische Literatur kann ich hier nicht eingehen. Ich habe auf diesen ebenfalls viel erörterten Punkt gelegentlich meiner Untersuchungen über die Beschaffenheit des Nervensystems bei kongenital-luetischen Patienten mit Kerat. parenchym. besonders geachtet (Vossius' Abhandlungen 1913). Unter 44 Patienten, bei denen die neurologische

Untersuchung eine gewisse Abweichung von der Norm — manchmal jedoch eine nicht sicher pathologische — aufdeckte, fanden sich 4, deren Vater oder Mutter an Paralyse gestorben war, in 1 weiteren Fall war die Mutter nervenkrank (Anosmie, positiver Babinski) und in 4 Fällen hatten die Geschwister neurologische Symptome, deren luetische Natur jedoch dahingestellt blieb. Prozentual entschieden häufiger fand sich Tabes und Paralyse bei den Aszendenten und Geschwistern von Patienten mit kongenital-luetischen Pupillenanomalien (s. später. Plaut und Göring stellten bei Untersuchung von Paralytikerfamilien zwar öfters geistige und körperliche Minderwertigkeit der Deszendenz fest, aber selten sichere syphilogene Nervenaffektionen. Sehr traurig und selten ist eine Beobachtung von Schacherl:

Vater hat Lues und doppelseitige Optikusatrophie, alle drei Kinder weisen Zeichen von Tabes auf (Optikusatrophie, reflektorische Pupillenstarre).

Hübner hebt hervor, bei der Annahme einer besonderen neurotropen Form der Spirochäten müßten eigentlich Beobachtungen viel häufiger sein, wo Vater, Mutter und Descendenz an einem syphilogenen Nervenleiden erkranken. Die Untersuchungen v. Rhodens aus jüngster Zeit haben aber gezeigt, daß dieses Vorkommnis kein seltenes ist. Unter 70 Paralytikerfamilien waren bei 30 (43 $^0/_0$) die Ehegatten und die Descendenz pathologisch, wenn auch nicht immer nervenkrank. Unter Mitverwendung der Resultate von Hauptmann, Raven, Schacherl fand v. Rhoden bei 140 untersuchten Ehegatten von Paralytikern in 34 $^0/_0$ sichere Lues des C.N.S., in 15 $^0/_0$ Pupillen- und Reflexanomalien bei negativer Wassermann-Reaktion und in 23 $^0/_0$ positive Wassermann-Reaktion im Blut ohne klinische Symptome. Unter 208 untersuchten Kindern hatten 19,2 $^0/_0$ eine organische Erkrankung des C.N.S. (aber nur zweimal eine juvenile Paralyse!), 29,3 $^0/_0$ somatische oder psychische Degenerationszeichen bei positiver oder negativer Wassermann-Reaktion und 6,3 $^0/_0$ hatten positive Wassermann-Reaktion ohne klinische Symptome. Ich muß gestehen, daß die erstaunlich hohen Prozentsätze von Nervenaffektionen vor allem bei den Ehegatten doch sehr auffallend sind und für eine „Lues nervosa“ sprechen.

Eine sehr merkwürdige Beobachtung machte ich in letzter Zeit, bei der sich die erste und die zweite Kategorie vereinigt finden.

Eine 40jährige Frau (B. Fr. 11/16) weist absolute Pupillenstarre und hochgradige Mydriasis auf, außerdem gesteigerte Reflexe, Sensibilitätsstörungen, Ataxie, etwas stampfenden Gang, Gürtelgefühl. Diagnose schwankt zwischen Lues cerebri und Tabes. Sie gibt nun an, ihr Vater sei an Rückenmarksleiden gestorben, ihre Geschwister seien aber gesund gewesen; sie selbst sei auch erst seit ihrer Verheiratung krank (Pupillen waren früher normal); sie hatte eine Totgeburt, 2 Kinder starben in den ersten Tagen und hatten Pemphigus. Ihr Mann war Witwer und seine erste Frau starb an „Rückenmarkserweichung“.

3. Mehr noch vielleicht als die beiden ersten Gruppen scheinen die auffallenden Beobachtungen für ein neurotropes luetisches Virus zu sprechen, in denen mehrere Personen, die sich an der gleichen Infektionsquelle infiziert haben, am Nervensystem erkrankten. Aus den Beispielen, die Nonne zitiert, greife ich den Fall von Moril-Lavallé heraus:

Martha X. war 1870 die Maitresse eines Studenten der Medizin; er starb 1870 an syphilitischer Meningitis; 1871 war sie die Maitresse eines zweiten Studenten der Medizin. Er heiratete später, hatte gesunde Kinder und starb 1888 an Paralyse. — 1872 besaß sie ein dritter Student, der später ebenfalls in der Ehe gesunde Kinder hatte und 1882 an Paralyse starb. — Später kam ein Chemiker an die Reihe; er starb 1890 an Paralyse. — Endlich noch ein fünfter (Ingenieur), der an einer „syphilitischen Geisteskrankheit“ (Paralyse?) starb. — Alle fünf waren von der einen Person mit Syphilis infiziert worden. — Es wäre interessant zu erfahren, ob die Person selbst auch Zeichen einer nervösen Lues schließlich darbot.

Während bei dieser dritten Gruppe eine andere Erklärung als die der Wirkung eines besonders gearteten neurotropen Spirochätenstamms kaum möglich ist, wurden bei den beiden ersten Kategorien das „Milieu", „gemeinsame Schädlichkeiten", denen das Nervensystem ausgesetzt war, „ererbte Minderwertigkeit" des Zentralorgans u. a. als wesentliche Faktoren für die Entstehung der Nervenlues angeschuldigt. — Diese Frage der lokalen Disposition läßt sich vorderhand nicht auf eine einigermaßen gesicherte, wissenschaftliche Basis bringen, dagegen dürfte es wohl mit Hilfe des Experiments möglich sein, die Frage, ob es neurotrope Spirochätenstämme gibt, mit der Zeit zu klären. Die bisherigen Untersuchungen von Steiner sowohl wie von Weygandt und Jakob sprechen nicht in diesem Sinn, doch scheint es mir nötig die Versuche nicht auf Kaninchen zu beschränken, besonders, wo es Spielmeyer gelungen ist, eine Trypanosomiasis à virus nerveux in Form einer Trypanosomentabes bei Hunden zu erzeugen.

Auch die Schwere der Syphilis und die Art der antiluetischen Behandlung sind Faktoren, die für die Entwicklung einer nervösen Lues von Bedeutung sein können.

Wir haben früher gesehen, daß Liquorveränderungen bei papulöser Lues II häufiger und stärker aufzutreten scheinen als bei der leichteren makulösen Form; ich machte auch damals darauf aufmerksam, daß in Übereinstimmung hiermit bei der Iritis luetica, die häufiger bei oder nach papulösem Exanthem zu finden ist als bei makulösem, sich oft sehr erhebliche pathologische Zustände in der Lumbalflüssigkeit nachweisen lassen; auch bei der malignen Lues ist der Lumbalbefund oft ein erheblicher. Die Zahl resp. Virulenz der Spirochäten würde sich demnach ähnlich wie an der Haut oder der Iris auch an den Meningen geltend machen. Andererseits kommt Lues cerebrospinalis auch bei leichter oder ganz symptomloser Syphilis vor. Besonders gilt die Erfahrungstatsache einer auffallend leichten Syphilis — oft ohne sekundäre Erscheinungen und fast immer ohne gummöse Symptome — für die spätnervösen Erkrankungen, die Tabes und Paralyse.

Es ist sehr leicht möglich, daß mehr noch als die Schwere der Syphilis die durch die Art der luetischen Erkrankung bedingte Behandlung der Lues die Läsion des Zentralnervensystems beeinflußt, allerdings mehr wohl Zeitpunkt und Art der Erkrankung als die Niederlassung der Spirochäten im Zentralnervensystem überhaupt. Zwei klinische Erfahrungen sind hier besonders wichtig. Es kann auf der einen Seite nicht zweifelhaft sein, daß bei spätluetischen, nervösen Prozessen eine antiluetische Behandlung sehr häufig gar nicht vorausgegangen ist, oder wenigstens in unserem modernen Sinn ganz ungenügend stattgefunden hat. Das Thema ist vielfach von Neurologen erörtert worden. Auch ich kann aus der eigenen Erfahrung mitteilen, daß von 158 Beobachtungen mit spezifischen Augenmuskellähmungen (einschließlich refl. und absol. Pupillenstarre) nur 16 Patienten und von 38 Personen mit tabischer Optikusatrophie nur 5 antiluetische Behandlung angaben; fast immer bestand diese Behandlung aus einer oder höchstens zwei Schmierkuren. Zweifellos gibt es aber auch Patienten, wie Nonne in Übereinstimmung mit Schuster u. a. angibt, die sehr kräftig antiluetisch behandelt wurden und trotzdem an den gefürchteten Nachkrankheiten erkrankten. Steiner sah in neuerer Zeit 2 Fälle von progressiver Paralyse, deren Lues mit ausreichenden Mengen Salvarsan behandelt worden war, verhältnismäßig früh nach der Infektion auftreten. In der Tabelle über das Schicksal der Iritispatienten (S. 291) habe ich auch über eine solche Beobachtung referiert. Unsere Anschauungen über „ausreichende" Behandlung haben sich jedoch so sehr gewandelt und sind noch so sehr in dauernder Wandlung, daß erst neue langfristige Erfahrungen hier entscheidend reden können. Wir wissen ja jetzt, daß ein starker, aber ungenügender Ictus therapeuticus, wie er durch eine oder wenige Salvarsaninjektionen, aber auch durch Hg-Behandlung ausgeübt wird, nicht selten das ungewollte Ergebnis hat, daß eine bis dahin latente meningeale Infektion zu heftigen klinischen Symptomen (Neurorezidive) führen kann. Das ist die zweite wichtige Tatsache, die den Einfluß der Behandlung auf die Entwicklung spezifischer Nervenprozesse zeigt.

Wir haben bis jetzt die Bedingungen erörtert, wann, wo und unter welchen begünstigenden Umständen sich die Spirochäten im Zentralorgan niederlassen. Nun ist es fraglos, daß viele dieser latenten oder auch klinisch manifesten nervösen Frühaffektionen ausheilen, und es ist eine ganz besonders wichtige Forderung, daß wir mit der Zeit darüber unterrichtet werden, welche Fälle ausheilen und welche Syphilitiker später Aussicht haben, nervenkrank zu werden, und auch zu erfahren, weshalb die einen an Lues cerebrospinalis, die andern an Tabes oder Paralyse erkranken. Früher ist man zweifellos mehr als jetzt geneigt gewesen, eine Minderwertigkeit des Nervensystems als disponierendes Moment anzunehmen, sei es in Form einer neuropathischen Veranlagung (Obersteiner), einer Schädigung durch Aufbrauch (Edinger) oder durch chronische Giftwirkungen, besonders den Alkohol; man erklärte so das gehäufte Auftreten bei Leuten mit aufregendem, unregelmäßigem Beruf (Künstler, Bankiers, Eisenbahnbeamte, Kellner usw.). Heute hält man die Stärke der luetischen Infektion des Zentralnervensystems im Frühstadium der Lues und die Art ihrer Behandlung für den ausschlaggebenden Faktor für das weitere Schicksal. Diese Auffassung, die von Dreyfus, Gennerich, Hauptmann u. a. vertreten wird, ist zum mindesten von großem heuristischem Wert; ihre Richtigkeit muß sich allerdings erst im Laufe der Jahre erproben. Ich komme auf einige Einzelheiten bei Besprechung der Tabes-Paralysefrage noch zurück.

Ganz kurz sei an dieser Stelle auf die **Anatomie** der **Lues cerebrospinalis** eingegangen; wegen aller Einzelheiten muß auf die Lehrbücher verwiesen werden.

Die vier anatomischen Erscheinungsweisen der Lues cerebri sind nach Oppenheim, Nonne u. a.: 1. die syphilitische Neubildung, 2. die chronisch-hyperplastische Entzündung, 3. die spezifische Erkrankung der Gefäße, 4. einfache Atrophie und Degeneration der nervösen Substanz (abgesehen von Paralyse und Tabes). Diese Erscheinungsformen sind nur in seltenen Fällen isoliert vorhanden, fast immer bestehen Kombinationen der genannten Kategorien. Wenn ich von der letzten, noch umstrittenen Gruppe absehe, so kann als charakteristisch für die luetischen Prozesse gelten, daß sich die histologischen Vorgänge alle am mesodermalen (Binde-)Gewebe abspielen, worauf neuerdings Schröder wieder besonders hinweist, also im Zentralnervensystem in der Pia mit dem in ihr gelegenen Lymphsystemapparat, und in der Wand der Blutgefäße einschließlich ihrer Adventitia, die als Fortsetzung des pialen Gewebes in das Innere des Nervensystems zu gelten hat.

Die gummösen Tumoren nehmen ihren Ausgang von dem Bindegewebe, sowohl dem der Meningen als dem der Gefäße. Das nervöse Gewebe wird erst sekundär mehr oder weniger stark ergriffen, indem die gummösen Veränderungen von der Oberfläche her in das Hirngewebe eindringen. Die Gummen können einzeln oder in mehreren Exemplaren an den verschiedensten Teilen des Gehirns sich ansiedeln. Sie haben bekanntlich mikroskopisch einen dem Tuberkel ungemein ähnlichen Aufbau mit Granulationszellen, Epitheloiden- und Riesenzellen sowie zentraler Nekrose.

Die Umgebung der Geschwulst — sowohl Meningen als Gehirn selbst — ist stets mitergriffen, so daß man von einer begleitenden syphilitischen Meningo-Encephalitis sprechen muß.

Häufiger als die mehr isolierte Geschwulstform ist die Meningitis syphilitica, die aber auch sehr oft zu großen knotenförmigen Neubildungen führen kann (gummosa). Es handelt sich nahezu stets um eine Kombination der gummösen Form der Meningitis mit der fibrös-hyperplastischen. Sämtliche Hirnhäute können beteiligt sein, aber auch die Meningen einzeln, wobei die Erkrankung der weichen Hirnhäute das häufigste ist. Sehr oft finden sich älteres zellarmes und junges Bindegewebe nebeneinander, dazwischen Rundzellenherde, die stets von den Gefäßen ausgehen. Die Gefäße selbst sind oft stark verändert; sind sie ganz obliteriert, so entstehen nekrotische Prozesse im Gewebe. Dieser gleichzeitige Befund von älteren und frischeren Prozessen ist nach Nonne, dem wir in dieser Darstellung folgen, charakteristisch für die luetische Erkrankung und spricht für einen sehr chronischen Verlauf mit gelegentlichen Nachschüben. Auch bei der chronisch-hyperplastischen Meningitis wird das Nervengewebe erst sekundär ergriffen, indem neugebildete Massen von den Piasepten aus in die nervöse Substanz vordringen. Heilt die meningeale Lues aus, so kann man noch nach vielen Jahren Verdickungen der Pia sowie sehnige Trübungen finden, wie die Beobachtungen 196 und 445 von Nonne (III. Auflage) zeigen.

Die Meinungen darüber, ob es außer diesen, meist gummösen Formen der Meningitis auch eine „einfache" Meningitis bei Lues gibt, sind noch geteilt. Viele Autoren halten den anatomischen Befund einer einfachen Meningitis nur künstlich hervorgerufen durch eine vorangegangene antiluetische Behandlung, indem auf diese Weise die Meningitis ihren spezifischen Charakter verloren habe.

Die spezifische Meningitis ist besonders oft an der Basis des Gehirns und hier vor allem in der Gegend des Chiasma und des interpedunkulären Raums lokalisiert. Es ist klar, daß auf diese Weise die Sehbahn und die Augenmuskelnerven besonders häufig in den Bereich des meningitischen Exsudats einbezogen werden, worauf wir später noch genauer einzugehen haben. Das Hirngewebe selbst wird an der Basis vor allem dadurch geschädigt, daß die großen Gefäße und die austretenden Hirnnerven von den syphilitischen Neubildungen komprimiert und zusammengebacken werden. Der luetische Prozeß kann auch im Nervengewebe selbst dann weiter wuchern.

Abgesehen von der mehr sekundären häufigen Beteiligung der Gefäße können die Gefäße auch primär der Ausgangspunkt der luetischen Gehirnerkrankung werden (vaskuläre Form der Gehirnlues). Am charakteristischsten, wenn auch nicht für Lues absolut pathognomonisch, ist die Heubnersche Endarteriitis, die die mittleren Arterien befällt, zu einer Wucherung der Intima und damit zu Verengerung und Obliteration des Lumens führt. Die Folgen einer solchen Obliteration, die Ernährungsstörungen, vor allem die Erweichungsprozesse machen sich besonders in den großen Ganglien, in der inneren Kapsel sowie in Pons und Medulla oblongata sehr störend bemerkbar, weil es sich hier um Endarterien handelt. Als weitere Folge der Gefäßerkrankungen sind Zerreißungen und sekundäre Blutungen zu finden. Im Innern des Hirns sind die Blutungen bei Syphilis nicht häufig, weil die Gefäße im Innern des Hirns nur selten affiziert sind. Auch die kleinen und kleinsten Gefäße der Rinde können endarteriitisch erkranken (Nißl und Alzheimer). Nicht nur an den Arterien, sondern auch an den Venen lassen sich übrigens peri- und endovaskulitische sowie obliterierende, spezifische Prozesse nachweisen.

Bis jetzt ist es noch nicht oft gelungen, bei den besprochenen spez'fischen Formen der Lues cerebri Spirochäten nachzuweisen. Massenhaft fanden sie sich in einem Fall von Meningomyelitis und -encephalitis sowie Heubner-scherEndarteriitis, den Strasmann mitgeteilt hat. Nach seinen Untersuchungen waren sie ganz besonders reichlich in der Adventitia und deren Lymphscheiden, weniger in der Media und ganz spärlich nur in der Intimawucherung zu konsta-tieren. Man sieht die Mikroorganismen nach Strasmann in den großen Ge-fäßen ganz deutlich um die Vasa vasorum herum angeordnet, die selbst entzünd-lich gewuchert sind, und diese Vasa vasorum stellen ebenso wie die adventitiellen Lymphscheiden den Ausgangspunkt für die Endarter'itis dar. Daß die Hirngefäße besonders häufig syphilitisch erkranken, kann damit in Zusammenhang ge-bracht werden, daß sie bis in ihre kleinsten Äste hinein Vasa vasorum und Lymphscheiden besitzen. Vor Strasmann schon hatte Ranke in den Ge-hirnen luetischer Föten und Neugeborener die Pallida nachgewiesen und sie in Beziehung zum Krankheitsprozeß bringen können. Einen weiteren posi-tiven Spirochätenbefund erhoben Benda bei einer Arteriitis cerebralis und Beitzke bei einem Fall von Leptomeningitis syphilitica. Ferner fand Versé bei einer gummösen Hirnsyphilis zweimal an verschiedenen Stellen spärliche Spirochäten an den Randpartien der frischen, im Zentrum erst wenig ver-kästen gummösen Herde. Versé beschrieb auch eine Phlebitis syphilitica cere-brospinalis im zweiten Stadium der Lues, wobei sich Spirochäten innerhalb der Rückenmarksnerven bis zu den Gangl'en mit konsekutiver interstitieller Neuritis nachweisen ließen, ohne daß irgendwelche klinischen, sensiblen Er-scheinungen vorhanden waren.

Als vierte anatomische Erscheinungsweise der Lues cerebri wird von neurologischer Seite auch eine primäre Parenchymdegeneration aner-kannt; sie ist zweifellos sehr selten im Vergleich zu den anderen Formen und äußert sich in Form von encephalitischen Herden, degenerativen Veränderungen der Nervenzellen mit sekundärer Gliawucherung, sklerotischen Vorgängen an Arterien und Venen, ferner auch in primärer Degeneration von Nervenkernen. Durch positiven Spirochätenbefund wurde diese Erkrankungsgruppe noch nicht sichergestellt, Weygandt und Jakob berichten aber, daß es ihnen im Experiment gelungen sei, auch Parenchymdegenerationen, die nicht allein in den entzündlichen Gefäßerscheinungen ihre ursächliche Erklärung finden, sondern als primäre Veränderungen aufzufassen seien, bei testikulärer und intravenöser Injektion des luetischen Virus zu erzeugen.

Früher hatte man eine direkte Wirkung des luetischen Virus auf das Nervengewebe selbst ohne Vermittelung der spezifisch erkrankten Meningen und Gefäße für unwahrscheinlich gehalten und zum Teil aus diesem Grunde den „metaluetischen Erkrankungen" eine besondere Stellung angewiesen. Wie in diesem Punkt, so ist aber überhaupt die **Tabes-Paralysefrage** in einer tiefgehenden Wandlung und es ist nötig, schon wegen der Auffassung der tabi-schen Optikusatrophie, diese Frage auch hier zu berühren.

Bis vor einem Jahrzehnt wußte man nur, daß bei Tabikern und Para-lytikern sich mehr oder minder häufig Syphilis in der Vorgeschichte feststellen lasse; die Bedeutung dieser besonders von Fournier, Erb, Moebius hervor-gehobenen Tatsache wurde von anderer Seite — ich nenne nur Leyden und Goldscheider — ganz geleugnet. Ein großes klinisches Material wurde zur Entscheidung der wichtigen, ätiologischen Frage zusammengetragen, aber erst die moderne Syphilisforschung brachte mehr Licht in dieses Gebiet.

Am Anfang der neuen Ära stehen die Untersuchungen von Wasser-mann und Plaut (1906), die durch zahlreiche Nachprüfungen bestätigt wurden und die darin gipfeln, daß die Wassermann-Reaktion im Blut und Liquor bei Paralyse fast immer, bei Tabes sehr häufig positiv ausfällt; bei Tabes ist der positive Ausfall allerdings häufig erst bemerkbar, wenn der Liquor nach Hauptmann ausgewertet wird.

Damit war zum mindesten bewiesen, daß syphilitische Infektion meistens oder immer Vorbedingung für den Ausbruch dieser, nach Strümpell als metaluetisch bezeichneten Erkrankungen ist. Das Auftreten der Wassermann-Reaktion im Liquor deutet allerdings nach dem, was wir oben besprochen haben, bereits darauf hin, daß im Zentralnervensystem selbst ein luetischer Prozeß sich angesiedelt hat. Daß es sich wirklich um spezifische Affektionen — wenigstens im bakteriologischen Sinne — handelt, wurde dann 1913 durch die Spirochätenbefunde Noguchis erwiesen. Das Erstaunen über diese Befunde war begreiflich groß, da man sich gewöhnt hatte, Paralyse und Tabes wegen ihrer klinischen und anatomischen Sonderstellung, wegen der Nutzlosigkeit therapeutischer Eingriffe und wegen der vielen vergeblichen Versuche Parasiten im Zentralnervensystem zu finden, als nicht selbstluetische Prozesse zu betrachten. Unter 200 Fällen von Paralyse gelang es Noguchi, bei 48 die Mikroorganismen nachzuweisen. Bei Tabes fand er sie allerdings bisher nur einmal; wahrscheinlich werden sich die Befunde aber in den nächsten Jahren mehren; so berichtet Richter bereits über 2 positive Untersuchungen, in denen es ihm gelang, die Spirochäten in dem von ihm als charakteristisch beschriebenen Granulationsgewebe des N. radicularis bei reiner Tabes zu finden. Daß die Parasiten häufig sich dem Nachweis entziehen, ist nach Jahnel leicht verständlich, denn diese finden sich unter Umständen nur in einem ganz beschränkten Abschnitt des Frontalhirns, während im ganzen sonstigen Gehirn die Suche vergeblich ist; bei einem zweiten Typus von Fällen sind sie über die ganze Rinde zerstreut und auch in sonstigen Teilen des Cerebrum u. a. auch in den Stammganglien nachzuweisen. Durch Jahnel wurde auch die Vermutung bestätigt, daß neben schön ausgebildeten Spirochätenexemplaren atypische Formen und Rudimente vorkommen. Nach Noguchi sind die Erreger bei der Paralyse viel zahlreicher in der Hirnrinde als in der weißen Substanz anzutreffen, vor allem oft in der direkten Nähe von Nervenzellen, manchmal sogar in den Zellen sowie in den perineuralen Räumen längs der Achsenzylinderfortsätze. Jahnel und andere Autoren fanden sie sogar nahezu nie in der weißen Substanz des Großhirns. Noguchi sah sie bemerkenswerterweise selten in der Nähe von Blutgefäßen und in den Gefäßwandungen; daß sie aber auch hier vorkommen, demonstrierte Jahnel auf der Neurologenversammlung in Dresden 1917. Wer die zahllosen Spirochäten in den Präparaten Jahnels gesehen hat, kann schon kaum mehr daran zweifeln, daß die Parasiten hier mit dem pathologischen Prozeß ursächlich zusammenhängen. Es ist aber weiter erwiesen, daß es sich um noch lebende, pathogene Organismen handelt. Daß der Körper des Paralytikers noch lebende Lueserreger in sich birgt, geht bereits aus der klinischen Erfahrung hervor, denn es ist oft genug schon festgestellt worden, daß der Paralytiker noch 10 bis 20 Jahre nach seiner eigenen Infektion imstande ist, seine Frau und Kinder zu infizieren; dementsprechend ist es Levaditi auch gelungen, mit dem Blut eines Patienten, der seit 15 Jahren syphilitisch war und seit 2 Jahren eine Paralyse hatte, eine positive Hodenimpfung beim Kaninchen auszuführen. Die Lebensfähigkeit der Parasiten konnte im Gehirn selbst zunächst dadurch erwiesen werden, daß man ihre Beweglichkeit im Dunkelfeld konstatierte. Auf diese Weise gelang es Levaditi, Marie und Bankowski, 8 mal unter 9 Gehirnen Spirochäten nachzuweisen, während die Silberimprägnierung nach Levaditi nur einmal zum Ziel führte. Ebenso stellten Marinesko und Minea in $^1/_6$ der Fälle die Pallida fest. Einmal gelang es ihnen auch bei juveniler Paralyse lebende Spirochäten nachzuweisen. Ebenso hatten Forster und

Tomaczewski bei juveniler Paralyse und bei der Dementia paralytica der Erwachsenen sehr häufig (44%) positive Resultate im Dunkelfeld nach Hirnpunktion. Die Lebensfähigkeit der Mikroorganismen und ihre Pathogenität wird dadurch weiter klar erwiesen, daß Berger durch Überimpfung von paralytischen Hirnzylindern, Zaloziecki mit Liquor eines Paralytikers eine syphilitische Hoden- resp. Nebenhodenaffektion erhielt und Nichols und Hough (zit. von Noguchi) eine syphilitische Keratitis erzeugen konnten. Die zahlreichen negativen Impfversuche von Tomaczewski und Forster (Berl. klin. Wochenschrift 1914, S. 227) we sen allerdings darauf hin, daß die in der Paralytikerhirnrinde wuchernden Spirochäten meist eine geringe Tierpathogenität besitzen. Dabei ist die Frage noch offen, ob die Spirochäten der Paralyse von vornherein einen anderen Charakter haben oder erst während des Aufenthalts im Körper resp. Hirn des Paralytikers ihre Eigenschaften verändern.

Man wird es angesichts dieser neuen Erkenntnisse sehr verständlich finden, wenn Noguchi die Paralyse als eine chronische parenchymatöse Encephalitis bezeichnet oder andere Autoren, wie Marinesko und Minea sowie Nonne von einer Syphilose des Hirns und Rückenmarks sprechen. Es fragt sich, ob sich heutigentags noch ein wesentlicher oder wenigstens prinzipieller Unterschied zwischen den von altersher als echtluetisch bezeichneten verschiedenen Formen der Lues cerebro-spinalis einerseits und den „metaluetischen Affektionen" andererseits aufrecht erhalten läßt.

Wenn man früher Paralyse und Tabes für reine Parenchymerkrankungen gehalten hat, so zeigten die anatomischen Arbeiten von Nißl und Alzheimer für die Paralyse, die Untersuchungen von Steiner, Schröder, Stargardt, Thorne u. a. für die Tabes, daß die Meningen keineswegs unbeteiligt sind, sondern daß vor allem die Pia durch mehr oder minder reichliche Plasmazellinfiltration an dem pathologischen Prozeß teilnimmt. Sieht man von den relativ seltenen reinen Schulfällen ab, so kann die histologische Unterscheidung zwischen der Meningoencephalitis luetica und der Paralyse sogar sehr schwierig sein. Steiner stellt folgende Unterscheidungsmerkmale zusammen:

„Bei der Paralyse ist vorzugsweise die Rinde des Stirnhirns vom Krankheitsprozeß betroffen, bei der Meningoencephalitis gewöhnlich die Basis des Hirns. Besonders gern ist hier der interpedunkuläre Raum krankhaft verändert. An der Konvexität ist der infiltrative Prozeß viel unregelmäßiger verteilt als bei der progressiven Paralyse. Die Infiltration der Pia (hauptsächlich mit Lymphocyten) und der Hirngefäße ist bei der Meningoencephalitis eine viel stärkere, Plasmazellen kommen nicht so zahlreich vor wie bei der Paralyse. Die Wucherungen der Intima bis zum Verschluß der Gefäße kommen bei der Meningoencephalitis wohl vor, bei Paralyse fehlen sie. Die ausgebreitete Störung in der Cytoarchitektonik der Hirnrinde bei der Paralyse findet sich bei der Meningoencephalitis syphilitica nicht. Dagegen kommt die schon vorhin erwähnte Abhängigkeit des infiltrativen Rindenprozesses von der Intensität des Meningealprozesses bei der progressiven Paralyse nicht vor, bei ihr ist die Rindenerkrankung eine gleichmäßige und von der Meningealerkrankung unabhängige. Im übrigen finden wir bei der Paralyse noch eine Reihe von speziellen histopathologischen Einzelheiten, die diese Erkrankung von der syphilitischen Meningoencephalitis weiterhin unterscheiden. Es sind dies folgende: Zahlreiches Auftreten der sogenannten Stäbchenzellen, die hier besonders lang sein können, Vermehrung und Verdickung der Gliafasern in der Umgebung vieler Gefäße und an der Hirnoberfläche, Gefäßneubildungen durch Sprossung, erheblicher Schwund der Tangentialfasern und der supraradiären Fasern, fleckweiser Markfaserschwund, Erkrankung der Ganglienzellen, am häufigsten in der Form der sogenannten chronischen Erkrankung und endlich die bekannten Hinterstrangs- und Seitenstrangserkrankungen des Rückenmarks."

Durchgreifend erscheinen diese Unterschiede im einzelnen nicht; es ist das histologische Gesamtbild der Paralyse, das Nißl und Alzheimer als cha-

rakteristisch kennen gelehrt haben. Bezeichnend für die „metaluetischen"
Prozesse ist, wie Spielmeyer in seinem Referat hervorhebt, das Nebeneinander von degenerativen Veränderungen an der funktionstragenden Nervensubstanz und von diffusen entzündlichen (infiltrativen) Prozessen in den Meningen und den zentralen Gefäßen, besonders der Rinde, aber er endet doch
auch mit dem Eingeständnis, daß es manche Formen spezifisch syphilitischer
Hirnerkrankungen gebe, die sich von der Paralyse nicht unterscheiden lassen.
„Gerade bei solchen Fällen mit Endarteriitis der kleinen Hirngefäße finden
sich nicht selten schwere Veränderungen am nervösen Gewebe, die sich nicht
wohl aus den mesodermalen Vorgängen ableiten lassen, sondern selbsttätiger
Natur sein dürften, ebenso wie die hie und da beobachteten Systemerkrankungen bei Fällen zentraler Lues. Es zeigt sich daran wieder deutlich, daß
man vom pathologischen Anatom eine Beantwortung der Frage füglich nicht
verlangen kann, ob die Paralyse lediglich eine Nachkrankheit der Lues ist, —
oder anders gesagt, wo man die Grenze setzen will zwischen den noch als spezifisch geltenden syphilitischen Erkrankungen und der Metalues." Die nahen
Beziehungen der Paralyse zur zerebrospinalen Lues werden auch dadurch dokumentiert, daß man bei Sektionen immer häufiger Kombinationen von paralytischen oder tabischen Veränderungen einerseits und echt gummösen oder
endarteriitischen Prozessen andererseits konstatiert.

Betreffs der pathologischen Anatomie und Auffassung der Tabes ist
noch erwähnenswert, daß der alte Standpunkt einer reinen Systemerkrankung
auch erschüttert ist. Es mehren sich die Angaben, daß man auch in den Vorder-
hörnern des Rückenmarks Veränderungen konstatieren kann, wenn auch natürlich die Degeneration der Hinterstränge nach wie vor das klinische und anatomische Bild beherrscht. Thorne fand bei seinen Untersuchungen auch öfters
erhebliche endarteriitische Prozesse im nervösen Gewebe, in anderen Fällen allerdings normale Gefäße. Schröder vertritt jedoch den Standpunkt, daß stets,
wenn noch andere Teile des Rückenmarks außer den Hintersträngen ergriffen
seien, es sich nicht um Tabes handle, es sei denn, daß sich einwandsfrei das Vorliegen einer Komplikation beweisen lasse. Nach seiner Auffassung sind viele
klinisch, ja sogar auch anatomisch als Tabes angesprochene Beobachtungen
keine Tabes, sondern tabesähnliche Fälle von Lues cerebrospinalis.

Auch vom klinischen Standpunkt läßt sich die Sonderstellung der
Paralyse und Tabes nicht durchweg aufrechterhalten. Wenn es auch richtig
ist, daß die Lues cerebrospinalis meist in den ersten Jahren nach der luetischen
Infektion ausbricht, während die „metaluetischen" Prozesse meist erst nach
vielen Jahren zum Vorschein kommen, so kommt doch auch das Umgekehrte
nicht allzu selten vor.

Als besonders charakteristisch gilt von je die verschiedene Reaktion
auf antiluetische Therapie. Eine Lues cerebri kann aber, besonders wenn
sekundäre Veränderungen der Hirnsubstanz durch Ernährungsstörungen vorliegen, sich gegen spezifische Behandlung ganz refraktär verhalten, andererseits werden neuerdings mehr Stimmen laut (Leredde, Dreyfus, Gennerich u. a.), die der antiluetischen Behandlung doch einen gewissen Einfluß auch
auf die metaluetischen Prozesse zugestehen. Die Schwierigkeit der Beurteilung
ist allerdings angesichts der auch spontan vorkommenden Remissionen bei
der Paralyse und der unter Umständen äußerst langsamen Krankheitsent-
wicklung bei der Tabes sehr groß. Nonne möchte im Gegensatz zu vielen
Psychiatern die Unheilbarkeit der Paralyse nicht für ein Axiom erklären, besonders seitdem Alzheimer bei einem von Fr. Schulze 14 Jahre als „praktisch geheilt" beobachteten Paralytiker bei der Sektion die Reste ehemaliger
paralytischer Gehirnveränderungen nachweisen konnte. Er möchte auch vier

eigene Fälle als Heilungen der Paralyse auffassen und verweist besonders darauf, daß er 4 mal reflektorische Pupillenstarre nach antiluetischer Behandlung verschwinden sah. Ich habe einen solchen Fall bei einem Kollegen auch mit aller Sicherheit beobachtet, doch drängt sich dann sofort der Zweifel auf, ob man es auch mit einem reinen metaluetischen Prozeß zu tun hat. Wir Ophthalmologen sind in dieser Beziehung überhaupt besonders schlecht daran, weil wir meistens beginnende Fälle oder formes frustes zu sehen bekommen, bei denen die neurologische Diagnose oft nur mit Vorbehalt gestellt werden kann.

Zur Vervollständigung der diagnostischen Schwierigkeiten ist letzten Endes noch anzuführen, daß durch echte gummöse oder vaskuläre Veränderungen Systemerkrankungen besonders am Rückenmark gewissermaßen sekundär erzeugt werden können, die im klinischen Bild wie eine reine Tabes sich verhalten können und nur eventuell durch auffallend gute, therapeutische Beeinflußbarkeit sich auszeichnen (Pseudotabes syphilitica).

Auf Grund der hier kurz erörterten Punkte halten wir mit Nonne dafür, daß eine prinzipielle Scheidung zwischen den echt luetischen und den sogenannten metaluetischen Affektionen des Zentralnervensystems nicht existiert, sondern daß es sich bei allen um syphilogene Nervenkrankheiten handelt, die je nach ihrem Hauptsitz verschiedenartige, mehr oder minder charakteristische Krankheitsbilder hervorrufen. Der Wert der unterschiedlichen klinischen Erscheinungsweise soll damit keineswegs herabgemindert werden, der darin besteht, die klinische Differentialdiagnose besonders in den Frühstadien zu fördern. In dieser Beziehung kann die Augenheilkunde offenbar der Neurologie einen wesentlichen Dienst leisten. Weshalb im einen Fall die Spirochäten wesentlich an den Meningen und den Gefäßen pathologische Prozesse hervorrufen, im andern Fall vorwiegend die nervöse Substanz der Rinde des Gehirns befallen, diese Frage gehört noch zu den strittigen Problemen, die das Wesen und die Pathogenese der „metaluetischen" Affektionen betreffen. Die Ansicht derjenigen Autoren würde diese Frage relativ am einfachsten lösen, die eine Erkrankung des Parenchyms auf dem Weg über die Meningen resp. die Gefäße annehmen. Pierre Marie, Stargardt u. a. nehmen an, daß nur da, wo die Pia resp. die Piasepten infiltriert sind, das nervöse Gewebe erkrankt; Gennerich setzt eine krankhafte funktionelle Erschöpfung der Pia voraus, so daß der infizierte Liquor in das Nervengewebe und die Reaktionserscheinungen (Lymphocyten, Plasmazellen) umgekehrt in den Liquor diffundieren können. Die hervorragende Beteiligung des Vorderhirns einerseits und des Lumbalteils des Rückenmarks andererseits erklärt er aus hydrodynamischen Verhältnissen, da sich die Spirochäten am stärksten an den beiden Enden des Subarachnoidealraums ansammeln und hier auch demgemäß die stärksten Veränderungen hervorrufen müßten. In der Tat fand Steiner sowohl bei seinen infizierten Kaninchen als auch bei menschlicher Paralyse und Tabes im kaudalsten Abschnitt des Rückenmarks besonders starke infiltrative Prozesse, viel hochgradiger als im Brust- und Zervikalabschnitt. Trotzdem schließt er sich mit den meisten Histopathologen der Ansicht von Nißl und Alzheimer an, daß die entzündlichen und degenerativen Vorgänge bei den metaluetischen Erkrankungen unabhängig voneinander sind. Ich komme auf diese Frage bei Besprechung der tabischen Optikusatrophie noch einmal zurück. Erwähnen möchte ich an dieser Stelle nur noch eine Arbeit von Richter aus neuester Zeit, die auf jeden Fall der Nachprüfung bedarf. Er konnte an einem großen Material von Tabes und Taboparalyse die von Nageotte beschriebene Affektion der Rückenmarkswurzeln im Gebiete des sogenannten Nervus radicularis regelmäßig feststellen, hält sie aber nicht für eine Entzündung, sondern für einen durch den lokal ausgeübten Reiz des krankhaften Virus hervorgerufenen Granulationsprozeß. Die Wucherung bestand in einer Art von Zellen, die er zu den „epitheloiden" zählt, während perivaskuläre Infiltration sich selten fand; neben diesen „epitheloiden" Zellen zeigten sich gelegentlich Lymphocyten und Plasmazellen. Der Prozeß beginnt nach Richter in den Wurzeln der lumbalen Segmente, greift dann auf die dorsalen über, schädigt dann erst die sakralen Wurzeln, um sich zuletzt in den Zervikalhöhen ansässig zu machen. Denselben Granulationsprozeß stellte er auch an dem Austritt der Hirnnerven — mit Ausnahme des Optikus — aus der Hirnsubstanz fest. Durch diese Untersuchungen wie durch manche anderen vorangegangenen ist erwiesen, daß bei der Tabes das Gehirn meist mitaffiziert ist, wie wir ja jetzt auch wissen, daß bei der Paralyse regelmäßig das Rückenmark miterkrankt.

Ob beim Zustandekommen der metaluetischen Prozesse auch Giftwirkungen eine Rolle spielen, wobei am meisten an Endotoxine der Spirochäten zu denken ist, gehört auch zu den noch ungelösten Problemen. Zweifellos erfreut sich trotz des Spirochätennachweises die ältere Toxintheorie Strümpells noch vieler Anhänger. Nonne meint, das Progressive im Verlauf vieler Fälle, die Remissionen und paralytischen Anfälle, das Befallensein bestimmter Neurone und die Inkongruenz zwischen dem anatomischen Befund und dem Grad der klinischen Symptome könnten ohne Annahme einer Giftwirkung kaum erklärt werden. Daß wir über ein Spirochätengift allerdings noch nichts Näheres wissen, ist ja bekannt. Andererseits deuten die positiven Spirochätenbefunde Jahnels an allen Stellen des Gehirns bei Paralyse, wo mikroskopische Veränderungen nachweisbar waren, auf die wesentliche pathogenetische Bedeutung der Spirochäten hin.

Manche Autoren, wie Kraepelin u. a. sehen in der Paralyse eine Erkrankung, die ihre Giftwirkungen nicht auf das Zentralnervensystem beschränkt, sondern auf viele Teile des Organismus giftig wirkt. Bis zu einem gewissen Grad bilden die Untersuchungsresultate mit der Abderhaldenschen Dialysier- und optischen Methode eine Stütze dieser Ansicht, denn außer Hirn wurden mit paralytischem Serum zahlreiche andere Organe, wie Schilddrüse, Herz, Leber, Niere, Keimdrüsen abgebaut. Auch auf diesem Gebiet müssen jedoch erst die nächsten Jahre weitere Aufklärung bringen.

Die Tabes-Paralysefrage ist im letzten Jahrfünft sehr gefördert worden und dennoch befinden wir uns erst im Beginn der Erkenntnis.

Therapie der luetischen Prozesse des Zentralnervensystems. Auch auf dem Gebiete der Therapie macht sich in den letzten Jahren neues Leben geltend. Keineswegs kann gesagt werden, daß bisher überraschende neue Resultate gezeitigt worden wären, aber zweifellos verdienen die Vorgänge Berücksichtigung und Beachtung. Ganz allgemein stand man bis vor kurzem auf dem Standpunkt, daß bei der Lues cerebrospinalis die eingeleitete antiluetische Behandlung, vor allem das Quecksilber oft von sehr günstigem Einfluß ist, daß dagegen bei der Tabes und der Paralyse jede Therapie versagt. Das Neuartige der modernen Bestrebungen liegt zunächst darin, daß man bei den echt luetischen Prozessen des Zentralnervensystems (Lues cerebrospinalis der Früh- und Spätperiode) nicht mehr mit der Beeinflussung der Symptome sich begnügen will, sondern bestrebt ist, den Prozeß auszuheilen. Die Beurteilung, ob der Prozeß seiner Heilung entgegengeht, ist erst möglich seit der reichlichen Verwendung der Lumbalpunktion. Sie lehrt, wie schwierig dieses Bemühen in der späteren Periode der Syphilis ist und weist darauf hin, daß man mit den stärksten Mitteln, die wir besitzen, vorzugehen hat. Viel dankbarer scheint die Aufgabe, die Erkrankungen des Zentralnervensystems in der Frühperiode der Syphilis, die sich nach dem Gebrauch ungenügender Salvarsanmengen entschieden gesteigert haben und unter dem Namen Neurorezidive bekannt sind, zu bekämpfen, und wenn möglich, schon in dieser frühen Zeit der Syphilis die Erkrankung im Nervensystem mit Stumpf und Stiel auszurotten.

Die dritte und schwierigste Aufgabe ist die von neuem unternommene Bekämpfung der Tabes und Paralyse durch antisyphilitische Behandlung. Sie ist vor allem trotz der vielen und unbefriedigenden Erfahrungen früherer Zeiten neu angeregt worden durch die positiven Spirochätenbefunde bei den „metaluetischen" Prozessen. Soweit nun allgemeine Prinzipien in Frage kommen, soll über den Stand dieser Dinge an dieser Stelle referiert werden. Es kann nichts Abschließendes sein, da man mitten in den Untersuchungen steht und eine genügende Erfahrung erst nach jahrelanger Erprobung und Beobachtung der behandelten Patienten vorliegen kann.

a) Frühaffektionen des Zentralnervensystems.

Wir wissen, daß im zweiten Stadium der Syphilis häufig Veränderungen des Liquor vorhanden sind und müssen annehmen, daß diese oft nur als „histologische Meningorezidive" (Ravaut, Gennerich) auftretenden Affektionen nicht selten von allein ausheilen. Es ist deshalb wohl im allgemeinen nur dann angezeigt, die Veränderungen im Zentralnervensystem mit sehr intensiven Kuren zu behandeln, wenn der Liquorbefund sehr erheblich pathologisch ist oder wenn auch klinische Symptome vorhanden sind. Es ist uns nun zunächst noch nicht möglich, zu entscheiden, ob nicht manchmal ein Fall, den wir behandlungsbedürftig finden, auch ohne Behandlung ausgeheilt wäre und ob nicht ein anderer, der sehr leicht erscheint, nur geringe Veränderungen des Liquor ohne klinische Symptome hat und deshalb nicht energisch behandelt wird, gelegentlich zu schweren Erkrankungen des Zentralnervensystems führen kann. Kein Zweifel kann natürlich bestehen, wenn deutliche Zeichen der Lues cerebrospinalis im Frühstadium vorhanden sind, und die Erfahrungen, die man hier mit der energischen antiluetischen Behandlung gemacht hat, sind sehr günstige. Die Art der einzuschlagenden Therapie wird jeder etwas anders gestalten. Ich selbst benutze fast immer Hg-Einreibungskur und von Salvarsanpräparaten das Salvarsannatrium. Dreyfus gibt folgendes Schema der Behandlung an, wenn er sich auch durchaus gegen eine Schematisierung selbst ausspricht:

Lumbalpunktion.

Vorbehandlung mit Quecksilber entweder in Form einer ca. zehntägigen Schmierkur 3—5 g oder Kalomel resp. Oleum cinereum jeden dritten Tag 0,02 bis 0,05 (ca. 4—5 Injektionen). Erst wenn auf wiederholte Quecksilbergaben nicht die geringsten Temperatursteigerungen mehr erfolgen, darf mit Salvarsanpräparaten kombiniert werden. Man beginne mit Neosalvarsan (0,15). Tritt kein Fieber auf, so steigere man am folgenden Tag die Dosis auf 0,3. Wird auch das reaktionslos vertragen, so injiziere man am dritten Tag 0,45, am fünften Tag 0,6. Erhebt sich die Temperatur über 37, so geht man zweckmäßig mit der folgenden Dosis herunter, keinesfalls aber steigere man sie. Gelegentlich kann es vorkommen, daß man $1^{1}/_{2}$—2 g Neosalvarsan injizieren muß, ehe die Temperatur nach der Injektion nicht mehr über 37⁰ steigt. Erst wenn dies der Fall ist, gebe man Altsalvarsan[1]) (Beginn mit 0,1, Höchstdosis 0,4).

Nachdem man mit der Einführung des Neosalvarsans begonnen hat, ruhe die Quecksilberzufuhr so lange, bis man Einzeldosen von 0,6 erreicht hat, die ohne Reaktion vertragen werden. Dann kann man mit 1—2 Tagen Pause abwechselnd Altsalvarsan 0,1—0,4 und Hg in der oben geschilderten Form geben.

---

[1]) Jetzt wohl Salvarsannatrium.

Wenn es späterhin nach einer Injektion zu einer Temperatursteigerung kommt, so müssen zwei Tage afebrilen Wohlbefindens der ferneren Behandlung vorausgehen. Die der Reaktion folgende Dose muß geringer gewählt werden.

Dreyfus faßt seine Erfahrungen folgendermaßen zusammen:

„Man soll schon bei der ersten Kur versuchen, den Liquor völlig negativ zu bekommen. Gelingt dies, so ist der Kranke offensichtlich vor Rückfällen geschützt. Da aber unsere diesbezüglichen Erfahrungen noch nicht zahlreich genug sind und die Dauer der Beobachtung für eine so schwere Erkrankung noch zu kurz ist, so empfiehlt es sich auch für liquornegativ gewordene Kranke, 8 Wochen nach Abschluß der ersten Kur eine Lumbalpunktion vornehmen zu lassen. Ist der Liquor noch normal, so erscheint ein Rezidiv so gut wie ausgeschlossen, eine zweite Kur nicht unbedingt erforderlich.

Blieb der Liquor nach Abschluß des 1. Behandlungsturnus auch nur in geringem Grade pathologisch (einer unserer beschwerdefrei entlassenen Kranken bekam nach drei Monaten ein leichtes Rezidiv, der nach Abschluß der ersten Intensivkur als einzigen pathologischen Befund im Liquor lediglich noch 11 Zellen im Kubikmillimeter und Wassermann-Reaktion positiv bei 1,0 aufwies), so muß unter allen Umständen nach längstens 8 Wochen auf eine 2. Kur gedrungen werden. Man beugt dadurch einem Rezidiv vor, das bei unseren Fällen meist nach 3—4 Monaten seine ersten Erscheinungen machte und es gelingt nun meist bei der 2. Kur, den Liquor völlig negativ zu bekommen. Sollte dies einmal nicht erreicht werden können, so folge nach einem Intervall von 8 Wochen die 3. Kur, die dann zu dem gewünschten Ziele führen wird. Der Ausfall der Serumreaktion ist belanglos, weil sie bei so intensiven Kuren meist schon im Verlauf der 1. Behandlung negativ wird und fernerhin bleibt, wenngleich der Liquor mehr oder weniger schwer verändert ist.

Die einzelnen Kuren müssen nicht nur intensiv sein, sondern es muß auch darauf gesehen werden, daß die Einzeldosen in geeignetem Tempo hintereinander gegeben werden. Schiebt man größere Pausen, als wir sie vorschlugen (1 bis 2, höchstens 3—5 Tage) zwischen die einzelnen Injektionen, so wird der Erfolg der Behandlung in Frage gestellt.“

b) Lues cerebrospinalis im Spätstadium der Lues.

Betrachten wir weiter die Therapie der Lues cerebrospinalis im späteren Stadium der Syphilis, so ist allgemein bekannt, daß die Erfahrungen der älteren Autoren mit der Quecksilberbehandlung, was die Beeinflussung der Symptome anbetrifft, oft schon sehr günstige waren.

Erfahrene Neurologen stehen offenbar auf dem Standpunkt, daß das Salvarsan allein bei der Lues cerebrospinalis keine besseren Resultate liefert als Quecksilber und Jod oder wenigstens nur in Ausnahmefällen. Eine spezielle Indikation für Behandlung mit Salvarsan stellen die Fälle von gummöser Erkrankung des Zentralnervensystems dar, eine spezielle Kontraindikation die Lokalisation der spezifischen Erkrankung in lebenswichtigen Zentren (Westphal, Oppenheim, Nonne). Am besten wirkt wohl eine energische kombinierte Hg- und Salvarsanbehandlung. Dreyfus hat folgendes Schema der Behandlung als ungefähren Führer für zweckmäßig befunden:

Lumbalpunktion, danach 1—2 Tage Bettruhe ohne Therapie.
1. Tag: Kalomel oder Oleum cinereum (40%) 0,03.
2. Tag: Kalomel oder Oleum cinereum (40%) 0,05.
5. Tag: Salvarsan 0,2.
7. Tag: Salvarsan 0,3.

9. und 11. Tag: Kalomel oder Oleum cinereum 0,04 bis 0,07.

13. und 17. Tag: Salvarsan 0,3—0,4

und so fort 6—8 Wochen lang; Salvarsan-Gesamtdosis 4—5 g.

Es gelingt nun offenbar sehr schwer, außer den klinischen Symptomen auch die Liquorveränderungen zum Schwinden zu bringen. Bei 125 Kranken hat Dreyfus nur 3 mal dauernden Umschlag ins Negative erzielt. Es müßte also danach gestrebt werden, alle 3 Monate solange eine neue Kur einzuleiten, bis die Reaktion im Liquor sich normalisiert hat. Das ist aber eine Forderung, die dem sich völlig wohl fühlenden Patienten meist nicht einleuchtet. Die Frage, was aus den latenten liquorpositiven Fällen nach 1 oder 2 Kuren wird, muß noch offen gelassen werden. Nonne gibt an, er habe bei der echten Lues cerebrospinalis eine ganze Reihe von Fällen kompletter Heilung auch im Liquor gesehen.

Wegen der häufig zweifellos unbefriedigenden Resultate, gerade was die Beeinflussung der Reaktionen im Liquor anbetrifft, suchte man von verschiedenen Seiten das Zentralnervensytem noch in mehr direkter Weise therapeutisch zu beeinflussen durch Injektion salvarsanhaltiger Flüssigkeiten in den Lumbalkanal selbst (endolumbale Therapie). Die eine Methode besteht darin, daß man Neosalvarsan resp. Salvarsannatrium inKochsalz gelöst in den Rückenmarkskanal injiziert (Ravaut, Wechselmann, Gennerich u. a.). Durch Weigandt, Jakob und Kafka konnte gezeigt werden, daß derartige Neosalvarsanlösungen, wenn sie in der nötigen Weise verdünnt sind (0,15 : 300 0,4—0,6 ccm) bei Affen ohne jede Reaktion, auch ohne histologisch nachweisbare Schädigungen vertragen wurden. Bei höherer Konzentration (0,15 : 100) kam es jedoch zu starkem Reiz auf das Duraendothel, die austretenden Nervenbündel, die Endothelien der Gefäße, unter Umständen auch auf das nervöse Parenchym, vor allem die Ganglienzellen.

Die Behandlungstechnik, die Gennerich in reicher Erfahrung ausgearbeitet hat, hat er folgendermaßen geschildert: ,,An Instrumenten benutzen wir:

1. Eine 35 cm-Glasbürette mit 40 cm Schlauch und angeschliffenem Glasdeckel, so daß die Bürette geschüttelt werden kann.

2. Das Dreyfussche Instrumentarium für konzentrierte Salvarsanbehandlung. Es enthält handliche Glasgefäße zum Ansetzen der Salvarsanlösung und eine 1 ccm-Meßpipette.

3. Eine möglichst feine Punktionsnadel aus Nickel.

Die Instrumente müssen mit destilliertem Wasser gekocht werden.

Die Behandlung geschieht in Seitenlage nach Desinfektion des Terrains mit Alkohol und Äther und nach Lokalbetäubung mit Äthylchlorid. Sobald der Liquor fließt, wird der am Bürettenschlauch befindliche Ansatzkonus aufgesetzt. 5—6 ccm Liquor werden zur Untersuchung gleich nach Einströmen des Liquors aus der Bürette in ein Reagenzglas abgegossen. Mit der Pipette wird dann das verordnete Salvarsanquantum zugesetzt. Der Liquor fließt dann weiter zu unter leichtem Schütteln der Bürette, wobei der Schlauch oben festgehalten werden muß. Mit dem Zufluß des Liquors muß man sofort aufhören, sobald der Patient über eine Spur von Kopfschmerzen klagt. Höchst selten lassen wir unter 30 ccm Liquor in die Bürette ablaufen. Das Einlaufen muß langsam geschehen, damit sich keine störenden Drucksymptome einstellen.

Nach der Behandlung muß der Patient zwei Tage horizontal bei erhöhtem Fußende zu Bett liegen. Tritt nach Aufstehen des Patienten Meningismus ein, so ist das Punktionsloch im Duralsack noch nicht dicht. Der Patient muß dann erneut hingelegt werden.

Das Salvarsan wird in folgender Weise zubereitet: 0,045 Natr. Salvarsan werden mit 10 ccm 0,4^0/$_0$ige NaCl-Lösung gelöst. Die Dosierung geschieht dann nach folgendem Schema, das ebenso wie das Verordnungsbuch mit den

für die einzelnen Fälle vorher festgesetzten Dosen stets neben dem Therapeuten
liegen muß:

0,05 ccm = 0,22 mg Salvarsan-Natrium
0,1   „ = 0,45 „   „   gebräuchlichste
0,15 „ = 0,67 „   „   Dosen bei Tabes.
0,2   „ = 0,9   „   „
0,25 „ = 1,22 „   „
0,3   „ = 1,35 „   „
0,35 „ = 1,57 „   „   gebräuchlichste
0,4   „ = 1,80 „   „   Dosen bei hirn-
0,45 „ = 2,02 „   „   luetischen Vorgängen.
0,5   „ = 2,25 „   „

Fälle, die mehr als 6—8 Injektionen benötigen, sind recht selten. Manchmal
kommt man auch schon mit der Hälfte aus. Im Prinzip behandeln wir zweimal
bei normalem Liquor. Wo recht schwere Veränderungen bestanden, geschieht
es gelegentlich auch dreimal.“

Die zweite Methode stammt von Swift und Ellis. Diese Autoren halten
die Injektion von Salvarsan und Neosalvarsan direkt in den Lumbalkanal
nicht für zweckmäßig, auch wenn man es mit Serum verdünnt. Dagegen besitzt nach ihnen das Blutserum von intravenös mit Salvarsan Behandelten
zweifellos therapeutischen Wert. Sie konnten zeigen, daß dieses Serum auch
die Spirochäten des Rekurrens in vitro abtötet und daß die Wirkung verstärkt
wird, wenn man das Serum auf 56° erhitzt. Die spirochätizide Kraft ist im
Serum am größten kurz nach erfolgter Injektion des Salvarsans. Die Methodik
der Injektion dieses „Salvarsanserums“ ist folgende:

Eine Stunde nach Beendigung der intravenösen Salvarsaninjektion werden
40 ccm Blut aufgefangen und nach der Gerinnung zentrifugiert. Am nächsten Tag
werden 12 ccm des Serums abpipettiert und mit 18 ccm physiologischer Kochsalzlösung verdünnt. Dieses 40%ige Serum (eventuell bis 60%) wird dann eine
halbe Stunde lang auf 56° erwärmt. Nach Ausführung der Lumbalpunktion wird
so viel Liquor abgelassen, daß der Druck der Zerebrospinalflüssigkeit auf 30 mm
reduziert wird. Eine auf 20 ccm kalibrierte Spritze wird durch einen 40 cm langen
Gummischlauch mit der noch im Subarachnoidealraum liegenden Punktionsnadel
verbunden. Um sich gegen die Möglichkeit, Luft mit zu injizieren, vollständig zu
sichern, läßt man die Zerebrospinalflüssigkeit in den Schlauch eindringen. Nun
gießt man das Serum in die Spritze und läßt es unter dem Einfluß der Schwere
in den Subarachnoidealraum übertreten. Es ist als wichtig hervorzuheben, daß der
größte Teil des Serums nur durch die Wirkung der Schwerkraft in den Wirbelkanal
eingeführt werde. Oft stellen sich Schmerzempfindungen mäßigen Grades in den
unteren Extremitäten ein, die einige Stunden nach der Injektion einsetzen. Diese
ließen sich meist durch Phenazetin, Kodein, eventuell durch Morphium unter-
drücken.

Bei der Einführung dieses Salvarsanserums gingen Swift und Ellis
von dem Gedanken aus, daß die Spirochäten in den spätesten Stadien der Infektion nur in schwer erreichbaren Schlupfwinkeln sich befinden und halten
für solche Schlupfwinkel die gefäßarmen Regionen, vorzugsweise die Lymphräume und perivaskulären Lymphscheiden sowie die Perineuronalräume, die
nicht mit dem allgemeinen Lymphsystem in offener Verbindung stehen.

Noch nicht geklärt ist die Frage, weshalb das Salvarsan, nachdem es
eine Zeitlang im Organismus war, besser wirken soll als bei einfacher Auflösung
in Kochsalz. Stühmer glaubt unter Anlehnung an Ehrlich, daß man die
Bildung lockerer Verbindungen der Salvarsanreste mit irgendwelchen Stoffen
im Tierkörper annehmen müsse. Bei der Erwärmung auf 56° werden seiner
Meinung nach die lockeren, synthetischen Verbindungen gesprengt und das bis
dahin gebundene Salvarsan für die Wirkung frei.

Sowohl bei der Intralumbalinjektion von Neosalvarsan als von Salvarsanserum wurden günstige Beeinflussungen der Liquorreaktionen und der klinischen Symptome oft gesehen. Ob eine wirklich durchgreifende Änderung in dem Verlauf der Zerebrospinallues hierdurch erzielt wird, läßt sich bis jetzt nicht bestimmt sagen. Nonne verneint es. Gennerich dagegen möchte die endolumbale Behandlung bei histologischen Meningorezidiven und klinischer Hirnsyphilis nicht mehr missen. Angesichts der unbefriedigenden Liquorresultate bei gewöhnlicher Luesbehandlung stellt er fest: „Wo wir jedoch endolumbal behandelt hatten, fand sich mit Ausnahme eines Falles bisher schon bis zu $2^1/_2$ Jahren konstant normaler Liquor und einwandfreies klinisches Wohlbefinden nach Abschluß der Behandlung." Nach C. Stern ist die endolumbale Therapie durchaus unnötig, da bei der Lues des Zentralnervensystems sowieso ein reger Stoffaustausch zwischen Blutbahn und Liquor stattfinde, das Salvarsan infolgedessen auch bei intravenöser Injektion in den Lumbalkanal gelangen müsse. Bei Lues II hält er die endolumbale Behandlung für direkt gefährlich, hat aber keine eigenen Erfahrungen. Im allgemeinen wird die intralumbale Behandlung mit der sonst üblichen antiluetischen Behandlung kombiniert. Meine eigenen Erfahrungen sind zu einem allgemeinen Urteil noch zu gering, auf einzelne Fälle komme ich noch zu sprechen.

Von nachteiligen Folgen erwähnt Nonne, daß er bei 50 nach Gennerich behandelten Fällen zweimal Herzkollaps, zweimal Schüttelfrost mit hoher Temperatursteigerung, einmal drei Tage dauernde Blasenlähmung, mehrmals Nausea beobachtet hat. Bei 30 nach Swift und Ellis behandelten Fällen sah er einen schweren Herzkollaps, einmal Abducenslähmung und Hemiparese, im übrigen keine nachteiligen Folgen. Ravaut (zit. nach C. Stern), der eigentliche Vater der endolumbalen Therapie, teilt neuerdings mit, daß einige Patienten am Schluß der Behandlung Schwierigkeiten hatten, Urin zu lassen.

Abgesehen von der antiluetischen Behandlung ist bei der Lues cerebrospinalis auch noch eine chirurgische Behandlung öfters empfohlen und in manchen Fällen mit Erfolg angewandt worden. Die chirurgische Behandlung wird überall da von ausgezeichnetem Erfolg sein, wo es sich um einen sicher lokalisierbaren, gummösen Tumor handelt, den man operativ angreifen kann. Es ist in solchen Fällen dann Sitte, nachdem die antiluetische Behandlung einen Erfolg nicht gezeitigt hat, das Gumma chirurgisch anzugreifen und eine antiluetische Behandlung zur Beseitigung der noch eventuell stehengebliebenen Reste nachzuschicken. Dagegen ist die Forderung Horsleys, das Gehirn von der Trepanationsstelle aus mit Sublimatlösungen auszuspülen, nicht Allgemeingut der Ärzte geworden.

c) Tabes und Paralyse.

Von einer Heilung der Tabes und Paralyse bei unserer jetzigen Behandlungsmethode ist noch nicht die Rede; doch kann man wohl mit etwas mehr Optimismus gerade in der Frage der therapeutischen Beeinflussung dieser metaluetischen Erkrankungen in die Zukunft sehen, als es noch vor einigen Jahren schien. Zweifellos kann eine energische Salvarsan- und Quecksilberkur symptomatisch sehr Gutes leisten. Das haben bereits Autoren, wie Treupel, Frenkel-Heiden, Oppenheim, Nonne und Iwaschenzoff auch bei Verwendung mäßiger Salvarsandosen erkannt. Viel aussichtsreicher noch lauten die Erfahrungen von Dreyfus, doch muß gleich bemerkt werden, daß z. B. Nonne sich nicht ohne weiteres den Erfahrungen von Dreyfus auf Grund seiner Beobachtungen anschließen kann. Die Behandlungsart von Dreyfus, die er an 77 Fällen im Zeitraum von 3 Jahren erprobt hat, ist folgende:

Jede Tabes soll mit 1—1,5—2 g Salvarsan allein (innerhalb von 2—3 Wochen)
intravenös vorbehandelt werden. Dann erst wird ein vorsichtiger Versuch gemacht,
Hg mit weiteren Salvarsandosen zu kombinieren. Von Salvarsan wird anfänglich
0,1—0,2 jeden 2. bis 3. Tag gegeben, nach der 4. oder 5. reaktionslos vertragenen
Injektion kann man auf 0,3 g Salvarsan steigen. Von Quecksilberpräparaten rät
er zu Schmierkur, grauem Öl, Kalomel, Enesol, Hg. salicyl. Zwischen Hg und Salvarsaninjektion macht er immer 1—2 Tage Pause, die Schmierkur setzt er an den
Tagen der Salvarsaninjektion aus. Öfters wird ein Quecksilberpräparat vertragen,
ein anderes nicht. Die Gesamtmenge des Salvarsans soll bei der ersten Kur 4—5 g,
bei den folgenden 3—4 g betragen. Man hüte sich vor verzettelten und ungenügenden
Kuren. Eine Wiederholung der Kur erfolge nach 2—3 Monaten. Anzustreben
sind mindestens 4—6 Kuren.

Die Resultate von Dreyfus sind zweifellos günstige, denn die Symptome,
wie Schmerzen, Krisen, Ataxie gingen in den bei weitem meisten Fällen ganz
oder großenteils zurück. Über die Beeinflussung von Augenerscheinungen teilt
er nichts mit. Wesentlich ist noch seine Angabe, daß auch eine Tabes mit negativem Liquor therapeutisch beeinflußbar und daß deshalb die Vornahme einer
Lumbalpunktion bei der Tabes nicht so wesentlich sei als z. B. bei der Lues
cerebrospinalis. Wie lange die Besserung anhält, ob klinische Heilung erfolgt,
wissen wir noch nicht. Gennerich sah bei Tabesfällen mit normalem Liquor,
die mit 4—5 intravenösen Salvarsankuren (6 Injektionen bei jeder Kur) behandelt
wurden, die Krisen nach 1—1$^{1}/_{2}$ Jahren wiederkehren.

Nonne kann sich nicht dazu entschließen, die antisyphilitische Kur so
häufig zu wiederholen. Erstens weil relativ viele Fälle auch ohne spezifische
Therapie jahrelang stationär resp. imperfekt bleiben. Zweitens, weil noch
häufiger Fälle vorkommen, die bei im Lauf von 3 oder 4 Jahren je einmal gut
durchgeführter antisyphilitischer Kur stabil bleiben oder gebessert werden,
und drittens weil unter auch oft wiederholten antisyphilitischen Kuren nicht
ganz selten Verschlechterungen beobachtet werden. Er findet sich in dieser
Hinsicht in Übereinstimmung mit Oppenheim. Auch bei intensiver Behandlung gelingt es nach Nonnes Erfahrung nicht, die Reaktionen im Liquor zum
Umschlag ins Negative zu bringen, wenn auch Abschwächungen sehr häufig
sind. Sein Standpunkt der antisyphilitischen Behandlung der Tabes ist etwa
folgendermaßen zu präzisieren:

1. Jeder Tabiker, der seit Beginn der Tabes noch nicht antisyphilitisch behandelt wurde, wird einer antiluetischen Kur unterzogen, und zwar zunächst mit
Quecksilber, dann mit Salvarsan in wechselnder Reihenfolge. Man beginnt mit
mittleren Dosen (4,0 g ungt. ciner. 0,2—0,3 g Salvarsan) und geht, je nachdem Reaktionen einsetzen oder nicht, weiter in die Höhe. Die erste Kur soll 3 g Salvarsan,
höchstens 4 g nicht überschreiten. Ob die Kur wiederholt wird, hängt von dem
Einfluß auf das subjektive Befinden und auf einzelne Symptome ab, nicht aber
von dem Ausfall der Reaktion im Blut und Liquor. Gehört der Fall zu den rudimentären, so soll, wenn er stabil bleibt, nicht vor Ablauf eines Jahres die antisyphilitische Kur wiederholt und auch keine höhere Anzahl der Gesamtdosen verwandt
werden.

2. Tritt bei einem Fall von Tabes eine akute Progression ein, so ist eine antisyphilitische Kur indiziert, anfangend mit kleinen vorsichtigen und steigend zu
höheren Dosen.

3. Ist ein Tabiker längere Zeit stabil und hat keine nennenswerten Beschwerden,
so hat man sich auf Hebung der Allgemeinkonstitution zu beschränken, eventuell
auf Verordnung der bekannten Bäder (Öynhausen, Nauheim, Tölz).

4. Weit vorgeschrittene Fälle von Tabes soll man nicht mehr antisyphilitisch
behandeln, sondern hier soll man sich auf symptomatische Behandlung und auf
allgemeine Roborierung beschränken.

5. Hat eine antisyphilitische Kur eine auffallende Besserung gezeitigt, so
wiederhole man eine solche Kur nach Ablauf von 6 Monaten.

Auch bei der Tabes, besonders aber bei der Paralyse, wurde die endolumbale Therapie versucht. Nonne meint, diese Art des Vorgehens habe bis jetzt keinen Erfolg gebracht, der die sonst üblichen, sowohl in als vor der Salvarsanära übertreffe. Er gibt aber auch zu, daß er gelegentlich sehr günstige Beobachtungen anstellen konnte. Weigandt, Jakob und Kafka berichten, daß sie bei 315 ihrer Paralytiker Besserung subjektiver oder objektiver Natur konstatieren konnten. Sie glauben aus diesen Beobachtungen die Berechtigung ableiten zu können, mit einem gewissen Optimismus die Therapie weiter fortzusetzen und auszubauen. Besonders zufrieden spricht sich Gennerich mit seiner endolumbalen Behandlung der „metaluetischen" Krankheiten aus, doch können hier wohl nur langfristige Erfahrungen zu einem wirklichen Überblick über das Geleistete führen. Die spontanen Remissionen erschweren besonders bei der Paralyse die Bewertung therapeutischer Eingriffe sehr. Gennerich betont ganz besonders, daß man bei Tabikern nur mit kleinen Salvarsandosen vorgehen dürfe (s. S. 396), da man sonst unliebsame Vorkommnisse erleben könne. So schwere Komplikationen, wie sie Levinsohn (Lähmung des Atemzentrums) oder Gordon (Erbrechen, Harnverhaltung, Incontinentia alvi, Dekubitus, Gangrän, Exitus) sahen, hat er anscheinend nie erlebt. Die sich einstellenden Symptome können den Eindruck direkt tabischer Symptome machen, so daß man auf den Gedanken kommen kann, als habe die Therapie tabische Herde zum Aufflackern gebracht. Besonders gilt das für Fälle, bei denen Blasenstörungen auftreten, wie z. B. in der folgenden eigenen Beobachtung. Es ist allerdings bis jetzt noch unsicher, ob es sich bei diesem Patienten um Tabes oder Lues cerebrospinalis gehandelt hat, wenngleich neurologischerseits Tabes für wahrscheinlicher gehalten wurde. Die Tatsache, daß Ravaut anscheinend auch bei Nichttabikern nach endolumbaler Behandlung dieselben Blasensymptome beobachtet hat, spricht gegen obige Annahme, daß man es mit der Provokation eines tabischen Symptoms zu tun hat.

Paul Goldam., 34 Jahre, Aufnahme am 20. VI. 16. Vor $5^1/_2$ Jahren Infektion, damals einige Wochen mit Hg behandelt, März 1916 3 Salvarsaninjektionen und 12 Hg-Injektionen.

Seit Weihnachten 1915 Doppelsehen, r. Abducensparese. R. Pupille weiter als l., reagiert nur spärlich auf Konvergenz, besser auf Licht. Ophth. normal. R. 0,8 p: Nd. I Nahepunkt 10 cm. L. 0,9, Nd$_I$. Nahepunkt 11 cm. Gesichtsfeld ergibt an der großen Scheibe beiderseits temporale hemianopische kleine Doppeldefekte.

Neurologisch: Leichte Parese des l. Fazialis, Tremor der vorgestreckten Zunge, Romberg negativ, keine Ataxie, Sensibilität normal.

Lumbalpunktion: Druck nicht erhöht, Nonne schwach positiv, Lymphocytose 36/3 (Resultat infolge von Niederschlägen etwas unsicher), Wassermann-Reaktion im Blut und Liquor positiv.

31. VII. 16. Beginn mit intravenösen Salvarsaninjektionen und Hg-Einreibungskuren.

6. VIII. 16. Heute r. Nahepunkt nur 30 cm, l. 17 cm. Sonst Befund unverändert.

11. VIII. 16. Keine Gesichtsfeld-Defekte mehr, sonst unverändert. Bisher 10 Salvarsaninjektionen und 180 g Hg eingerieben.

17. X. 16. Wiederaufnahme zur endolumbalen Behandlung. Augenbefund ziemlich unverändert. Nahepunkt r. wechselnd zwischen 23 und 28 cm, l. 15 cm. Erhält bis zum 13. III. 17 5 endolumbale Injektionen von Salvarsannatrium. Liquorbefund: Am 13. III. 17 Pandy und Nonne Spur Opaleszenz. Lymphocytose 22/3. Wassermann-Reaktion bei 0,2 und 0,5 negativ, bei 1,0 schwach positiv. R. Pupille noch eine Spur weiter als l., Reaktion ein wenig träger. Nahepunkt r. 17—18, l. 14 cm.

Bei der Wiederaufnahme am 17. IV. 17 gibt er an, daß er seit einiger Zeit an Retentio urinae leide, wodurch er recht gequält sei. Es dauert etwa immer

5—10 Minuten, bis die Miktion gelingt. Defäkation ohne Besonderheiten. Ferner habe er oft kein rechtes Gefühl auf der Hinterseite der Oberschenkel.

Neurologisch: Patellarreflexe r. gesteigert, l. lebhaft. Achillesreflexe lebhaft, beiderseits gleich. Ataxie der Hände, Hypotonie der Beine. Romberg leicht positiv. Sensibilität für spitz und stumpf nicht ganz sicher. Blasenstörungen und Nachlassen der Potenz. Wahrscheinlich doch wohl Tabes.

1. VI. 17. Arbeitet jetzt seit einiger Zeit landwirtschaftlich, hat keine Beschwerden mehr. Die Retentionserscheinungen beim Urinieren haben sich allmählich ohne Therapie fast völlig verloren. Auch das taube Gefühl in den Oberschenkeln ist besser. Doppelsehen seit einer Vorlagerung des Externus am r. Auge verschwunden (vorher sekundäre Kontraktur des Internus). Bds. —0,5 D. S = 1,0. Nahepunkt bds. 16 cm, Pupillenweite r. 4,5, l. 4,0 mm. Reagieren beide mäßig auf Licht, etwas mehr auf Konvergenz. Ophth. normal.

Man ersieht aus dieser Beobachtung, daß diese Blasenstörungen sich wieder völlig zurückbilden können; immerhin sind sie doch recht unangenehm. — Was die Beeinflussung des Augenprozesses durch die endolumbale Behandlung im vorliegenden Falle angeht, so möchte ich mich sehr zurückhaltend aussprechen. Bemerkenswert ist allerdings, daß die Ophthalmoplegia interna während der intravenösen Kur mindestens gleich blieb und sich während der endolumbalen besserte, die Besserung wäre aber vielleicht auch so mit der Zeit eingetreten.

B. Optischer Leitungsapparat.

a) Entzündliche Erkrankungen des optischen Leitungsapparats inkl. Stauungspapille.

Pathologische Anatomie.

Wir haben in den Vorbemerkungen von vier Formen gesprochen, unter denen die Lues cerebrospinalis anatomisch auftreten kann und gesehen, daß abgesehen von der ganz seltenen, zum Teil noch umstrittenen reinen degenerativen Form die anderen Erscheinungsweisen, also die vaskuläre, gummöse und meningitische, sich sehr häufig kombinieren Es fragt sich, ist es möglich, auch bei dem Optikus eine ähnliche Einteilung der anatomischen Veränderungen zu treffen?

1. Beginnen wir mit der Frage, ob luetische Veränderungen der Gefäße im Sehnerven oder wenigstens im Gebiet der Arteria ophthalmica zu Störungen im Optikus führen können. Zweifellos sind reine Fälle dieser Art, d. h. ohne mehr oder weniger schwere meningeale Prozesse bis jetzt sehr selten nur, wenn überhaupt, beobachtet worden. In der bekannten Arbeit Uhthoffs findet sich in einem der von ihm beschriebenen 17 Fälle ein organisierter Thrombus in der Arteria ophthalmica am Canalis opticus, ohne daß sich irgendwelche Veränderungen an den Zentralgefäßen nachweisen ließen. Da aber ein schwerer perineuritischer und neuritischer Prozeß an dem intrakraniellen Abschnitt des Optikus der gleichen Seite vorlag, so darf man wohl mit Uhthoff annehmen, daß die bestehende Amaurose, sowie überhaupt der Prozeß im Sehnerven ohne Beziehung zu der Obliteration der Ophthalmika stand. Noch in einem zweiten Fall (Beob. 5) waren Intimawucherungen nahe dem Kanal an mehreren Stellen in der Ophthalmika nachzuweisen; aber auch hier fanden sich sehr starke Verdickungen und zellige Infiltrationen der Scheiden des Optikus mit Übergreifen des perineuritischen Prozesses auf den Stamm. Von einer Beeinflussung des Sehnerven durch die Gefäßveränderungen kann nicht gesprochen werden.

Eine Beobachtung mit erheblicher Gefäßerkrankung und Beteiligung des Sehnerven teilte dann Otto mit.

Es handelte sich um einen 45jährigen Mann, der ophthalmoskopisch nicht untersucht war und bei dem sich bei der Sektion eine Leptomeningitis chronica, eine Ependymitis granularis, multiple Erweichungen im Gehirn und ein ausgeprägter syphilitischer Prozeß an den basalen Gefäßen fand. Abgesehen von einer gewissen Abplattung und Einbuchtung des rechten Sehnerven über der erweiterten Karotis und Ophthalmika zeigten die kleinen Gefäße des Optikus Kernvermehrung der Wandung, Verengerung und Obliteration ihres Lumens. An manchen Stellen waren auch Blutaustritte nachweisbar und auch in der Nervenscheide bestanden Gefäßveränderungen und Kernanhäufungen. Im linken Optikus fand man über der Druckstelle eine Zyste, von der es Otto unbestimmt läßt, ob es sich hier etwa um einen Erweichungsvorgang infolge der Gefäßerkrankung oder um andere Ursachen handelte. Über und unter der Höhle fanden sich Blutaustritte in der verdickten Optikusscheide.

Auch Wilbrand-Saenger schildern einen Fall (Domri) im V. Band ihres Sammelwerks S. 200:

Die früher luetisch infizierte Frau hatte auf der linken Seite eine weiße Papille mit unscharfen Rändern und sehr verengten Gefäßen. Gesichtsfeld hochgradig eingeengt, Visus $^6/_{36}$. Anatomisch fanden sich überall sowohl in den Scheiden als im Verlauf der Sehnervenquerschnitte hochgradig erkrankte und neugebildete Gefäße. Die Gefäße waren teilweise durch Intimawucherung obliteriert und vielfach verdickt, die Ophthalmika zur Hälfte durch eine von der Intima ausgehende Wucherung verschlossen. Die Gefäßveränderungen nahmen zerebralwärts immer mehr zu. Perineuritische und neuritische Veränderungen sowie eine Atrophie der Nervenfasern, die das papillo-makuläre Bündel intakt ließ, waren außer den vaskulären Prozessen nachweisbar.

Es kommen also gelegentlich wohl Veränderungen luetischer Natur in den Gefäßen der Sehnerven vor; wie häufig, läßt sich auf Grund des im ganzen noch sehr kleinen, anatomisch untersuchten Gesamtmaterials kaum sagen, wenn auch natürlich Uhthoff beigestimmt werden muß in der Behauptung, daß diese Gefäßprozesse im Optikus offenbar eine sehr geringe Rolle spielen. Die im Gehirn so häufigen Folgeerscheinungen, Blutungen und Erweichungen sind wohl erst recht selten vorkommende Ereignisse im Sehnerven.

Einen in dieser Art einzig dastehenden Fall bringen Wilbrand und Saenger im 6. Band ihrer Neurologie und bilden ihn auf Tafel 1 und in den Figuren 2 und 3 ab.

Der früher luetisch infizierte 55jährige Patient bemerkte plötzlich eine sich bald zur Blindheit steigernde Sehabnahme auf dem linken Auge, der Amaurose auf dem rechten Auge folgte. Augenspiegelbefund war normal, Lumbalpunktion ergab einen Druck von 90 bis 95, die Lumbalflüssigkeit selbst war rötlich gefärbt und hatte einen Bodensatz von roten Blutkörperchen.

Von der Gehirnsektion sei nur hervorgehoben, daß in der Gegend des Chiasma sich eine dunkelbraunrote Blutschicht fand, die sich bis zum Pons und in beide Fossae Sylvii erstreckte. Das Chiasma und die Sehnerven waren fest mit der Hirnbasis verlötet. Es handelte sich um eine basale gummöse Meningitis mit Gefäßveränderungen. Auf dem Querschnitt des linken Sehnerven zeigte sich ein zweistecknadelkopfgroßer frischer Blutherd. Der rechte Sehnervenquerschnitt war makroskopisch intakt, mikroskopisch dagegen war in der Achse beider Sehnerven eine ziemlich ausgedehnte Blutung, die nach den Abbildungen etwa $^1/_4$ des Querschnitts ausmachte und sich bis in die Nähe des Foramen opticum fortsetzte. Hier fanden sich, abgesehen von beträchtlichen perineuritischen Prozessen, auch wandständige Blutungen von verschiedenem Umfang. An einzelnen Stellen, wo sich die gummöse Entzündung der Pia längs der Septen in das Sehnerveninnere fortsetzte, fand man ebenfalls kleine Extravasate. An beiden intrakraniellen Nerven, kurz vor dem Chiasma, waren neben der starken entzündlichen Infiltration der Peripherie auf dem linken Nerven an beiden Polen desselben große Extravasate vorhanden, während diese Blutungen am anderen Nerven inselförmig in der ganzen oberen Hälfte zerstreut lagen. Zugleich fand sich in der Peripherie außerhalb des Nerven ein umfangreicher Blutherd; ebenso waren am Chiasma wandständige Blutungen nachzuweisen.

In dieser sehr merkwürdigen Beobachtung war die eigentliche Quelle der Blutungen nicht mit Sicherheit festzustellen. Daß bei Vorhandensein der luetischen Gefäßveränderungen Syphilis die Grundursache bildete, ist höchst wahrscheinlich. Hier würde also in der Tat eine auf Grund luetischer Gefäßveränderungen erfolgte Blutung im Sehnerveninneren wohl unabhängig von der bestehenden meningealen Affektion zu schweren Sehstörungen Anlaß gegeben haben.

Noch unsicherer ist es, ob im Sehnerven auf Grund von spezifischen Gefäßalterationen Erweichungsprozesse sich einstellen können. Uhthoff hat ein solches Vorkommen nie beobachtet. Der oben zitierte Fall von Otto mit einer Zyste in dem einen Optikus kann vielleicht in einer derartigen Weise entstanden sein, doch bleibt die Entstehung unsicher. Eine Beobachtung von Henschen deutet darauf hin, daß zirkumskripte nekrotische Erweichungen auch im Sehnerven ähnlich wie im Chiasma und Traktus auftreten können. Henschen beobachtete bei einer Patientin, abgesehen von Erweichungsherden an verschiedenen Stellen des Gehirns, im rechten Optikus einen keilförmigen nekrotischen Bezirk auf der lateralen Seite des intrakraniellen Abschnitts, in dem jede Spur von Nervengewebe fehlte, auch nichts von entzündlichen Prozessen nachweisbar war und nur noch Reste von Septen und Körnchenzellen sich fanden. Leider konnte der orbitale Anteil des Sehnerven nicht untersucht werden. Auch im Chiasma waren einige malazische Herdchen nachweisbar und hier sowohl wie im rechten Sehnerven waren auch Blutaustritte und Blutpigment zu konstatieren. Die Natur dieser Veränderung spricht Henschen für sicher arteriosklerotisch an. Wirkliche Thrombose konnte er aber histologisch nicht nachweisen. Da sich an der Karotis und Basilaris zirkumskripte und sehr dicke Auflagerungen eines sehr kernreichen Gewebes fanden, so ist Henschen geneigt, die Arteriosklerose auf Lues zurückzuführen, obgleich nur Verdachtsmomente, nicht aber irgendwelche Sicherheit für diese Ätiologie sprechen.

Es ist an sich merkwürdig, daß bei dem so ungemein häufigen Vorkommen der Gefäßaffektionen bei der Gehirnlues die Ophthalmika und ihre Verzweigungen so selten beteiligt sind.

Es sei an dieser Stelle auch noch die Frage kurz erörtert, ob und wie eine reine oder vorwiegend vaskuläre Gehirnsyphilis klinisch an den Optici Veränderungen setzt. Unter den Uhthoffschen Fällen findet sich kein Fall reiner vaskulärer Syphilis des Cerebrum. Unter den Fällen von Krause ist vielleicht Beob. 17 hervorzuheben, wo die luetischen Gefäßerkrankungen im Vordergrund standen und ein Erweichungsherd im Parieto-Okzipitallappen sich fand. Der Augenspiegelbefund war in diesem Falle normal; es fand sich eine rechtsseitige Hemianopsie und mikroskopisch an den intrakraniellen Sehnervenabschnitten eine geringe Infiltration der Scheiden.

Unter den von Nonne in der 3. Auflage seines Lehrbuches angeführten Beobachtungen finden sich 7 sezierte Fälle mit vorwiegender Beteiligung des Gefäßapparates, bei denen der Augenspiegelbefund erwähnt ist. Von diesen 7 Fällen zeigten 4 (Beob. 92, 93, 94, 328) normalen Papillenbefund, während 3 pathologische Verhältnisse aufwiesen.

Beob. 50. 50jährige Frau in somnolentem Zustand. Lumbalpunktion: 110 mm, Lymphocytose: 80, Nonnesche Reaktion: positiv. Beiderseits Stauungspapille. Sektion ergab Peri- und Endarteriitis gummosa an der Basilaris, den Arteriae vertebrales und den kleinen Hirnarterien; mäßige Leptomeningitis.

Beob. 86. 56jährige Frau: Sehnenreflexe lebhaft, Klopfempfindlichkeit des Schädels. Halluzinationen. Ophthalmoskopisch unscharf begrenzte, hyperämische Papillen. Sektion: Disseminierte Endarteriitis und Periarteriitis gummosa.

Beob. 284. Linksseitige Körperparese, rechts Abducens- und Fazialisparese. Auf der linken Seite Geruchsvermögen herabgesetzt. Ophthalmoskopisch: neuritische Optikusatrophie. Sektion: Endarteriitis der basalen Hirnarterien, Erweichungsherd im Pons. Pia verdickt, an der Basis über den Optici und Olfactorii sehnige Verdickungen und Verwachsungen.

Die klinisch beobachteten Sehnervenprozesse dürften wohl in dem letztgenannten Falle sicher nicht mit den Gefäßalterationen des Gehirnes im Zusammenhang stehen. Auch in der Beob. 50 war immerhin eine Leptomeningitis nachweisbar, so daß die Stauungspapille. die an sich möglicherweise nach unserer jetzigen Auffassung eine Papillitis war, wohl auch nicht mit Sicherheit auf die arteriitischen Prozesse im Gehirn zurückgeführt werden kann und bei der Beob. 86 ist der Befund an den Augen ein offenbar sehr geringgradiger gewesen.

Es scheint demnach, daß zweifellose Optikusprozesse bei reiner vaskulärer Gehirnsyphilis nicht oder kaum vorkommen; zum mindesten ist das Vorkommen bis jetzt nicht erwiesen.

2. Die zweite anatomische Erscheinungsform der zerebralen Lues ist die gummöse Entzündung, solitäres Gumma einerseits und gummöse Meningo-encephalitis andererseits. Sehen wir zu, ob der Sehnerv in analoger Weise erkranken kann. Die anatomische Ausbeute ist auch hier wieder recht spärlich.

Aus der älteren Literatur sind mehrere Fälle bekannt (Horner und Barbar, Arcoleo, Knorre, Schott, Power zit. bei Uthhoff), wo eine mehr isolierte syphilitische Entzündung in der Umgebung des Chiasma zu einer gummösen Entartung der intrakraniellen Optici führte; dabei stellte der Optikus entweder einen spindelförmigen harten Tumor dar oder die Nervensubstanz war in breiigem Zerfall.

Aus der neueren Zeit nenne ich als hierhergehörig die Beobachtung 194 von Nonne (III. Auflage). Hier fand sich ein Gumma im rechten Stirnlappen nahe der Basis, ferner gummöse Umwandlung des rechten Optikus und der entsprechenden Chiasmahälfte. Der rechte Sehnerv sah auf dem Durchschnitt am Rand rötlich aus und war im Zentrum käseartig erweicht. Klinisch bestand an diesem Auge Neuritis optica (Papillitis) mit Amaurose.

In den nun folgenden Beobachtungen spielte der gummöse Prozeß im orbitalen Abschnitt des Sehnerven. Alt berichtet über eine Beobachtung, bei der sich, abgesehen von Gummigeschwülsten in Herz und Lunge ein Gummi von der Größe einer Nuß im linken Sehnerven mit Endarteritis und Perivasculitis der A. ophthalmica und ihrer Verzweigungen fand. Leider war mir diese Beobachtung nur im Referat zugänglich.

Wichtig ist die Beobachtung von Uthhoff. Hier lag offenbar eine wirkliche primäre gummöse Neuritis des Optikusstammes vor. Die Sektion ergab eine Erweichung des ganzen linken Schläfenlappens und in der Spitze desselben noch eine Gummigeschwulst. Die Basis cranii war aber frei von Veränderungen bis auf den linken Optikus und die linke Hälfte des Chiasma. Der Prozeß hatte hier den Sehnervenstamm in erster Linie befallen und war nicht von der Scheide aus hineingewuchert, denn die perineuritischen Veränderungen waren nur von relativ geringer Intensität und die Scheide saß zum Teil nur ganz locker um den Optikusstamm. Bei dem von Stock als Gummigeschwulst des Optikus angesprochenen Fall wurde die luetische Ätiologie nur aus dem anatomischen Befund geschlossen. Die Hauptveränderung saß hier hinter der Papille des enukleierten Auges, griff aber auf die ganze Nachbarschaft über. Es bestanden große nekrotische Partien mit epitheloiden und einzelnen Riesenzellen. Die Retina fand sich weithin zerstört, die Aderhaut mächtig mit Rundzellen infiltriert in herdförmiger Anordnung um Gefäße. Die Gefäße selbst waren zum großen Teil nekrotisiert; es bestanden reichliche Blutaustritte.

Bei den übrigen anatomisch untersuchten Fällen gummöser Sehnervenerkrankung wurde stets eine zweifellose Beteiligung der Optikusscheiden mikroskopisch festgestellt. Bei dem von Wagner beschriebenen Bulbus, auf den ich später noch einmal zurückkomme, findet sich im Optikus sowohl als auch in den sehr verdickten Sehnervenscheiden massenhafte Infiltration von Zellen mit spindelförmigen Kernen, Rundzellen und epitheloiden Zellen. An einigen Stellen sind die Kerne so schlecht gefärbt, daß an Nekrose gedacht werden muß. Die Gefäße zeigen deutliche Endothelwucherungen, vor allem die kleinen. Auch die Aderhaut ist stark zellig infiltriert. Der von Matsukawa wegen luetischen Skleraltumors enukleierte Bulbus zeigte bei der mikroskopischen Untersuchung in den Scheiden und bindegewebigen Septen des Optikus starke Rundzelleninfiltration, weniger Leucocyten, mehr Plasmazellen. Die Infiltration fand sich vor allem auch in der Umgebung der Arterien. Außer der Infiltration bestand dann noch eine nekrotische Partie (schmutzig violett gefärbte Masse mit Kernresten), in der keine normalen Nervenfasern mehr nachweisbar waren. Die Umgebung dieser Partie war aus fibroblastenartigem, spindelzelligem Bindegewebe zusammengesetzt. Je weiter nach hinten von der Papille, um so stärker trat die Veränderung auf. Außer den Sehnervenveränderungen waren an dem Auge noch ein Tumor des Ziliarkörpers mit ziliarer Nekrose, Infiltration der Sklera und Aderhaut sowie starke Zerstörung der Retina zu konstatieren. Auch der von Verhoeff publizierte Fall, der wegen des positiven Spirochätenbefundes eine besondere Bedeutung hat und in dieser Beziehung bis jetzt einzig in der Literatur dasteht, zeigt eine deutliche Mitbeteiligung der Optikusscheiden. Er sei hier etwas ausführlicher wiedergegeben.

55jähriges Fräulein. Vor 13 Monaten luetisches Exanthem; seit 6 Monaten Verschleierung des Sehens; etwas später auch Schwindelanfälle. Status: Bds. feine Glaskörpertrübungen, Papille stark geschwollen. Retina in ihrer Umgebung getrübt, in der Aderhaut gelblich - weiße Flecke; rechts Hämorrhagie neben der Papille.

Visus: R. + 1,5 D. $^{20}/_{50}$, links Finger dicht vor dem Auge. Bds. Gesichtsfeld stark konzentrisch eingeengt. Diagnose: Syphilitische Chorioretinitis und Papillitis. Antiluetische Behandlung nutzlos, Opacitates immer stärker, Iritis kommt hinzu, dann Exophthalmus und Unbeweglichkeit des rechten Bulbus. Nase o. B. Enukleation des rechten Bulbus wegen starker Schmerzen.

Makroskopisch: Tumorartige Verdickung des Optikus, die als Syphilom gedeutet wird, deshalb nochmalige kräftige antiluetische Behandlung, unter der sich das linke Auge allmählich bessert.

Der mikroskopische Befund des rechten Auges zeigt mäßige exsudative Prozesse an Iris und Ziliarkörper, epitheloide und lymphocytäre Eiterzellen, keine Eosinophilen und Plasmazellen; Aderhaut um so mehr infiltriert, je weiter nach hinten. Es überwiegen die Plasmazellen, in den ganz frischen Herden aber meist die Lymphocyten. An mehreren Stellen frische chorioretinitische Herde mit starker Zerstörung des Pigmentepithels und der äußeren Netzhautschichten. Chorioidealgefäße o. B. Netzhautgefäße haben zum Teil nur geringe Intimawucherungen, gelegentlich ist ein Gefäß thrombosiert und einzelne Gefäße imponieren als hyaline Stränge. Glaskörper stark mit Eiterzellen, Lymphocyten und epitheloiden Zellen infiltriert. Sehnerv fast völlig nekrotisch mit Ausnahme des temp. Teils der Lamina cribrosa, wo die Nervenbündel durch Gliawucherung ersetzt sind. An der Stelle der eigentlichen Struktur ein zellreiches Exsudat, das nekrotisch geworden ist. Nur das fibröse und elastische Stützgewebe teilweise noch erhalten. Zentralgefäße schlecht abzugrenzen, mit nekrotischem Material erfüllt. Peripherie des

Optikusstammes enthält zahlreiche Eiterzellen, die nach der Mitte zu immer mehr
der Nekrose anheimfallen.   Der subvaginale Raum ist durch Granulationsgewebe
auseinandergedrängt, das mit Plasma- und Eiterzellen durchsetzt ist.   Das Granulationsgewebe hat die Pia nicht durchbrochen, ist jedoch in die Dura eingedrungen
und geht von da in das umgebende Gewebe über, das stark entzündet ist.   Papille
ist ebenfalls stark nekrotisch; in ihr zahlreiche neugebildete Gefäße.   Glaskörper
abgehoben.   Retina in der Umgebung der Papille ebenfalls völlig nekrotisch, in ihr
liegt ein Exsudat aus nekrotischen Zellen, Fibrin und Serum, das mit Eiterzellen
und epitheloiden Zellen durchsetzt ist.

Spirochäten nach Levaditi massenhaft in den nekrotischen Partien nachweisbar (Abb. 77), nur nicht in dem subvaginalen Granulationsgewebe.   Auch in den
thrombosierten Zentralgefäßen zu finden.   An Stellen stärkster Nekrose scheinen
sie zum Teil zugrunde gegangen zu sein.

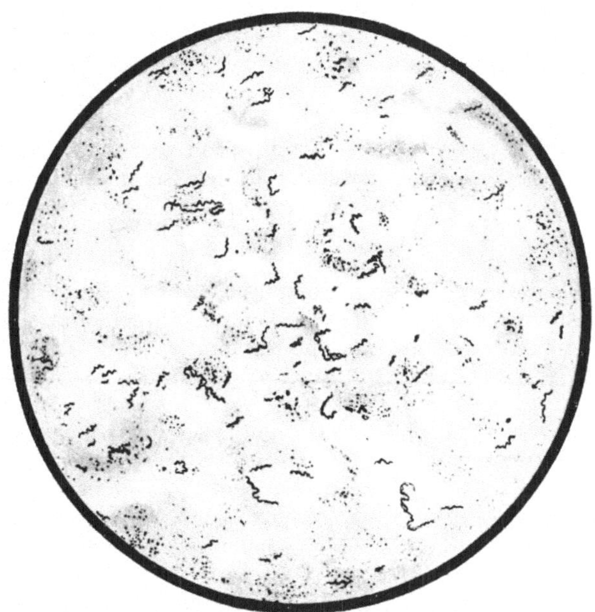

Abb. 77. Spirochäten in einer Sehnervengeschwulst (nach Verhoeff).

Verhoeff ist geneigt, auf Grund des anatomischen Befundes anzunehmen,
daß die primäre Lokalisation des syphilitischen Prozesses im Sehnerven selbst
gelegen sei und gründet diese Ansicht darauf, daß das subvaginale Granulationsgewebe nur schwach entwickelt war und Spirochäten hier fehlten im
Unterschied zu den zahlreichen Spirochäten im Optikusgewebe.   Mir erscheint
die Annahme Verhoeffs nicht recht plausibel, vor allem mit Rücksicht auf
die Erkrankung des zweiten Auges, denn, wie er selbst richtig meint, spricht
die Besserung des Sehvermögens auf diesem Auge dafür, daß es sich hier nicht
um einen ähnlichen nekrotischen Prozeß gehandelt hat, sondern um eine Perineuritis bei allgemeiner luetischer Meningitis. Für eine solche Meningitis sprechen
auch die Schwindelanfälle. Unter dieser Annahme ist aber die Wahrscheinlichkeit größer, daß auch rechts ursprünglich eine Perineuritis bestand und daß von
hier aus der eigentliche Optikusprozeß ausgegangen ist. Der geringere Spirochätenbefund in dem subvaginalen Granulationsgewebe könnte mit der längere
Zeit durchgeführten antiluetischen Kur vor der Enukleation zusammenhängen.

Überblickt man die anatomischen Mitteilungen über gummöse Sehnervenerkrankungen, so unterscheidet sich die Beobachtung Uhthoffs von den
übrigen dadurch, daß die gummöse Neuritis als wahrscheinlich unabhängig
von einer Affektion der Scheiden angesprochen werden kann, wenngleich perineuritische Veränderungen auch nicht ganz fehlten. Die sonstigen Beobachtungen
sind leider dadurch lückenhaft, daß der Sehnerv nicht in ganzer Länge untersucht werden konnte; besonders gilt das für die zuletzt zitierten Fälle, wo es
sich stets um enukleierte Bulbi handelte und die Frage, ob eine zerebrospinale
Lues vorlag, unbeantwortet bleiben muß. Meines Erachtens ist die Annahme
zum mindesten sehr wahrscheinlich, daß der Optikusprozeß stets von den Scheiden her seinen Anfang nahm und daß man es mit Prozessen zu tun hat, die der
gummösen Meningo-encephalitis des Gehirns gleichzusetzen sind. Bemerkenswert ist allerdings, daß den meisten nekrotischen Prozessen im orbitalen
Abschnitt des Optikus eine Mitbeteiligung des Bulbus gemeinsam war. Da
diese vorwiegend in einer zelligen Infiltration der Außenhäute, Sklera und
Uvea bestand, so könnte man sich eventuell vorstellen, daß die Spirochäten
von den Scheidenräumen des Optikus aus in die zirkumbulbären Lymphräume
vorgedrungen sind.

Nach den bisher vorliegenden Erfahrungen sind auf jeden Fall gummöse
Prozesse im Optikus sehr selten. Ein solitäres Gumma von dem charakteristischen tuberkuloiden Bau wurde mikroskopisch anscheinend überhaupt noch
nicht gefunden.

Im großen und ganzen gilt wohl auch für den Optikus der alte Virchow-
sche Satz, daß die syphilitische Nervengeschwulst „durch das Übergreifen
meningealer Gummositäten auf die Nerven und ihre mehr selbständige Fort-
entwicklung an den letzteren" zustande kommt.

Schließen wir hier die Frage an, ob und in welcher Weise solitäre
Gummen des Gehirns den Sehnerv beeinflussen, so ist der prinzipielle
Standpunkt gerechtfertigt, daß das Gumma so gut wie andere raumbeschränk-
kende Prozesse Tumorsymptome und damit auch Stauungspapille hervorrufen
kann; ich kann hier auf die Besprechung der „Stauungspapille" verweisen.
Nun ist aber in den meisten Fällen von Gummen im Gehirn auch eine basale
Meningitis vorhanden und als deren Folge eine mehr oder weniger starke Perineuritis im Sehnerv. Ein solcher typischer Fall ist z. B. die Beob. 1 von
Krause. Bei der Sektion fand sich ein Gumma des rechten Stirnlappens,
das allgemeine Tumorsymptome hervorgerufen hatte; zugleich bestand eine
basale Meningitis. Der Augenspiegelbefund hatte gerötete Papillen und verschwommene Grenzen ergeben. Anatomisch zeigten sich die Pialscheiden der
Optici stark verdickt (offenbar nur intrakranieller Abschnitt untersucht), ebenso
die Septen besonders in der Peripherie verdickt, die Gefäße mehr oder weniger
infiltriert.

Ein Fall von reinem Gehirngumma ohne Beteiligung der Basis, bei dem
die Optici in ihrer gesamten Länge untersucht und bei Abwesenheit von perineuritischen Veränderungen Stauungspapille gefunden wurde, ist meines Wissens
noch nicht publiziert. Theoretisch ist ihr Vorkommen zuzugeben, praktisch
wird es sich, wenn überhaupt der Optikus ergriffen ist, meist um Kombinationen
von Entzündung und Druckwirkung handeln. In der Beobachtung von Nebelthau tritt die Perineuritis allerdings so sehr zurück und die Stauungspapille
zeigt ein so charakteristisches, anatomisches Gepräge (von Axenfeld untersucht), daß ich im Gegensatz zu Nebelthau die Veränderungen an der Papille
mit Wahrscheinlichkeit auf den raumbeschränkenden Prozeß im Gehirn (große
Gummen im Gebiet der Linsenkerne) zurückführen möchte, um so mehr, als
auch sonstige Symptome von Hirndrucksteigerung vorhanden waren.

3. Die dritte Form der zerebrospinalen Lues, die fibrös-hyperplastische, oft zu gummösen Wucherungen führende Meningitis, hat ihren Lieblingssitz an der Gehirnbasis und hier vor allem in der Umgebung des Chiasma. Daß dieser Prozeß sich in mehr oder minder starker Weise auf die Optici fortsetzt, ist ohne weiteres verständlich. Die meningeale, vom Chiasma her fortgeleitete Entzündung ist zweifellos die häufigste Form, unter der der Sehnerv luetisch erkrankt. Der Nervenstamm wird dann, wenn überhaupt, sekundär durch Übergreifen des Prozesses von den Scheiden her affiziert, ganz wie das Gehirn bei der Meningitis basilaris. Eine zweite Möglichkeit ist allerdings noch vorhanden, wenn sie auch anscheinend seltener eintritt. Der Sehnerv könnte in der Weise ergriffen werden, daß ein bereits weit in das Chiasmainnere eingedrungener gummöser Prozeß direkt auf den Optikusstamm weiterwuchert oder daß von diesem Chiasmaherd aus eine nichtluetische absteigende Degeneration erfolgt.

Halten wir uns zunächst an den häufigsten Fall, so haben wir anzunehmen, daß die an der Basis cerebri seßhaften Spirochäten in den Subarachnoidealraum des Optikus oder in die Lymphspalten der Optikusscheiden weiterwandern und hier die typischen perineuritischen Veränderungen hervorrufen, wie sie früher von Uhthoff in klassischer Weise und in späterer Zeit auch von Wilbrand-Saenger, Krause geschildert wurden. Vor allem kommt es zu einer Verdickung und zelligen Infiltration (Lymphocyten, Plasmazellen) der Pia; diese perineuritischen Veränderungen können sich vom Chiasma bis zum Bulbus hin erstrecken und so stark werden, daß der intervaginale Raum wie ausgemauert erscheint. Häufiger ist jedoch, daß die intrakraniellen Abschnitte besonders stark befallen sind — hier können die Scheiden zu mächtigen gummösen Wucherungen umgewandelt sein — und daß die perineuritischen Veränderungen vom Foramen opticum nach dem Bulbus zu erheblich abnehmen. Die pialen Gefäße sind dann in der Form mitergriffen, daß sie eine zellige Infiltration ihrer Wandung und endarteriitische Prozesse aufweisen.

Die Beteiligung des Optikus erfolgt stets vom Rande aus, indem zunächst Rundzellen in die Septen einwandern und eine interstitielle Neuritis verursachen; auch hier tritt dann eine Gefäßwandinfiltration eventuell Verdickung und Obliteration ein. Die Zellanhäufung kann diffus über den ganzen Optikusquerschnitt verbreitet sein, sie ist aber oft auf die Randteile beschränkt, zum mindesten hier am stärksten. Während bei einer mäßigen interstitiellen Neuritis die Nervenfasern ganz intakt sein können, soweit die Weigertsche Markscheidenfärbung Aufschluß gibt, kommt es bei stärkeren proliferierenden Entzündungen im bindegewebigen Anteil zu einer Atrophierung der nervösen Substanz. Das Nervengewebe wird dann mehr oder weniger durch gewuchertes Bindegewebe, Gliafilz und neugebildete resp. obliterierte Gefäße ersetzt. Diese Form der neuritischen Atrophie besteht vorwiegend im intrakraniellen Abschnitt, wo der Nerv und seine Scheiden zu einer einzigen gummösen Masse umgewandelt sein können. Vom Foramen opticum abwärts ist dagegen die Atrophie der Nervenfasern meist eine rein degenerative, deszendierende. Auch an Intensität nimmt die Affektion des Nervenparenchyms ähnlich wie die perineuritischen Veränderungen vom Muskeltrichter nach dem Bulbus hin ab. Das zeigt z. B. sehr schön die Serienfolge im Falle Scholz von Wilbrand-Saenger (Neurologie des Auges, Band V, Tafel VIII). Auch bei einem so starken, über den ganzen Querschnitt des intrakraniellen Optikus verbreiteten Untergang der nervösen Substanz, wie ihn die Beob. III von Uhthoff darstellt, zeigte sich im orbitalen Abschnitt der Degenerationsbezirk kleiner und das Zentrum des Querschnitts noch zum Teil erhalten.

Abweichend von der soeben geschilderten Regel kann es nun einerseits vorkommen, daß der Sehnerv gummös erkrankt, ohne daß nennenswerte perineuritische Veränderungen vorhanden sind; eine dahingehende Beobachtung Uhthoffs wurde bereits oben von mir zitiert. Andererseits kann es vorkommen, daß die entzündlichen Veränderungen in den Scheiden des Sehnerven oder im Stamm am bulbären Ende stärker sind als weiter hinten, oder daß wenigstens nach einer Abnahme des entzündlichen Prozesses in dem hinteren Teil der Orbita eine Verstärkung im retrobulbären Abschnitt zu bemerken ist. Dahingehende Beobachtungen findet man in den Fällen VI, VII und XII von Uhthoff. Solche Beobachtungen scheinen mir dafür zu sprechen, daß die Spirochäten zum Teil sich von den weiter rückwärts gelegenen Herden trennen, mit dem Liquor an das vordere Ende des intravaginalen Blindsacks gespült werden und hier eine mehr selbständige Entzündung hervorrufen, die sich umgekehrt nach hinten hin entwickeln kann. Nur so scheint mir der Fall Loed von Wilbrand-Saenger (Neurol. des Auges, V, S. 201) erklärlich.

Im Leben hatte bei diesem Patienten eine linksseitige neuritische Atrophie und rechtsseitige Papillenabblassung bestanden bei gutem Visus (R. $^6/_{10}$, l. $^6/_6$). Von einer makroskopisch sichtbaren Gehirnaffektion ist in dem Sektionsbefund nichts erwähnt, sie war also wohl nicht vorhanden. Im linken intrakraniellen Sehnerv fand sich nur ein geringer perineuritischer und neuritischer Prozeß; im Canalis opticus nahm die Verdickung der Scheiden und die kleinzellige Infiltration der Scheide und Septen erheblich zu. Weiter distalwärts tritt die Infiltration des ganzen Querschnitts und der Scheiden mehr und mehr hervor. Die entzündliche Verdickung der Scheiden erreicht stellenweise höhere Grade bis zu zirkumskripten, gestielten Wucherungen in das Innere des Zwischenscheidenraumes hinein. Noch mehr nach dem Bulbus zu sind die Veränderungen am stärksten und machen zugleich den ältesten Eindruck, indem das Bindegewebe hier am meisten verdickt ist und im Intervaginalraum große schwielige Massen bestehen bei teilweiser Verminderung der kleinzelligen Infiltration. Ähnlich liegen die Verhältnisse am rechten Optikus. Entsprechend der stärkeren neuritischen Erkrankung ist die Atrophie der nervösen Substanz retrobulbär am stärksten.

Solche Beobachtungen wie die letztgenannten sind für die Erklärung mancher klinischen Erscheinungen von großer Wichtigkeit, u. a. für die Neurorezidive nach antiluetischer Behandlung (s. S. 460).

Es ist stets zu beachten, daß sich unsere anatomischen Kenntnisse von der luetischen Erkrankung des Sehnerven fast ausschließlich auf solche Fälle stützen, die an schwerer, zum Tode führender Hirnsyphilis litten. Das Material, das der Ophthalmologe außerhalb der Nervenkliniken zu Gesicht bekommt, setzt sich zu einem guten Teil aus leichteren Fällen oder Anfangsstadien zusammen; man hat sich wohl dementsprechend die pathologischen Veränderungen oft viel geringgradiger vorzustellen. Gerade für diese klinisch so wichtige Kategorie von Beobachtungen fehlt das pathologisch-anatomische Material noch sehr. Die Verbesserung unserer funktionellen Diagnostik muß hier, so gut wie es eben geht, an die Stelle autoptischen Befundes treten.

Klinische Erscheinungen.

Auf Grund der diesmal vorangestellten pathologisch-anatomischen Kenntnisse wird die Schilderung der Symptomatik sich leichter und gleich mehr vom pathogenetischen Standpunkt aus bewerkstelligen lassen. Die meisten entzündlichen luetischen Sehnervenprozesse sind zweifellos von einer basalen Meningitis fortgeleitet, daran ist festzuhalten. Im allgemeinen kann man den Satz auch jetzt noch unterschreiben, den Alexander bei seiner zusammenfassenden Darstellung im Jahre 1886 schrieb: „Aus dem Gesagten geht hervor, daß wir aus der Form der Sehnervenerkrankung deren syphilitische Natur nicht erkennen können und daß es überhaupt keine Erkrankung des Sehnerven gibt, die durch ihr Auftreten, ihren Verlauf, die dabei zu beobachtenden ophthalmoskopischen Veränderungen und funktionellen Störungen sich von anderen genuinen, nichtsyphilitischen Sehnervenleiden unterscheidet." Dagegen sind wir in der Erkenntnis, ob ein vorliegendes Sehnervenleiden syphilitisch ist, doch sehr viel weiter gekommen und verdanken diese Fortschritte vor allem der serologischen Blutuntersuchung und der Untersuchung des Liquor cerebrospinalis. Aber auch die vermehrte Beschäftigung mit den Erscheinungen der Lues, besonders des Nervensystems während der Salvarsanära, bereicherte unsere Erkenntnis.

In dieser Beziehung ist folgende statistische Gegenüberstellung ganz lehrreich. Badal fand unter 20000 Augenkranken 631 mit syphilitischen Augenleiden, darunter fanden sich 57 Fälle neuritischer Erkrankungen (38 Neuritis, 16 Neuroretinitis, 3 Stauungspapillen), also in etwa 9% der syphilitischen Augenleiden. Fehr untersuchte 2636 Luetiker. Von diesen hatten 317 luetische Augenaffektionen. Darunter fanden sich 41 mal Neuritis optica, 17 mal Hyperämie oder unscharfe Begrenzung der Papille, 14 mal Residuen der Neuritis optica oder neuritische Atrophie. Unter den 7 Fällen von Optikusatrophie wird wahrscheinlich auch noch mancher neuritischen Ursprungs sein. Aus diesen Zahlen ergibt sich eine Beteiligung von mindestens 33% der neuritischen Sehnervenerkrankungen an den luetischen Augenaffektionen.

Während Badal offenbar nur die Fälle von Optikuserkrankung in seine Erhebungen einbezogen hat, die wegen ihrer Augenaffektion ärztlichen Rat aufsuchten, hat Fehr eine große Zahl von Luetikern im Frühstadium wahllos untersucht. Wenn er also in 33% eine Beteiligung des Sehnerven feststellt, während Badal nur in 9%, so ergibt schon diese Statistik, daß sehr viele Fälle von Mitbeteiligung des Optikus bei der Lues klinisch latent verlaufen und deshalb übersehen werden. Es ergibt sich daraus von vornherein die Forderung, dem Optikus sowie dem optischen Leitungsapparat überhaupt bei der Syphilis auch da Beachtung zu schenken, wo keine direkten Krankheitssymptome von seiner Seite vorliegen.

Eine in jeder Beziehung befriedigende Einteilung der entzündlichen Sehnervenerkrankungen ist klinisch kaum möglich; es ist aber anzustreben, daß die klinische Beschreibung sich so eng als möglich an die anatomischen Grundlagen hält. Eine große Verwirrung ist in unserer Nomenklatur dadurch eingetreten, daß vielfach anatomische und ophthalmoskopische Begriffe mit demselben Namen bezeichnet werden. Dieses Odium fällt vor allem auf den Begriff „Neuritis optica", den man deshalb besser ganz fallen läßt und durch Papillitis („Entzündungspapille" Behrs) ersetzt. Handelt es sich um Sehnervenprozesse, die nach den Ergebnissen der klinischen Untersuchung die nervöse Substanz im wesentlichen intakt gelassen haben, so werde ich diese unter die Rubrik „meningeale Formen" zusammenfassen, da die Meningen den Ausgangspunkt bilden, soweit der Sehnerv selbst in Betracht kommt. Bei einem mehr oder weniger großen Teil dieser Fälle wird das Septensystem im Optikus ebenfalls infiltriert sein. Die zweite Gruppe umfaßt die Beobachtungen, wo die nervöse Substanz mitaffiziert ist, wo zum mindesten Leitungsstörungen nachweisbar sind; hier unterscheide ich dem allgemeinen Gebrauch folgend, die Fälle mit peripheren und mit zentralen Gesichtsfeldausfällen, ohne daß mir allerdings gerade bei der Lues zwischen beiden ein Wesensunterschied zu bestehen scheint. Sodann sollen die Prozesse besprochen werden, die sich mehr isoliert oder vorwiegend an der Papille abspielen; es ist kein Zweifel, daß diese Fälle oft, wenn nicht meistens mit den vorher besprochenen genetisch zusammenhängen. Schließlich sind dann die Prozesse im optischen Leitungsapparat zu erwähnen, die zu hemianopischen Störungen führen.

1. Gruppe: Optikusprozesse ohne Leitungsstörung (meningeale Form der Optikuserkrankung).

Das Charakteristische der hierher gehörigen Affektionen besteht darin, daß die Scheiden des Optikus am luetischen Prozeß in irgend einer Weise beteiligt sind, daß der Optikusstamm selbst aber nicht spezifisch erkrankt. Daraus folgt, daß funktionelle Störungen, wie sie durch Erkrankung der Sehnervenfasern hervorgerufen werden, hier fehlen müssen, obgleich am Sehnervenende deutliche ophthalmoskopische Veränderungen vorhanden sein können. Sicherlich können die Scheiden des Optikus auch affiziert sein, ohne daß es zu Papillenveränderungen kommt; dann aber haben wir keine Möglichkeit, den Prozeß zu diagnostizieren.

Daß die Scheiden des Optikus besonders in den Frühstadien der Lues öfters in einen Reiz- oder Entzündungszustand geraten, ist nicht wunderbar, wo wir jetzt aus den vielen Liquoruntersuchungen wissen, wie oft ein solcher abnormer Zustand (Lymphocytose!) in den Hirnhäuten besteht und wo die Scheiden des Optikus nur eine Fortsetzung der Hirnhäute bilden. Wie oft sich dieser an den Sehnervenscheiden abspielende Prozeß auf die bindegewebigen Septen des Optikus fortsetzt, kann aus Mangel an anatomischem Material nicht entschieden werden. Zur Erklärung der klinischen Bilder ist diese Mitbeteiligung wohl nicht unbedingt nötig. Hierher gehören:

a) Hyperämie der Papille.

Von den verschiedensten Seiten wird angegeben, daß es bei einem Teil der Luetiker im Sekundärstadium zu einer auffallenden Hyperämie der Papille komme, wobei sich die Autoren selbst den Einwurf machen, daß es oft schwierig ist, eine hyperämische Papille als pathologisch anzusehen. Bull konstatierte sie in $18,5^0/_0$, Schenkl in $20,3^0/_0$ ihrer Fälle und in guter Übereinstimmung hierzu fanden Wilbrand und Staelin sie in $19^0/_0$ der von ihnen untersuchten 200 Luetischen in der Frühperiode. Allerdings zeigten unter den 38 Fällen von Wilbrand und Staelin mit Hyperämie der Papille nur 12 eine wirklich hochgradige Hyperämie. Sie fanden öfters auch dabei eine leichte konzentrische Einengung des Gesichtsfelds wie bei funktionellen nervösen Sehstörungen und glauben nicht, daß diese Gesichtsfeldeinschränkungen zur Hyperämie des Sehnerven in irgend einer Beziehung stehen. Krückmann weist noch besonders darauf hin, daß bei diesen hyperämischen und eventuellen ödematösen Papillenveränderungen keine Funktionsstörung besteht. Ich möchte mich nach meinen eigenen Erfahrungen seiner Ansicht anschließen, daß wirklich pathologische Hyperämie der Papille doch erheblich seltener vorkommt, als es nach den obigen Zahlen früherer Autoren scheint. Krückmann konstatierte sie in $3^0/_0$. Auch seine weitere Beobachtung kann ich bestätigen, daß der hyperämische Zustand manchmal erst nach wochenlangem Bestehen trotz spezifischer Behandlung verschwindet. Die Blutüberfüllung an dem Sehnervenende kann mit entzündlichen Erkrankungen des vorderen Bulbusabschnitts kombiniert sein oder nicht.

b) Verwaschensein der Papillengrenzen ohne wesentliche Prominenz.

Diese leichte Papillitis tritt besonders in der Frühperiode der Lues II in die Erscheinung und wird oft erst bemerkt, wenn die Augen zufällig gespiegelt werden, da sie vollständig symptomlos verlaufen kann. Wilbrand-Staelin beobachteten sie in $5,5^0/_0$ ihrer Fälle, wobei allerdings manche wegen einer vorhandenen, jedoch mäßigen Gesichtsfeldstörung vielleicht nicht hierher gehören. Genetisch gehören diese leichten ödematösen Papillenveränderungen wohl mit den hyperämischen Zuständen zusammen und manchmal ist es auch so, daß auf dem einen Auge eine leichte Papillitis und auf dem anderen eine Hyperämie der Papille besteht. Krückmann hat diese Papillenaffektionen nur innerhalb der ersten 15 Monate post infectionem auftreten sehen. Eine Ausnahme bildeten zwei Fälle, bei denen aber auch die makulösen Hauterscheinungen verspätet sich einstellten. Auch Uhthoff gibt an, in etwa 5% im Frühstadium der Syphilis leichte neuritische Erscheinungen an den Papillen gesehen zu haben.

In einem hierher gehörigen eigenen Fall von Lues II bei einer 21jährigen Frau (2089/12) waren keinerlei Augenbeschwerden vorhanden. Die Papillen verwaschen, aber nicht prominent, die Venen nicht dilatiert, aber zum Teil verschleiert. Gesichtsfeld normal. Visus $^4/_4$. Der Liquor ergab keinen Eiweißgehalt, negative Wassermann-Reaktion, aber mäßige Lymphocytose (16 im cmm). Es ist von Interesse, daß die Lumbalpunktion keinerlei Veränderungen in dem Papillenbefund hervorrief.

Die Tatsache, daß in meinem Fall die Lumbalpunktion keine Änderung im ophthalmoskopischen Bild bewirkte, spricht in dem Sinn, daß der leichte Prozeß an der Papille nicht durch eine eigentliche Stauung, d. h. vermehrten Hirndruck hervorgerufen war.

Zu dieser meningealen Form gehört aber nun auch die eigentliche Stauungspapille.

c) Stauungspapille.

Der Begriff Stauungspapille hat in den letzten Jahren eine Wandlung vollzogen dahin, daß man jetzt wohl auf seiten der meisten Autoren diese Veränderung der Papille mit seltenen Ausnahmen einzig und allein durch den erhöhten intrakraniellen Druck sich entstanden denkt und im speziellen ausgelöst durch ein nicht entzündliches Ödem. Ich gehe hier nicht näher auf die Arbeiten und Beweise für die nichtentzündliche Entstehung der Stauungspapille ein, auch nicht auf die Gegengründe derjenigen Autoren, die an dem Moment der Entzündung mehr oder weniger festhalten wollen, sondern stelle nur fest, daß es auf jeden Fall eine ganze Zahl von echten Stauungspapillen gibt, die im Anfangsstadium nicht das mindeste einer Entzündung erkennen lassen (Schieck, E. v. Hippel, Behr, Wilbrand-Saenger, Bergmeister, eigene Beobachtungen). Daß in späteren Stadien leichte entzündliche Infiltrationen beobachtet werden, kann andererseits als sicher gelten; es scheint allerdings, daß die Wucherung endothelialer Elemente, die oft in sehr auffallender Weise hervortritt, häufig für Entzündungsprodukte gehalten wurde.

Das Wesentliche dieser Erkenntnis ist die Tatsache, daß eine unkomplizierte Stauungspapille im frühen Stadium mit vollkommen normalen Funktionen einhergeht. Uhthoff, auf dessen Untersuchungen wir in diesem Kapitel so häufig zurückkommen müssen, da sie grundlegend geworden sind, spricht nur dann von einer Stauungspapille, wenn eine Prominenz von mehr als 2,0 D. vorhanden ist. Für ihn ist diese Vorragung zum mindesten klinisch das charakteristische, während er sich in der Auffassung wohl noch mehr der Entzündungstheorie anschließt. Da es andererseits aber klar ist und auch von Uhthoff natürlich erkannt wurde, daß jede Stauungspapille zunächst mit einer geringen Verwaschenheit der Papillengrenzen und einer nur geringen Prominenz beginnt und auch bei ihrem Rückgang wieder in ein Prominenzstadium von weniger als 2,0 D verfallen muß, so ist man gezwungen, zwei an sich genetisch ganz gleichwertige Prozesse, je nach ihrem Prominenzgrad mit zwei verschiedenen Namen (Neuritis optica und Stauungspapille) zu belegen. Ich halte es für einen entschiedenen Fortschritt, daß neuerdings Bestrebungen

im Gange sind, die Neuritis optica (Papillitis) und die Stauungspapille nicht
mehr nach ihrem Prominenzgrad, sondern nach den Störungen, die sie veranlassen, zu unterscheiden (E. v. Hippel, Behr). Behr geht sogar soweit,
daß er von einer Stauungspapille ohne Prominenz spricht. Ich halte diese
Auffassung jedoch nur insoweit für richtig, als dies nicht oder kaum prominente
Stadium ein vorübergehendes ist und dann zu einer Prominenz führt.

Wie steht es nun um die Stauungspapille bei luetischen Prozessen?
Es ist eine durchaus allgemein bisher anerkannte Tatsache, daß es bei Lues
cerebrospinalis echte Stauungspapille gibt.

Fassen wir die Stauungspapille in der vorher bezeichneten Weise auf,
also ohne jegliche Entzündungserscheinungen im orbitalen Teil des Optikus,
so ist meines Erachtens anatomisch wenigstens eine echte Stauungspapille
bisher nicht beobachtet worden. An sich wäre es ja durchaus nicht wunderbar, wenn eine gummöse Geschwulst im Gehirn in genau derselben Weise zu
einer Steigerung des intrakraniellen Drucks führen und eine Stauungspapille
ganz genau wie sonst ein Hirntumor auslösen würde, um so mehr, als Gummata
meistens oder sehr häufig wenigstens sogar multipel auftreten. Ganz isolierte
gummöse Neubildungen ohne sonstige Erkrankungen des Gehirns sind aber
wohl selten. Meistens sind die Gummen kombiniert mit Gefäßprozessen oder,
was für uns hier noch wichtiger ist, mit einer basalen Meningitis. Das schafft
zweifellos bereits andere Verhältnisse als beim Hirntumor, wo das Gehirn abgesehen von der Tumorpartie im allgemeinen meist normal ist. Bei der Lues
cerebri kommen aber meistens die entzündlichen Produkte in gewisse räum-
liche Beziehung zur basalen Sehbahn. Vorwiegend hirndrucksteigernd kann
ein meningealer Prozeß indirekt dadurch wirken, daß, wie im Fall 10 von Krause,
eine Verlötung des Foramen Magendii durch chronische Leptomeningitis eintritt und so ein Hydrocephalus internus erzeugt wird. Was den Druck,
vor allem in dem Zwischenscheidenraum des Optikus angeht, so wäre es auch
denkbar, daß Wucherungen an der Basis cerebri druckvermehrend wirken
könnten. Wir wissen jedoch, daß nichtluetische Geschwülste der Basis ganz
allgemein sehr viel weniger zu Stauungspapille führen als solche in der Hirnsubstanz irgendwo sonst. Man kann demnach vermuten, daß die Lokalisation
der Lues an der Basis auch bei Vorhandensein gummöser Geschwülste sonst
im Gehirn die Ausbildung einer Stauungspapille eher vermindert, vielleicht
indem sie durch Druck auf die Scheiden der intrakraniellen Optici dem Hinein-
pressen des Liquors in den Zwischenscheidenraum Widerstand bietet. Uhthoff fand bei 100 eigenen Fällen von Hirnsyphilis 14 mal Stauungspapille,
darunter war 8 mal die Diagnose auf Lues basalis, 4 mal auf Geschwulstbildung,
2 mal auf syphilitische intrakranielle Erkrankung ohne genaueren Sitz und
Charakter gestellt. Bei 150 Fällen, die er aus der Literatur zusammentragen
konnte, fand sich 15 mal Stauungspapille, dabei wurde 8 mal eine intrakranielle
gummöse Geschwulst nachgewiesen, 2 mal eine Lues basalis, 1 mal doppelseitige syphilitische Periostitis der Orbita, 3 mal nur Gefäßerkrankungen in der
Schädelhöhle. Er kommt daher zu dem Schluß, daß nach den vorliegenden
Erfahrungen der Stauungspapille zugrunde liegen:

Wirklich gummöse syphilitische Neubildung des Gehirns und
    seiner Häute . . . . in 65%
Gummöse Meningitis basalis, gelegentlich auch der Konvexität in 23%
Syphilitische Veränderungen der Hirngefäße mit ihren Folge-
    zuständen . . . . in 8%
Doppelseitige syphilitische Periostitis orbitae . . . . in 2%
Hydrocephalus internus auf syphilitischer Basis . . . . in 2%

Nun ist aber zu bedenken, daß die Diagnose Stauungspapille bei dieser Statistik rein nach dem ophthalmoskopischen Bild, wie früher bereits gesagt, gestellt ist und daß nach den anatomischen Untersuchungen Uthhoffs, wie wir gleich sehen werden, von der typischen, nicht entzündlichen Stauungspapille hier meistens wohl nicht die Rede ist. Wenn auch zweifellos das anatomische Material im ganzen wohl spärlich ist und Anfangsstadien kaum untersucht werden konnten, so fand sich doch auf jeden Fall bei den bis jetzt mikroskopierten Fällen stets eine mehr oder weniger starke entzündliche Beteiligung zum mindesten der orbitalen Scheiden des Optikus.

Selbst bei gummösen Geschwülsten fern der basalen Sehbahn konnte Uthhoff Veränderungen in der Orbita feststellen, so wurde z. B. bei seinem Fall 13 (Siemerling) bei der Sektion gefunden: Erweichung der linken Hemisphäre, Gummi an der Spitze des linken Schläfenlappens, sklerotische Arterien an der Basis, Blutungen im Pons, nicht aber eine eigentliche basale Meningitis. Mikroskopisch dagegen waren deutliche perineuritische Prozesse am Chiasma und den intrakraniellen Optici nachweisbar. Der ringförmige perineuritische und interstitiell neuritische Prozeß in der Gegend des Canalis opticus setzte sich auch noch peripher in die Orbita fort, verlor dann allerdings mehr nach vorn zu seinen entzündlichen Charakter und ging in einfache Atrophie über, ohne daß ophthalmoskopisch ein abnormer Befund festgestellt werden konnte.

Die perineuritischen orbitalen Prozesse sind nun zweifellos noch viel stärker in den Fällen, in denen schon klinisch Stauungspapille diagnostiziert worden war (Fall V, IX, IV).

Bei Fall V, einer basalen Hirnlues mit Beteiligung der Nerven und Gefäße, fanden sich ganz hochgradige Verdickungen und zellige Infiltrationen der orbitalen Optikusscheiden. Auch der Stamm des Optikus zeigte, abgesehen von atrophischen Partien, interstitiell neuritische Veränderungen. An der Papille selbst bestand noch eine deutliche Kerninfiltration, allerdings wohl schon im Rückgang und eine kranzförmige, wallartige Wucherung der Papillensubstanz gleich nach ihrem Durchtritt durch die Lamina cribrosa, ganz wie sonst bei der Stauungspapille.

Es ist nach diesem anatomischen Befund wohl kein Zweifel, daß wir dieselbe unserer heutigen Auffassung nach nicht als reine Stauungspapille, sondern als Papillitis bezeichnen würden. Gerade bei diesem Fall hat allerdings auch Uthhoff an einem Auge wenigstens mit einer gewissen Wahrscheinlichkeit ein zentrales Skotom festgestellt.

Bei Fall IX fand sich im Gehirn an der Basis eine derbe Masse in der Gegend der rechten Fossa Sylvii, die als gummöser Tumor in die innere Kapsel und den Linsenkern hineingewachsen war und den Thalamus opticus vor sich her drängte. Auch hier zeigten die orbitalen Optici perineuritische Veränderungen und gewuchertes zellreiches Granulationsgewebe. Nichts ist von einem eigentlichen Scheidenhydrops hier wahrzunehmen. Die äußere Sehnervenscheide ist durch das gewucherte Granulationsgewebe von der inneren abgehoben, die, wie Uthhoff sich ausdrückt, die hier normalerweise ampullenartige Erweiterung des Scheidenraumes gleichsam völlig ausgegossen hat. Der Optikusstamm selbst zeigt keinerlei Entzündung, die prominente Papille dagegen ist zellig infiltriert.

Also auch hier keine Stauungspapille im gewöhnlichen Sinne.

Am meisten kommt wohl noch Fall IV dem Begriff Stauungspapille nahe. Hier handelt es sich um eine Encephalomeningitis gummosa an beiden Stirnlappen. Die Papille ist pilzkopfförmig vorgewölbt, die Nervenfasern zeigen typische variköse Hypertrophie, das Gewebe der Papille erscheint durchtränkt von seröser Flüssigkeit. Aber auch hier sind besonders retrobulbär, perineuritische Veränderungen im Zwischenscheidenraum, wenn auch allerdings wohl gering nachweisbar. Ob es sich bei dem dichten zelligen Gewebe, das die Bindegewebsbalken des Zwischenscheidenraums ausfüllt, um infiltrierte Zellen, wie

Uhthoff wohl annimmt, oder um die früher schon besprochenen endothelialen Wucherungen der Arachnoidea handelt, bleibe dahingestellt.

Worauf es mir bei dieser etwas eingehenden Schilderung ankam, ist die Feststellung, daß bei den Prozessen, die Uhthoff als Stauungspapille bezeichnet, stets mehr oder weniger starke, echt entzündliche Affektionen des Sehnerven, zum mindesten seiner Scheiden innerhalb der Orbita, nachgewiesen werden konnten. Weiter, daß auch bei klinisch völlig normalem Verhalten der Augen zugleich mit irgendwo im Gehirn sitzenden Neubildungen perineuritische Prozesse an der basalen Sehbahn oder innerhalb der Orbita, sogar auch eventuell Veränderungen des Optikusstammes selbst vorhanden sein können. Heute, wo wir dank der Lumbalpunktion wissen, daß bei Lues und ganz besonders bei luetischen Prozessen des Zentralnervensystems die Meningen so ungemein häufig in einem Zustand der Reizung oder der Entzündung sich befinden, ist obige Feststellung nicht wunderbar. Aus all diesen Erwägungen heraus muß man aber den Schluß ziehen, daß eine typische, nicht entzündliche Stauungspapille bei der Lues cerebri wahrscheinlich sehr selten ist. Selbstverständlich ist damit nicht gesagt, daß nicht in einer ganzen Anzahl von Fällen das ursächliche Moment der intrakraniellen Drucksteigerung auch bei luetischen Prozessen für die Auslösung des Papillenprozesses im ganzen mit in Betracht kommt. Wir müssen aber damit rechnen, daß sich dieses Moment der Drucksteigerung mit entzündlichen Faktoren im Zwischenscheidenraum und eventuell in der Papille selbst zweifellos oft kombiniert. Für viele Formen der unter dem ophthalmoskopischen Bild einer Stauungspapille einhergehenden Erkrankung des Sehnerven dürfte daher wohl die Bezeichnung Lebers als Papillitis oder die Behrs als „Entzündungspapille" zutreffend sein, während diese Bezeichnung für die gewöhnliche Stauungspapille zweifellos keine innere Berechtigung hat (E. v. Hippel). Ob im einzelnen Fall ein Stauungsödem oder ein mehr entzündliches Ödem die Schwellung der Papille bei der Lues bedingt, wird sich klinisch oft sehr schwer unterscheiden lassen. Immerhin gibt es eine Reihe von Kriterien, die zur klinischen Differentialdiagnose, ob es sich wohl um eine typische Stauungspapille handelt oder ob der Prozeß in die Kategorie der Papillitis gehört oder, allgemeiner ausgedrückt, entzündlich entstanden zu denken ist, beitragen können. Ich setze dabei voraus, daß wir es klinisch mit Fällen zu tun haben, die eine typische pilzkopfartige Schwellung der Papille zeigen, die man also dem ophthalmoskopischen Bilde nach ohne weiteres als Stauungspapille zu bezeichnen pflegt.

1. Die Untersuchung des Glaskörpers mit dem Lupenspiegel ergibt bei Stauungspapille nach Hirntumor meist keinerlei Veränderungen. Auch anatomisch findet man in solchen Fällen, da sie überhaupt ohne Entzündung einhergehen, keine Rundzellen im Glaskörper. Bei luetischen Papillitisfällen jedoch kann man unter Umständen staubförmige Glaskörpertrübungen feststellen. Sie sind durchaus nicht immer nachweisbar, können aber, besonders wenn es sich um sehr akut einsetzende Fälle handelt, sehr deutlich werden. Nahezu regelmäßig fand ich sie bei den mit hochgradiger Schwellung einhergehenden Neurorezidiven (s. S. 434). Die zwei anatomischen Untersuchungen Uhthoffs sind leider in dieser Beziehung, da nur der hintere Bulbusabschnitt untersucht wurde und so der Glaskörper verloren ging, nicht verwendbar.

2. Während bei typischer Stauungspapille das Gesichtsfeld absolut normale Verhältnisse aufweist (abgesehen von gelegentlichen hemianopischen Defekten), findet sich bei der luetischen Stauungspapille manchmal ein allerdings außerordentlich feines zentrales Skotom, unter Umständen nur für Farben nachweisbar. Selbstverständlich ist hier nicht von den Fällen die Rede, die mit einem ausgesprochenen Skotom behaftet von vornherein in die Klasse der „retro-

bulbären Neuritiden" einzureihen sind. Folgende eigene Beobachtung gehört hierher:

Auguste Kortm., 53 Jahre (838/16 Göttingen) hat seit ungefähr 20 Jahren öfters Anfälle, Schwindel, heftiges Kopfweh, Erbrechen und Ohrensausen. Seit etwa 3 Wochen fühlt sie sich schwach und hat Kopf- und Nackenschmerzen. Schon seit einem Jahr will sie doppelt sehen. Die Untersuchung des Auges ergibt eine rechtsseitige Abducensparese, ferner abgesehen von markhaltigen Nervenfasern beiderseits das ophthalmoskopische Bild einer Stauungspapille ohne Blutung. Die Gesichtsfeldaußengrenzen sind frei, zentral konnte aber an der Uhthoffschen Scheibe ein relatives Skotom von 2⁰ Ausdehnung für rot und grün, nicht aber für blau nachgewiesen werden. Diese Feststellung fiel sehr auf und wurde wohl erklärt durch die stark positive Wassermannsche Reaktion im Blut. Es handelte sich wahrscheinlich um einen basalen luetischen Hirnprozeß. Bei ambulanter neurologischer Untersuchung konnte allerdings von seiten der Nervenklinik sonst nichts gefunden werden. Auf antiluetische Kur bei einem auswärtigen Nervenarzt ging der Prozeß schnell in Heilung über. Forts. S. 440.

Eine genaue Abtastung des Gesichtsfeldes wird aber auch außerhalb des Fixierpunkts gelegentlich kleine Skotome zur Anschauung bringen, die bei der mehr groben Prüfung am Perimeter der Wahrnehmung entgehen können. Für solche Befunde bieten gerade die mikroskopischen Angaben Uhthoffs sehr wertvolle Unterlagen. So fand er z. B. bei Fall V links auf der einen Seite des Optikus ein Übergreifen des perineuritischen Prozesses auf den Stamm mit sekundärer Optikusatrophie im hinteren Orbitalabschnitt; trotzdem anscheinend freie Gesichtsfeldperipherie. Bei moderner Skotometrie wären solche Defekte im Sehnerven zum mindesten bei intelligenten Patienten wohl zu eruieren. Dazu kommen hemianopische Störungen, wie sie gelegentlich bei luetischen „Stauungspapillen" auch wahrgenommen werden.

3. Das Verhalten der Dunkeladaption kann ebenfalls zur Differentialdiagnose herangezogen werden. In neuester Zeit hat besonders Behr darauf aufmerksam gemacht, daß überall da, wo ein frischer Entzündungszustand im Optikus selbst gefunden wird, eine Herabsetzung der Dunkeladaptation nachweisbar ist. Demgemäß fand er diese Herabsetzung stets bei einer echten Papillitis, nicht aber bei reiner Stauungspapille. Auch ich konnte schon vor Jahren bei luetischen Entzündungen des Sehnerven, die unter dem Bild der Stauungspapille einhergingen, mehrmals hochgradige Störung der Dunkeladaptation nachweisen. Zum Beispiel in folgender Beobachtung:

Anna Thom., 49 Jahre (26/12 Halle). Luetische Infektion Mai 1911. Nur lokal behandelt. Im Verlauf des Jahres auch Exanthem. Etwa 5 Monate vor der Aufnahme in die Klinik am 4. III. 12 begann das Sehvermögen abzunehmen. Die luetischen Symptome waren zur Zeit der Aufnahme nach Bericht der Hautklinik Plaques der Mundschleimhaut, Papeln am linken Mundwinkel, Kondylom der Unterlippe und Defluvium. An den Augen fanden sich beiderseits feine staubförmige Glaskörpertrübungen (Lupenspiegel), stark vergrößerte, prominente, hyperämische Papillen mit verschleierten Grenzen. Gesichtsfeldperipherie normal, zentrales relatives Farbenskotom. R + 3,5 D S = ⁵/₃₅ part., L ohne Glas S = ⁵/₂₀. Lichtsinn am Nagelschen Adaptometer nach ³/₄ Stunden:

R 2 Platten herausgezogen 500 Teilstriche E = 500, red. E. = 260.
L 2 Platten herausgezogen 700 Teilstriche E = 357, red. E = 185.

Es handelte sich also um eine hochgradige Herabsetzung des Lichtsinns. Allerdings war in diesem Fall, da er wohl schon ziemlich lange bestand, auch die zentrale Sehfunktion keine tadellose mehr. Auch nach Rückgang der Prominenz besserte sich übrigens der Visus nur gering, ohne daß atrophische Veränderungen wahrnehmbar wurden.

Mit Regelmäßigkeit konnte ich starke Herabsetzung der Dunkeladaptation auch bei den Neurorezidiven (s. S. 434) beobachten.

Unter den Fällen der Literatur ist meist von den drei genannten Kriterien nicht besonders die Rede, so daß es schwer ist, mit Sicherheit zu sagen, ob auf sie untersucht wurde. Es ist aber wohl sicher anzunehmen, daß diese drei Symptome auch bei der Lues fehlen können und klinisch einwandfreie Stauungspapille vorkommt. Hierfür spricht z. B. folgende eigene Beobachtung:

L., ein junger Handlungsgehilfe (517/13 Halle), der wegen seiner Lues (Infektion im Oktober 1912) mit vier Neosalvarsaninjektionen behandelt worden war, klagte im März 1914 über Cephalea und Schmerzen hinter den Augen sowie Flimmern. Bei der ersten Untersuchung am 18. IV. 13 fand sich eine doppelseitige

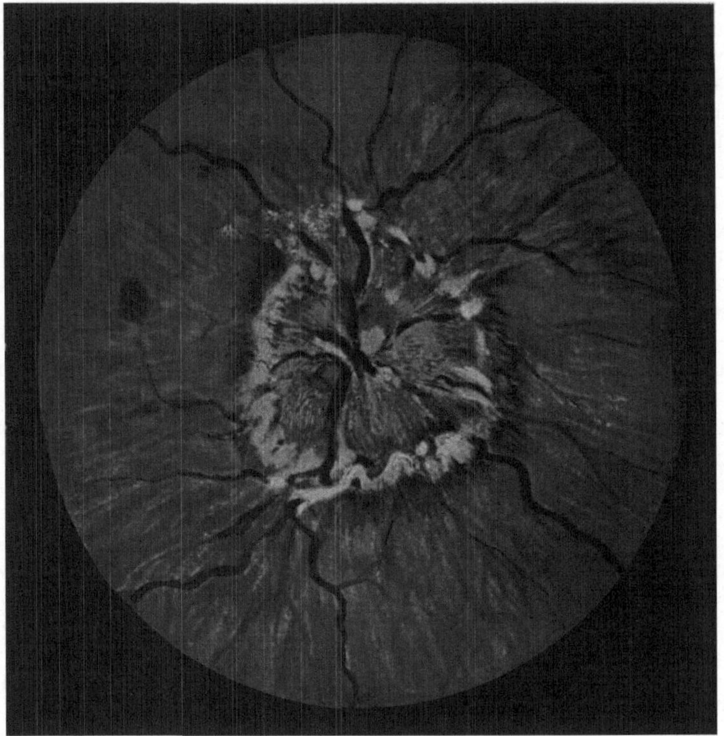

Abb. 78.   Stauungspapille bei erworbener Lues vor antiluetischer Behandlung.

Stauungspapille, die wegen der reichlichen gelben Plaques ophthalmoskopisch auffallend war und deshalb nebenstehend abgebildet wurde (Abb. 78). Der Visus war völlig normal, keinerlei zentrales Skotom, auch nicht relativ für feinste Farben. Der Lichtsinn zeigte am Nagelschen Adaptometer durchaus normale Verhältnisse. Auf Hg-Einreibungskur bildeten sich die Erscheinungen an der Papille langsam zurück; am 7. V. 13 bestand allerdings noch immer links eine Prominenz von 6, rechts von 4 D. Das zweite Bild ergibt den Zustand vom Juni wieder (Abb. 79). Im Juli waren die Papillengrenzen normalisiert; rechts noch Blutung über der Papille. Sonst ist der voraufgegangene pathologische Prozeß nur noch an einigen Kaliberschwankungen an den Venen zu erkennen.

4. Ein viertes Moment, um näher zu bestimmen, ob eine intrakranielle Drucksteigerung bei der luetischen Sehnervenaffektion mitbeteiligt ist, wäre

die Untersuchung des Lumbaldrucks und andererseits auch die Wirkung
der Lumbalpunktion auf die Prominenz. Ist der Lumbaldruck auf über
200 gestiegen, so kann man wohl von einem gesteigerten Hirndruck sprechen,
und es ist dann zum mindesten in hohem Grade wahrscheinlich, daß bei einem
ophthalmoskopisch sonst einwandfreien Fall von Stauungspapille diese Steigerung des Hirndrucks auch eine Rolle spielt. Daß die Lumbalpunktion als
solche gerade bei luetischen Stauungspapillen öfters therapeutisch gut wirken
kann, ist eine bekannte Tatsache. E. v. Hippel macht auf 5 Fälle der Literatur mit Stauungspapille bei Lues cerebri aufmerksam, wo der Verlauf trotz

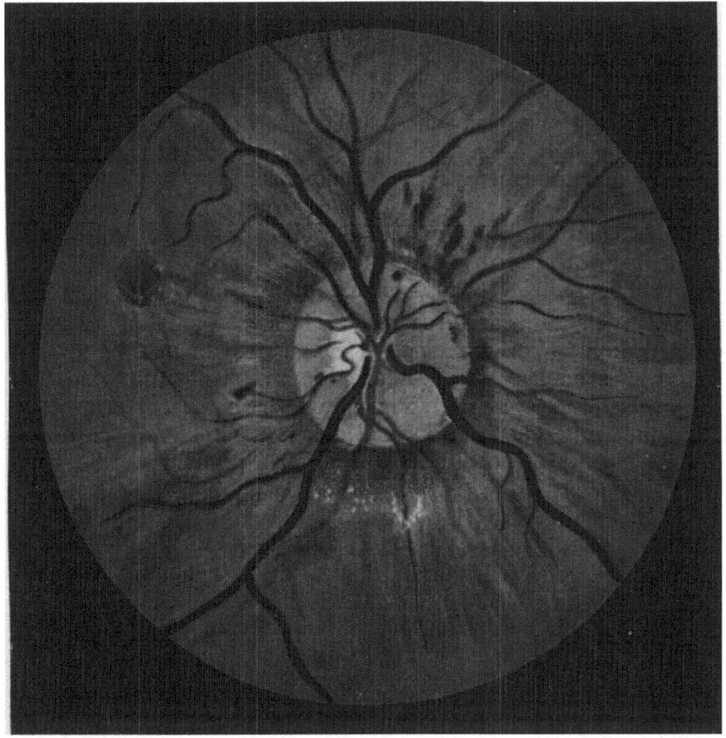

Abb. 79. Stauungspapille von Abb. 78 nach antiluetischer Behandlung.

spezifischer Behandlung bis zur Lumbalpunktion ungünstig war und erst diese
in allen Fällen Heilung brachte.

Natürlich können die klinischen differentialdiagnostischen Symptome, von
denen wir jetzt gesprochen haben, nicht in allen Fällen eine Entscheidung
herbeiführen, es ist durchaus denkbar, daß wir nach dem ganzen klinischen
Verlauf zu der Überzeugung kommen, es handele sich um eine ganz typische
Stauungspapille, und daß dennoch anatomisch perineuritische Veränderungen
der orbitalen Sehnervenscheiden mäßigen Grades vorhanden sind. Gehen die
Entzündungserscheinungen auf den Sehnerven in keiner Weise über und finden
sie sich mehr oder weniger weit retrobulbär, so werden sie klinisch eben für
uns nicht nachweisbar sein. Ich komme daher zu dem Schluß: Klinisch gibt

es wahrscheinlich eine typische Stauungspapille bei Lues cerebri, wenn auch wohl ihr Vorkommen nicht häufig ist. Anatomisch ist ihr Vorkommen in der reinen Form bisher noch kaum nachgewiesen. Vielleicht kann man, wie schon oben erwähnt, den Fall Nebelthaus zu diesen seltenen Beobachtungen rechnen.

Ist die Diagnose auf typische Stauungspapille gestellt, so entsteht die weitere Frage, wo der Ausgangspunkt für die Drucksteigerung im Zwischenscheidenraum sitzt. In dieser Frage hat dann wohl meist der Neurologe das entscheidende Wort. Handelt es sich um gummöse intrazerebrale Neubildungen oder enzephalomalazische Prozesse, so wird die Lokalisation besonders wegen des multiplen Auftretens oft sehr schwierig sein. Sitzt der Hirnprozeß basal, so wird die Erkrankung einzelner oder mehrerer Hirnnerven sowie auch gelegentlich das hemianopische Gesichtsfeld die Lokalisation sehr erleichtern können. Wilbrand-Saenger betonen allerdings mit Recht, die Diagnose einer basalen gummösen Meningitis werde durch den Befund einer doppelseitigen Stauungspapille eher erschwert als erleichtert, da sich bei dieser Form der Lues cerebri häufiger einfache Neuritis, deszendierende Atrophie oder normaler Augenspiegelbefund finde, als gerade Stauungspapille. Andere Formen der Lues cerebri, vor allem die rein arterielle Form, bringt nur in größten Ausnahmefällen eine Stauungspapille zustande, und auch bei den wenigen Beobachtungen der Literatur (Leyden, Knapp) ist es durchaus fraglich, ob es sich nach unseren heutigen Begriffen um eine Stauungspapille gehandelt hat.

Die meisten Fälle werden doppelseitig sein, wenn auch wohl Einseitigkeit nach Analogie des Vorkommens bei sonstigen Hirntumoren nicht durchaus gegen typische Stauungspapille sprechen kann. Immerhin deutet die Einseitigkeit eines Prozesses bis zu einem gewissen Grad auf orbitale Ursachen hin, und es muß mit doppelter Gründlichkeit nach Momenten entzündlicher Entstehung und sonstigen orbitalen Symptomen gesucht werden.

Der einzige Fall von einseitiger Stauungspapille, den Uhthoff anführt, ist die Beobachtung von Hulke.

Hier fand sich bei der Sektion ein gummöser Tumor in der Gegend des Türkensattels, der Umgebung der Glandula pituitaria, der Gegend des Ganglion Gasseri und des Sinus cavernosus. Die Dura war mit dem erweichten linken Vorderlappen fest verwachsen und der linke Optikus zwischen Foramen opticum und Chiasma $2^1/_2$ mal dicker als der rechte, durch Infiltration mit gummöser Geschwulstmasse. Es darf wohl als sicher angenommen werden, daß sich hier auch im orbitalen Teil des betreffenden Optikus Entzündungserscheinungen mehr oder weniger starker Natur vorfanden und daß also auch hier von einer reinen Stauungspapille nicht gesprochen werden kann.

Früher ist besonders von Förster betont worden, daß es auch eine Stauungspapille ohne zerebrale Erkrankung gebe. Uhthoff möchte ein solches Vorkommnis als ein sehr seltenes Ereignis betrachten, da die intrakraniellen, syphilitischen Veränderungen unter Umständen sehr wenig Symptome machen können. Heute, wo wir mit Hilfe der Lumbalpunktion noch sehr viel häufiger Erkrankungen des Zentralnervensystems feststellen, als man früher ahnte, ist es noch viel unwahrscheinlicher, daß es eine echte Stauungspapille ohne zerebrale Erkrankung gibt. Eigentlich widerspricht der Begriff Stauungspapille nach unserer heutigen Auffassung überhaupt einer derartigen Annahme. Aber auch selbst, wenn wir die Prozesse mitberücksichtigen, wo sich wahrscheinlich Entzündung und Stauung kombinieren, dürften wohl fast ausnahmslos auch intrazerebrale Veränderungen angenommen werden. Die Erkenntnis, ob es sich um eine Stauungspapille durch luetische intrakranielle Prozesse handelt, ist vor allem deshalb von so großem praktischen Interesse, da es in vielen Fällen gelingt, durch eine antiluetische Therapie die ophthalmoskopischen Veränderungen zum Rückgang zu bringen. Über solche Erfolge ist vielfach in der Literatur berichtet, ich führe hier z. B. die Fälle an, die Perles in der Hirschbergschen Klinik schon 1893 gesehen hat und die zum Teil jahrelang beobachtet werden konnten. Zur Illustrierung sei ein Fall wiedergegeben aus der Privatpraxis von E. v. Hippel:

Bei Dr. B., 36 Jahre, bestehen Verdachtsmomente für einen Kleinhirntumor (Geheimrat Schultze). Die Augenuntersuchung ergibt eine rechtsseitige Abducenslähmung, rechts eine etwas träge Lichtreaktion der Pupille bei guter Konvergenzreaktion, rechte Pupille etwas weiter als linke, die völlig normal reagiert. Beiderseits —12,0 D S = 0,3 bis 0,4. Ophthalmoskopisch typisches Bild der Stauungspapille in ganz frischem Stadium (besonders gut am Gallstrandschen Ophthalmoskop). Kleine Blutungen am Papillenrand. Da die Wassermann-Reaktion im Blut positiv ausfällt, so erhält Patient Jodkalium. Daraufhin bessert sich das Allgemeinbefinden ganz erheblich, so daß die Schwindelanfälle ganz aufhören. Das Doppelsehen ist bereits nach 3 Wochen nicht mehr nachweisbar. Die Papillenschwellung, die nach 4 Wochen noch nicht wesentlich verändert gefunden wurde, war nach 6 Wochen links völlig einem normalen Befund gewichen, rechts auch bereits sehr erheblich zurückgegangen.

Diese Beobachtung zeigt, daß selbst bei einer für unsere heutigen Begriffe durchaus ungenügenden Therapie die Stauungspapille und der sie auslösende luetische Gehirnprozeß weitgehend sich bessern kann. Ob allerdings in derart gelegenen Fällen nicht doch Rezidive eintreten, ist eine andere Frage. Uhthoff berichtet über einen Fall, den er 7 Jahre in Beobachtung hatte und wo die Stauungspapille mehrmals nach völligem Rückgang rezidivierte. Die Stauungspapille ging teilweise in absolut normalen Befund über, teilweise blieben geringe pathologische Veränderungen zurück.

Kommt man rechtzeitig mit der Therapie, so hat die luetische Stauungspapille die ausgesprochene Neigung, zur Norm zurückzukehren. Immerhin wurden aber auch Fälle beobachtet, in denen eine Atrophie des Sehnerven resultierte (Uhthoff Fall 20 usw.).

Bei der Bewertung der antiluetischen Heilmethode muß man sich bewußt sein, daß unter Umständen auch nichtluetische Prozesse, Sarkome usw. bei dieser resorbierenden Behandlung ihre Symptome verlieren können, doch dürfte ein diagnostischer Irrtum nach dieser Richtung heute bei unserem bedeutend verbesserten Rüstzeug (serologische Blutuntersuchung, Liquordiagnostik) wohl kaum mehr vorkommen. Wie wichtig die Liquoruntersuchung hier diagnostisch werden kann, zeigte besonders deutlich ein Fall von Stauungspapille bei gleichzeitigem Bestehen von Lues und Leukämie, den ich S. 52 näher beschrieben habe.

Wie schon oben gesagt wurde, kann aber auch die antiluetische Therapie für den Augenprozeß versagen, zum mindesten bei der Art des Vorgehens, wie es früher üblich war. Dann gelingt unter Umständen die klinische Heilung durch eine Lumbalpunktion. Handelt es sich um sicher lokalisierbare und auch von außen angreifbare Neubildungen, so wird auch die operative Entfernung dieser Geschwülste genau wie bei sonstigen Hirntumoren in Betracht kommen und auf diese Weise in doppelter Hinsicht der Augenprozeß beeinflußt werden, einmal bereits durch die bei der Eröffnung der Gehirnkapsel erfolgte Druckentlastung und dann durch die Entfernung der Causa morbi. Immerhin dürften solche Fälle wohl sehr selten sein. Sind die Gummen nicht operativ angreifbar und besteht eine zweifellose intrakranielle Drucksteigerung mit Stauungspapille, so ist nach dem Vorschlag E. v. Hippels der gummöse Tumor einem sonstigen Hirntumor gleichzuachten und bei Versagen oder nicht genügend raschem

Erfolg der antiluetischen Therapie eine Palliativtrepanation resp. der Balken-
stich, also auf jeden Fall eine Herabsetzung des intrakraniellen Drucks, vorzunehmen.

2. Gruppe: Optikusprozesse mit Leitungsstörung.

Während bei der soeben geschilderten ersten Gruppe vorausgesetzt wurde,
daß die eigentliche nervöse Substanz intakt war, zum mindesten Störungen in
der optischen Leitung nicht bestanden und während hier die ophthalmoskopischen Veränderungen meist den einzigen Anhalt für die Beteiligung des Optikus
boten, treten bei der zweiten Gruppe Störungen der Funktion in den Vordergrund
der klinischen Erscheinungen. Pathologische Befunde an der Papille können
vorhanden sein, aber auch fehlen. Ob eine auf den bindegewebigen Anteil des
Sehnerven beschränkte Entzündung in Anfangsstadien imstande ist, indirekt
auch Leitungsstörungen auszulösen, können wir nicht sagen, da derartige Fälle,
die zuerst klinisch untersucht und nachher anatomisch durchforscht werden
konnten, nicht vorliegen. Nur zweierlei kann man behaupten: 1. daß die Leitungsstörungen bei luetischer Sehnervenerkrankung, die sich vor allem in einer
Einengung der Gesichtsfeldgrenzen kundgeben, nicht immer auf einer Degeneration von Nervenfasern beruhen können, denn das Gesichtsfeld kann sich bei
geeigneter Therapie regenerieren, 2. daß der ophthalmoskopische Befund keinen
Maßstab abgibt für die Stärke des atrophischen Prozesses im Sehnerv. Der
Augenspiegelbefund kann ganz normal sein, wenn die stärksten Veränderungen
sich im intrakraniellen Optikusabschnitt abspielen. Er wurde sogar gelegentlich normal befunden, wenn neuritische und selbst atrophische Prozesse bis
nahe an den Bulbus herangingen, wie in den Fällen XII und XIII von Uhthoff-
Siemerling. Selbstverständlich ist der Augenspiegelbefund trotzdem oft von
hohem Wert, da er bei vorhandener Leitungsstörung uns öfters ein Mittel an
die Hand gibt, den Prozeß im Sehnerv zu lokalisieren.

Von einer erheblichen diagnostischen Bedeutung zur Erkennung entzündlicher Prozesse im Optikusstamm scheint nach den Erfahrungen Behrs, denen
wir uns nach unseren bisherigen Erfahrungen anschließen, die Prüfung des
Lichtsinns resp. der Adaptationskurve zu sein. Auf die Unterschiede gegenüber
reiner Stauungspapille, wo der Lichtsinn ganz normal ist, wurde bereits oben
hingewiesen. Die Herabsetzung der Adaptation bei entzündlichen Optikus-
prozessen kann anscheinend unabhängig von ophthalmoskopischen Veränderungen sein; wie die gegenseitigen Beziehungen von Gesichtsfeld- und Licht-
sinnstörungen sind, bedarf noch genauerer Erforschung.

Zu einer möglichst frühzeitigen Erkennung von Leitungsstörungen gehört
bei der Syphilis des Sehnerven vor allem eine gut ausgebaute und peinlich
ausgeführte Gesichtsfeldprüfung. Es seien deshalb an dieser Stelle einige
Erörterungen über Untersuchung und Bewertung von Gesichtsfeldbefunden
vorausgeschickt. Mein Standpunkt gründet sich auf Erfahrungen und Gedankengänge, die ich in v. Graefes Archiv 1918 Bd. 96 näher dargelegt habe.
Es wurde dort auch hervorgehoben, wie dringend wir weiterer anatomischer
Studien gerade auf diesem Gebiet bedürfen.

Die Gesichtsfeldtypen, die wir bei der radiären Untersuchung am Perimeter
erhalten, sind die konzentrische und sektorenförmige Einengung der Außengrenzen
einerseits, das zentrale und parazentrale Skotom andererseits.

Die konzentrische Einschränkung ist bekanntlich sehr mit Vorsicht
zu verwerten. Die gewöhnliche Einteilung in eine funktionell bedingte und eine
organisch bedingte konzentrische Einschränkung ist häufig sehr schwer zu treffen;
aber selbst wenn man zu der festen Überzeugung kommt, daß eine organische Ursache vorliegt, ist der Rückschluß, daß es sich dann um eine Leitungsstörung allein

in den peripheren Teilen des Optikusquerschnitts handelt, nicht ohne weiteres
statthaft. Ich werde unten noch näher darauf eingehen. Entschieden besser verwertbar sind die sektorenförmigen Gesichtsfeldeinsprünge, aber auch sie sind
nur zu verwerten, wenn der Befund ein sehr ausgesprochener ist. Auch von ihnen
soll unten noch gesprochen werden.

Zunächst handelt es sich darum, von der bisher üblichen sehr schematischen
Betrachtungsweise von Gesichtsfeldstörungen loszukommen und ein besseres Verständnis dafür zu gewinnen, wie sich Leitungsstörungen überhaupt nach außen
hin projizieren.

Die Papille ist die Stelle, von der die Nervenfasern in die Netzhaut hinein-
strahlen; vom blinden Fleck nehmen infolgedessen auch die Leitungsstörungen
ihren Ausgang. Auf dieser Erkenntnis beruht die Gesichtsfelduntersuchung, die
ich im Unterschied zu der rein radiären Perimeterprüfung als die rationelle bezeichnen möchte. Sie besteht im Prinzip darin, daß man senkrecht auf den Verlauf
der Nervenfasern perimetriert und so die Grenzen und Ausdehnung von Faser-
bündeldefekten festlegt. Die Verlaufsweise der Nervenfasern hat sich dabei so
herausgestellt, wie sie in der Abb. 80 etwas schematisiert wiedergegeben ist.
Es ist einleuchtend und hat sich an sehr zahlreichen Untersuchungen bestätigt,

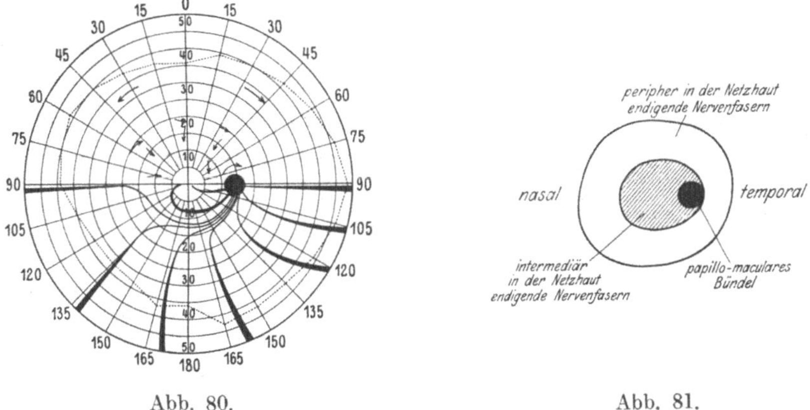

Abb. 80.   Abb. 81.

daß man auf diese Weise imstande ist, sehr viel geringere Defekte zu finden als
bisher und infolgedessen auch frühzeitiger Leitungsstörungen zu entdecken. In
praxi wird übrigens auf die Bestimmung der Außengrenzen des Gesichtsfelds mittels
radiärer Prüfung nicht verzichtet, doch soll auf die Einzelheiten der Technik an
dieser Stelle nicht eingegangen werden. Es sei nur betont, daß die neue Gesichtsfelduntersuchung an einer großen Scheibe von 2 m Durchmesser und 1 m Krümmungs-
radius ausgeführt wird. Nun hat sich herausgestellt, daß es 2 Typen von Bündeldefekten gibt, 1. solche, die bis an den Rand des Gesichtsfelds reichen und deren
Intensität nach dem blinden Fleck zu abnimmt, 2. solche, die ihre größte Intensität
in der Nähe des blinden Flecks haben und in der intermediären Netzhautzone aufhören, also nicht bis an den Rand des Gesichtsfelds gehen. Beide Formen können
sich kombinieren.

Es ist in hohem Grade wahrscheinlich — auch hier sei für die Beweis-
gründe auf meine Ausführungen in Graefe's Archiv verwiesen —, daß der erstge-
nannte Typus solchen Nervenfasern entspricht, die in den Randpartien des Seh-
nervenquerschnitts liegen, während der 2. Typus für die axial gelegenen Faserbündel gilt. Mit anderen Worten, die in den peripheren Teilen des Optikusquerschnitts verlaufenden Faserbündel erstrecken sich von der Papille aus durch die
intermediäre Netzhautzone hindurch, ohne hier viele Fasern nach hinten an die
Ganglienzellen abzugeben; ihr Hauptverteilungsgebiet sind die mehr peripheren
Netzhautpartien. Die axialen Bündel hingegen versorgen vorwiegend die inter-

mediäre Netzhautzone. Daß die Möglichkeit, derartige Unterschiede perimetrisch
festzustellen, gerade für die luetischen Sehnervenleidenden differentialdiagnostisch
und pathogenetisch von Wichtigkeit ist, leuchtet nach den anatomischen Verhältnissen, die wir erörtert haben, ein.

Das papillo-makuläre Bündel liegt, wenn wir von dem retrobulbären
Teil des Optikus absehen, in der Achse des Sehnerven; es ist aber nur eines der axialen Bündel, nimmt durchaus nicht den großen Bezirk ein, wie man nach den Verhältnissen bei alten Alkohol-Tabaksamblyopien vielfach glaubt. Wenn ich den
Querschnitt schematisch wiedergeben darf, so würden sich die Beziehungen wahrscheinlich folgendermaßen verhalten (Abb. 81).

Wird die Achse des Sehnerven zuerst betroffen, so muß das papillo-makuläre
Bündel nicht mitaffiziert sein, wird es aber öfters sein. Ich befinde mich also in
einem prinzipiellen Gegensatz zu Wilbrand-Saenger, die von einer Neuritis
axialis nur dann sprechen, wenn ein zentrales Skotom besteht. Es ist klar, daß
bei einem größeren Herd im Sehnerv periphere und axiale Bündel und bei entsprechendem Sitz auch das papillo-makuläre Bündel gemeinsam betroffen werden können.
Da das papillo-makuläre Bündel am retrobulbären Ende nach allgemeiner Auffassung an den temporalen Rand des Sehnerven herangeht, so wird es affiziert werden
müssen, wenn der Optikus in diesem Abschnitt in seinen Randpartien erkrankt.
Es muß allerdings durch neue anatomische Untersuchungen an Frühstadien noch
festgestellt werden, ob es wirklich ganz bis an den Rand hin geht.

Nach dem Gesagten ist es klar, daß ein zentrales oder parazentrales
Skotom, wenn es durch ein Sehnervenleiden erzeugt wird, mit dem blinden Fleck
in Zusammenhang stehen muß. Je nachdem, ob viele oder wenige oder überhaupt
Fasern betroffen sind, die bis in die Fovea hineingehen, wird die Sehschärfe be-
schaffen sein. Gelegentlich kann auch eine Herabsetzung des Visus vorhanden
sein, ohne daß ein zentrales Skotom vorhanden zu sein scheint. Es ist mir dann am
wahrscheinlichsten, daß es sich um eine qualitative Schädigung der papillo-makulären Fasern handelt ohne eigentlichen Ausfall, ähnlich wie ich mir viele Fälle von
konzentrischer Einengung des Gesichtsfelds erkläre. In der Tat findet man diese
Form der Einengung dann auch oft.

Eine axiale Leitungsstörung wird sich nach meiner Auffassung oft in Form
von intermediär endigenden Bündeldefekten äußern, also als das, was oft „Vergrößerung des blinden Flecks" genannt wird.

Außer dem zentralen Skotom kommt bei den luetischen Sehnervenleiden
auch öfters ein Ringskotom zur Beobachtung; es soll deshalb auch über diese
Skotomform einiges Prinzipielle vorausgeschickt werden. Bis vor kurzem war die
Genese und der Zusammenhang eines Ringskotoms mit einem Optikusprozeß noch
durchaus zweifelhaft und unerklärlich. Es hat sich nun herausgestellt, daß ein
Teil der gekreuzten und alle ungekreuzten Nervenfasern — oder streng genommen
die durch sie bedingten Skotome — zunächst vom blinden Fleck konzentrisch
zum Fixierpunkt verlaufen, um dann umbiegend ihre mehr radiäre Verlaufsweise
einzunehmen (Abb. 80). Dieselbe Verlaufsweise, wie sie hier für die eine Hälfte des
Gesichtsfelds angedeutet ist, gilt natürlich auch für die andere. Es ist aus der Abbildung verständlich, daß ein partielles oder totales Ringskotom entstehen muß,
wenn solche Nervenfasern eine Leitungsstörung aufweisen, die zuerst konzentrisch
zur Macula verlaufen. Ferner können ringskotomartige Bildungen entstehen, wenn
mehr oder minder zahlreiche „intermediäre" Bündeldefekte vorhanden sind; es
müssen dann bei radiärer Prüfung Ringskotome im Breitengrad des blinden Flecks
und jenseits desselben zustandekommen. Es soll damit keineswegs gesagt sein, daß
nun alle Ringskotome auf Sehnervenaffektionen zurückgeführt werden müssen; der
Zusammenhang mit dem blinden Fleck wird in dieser Frage entscheiden. Daß Ringskotome selten gefunden werden, liegt zum Teil daran, daß nicht genau genug untersucht wird und daß man sich bei der radiären Perimeterprüfung meist mit der Bestimmung der Außengrenzen begnügt, ist zum anderen Teil aber wohl auch dadurch
bedingt, daß der ungekreuzte Anteil des Sehnerven erheblich kleiner zu sein scheint
als der gekreuzte. Bei der Lues speziell ist es aus anatomischen Gründen (Ausgangspunkt vom Chiasma) sehr verständlich, daß die gekreuzten Sehnervenfasern häufiger
lädiert werden als die ungekreuzten.

In neuerer Zeit hat auch Marx das Entstehen von Ringskotomen bei Syphilis von einem Prozeß in dem hinteren Teil des Optikus abgeleitet; er vermutet als Ursache luetische Gefäßerkrankungen und argumentiert dabei so: Die Gefäße, die von der Pia her in den Optikus eindringen, formen hier Gefäßringe. Ist solch ein Gefäßring erkrankt, so kann man sich hierdurch das Zustandekommen eines Ringskotoms erklären. Ob auf diese Weise wirklich Ringskotome entstehen, erscheint mir sehr fraglich, ist zum mindesten bis jetzt reine Hypothese.

Unter Zuhilfenahme der neugewonnenen Erkenntnis über die Projektion von Leitungsstörungen nach außen in unser Gesichtsfeld, sei nun auch der Versuch gemacht, eine Anschauung über die Bedeutung und Verwertbarkeit der konzentrischen und sektorenförmigen Einengung des Gesichtsfelds zu gewinnen. Sehe ich von Einschränkungen des Gesichtsfelds ab, die durch schlechtes Aufpassen, schlechte Beobachtungsgabe, Ermüdung, anatomische Gesichtsverhältnisse usw. entstanden sind und mit dem mißverständlichen Ausdruck „funktionell bedingt" belegt werden, so kann eine konzentrische Einengung auf verschiedenen Grundlagen beruhen, die zu trennen gerade für Betrachtung der Verhältnisse beim luetischen Sehnerv wichtig ist, die wir aber bis jetzt noch nicht mit voller Sicherheit voneinander unterscheiden können. Betrachten wir zunächst die mäßige konzentrische Einengung, so kann diese hervorgerufen werden:

1. Durch eine isolierte Leitungsstörung der Randbündel im Sehnerv, wobei die axialen Bündel, unter ihnen auch das papillo-makuläre, ganz verschont bleiben,
2. durch eine über den ganzen Querschnitt diffus verbreitete, an sich nicht hochgradige Leitungsstörung, die aber eine gewisse Herabsetzung der zentralen und peripheren Sehschärfe bedingt. Die Herabsetzung der peripheren Sehschärfe wird sich gar nicht anders äußern können als in einer konzentrischen Einengung des Gesichtsfelds.
3. Eine konzentrische Einengung kann aber drittens dann auftreten, wenn nur ganz bestimmte Bezirke der optischen Leitungsbahn betroffen sind, z. B. bei alleiniger Degeneration des gekreuzten Faszikels oder bei Hemiamblyopien usw. Ob es sich hier um rein funktionelle Störungen in dem an sich nichtbetroffenen Gesichtsfeldteil handelt. bleibe dahingestellt.

Die mäßige konzentrische Einschränkung ist auf jeden Fall als Kriterium einer auf den Rand des Sehnerven beschränkten Leitungsstörung nur teilweise und mit Vorsicht zu verwerten. Die Tatsache, daß man bei mäßiger konzentrischer Einschränkung die zentrale Sehschärfe manchmal ganz normal, manchmal in mäßigem Grade herabgesetzt findet, würde man wohl differentialdiagnostisch zwischen den beiden ersten Möglichkeiten verwerten können. Die Unterscheidung kann sich allerdings bis jetzt nicht auf ein klinisch und anatomisch untersuchtes Vergleichsmaterial stützen.

Man könnte auch denken, daß bei einer auf die peripheren Bündel des Optikus beschränkten Leitungsunterbrechung doch eine bis zum blinden Fleck, also bis etwa 15° heranreichende konzentrische Einengung vorhanden sein müsse, weil die defekten Bündel in der Netzhaut auch die intermediäre Zone durchlaufen. Da wir aber annehmen, daß sie in dieser Zone nur mit relativ wenig Ganglienzellen in Verbindung treten, weil die axialen Bündel die Versorgung in der Hauptsache übernehmen, so folgt daraus, daß in dieser Zone höchstens eine im Vergleich zum Normalen herabgesetzte Empfindlichkeit besteht. Diese relative Trübung braucht aber dem Patienten nicht zum Bewußtsein zu kommen und wird deshalb bei einer Untersuchung nicht festgestellt werden können, weil sie ja allseitig vorhanden ist und daher der Vergleich zwischen normalen und relativ defekten intermediären Gebieten fehlt.

Bei starker konzentrischer Einengung sind die Verhältnisse in mancher Beziehung etwas durchsichtiger. Geht dieselbe bis zu 15° an den Fixierpunkt heran, also bis in die Gegend, wo die meisten Faserbündel nach der Peripherie zu abbiegen und zeigt die makuläre und paramakuläre Partie gute Funktion, so kann man wohl mit Wahrscheinlichkeit annehmen, daß es sich um Leitungsstörungen in den peripheren und axialen Faserbündeln handelt und daß im wesentlichen nur das papillo-makuläre Bündel und seine direkte Umgebung verschont ist. In der Tat kann man in solchen Fällen noch normale oder nur wenig herabgesetzte Sehschärfe finden.

Überschreitet die periphere Einschränkung dagegen den blinden Fleck auf einer konzentrischen Linie, so muß man wohl, auch ohne daß ein eigentliches papillo-makuläres Skotom vorhanden ist, annehmen, daß der ganze Querschnitt betroffen ist und daß die konzentrische Einengung wieder als Ausdruck herabgesetzter peripherer Sehschärfe zu gelten hat. Entsprechend der sehr viel hochgradigeren Herabsetzung der peripheren Sehschärfe hat in solchen Fällen auch das zentrale Sehvermögen meistens gelitten.

Im allgemeinen ist es besonders für die Verhältnisse beim luetischen Sehnerv viel plausibler, daß die nervöse Substanz an einer oder einigen Stellen des Randes zunächst in Mitleidenschaft gezogen wird und daß dann sektorenförmige Ausfälle im Gesichtsfeld zustande kommen. Beschränkte Einsprünge der Gesichtsfeldaußengrenzen sind aber bei der alleinigen radiären Perimetrierung auch nur dann zu verwerten, wenn sie sehr ausgesprochen sind. Ziemlich die einzige sichere anatomische Grundlage für die Verwertung des sektorenförmigen Gesichtsfelddefekts als Zeichen einer randständigen Atrophie im Optikus bietet die vielzitierte Beobachtung von Uhthoff an einem Tabiker. Die Spitze des defekten Sektors im Gesichtsfeld deutet bei der radiären Perimetrie auf den Fixierpunkt; das gibt jedoch eine ganz falsche Vorstellung. In Wirklichkeit geht der sektorenförmige Einsprung stets auf den blinden Fleck zu, meistens läßt sich bei Verwendung eines Objekts mit kleinem Gesichtswinkel (Bjerrum, Rönne) eine Verbindung des Defekts mit dem blinden Fleck nachweisen. Es wird natürlich einem ausgesprochenen sektorenförmigen, schon am Perimeter nachweisbaren Einsprung meist ein Prozeß zugrunde liegen, der nicht auf einige periphere Sehnervenbündel beschränkt ist, sondern auch noch die axialen Teile der Umgebung mitergriffen hat.

Das Charakteristische dieser ganzen Gruppe von luetischen Sehnervenentzündungen ist die Leitungsstörung. Sie kann sich nur in den peripheren Teilen unseres Gesichtsfelds äußern, kann aber auch die zentrale Sehschärfe beeinflussen, sie kann mit normalem oder auch mit pathologischem Augenspiegelbefund einhergehen.

Die in der Literatur niedergelegten Beobachtungen scheiden sich, was die Entstehung anbetrifft, vor allem in solche mit peripheren Gesichtsfeldbeschränkungen und solche mit zentralem oder parazentralem Skotom. Wenn Wilbrand-Saenger auf Grund dieser zwei klinischen Erscheinungsweisen von einer Neuritis interstitialis peripherica einerseits und einer Neuritis axialis andererseits sprechen, so dürfte das nur mit den auf den vorangegangenen Seiten gemachten Einschränkungen richtig sein. Eine konzentrische Einschränkung ist durchaus nicht immer ein Zeichen einer bloß in den Randteilen des Sehnervs lokalisierten Leitungsstörung, und mit der Feststellung eines zentralen Skotoms ist andererseits die Frage nach der Beteiligung axialer Bündel nicht erschöpft. An sich ist das Streben eine anatomisch bestehende Neuritis peripherica, axialis und transversa auch klinisch unterscheiden zu lernen, aus pathogenetischen und differentialdiagnostischen Gründen sehr zu unterstützen, und ich hoffe, daß die von mir geschilderte Methode und die daran geknüpften Überlegungen uns diesem Ziele näher bringen. Bei den Fällen, bei denen der ganze Sehnervenquerschnitt ziemlich gleichmäßig verändert gefunden wird und wo im Leben naturgemäß Amaurose besteht (Neuritis transversa totalis Wilbrand-Saengers), handelt es sich um vorgeschrittenere Fälle. Der Beginn wird auch bei solchen Fällen entweder peripher oder axial sein, so daß sie hier nicht in einem besonderen Abschnitt geschildert werden.

Um den Zusammenhang mit der Literatur nicht ganz zu verlieren, sei hier zunächst an der Einteilung peripherer und zentraler Gesichtsfeldveränderungen festgehalten. Auf eine kritische Besprechung der meisten publizierten

Fälle werde ich verzichten, da ich mich sonst sehr oft wiederholen müßte und
da das Wesentliche einer möglichen Kritik schon auf den vorangegangenen
Seiten gesagt ist.

a) Optikuserkrankungen mit peripheren Gesichtsfeldbeschränkungen.

Wie aus der Betrachtung der anatomischen Verhältnisse sich ergibt,
dürfte der intrakranielle Sehnervenabschnitt bei der Lues cerebri recht häufig
affiziert sein. So lange es sich nur um entzündliche Prozesse an den Scheiden
oder Septen handelt und eine Leitungsstörung nicht besteht, muß eine solche
Sehnervenaffektion uns entgehen. In der Tat konnte ich bei einer ganzen
Reihe von Fällen sicherer basalen Lues selbst mit der verfeinerten Gesichtsfeldmethodik keine Optikusstammerkrankung feststellen. Aber auch wenn die
Randbündel leiden, wird diese Erkrankung selten diagnostiziert werden, weil
solche Patienten ohne jede Sehstörung den Augenarzt nicht aufsuchen und bei
Untersuchung von Kranken in anderen Kliniken auf den ophthalmoskopischen

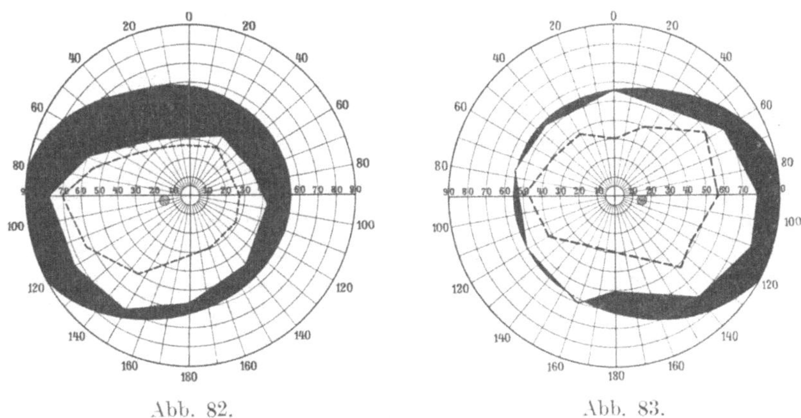

Abb. 82.   Abb. 83.

Befund der Hauptwert gelegt wird, der bei beginnenden Prozessen im intrakraniellen Abschnitt normal ist. Die ersten pathologischen Erscheinungen
müssen in solchen Fällen öfters am Gesichtsfeld nachweisbar sein. In der
Literatur finden sich nur sehr wenige Fälle mit normalem Augenspiegelbefund und beginnender peripherer Gesichtsfeldeinschränkung.

Möglicherweise stellt folgende eigene Beobachtung einen solchen Frühfall dar:

Elsa Schul., 26 Jahr, wird von der medizinischen Klinik wegen Hemikranie
behandelt und der Augenklinik zur Untersuchung überwiesen (Halle, 4022/13).
Wassermann-Reaktion im Blut ++++. An den Augen findet sich eine linksseitige Ophthalmoplegia interna, auch rechts etwas träge Pupillarreaktion. Visus
und ophthalmoskopischer Befund sind normal. Dagegen zeigt das Gesichtsfeld,
vor allem links, eine mäßige, aber auffallende konzentrische Einengung (Abb. 82
und 83).

Lumbalpunktion ergibt starke Lymphocytose. Es handelt sich wahrscheinlich um eine Lues cerebrospinalis. Untersuchung nach 3 Monaten (inzwischen 5 Neosalvarsaninjektionen) ergibt eine bedeutende Besserung der linken
Akkommodationsparese (Nahepunkt jetzt 17—18 cm, vorher 33 cm) und ein vollkommen normales Gesichtsfeld beiderseits. Im Liquor besteht noch immer
Lymphocytose und schwach positive Nonnesche Reaktion. Wassermann-Reaktion
im Liquor wurde damals leider nicht ausgeführt.

Wie weit die von Wilbrand-Staelin gefundenen Gesichtsfeldbeschränkungen in der Frühperiode der Syphilis organischen Veränderungen im Sehnerv
entsprachen, läßt sich schwer sagen. Sie selbst glauben, daß in den 73 Fällen,
wo sie konzentrische Einengung feststellten, diese funktionell bedingt war.
Nur in wenigen Fällen wies die Art der Gesichtsfeldstörung auf eine organische
Ursache hin, u. a. in einem Fall, in dem der ophthalmoskopische Befund, abgesehen von einer Hyperämie der Papillen, normal war, wo also wahrscheinlich
eine Entzündung weiter hinten im Optikus sich abspielte. Bei dieser Beobachtung bestand eine mehr sektorenförmige Einschränkung, besonders auf der
temporalen Seite, also ein Gesichtsfeldbefund, der an sich viel bessere Rückschlüsse auf ein bestehendes Sehnervenleiden zuläßt als eine konzentrische
Einengung. Ganz ähnlich liegen die Verhältnisse bei einem von Wilbrand-
Saenger (V, 188) wiedergegebenen Fall. Dieselben Autoren zeigen an einer
anderen Beobachtung (V, 179), daß das Gesichtsfeld auch hochgradig eingeschränkt und trotzdem der ophthalmoskopische Befund noch normal sein kann.
Der Fall ist recht lehrreich:

M. T., 26 Jahre, von ihrem Mann infiziert, leidet seit sechs Wochen an Kopfschmerzen und schlechtem Hören. Vater ist an Gehirnerweichung gestorben, Mutter
gesund. Patientin litt bis zum 17. Jahre an Krämpfen.

Ophthalmoskopischer Befund normal; Pupille rechts enger als links, Reaktion
auf Licht deutlich, Augenbewegungen frei. L. S. = $^6/_{18}$, Gesichtsfeld hochgradig
eingeschränkt (bis etwa 5°), 5 qmm farbige Objekte nicht erkannt. Für größere
weiße Untersuchungsobjekte ist das Gesichtsfeld etwas weiter. R. S. = $^6/_9$, mäßige
konzentrische Einschränkung für Weiß, stärkere für Farben. Zunge weicht nach
links ab. Links deutliche Unsicherheit in den Bewegungen. Perkussion des Kopfes
teilweise empfindlich. Sonst Nervenbefund ohne Besonderheiten.

Interessant ist an dem Fall zunächst, daß es sich möglicherweise um eine
Patientin handelte, die sowohl kongenital als auch später im Leben luetisch
infiziert war. Für die angeborene Syphilis sprechen die Gehirnerweichung des
Vaters und die Krämpfe in ihrer Jugend; die akquirierte Lues scheint nach der
Angabe Wilbrand-Saengers eine Tatsache gewesen zu sein. Für unsere
speziellen Erörterungen ist die Beobachtung aus mehrfachen Gründen von
Interesse. Das fehlende Farbenerkennungsvermögen am linken Auge zeigt,
daß trotz einer Sehschärfe von $^1/_3$ doch wohl der ganze Querschnitt betroffen
war und daß trotz hochgradiger Störungen im rückwärtigen Teil des Optikus
ganz in Übereinstimmung mit manchen Sektionsbefunden der Augenspiegelbefund normal sein kann. Aber auch den Befund am rechten Auge darf man
hier wohl als organisch bedingt ansehen; er stellt ein früheres Stadium dar
und zeichnet sich dadurch aus, daß die Einschränkung für Farben eine sehr
viel stärkere ist als für weiß. Das ist bei den sonstigen Beobachtungen luetischer
Sehnervenentzündung meist nicht der Fall.

Sehr viel häufiger als mit normalen Papillen stellen sich für uns die
luetischen Sehnervenentzündungen bei peripheren Gesichtsfeldeinengungen
klinisch mit pathologischem Augenspiegelbefund dar. Alle Möglichkeiten, die dabei in Betracht kommen, und wie sie auch chronologisch sich
sicher oft folgen, sind in einer Beobachtung Wilbrand-Saengers (V, 186)
wiedergegeben:

M., 41jähriger Musiker, 23. VII. 92. Seit 1888 Lues. Seit 3 Wochen Klagen
über das Sehvermögen. Nervensystem im allgemeinen normal. Ophthalmoskopischer Befund zuerst normal, später Papillitis, dann rechts papillitische Atrophie, links einfache Verfärbung der Papille. Gesichtsfelder
auf beiden Seiten von der Innenseite her eingeschränkt. Besserung nach antiluetischer Kur. Später rechts normales Gesichtsfeld, aber nur $^1/_{10}$ Sehschärfe, links
dauernde Einschränkung von der Nasenseite her bei voller Sehschärfe.

Der häufigste ophthalmoskopische Befund bei dieser Gruppe von luetischen Sehnervenentzündungen scheint mir, soweit ich die Literatur überblicke, die einfache Abblassung der Papille zu sein, also die sogenannte Optikusatrophie mit scharfen Grenzen. Sehr groß ist allerdings die Zahl der publizierten Fälle mit Gesichtsfeldbefunden nicht. Diese Form der Papillenbeteiligung wird wohl meist so zustande kommen, wie es bei der Schilderung der anatomischen Verhältnisse bereits auseinander gesetzt wurde, daß eine neuritische Atrophie im intrakraniellen Optikusteil sich in eine rein degenerative nach der Orbita zu fortsetzt. Entzündliche Prozesse treten, wenn sie überhaupt im orbitalen Teil des Sehnerven vorhanden sind, ophthalmoskopisch dann nicht hervor. Setzen sie sich aber bis zur Papille fort oder sind sie überhaupt retrobulbär in erheblicher Weise vorhanden, so wird die Papille mitbeteiligt sein und es entsteht bei fortgeleitetem Degenerationsprozeß eine papillitische Atrophie oder, wenn die Degeneration sich noch nicht ophthalmoskopisch geltend macht, das Bild der Papillitis („Entzündungspapille"). Die Papillitis zeichnet sich durch eine mehr diffuse Gewebstrübung und meist auch geringere Prominenz vor einer Stauungspapille aus; besonders am Gullstrandschen stereoskopischen Augenspiegel sind gewisse Unterscheidungsmerkmale meist festzustellen in der Art etwa, wie sie jüngstens Behr beschrieben hat; eine absolut verläßliche Unterscheidung gibt aber die Ophthalmoskopie nicht. Auch aus der Papillitis kann eine papillitische Atrophie hervorgehen, so daß wir bei letzterem Befund also nicht sagen können, ob der Degenerationsprozeß im wesentlichen auf dem papillitischen Prozeß oder einem deszendierenden Degenerationsprozeß beruht. Beide Möglichkeiten können sich auch kombinieren. Bekannt genug ist es, daß eine weiße Farbe der Papille gerade bei der Lues kein Gradmesser für die Funktion des Optikus ist und nicht dazu führen darf, den Fall therapeutisch als verloren anzusehen. Dennoch ist man immer wieder frappiert, wenn man solchen Beobachtungen wie der folgenden gegenübersteht:

Eine Frau (Emilie O.) J.-N. 422/1902, wurde 1902 wegen linksseitiger Papilloretinitis auf luetischer Basis in der Hallenser Augenklinik behandelt. Schon damals fanden sich die Gesichtsfeldgrenzen auf diesem Auge nasal oben erheblich eingeschränkt. Zentrales Skotom bestand nicht trotz reichlicher silberglänzender Stippchen um die Macula herum. Die Frau wurde nach Sublimatspritzkur mit normalem Visus entlassen.

1913, also 11 Jahre später, bestellte ich sie zur Nachuntersuchung in die Augenklinik. Sie hat in der Zwischenzeit niemals über die Augen zu klagen gehabt und war auch sonst, abgesehen von Wanderniere und einem Darmgeschwür im Jahre zuvor, ohne Beschwerden gewesen. Der Visus betrug bds. $^5/_5$, Nieden 1 (!). Das Gesichtsfeld hatte noch denselben Einsprung nasal oben und war auch im übrigen mäßig konzentrisch eingeengt wie früher, dabei bestand eine porzellanweiße Verfärbung der linken Papille.

Nicht selten sind wir Ophthalmologen in der mißlichen Lage, entscheiden zu sollen, ob eine Optikusatrophie auf Lues cerebri oder Tabes zurückzuführen ist. Eine derartige porzellanweiße Verfärbung der Papille wie in dem letztgenannten Fall würde durchaus gegen Tabes zu verwerten sein. Das ophthalmoskopische Bild kann aber so sein, daß eine Entscheidung mit dem Augenspiegel nicht möglich ist; spricht die Funktionsstörung für eine Optikusstammaffektion, so wird auch die Funktionsprüfung im Stich lassen. Wenn auch der neurologische Befund für eine Unterscheidung keine sicheren Momente abgibt, so kann der Erfolg oder Mißerfolg der antiluetischen Behandlung vielleicht entscheiden, aber diese kann auch bei der Lues cerebri versagen, so daß eventuell nur die Jahre oder die Sektion Aufschluß geben.

Bei dieser Gruppe kommt für den Verlauf und die Prognose alles darauf an, wie frühzeitig der Prozeß erkannt und der spezifischen Behandlung zugeführt wird. Aus begreiflichen Gründen wird das gerade hierbei oft recht spät der Fall und daher die Prognose oft recht unerfreulich sein.

b) Optikuserkrankungen mit zentralen und intermediären Gesichtsfeldstörungen.

Während eine Optikusstammaffektion mit Gesichtsfeldstörungen, die zunächst auf eine Erkrankung der Randteile des Optikus hindeuten, bei der Lues sehr verständlich erscheint, ist das alleinige Befallensein des papillo-makulären Bündels in dem syphilitisch entzündeten Sehnerv nicht einleuchtend; zum mindesten kann ich es mir bei der Annahme einer Spirochäteneinwanderung in den Optikus nur als blinden Zufall vorstellen, wenn das papillo-makuläre Bündel isoliert ergriffen wird. Ist aber überhaupt bis jetzt eine derart isolierte Erkrankung dieses Bündels bei Syphilis des Optikus nachgewiesen? Es scheint so, wenn man den mißverständlichen Krankheitsbegriff der „retrobulbären Neuritis" oder den von Wilbrand-Saenger gewählten Begriff der Neuritis axialis einzig und allein auf das Vorhandensein eines zentralen oder parazentralen Skotoms bei freier Peripherie aufbaut. Doch ist diese Betrachtungsweise zweifellos nicht erschöpfend, zum Teil sogar irreführend. Das papillo-makuläre Bündel ist lange nicht so mächtig, wie im allgemeinen angenommen wird; es scheint höchstens $^1/_{10}$ des Optikusquerschnitts einzunehmen, wenn ich zunächst von dem Teil des Nerven spreche, wo es axial gelegen ist. Es ist infolgedessen nur eines von zahlreichen axialen Nervenbündeln. Siedelt sich der luetische Entzündungsprozeß zuerst in den axialen Teilen des Querschnitts an und kommt es in diesem Abschnitt zu einer Leitungsstörung, so werden für Störung der Funktion folgende Möglichkeiten entstehen: 1. verschiedene axiale Bündel sind betroffen, unter ihnen auch das papillo-makuläre, 2. axiale Bündel sind betroffen ohne Beteiligung des papillo-makulären, 3. das papillo-makuläre Bündel ist allein ergriffen, 4. außer im axialen Abschnitt macht sich die Leitungsstörung auch in peripheren Teilen des Sehnerven bemerkbar.

Die von mir S. 420 besprochene Methode ermöglicht es, den axialen Anteil richtig zu bewerten. Wenn die mit der alten Perimetermethode erhobenen Befunde nur ein zentrales Skotom feststellten, so ist das kein Beweis, daß wirklich nur das papillo-makuläre Bündel erkrankt war. Der bisherige Begriff der Neuritis axialis ist also zu eng begrenzt.

Ich werde im folgenden zuerst einige Beobachtungen anführen, die nach der neuen Methode untersucht sind und den Verlauf einer derartigen „retrobulbären Neuritis" gut demonstrieren. Da aber alle Beobachtungen der Literatur und auch die meisten eigenen nach der älteren Manier untersucht sind, so werde ich dann eine Übersicht über die letzteren Beobachtungen anschließen.

Olga Freu., 48 Jahre, Kr. 259/16 wird am 4. VI. 16 in die Göttinger Augenklinik aufgenommen und klagt, daß sie seit etwa 14 Tagen Sehstörungen auf dem rechten Auge verspüre. Vor einigen Wochen hatte sie angeblich Mandelentzündung und noch einige Zeit vorher starkes Fieber; sonst will sie immer gesund gewesen sein. Ein Hautausschlag wird als Purpura syphilitica angesprochen und auch die Rachenaffektion als luetisch erkannt; Nase und Nebenhöhlen sind frei.

Rechtes Auge äußerlich reizlos, keine hinteren Synechien. Reichlich feinste fadenförmige Glaskörpertrübungen; Papille grau-rötlich, unscharf begrenzt, 1 bis 2 Dioptrien gegen die emmetrope Netzhaut prominent; Venen etwas geschlängelt, kaum erweitert; Arterien auf der Papille eng, teilweise kaum sichtbar. Eine Reihe feiner streifiger Hämorrhagien in der Peripherie der Papille; zwischen Macula und Papille rudimentäre Sternfigur; leichte Trübung des Netzhautgewebes dicht anschließend an die Papille. Peripherie des Fundus normal.

Linkes Auge normal.

Rechts ES = 0,3. Links ES = 1,0.

Die Untersuchung des Gesichtsfelds ergibt: Einen teilweise absoluten, teilweise relativen Defekt des papillo-makulären und der paramakulären Bündel (siehe Abb. 84), außerdem ein dem ungekreuzten dorsalen Bündel angehöriges Skotom,

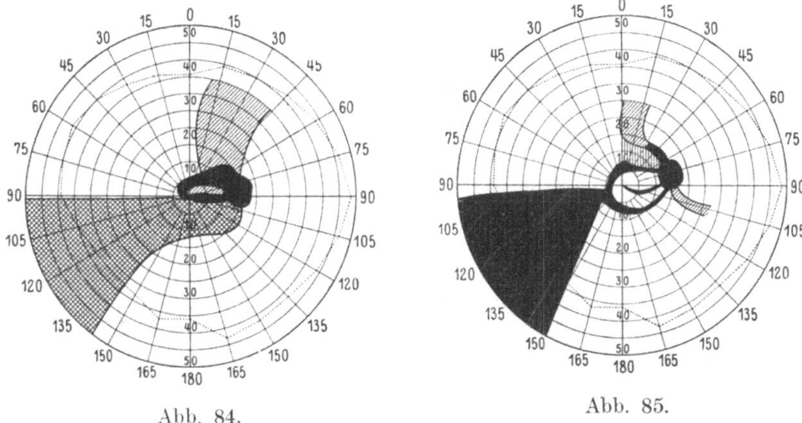

Abb. 84. Abb. 85.

das bis in die Peripherie zu reichen scheint, sowie einen relativen intermediären Defekt nach temporal oben.

Lichtsinn (am Piperschen Adaptometer geprüft) nach ³/₄ stündigem Dunkelaufenthalt rechts 625, links 1364.

Wassermann-Reaktion im Blut positiv. Lumbalpunktion: Druck nicht erhöht; Liquor: Spur sanguinolent, Nonnesche Reaktion daher unsicher; Lymphocyten scheinen nicht wesentlich vermehrt zu sein. Resultat auch hier etwas unsicher. Wassermann-Reaktion im Liquor schwach positiv.

29. VI. 16: Erhebliche Besserung des Sehvermögens am rechten Auge, S = 0,7 partiell. Das relative Skotom zwischen blindem Fleck und Fixierpunkt ist aufgehellt, der Charakter der Gesichtsfeldstörungen aber im übrigen unverändert.

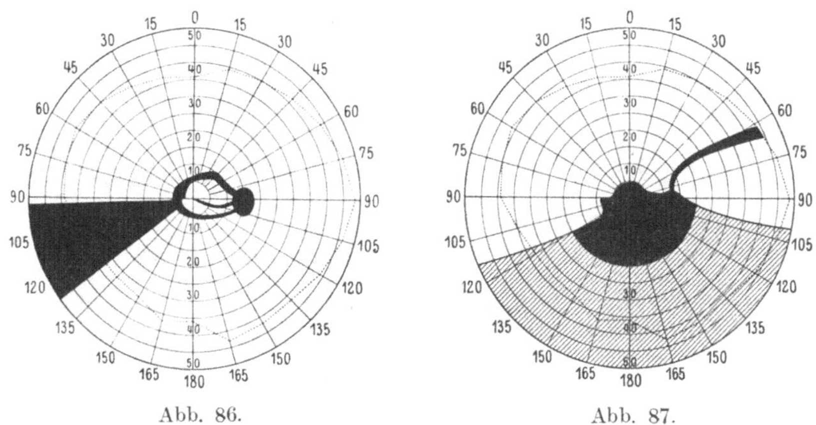

Abb. 86. Abb. 87.

Hat bis jetzt 6 mal 4 g Hg eingerieben, 4 mal vor der Lumbalpunktion, 2 mal nach derselben. Ordination: Hg-Kur und Salvarsankur.

Adaptometerprüfung ergibt am 17. VII. 16 rechts 766, links 3755. Es besteht jetzt noch ein feiner zentraler Bündeldefekt, ferner zwei paramakuläre Defekte, von denen der eine sich in den bereits oben erwähnten nach der Peripherie gehenden

Defekt fortsetzt; ferner noch zwei axiale Bündeldefekte, die in der intermediären Netzhautzone aufhören (Abb. 85).

27. VII. 16: Hat bis jetzt 7 Salvarsannatrium-Injektionen (3,6 g) erhalten und 6 Touren Hg (120 g) eingerieben. Im Gesichtsfeld ist jetzt noch ein schwaches zentrales defektes Bündel nachweisbar, ferner noch zwei paramakuläre und der schon früher erwähnte ungekreuzte periphere Bündeldefekt (Abb. 86). Die rechte Papille ist noch etwas unscharf, kaum prominent, entschieden etwas abgeblaßt; Arterien noch sehr eng. Andeutung von Sternfigur wie früher. Sehschärfe auf nahezu 1,0 gestiegen.

In dem vorliegenden Fall handelt es sich im wesentlichen um eine Erkrankung, die das papillo-makuläre Bündel und seine umgebenden Teile und auch wohl andere axiale Bündel betroffen hat und sich in dem dorsalen ungekreuzten Bündel wahrscheinlich bis zur Peripherie des Optikusstammes fortsetzt. Bei der Gleichartigkeit des Gesichtsfelddefekts während mehrerer Monate ist es wahrscheinlich, daß eine wirkliche Atrophie einzelner Bündel vorlag, und da die Abblassung der Papille im Laufe der Beobachtung eintrat, so ist es mir wahrscheinlich, daß der primäre Entzündungs- und Degenerationsprozeß

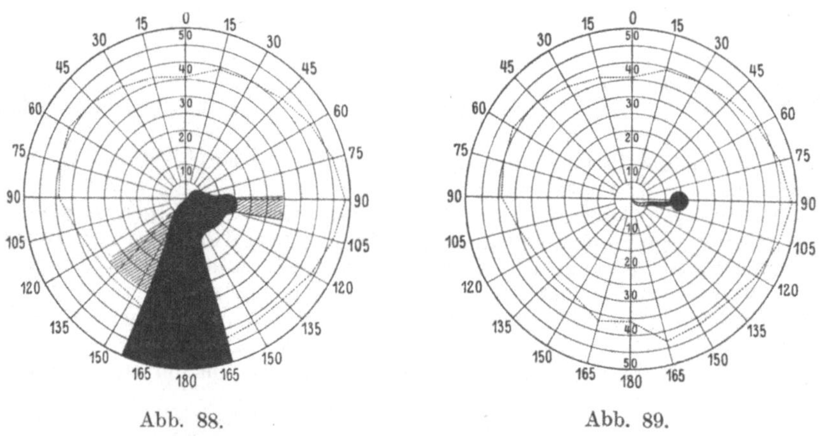

Abb. 88. Abb. 89.

vorwiegend weiter hinten im orbitalen Teil des Optikus lag. Ein Teil der Sehstörungen, der zu dem schlechten Visus im Anfang der Beobachtung beitrug, war wohl nur vorübergehender, eventuell durch den Druck entzündlicher Produkte hervorgerufener Art, wie der Vergleich der Gesichtsfelder es plausibel macht.

Eine zweite Beobachtung spielte sich in folgender Weise ab:

Emma Gronem., 24 Jahre, Kr. 279/16, war zuerst vom Dezember 1915 bis März 1916 wegen rechtsseitiger Iritis luetica in Behandlung der Augenklinik zu Göttingen. September 1915 hatte sie einen Ausschlag mit Haarausfall, Halsentzündung und Kopfschmerzen gehabt. Bei der ersten Aufnahme wurde ein teilweises Ringskotom nach der alten Perimetermethode an dem iritischen Auge festgestellt, wogegen das andere Auge vollständig normal war. Eine Lumbalpunktion ergab 70—80 mm Druck, positive Nonnesche Reaktion, 128 Lymphocyten im Kubikmillimeter, positive Wassermann-Reaktion. Eine neurologische Untersuchung hatte kein Resultat.

Die antiluetische Behandlung konnte damals nur unvollkommen und mit Unterbrechungen ausgeführt werden, da sich immer wieder Eiweiß im Urin einstellte. Vor der Entlassung am 11. III. 16 wurde eine nochmalige Lumbalpunktion vorgenommen. Der Liquor war leicht sanguinolent, ergab aber jetzt eine negative Wassermann-Reaktion.

Bis zum 30. VI. 16 fühlte sich Patientin vollkommen wohl, hatte auch nichts an den Augen zu klagen. An diesem Tag bemerkte sie ein Schmerzgefühl bei Berührung des rechten Auges. Am 2. VII. hatte sie einen Schleier vor diesem Auge. Die Sehstörung steigerte sich und erreichte am 5. VII. 16 ihren Höhepunkt in völliger Erblindung dieses Auges. Am 6. VII. 16 bei der zweiten Aufnahme in die Klinik erkannte sie bereits wieder Umrisse. Die Lichtreaktion der Pupille fehlte aber noch und die Pupille war etwas weiter als die linke. Ophthalmoskopisch bestand eine Verschleierung der Papillengrenzen und leichte Vorwölbung des nasalen Teiles.

10. VII. 16: Rechte Papille jetzt wieder fast normal begrenzt. $S = {}^1/_{50}$. Eine Gesichtsfelduntersuchung an der großen Scheibe ließ sich schon ganz gut ausführen, allerdings nur mit 0,5 cm Objekt. und ergab einen absoluten Defekt des papillomakulären Bündels, ferner einen sich nach unten anschließenden Defekt, der nach der Peripherie zu sich aufhellte; außerdem noch ein kleines temporalwärts ziehendes Skotom im oberen Teil des Gesichtsfeldes (Abb. 87).

Der Rückgang der Veränderungen ist an den verschiedenen Gesichtsfeldskizzen deutlich wahrnehmbar (Abb. 88 u. 89). Schließlich bestand nur noch ein ganz feines relatives Skotom, das nach dem Fixierpunkt hinzog. Die Sehschärfe hatte sich schon vor Einsetzen der Therapie auf 0,4 gebessert. Vom 15. VII. 16 an wurden dann mehrere Salvarsan-Injektionen verabreicht. Am 25. VIII. 16 war die Sehschärfe wieder auf normaler Höhe angelangt.

Man darf wohl voraussetzen, daß es sich im vorliegenden Fall um eine Entzündung handelte, die entweder vorwiegend die Achse des Sehnerven betraf und hier sowohl das papillo-makuläre Bündel als auch andere axiale Teile außer Betrieb setzte, oder retrobulbär lokalisiert war und hier vorwiegend die temporalen Teile betraf. Gegen letztere Vermutung spricht bis zu einem gewissen Grad der große Ausfall gekreuzter Bündel im Anfang der Beobachtung. Die völlige Amaurose im Beginn der Erkrankung möchte ich ebenso wie Wilbrand-Saenger als eine mehr sekundäre Druckwirkung auf den peripheren Teil des Optikusquerschnittes auffassen.

An sich sind die Fälle mit Beteiligung des papillo-makulären Bündels, dessen Läsion wir klinisch aus dem Vorhandensein eines zentralen Skotoms erkennen, bei Lues nicht allzu häufig. Langenbeck, der das große Breslauer Material zuletzt bearbeitet hat, konstatierte unter 176 Fällen von „Neuritis retrobulbaris" 13 mal Lues als Ätiologie; etwa $^2/_3$ dieser Fälle zeigten nur zentrales Skotom, während bei den übrigen auch eine Erkrankung der peripheren Sehnerventeile angenommen wurde. Die zentralen Skotome sind nicht selten mit parazentralen Skotomen kombiniert oder es bestehen nur die letzteren. Nach Köllner (Die Störungen des Farbensinns, Berlin 1912) kommen blau- resp. violettblinde Skotome bei der frischen Papillitis luetica besonders oft vor. Bei einer Serie von 10 Fällen vermißte er das Symptom der Blaublindheit nur 4 mal.

Ebenso wie bei den Sehnervenentzündungen mit peripheren Gesichtsfeldstörungen sind bei denen mit zentralen Leitungsstörungen Fälle mit normalem und solche mit pathologischem Augenspiegelbefund zu finden.

Nach meinen eigenen Erfahrungen ist eine „retrobulbäre Neuritis" mit zentralem Skotom und normalem Papillenbefund bei der Lues äußerst selten, zumal man Bedenken tragen muß, jedes derartige Symptomenbild ohne weiteres mit einer früher tatsächlich stattgehabten luetischen Infektion ursächlich in Zusammenhang zu bringen. Die multiple Sklerose kann natürlich auch Luetiker befallen; ich komme darauf unten noch einmal zurück.

Als metastatische luetische Entzündung gilt meist die Beobachtung von Grosglik und Weißberg. Bei ihren Patienten traten bereits einen Monat nach dem Primäraffekt Fieber, Kopfschmerzen und Gelenkschmerzen und fast gleichzeitig auch ein makulo-papulöser Ausschlag am Gesicht und dem übrigen Körper auf; kurz nachher stellte sich unter starken Schmerzen im Auge eine linksseitige retrobulbäre Neuritis bei normalem ophthalmoskopischen Befund und großem zentralen Skotom ein. In mehreren Beobachtungen von Wilbrand-Saenger blieb der ophthalmoskopische Befund auch nach Abheilung normal, in anderen kam es später zu temporaler Abblassung. Bei einigen Fällen der Literatur ist hervorgehoben, daß keine Erscheinungen von seiten des Nervensystems sonst vorhanden waren. In dem Fall von Lagrange, dessen syphilitische Ätiologie allerdings nur aus dem guten Resultat einer energischer spezifischen Behandlung und aus einem peripheren chorioiditischen Herd geschlossen wurde, war auch das Ergebnis der Lumbalpunktion negativ. Dieser Lagrangesche Fall ist noch dadurch bemerkenswert, daß, abgesehen von dem zentralen Skotom, gleichmäßig auf beiden Seiten ein Halbringskotom konstatiert wurde.

Eine solche Neuritis axialis mit normalem Spiegelbefund wurde ein- und doppelseitig beobachtet. Antiluetische Behandlung führte meist zur Heilung.

Häufiger scheint es mir zu sein, daß sich bei Erkrankung des papillomakulären Bündels die Papille an den entzündlichen Erscheinungen mitbeteiligt. Auch bei den beiden von mir oben zitierten, nach der neuen Gesichtsfeldmethode untersuchten Fällen war eine Papillitis vorhanden. Die Veränderungen an der Papille sind zunächst oft sehr gering wie etwa bei folgender Beobachtung:

Auguste We. (4915/1914) kam 1907 in die Hallenser Augenpoliklinik mit der Angabe, das Sehvermögen nehme allmählich ab und dieser Verfall habe besonders in den letzten 4 Wochen auffallende Fortschritte gemacht. Ophth.: Bds. Papille hyperämisch, rechts Grenzen weniger scharf as links; links auffallende Füllung der Venen und nasal oben von der Macula eine kleine Hämorrhagie. Visus bds. $^5/_{20}$. Zentrales Skotom. Patientin hatte 3 Frühgeburten und zeigt bei der späteren Untersuchung 1910 noch positiven Wassermann im Blut. Bei dieser Untersuchung im Jahre 1910 ist der Visus wieder auf bds. $^5/_7$ gestiegen. Die Papillen sind temporal abgeblaßt. Noch im gleichen Jahre machte Patientin einen Herpes zos er ophth. durch, der möglicherweise auch syphilitisch war. Eine Untersuchung in der Nervenklinik 1910 ergab lebhafte Reflexe, rechts angedeuteten Patellarklonus und zuweilen positiven Babinski. 1911 verbrachte sie mehrere Wochen wegen einer Psychose in einer Nervenheilanstalt. Eine Nachuntersuchung 1914 ergab bezüglich der Augen keinen neuen Befund. Psychisch fühlte sie sich in der Zwischenzeit wohler, hat allerdings öfters Kopfschmerzen, bisweilen auch Rückenschmerzen und Schwäche in den Beinen. „Es werde ihr oft schwach vor den Augen." Der übrige neurologische Befund ergibt objektiv, abgesehen von lebhaften Reflexen, nur eine Undeutlichkeit der Zehenreflexe und links zuweilen Andeutung von Babinski.

Beachtenswert ist an dieser Krankengeschichte, die in dem Auftreten der leichten Papillitis und in dem Ausgang in temporale Abblassung mit gutem Visus den Haupttyp der hierhergehörigen Fälle darstellt, daß im weiteren Verlauf der Erkrankung auch eine periphere Affektion des Trigeminus in Form von Herpes zoster auftrat und daß weiter die Untersuchung des Nervensystems und die intermittierende Psychose auf eine Affektion des gesamten Nervensystems hindeutet.

Diese Form der retrobulbären Neuritis mit geringer oder mäßiger Beteiligung der Papille tritt sowohl einseitig als doppelseitig auf. Öfters erkrankt das zweite Auge erst einige Monate nach dem ersten, doch ist dieser zeitliche Unterschied meist lange nicht so häufig und auch nicht so groß bei den luetischen Affektionen wie bei der retrobulbären Neuritis im Gefolge von multipler Sklerose (Langenbeck). Die Affektion kann bereits im Frühstadium der sekundären

Lues auftreten, häufiger aber kommt sie erst Jahre nach der Infektion zum Ausbruch. In folgenden zwei Beobachtungen, bei denen eine kongenitale Lues vorlag, ist das Intervall zwischen Infektion und Ausbruch der Erkrankung sehr groß.

28 jähriges Fräulein, Tochter eines Paralytikers, selbst von schwächlicher Statur und mit „verdächtigen Zähnen" behaftet, war im August 1910 wegen partieller linksseitiger Parese einzelner Äste des äußeren Oculomotorius, in erster Linie des Rectus internus in Behandlung des Herrn Dr. Kruckenberg (Halle). Bei antirheumatischer Behandlung gingen die Erscheinungen innerhalb 14 Tagen zurück. Im Winter 1910 oft dumpfe Kopfschmerzen. Am 4. II. 11 klagt sie über Schwindel und Kopfweh und leichte Abnahme des Sehens am linken Auge. Visus $^5/_8$ gegen $^5/_6$ im Sommer vorher. Ophth. nihil. Zwei Tage später plötzlich völlige Erblindung. links. Pupille weit, lichtstarr. Ophth. Papille verwaschen, sehr stark gerötet. Venen dilatiert, Prominenz von 2 D., Wassermann-Reaktion im Blut +++. Von multipler Sklerose nichts nachweisbar. Am 12. II. 11 intravenöse Injektion von 0,4 g Salvarsan. Am 14. II. Licht erkannt. Einen Tag später Papillengrenzen schon schärfer. Prominenz höchstens noch 1 Dioptrie. Am 22. II. werden Handbewegungen in 3 Meter erkannt, peripher auch größere Gegenstände. Großes zentrales Skotom. Am 1. III. ist der Augenhintergrund nahezu normal. Im Laufe des nächsten Monats normalisiert sich die Sehschärfe unter Hinterlassung eines kleinen parazentralen Skotoms, das später aber auch verschwindet. Die Patientin, die nun seit vielen Jahren unter Beobachtung steht und von Zeit zu Zeit eine Salvarsaninjektion erhält, fühlt sich dauernd wohl und hat kaum je mehr über Kopfschmerzen zu klagen. Die Wassermann-Reaktion im Blut, die im Anfang negativ geworden war, wurde bei späteren Nachuntersuchungen öfters mehr oder weniger stark positiv gefunden, bei der letzten serologischen Untersuchung im Jahre 1916 war sie negativ.

1916 gab Patientin an, sie habe im vorigen Herbst ein „ischiasartiges" Gefühl im rechten Oberschenkel gehabt, das auf Jod verschwand. Seit 3—4 Wochen habe sie ein taubes Gefühl in den Fingerspitzen, auch gelegentlich Kopfschmerzen, wenn auch lange nicht so stark wie früher, außerdem starken Haarausfall. Ophth.: rechts normal, links typische temporale Abblassung. R. S. = 1,0 part., L. S. = 0,8—0,9.

Die neurologische Untersuchung (1916) ergibt nur eine leichte Ataxie der oberen Gliedmaßen und vielleicht eine Hypotonie der unteren. Herr Geheimrat Schulze wollte aber diesen unerheblichen Befund neurologisch nicht verwerten, konnte infolgedessen weder für eine beginnende Lues cerebrospinalis noch multiple Sklerose sich entscheiden. Lumbalpunktion wurde leider nicht gestattet.

Eine Salvarsaninjektion brachte wieder alle Beschwerden zum Verschwinden; $^3/_4$ Jahr später berichtet die sehr intelligente Dame: „Ich bin der gesundeste Mensch von der Welt, habe keine Beschwerden mehr."

Wenn es auch das Nächstliegende ist, hier die Augenaffektion mit der Lues in Zusammenhang zu bringen, so kann doch erst die Zukunft die endgültige Entscheidung bringen.

Bei dem zweiten Fall handelt es sich um einen 15 jährigen Jungen (Franz Hei., J.-N. 23/10), der völlig blind uns zugeführt wurde und bei dem sich eine beiderseitige Papillitis mit mäßiger Prominenz (2—3 D) fand. Der Junge war immer schwächlich gewesen, hatte früher Lungen- und Brustfellentzündung durchgemacht und wies auch jetzt eine ausgesprochene Veränderung auf den Lungenspitzen auf. Er hatte immer gut gelernt, nur öfters einmal Kopfschmerzen; bemerkenswert ist noch, daß er längeres Stehen nicht vertragen konnte, bei solchen Gelegenheiten Ohnmachtsanwandlungen bekam. Die jetzige Krankheit hatte mit Kopfschmerzen und Erbrechen eingesetzt, ohne daß diese Symptome sehr heftig gewesen wären oder sich häufig wiederholt hätten. Wenige Tage nach diesen Prodromalerscheinungen merkte er ein Flimmern vor beiden Augen, tagsdarauf Schlechtersehen und am nächsten Tage war er völlig blind. Das Auftreten der Augenerkrankung und auch die Art der Papillitis sprachen wenig für einen Tumor, wiewohl der Kranke mit dieser Diagnose von einem Augenarzt geschickt worden war. Der Allgemeinbefund ließ wenigstens die Vermutung aufkommen, daß es sich um eine tuberkulöse Meningitis mit Beteiligung der Optici handeln könne. Wir waren daher erstaunt, als die serologische Blutuntersuchung eine sehr starke Komplementablenkung ergab und damit nachgewiesen war, daß wir es mit einem kongenital-luetischen Individuum zu tun hatten. Die Anamnese war für Lues ganz negativ. Die nun vorgenommene Lumbalpunktion zeigte aber weiter eine mäßige Lymphocytose (30—40 Lymphocyten in einem Gesichtsfeld), so daß wahrscheinlich ein im Zentralnervensystem und vor allem an den Meningen lokalisierter Entzündungsprozeß vorlag. Der Ausfall der Wassermann-Reaktion in der Lumbalflüssigkeit war negativ (damals noch keine Auswertungsmethode). Die Untersuchung des Nervensystems ergab im übrigen bei mehrmaliger Prüfung von neurologischer Seite nur gesteigerte Reflexe. Die sofort eingeschlagene spezifische Kur brachte eine ganz erhebliche Besserung des Allgemeinbefindens. Der Junge blühte auf, die Ohnmachtsanwandlungen und Schwächeanfälle verloren sich völlig. Die völlige Amaurose hatte schon vor Beginn der Schmierkur einer geringen Lichtreaktion, wenigstens auf der rechten Seite, Platz gemacht. Es konnte aber keinem Zweifel unterliegen, daß das Hg und IK auch auf den Zustand der Augen den günstigsten Einfluß ausübten. Erst nach einiger Zeit war es möglich, mit Sicherheit zu entscheiden, daß eine doppelseitige retrobulbäre Neuritis mit zentralem Skotom vorlag und daß eben dieses Skotom die Amaurose verursacht hatte. Nach $1^1/_2$ Monaten hatte sich der entzündliche Prozeß im Sehnerven soweit zurückgebildet, daß die Papillengrenzen ganz scharfen Eindruck machten; die temporalen Papillenhälften waren abgeblaßt, es bestand nur noch ein Rest von relativem, zentralem Skotom; der Visus war von Amaurose nahezu zur Norm zurückgekehrt. Eine Nachuntersuchung im Jahre 1914 ergab bds. einen Visus von $^5/_4$ bei zweifelloser temporaler Abblassung der Papillen. Rechts und links besteht ein parazentrales Skotom auf der nasalen Seite unweit des Fixierpunktes. Patient fühlte sich die ganze Zeit über wohl, hatte keine Kopfschmerzen und Ohnmachtsanwandlungen. Eine Untersuchung in der Nervenpoliklinik ergab nur funktionelle Steigerung des Nachrötens und der Muskelerregbarkeit.

Bei diesen beiden Krankengeschichten ist der außerordentlich günstige Einfluß der spezifischen Therapie, in einem Fall des Salvarsans, im anderen Fall des Quecksilbers, beachtenswert; ferner ist ebenso wie bei der auf S. 432 geschilderten Patientin die Gesamtaffektion des Zentralnervensystems besonders hervorzuheben.

Wie schnell das zentrale Skotom kommen und gehen kann, zeigt auch folgende Beobachtung:

Der 20jährige Student Paul H. (1896/11) war im Jahr zuvor wegen Schankers und Bubonen antiluetisch behandelt worden. Seit 3 Tagen Diplopie (gleichnamige Doppelbilder ohne rechte Zunahme des Abstands). Bds. Parese der Akkommodation. Ophth.: Verschleierung der Papillengrenzen, geringe Dilatation der Venen, Papille hyperämisch. Gesichtsfeld normal. Kein Skotom. S = 1,0. 1 Woche später bds. relatives zentrales Skotom, wieder nach 2 Wochen Doppelsehen verschwunden. Akkommodation großenteils wieder normalisiert. Skotom nur noch links nachweisbar. Nach 8 Tagen auch dieses Skotom verschwunden. Patient war antiluetisch behandelt worden.

Bisher war bei vorhandenem zentralen Skotom von geringen oder mäßigen Papillenveränderungen die Rede. Es kommen nun aber Fälle vor, bei denen die Papille so hochgradig verändert ist, daß man ophthalmoskopisch zum mindesten in der Höhe der Prominenz keinen Unterschied zu einer Stauungspapille bei Hirntumor feststellen kann. Gerade das Vorliegen eines zentralen Skotoms zeigt aber, daß es sich hier nicht um reine Stauungspapille durch Drucksteigerung allein handelt. Die peripheren Gesichtsfeldgrenzen können vollständig normal sein. Diese hochgradigen stauungspapillenartigen Affektionen am Sehnervenkopf fanden sich besonders häufig unter den sogenannten Neurorezidiven, unter denen man nach Ehrlichs Nomenklatur die Fälle von luetischen Erkrankungen am Zentralnervensystem versteht, die in der

Frühperiode der sekundären Syphilis im Anschluß an eine ungenügende antiluetische Behandlung eintreten und deren Vorkommen sich in der ersten Zeit der Anwendung des Salvarsans sehr gehäuft hatte (s. später S. 460). Auf jeden Fall sind die von mir beobachteten Neurorezidive, ebenso übrigens auch die in der Breslauer Klinik behandelten (Langenbeck), ferner aber auch eine Reihe anderer unter dem Bild der Stauungspapille einhergehender, nicht salvarsanbehandelter Fälle von luetischer Optikuserkrankung mit zentralem Skotom verbunden gewesen. Dieses zentrale Skotom war öfters nur für Farben vorhanden und bei meinen Beobachtungen niemals absolut.

Von mehreren eigenen charakteristischen Beobachtungen solcher Optikus-Neurorezidive sei folgende hier zitiert:

Martha Pie., 31 Jahre (Halle, Kr. 871/1911) war früher immer gesund. Zeit der luetischen Infektion unbekannt; erhielt Juni 1910 in Berlin eine Salvarsaninjektion und im November des gleichen Jahres, da die Wassermann-Reaktion noch positiv war, eine zweite Salvarsaninjektion. Seit dem 26. XII. 10 Sehstörungen am linken Auge und auch Schwindelgefühl, dagegen nie Erbrechen oder stärkere Kopfschmerzen.

Aufgenommen in der Hallenser Augenklinik am 13. I. 11. Wassermann-Reaktion $+++$. Augen äußerlich normal, ophthalmoskopisch: R. zahlreiche kleine chorioretinitische Herde in der Peripherie des Fundus. L. massenhaft staubförmige, zum Teil auch etwas dichtere Glaskörpertrübungen. L. Papille hochgradig geschwollen und verschleiert, mit zahlreichen Blutungen durchsetzt. Gefäße an vielen Stellen unterbrochen. Auch in der Umgebung der Papille zahlreiche Netzhaut-Hämorrhagien. In der Macula besteht sehr ausgeprägte Sternfigur, auch hier in der Peripherie des Fundus zahlreiche chorioretinitische Herdchen. R. S. = $^5/_4$, l. S. = $^1/_7$ p. L. Vergrößerung des blinden Flecks, relatives zentrales Skotom für weiß und Farben. Grün und blau werden in kleinen Mustern überhaupt nicht erkannt.

13. I. 11. Intravenöse Injektion von 0,4 ccm Salvarsan. In den nächsten Tagen bessert sich das Sehvermögen an dem linken Auge. Die Blutungen resorbieren sich, auf der Papille schimmern einige Gefäße durch und das Ödem um die Papille ist rückgängig. Die Veränderungen werden durch genaue Skizzen verfolgt.

17. I. 11. Papille jetzt sehr viel deutlicher in ihren Konturen zu erkennen. Skotom und Glaskörpertrübung unverändert. Prüfung am Nagelschen Adaptometer ergibt r. E = 50 000, reduz. E = 26 000, am l. Auge E = 1256, reduz. E = 560, also eine erhebliche Herabsetzung des Adaptometerwertes am l. Auge nach $^3/_4$ stündigem Dunkelaufen halt.

21. II. 11. Inzwischen immer weitere Besserung der ophthalmoskopischen Veränderungen. Sehschärfe ist auf $^5/_{10}$ gestiegen. Noch Vergrößerung des blinden Flecks und relatives zentrales Skotom für weiß und blau. Wassermann-Reaktion im Blut $+++$. Zweite intravenöse Salvarsan-Injektion.

9. III. 11. L. S. = $^5/_5$ p. Papille fast scharf begrenzt, etwas blaß. In der Macula noch immer zahlreiche gelbe Stippchen; geringe Kaliberveränderungen der Gefäße auf und in der Umgebung der Papille.

12. VII. 11. Bis jetzt dauernd Wohlbefinden, nur vorübergehend Kopfschmerzen. Seit einigen Tagen störendes Ohrensausen im l. Ohr, sowie Abnahme des Hörvermögens. Untersuchung in der Ohrenklinik ergibt eine Erkrankung des inneren l. Ohres (Hörnerven), verkürzte Knochenleitung, Herabrücken der oberen Tongrenze und verkürzte Hördauer.

Auf eine weitere intravenöse Salvarsan-Injektion normalisiert sich das Hörvermögen im Verlauf von etwa 3 Wochen.

6. X. 11. L. Papille ein wenig blaß. In der Macula feinste gelbe Pünktchen, S. = $^5/_5$, Wassermann-Reaktion $++++$.

Hervorstechend bei dieser Krankengeschichte sind die hochgradige einseitige Papillitis mit zentralem Skotom und Glaskörpertrübungen bei einer Frau im Sekundärstadium der Lues, die als einzige Therapie zwei verzettelte Salvarsaninjektionen erhalten hatte. Da die Sehnervenaffektion auf anti-

luetische Behandlung zurückging, darf man sie wohl mit Sicherheit als luetisch
ansehen, zumal eine kurze Zeit darauf sich einstellende Akustikuserkrankung
derselben Seite für einen basalluetischen Prozeß sprach und selbst auch wieder
durch spezifische Behandlung prompt normalisiert wurde.

Bei der letzten Untersuchung am 13. III. 14 ist der Befund ziemlich unverändert. Die ganzen Jahre über hat sich die Patientin wohl gefühlt. Wassermann-
Reaktion im Blut negativ, Sternsche Modifikation aber $+ + + +$.

Daß aber solche stauungspapillenartigen Vorgänge auch ohne
voraufgegangene Reizung durch Antiluetica, zum mindesten des Sal-

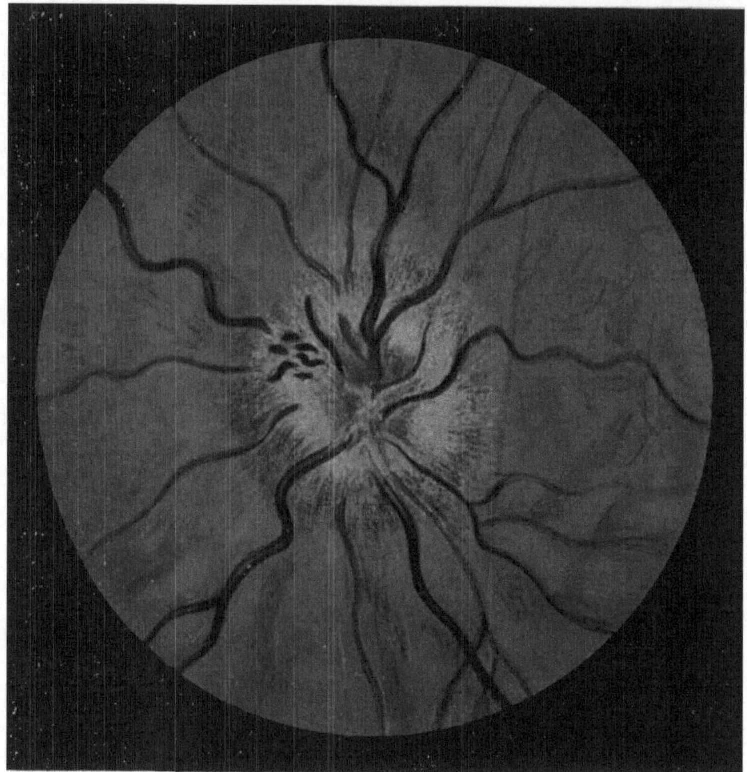

Abb. 90. Papillitis luetica.

varsans, auftreten können, zeigt der nächste Fall. Vor allem wären hier die
plötzlich einsetzenden hochgradigen Blutungen bei einer Salvarsantherapie
sicher von vielen dem Mittel in die Schuhe geschoben worden.

Luzie Ziew., 18 Jahre (Halle, Kr. 254/1914). Aufgenommen am 29. V. 14,
in der Hallenser Augenklinik. Vor 4 Wochen entzündete sich das l. Auge. Seit
6 Wochen Hautausschlag (papulo-makulöses Exanthem, Angina specifica, Plaques
muqueuses, multiple Drüsenschwellungen).

Links typische Iritis ohne Knötchenbildung. Papille eben sichtbar, ohne
Besonderheit. Am r. Auge sind bei enger Pupille die Verhältnisse normal. Gesichtsfeld beiderseits normal, r. S. $= ^5/_5$, l. S. $= ^5/_{10}$. Beginn einer Hg-Einreibungskur.

Am 3. VI. 14 wird am rechten Auge nach Erweiterung der Pupille folgender
Befund festgestellt (Abb. 90): Papille erheblich vergrößert, größtenteils von grauer
verschwommener Farbe, in deren Mitte der Opticus etwas rötlich durchschimmert.

Massenhaft kleinste Gefäße auf der Papille gefüllt, auf der nasalen Seite (a. B.)
ein ganzes Gefäßkonvolut; bei einem etwas größeren Gefäß kann man die Fortsetzung nicht finden. Venen stark dilatiert und geschlängelt. Refraktion der Macula
+ 3, Papille + 5 bis + 6. Auch mit Lupenspiegel nichts von Glaskörpertrübungen
zu sehen. Am nächsten Tage besteht noch derselbe Befund und völlig normaler
Visus.

Am 5. VI. 14 ist das ophthalmoskopische Bild plötzlich erheblich
verändert. Die Papille tritt sehr viel weiter hervor, ist hochgradig hyperämisch.
Die direkte Umgebung der Papille ist immer noch grau getrübt, wird aber jetzt in
der Hauptsache durch massenhafte streifige Blutungen bedeckt, die wie ein Kranz,

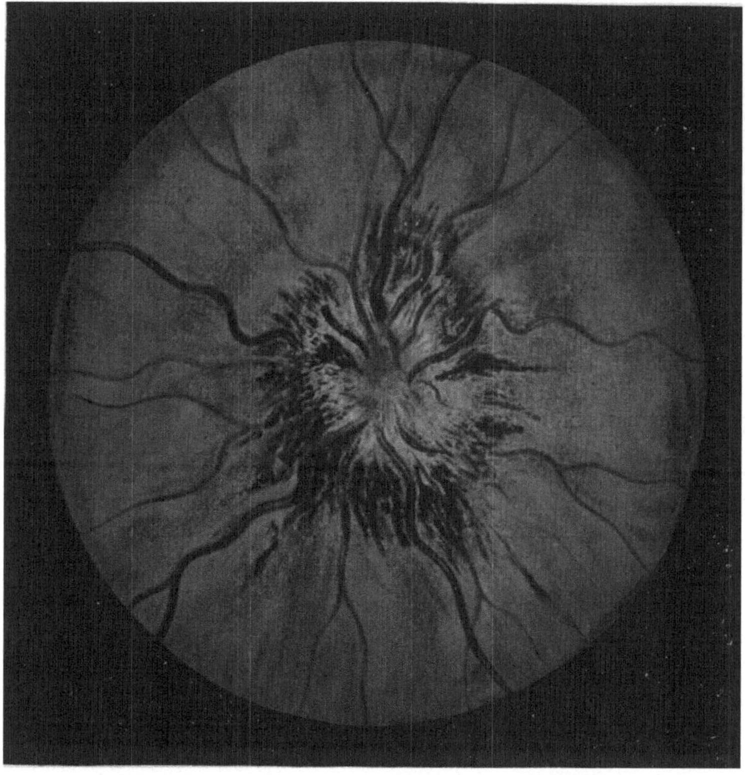

Abb. 91. Derselbe Fall von Abb. 90. Plötzliches Auftreten starker Hämorrhagien.

besonders auf der nasalen Seite, die Papille umgeben (Abb. 91). Auf der temporalen
Seite der Papille nur einzelne Blutungen, die sich bis zur Maculagegend fortsetzen.
Das ganze Gebiet zwischen Papille und Macula zeigt jetzt eine schiefergraue
Färbung. Nirgends Einscheidungen der Gefäße. Keine Glaskörpertrübungen.
R. S. = $^5/_{35}$. Zentral werden rote und grüne Objekte immer, gelbe meistens er-
kannt. Blau dagegen bis 6 mm nicht erkannt, aber auch für weiß und die anderen
Farben besteht ein relatives zentrales Skotom. Am l. Auge ist vielleicht die Trübung
um die Papille etwas stärker geworden.

Lumbalpunktion: Druck 60 mm, Nonne-Apeltsche Reaktion positiv, Lymphocytose positiv, Wassermann-Reaktion bei 0,2 ccm negativ, bei 0,4 schwach positiv,
bei 0,8 stark positiv.

11. VI. Blutungen um die Papille etwas verringert, Papille tritt deutlicher
hervor, Sehschärfe auf etwa $^1/_3$ gestiegen. In den nächsten Tagen resorbieren sich

die Blutungen mehr und mehr, auf der Papille sind am 17. VI. noch einige Gefäßkon-
volute und ein Gefäß ohne Fortsetzung zu sehen. Die Trübung zwischen Macula und
Papille ist fast ganz geschwunden, dagegen in der Macula ein gelblicher etwas zackiger
Herd zu erkennen (Abb. 92). Das zentrale Skotom ist nicht mehr nachweisbar.

Beginn mit intravenösen Neosalvarsan-Injektionen.

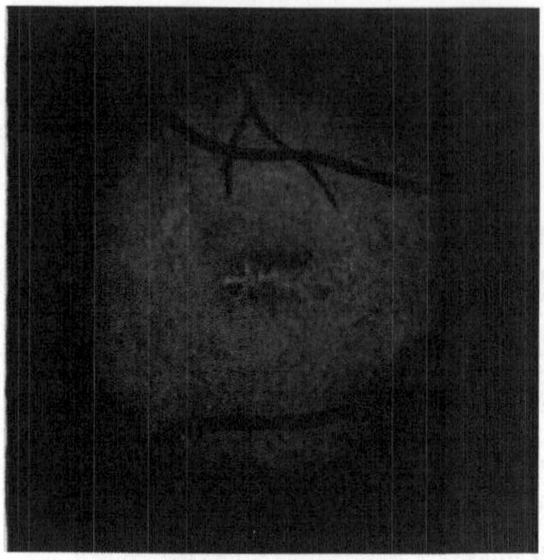

16. VII. 14. Bisher 8 Injektionen.
Der Visus ist schon seit einiger Zeit fast
normalisiert, dagegen besteht immer noch
das ausgesprochene Bild der Papillitis, mit
2 D. Prominenz. Keine Blutungen. Die Verschwommenheit der Grenzen der r. Papille
bleibt noch Monate lang bestehen.

Die soeben geschilderten Fälle
können einseitig auftreten und das scheint
das Häufigere zu sein und kann als
ein wichtiges Unterscheidungsmerkmal
gegenüber der eigentlichen Stauungspapille dienen, sie können aber auch doppelseitig auftreten, wobei die beiden Seiten
eine ungleich starke Beteiligung der
Papillen zeigen können. Mehrmals bestand in der Maculagegend eine Sternfigur, ganz ähnlich wie man das auch

Abb. 92. Maculare Veränderungen bei
Papillitis luetica.

bei der typischen Stauungspapille hie und da sieht; zentrale Skotome sind
nicht darauf zu beziehen, denn bei der unkomplizierten Stauungspapille kommt
es im allgemeinen nicht zu zentralem Skotom; auch verschwand in dem
zitierten Fall Ziew. das zentrale Skotom, obgleich die zentrale Veränderung
noch mit dem Augenspiegel sichtbar war (Abb. 92).

Statt des zentralen und parazentralen Skotoms können auch Ringskotome mit völliger oder teilweiser Ringbildung vorhanden sein. Eine inter-

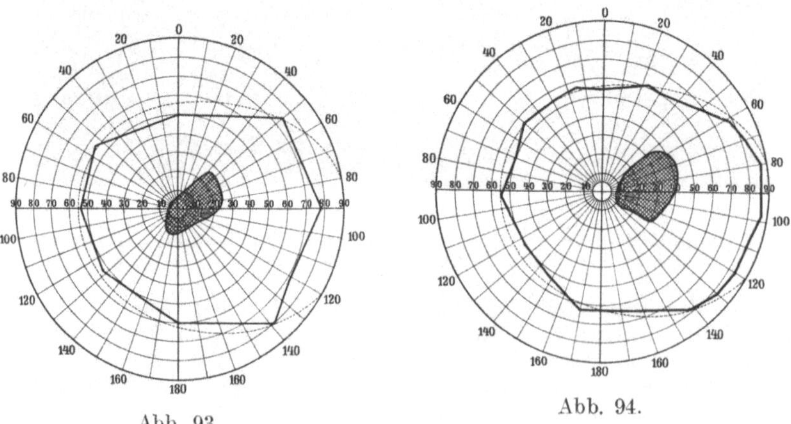

Abb. 93.

Abb. 94.

essante, vor allem durch die Vielseitigkeit und durch das Abwechslungsreiche
im Skotombefund ausgezeichnete, hierhergehörige Krankengeschichte — übrigens
auch ein Neurorezidiv nach Salvarsanbehandlung — ist folgende:

Anna Ni., 28 Jahre, J.-Nr. 155/1911, ist im Juni 1910 luetisch infiziert
worden. Einen Monat später Flecke auf der Haut. Damals schon viel heftige
Kopfschmerzen, die sie früher nicht gekannt hat. Am 30. Juli 1910 als erster

therapeutischer Eingriff intravenöse Injektion von Salvarsan. Rückgang der Kopfschmerzen. Am 7. X. 10 zweite Injektion. Seit November 1910 erhebliche Steigerung der Kopfschmerzen auf der rechten Kopfseite, nie Erbrechen. Am 16. XI. 10 plötzliche, fast völlige Erblindung am rechten Auge. Wassermann-Reaktion negativ.

Status: R. absolutes zentrales Skotom für weiß und alle Farben. Ophth.: Bild der hochgradigen Stauungspapille, keine Blutungen. In der Macula typische

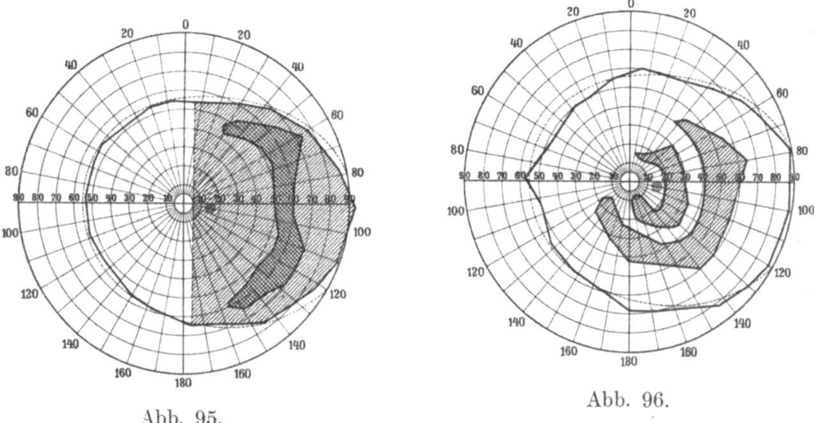

Abb. 95.

Abb. 96.

Sternfigur, reichliche staubförmige Glaskörpertrübungen. S. = Fgr. in $^3/_4$ Meter L. Auge normal.

Auf intravenöse Injektion von 0,4 g Salvarsan Rückgang der Kopfschmerzen und Besserung des Visus sowohl als des ophth. Befundes. Aus der langen Krankengeschichte sei nur erwähnt, daß die Kopfschmerzen noch häufig wiederkehrten

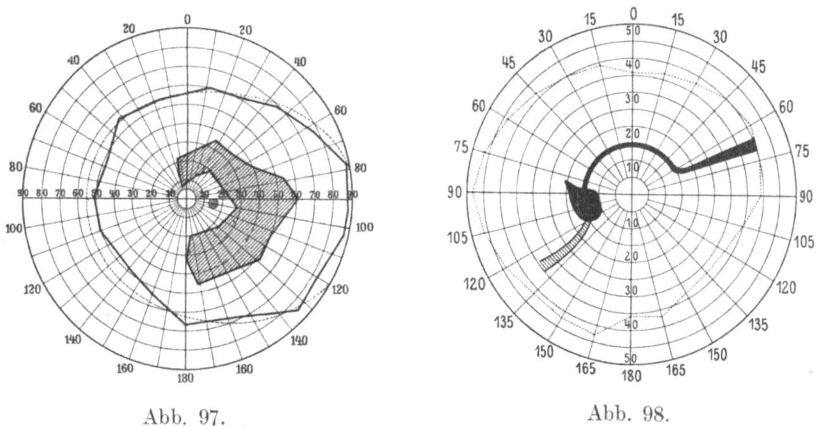

Abb. 97.

Abb. 98.

und nach jedesmaliger Salvarsankur zurückgingen. Die Sehschärfe stellte sich schließlich bis zur völligen Norm wieder her, aber noch nach 3 Jahren ist ein relatives zentrales Skotom für Farben nachweisbar, insbesondere werden dunkelblau und grün verwechselt. Die Papille ist, abgesehen von einer ganz geringen Verschleierung normal, Gesichtsfeldaußengrenzen sind ebenfalls intakt.

Juli 1911 trat eine rechtsseitige Akustikusaffektion auf, die bei antiluetischer Behandlung vollkommen schwand. Eine Lumbalpunktion kurz vor Auftreten der Hörstörung ergab merkwürdigerweise keine Zell- und keine Eiweißvermehrung.

Abgesehen von dem zentralen Skotom waren bei der Frau nun vielfach wechselnde Skotombilder, meist in Halbringform, nachzuweisen, von denen einige hier wiedergegeben seien. Aus diesen ist zu ersehen, wie zunächst das zentrale Skotom (Abb. 93) den Fixierpunkt verläßt (Abb. 94), wie sich dann ein Halbringskotom auf der temporalen Seite bildet, das einen absoluten Defekt darstellt, während die ganze temporale Seite im Vergleich zur nasalen schlechter funktioniert (Abb. 95). Aus dem Halbringskotom wird zeitweilig ein doppelter Halbring (Abb. 96), dann besteht der Halbring langsam kleiner werdend noch über 1 Jahr weiter, schließlich allerdings nur noch für blau nachweisbar (Abb. 97), um dann ganz zu verschwinden.

Es sei noch bemerkt, daß sich die Patientin in den letzten 2 Jahren dauernd wohl gefühlt hat und auch nichts mehr von Kopfschmerzen spürt.

Mit der neuen Gesichtsfeldmethode läßt sich, wie schon früher betont wurde, entscheiden, ob bestehende ringförmige Skotome ihren Ausgang vom Sehnerv (blinden Fleck) nehmen. So wies die Patientin Kortm., über die ich S. 415 wegen ihrer stauungspapillenähnlichen Affektion berichtet habe, noch nach Ablauf der Papillitis einen Gesichtsfeldbefund auf, wie er in Abb. 98 abgebildet ist.

Die Frau hatte sich nach ausgiebiger spezifischer Behandlung sehr erholt und hatte bei einer Nachuntersuchung nichts mehr zu klagen. Bds. bestand normale Sehschärfe ohne zentrales oder parazentrales Skotom; rechts war der ophth. Befund normal, links, abgesehen von markhaltigen Nervenfasern, die die Verbildung des blinden Flecks auf der Abbildung bedingen, ebenfalls normal. Den einzigen Rest bilden am linken Auge zwei defekte Nervenfaserbündel, von denen das eine ungekreuzte, im Gesichtsfeld zunächst halbkreisförmig um den Fixierpunkt verläuft.

Außer den zentralen und parazentralen Skotomen findet sich bei diesen stauungspapillenartigen Affektionen der blinde Fleck öfters vergrößert. Wie ich S. 422 kurz angedeutet habe, kann Ringskotom und „Vergrößerung des blinden Flecks“ prinzipiell das gleiche, nur in verschieden großer Ausdehnung sein.

Die differentialdiagnostische Abgrenzung zwischen diesen, in ophthalmoskopischer Hinsicht oft recht ähnlichen Fällen von Papillitis zur Stauungspapille wurde früher S. 414 schon besprochen. Ich vermeide es deshalb, auf die dort erörterten klinischen besonderen Merkmale hier nochmals zurückzukommen.

Auch die zitierten eigenen Beobachtungen geben nach den verschiedensten Richtungen ein klinisches Gesamtbild.

Der Verlauf und Ausgang der Fälle dieser Gruppe ist im allgemeinen ein günstiger, besser als der bei der ersten Gruppe, da die Sehstörung den Patienten sehr viel schneller zum Arzt führt. Der Visus stellt sich in den allermeisten Fällen wieder zur Norm her, wenn es sich um Anfangsstadien handelt. Über ungünstigen Ausgang soll bei Erörterung der Schicksalsfrage noch etwas gesagt werden. Was die ophthalmoskopischen Veränderungen angeht, so führen die an sich recht seltenen ophthalmoskopisch zunächst normalen Fälle öfters später zu temporaler Abblassung der Papille. Besteht zuerst eine geringe oder mäßige Papillitis, so kann sich der Spiegelbefund ganz normalisieren, häufiger kommt es wohl zu einer temporalen Abblassung der Papille, gelegentlich zu papillitischer Atrophie. Bei den Fällen mit hochgradigen Papillenschwellungen, wie sie besonders die Neurorezidive auszeichnen, stellt sich Begrenzung und Farbe der Papille fast immer zur Norm her. Kleine Gefäßveränderungen auf und in der Umgebung der Papille, so besonders Verdickungen des Kalibers oder auffallend dünne Stellen, Schlängelungen u. ä. können noch lange, selbst bei sonst völliger Normalisierung der Papille, nachweisbar sein. Auch die

Maculaveränderungen sind oft sehr standhaft. Die Skotome können in Spuren noch jahrelang auffindbar sein, in anderen Fällen verschwinden sie noch schneller als die ophthalmoskopischen Veränderungen. Auf den herabgesetzten Lichtsinn wirkt die Therapie meist sehr günstig ein.

3. Gruppe: Entzündliche Prozesse mit isoliertem oder vorwiegendem Sitz am Sehnerveneintritt.

Es liegen in der Literatur eine Reihe von Beobachtungen vor, bei denen manches dafür spricht, daß es sich um syphilitische Neubildungen bzw. Entzündungen handelt, die auf den Sehnerveneintritt beschränkt sind oder ihn vorwiegend betreffen. Zuerst hat wohl Scheidemann einen solchen Fall genauer mitgeteilt, bei dem auf der hochgradig entzündeten Papille ein stark prominierender Knoten sichtbar wurde; unter spezifischer Behandlung zerfiel der Knoten, und als er schließlich ganz verschwunden war, verblieb eine ganz gut gefärbte und gut begrenzte Papille mit stark verengten Gefäßen übrig; die zuerst erheblich gestörte Funktion besserte sich sehr bedeutend. Eine große Anzahl retinaler Herde, die nachträglich auftraten, sprach ihm im Verein mit anderen intraokularen Entzündungsprozessen dafür, daß die Affektion der Papille intraokular und unabhängig von den Entzündungsprozessen an anderen Stellen des Auges entstanden war. Am linken Auge bestand in dieser Zeit eine vorübergehende geringe Papillitis ohne spätere Atrophie. Wenn auch keinerlei Gehirnerscheinungen vorhanden waren, so läßt meiner Meinung nach dennoch das doppelseitige Auftreten der papillitischen Affektion die Deutung einer gemeinsamen Entstehung vom Zerebrum aus nicht unmöglich erscheinen.

Überzeugender im Sinne einer isolierten Erkrankung der Papille klingt die Beobachtung von Mylius.

25jährige Frau. Lues konzediert. Sieht seit 8 Tagen schlecht auf dem linken Auge. Status: Linkes Auge reizlos, Iris o. B. Kompakte flottierende Opazitates corp. vitr. Papille völlig überlagert von einer prominenten, blauweiß reflektierenden Masse, die von Blutgefäßen durchzogen wird. Netzhaut beim Übergang zur Geschwulstmasse leicht getrübt. Prominenz 6 Dioptr. V = Fgr. in $^{1}/_{2}$ Meter. Absolutes zentrales Skotom nicht nachweisbar. Gesichtsfeldaußengrenzen frei. Allgemeinbefinden nicht gestört. R. A. normal.

Mylius nimmt an, daß es sich bei seinem Fall um eine reine Perivaskulitis der Papillengefäße mit Bildung mächtiger Granulationsmassen gehandelt habe. Auch Guttmann, Kumagai rechnen ihre Beobachtungen in dieselbe Kategorie. Allen diesen Beobachtungen ist gemeinsam, daß der Glaskörper sehr erheblich mitaffiziert war, ohne daß sich immer an der Aderhaut etwas Pathologisches hätte nachweisen lassen.

Es sei deshalb hier auch gestattet, die Fälle von Papilloretinitis anzuschließen, wo die Entzündung der Papille und ihrer Umgebung ein Symptom einer intraokularen Entzündung überhaupt darstellt. Es wird sich hier oft kaum entscheiden lassen, ob die vorhandene Entzündungspapille koordiniert mit den entzündlichen Prozessen an anderen Membranen des Auges zustande kam oder mehr sekundär, chemotaktisch ausgelöst wurde. Auch im Kapitel Iris und Ziliarkörper sowie Retina sind hierhergehörige Beobachtungen schon erwähnt.

Folgender Fall sei hier als Beispiel zitiert:

Johann Wro., Kr. 792/12, war in der Hallenser Hautklinik wegen Lues II mit 4 Salvarsaninjektionen behandelt worden. Hat einige Monate später leichte Schmerzen im linken Auge und geringe Kopfschmerzen. Bei der Aufnahme am 6. XII. 12 besteht eine linksseitige Iritis mit kleinem Hypopyon. Wassermann-Reaktion + + +. Rechtes Auge normal. Erst einige Tage später ist es möglich,

den Augenspiegelbefund am linken Auge aufzunehmen. Feine und gröbere Glaskörpertrübungen; Papille nur ganz verschwommen sichtbar, hebt sich als eine rötliche Scheibe in einer graugelben, getrübten Zone heraus. Die Trübung ist so stark,
daß man die einzelnen Gefäße nicht erkennen kann. Nasal oben (u. B.) ein etwa
papillengroßer weißer Herd, von Blutungen umgeben. Einige weitere Hämorrhagien
im Gebiet der A. u. V. nas. inf. In der Peripherie lassen sich mit einiger Mühe
wieder Gefäße und Funduszeichnung erkennen.

Auf Salvarsaninjektionen, die bald mit Hg-Kur kombiniert werden, Besserung.
Papille wird deutlicher sichtbar und es hebt sich nun deutlich ein grauweißer Zapfen
heraus, der von ihr zu dem weißen Herd nasal oben zieht. Mehrere Hämorrhagien
in der Gegend des Herdes, auch temporal von der Papille (s. Abbildung 48).

Bei einer Nachuntersuchung am 22. IX. 13 besteht an dem rechten, dauernd
reizfreien Auge ein Ringskotom mit normalem Lichtsinn und Visus. Auch am linken
Auge läßt sich ein Ringskotom nachweisen, außerdem ein fast bis zum Fixierpunkt
reichender, sektorenförmiger Gesichtsfelddefekt, der den ophth. Veränderungen
entspricht. Der Lichtsinn ist leicht herabgesetzt (Nagels Adaptometer eine Platte
herausgezogen 900 mm Blendenweite). Ophth. sind links die Papillengrenzen noch
ganz leicht verschleiert, der früher beschriebene Zapfen ist zwar sehr verdünnt,
aber doch noch sichtbar und liegt, wie man sich am Gullstrandschen Ophthalmoskop
überzeugen kann, zum Teil in den vorderen, zum Teil in den hinteren Schichten
der Retina. Der Exsudatherd nasal oben von der Papille ist nun deutlich zu einem
chorioideal-atrophischen verwandelt, zum Teil besteht er aus einem weißlichen,
schleierartigen, an manchen Stellen auch dichteren Anteil. Von diesem großen Herd
gehen weit ausstrahlend und gabelförmig sich teilend Exsudatstränge nach oben
außen (u. B.). Diese Stränge haben nichts mit Gefäßen zu tun. Die Gefäße selbst,
die durch diese krankhafte Partie hindurchziehen, sind teilweise nicht sichtbar
und teilweise stark hakenförmig gekrümmt.

In diesem Fall handelt es sich also wohl sicher um einen entzündlichen
Prozeß, der Iris, Aderhaut, Retina und Sehnerv ziemlich gleichzeitig getroffen hat.

Krückmann gibt an, daß die Papilloretinitis in den Frühstadien der
sekundären Lues eine große Seltenheit sei. Er glaubt, daß es sich um eine
Erkrankung der Netzhautgefäße, nicht der Aderhautgefäße, handle, doch
fehlen hier bis jetzt anatomische Befunde.

Eine anatomische Illustration zu den soeben besprochenen Fällen gibt
ein von mir untersuchter Fall, den ich S. 479 (Neuritis opt. bei Säuglingen)
schildern und abbilden werde.

Der Ausgang der Fälle von Papilloretinitis kann restlose Heilung sein.
Es können aber sehr erhebliche, dauernde Schädigungen des Auges zurückbleiben, primär vielleicht weniger durch die Erkrankung des Optikus selbst
als durch die der Netzhaut. Wie sehr gerade die Netzhaut leidet, sehen wir
besonders an solchen Fällen, wo sich späterhin eine große chorioidealatrophische
Partie an die Papille anschließt. Einen solchen Fall hat Öller abgebildet,
ich sah auch mehrere, u. a. folgenden, der auch mit Bezug auf die Schicksalsfrage von Interesse ist.

Die Patientin Pauline Sei., Halle, Kr. 577/99 akquirierte mit 17 Jahren
Lues, machte damals eine 6wöchentliche Schmierkur durch und hatte nie wieder
Sekundärerscheinungen. Später mehrere Aborte. Mit 25 Jahren setzten Schwindelanfälle ein, die aber schnell vorübergingen. 2 Jahre später Apoplexia cerebri mit
rechtsseitiger Hemiplegie. Sie lag 14 Tage bewußtlos, die Lähmungen bildeten
sich im Lauf von Monaten zurück. Seit Februar 1898 wieder sehr heftige Kopfschmerzen und Schwindelanfälle mit plötzlichem schnell vorübergehendem Schwarz-
sehen, dann auch Abnahme des Visus. Bei der Aufnahme in die Augenklinik bds.
starke Schwellung der Papille und völlige Verwaschenheit. Nach innen unten von
der Papille ein großer, flächenförmig ausgebreiteter, dünner Pigmentherd auf dem
rechten Auge, links ist die Papille teilweise schon abgeblaßt, zwischen Macula und
Papille ein großer temporalwärts scharf abgegrenzter Bezirk, der rötlich gelb er-

scheint, unregelmäßig marmoriert ist und massige Klumpen bis zur Papille heran enthält. Ord. Schmierkur. Visus bei der Aufnahme R $^6/_{10}$, L. Fgr. in $1^1/_2$ Meter, bei der Entlassung R. nahezu normal, L. so wie im Anfang. Das Gesichtsfeld rechts normal, links nasal unten ein sektorenförmiger Defekt.

Patientin wurde von mir 14 Jahre später, im Jahre 1912, nachuntersucht. Sie hat sich im ganzen seit der Entlassung wohl gefühlt, hatte nur hin und wieder Kopfschmerzen. Seitdem noch 4 Kinder, die sämtlich gesund sind, keine Aborte mehr. Visus und Gesichtsfeld rechts normal, links Fgr. in 1 Meter Entfernung. Ophthal. rechts normal, links wie früher. Wassermann-Reaktion negativ. Eine neurologische Untersuchung in der Universitäts-Nervenklinik ergibt, abgesehen von einer Differenz in den Patellarreflexen, keinen pathologischen Befund.

4. Gruppe: Entzündliche Erkrankungen am Chiasma und weiter zerebralwärts.

Die Gegend des Chiasma ist, wie wir schon mehrfach hervorhoben, der Lieblingssitz der basalen Lues; häufig genug geht allerdings die spezifische Neubildung auf einen oder beide intrakraniellen Optici resp. die Tractus optici über und es entstehen auf diese Weise je nach Sitz und Stärke des Prozesses und je nach der Einwirkung auf die eigentliche nervöse Substanz sehr verschiedene Leitungsstörungen: bitemporale Hemianopsie, Amaurose der einen Seite mit temporaler Hemianopsie am anderen Auge, außer dem Defekt im temporalen Teil des Gesichtsfelds auch mehr oder minder starke Beteiligung des nasalen Teils, doppelseitige völlige Erblindung, Amaurose der einen Seite und nasale Hemianopsie am anderen Auge, homonyme Hemianopsie mit Beeinträchtigung der restierenden Gesichtsfeldhälften usw. Unsere genaueren Kenntnisse über die anatomischen Veränderungen und klinischen Erscheinungen bei der in der Nähe des Chiasma lokalisierten Lues cerebri stammen ganz besonders von den Untersuchungen Oppenheims, Siemerlings, Uhthoffs, Wilbrands usw. her. Wenn man auch vorher schon reichliche Fälle anatomisch untersucht hatte und der Begriff der bitemporalen Hemianopsie klinisch bekannt war, so war doch bis zu Uhthoffs Arbeit 1893 unter 150 Sektionsfällen nur in dem Fall von Treitel und Baumgarten temporale Hemianopsie festgestellt worden. In der Zwischenzeit haben sich die Sektionsfälle mit vorhergehender klinischer Untersuchung zwar vermehrt, allzu reichlich sind sie aber auch jetzt noch nicht, und in manchen Punkten bestehen sogar noch erhebliche Lücken. So sind z. B. anatomische Untersuchungen bei unkomplizierter bitemporaler Hemianopsie in der Literatur äußerst spärlich. Es kommt das wohl daher, daß diese Fälle meistens einer Heilung zugängig sind. Noch viel weniger wissen wir über die anatomische Grundlage solcher Fälle, die nur partielle relative hemianopische Defekte auslösen, wie wir sie unten noch besprechen werden und wie sie anscheinend weit häufiger sind, als man bisher wußte.

Die Störungen der Funktion sind einmal und vorwiegend bedingt durch fibrös-hyperplastische resp. gummöse meningeale Neubildungen, die entweder in die nervöse Substanz vordringen oder auf sie einen Druck ausüben, zweitens durch Ernährungsstörungen der nervösen Substanz bei spezifischen Gefäßaffektionen. Beide Ursachen verbinden sich natürlich oft.

Als Beispiel der von den Meningen ausgehenden Gewebsveränderungen seien die beiden Fälle von Oppenheim kurz wiedergegeben, die Uhthoff als Fall XIV und XVI seiner Arbeit zitiert:

Fall XIV: Sektionsbefund: „An der basalen Fläche des Gehirns eine von den weichen Hirnhäuten ausgehende, vornehmlich die Gegend des Chiasma opticum einnehmende, sich flächenhaft ausbreitende Neubildung. Das Chiasma ist durch die neugebildete Substanz vollkommen verdeckt und erst eine Strecke weit vor demselben treten die Optici frei zutage, ohne sich makroskopisch wesentlich verändert zu zeigen. Auf dem Durchschnitt ist das neugebildete Gewebe teils graurot, sulzig, speckig und von kleinen gelben Knoten durchsetzt, teils derb schwielig und wie aus mehreren übereinander gelagerten Schichten bestehend.

Mikroskopisch: DieNeubildung besteht im wesentlichen aus dichtgedrängten Rundzellen und Kernen, reich vaskularisiert, nirgends scharf abgegrenzt gegen die Umgebung; zum Teil auch derb faserig und relativ zellenarm, in den zentralen Partien sind auch nekrotische Herde. Gefäße dringen nur bis in die äußere Schicht, während die zentralen Teile ganz gefäßlos sind. Die Wände der von der Neubildung umschlossenen größeren Gefäße sind verdickt, stark kleinzellig infiltriert. Es gilt dies namentlich für die Adventitia, die gewöhnlich gegen die Neubildung nicht scharf abgegrenzt ist. Vielfach ist auch eine beträchtliche Wucherung der Intima nachzuweisen, wodurch dann das Gefäßlumen bedeutend verkleinert wird.

Das Chiasma ist in allen Teilen beträchtlich geschwollen. Die Hauptmasse der gummösen Geschwulst liegt über dem Chiasma und hat sich zwischen dieses und die betreffenden Teile der Hirnbasis gedrängt. Am stärksten entwickelt ist das Geschwulstgewebe über dem Mittelstück des Chiasma. Am vorderen Winkel und in der Gegend, in welcher die Nervi optici aus dem Chiasma hervortreten, dringt ein Fortsatz zwischen die Optici resp. in die dieselben verbindende Brücke hinein. Hier ist der Hauptangriffspunkt des Tumors, hier ist die Sehnervenfaserung fast völlig unterbrochen. Die seitlichen Teile relativ frei, auch weiter nach hinten das Mittelstück hauptsächlich beeinträchtigt durch die Geschwulst. Die rechte seitliche Hälfte des Chiasma etwas stärker betroffen als die linke. Weiter nach hinten auch an der unteren Fläche des Chiasma eine dickere Lage gummöser Massen und im hinteren Abschnitt ist die Geschwulstmasse auch zum Teil in die rechte Hälfte des Chiasma hineingewachsen mit partieller Vernichtung der Nervenfasern, jedoch reicht auch hier der gummöse Prozeß nicht bis in den lateralen Teil des Chiasma, so daß das rechtsseitige ungekreuzte Bündel auch hier im wesentlichen intakt bleibt.

In der Umgebung der Tractus optici mehr junges und üppig vaskularisiertes Gewebe.

Beide Oculomotorii, besonders der linke, sind miterkrankt. In den Randpartien sieht man wenig normale Fasern. Das Zwischengewebe ist hier stark verbreitert und sehr reich an Kernen und Gefäßen.“

Fall XVI: Sektionsbefund: „Es fand sich an der Hirnbasis eine Verdickung und Trübung der Meningen, besonders in der Umgebung des Chiasma opticum, über dem Pons und namentlich in den seitlichen Brückenteilen eine eigentümlich sulzige Infiltration der weichen Hirnhaut, die sich auch bis in die Gegend der Medulla oblongata erstreckt. Durch dieses neugebildete Gewebe, das stark vaskularisiert ist, sind die Hirnnervenursprünge zum Teil verdeckt, bei genauer Untersuchung zeigt sich, daß ein Teil derselben, besonders die Optici, der linke Oculomotorius, der rechte Fazialis, Akustikus und Nervi vagi geschwollen und von der Neubildung durchwachsen sind. Auf dem Durchschnitt erscheinen sie gallertartig grau. Die Wandungen der großen Arterien an der Hirnbasis, namentlich der Basilaris und Vertebralis, sind verdickt, die Adventitia von dem Geschwulstgewebe kaum zu trennen, die Basilaris ist durch starke Verdickung der Häute, namentlich der Intima, beträchtlich verengt und das Lumen durch einen Thrombus verschlossen. Sehr stark betroffen ist auch die Arteria corporis callosi. In den Ventrikelhöhlen mäßiger Hydrocephalus, keine Herderkrankung.“

Den anderen Typus, die vasculäre Lues cerebri in selten reiner Form stellt wohl die Beobachtung von Treitel und Baumgarten dar. Hier ergab die Sektion ein geheiltes Gumma der A. basilaris, ferner am Anfangsstück der rechten A. corpor. callosi ein etwas über hanfkorngroßes, gelbes Knötchen und noch mehrere Flecke und Verdickungen an den Arterienwandungen, sonst keinerlei Veränderungen am Gehirn. Den partiellen rechtsseitigen temporalen Gesichtsfelddefekt führt Treitel auf Ernährungsstörungen im Chiasma zurück, ausgelöst durch die gummöse Arteritis der A. corp. callosi dextra, von der die kleinen ernährenden Endarterien des Chiasma ausgehen.

Ob auch der lochförmige Defekt in der rechten Chiasmahälfte, wie er in dem Fall Weygandts festgestellt wurde, auf Zirkulationsstörungen letzten

Endes beruhte, bleibe dahingestellt. Die Pia war stark infiltriert, die Pialgefäße zeigten Peri-, Meso- und Endovasculitis.

Eine Kombination beider Typen zeigt in charakteristischer Weise die Beobachtung von Bonnefoy und Opin, wo es sich im Leben um beiderseitige Amaurose, Abblassung der Papillen und beiderseitige Okulomotoriuslähmung gehandelt hatte. An der Hirnbasis bestand eine sulzige Masse, die sich vom Chiasma nach vorn und rückwärts hin ausbreitete. Beide Karotiden und das Chiasma waren von dem Exsudat ganz verdeckt, der rechte Optikus und die beiden Oculomotorii verdickt und eingemauert. Während im interpedunkulären Raum die gummösen Massen vorwiegend auf der linken Seite saßen und schwere Zerstörungen hervorgerufen hatten, war im Chiasma der Prozeß auf der rechten Seite am stärksten, wo er offenbar von einer gummösen Erkrankung der rechten Karotis ausging. Die Arterien zwischen Chiasma und Gehirn zeigten Endarteriitis obliterans. Die Degeneration im Chiasma beruhte nach Ansicht der Autoren im wesentlichen auf der gummösen Periarteriitis um die rechte Karotis.

Vertieft man sich in die Sektionsprotokolle vieler in der Literatur niedergelegten Beobachtungen, so versteht man die Vielgestaltigkeit der klinischen Erscheinungen. Meistens umgibt das Meningealexsudat das Chiasma von den verschiedensten Seiten, so daß es kein Wunder ist, wenn bei diesen Fällen im Leben so selten eine unkomplizierte bitemporale Hemianopsie gesehen wurde.

So ziemlich der häufigste klinische Befund bei diesen schweren, zu Tode führenden Fällen ist wohl die Amaurose an einem Auge, temporale Hemianopsie auf der anderen Seite, wobei die nasale Gesichtshälfte meistens keineswegs intakt ist, so u. a. in den Fällen VII und X (Siemerling) von Uhthoff, de Schweinitz und Carpenter, Nonne (Beob. 194) usw. In solchen Fällen ist klinisch die Entscheidung meist nicht möglich, ob die Amaurose auf die Erkrankung im Chiasma oder auf die Mitbeteiligung des einen intrakraniellen Optikus im wesentlichen zurückzuführen ist. Die Erblindung kann allmählich eintreten, kann aber auch sehr schnell, sogar ganz plötzlich einsetzen. Die temporale Hemianopsie der einen Seite kann dann auch in Erblindung übergehen, und umgekehrt kann auch nach Einsetzen einer antiluetischen Behandlung die ein- oder doppelseitige Amaurose einer ein- oder beidseitigen Gesichtsfeldstörung von temporal-hemianopischem Charakter Platz machen. Gerade der Wechsel in den klinischen Erscheinungen gilt seit Oppenheim als etwas für die basale Lues Charakteristisches. „Dieses schnellebige Granulationsgewebe wuchert und stirbt ab in rascher Folge und steter Wiederholung, und der Nerv, der von demselben umstrickt wird, ist deshalb einem so wechselnden Druck ausgesetzt wie bei keiner anderen Erkrankung." „Es ist ein exquisit schwellungsfähiges Gewebe, das sich zwischen Chiasma und Hirnbasis gedrängt hat und seine Ausläufer in die Sehnervenfaserung hineinschickt." Ganz besonders ausgeprägt waren diese Schwankungen im Verlauf in dem oben bereits anatomisch wiedergegebenen Fall Oppenheims (Uhthoffs Fall XIV), wo die Gesichtsfeldbefunde in folgender Weise wechselten. Am 21. III. 84 bestand temporale Hemianopsie, am 7. V. war sie geschwunden, am 9. V. war sie für Farben wieder deutlich wahrnehmbar, am 16. VII. nicht nachweisbar, am 20. VIII. konstatierte man wieder unvollständige temporale Hemianopsie, die vom 11. XII. an beiderseits zunahm. Bei einem Syphilitiker Ewetzkis trat im Laufe von zwei Jahren 2mal totale beiderseitige Erblindung auf, die jedesmal sich zu einer bitemporalen Hemianopsie zurückbildete. Der Beispiele ließen sich noch zahlreiche anführen.

Ich selbst beobachtete mehrere Jahre lang eine Patientin, bei der der ganze Symptomenkomplex auf eine basale Lues hindeutete. Nachdem über ein Jahr lang an beiden, ophthalmoskopisch normalen Augen ein Ringskotom nachweisbar war, stellte sich bei ihr eine typische, allerdings nur relative bitemporale Hemianopsie ein. Diese verschwand nach einigen Monaten, ohne daß Patientin in der Zwischenzeit behandelt worden war, während das Ringskotom erhalten blieb.

Auch die nasalen Hälften des Gesichtsfeldes können gelegentlich vorwiegend gestört sein, doch zeigen die beiden folgenden Beobachtungen, daß man mit Rückschlüssen von der klinischen Erscheinungsweise auf die Ausbreitung der anatomischen Veränderungen gerade bei der Lues chiasmatis sehr vorsichtig sein muß.

So fand sich bei einem von Behr untersuchten Fall intra vitam ein Gesichtsfeldausfall, der im wesentlichen nur die nasalen Gesichtshälften betraf. Die histologische Untersuchung deckte nun eine Erkrankung auf, die sich vorwiegend an den äußeren Chiasmawinkeln, links mehr als rechts, lokalisierte, die aber auch die Mitte des Chiasma nicht frei ließ. Das einzige Symptom, das schon während des Lebens auf eine Beteiligung der den normalen Gesichtshälften entsprechenden Chiasmapartien schließen ließ, war eine Herabsetzung der Dunkeladaptation.

Schon Henschen wies darauf hin, daß man nicht immer eine gleichmäßige Ausbreitung eines basalen syphilitischen Prozesses erwarten dürfe und daß eine scheinbar ausgedehnte Neubildung doch an ganz vereinzelten und getrennten Punkten zerstörend einwirken könne. Aus solchen verschiedenen Angriffspunkten war die Amaurose an einem Auge und die nasale Hemianopsie am anderen bei seinem Fall zu erklären.

Die gummösen Wucherungen sind gelegentlich auf ganz kleine Stellen beschränkt (Oppenheim); in einem Fall dieses Autors z. B. auf den kleinen Raum über dem Mittelstück des Chiasma. Eine mehr isolierte Schädigung im Chiasma an einer oder mehreren Stellen kann auch durch Gefäßveränderungen und ihre Folgen bedingt sein, wie schon oben z. B. für den Fall von Treitel und Baumgarten hervorgehoben wurde.

Auch die gelegentlich vorkommenden bitemporal-hemianopischen zentralen Skotome werden von Wilbrand-Saenger (VI, 48) auf Ernährungsstörungen durch luetische Gefäßveränderungen an der hinteren Partie des Chiasma, am Boden des Rezessus zurückgeführt. Sektionsbefunde scheinen allerdings noch nicht zu existieren.

Wilbrand-Saenger haben sich auch bemüht, rein theoretisch aus der Architektonik des Chiasma die sehr verschiedenen Arten von Gesichtsfeldstörungen und ihre Entwickelung zu erklären. Sie geben an, daß die vollausgebildete bitemporale Hemianopsie im allgemeinen sicher nicht den Beginn des Krankheitsprozesses anzeigt, sondern schon ein vorgeschritteneres Stadium verkörpert; darin ist ihnen um so mehr beizustimmen, als wir ja wissen, daß die anatomischen Veränderungen meist hochgradiger sind als die Funktionsstörungen vermuten lassen.

Eine nur für Farben nachweisbare hemianopische Störung stellt wohl schon ein früheres Stadium dar. Die Diagnose läßt sich aber noch weiter steigern durch Übertragung der bei dem Optikus beschriebenen Methode der Perimetrierung senkrecht auf den Verlauf der Nervenfasern (S. 421). Genau wie ein leitungsgestörtes Bündel im Sehnerv sich nach außen als ein vom blinden Fleck ausgehendes Skotom projiziert, werden Leitungsstörungen sich kreuzender Bündel im Chiasma als bitemporale, vom blinden Fleck ausgehende Skotome sich äußern. Als Beispiele seien die drei nächsten Beobachtungen angeführt.

Franz Hei., Feldwebel, 34 Jahre (Soldat.-Kr. 1916). Hatte 1908 Lues, wurde damals mit Schmierkur behandelt und erhielt 1911 Neosalvarsan. 16. V. 16: Patient klagt über Doppelbilder seit etwa 3 Wochen, die beim Blick nach rechts auslösbar sind. Seit 6—8 Wochen hat Patient starke Kopfschmerzen, wird deshalb aus dem Feld zurückgeschickt. Visus beiderseits 1,0. Pupillenverhältnisse normal. Ophthalmoskopisch: Papillen bds. in der Farbe normal, Grenzen vielleicht eine Spur unscharf (pathologisch?), Venen ziemlich dunkel, Doppelbilder deuten auf eine Parese

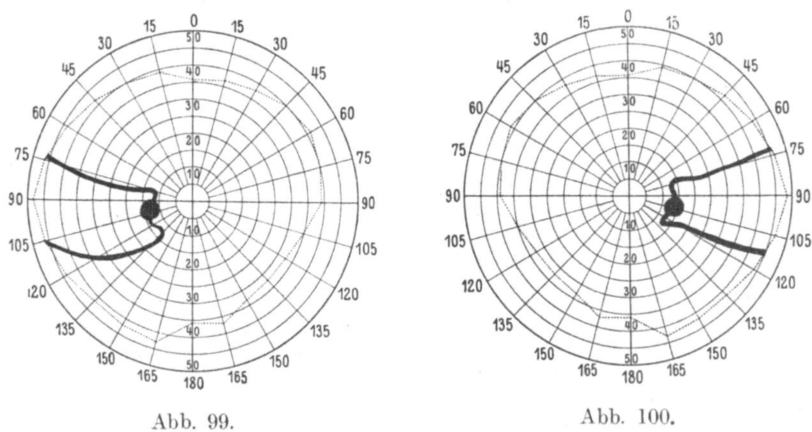

Abb. 99.   Abb. 100.

des linken Obliquus sup. hin. Nahepunkt: rechts 19 cm, links 22 cm; Lichtsinn am Piperschen Adaptometer nach $^3/_4$ stündiger Adaptation: rechts 2060, links 1800. Bitemporal-hemianopischer Gesichtsfelddefekt (s. Abb. 99 u. 100).

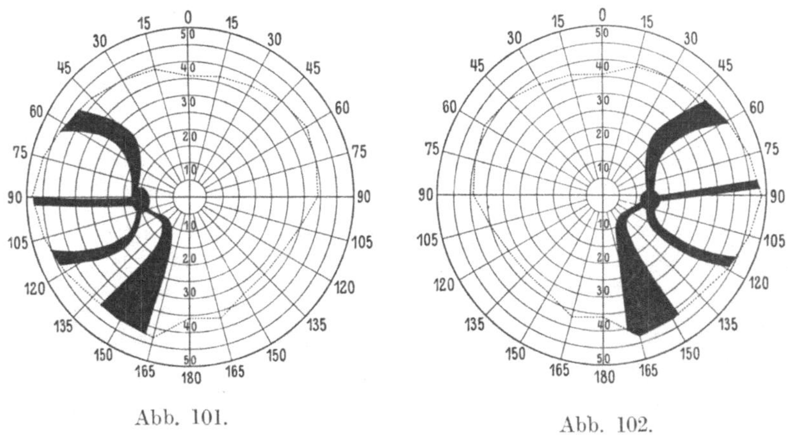

Abb. 101.   Abb. 102.

23. V. 16 Lumbalpunktion. Liquor: Druck 150, Nonnesche Reaktion schwach positiv, Lymphocytose 256 : 3, Wassermann-Reaktion positiv. Neurologische Untersuchung ohne Befund.

9. VI. 16: Patient hat bis jetzt 5 intravenöse Injektionen von Salvarsan-Natrium erhalten. Er fühlt sich wohl, Kopfschmerzen sind seit etwa 8 Tagen so gut wie verschwunden, aber noch etwas Doppelsehen. Doppelbilder sind am stärksten beim Blick nach rechts unten auslösbar. Das Bild des rechten Auges steht immer weit hinter dem des linken; keine charakteristische Höhen- und Breitenzunahme. Skotome an der großen Scheibe sind wie früher nachweisbar.

10. VII. 16: Patient hat bis jetzt 10 Salvarsaninjektionen erhalten und 5 Hg-Touren geschmiert. Es bestehen keinerlei subjektive Beschwerden mehr; seit etwa 8 Tagen wird Doppelsehen nicht mehr bemerkt. Doppelbilder sind nicht mehr nachweisbar; ophthalmoskopischer Befund normal; Gesichtsfeld an der großen Scheibe jetzt auch normal.

Das Resultat der Lumbalpunktion ließ hier keinen Zweifel, daß es sich um eine luetische Erkrankung des Zentralnervensystems handelte; die Augenmuskelparese der einen Seite, die am meisten mit einer Trochlearisparese Ähnlichkeit hatte, brachte aber keinen bestimmten Anhalt für eine nähere Lokalisation; erst das Ergebnis der Gesichtsfelduntersuchung sprach durchaus in dem Sinne, daß eine basale Hirnlues vorlag.

Johann Sta., Ersatz-Res., 27 Jahre, 928/16 hatte vor 6—7 Jahren Lues und hat sich damals selbst behandelt. Affektion soll nur ganz unbedeutend gewesen sein. Im Feld wurde wegen eines Ausschlages (angeblich Krätze) Wassermann-Reaktion gemacht, die positiv ausfiel.

Da er außerdem über Mattigkeit und Schmerzen in der Kniegegend klagte, kam er aus dem Feld zurück. Klagt über mäßige Kopfschmerzen, kann sehr schlecht schlafen. Kein Schwindel, aber Polydipsie und auch Polyphagie.

Seit Januar 1916 merkt er, daß er abends schlechter sieht. Hat aber sonst an den Augen nichts zu klagen. Beiderseits S. = 1,0. Ophthalmoskopischer Befund normal, ebenso Lichtsinn normal. Bitemporal-hemianopischer Gesichtsfelddefekt (s. Abb. 101 u. 102).

27. VI. 16: Gesichtsfeld ist schlechter geworden; Patient wird in die Göttinger Augenklinik aufgenommen.

3. VII. 16: Lumbalpunktion: Druck 140, Nonnesche Reaktion schwach positiv, Lymphocytose 97 : 3, Wassermann-Reaktion stark positiv; es werden absichtlich etwa 10 ccm Liquor zur Druckentlastung abgelassen.

7. VII. 16: Gesichtfeld noch nicht besser. Jetzt Beginn der antiluetischen Kur (Salvarsan + Hg).

28. VII. 16: Das Durstgefühl ist schon seit längerer Zeit verschwunden; Patient fühlt sich auch sonst wohl, klagt nur noch dauernd über Schlaflosigkeit.

25. VIII. 16: Da das Gesichtsfeld nur wenig gebessert ist, wird nochmals Lumbalpunktion vorgenommen. Druck: 80—90, Nonnesche Reaktion schwach positiv, Lymphocytose 95 : 3, Wassermann-Reaktion mit 0,5 und 0,1 ccm negativ.

13. X. 16: Patient hat bis jetzt 5 Touren geschmiert und 12 Injektionen von Salvarsan-Natrium erhalten. Es besteht noch immer Schlaflosigkeit, sonst aber Wohlbefinden. Gesichtsfeld: nur noch ein heteronym-hemianopischer Bündelausfall.

15. XI. 16: Nochmalige Lumbalpunktion. Druck: 110, Pandy: geringe Trübung, Nonnesche Reaktion negativ. Wassermann-Reaktion negativ, Lymphocytose nicht zu verwenden wegen geringer Sanguinolenz. Gesichtsfeld normal.

4. XII. 16: Sta. wird als k.-v. zum Truppenteil entlassen.

Die Wichtigkeit des Gesichtsfeldergebnisses für einen Fall wie den vorliegenden mit im übrigen so geringfügigen und uncharakteristischen Beschwerden leuchtet ein. An der Beobachtung ist klinisch noch interessant, daß die Skotome, mit anderen Worten die Erkrankung am Chiasma, zunächst ohne Behandlung sich nachweislich verschlechterte, wie dann auch eine Lumbalpunktion therapeutisch ohne Wirkung blieb und erst die antiluetische Behandlung allmählich Besserung und Heilung brachte.

Diese verfeinerte funktionelle Diagnostik sollte eigentlich bei jedem Luetiker im Sekundärstadium angewandt werden, denn da, wo sie positives Resultat ergibt, ist sie wegen ihrer lokalisatorischen Bedeutung fast noch wertvoller als die Lumbalpunktion; am besten natürlich werden beide Untersuchungsmethoden kombiniert. Die folgende Beobachtung ist eine beredte Stütze für diese Ansicht.

Rudolf Jak., 45 Jahre (Sold.-Kr). Juli 1916 luetische Infektion; der Primäraffekt wurde nur lokal behandelt; Ende August Ausschlag, zunächst nur unbedeutend, im Lauf des Oktober aber stärker. Im Oktober auch öfters Kopfschmerzen. Hatte aber auch in früheren Jahren schon öfters über Kopfschmerzen und Schwindel zu klagen, die von otologischer Seite auf eine rechtsseitige Ohraffektion bezogen wurden. Schon seit 4—5 Jahren Haarausfall.

Bei der Aufnahme ins Baracken-Lazarett am 14. XI. 16 fanden sich Roseolen über den ganzen Körper, breite Kondylome am Skrotum, Drüsenschwellung in den Leisten, am Rachen und über der Ellenbeuge, spezifische Angina, Plaques an der Zunge und am Gaumen.

Hat an den Augen nichts zu klagen. Bei der Untersuchung wird normaler Augenhintergrund und volle Sehschärfe festgestellt. Im Gesichtsfeld ein feiner bitemporal-hemianopischer Defekt (Abb. 103 u. 104). Pupillen gleich weit, reagieren prompt; linke Pupille etwas schief-oval.

Wegen des Gesichtsfelddefektes wird eine Lumbalpunktion vorgenommen und diese ergibt: Druck von 160 mm Wasser; Pandysche Reaktion: Trübung;

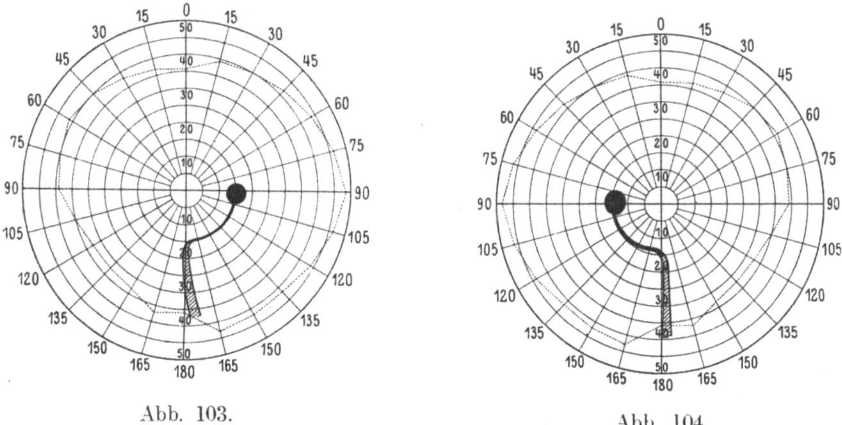

Abb. 103.   Abb. 104.

Nonne-Apeltsche Reaktion: nicht sicher positiv; Lymphocytose: 190 : 3; Wassermann-Reaktion: positiv.

Die daraufhin vorgenommene neurologische Untersuchung ergibt keine sicheren klinischen Symptome, nur lebhafte Reflexe und leichtes Schwanken bei Fuß-Augenschluß. Ohrbefund: Rechts eine schon länger bestehende hochgradige Schwerhörigkeit, links ebenfalls eine labyrinthäre oder nervöse Schwerhörigkeit.

Patient erhält bis zum 7. II. 17. 11 intravenöse Salvarsaninjektionen. Hat gelegentlich noch Kopfschmerzen. Immer noch kleiner bitemporaler Gesichtsfelddefekt.

8. II. 17 endolumbale Injektion von 3,6 mg Salvarsan-Natrium. Der dabei entleerte Liquor zeigt positive Nonnesche Reaktion; Lymphocytose: 56 : 3; Wassermann-Reaktion: negativ.

19. II. 17 noch immer derselbe Befund am Gesichtsfeld.

21. II. 17 zweite endolumbale Injektion von 3,1 mg Salvarsan-Natrium; der entnommene Liquor zeigt schwach positive Nonnesche Reaktion; Lymphocytose: 116 : 3; Wassermann-Reaktion: negativ.

1. III. 17 heute zum erstenmal kein Gesichtsfelddefekt mehr nachweisbar.

Also nur der Gesichtsfelddefekt führte hier auf die Diagnose Lues cerebri, die dann durch den positiven Ausfall der Wassermann-Reaktion im Liquor sich sogar als nicht unbedeutend herausstellte. Kopfschmerzen, Haarausfall und Ohrbeschwerden hatten schon Jahre lang vor der luetischen Infektion

Igersheimer, Syphilis und Auge.   29 bestanden. Der bitemporale Defekt ging nur sehr langsam und erst nach Verwendung zweier endolumbaler Salvarsaninjektionen zurück, womit allerdings nicht gesagt sein soll, daß er sich nicht auch ohne diese mit der Zeit zurückgebildet hätte.

Sind wir auch heute infolge der „4 Reaktionen“ in der Lage, eine spezifische Affektion des Zentralnervensystems ohne alle sonstigen klinischen Erscheinungsformen zu erkennen, so sind doch die bitemporalen Defekte wichtig genug, da sie uns auf den Sitz der Erkrankung hinweisen und vor allem sehr zur Differentialdiagnose zwischen Lues cerebri und Tabes und Paralyse beitragen können. Bei den „metaluetischen“ Prozessen ist zweifellos diese Gesichtsfeldform sehr selten und dann, wenn sie auftritt, kann es sich noch um eine Kombination von „Metalues“ mit Lues cerebri handeln.

Es ist mir auch sehr wahrscheinlich, daß der ätiologische Anteil der Lues an dem Zustandekommen der bitemporalen Hemianopsie, den Uhthoff schon mit 20% geschätzt hat, durch diese verfeinerte Untersuchungsmethode sich noch wesentlich höher herausstellen wird.

Die ophthalmoskopischen Veränderungen treten bei den Erkrankungen des Chiasma hinter den Funktionsstörungen zurück. Oft genug ist der Augenspiegelbefund negativ; er bleibt, wie Uhthoff schon früher hervorhob, während der ganzen Dauer der Beobachtung negativ, 1. wenn bei bleibender Seh- und Gesichtsfeldstörung der Tod nicht lange nach Entstehung der bitemporalen Hemianopsie eintritt und 2. dann, wenn die Sehstörung nur eine vorübergehende ist und die Gesichtsfelddefekte sich restituieren. Bleibt die Funktionsstörung in typischer Weise längere Zeit bestehen, so kommt es auch zu sichtbaren Veränderungen an der Papille in Form von partieller oder totaler Abblassung oder von leichten papillitischen Erscheinungen; über stärkere Entzündungen, wie sie besonders bei „Neurorezidiven“ mit zugrunde liegender basaler Lues beobachtet wurde, ist an anderer Stelle nachzulesen. Klinisch läßt sich jedoch nie feststellen, wie weit das Chiasma allein oder eventuell der miterkrankte Optikus an der Auslösung der ophthalmoskopischen Veränderungen beteiligt ist. Auf jeden Fall können diese viele Monate, nach Wilbrand sogar bis zu 18 Monaten auf sich warten lassen.

Von differentialdiagnostisch großer Wichtigkeit sind die neben der Sehstörung eventuell sonst noch bestehenden Symptome basaler Lues, als deren häufigste die partielle oder totale Oculomotoriusparese klinisch bekannt und aus den Sektionsergebnissen erklärlich ist. Auch hier gestattet die klinische Erscheinungsform keinen Rückschluß auf den Grad der anatomischen Veränderungen; der Oculomotoriusstamm kann aufs schwerste betroffen sein, während im Leben nur einzelne Zweige gelähmt waren, oder aber das klinische Verhalten der Augenbewegungen ist an beiden Augen gleich wie in Fall I von Uhthoff, indessen die histologische Untersuchung an beiden Oculomotorii ganz verschiedengradige Erkrankung aufdeckte.

Von den übrigen, selteneren, komplizierenden Hirnnervenlähmungen sind die Olfaktorius-, Abducens-, Trochlearis-, Fazialis- und Trigeminusparese (mit und ohne Keratitis neuroparalytica) zu nennen, die sich gern miteinander kombinieren.

Sehen wir von den so häufigen, lokalisatorisch aber nicht viel besagenden Kopfschmerzen ab, so geben die Polyphagie und vor allem die Polydipsie oft wichtige Fingerzeige für den Sitz der Erkrankung. Mit der Polydipsie ist dann öfters ein Zustand von Diabetes insipidus verbunden, der die Frage nahe legt, ob und in welcher Weise die Hypophyse mitaffiziert ist. Ebstein sowie Benario haben in letzter Zeit die Fälle von Diabetes insipidus bei Luetikern zusammengestellt; man ersieht aus den Beobachtungen der Literatur, daß er sowohl im sekundären wie im tertiären Stadium der Syphilis vorkommt.

Auf luetische Erkrankungen der Hypophyse ist in letzter Zeit öfters hingewiesen worden. Nach dem Zitat Nonnes sind schon früher von Weigert, Birch-Hirschfeld, Virchow, Westphal Gummiknoten in der Hypophyse beschrieben worden. Simmonds fand unter 1700 mikroskopisch untersuchten Hypophysen 9 mal syphilitische Veränderungen. Besonders die Lues congenita veranlaßt nicht ganz selten eine Schädigung des Hirnanhangs. Simmonds konstatierte bei der angeborenen Syphilis 5 mal unter 12 untersuchten Fällen Nekrosen, Gummen und entzündliche Infiltrationen. Mehrmals wurde bei solchen Patienten im Leben Polyurie festgestellt, selten dagegen Dystrophia adiposo-genitalis. Auf Augenerscheinungen wurde wohl meist nicht genau untersucht, es ist klar, daß die vergrößerte luetische Hypophyse wie sonstige Hypophysentumoren auf das Chiasma einwirken kann. Möglicherweise ist eine Beobachtung Laubers hierher zu rechnen.

28 jähriger Patient. Vor 4 Jahren Lues, beständig behandelt. 8 Tage vor der Aufnahme Erblindung des linken Auges. R. 0,9; temporale Hemianopsie: Kopfschmerzen besonders nachts. Polyurie (bis zu 6500 ccm in 24 Stunden). Parästhesie am Rücken. Röntgen: Vertiefung der Sella turcica. Gumma der Hypophyse? Schmierkur. Wesentliche Besserung. R. Normalisierung des Gesichtsfelds mit leichter Abblassung der nasalen Papillenhälfte. L. temporale Hemianopsie. S. $^1/_{30}$. Atrophische Papille.

Rezidiv nach 2 Monaten; wiederhergestellt zu dem früheren Entlassungsbefund durch antiluetische Kur.

Es handelt sich bei dieser Beobachtung angeblich um den dritten bekanntgegebenen Fall einer luetischen Vergrößerung der Hypophyse.

Auch bei einem Patienten Ischreyts bestand Gesichtsfeldstörung von bitemporalem Charakter und starke Vergrößerung der Sella turcica im Röntgenbild bei positiver Wassermann-Reaktion im Blut und günstigem Resultat einer antiluetischen Behandlung. Der Autor ist aber geneigt, eine basale gummöse Wucherung und nicht eine spezifisch erkrankte Hypophyse als primäre Affektion anzunehmen.

Selten bestehen Anhaltspunkte, eine Akromegalie mit einer Lues in Zusammenhang zu bringen. Bei einem Fall von Akromegalie, über den Bittorf berichtet, fand sich nicht bitemporale, sondern binasale Hemianopsie als Zeichen der Mitbeteiligung des Chiasma. Da die Wassermann-Reaktion positiv und antiluetische Behandlung von Nutzen war, nimmt Bittorf einen luetischen Prozeß an der Hirnbasis an. — Die Differentialdiagnose zwischen basaler Lues und Hypophysengeschwulst kann also schwierig sein, aber Hypophysentumoren können sogar, worauf zuerst Oppenheim und nach ihm Kahlmeter aufmerksam gemacht hat, klinisch das Bild einer Tabes oder progressiven Paralyse vortäuschen (hypophysäre Pseudotabes).

Natürlich kann auch ein nichtspezifischer Hypophysentumor bei einem Luetiker vorkommen. Liquorbefund und der Erfolg einer antiluetischen Behandlung werden hier wohl klärend wirken.

Auch ein Aneurysma, das auf das Chiasma drückt, kann bitemporalhemianopische Störungen bewirken, doch scheint das bei Lues sehr selten vorzukommen. Bei einer Beobachtung Wilbrand-Saengers (VI, 236) fand sich außer einer basalen, gummösen Meningitis mit Gefäßveränderungen ein Aneurysma an der Basilaris und starker Hydrocephalus internus, doch war es nicht möglich, eine Funktionsprüfung bei der Patientin auszuführen; der ophthalmoskopische Befund war normal.

Der Hydrocephalus internus schließlich ist imstande, durch Druck auf den hinteren oberen Teil des Chiasma bitemporal-hemianopische Skotome eventuell Erblindung auszulösen, weil die Kreuzung des papillo-makulären Bündels hier gelegen ist. Dieser interne Hydrocephalus kommt wohl meist sekundär im Anschluß an sonstige luetische Hirnprozesse vor. Bitemporal-hemianopische zentrale Skotome wurden mehrfach klinisch beobachtet von Jatzow, Henschen, Wilbrand-Saenger (VI, 47); eine Beobachtung mit nachfolgender Sektion scheint nicht vorzuliegen, so daß es nicht immer sicher ist, ob diesem klinischen Befund ein Druck vom III. Ventrikel her zugrunde lag. Mehr primär tritt wohl der Hydrocephalus internus bei luetischen Säuglingen auf. Die Klinik nimmt, besonders fußend auf den Beobachtungen Hochsingers u. a., die Syphilis als wichtige Ursache des chronischen Hydrocephalus internus an, doch handelt es sich nach den Beobachtungen von Knöpfelmacher und Lehndorff sowie Knöpfelmacher und Schwalbe nicht um die Formen von Hydrocephalus, die zu dem Ballonschädel führen. Unter ihren 15 Fällen von Hydrocephalus internus waren 2 mit positiver Wassermann-Reaktion im Liquor. Nach den Untersuchungen Rankes an luetischen Föten und Neugeborenen kommt es in den Plexus chorioidei zu einer Spirochäten-emigration aus den Gefäßwänden in das Gewebe und histologisch zu infiltrativ-entzündlichen Veränderungen innerhalb des Plexusgewebes, die möglicherweise zu einem Hydrocephalus führen.

Bei der luetischen Basilarmeningitis breitet sich der entzündliche Prozeß nicht selten auch auf die Gegend der **Tractus optici** nach hinten zu aus, wenn auch ihre geschützte Lage sie wohl seltener erkranken läßt als die intrakraniellen Optici. Auf jeden Fall stellt die Affektion der Tractus ein wesentliches Kontingent zu den homonym-hemianopischen Funktionsstörungen bei der Lues. Größere statistische Erhebungen, wie oft eine basale Erkrankung und wie oft ein Prozeß in der Sehstrahlung oder im Hinterhaupt bei Syphilis zur homonymen Hemianopsie geführt hat, sind mir nicht bekannt; zahlreiche Einzelangaben der Literatur finden sich aber bei Wilbrand-Saenger. Bei den 100 Sektionsfällen von Hirnsyphilis, über die Uhthoff berichtet, fanden sich 37 mal genauere Angaben über Gesichtsfeldanomalien, darunter war die häufigste (11 mal) die homonyme Hemianopsie, 4 mal war dieselbe basaler Natur. Charakteristisch für die syphilitische Erkrankung der Tractus ist, daß die homonyme Hemianopsie meist nicht rein ist, sondern daß auch die andere Hälfte des Gesichtsfeldes nicht intakt ist, zunächst oft in unbestimmter Weise, dann aber öfters in hemianopischer Form, als Zeichen dafür, daß beide Tractus in den Krankheitsprozeß mit einbezogen sind. Auf diese Weise kann es dann zu völliger Erblindung kommen. Auch das Schwanken des Gesichtsfeldbefundes, Übergang in bitemporale Hemianopsie aus der homonymen und umgekehrt oder die Zeichen einer Mitbeteiligung des Opticus am homonymen-hemianopischen Prozeß sprechen für den basalen Sitz. Ferner bleiben gerade wie beim Chiasma ophthalmoskopische Veränderungen in Form von Abblassung der Papille oder von papillitischen Erscheinungen bei länger bestehendem Krankheitsprozeß meist nicht aus; ebenso ist die Mitbeteiligung von Augenmuskeln hier wie dort wichtig für die lokale Diagnose. Wie die Beobachtung XXII von Schoeler-Uhthoff zeigt, kann der ophthalmoskopische Befund bei partieller homonymer Hemianopsie durch Tractus-Erkrankung allerdings viele Jahre hindurch minimal sein oder sogar normal bleiben.

Als ganz besonders charakteristisch gilt ein von Siemerling früher publizierter Fall. Diesem in hohem Maße ähnlich ist die Beobachtung 454 von Nonne, die ich hier folgen lasse.

„Der 54jährige Hafenarbeiter v. D. hatte vor 10 Wochen einen Unfall erlitten, indem beim Aufladen ein Zuckerblock ihm gegen die rechte Schädelhälfte geschlagen war. Er verlor kurze Zeit die Besinnung, hatte sonst keine weiteren Erscheinungen von Commotio cerebri hinterher. Am nächsten Tage traten Kopfschmerzen auf und er bemerkte. daß er schlechter sehen konnte. Infolge dieser Sehstörung erlitt er 2 Monate später einen neuen Unfall, indem er durch einen Fehltritt sich eine Kontusion des linken Fußgelenkes zuzog.

Ins Krankenhaus aufgenommen. wurde er von mir untersucht und ich konstatierte eine durchgehende linksseitige Hemiparese mit geringer Erhöhung der Sehnenreflexe, eine partielle, homonyme Hemianopsia sinistra, normalen ophthalmoskopischen Befund und normale Verhältnisse an den äußeren und inneren Augenmuskeln.

Am Herzen und an den peripheren Gefäßen ließ sich eine nicht unerhebliche Arteriosklerose feststellen.

Er konzedierte seit Jahren getriebenen Potus; betreffs Lues lautet die Anamnese negativ.

v. D. wurde nach geschlossener Beobachtung mit der Diagnose Alkoholismus chronicus, Encephalomalacia arteriosclerotica posttraumatica lobi occipitalis dextri entlassen und es wurde ihm eine Unfallrente zugebilligt.

Nach 3 Monaten wurde er wieder ins Krankenhaus aufgenommen, nachdem die Sehstörung zugenommen hatte und ab und an sich Anfälle von Schwindel und Bewußtlosigkeit eingestellt hatten, bei denen es auch hie und da zu Zuckungen in den linksseitigen Extremitäten gekommen war.

Die Untersuchung ergab denselben Befund wie vor 3 Monaten, auch jetzt war ophthalmoskopisch nichts Abnormes zu finden. Hinzugekommen war eine auffallende Polydipsie; Patient trank an einzelnen Tagen 8—10 Liter Wasser. Er klagte jetzt oft über Kopfschmerz und Schwindel.

Bei mehrfachen Gesichtsfelduntersuchungen zeigte sich ein Schwanken in der Ausdehnung der homonymen linksseitigen Hemianopsie und damit ein Wechsel im Grade der Sehstörung; dazu kam, daß auch die Polydipsie und Polyurie an Intensität wechselte.

Auf nochmaliges Befragen konzedierte der Patient jetzt vor langen Jahren im St. Georger Allgemeinen Krankenhaus wegen Geschlechtskrankheit behandelt worden zu sein. Es gelang mir nun, aus dem dort vor 30 Jahren geführten Journal festzustellen, daß v. D. damals wegen Schanker und doppelseitiger Bubonen 7 Wochen hindurch mit Schmierkur behandelt worden war.

Eine jetzt eingeleitete Quecksilber-Jodbehandlung brachte keine nennenswerte Änderung im Zustand des Kranken hervor.

Nach 6 Monaten kam Patient zum dritten Male zur Aufnahme. Dieses Mal kam er, weil sein Sehvermögen vor 3 Wochen plötzlich stark abgenommen hatte, ohne daß irgendwelche Insulterscheinungen aufgetreten waren. Dann hatte er wieder mehrere Tage hindurch ganz leidlich (nach rechts) sehen können.

Die Untersuchung zeigte jetzt, daß Patient auch nach rechts nur noch Reste von Sehvermögen besaß. Die rechte Pupille war weiter als die linke und beide reagierten auf direkte Belichtung nur träge und wenig ausgiebig. Ophthalmoskopisch fand sich jetzt beiderseits eine ausgesprochene partielle Optikusatrophie. Zum linksseitigen hemianopischen Defekt war noch eine rechtsseitige Hemianopsie dazu gekommen. Die linksseitige Hemiparese bestand noch unverändert fort; außerdem wurde jetzt das Fehlen des rechten Patellarreflexes konstatiert. Die Polydipsie und Polyurie war dieses Mal nur gering.

Er wurde, nachdem abermals ein Gutachten über seinen Zustand an die Berufsgenossenschaft abgegeben war, wieder entlassen, ließ sich aber schon nach 3 Wochen wieder aufnehmen, nachdem er apoplektiform rechtsseitig gelähmt worden war. Der Kranke war in einem bedauernswerten Zustand: Rechtsseitige Körperlähmung mit motorischen — aphasischen Störungen, linksseitige Hemiparese, fast totale Amaurose und immer noch vorhandene, wenngleich nicht sehr hochgradige (4—5 Liter pro Tag durchschnittlich) Polydipsie und Polyurie.

Eine abermalige Schmier- und Jodkur änderte an diesem Zustand nichts. Der Kranke wurde delirös, ab und zu traten allgemeine Konvulsionen und Anfälle von Dyspnoe und Tachykardie, dann wieder erhebliche Bradykardie auf, sonstige bulbäre Störungen fehlten.

Der Exitus trat, nachdem dieser letzte Krankenhausaufenthalt ungefähr 3 Monate gedauert hatte, schließlich unerwartet ganz akut ein.

Die Diagnose war gestellt worden auf eine unter dem Einfluß des Kopftraumas aufgetretene arteriosklerotische Erweichung im Gebiet des rechtsseitigen Kuneus und der Sehstrahlung sowie auf eine basale, wahrscheinlich syphilitisch gummöse Erkrankung des Hirns.

Die 20 Stunden post mortem vorgenommene Sektion ergab Arteriosclerosis cerebri et universalis gravis, Leptomeningitis convexitatis et basalis chronica, Encephalomalacia regionis lobi temporalis dextri.

Die Untersuchung des in Formol gehärteten Gehirns ergab:

Dicht hinter dem Chiasma findet sich an der Hirnbasis, von der verdickten und getrübten Pia ausgehend, ein sich nach innen erstreckender, derber, den Tractus opticus infiltrierender gummöser Tumor, der einen Teil der rechten Capsula interna einnimmt, den linken Thalamus opticus ergreift, das Corpus striatum frei läßt. Im Marklager der linken Hemisphäre, die Gegend der Sehstrahlung einnehmend und in die innere Kapsel hineinreichend, findet sich ein ca. walnußgroßer, noch nicht alter Erweichungsherd.

Die mikroskopische Untersuchung stellte an den Basalgefäßen des Hirns und an den Gefäßen des Rückenmarks eine einfache Arteriosklerose starken Grades fest; der Tumor erwies sich mikroskopisch als zweifellos gummös-syphilitisch mit äußerst hochgradiger Heubnerscher proliferierender Endarteriitis in seinem Innern. Im Rückenmark, welches makroskopisch keine Anomalie hatte erkennen lassen, stellte ich mikroskopisch noch nachträglich eine inzipiente Tabes fest, welche in nichts von den des öfteren beschriebenen Frühfällen von Tabes abwich.

Auch die daran anschließenden epikritischen Bemerkungen Nonnes seien hier wiedergegeben, da sie das Lehrreiche des Falles kurz und treffend charakterisieren:

„Sie sehen, wie sich hier die spezifisch-syphilitische Gummibildung zur arteriosklerotischen Erweichung hinzugesellt hat und wie die totale Blindheit dadurch hervorgerufen wurde, daß zu einer hemianopischen Sehstörung, welche eine Folge der gummösen Erkrankung des einen Tractus opticus resp. dieses und seiner Ausstrahlung in die innere Kapsel war, ein Gesichtsfeldausfall noch hinzu kam, welcher seine Entstehung einer arteriosklerotischen Encephalomalazie im Gebiete der Sehbahnen der anderen Seite verdankte. Auf eine basale Erkrankung wies der Diabetes insipidus resp. die Polydipsie und Polyurie hin, sowie das zuletzt noch positive Ergebnis der ophthalmoskopischen Untersuchung. Vielleicht war auch die zuletzt noch beobachtete Tachykardie und Bradykardie als einer basalen Erkrankung entstammend aufzufassen.

Dieser Fall ist Paradigma für vieles.

Zunächst lehrt er auch, daß eine Konkurrenz verschiedener Ursachen für eine Erkrankung des Nervensystems vorliegen kann. Hier fand sich anamnestisch neben einer Syphilis und neben einem Potus noch ein schweres Kopftrauma, er ist ferner wieder ein Beispiel dafür, daß bei dem Krankheitsträger selbst die frühere Syphilis in Vergessenheit geraten kann und erst die Eigenart der Symptome einen Fingerzeig abgibt für die spezifische Basis der Krankheit; in diesem Fall war die Kombination von Hemianopsie und Polyurie verdächtig. Auch das zeitweilige Schwanken der Intensität der Symptome, der Polyurie sowohl wie auch der Amaurose, war im vorliegenden Falle sehr ausgesprochen.

Der Fall ist des weiteren ein Beleg dafür, daß selbst 30 Jahre nach der Infektion das Nervensystem noch von spezifisch-gummösen Prozessen befallen werden kann, ferner erhärtet er von neuem die vielerorts nicht genügend beachtete Tatsache, daß auch echtsyphilitische Produkte gegen eine spezifisch-antisyphilitische Therapie refraktär sein können, eine Erfolglosigkeit einer antiluetischen Behandlung somit sich keineswegs einwandfrei gegen die Annahme des luetischen Charakters eines vorliegenden zentralen Nervenleidens verwerten läßt. Endlich ist der Fall eine gute Illustration für das Nebeneinandervorkommen von echtsyphilitischengummösen und syphilitisch-endarteriitischen Prozessen und „postsyphilitischen" Affektionen, in diesem Fall einer Tabes dorsalis und einer einfachen Arteriosklerose, soweit man letztere nicht auf den zugestandenen Potus beziehen wollte."

Die Beobachtung Nonnes ist ein Beispiel dafür, wie der homonym-hemianopische Gesichtsfeldsdefekt allmählich in Erblindung übergehen kann. Der Fall Serebrennikowas zeigt aber, mit welcher Schnelligkeit die Erblindung den Patienten befallen, wie rapid überhaupt gelegentlich der klinische Verlauf sich gestalten kann.

Bei seinem 20jährigen Patienten stellten sich 5 Monate nach der syphilitischen Infektion starke Kopfschmerzen ein, einen Monat danach erblindete zuerst das linke Auge im Verlauf von 12 Tagen vollständig und nach weiteren 10 Tagen auch das rechte. Ferner bestand noch Okulomotoriuslähmung, Herabsetzung des Geruches und Parese des linken Trigeminusastes. Der ophthalmoskopische Befund war beiderseits normal. Trotz energischer·Behandlung starb der Kranke nach 18 Tagen, ohne daß sich der ophthalmoskopische Befund geändert hätte. Die Autopsie ergab an der Hirnbasis 2 gummöse Neubildungen, von denen die eine größere gleich hinter dem Chiasma über dem Tractus opticus sinister lag, die andere kleinere mehr rechts gelegen war. Das Tuber cinereum war auch von dem größtenteils zerfallenen Gumma ergriffen.

Andererseits kommen auch sehr flüchtige homonym-hemianopische Störungen kombiniert mit dem mehr oder minder vollausgeprägten Symptomenkomplex der Migräne und des Flimmerskotoms bei Luetikern vor. Ob die zugrunde liegenden Zirkulationsstörungen in solchen Fällen wirklich etwas mit der Syphilis zu tun haben, wie Alexander meint, scheint mir bis zum heutigen Tage noch unsicher zu sein; auf jeden Fall sind die meisten dieser Kranken nicht luetisch. Auch ist die Verlegung dieser Störung in die Gegend der Tractus nicht sicher erwiesen.

Die häufigste Ursache der homonym-hemianopischen Gesichtsfeldstörungen sind die durch luetische Gefäßveränderungen bedingten Blutungen oder Erweichungen im Verlauf der **zerebralen Sehbahn.** Die Sehstörung tritt hier, gewöhnlich kombiniert mit sonstigen zerebralen Erscheinungen, meist apoplektiform auf. Während die durch gewöhnliche Arteriosklerose bedingten Hemianopsien meist ältere Leute befallen und hier positive Wassermann-Reaktion, wie mich eigene Untersuchungen überzeugten, sehr selten ist, tritt die halbseitige Gesichtsfeldstörung auf luetischer Basis meist in mehr jugendlichem Alter auf. So betrafen in der Literatur-Zusammenstellung von Wilbrand-Saenger:

11 Fälle das Lebensalter zwischen 20—30 Jahren,
32   ,,   ,,   ,,   ,,   30—40   ,,
16   ,,   ,,   ,,   ,,   40—50   ,,
14   ,,   ,,   ,,   ,,   50—60   ,,
6   ,,   ,,   ,,   ,,   60—70   ,,

Betreffs der Kasuistik verweise ich auf den VII. Band der Neurologie des Auges von Wilbrand-Saenger, wo auch eine Reihe von Sektionsbeobachtungen wiedergegeben sind. Aus ihnen ergibt sich, daß die klinischen Erscheinungen durchaus nicht immer durch einen einzigen Herd, sondern oft genug z. B. durch multiple Erweichungsherde ausgelöst sein können und daß häufig die verschiedenen Formen der Lues cerebrospinalis sich kombinieren.

Auch gummöse Bildungen allein sind als Ursache homonymer Hemianopsie bekannt. Betrifft die Hemianopsie die eine Gesichtsfeldhälfte völlig oder wenigstens einen Quadranten, so kann die vorhandene Pupillenreaktion u. U. differentialdiagnostisch gegenüber Tractusprozessen mit Pupillenstarre bei Belichtung des defekten Netzhautteils verwandt werden, wenn nicht, wie

so oft, die Pupillenverhältnisse durch den zugrunde liegenden luetischen oder
auch durch einen komplizierenden „metaluetischen" Prozeß pathologisch verändert sind.

Der ophthalmoskopische Befund ist und bleibt bei den auf die jenseits
des Corp. geniculatum externum beschränkten luetischen Prozesse der Sehbahn
im allgemeinen normal, wenn nicht ein raumbeschränkendes Gumma eventuell
zu einer Stauungspapille führt (s. Abschnitt „Stauungspapille"). Kommt es
zu papillitischen oder atrophischen Erscheinungen an der Papille, so liegen
multiple Veränderungen im Gehirn vor.

Auch für die homonym-hemianopischen Störungen bedeutet die von mir
mehrmals hervorgehobene Perimetrierung senkrecht auf den Verlauf der
Nervenfasern einen diagnostischen Fortschritt. Es ist dann so, daß das gekreuzte Nervenbündel vom blinden Fleck seinen Ausgang nimmt, während das
ungekreuzte genau symmetrisch angeordnet ist. Ich zeige die Verhältnisse bei
einem Fall, bei dem zwar Lues nicht nachgewiesen werden konnte, der aber in
gleicher Weise bei einer luetischen Affektion gelagert sein könnte.

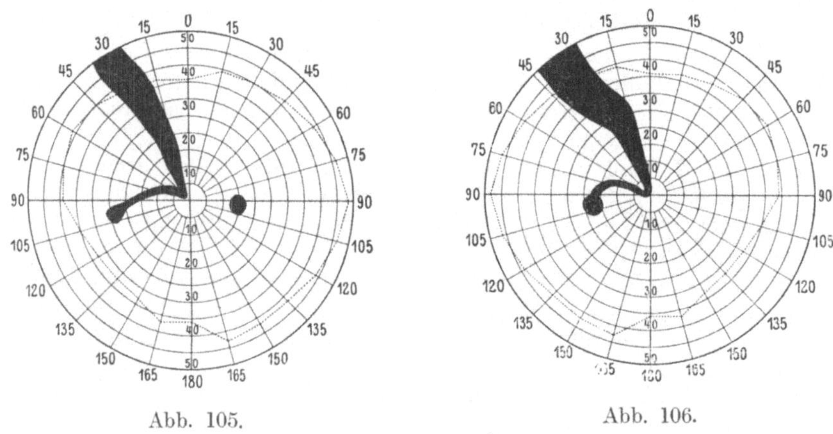

Abb. 105.   Abb. 106.

Frau Be., Pr. 1559, stand wegen Diabetes seit längerer Zeit in ärztlicher
Behandlung. Sie hatte im vorigen Jahr einen plötzlichen Anfall von Schwindel
mit 10 tägiger Sehstörung. Herr Dr. Stölting-Hannover soll ihn für einen leichten
Schlaganfall erklärt haben. Jetzt hat sie seit 4 Wochen Doppelsehen.

Status: beiderseits Cataracta incipiens und rechtsseitige Abduzens-Parese.

Die Gesichtsfelduntersuchung ergibt an der großen Scheibe nebenstehenden
homonymen, hemianopischen Defekt, bei guter Sehschärfe und normalem,
ophthalmoskopischen Befund.

Pathogenese.

Manche pathogenetischen Fragen, besonders solche, die eng mit der pathologischen Anatomie verknüpft sind, wurden bereits besprochen oder wenigstens
gestreift. Einige müssen aber noch mehr zusammenfassend erörtert werden.

Zunächst die Frage, inwieweit ist der luetische Sehnervenprozeß
als selbständige Erkrankung anzusehen?

Unter selbständig im eigentlichen Sinne verstehe ich solche Prozesse im
Optikus, die bei völligem Intaktsein des Gehirns und des Bulbus oder zum
mindesten ohne jede direkte Beziehung zu einer luetischen Erkrankung des
Gehirns zustande kommen.

In diesem Sinne selbständig dürften die luetischen Sehnervenprozesse, soweit wir aus der vorliegenden anatomischen Literatur und aus der Erweiterung unserer klinischen Kenntnisse (Lumbalpunktion!) Rückschlüsse machen können, sehr selten sein.

Horstmann vertrat vor allem die These, daß die Sehnervenprozesse mit peripherer Gesichtsfeldeinengung, die unter dem ophthalmoskopischen Bilde der „Neuritis optica" einhergehen, öfters selbständige Krankheiten darstellen. Aber seine Beweise, die sich auf Anamnese, Erfolg der Therapie und das Fehlen von Gehirnsymptomen stützten, sind heutigentags nicht mehr vollgültig, seitdem wir aus den Resultaten der Liquoruntersuchung und auch aus der Verfeinerung der Gesichtsfelddiagnostik gelernt haben, wie häufig Affektionen des Gehirns symptomlos verlaufen. Es scheint mir im Gegenteil gerade für diese Gruppe von Sehnervenerkrankungen das Naheliegendste, daß der Prozeß in den Scheiden des Optikus mit seltenen Ausnahmen eine Fortsetzung meningitischer Prozesse im Gehirn ist und daß der Optikusstamm von den Scheiden her in Mitleidenschaft gezogen wird.

Viel plausibler erscheint es a priori, daß die Prozesse, bei denen das papillo-makuläre Bündel und solche Faserbündel betroffen sind, die die intermediäre Netzhautzone versorgen, also das, was meist als „retrobulbäre Neuritis" bezeichnet wird, auf einer selbständigen Erkrankung des Optikus beruht. Man ist wenigstens im allgemeinen nicht gewohnt, solche Affektionen in direkte Abhängigkeit von Gehirnprozessen an der Basis zu bringen. Schon 1913 wies ich auf die Häufigkeit von zerebralen Symptomen bei diesen Prozessen hin; diese Überzeugung hat sich mir in der Zwischenzeit noch verstärkt und ich lasse hier in einer Tabelle meine dahingehenden Erfahrungen folgen.

Fälle mit zentralem resp. parazentralem Skotom bei sicherer Lues.

Name	Papillenbefund und Visus am Anfang der Beobachtung	am Ende der Beobachtung	Sonstige Bulbusveränderungen	Neurologisch
1. Olga Freud., 48 Jahre, Kr. 259/16	R. Papillitis $S = 0,3$	Papillitische Atrophie $S = 1,0$ p.	R. zahlreiche fädige Glaskörpertrübungen	Neurolog.: O. B. Liquor: Spur sanguinolent, Wassermann-Reaktion schwach positiv, im Blut positiv.
2. Erna Gro., 24 Jahre, Kr. 279/16	R. geringe Papillitis Amaurose	Normal (temporal etwas abgeblaßt?) $S = 1,0$	R. $\frac{1}{2}$ Jahr zuvor Iritis luetica	Neurolog.: O. B. Liquor: Nonne positiv, Lymphocyt. 128 im cmm, Wassermann-Reaktion positiv, auch im Blut. (Liquor-Untersuchung einige Monate vor Ausbruch der „retrobulbären Neuritis")
3. Auguste We., 4915/14	1907 Bds. Pap. hyperämisch, Grenzen unscharf, l. kleine retinale Hämorrhagie Bds. $S = {}^5/_{20}$	1910 Bds. temporale Abblassung, $S = {}^5/_7$	keine	1910: Lebhafte Reflexe, r. angedeuteter Patellarklonus, zuweilen positiver Babinski. 1911 wegen einer Psychose in einer Heilanstalt. 1914: Objektiv derselbe neurol. Befund wie 1910.
4. Frl. v. M., 28 Jahre, Priv. Halle	L. Papillitis Amaurose	Temporale Abblassung $S = 0,8—0,9$	keine	1910: Oculomotoriusparese. Kopfschmerzen. Schwindel. Später (1916) eine Zeitlang „ischiasartiges" Gefühl im r. Oberschenkel. Eine Zeitlang taubes Gefühl in den Fingerspitzen. Neurol. Befund: O. B.

Name	Papillenbefund und Visus am Anfang der Beobachtung	am Ende der Beobachtung	Sonstige Bulbusveränderungen	Neurologisch
5. Franz Hei., 15 Jahre, Kr. 23/10	Bds. Papillitis Amaurose	Temporale Abblassung Bds. $S = {}^5/_4$	keine	Kopfschmerzen, Erbrechen. Schon seit längerer Zeit öfters Ohnmachtsanwandlungen. Liquor: Mäßige Lymphocytose, Wassermann-Reaktion negativ (noch keine Auswertungsmethode).
6. Martha Pie.. 31 Jahre, Kr. 871/11.	L. Papillitis $S = {}^1/_7$ p.	L. Papille etwas blaß $S = {}^5/_5$	L. staubförmige und dichtere Glaskörpertrübungen. Bds. Chorioretinispecific.	Schwindel. Später auch Erkrankung des l. Akustikus.
7. Luzie Zie., 18 Jahre. Kr. 254/14	R. Papillitis $S = {}^5/_{35}$	R. noch längere Zeit etwas verwaschene Grenzen, nicht abgeblaßt $S = {}^5/_5$	L. Iritis luetica.	Liquor: Druck 60 mm H_2O, Nonne Apelt positiv, Lymphozytose positiv, Wassermann-Reaktion bei 0,2 ccm negativ, bei 0,4 schwach positiv, bei 0,8 ccm stark positiv
8. Anna Ni., 28 Jahre, Kr. 155/11	R. Papillitis $S = Fgr$ in ${}^3/_4$ m	R. Papille normal (Grenzen ganz gering verschleiert) $S = {}^5/_5$	R. zahlreiche staubförmige Glaskörpertrübungen	Kopfschmerzen. — Einige Zeit später rechtsseitige Akustikusaffektion. (Lumbalpunktion ergab merkwürdigerweise keine zell- und keine Eiweißvermehrung, doch ging energische antiluetische Behandlung voraus.)
9. Paul H., 20 Jahre, 1896/11	Bds. Papillen hyperämisch Grenzen verschleiert $S = 1,0$	Normal	keine	Bds. Parese der Akkommodation. Diplopie.
10. Heino Fei., 54 Jahre, Kr. 387/13	R. Papillitis $S = {}^5/_{35}$	Papillitische Atrophie Nahezu erblindet	R. Perivaskulitis der Netzhautgefäße und retinale Herde. L. Uveitis.	Bds. reflektorische Pupillenstarre. Auch links wahrscheinlich Sehnervenprozeß.
11. Auguste Kor., 53 Jahre, Kr. 838/16	Bds. Papillitis Bds. 1,0	Bds. normal $S = 1,0$	keine	Öfters Anfälle von Kopfweh, Schwindel, Erbrechen, Ohrensausen. R. Abducensparese
12. Wilh. Kra., 53 Jahre, Kr. 743/14	Bds. Papillen grenzen etwas verschleiert (?) R. $S = {}^1/_{25}$ L. $S = {}^1/_{35}$	Abgesehen von Glaskörpertrübungen normal $R-1D$ $S={}^5/_{35}$ L. $S = {}^5/_7$ p.	Bds. retinale Herdchen, Glaskörpertrübungen	Als Kind epileptische Anfälle. Jetzt Kopfschmerzen. Liquor: Druck 235 mm H_2O, Lymphocytose 30—40 Zellen im cmm. Nonne-Apelt und Noguchi positiv. Wassermann-Reaktion bei 0,2 negativ, bei 0,6—0,8 ccm positiv
13. Friedr. La,, 51 Jahre, Priv. Halle	R. papillit. Optikusatrophie $S = {}^5/_{15}$ L. Papillitis $S = {}^5/_{20}$	L. Verschleierung der Papille geringer L. S. $= {}^5/_{10}$	L. Reste von Iritis	Reste einer rechtsseitigen Apoplexie. Liquor: Druck über 200 mm H_2O. Nonne-Apelt positiv, 43 Lymphocyten im cmm. Wassermann-Reaktion bei 0,2 ccm schwach, bei 0,8 ccm stark positiv.

In dieser Tabelle ist kein Fall, der nicht irgendwelche neurologische Symptome oder zum mindesten Liquorveränderungen dargeboten hätte. Manche Beobachtungen deuten ohne weiteres auf eine basal sitzende Lues hin, bei den meisten muß es allerdings unentschieden bleiben, wo der syphilitische Prozeß des Zentralnervensystems lokalisiert war. Der Rückschluß, daß die Sehnervenentzündung nun jedesmal von dem Prozeß im

Zentralorgan direkt sich ableitete, ist natürlich nicht ohne weiteres statthaft.
Es ist aber andererseits wenig wahrscheinlich, daß Sehnervenentzündung und
Gehirnprozeß stets oder meistens unabhängig voneinander bestanden haben
sollten. Es erhebt sich deshalb die Frage, wie man sich das Entstehen eines
zentralen oder parazentralen Skotoms gerade in letzteren Fällen denken
kann. Ein zwanglose Erklärung scheint mir möglich, wenn man sich vorstellt,
daß Spirochäten vom Chiasma her in den Zwischenscheidenraum einwandern
und bei ihrem Vordringen am peripheren Ende desselben eine Entzündung hervor-

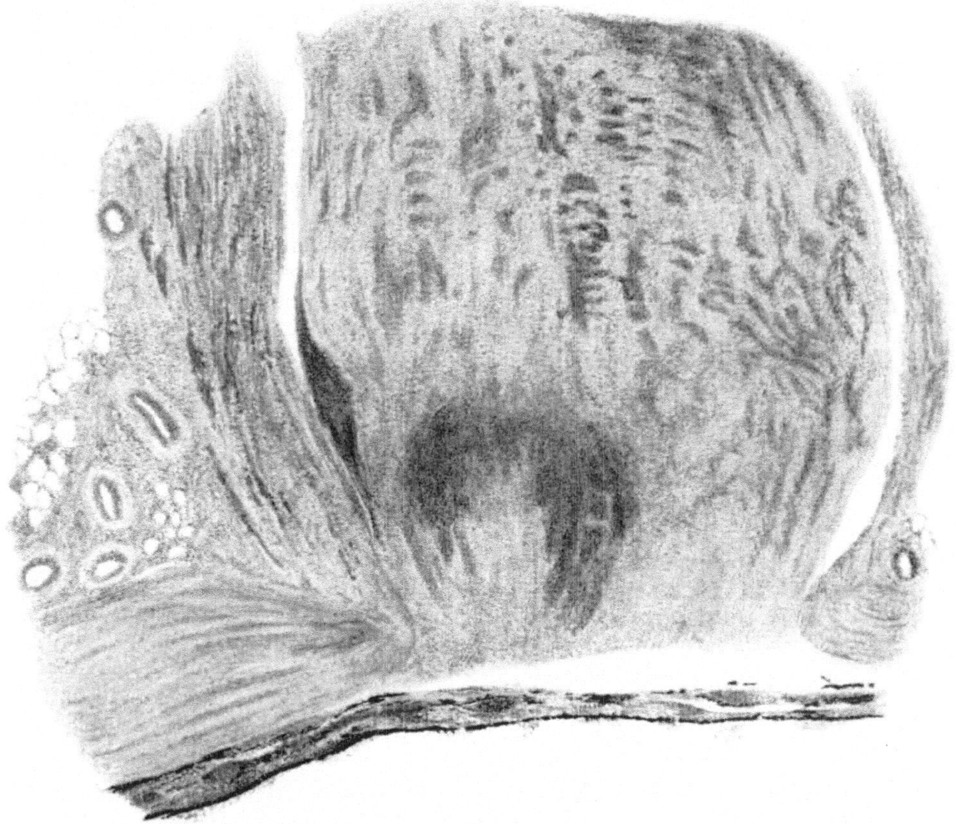

Abb. 107. Sehnervenentzündung bei Lues (Fall publiziert von Wagner).

bringen. Eine solche Entzündung der Scheiden des Optikus am peripheren
Abschnitt kann aber leicht das hier exzentrisch liegende papillo-makuläre
Bündel mitbetreffen und so ein zentrales Skotom auslösen.

Zu dieser Annahme der gelegentlichen Entstehung zentraler und para-
zentraler Skotome von einer primären Entzündung der Optikusscheide liefert
der von Wagner (Klin. Monatsbl. f. A. Bd. 41, II. 1903) beschriebene Fall
bis zu einem gewissen Grade eine anatomische Illustrierung.

An den histologischen Präparaten, die mir Herr Professor Peters liebens-
würdigerweise zur Verfügung stellte, ist eine außerordentliche Verdickung und
entzündliche Affektion der Optikusscheiden auf der temporalen Seite wahrnehmbar, während auf der nasalen Seite die Entzündung minimal ist. Entsprechend

ist auch der Optikus selbst auf der temporalen Seite hochgradig verändert, das eigentliche Nervengewebe und Septenwerk ganz untergegangen, während auf der nasalen Seite die Entzündung viel geringgradiger ist (Abb. 107). Ob es sich in diesem Fall im Leben um ein zentrales Skotom gehandelt hat, läßt sich nicht mit Bestimmtheit sagen, da eine Kombination mit einem glaukomösen Prozeß bestand, allerdings ist angegeben, daß das Auge plötzlich über Nacht erblindet sei.

Sympathisch an diesem Erklärungsversuch ist, daß wir den anatomisch am besten fundierten Fall eines vom Gehirn zunächst auf die Scheiden des Optikus sich fortsetzenden Prozesses auch hier zugrunde legen könnten.

Weiter würde dazu stimmen, daß bei den meisten „retrobulbären Neuritiden" luetischer Natur die Papille mitbetroffen ist, wie die vorangegangene Tabelle zeigt.

Ferner spricht die Pathologie der „Neurorezidive" am Optikus in diesem Sinne. Man nimmt mit Recht für die meisten dieser Neurorezidivfälle an, daß eine basale Lues vorliegt. Sie entstanden meist 6—8 Wochen nach der ungenügenden Salvarsaninjektion und sind als ein hochgradiger, am Sehnervenkopf lokalisierter Entzündungsprozeß (Glaskörpertrübungen!) charakterisiert. Aus diesen verschiedenen Momenten, besonders aus dem genannten zeitlichen Intervall, ist m. E. der Schluß plausibel, daß in vielen dieser Fälle bereits vor der Behandlung Spirochäten in den Zwischenscheidenraum bis an das Ende des Blindsacks von der krankhaft affizierten Basis cranii her eingewandert waren und durch den Reiz des Antisyphiliticums aktiviert, zu der Entzündung der Scheiden und des Papillengewebes Veranlassung gaben. Ob bei verfeinerter Gesichtsfelddiagnostik sich nicht außer dem zentralen Skotom auch noch andere Bündeldefekte nachweisen ließen, kann ich, da ich in den letzten Jahren kein Neurorezidiv mehr sah, nicht sicher sagen, möchte es aber für sehr wahrscheinlich halten.

Einige Beobachtungen, die man auch in die Kategorie der Neurorezidive rechnen kann, sind anatomisch untersucht worden, wobei sich in der Tat eine basale Lues herausstellte. Von diesen erwähne ich die Beobachtung 13 von Krause, wo es in dem Jahr des Primäraffektes nach Quecksilberbehandlung zu einer beiderseitigen hochgradigen Papilloretinitis und beiderseitigen Abduzensparese kam, und wo die Sektion, abgesehen von einer basilaren Meningitis, speziell an den Optici eine enorme Lymphozyten-Infiltration der Scheiden aufdeckte. Die Infiltration setzte sich längs der Gefäße in die Septen fort und war auch diffus in der Randglia zu beobachten, wie zwei beigegebene Abbildungen demonstrieren.

Eine zweite Beobachtung gibt Nonne wieder (Seite 244 seines Lehrbuches):

26jähriger Unteroffizier K.

Ende März 1904 Schanker. Am 3. IV. 1904 ging er wegen Lungenentzündung und Roseola dem Lazarett zu. Am 11. V. 1904 entlassen, ohne geschmiert zu haben, zu einem Erholungsurlaub, von dem er am 7. VI. zurückkehrte mit neuem makulösem Ausschlag. Vom 7. VI. bis 7. VII. Schmierkur im Lazarett, wobei er öfters über Kopfschmerzen klagte, die schon seit Ostern bestehen sollen. Im September verändertes psychisches Wesen, vernachlässigt den Dienst. Wegen Sehstörungen Lazarettaufnahme am 24. IX. 1904.

Status: Sprache schwerfällig, schwere Worte werden mühsam nachgesprochen. Kein Schwanken bei geschlossenen Augen. Hypästhesie der linken Kopfhälfte und rechten Zunge. Pupillen mehr als mittelweit, die rechte etwas weiter als die linke, reagieren auf Lichteinfall und Konvergenz, aber nicht so prompt wie beim Gesunden. R. S. = $^6/_{10}$, L. S. = $^2/_{18}$. Parese des linken Abducens. Beim Blick nach links manchmal leichtes Augenzittern. Keine Doppelbilder. Rechte Papille pilzförmig (1 mm) aufgetrieben, Grenzen verwaschen, Schlagadern blutleer, Blutadern stark geschlängelt, kapilläre Blutungen und kleine, weiße Flecke in der streifig getrübten Retina. Links derselbe Befund mit stärkeren kapillaren Blutungen und ganzen Blutklumpen. Rohe Kraft der Armmuskulatur etwas vermindert; Patellarreflexe schwach. Intelligenz herabgesetzt, Teilnahmlosigkeit, Klagen über Kopfschmerzen und Schlaflosigkeit. Am 6. X. in der Nacht verläßt er plötzlich taumelnd das Bett und fällt im Korridor hin, anscheinend bei Besinnung; später Zittern, zeitweise Krampf in Armen (besonders im linken) und Beinen, dann lautes Schnarchen; gegen Morgen Speichelfluß. Tod vormittags 8 Uhr unter Erscheinung von Atemlähmung.

Bei der Gehirnsektion fand sich: Hirnhäute verdickt, Pia mater zeigt an mehreren Stellen sulzige Trübungen, Sehnervenkreuzungen in 2 mm hohes gummöses Infiltrat eingebettet, einzelne Windungen am Stirnhirn abgeplattet; gänseeigroße, im Innern erweichte Gummigeschwulst im linken Schläfenlappen, in deren Umgebung die Gehirnmasse breiig zerfallen ist.

Bei der mikroskopischen Untersuchung fand sich: typische Meningoencephalitis gummosa mit Endarteriitis obliterans und Phlebosklerose.

So kommen wir zu der Überzeugung, daß ein direktes Abhängigkeitsverhältnis dieser zweiten Gruppe von Sehnervenentzündungen (mit zentralem Skotom) von der Erkrankung des Zerebrums bestehen kann, derart, daß entweder die spezifischen Produkte selbst im Zwischenscheidenraum bis zum peripheren Abschnitt des Optikus gelangen oder daß Spirochäten vom Chiasma bis dahin wandern und einen neuen Prozeß auslösen.

Es soll aber keineswegs behauptet werden, daß das zentrale Skotom nur auf diese Weise zustande kommen könne. Eine zweite Möglichkeit, ebenfalls bei Vorhandensein einer basalen Gehirnsyphilis, besteht darin, daß ein parenchymatöser Chiasmaprozeß sich auf den axialen Teil des intrakraniellen Optikus fortsetzt oder daß von einem Chiasmaherd eine einfache absteigende Degeneration im axialen Teil des Optikus statthat. Auch diese Annahme ist allerdings mehr hypothetisch, denn dahingehende Sektionsbefunde besitzen wir nicht. In Wirklichkeit wird es auch, wenn wir obigen Fall annehmen, so sein, daß mehr oder minder starke perineuritische Veränderungen in den intrakraniellen Optici ebenfalls bestehen. So wäre denn verständlich, daß auf der einen Seite der Optikus mehr peripher im Querschnitt und auf der anderen Seite vorwiegend axial betroffen sein könnte. Ein solcher Fall lag klinisch wahrscheinlich in der Beobachtung V von Uhthoff vor, wenn allerdings auch die Angaben der Patientin sehr unsicher waren. Die mikroskopische Untersuchung dieses Falles gab jedoch keine befriedigende Erklärung für den klinisch gefundenen Unterschied auf beiden Augen.

Wir müssen die Entstehung des zentralen Skotoms resp. von Störungen in der intermediären Netzhautzone vor allem dann in den rückwärts gelegenen Abschnitt des Optikus suchen, wenn die Papille normal oder höchstens sekundär abgeblaßt ist.

Für das Entstehen des zentralen Skotoms weit hinten im Optikus sprechen natürlich auch Beobachtungen wie die von Langenbeck, wo die basale Gehirnlues aus dem wechselnden Symptomenbild sich ohne weiteres ergibt:

Eine 21jährige Patientin weist zuerst rechts, dann links ein zentrales Farbenskotom und peripheren, fast konzentrischen Ausfall des Gesichtsfeldes bei normalem ophthalmoskopischen Befund auf. Unter meningitischen Erscheinungen tritt einen Tag nach der Erkrankung des zweiten Auges eine homonyme, linksseitige Hemianopsie ein. Der meningitische gummöse Prozeß hatte demnach zuerst den rechten, dann den linken Optikus umfaßt und auf den rechten Tractus opticus übergegriffen; das zentrale Farbenskotom deutet auf weitere Affektion im Optikusstamm.

In dem angeführten Falle Uhthoffs ist noch bemerkenswert, daß auf
der Seite, die klinisch ein zentrales Skotom erkennen ließ, in der Gegend des
knöchernen Kanals manche Querschnitte der Ophthalmica und ihrer Verzweigungen ausgesprochene Intimawucherungen aufwiesen. Man könnte darnach auch daran denken, ob nicht Gefäßveränderungen und in ihrem Gefolge Ernährungsstörungen zu einer Läsion des axialen Optikusteils weit hinten
in der Orbita führen können. Schieck hat sich einmal in diesem Sinne ausgesprochen, allerdings ist die syphilitische Natur des einen Falles, den er anführt,
wegen der Erfolglosigkeit der antiluetischen Behandlung etwas zweifelhaft.
Leider wissen wir über die Bedeutung der Gefäßveränderungen auf den Optikus
ganz im allgemeinen und für die Lues im besonderen, wie ich im anatomischen
Abschnitt schon auseinandersetzte, noch äußerst wenig.

Es dürfte aber vielleicht eine eigene Beobachtung von Interesse sein,
bei der eine, mit zentralem Skotom einhergehende Optikusstammaffektion sich
mit Gefäßveränderungen in der Retina kombinierte, wo also vielleicht auch
im Optikus Gefäßprozesse zu Funktionsstörungen führten.

Heino Fei., 54 Jahre, Halle 387/13, will früher immer gesund gewesen sein.
6 Wochen vor der Aufnahme in die Augenklinik zu Halle, die am 19. V. 13 erfolgte,
soll sich das linke Auge entzündet haben. Die Entzündung ging unter Umschlägen
zurück. Patient bemerkte aber eine allmähliche Abnahme der Sehschärfe. Erst nach
einigem Widerstreben gibt er zu, sich etwa vor $^1/_2$ Jahr luetisch infiziert zu haben.
Wassermann-Reaktion $+++ +$ im Blut.

Bei der Aufnahme fanden sich am linken Auge Präzipitate auf der Hornhauthinterfläche und flottierende Glaskörpertrübungen. Fundus stark verschleiert.
Sehvermögen auf Erkennen von Fingern in etwa 1 Meter exzentrisch herabgesetzt,
im Gesichtsfeld nur eine kleine exzentrische Partie auf der temporalen Seite erhalten
Rechtes Auge normal; S = 1,0. Tension rechts 27 mm, links 20 mm.

Am 26. V. klagt Patient über Kopfschmerzen und Schlechtersehen auf dem
rechten Auge. Visus auf $^5/_{35}$ gesunken. Zentrales Skotom für alle Farben nachweisbar. Ophthalmoskopisch: Papille hyperämisch, Grenzen verschleiert, am Gul-
strandschen Augenspiegel deutliche Prominenz. Venen etwas erweitert, an den
Arterien keine Besonderheiten. Die weiteren pathologischen Veränderungen liegen
(u. B.) im nasal unteren Quadranten und bestehen: 1. in einer leichten Trübung
des Fundus in dieser Partie, 2. in einem grauen Exsudatstrang, der in den tiefen
Schichten der Retina gelegen ist und der sich von der Papille nach der Peripherie
zu erstreckt, 3. in einer Perivasculitis und 4. in einigen Blutungen und graulichen,
feinen Exsudationen.

Die Schmierkur muß bald wegen Erscheinungen von seiten des Intestinal-
traktus abgebrochen werden; der Exsudatstrang verschwindet ziemlich bald, die
perivaskulitischen Veränderungen werden geringer, es treten aber an anderen Stellen
neue auf.

Am 4. VI. 13 sind alle die beschriebenen Veränderungen am rechten Auge
geschwunden, Sehschärfe hat sich jetzt auf $^5/_{15}$ gehoben. Es werden nun noch eine
Reihe von Salvarsaninjektionen verabreicht. Atropin wird weggelassen.

Am 23. VI. 13 ist die rechte Papille klar zu sehen, aber etwas abgeblaßt (?),
Gefäße auffallend dünn. Die Pupille ist eng und nahezu lichtstarr. Wie lang
die Pupillarreaktion schon abnorm ist, kann nicht mehr festgestellt werden, da
Patient früher immer Mydriatica erhielt.

Am 27. VI. reagiert die rechte Pupille wieder etwas auf Lichteinfall.

Am 28. VI. besteht zweifellos beiderseitige reflektorische Pupillenstarre
mit ganz prompter Konvergenzreaktion. Beiderseits Glaskörpertrübungen. Rechts
werden kleinste Farbenmuster jetzt zentral erkannt, gelb manchmal für rot erklärt.
S. = $^5/_7$ p. Erhebliche Lichtsinnstörung (am Nagelschen Adaptometer 3 Platten
herausgezogen, 1600 mm Blendenweite). Links sind die Netzhautgefäße auffallend
dünn. Gesichtsfeld noch immer aus einem kleinen, exzentrischen Bezirk bestehend.
S. = Fingerzählen in 3 Meter.

Patient ging dann später in andere ärztliche Hände über; ich hatte aber Gelegenheit, ihn nach 1 Jahr noch einmal zu sprechen. Es ging ihm sehr schlecht. Das rechte Auge war bedeutend im Visus gesunken und auch das Gesichtsfeld schien sehr gelitten zu haben; das linke Auge war nicht besser geworden.

Es handelte sich hier offenbar um eine sehr bösartige Form von Sehnervenaffektion. Der ganze Verlauf ist entschieden ungewöhnlich; am linken Auge die sehr schnell sich entwickelnde, therapeutisch unzugängige, hochgradige Sehstörung; rechts die plötzliche Sehstörung, die bald eintretende Verdünnung der Gefäße, das Rezidiv nach kurzdauernder Besserung und der schlechte Ausgang. Deshalb dachte ich daran, daß diese Erscheinungen in Anbetracht der perivaskulitischen Vorgänge an den Gefäßen der Netzhaut vielleicht auch auf Gefäß- und Ernährungsstörungen im Optikus zurückzuführen sein könnten.

Durch Ernährungsstörungen ist dann auch möglicherweise das Befallensein der axialen Optikuspartie zu erklären, wenn der Druck eines orbitalen luetischen Tumors auf den Sehnerv einwirkt (zentrales Skotom als Fernsymptom).

In dieser Weise dürfte wohl eine Beobachtung von Birch-Hirschfeld zu verwerten sein, wo es sich primär um einen orbitalen luetischen Prozeß handelte und der folgendermaßen lag:

Die 35jährige Marie M. litt seit einigen Monaten an Geschwüren am Hals, der Stirn und den Genitalien, die sich bei der Untersuchung als zerfallene Gummata erwiesen. Vor 14 Tagen trat ihr linkes Auge vor.

Die Untersuchung ergab eine beträchtliche Schwellung des oberen Orbitalrandes von ziemlich weicher Konsistenz und geringer Druckempfindlichkeit. Die Haut darüber war intakt. Die Lider waren leicht geschwellt, der äußere Sektor der Augapfelbindehaut stark injiziert. Es bestand ein linksseitiger Exophthalmus von 4 mm. Der linke Bulbus stand außerdem 2 mm tiefer als der rechte. Die Beweglichkeit war besonders nach oben und innen gestört. Bei Bewegungen des Bulbus klagte Pat. über lebhafte Schmerzen. Der Visus war links fast völlig erloschen, die Pupille weit und starr. Die Papille erschien gerötet und leicht verwaschen. Am rechten Auge bestanden normale Verhältnisse.

Auf antiluetische Behandlung (Inunktion und Jodkali) trat schnelle Besserung ein. Bereits nach 10 Tagen war der Exophthalmus um 2 mm verringert, die Beweglichkeit wesentlich gebessert. Es konnten jetzt mit dem linken Auge Finger in 1½ Meter gezählt werden. Zugleich wurde ein ausgedehntes Skotom für rot und grün nachgewiesen. Das periphere Gesichtsfeld für weiß war normal. Nach weiteren 2 Wochen betrug der Visus links schon $^6/_{36}$, das Skotom hatte sich verkleinert, der Exophthalmus auf 1,5 verringert. 8 Wochen nach Beginn der Kur bestand links voller Visus, normaler Hintergrund, normale Stellung und Beweglichkeit des Bulbus.

Eine weitere Möglichkeit der Genese von luetischen Sehnervenentzündungen überhaupt und eventuell auch von zentralen oder sonstigen Skotomen besteht darin, daß der Sehnerv sekundär vom Auge aus auf chemotaktischem Wege oder durch Überwanderung von Spirochäten vom Glaskörper her (?) erkrankt. Eine derartige Entstehung ist bei folgender Beobachtung zu erwägen:

Klara Ro., 37 Jahre, J.-Nr. 361/13, lag Anfang 1913 wegen heftiger Kopfschmerzen und Nephritis in der Med. Klinik. Die Allgemeinuntersuchung ergab m übrigen zahlreiche bräunliche Pigmentflecke am Rumpf sowie Geschwürsnarben und Plaques an der Mundschleimhaut. Die Nephritis wurde als luetisch angesprochen, weil Kopfschmerzen und Eiweiß auf die antiluetische Behandlung schwanden (Jodkalium und Neosalvarsaninjektionen). 4 Wochen nach der Entlassung traten von neuem Kopfschmerzen, besonders des Nachts, auf und ein Schleier vor dem rechten Auge. Der Befund ergab eine Iritis luetica mit Knötchenbildung und Präzipitaten am rechten Auge sowie eine stark hyperämische, verschleierte Papille. Die Untersuchung des Gesichtsfeldes ergab 3 parazentrale, relative Skotome an diesem Auge, während das linke sich normal verhielt. (Erkrankte später auch an Iritis.) Die Lumbalpunktion gleich bei der Aufnahme ergab einen völlig negativen Befund sowohl cytologisch als chemisch, als serologisch (mit der Hauptmannschen Methode).

Für die obige Deutung würde in diesem Fall, abgesehen von der bestehenden Iritis der negative Lumbalbefund zu verwerten sein. Schon bei Besprechung der Komplikationen einer Iritis (S. 284) beschrieb ich mit Iritis verbundene Sehnervenaffektionen, die sich öfters nur in kleinen Skotomen äußern. Die ophthalmoskopischen Veränderungen an der Papille können dabei sehr geringgradig sein, manchmal sind sie wegen der Veränderungen im vorderen Bulbusabschnitt nicht zu übersehen.

Dort teilte ich auch eine Beobachtung mit, bei der zuerst auf dem iritischen Auge, dann aber auch auf dem anderen Auge ein Bündeldefekt sich einstellte, der auf antiluetische Behandlung zurückging. In solchen Fällen muß wohl auch an die Möglichkeit gedacht werden, daß Iritis und Sehnervenaffektion koordinierte Prozesse sind und vielleicht auf dem Blutweg entstehen. Gegen eine solche Auffassung wäre allerdings geltend zu machen, daß die Spirochäten im allgemeinen wenigstens sich auf dem Lymphweg weiter verbreiten.

Bei den zuletzt zitierten Beobachtungen war der Sehnervenprozeß mit einem bulbären kombiniert. Wir gelangen so zu der Frage, ob auch bei den von einer Lues cerebri abhängigen Optikuserkrankungen sich öfters Veränderungen am Bulbus nachweisen lassen.

Uhthoff äußert sich dahin, daß bei der Lues cerebri Erkrankungen der Augenhäute sehr selten anzutreffen sind. In 17 Fällen von Hirnsyphilis fand er nur 2mal eine Beteiligung des Bulbus und diese Feststellung fand er in der Literatur bestätigt, indem bei 150 beschriebenen Beobachtungen Komplikationen von seiten des Auges nur in 11 Fällen konstatiert wurden. Nur bei der Hirnsyphilis infolge von Lues congenita fand er merkwürdig häufig Augenveränderungen, doch handelte es sich da meist um alte chorioretinitische Prozesse, auch haben seiner Meinung nach die gelegentlich beobachteten Fälle von Iritis, Chorioiditis und Neuritis bei der akquiriert luetischen Hirnsyphilis nichts direktes mit der Hirnsyphilis zu tun. Er hebt noch besonders hervor, daß ophthalmoskopisch sichtbare, retinale Veränderungen bei der Hirnsyphilis fast immer fehlen.

Diese Feststellungen, die Uhthoff in der Hauptsache dem sezierten und vorher natürlich beobachteten Material entnimmt, stehen in einem gewissen Gegensatz zu meinen eigenen Beobachtungen.

Bei den auf der Tabelle S. 457 vereinigten Fällen z. B. sind unter 13 Fällen 8mal pathologische Prozesse im Auge sichtbar gewesen, vor oder gleichzeitig mit der Sehnervenerkrankung. Die Glaskörpertrübungen waren wahrscheinlich meistens durch den entzündlichen Prozeß an der Papille bedingt, wofür besonders Fall 6, der S. 435 genauer publiziert ist, spricht, da diese trotz beiderseitiger Chorioretinitis nur auf dem papillitischen Auge bestanden. Die meisten anderen bulbären Entzündungen standen wohl kaum mit der Lues cerebri in direktem Zusammenhang, wenn man nicht gerade ein gelegentliches Weiterwandern vom Zwischenscheidenraum des Sehnerven in den perichorioidealen Raum annehmen will, eine Annahme, für die auf jeden Fall strikte Beweise fehlen.

Ein Punkt wäre bei der Pathogenese noch zu erörtern, die Frage, ob extragenitale Primäraffekte, besonders solche des Gesichts, auffallend häufig zu einer Mitbeteiligung des Gehirns und somit auch des Sehnerven führen. In letzter Zeit wurde diese, schon früher mancherorts geäußerte Vermutung

von Ehrlich aufgegriffen bei der Erklärung des Zustandekommens der Neurorezidive nach Salvarsaninjektionen. Benario stellte unter 202 Fällen von
Neurorezidiven in 12,3$^0/_0$ einen extragenitalen Primäraffekt fest. Unter diesen
25 extragenitalen fanden sich allerdings nur 14 chancres céphaliques. Benario
hält diese Zahl für recht erheblich, da z. B. Mauriac früher unter 1773 Fällen
von Schankern nur 50 Chancres céphaliques (0,28$^0/_0$) festgestellt hatte. Die
Bedeutung der Kopfschanker für die Entstehung von Gehirnprozessen ist gewiß
nicht ohne weiteres von der Hand zu weisen, wenn man einerseits bedenkt,
daß die Lymphbahnen zum Gehirn recht reichlich sind und bei Furunkeln
recht gefürchtet werden und weiter bedenkt, daß die Spirochäten hauptsächlich
auf dem Lymphwege wandern. Nonne glaubt allerdings nicht, daß extragenitale Infektion besonders zu Erkrankungen des Zentralnervensystems dis-
poniere; über die Bedeutung der Kopfschanker im besonderen spricht er sich
in seinem Buch nicht aus. Aus früherer Zeit ist ein von Helbron beschriebener
Fall von Neuritis optica nach Lidschanker in diesem Zusammenhang von
Interesse.

Es handelte sich um den seltenen Fall eines doppelten Lidschankers am Ober-
und Unterlid des linken Auges. Einige Monate später kam es an beiden Augen,
vorzugsweise aber links, zu einer Iritis und dann auch zu einer linksseitigen Neuritis optica (Papillitis). Helbron selbst ist geneigt, die Erkrankung der Iris auf
dem Blutwege als eine Äußerung der allgemeinen Lues anzusehen. Aber eigentümlich bleibt seiner Ansicht nach doch die Lokalisation dieser konstitutionellen Syphilis
nur auf die Augen, speziell das linke.

Bei den eigenen Beobachtungen von luetischen Sehnervenaffektionen
handelte es sich nie um extragenitale Infektionen.

Zum Schluß dieser pathogenetischen Auseinandersetzungen sei noch darauf
hingewiesen, daß natürlich auch Sehnervenerkrankungen auf nichtluetischer Basis bei Luetikern vorkommen können. Früher war vor allem
der Verlauf, d. h. der Erfolg der antiluetischen Behandlung von differentialdiagnostischer Wichtigkeit, heute unterstützt uns der Ausfall der „4 Reaktionen"
wesentlich in dem Aufbau der Diagnose. Sind sie sämtlich negativ, so ist eine
luetische Erkrankung des Zentralnervensystems nach den Erfahrungen Nonnes
u. a. so gut wie ausgeschlossen; und ist nur die Phase I Reaktion positiv, so
beweist das nur, daß eine organische Nervenerkrankung besteht. So ist denn
die folgende Beobachtung trotz vorangegangener Lues und obgleich das klinische Bild durchaus für eine syphilitische Sehnervenerkrankung gepaßt hätte,
als nichtsyphilitisch anzusprechen. In der Tat ging der Prozeß ohne jede
spezifische Behandlung zurück. Der eigentliche Grund der Erkrankung ließ
sich bisher nicht feststellen.

Albert Kleinh., 45 Jahre, Kr. 88/17, hatte 1894 Lues akquiriert und ist
damals in der Göttinger medizinischen Klinik mit zwei Schmierkuren behandelt
worden. Angeblich nie Sekundärerscheinungen; trotzdem 1896 noch einmal eine
Hg-Pillenkur. Abgesehen von Ischias und asthmatischen Beschwerden, hat er sich
immer wohl gefühlt; sein Auswurf sei einmal mit negativem Resultat auf Tbc-
Bazillen untersucht worden.

Bei der Aufnahme in die Göttinger Augenklinik am 19. IV. 17 gibt er an,
daß er seit 14 Tagen einen Schleier vor dem rechten Auge bemerke und daß er rechts
Farben nicht mehr erkennen könne.

Rechtes Auge äußerlich normal; ophthalmoskopisch Papille verwaschen,
deutlich prominent; Dilatation und Schlängelung der Venen; zwischen Papille
und Makula feine weiße Fleckchen. In der Makula Andeutung von Sternfigur.
Refraktion: Papille $+$ 6,0 D; Foveagegend $+$ 3,0 bis $+$ 4,0 D.

Linkes Auge: ophthalmoskopischer Befund wahrscheinlich normal. Vor der
Netzhaut sieht man eine Anzahl feinster weißer Pünktchen, die einen zur Papille
ziemlich konzentrischen Bogen bilden.

Rechts: + 3,0 D kombiniert mit + 1,0 Dcyl. Achse vertikal S = 0,1. Links: + 3,0 D S = 1,0.

Untersuchung des Gesichtsfelds an der großen Scheibe ergibt für das rechte Auge einen zentralen Defekt; links einen peripheren Defekt. Adaptometerbefund: R. am Ende der Kurve herabgesetzt, L. normal.

4 Reaktionen: Wassermann-Reaktion im Blut negativ, Nonnesche Reaktion Spur Trübung, Pandysche Reaktion negativ, keine Lymphocytose, Wassermann-Reaktion im Liquor in allen Verdünnungen negativ. Liquor-Druck 80—90 mm.

Nach der Lumbalpunktion setzte eine Besserung des Visus am rechten Auge ein. Im Lauf der nächsten Wochen normalisierte sich der Befund an beiden Augen bei ganz indifferenter Behandlung.

Bei den mit zentralem Skotom einhergehenden Sehnervenerkrankungen ist, wenn sie doppelseitig sind, natürlich auch an Alkohol-Tabaksamblyopie zu denken. Einen derartigen Fall bei einem Luetiker hat schon Uhthoff besprochen, auch Wilbrand-Saenger weisen darauf hin. Ich machte auch eine derartige Beobachtung, gehe hier aber nicht näher auf sie ein.

Aber auch das in jeder Beziehung positive Liquorresultat kann gelegentlich zu Täuschungen Anlaß geben; so erzeugte in einer Beobachtung Freunds (Kl. M. f. A. 1916, LVI. 1. S. 468) ein subdural gelegenes Aneurysma der Carotis interna durch Kompression eines Tractus opticus eine homonyme Hemianopsie, während der pathologische Liquor auf eine gleichzeitig bestehende Tabes zu beziehen war.

Wichtig und differentialdiagnostisch schwierig kann die Unterscheidung zwischen Lues und multipler Sklerose werden. Öfters wird die Diagnose offen bleiben müssen, auch bei den in Tabelle S. 457 angeführten Fällen von „retrobulbärer Neuritis" kann sich schließlich noch eine oder die andere als multiple Sklerose entpuppen, wenn auch der bisherige Verlauf keine Anhaltspunkte dafür ergab. Auch bei dieser Differentialdiagnose ist das Liquorresultat von wesentlicher, wenn auch nicht immer von entscheidender Bedeutung. Besteht Vermehrung der Zellen und positive Nonnesche Reaktion, so kann dieses Ergebnis sowohl bei einer Lues cerebri als bei der multiplen Sklerose vorkommen. Sind die 4 Reaktionen negativ, so ist das unbedingt gegen Lues cerebri sprechend. Ist die Wassermann-Reaktion im Liquor positiv, so dürfen wir wohl eine luetische Affektion des Zentralnervensystems annehmen, aber es wäre noch denkbar, daß sich beide Prozesse kombinieren und daß eine „retrobulbäre Neuritis" doch der multiplen Sklerose ihr Dasein verdankte. Die folgende Beobachtung dürfte in diesem Zusammenhang von Interesse sein:

Else Ku., 25 Jahre (Kr. 829/16), war früher angeblich immer gesund. Familienanamnese o. B. Sie kann seit 7 Monaten auf dem rechten Auge schlechter sehen. Hat früher bereits öfters Kopfschmerzen gehabt, die auch in letzter Zeit öfters auftraten, aber nicht heftiger als in früheren Jahren. Herr Dr. Stölting-Hannover teilt auf Befragen mit, daß Juli 15 bei der Pat. bereits ein rechtsseitiges relatives, zentrales Skotom für weiß und ein absolutes für rot bestand bei $^1/_4$ Sehschärfe.

Bei der Aufnahme in die Göttinger Augenklinik am 3. I. 16 folgender Status: Beiderseits Pupillen gleichweit, gut reagierend; rechts deutliche temporale Abblassung der Papille; links temporale Hälfte ebenfalls etwas blasser. Rechts S = $^1/_{16}$, links S. = 0,7. Rechts noch großes zentrales Skotom bei freien Außengrenzen; links ein Sektor im Gesichtsfeld nasal unten, nahezu bis zum Fixierpunkt sich erstreckend, relativ für Weiß, absolut für Farben defekt. Wassermann-Reaktion im Blut positiv. Infektion wird negiert. Pat. gibt aber ersten Koitus 1914 zu.

Für luetische Erkrankung des Zentralnervensystems konnten gewisse lanzinierende Schmerzen sprechen, die in 3 wöchentlichen Pausen, etwa zur Zeit der Menses, auftraten; ebenso eventuell die Differenz der Patellar- und Achillessehnenreflexe, die an sich leicht auslösbar waren, und außerdem eine leichte Ataxie.

Lumbalpunktion ergibt: Druck 140—150 mm, Nonnesche Reaktion schwache Opaleszenz, Lymphocyten 27 im Kubikmillimeter. Wassermann-Reaktion negativ bei Auswertung bis 0,8 ccm Liquor.

Eine Hg-Einreibungskur sowie 9 Injektionen von Salvarsan-Natrium bringen eine zweifellose Besserung zustande. Der Visus rechts geht auf $^1/_{10}$: + 4,0 D = S = 0,3 N_3 mühsam. Nur noch kleines relatives parazentrales Skotom nachweisbar. Links S. = 1,0 Nieden I; Gesichtsfeld normalisiert.

Eine nochmalige ganz genaue Aufnahme der Anamnese ergibt schließlich, daß sie bereits vor 6 Jahren etwa 3 Monate doppelt gesehen hat. Die Diplopie kam und ging ohne sonstige Krankheitserscheinungen.

In diesem Fall war die Anamnese, d. h. die Angabe des Doppelsehens, lange vor dem möglichen Infektionstermin für die schließliche Diagnose multiple Sklerose (Geh.-Rat Schultze) ausschlaggebend. Die Lumbalpunktion hatte keine Entscheidung gebracht, wenngleich der negative Ausfall der Wassermann-Reaktion bei erhöhter Liquormenge auch eher gegen Lues cerebri sprach. Umgekehrt ist der sehr günstige Einfluß der antiluetischen Behandlung auf den Sehnervenprozeß beider Augen bemerkenswert. Das ist besonders deshalb hervorzuheben, weil neuestens gewisse Anhaltspunkte dafür vorliegen, auch die multiple Sklerose auf Spirochäten zurückzuführen (Kuhn und Steiner, Med. Kl. 1917, Nr. 38.)

Therapie und Schicksal.

Wie ein roter Faden zieht sich durch das ganze Kapitel des Verlaufs und der Prognose dieser luetischen Optikuserkrankungen die Wichtigkeit des frühzeitigen Erkennens ihrer syphilitischen Herkunft, damit sie möglichst bald und intensiv der spezifischen Therapie zugeführt werden können. Es ist deshalb hier noch einmal mit Nachdruck zu betonen, daß bei jedem Fall von Optikuserkrankung Wassermann-Reaktion im Blut und eine Lumbalpunktion gemacht wird. Letztere ist nur dann auszuschließen, wenn Verdacht auf einen Hirntumor besteht. Die Lumbalpunktion hat nicht nur diagnostischen, sondern gerade bei der luetischen Sehnervenentzündung auch öfters einen sehr guten therapeutischen Effekt, manchmal nur auf die bestehenden zerebralen Reizerscheinungen, wie Kopfschmerzen, öfters aber auch auf den Prozeß an der Papille resp. auf die Funktionen.

Da es, wie gesagt, bei diesen Erkrankungen auf eine möglichst intensive und schnell wirkende Therapie ankommt, so wird es sich heutzutage empfehlen, Salvarsaninjektionen mit Quecksilberkuren zu verbinden. Auf jeden Fall sollte man des Salvarsans nicht entraten, da dieses unser schnellst wirkendes Antisyphiliticum darstellt und auf syphilitische Sehnervenprozesse meist sehr günstig wirkt. Von einer Gefahr der Erblindung kann keine Rede sein, wenn man das Mittel in der meist üblichen Weise anwendet. Jedoch gilt gerade bei Erkrankungen des Zentralnervensystems als Regel mit vorsichtigen Dosen (0,2 g) Salvarsannatrium anzufangen.

Die Schemata, die Dreyfus zur Behandlung vorgeschlagen hat, wurden bereits auf Seite 393 mitgeteilt.

Selbst bei schweren atrophischen Prozessen mit erheblicher Einschränkung des Gesichtsfeldes und beträchtlicher Herabsetzung des Visus ist durch antiluetische Therapie häufig noch manches zu erreichen. Es ist dies zweifellos einer der wichtigsten Unterschiede zwischen dieser auf neuritischen Vorgängen beruhenden Atrophie und der sogenannten genuinen Atrophie bei Tabes. Folgender selbst beobachteter Fall zeigt die erstaunliche Besserungsfähigkeit des Sehvermögens:

Hermann Jo., 70 Jahre alt, 662/11, gibt an, vor 20 Jahren auf dem rechten Auge erblindet zu sein. Damals seien beide Augen vorübergehend blind gewesen, doch habe sich das linke schnell erholt. In dem damaligen poliklinischen Eintrag ist nichts als die Diagnose: „Rechts Neuritis optica" zu finden; eine Behandlung hat damals offenbar nicht stattgefunden. Vor etwa 8—10 Tagen soll nun das linke Auge schlechter geworden sein. Status: Rechts Optikusatrophie mit scharfen Grenzen, Fingererkennen exzentrisch in $\frac{1}{2}$ Meter. Linke Papille gerötet, verschwommen und leicht geschwollen, Peripherie normal. S. = Fgr in 1 Meter, Gesichtsfeld sehr erheblich eingeschränkt, besonders von unten. Auf Jodkalium keine Besserung.

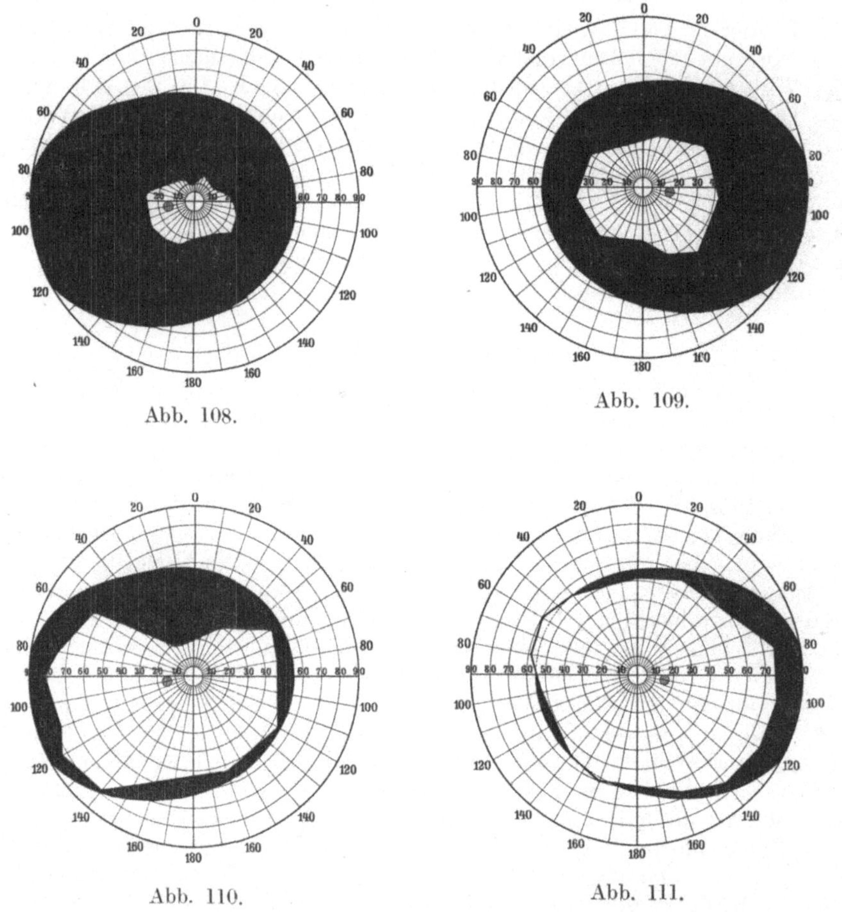

Abb. 108.

Abb. 109.

Abb. 110.

Abb. 111.

Schon 1 Woche später zeigt die Papille ausgesprochen atrophische Verfärbung, keine Schwellung mehr, nur noch unscharfe Begrenzung. Man sieht jetzt eine ziemliche Anzahl über den Hintergrund verstreuter gelblicher Herdchen, auch fädige Opatitates corp. vitr. Pat. erhält jetzt 0,4 g Salvarsan intravenös. Bereits 2 Tage später ist der Visus links auf $^5/_{25}$ und 1 Woche nachher auf $^5/_{15}$ p. gestiegen. Das Gesichtsfeld zeigt aber keine Besserung. Während der Beobachtung in den nächsten Monaten bleibt der Zustand auf dieser Höhe.

Wie sehr sich aber auch das Gesichtsfeld bessern kann, zeigt in evidenter Weise die Beobachtung von Wilbrand-Saenger, V, Seite 177:

F. T., 42 Jahre alt, 4. XI. 01. Vor Jahren Syphilis akquiriert Sieht seit Februar 1901 schlechter. Rechts Papille blaß, atrophisch, Grenzen scharf. S.

= Fgr in $2^1/_2$ Meter. Gesichtsfeld: Starke konzentrische Einschränkung, die Grenzen für weiß und blau decken sich fast, rot und grün nicht erkannt. Links analoger Befund. Das Gesichtsfeld noch stärker konzentrisch verengt als rechts (Abb. 108 u. 109). Antiluetische Kur.

Am 29. II. 02 bds. S = Fgr in 6 Meter, Gesichtsfeld bedeutend erweitert (s. Abb. 110 u. 111). Rot und grün nicht erkannt. Ophth. idem. Das übrige Nervensystem zeigt dauernd nichts Abnormes.

Dieser Rückgang in der Gesichtsfeldeinschränkung ist nach Wilbrand-Saengers Ansicht dadurch bedingt, daß ein großer Teil der die mittleren Partien versorgenden Nervenfasern durch die Entzündung in der Leitungsfähigkeit nur behindert war und daß durch die Einwirkung der Therapie dieselben entlastet wurden. Bei den meisten Fällen bleibt aber die peripherste Zone des Gesichtsfeldes defekt, als Zeichen, daß hier die Entzündung am längsten und intensivsten bestanden hatte und demzufolge die Sehnervenfasern wirklich zum Schwund gebracht worden waren.

Im übrigen ist durchaus nicht jeder Fall der Behandlung noch zugängig.

So war bei einigen von Uhthoff mitgeteilten Fällen die Besserung durch antiluetische Therapie nur gering, z. B. bei einem 40jährigen Mann, der sich 13 Jahre vorher syphilitisch infiziert hatte und damals behandelt wurde. Er litt in den letzten Jahren viel an Kopfschmerzen und wies eine rechtsseitige Lähmung des Oculomotorius sowie eine rechtsseitige Optikusaffektion mit zentralem Skotom für rot und blau auf (grün wurde überhaupt nicht mehr erkannt) bei freier Gesichtsfeldperipherie und Visus von $^5/_{60}$. Ophth. war die temporale Papillenhälfte abgeblaßt und die geringe Wirkung des Hg dürfte wohl auf diese bereits eingetretene Atrophie zurückzuführen sein. Die Oculomotoriuslähmung ging völlig zurück.

Auch in der folgenden Beobachtung, wo ich nach einer intravenösen Salvarsankur mit endolumbalen Injektionen von Salvarsannatrium vorging, war der Erfolg ein sehr bescheidener.

Georg Gel., 59 Jahre alt (Kr. 593/16). Erste Aufnahme in der Augenklinik zu Göttingen am 19. X. 16. Im Mai 1916 Regenbogenhautentzündung des linken Auges. Im Juli begann auch das rechte Auge, schlechter zu sehen. Anfang des Frühjahrs hatte er einen Ausschlag und Halsentzündung; beide sind auf antiluetische Kur zurückgegangen. Im Sommer wurde positive Wassermann-Reaktion festgestellt. Hat keine Ahnung, wann er sich infiziert haben könnte, meint, Gelegenheit dazu sei nur in der Jugend gewesen. Ist verheiratet und hat 4 gesunde Kinder. Die bisherige Behandlung bestand in 20 Einspritzungen unter die Haut und noch 4 Salvarsaninjektionen. Status: R. ophthalmoskopisch: brechende Medien klar, Pupille auf Homatropin maximal, keine hinteren Synechien. Papille etwas weißlich verfärbt und nicht ganz scharf begrenzt. In der Makulagegend 2 Pünktchen, die aber nicht den Visus erklären können.

L. vereinzelte Beschläge, zahlreiche hintere Synechien und einige Pünktchen auf der vorderen Linsenkapsel. Ophth. Papille wohl auch etwas hell und nicht ganz regelmäßig begrenzt. Beim Blick nach oben ein sehr großer alter atrophischer Herd. Fädige Glaskörpertrübungen.

Lumbalpunktion: Druck 150, Lymphocytose 662/3, Nonne positiv, Wassermann im Blut und Liquor positiv.

R + 3,0 Ds kombiniert mit + 6,0 Dcyl S = 0,2 mhs; L + 4,0 Ds kombiniert mit + 5,0 Dcyl 20° nasal S = 0,2—0,3.

Gesichtsfeld rechts allseitig, aber ganz besonders von der Nasenseite und von oben her eingeschränkt. Links ebenfalls hochgradig eingeschränkt, temporal bis nahe an den Fixierpunkt reichend.

Patient erhält 3 endolumbale Injektionen von Salvarsan-Natrium in der Zeit vom 19. X. 16—18. XII. 16. In der Zwischenzeit noch einige intravenöse Salvarsaneinspritzungen. Die Injektionen werden ohne wesentliche Beschwerden vertragen, nur der Appetit hat sehr gelitten. Bei der Liquoruntersuchung am 18. XII. 16 ist noch eine Spur Opaleszenz bei der Nonneschen und Pandyschen

Reaktion nachweisbar. Lymphocytenmenge ist auf 27/3 zurückgegangen, Wassermann-Reaktion aber noch positiv.

Der objektive Befund änderte sich im Laufe der Monate nur insofern, als
das linke entzündete Auge viel klarer in der Einsicht wurde, während das rechte
zweifellos nach wie vor weißgraue Verfärbung der Papille darbot. Das Gesichtsfeld erweiterte sich wohl, aber die Angaben waren in dieser Beziehung recht wechselnd. Der Visus war am 9. V. 17 bei der letzten Untersuchung trotz nochmaliger
intravenöser Salvarsaninjektionen am rechten Auge mit obigem Glase nur 0,1,
am linken Auge 0,2.

Mit großer Wahrscheinlichkeit handelte es sich hier um ein ziemlich frühes
Stadium einer sekundären Lues. Wenn auch der hohe Astigmatismus an sich
wohl schon eine Herabsetzung der Sehschärfe erklärte, so war die starke Verschlechterung doch, zum mindesten auf dem rechten Auge, einer Optikusaffektion
zuzuschreiben. Weshalb die antiluetische Behandlung so geringe Wirkung aus-
übte, vermag ich nicht zu sagen.

Welches Schicksal dem Patienten mit luetischer Sehnervenerkrankung
blühen kann, wenn keine oder ungenügende Behandlung der Frühsyphilis stattgefunden hatte, demonstrieren die beiden nächsten Beobachtungen,
die ich als warnendes Beispiel an den Schluß dieses Abschnitts setze und die
einer weiteren Erläuterung nicht bedürfen.

Andreas Köh. (2831/1910) akquirierte als Soldat Lues und wurde mit grauer
Salbe von seinen Symptomen geheilt. Im Alter von 44 Jahren epileptische (?)
Krämpfe, Kopfschmerzen, Schwindel. Deshalb Behandlung in der Hallenser Nervenklinik mit Schwitzen und Einreibungen. Damals 1908 trat innerhalb einiger Wochen
vollständige Amaurose auf. Die Papillen waren bds. stark vorgewölbt, blaß rosa,
Venen enorm gefüllt, Arterien kaum zu sehen. Massenhafte Blutungen. 1910, als
ich den Pat. zuerst sah, waren die Pupillen lichtstarr, die Papillen atrophisch, ihre
Grenzen unregelmäßig, Venen dilatiert, Arterien sehr eng. Auf den Papillen kleine
neugebildete Gefäßkonvolute. Ferner bestand ein ausgedehnter Gefäßprozeß in
der Retina (Peri- und Endarteriitis). Einzelne größere und viele kleinere chorioretinitische Herde auf beiden Seiten, totale Amaurose. Wassermann-Reaktion
+ im Blut. Eine Erkundigung nach dem Pat. im Jahre 1914 ergab, daß er 2 Jahre
zuvor gestorben ist.

Der andere Fall lag so:
1894 im April kommt ein 20jähriger Bergmann (1894, J.-Nr. 81) Franz Kit.
in die Hallenser Klinik mit der Angabe, daß er seit Weihnachten 1893 eine stetige
Abnahme des Sehvermögens beobachte. Anamnestisch ergab sich gar nichts;
Lues im besonderen wurde auf das Bestimmteste geleugnet. Ophthalmoskopisch
fand sich bds. das Bild einer Neuroretinitis, die Grenzen des Optikus waren verwaschen, die Papillen nur wenig prominent, von grau-rötlicher Farbe und ebenso
war die direkte Umgebung der Papille bds. trüb und grau. Einige feinste Blutungen
fanden sich an der Vena temporalis inferior rechts sowie auf der Papille selbst einzelne neugebildete Kapillaren. Das Sehvermögen betrug $1/10$, Gesichtsfeld war
normal, ein Skotom nicht nachweisbar. Urin war frei von Eiweiß und Zucker. Patient
wurde infolge der mangelnden Ätiologie mit Schwitzkur, Blutentziehung etc. behandelt und mit Jodkalium entlassen. Im September desselben Jahres bestand
nur noch Erkennen von Fingern in $2^1/_2$ Meter. Nun kommt Patient im Jahre 1910
von der hiesigen Nervenklinik geschickt, wieder zu uns in Behandlung und weist
eine doppelseitige, hochgradige Optikusatrophie auf mit verengten Gefäßen.
Die Gesichtsfeldaußengrenzen sind frei, rot und grün werden nicht erkannt, dagegen blau. Rechts scheint ein zentrales Skotom zu bestehen, links dagegen ist
dasselbe wegen des schlechten Sehvermögens nicht nachweisbar. Der Visus be-
trägt rechts $2/_{50}$, links $1/_{50}$—$1/_{35}$. Jetzt gibt Pat. an, daß er damals im Oktober 1893
mit einem Mädchen verkehrt habe und Januar 1894 Schwellung in der Leisten-
gegend festgestellt worden sei. Es soll auch damals von einem Arzt ein Geschwür
am Penis beobachtet und eine Schmierkur eingeleitet worden sein. Es kann also
kein Zweifel darüber bestehen, daß die damals beobachtete Entzündung

des Sehnerven das erste Symptom des Sekundärstadiums der Lues war. Pat. weist heute noch im Blut positive Wassermann-Reaktion auf, die zu jener Zeit wohl noch erheblich stärker war. Wie er selbst sagt, genierte er sich damals, die Infektion zuzugeben. Im übrigen ist er jetzt wegen gewisser zerebraler Erscheinungen (hie und da Krampfanfälle, manchmal soll der im allgemeinen sehr verständige und in geordneten Verhältnissen lebende Patient im Dämmerzustand ein ganz verändertes Wesen zeigen, Leute anpumpen, geschlechtliche Exzesse begehen etc.) in der hiesigen Nervenklinik in Beobachtung. An den Augen finden sich jetzt, abgesehen von der Optikusatrophie, reflektorische Pupillenstarre und Anisokorie. Auf Grund der klinischen Beobachtung und da die Komplementablenkung im Blut positiv, im Liquor dagegen negativ (damals noch keine Auswertung) ist, wird angenommen, daß es sich um eine Lues cerebri und nicht um progressive Paralyse handelt.

Papillitische Erscheinungen bei Tabes und Paralyse.

Während man früher als einzige Form der Optikuserkrankung bei den „metaluetischen" Affektionen des zentralen Nervensystems die genuine Optikusatrophie ansah, lernte man am Ende des vorigen Jahrhunderts Fälle kennen.

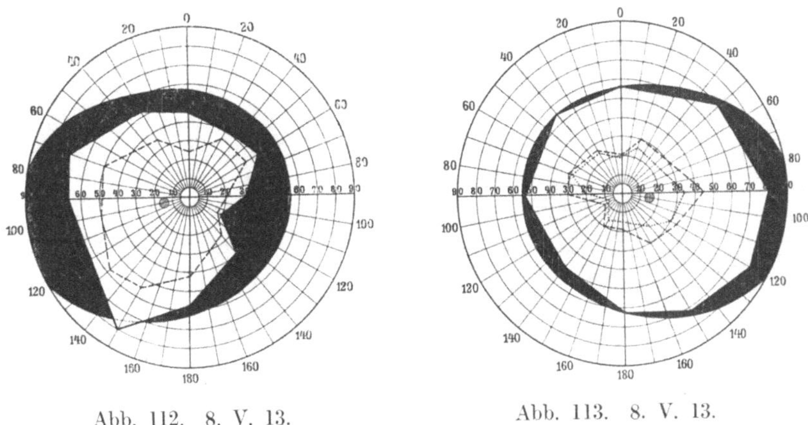

Abb. 112. 8. V. 13. Abb. 113. 8. V. 13.

wo es sich klinisch um sichere Tabes handelte und dabei an der Papille entzündliche Erscheinungen auftraten, die die Autoren als Neuritis optica bezeichneten. Rendu hat wohl zuerst über einen derartigen Fall berichtet.

Diese Beobachtung betraf eine 40jährige Frau mit Kopfschmerzen, Schwindel, Übelkeit, schwankendem Gang, bei der es zu beiderseitiger Erblindung kam mit linksseitiger Papillitis, retinalen Hämorrhagien, Chorioretinitis sowie Glaskörpertrübungen, während rechterseits nur Opacitates corporis vitrei nachweisbar waren. Alle diese Symptome ebenso wie eine rechtsseitige Okulomotoriuslähmung besserten sich glänzend bei antiluetischer Kur und auch das Sehen kehrte nahezu völlig zurück. Dagegen blieben die eigentlich tabischen Symptome unbeeinflußt oder traten im Gegenteil mit der Zeit sogar mehr hervor (lanzinierende Schmerzen, reflektorische Pupillenstarre, Fehlen der Patellarreflexe, Parästhesien, Sensibilitätsstörungen).

Ganz ähnlich lagen die Verhältnisse bei einer Beobachtung von Bernhardt und einem Fall von Schuster und Mendel. Auch bei diesen beiden Fällen war besonders bemerkenswert, daß die subjektiven Symptome, wie Kopfschmerzen, Schwindel, Übelkeit, sowie auch die neuritischen Erscheinungen am Optikus auf antiluetische Behandlung schwanden, während die eigentlichen Tabessymptome unverändert blieben. Gelegentlich wurden auch sonst noch hierhergehörige Beobachtungen veröffentlicht.

Ich selbst hatte Gelegenheit, folgenden Fall zu beobachten.

Auguste Be., Halle 883/13, war 1904 zum ersten Male in Behandlung der Hallenser Augenklinik. Sie kam damals vor allem, weil sie doppelt sah. Es wurden gleichnamige Doppelbilder festgestellt, die aber nicht genauer charakterisiert werden konnten. Die Papillen erschienen beiderseits leicht verwaschen und gerötet, die Pupillenreaktion etwas träge. Der Visus betrug rechts mit —1,5 D $^5/_7$, links mit —2,0 D $^5/_{15}$. Lues wurde negiert, dagegen gab die Patientin an, Rheumatismus gehabt zu haben. Patellarreflexe waren leicht gesteigert, Romberg nicht vorhanden. Es wurde damals auch mit der Möglichkeit einer Hysterie gerechnet. Der objektive Befund änderte sich während einer mehrmonatlichen Behandlung nicht, die Behandlung bestand in Applikationen von Elektrizität. Die Doppelbilder verschwanden später nach einer Schieloperation. Auch die sehr starken Kopfschmerzen gingen darauf hin zurück.

Wiedervorstellung am 8. V. 13. Seit einem Vierteljahr von neuem Kopfschmerzen. Rechte Papille zweifellos atrophisch aussehend. Grenzen verschwommen, auch links sind die Grenzen unscharf, Gewebe aber wohl normal gefärbt. Visus wie früher. Farben in kleinen Mustern werden meist richtig erkannt, nur wird rechts hellgelb für weiß, dunkelgelb für rosa erklärt und am linken Auge weiß für lila und

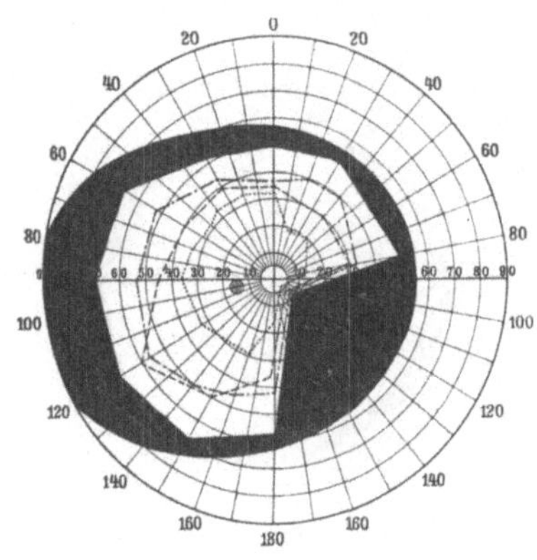

Abb. 114. 7. XII. 14.

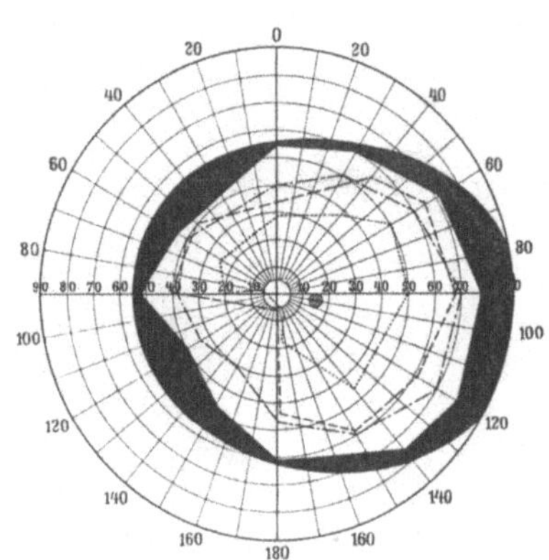

Abb. 115. 7. XII. 14.

gelb für grau. Die Farben werden beiderseits nasal erheblich besser erkannt als temporal (Gesichtsfeld s. Abb. 112 u. 113). Neurologisch: Beiderseits reflektorische Pupillenstarre, Pupillen entrundet, Ataxie, Romberg positiv, Patellarreflexe nicht auszulösen; nach Bericht der Nervenklinik handelt es sich um Tabes.

Wassermann-Reaktion im Blut ++++.

Einige Monate später treten wieder Doppelbilder auf, wobei es aber zweifelhaft bleibt, ob eine eigentliche Lähmung denselben zugrunde liegt. Wieder einige Zeit später stellen sich Anzeichen von Incontinentia urinae ein sowie halbseitiges Gürtelgefühl, auch die Unsicherheit auf den Beinen nimmt zu. Es wird dann eine Serie von Neosalvarsan-Injektionen vorgenommen, die sie gut verträgt. Der Gang wird sicherer, später tritt aber auch in dieser Beziehung wieder Verschlechterung ein und die Patientin klagt viel über ischiasartige Schmerzen. Bei einer Untersuchung am 7. XII. 14 wird ein Gesichtsfeld festgestellt, das am linken Auge eine sehr starke Einschränkung für weiß und alle Farben im nasalen unteren Quadranten aufweist und merkwürdigerweise besteht im rechten Auge ebenfalls im nasalen unteren Quadranten eine erhebliche Einschränkung, allerdings nur für rot und grün, weiß und blau zeigen normale Außengrenzen. Es wäre also hier vielleicht eine atypische Form von partieller, binasaler Hemianopsie anzunehmen (Abb. 114 u. 115).

1917 hatte ich Gelegenheit, die Patientin nachzuuntersuchen. Seit etwa $^1/_2$ Jahr war das Sehvermögen auf dem rechten Auge sehr erheblich und rapid gesunken. Auch auf dem linken Auge empfand sie einen Nebel und gab außerdem auf Befragen an, daß sie, allerdings schon seit Jahren, bei herabgesetzter Beleuchtung sich wie eine Blinde vorkomme. Ihre übrigen Nervenerscheinungen haben zugenommen, insbesondere die ataktischen Störungen und die Magenerscheinungen (Gürtelgefühl). Der Augenbefund war folgender: Die rechte sowohl wie die linke Papille sind weiß, die linke allerdings mit einem Stich ins rosa. Die Grenzen sind immer noch durchaus unscharf und an der rechten Papille besteht, wie man am Gullstrandschen Ophthalmoskop sieht, eine ausgesprochene Vorwölbung. Visus rechts auf Erkennen von Fingern in 1 Meter herabgesunken. Links $S = 0.3$ Nd II mhs. Gesichtsfeld am rechten Auge nur für gröbere Objekte noch genauer aufzunehmen:

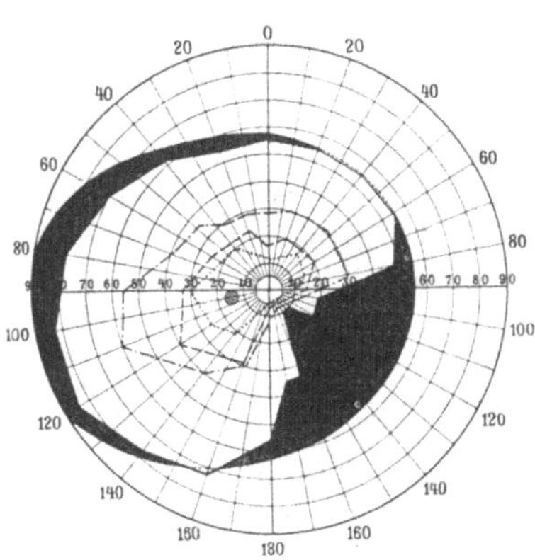

Abb. 116. 3. VII. 17.

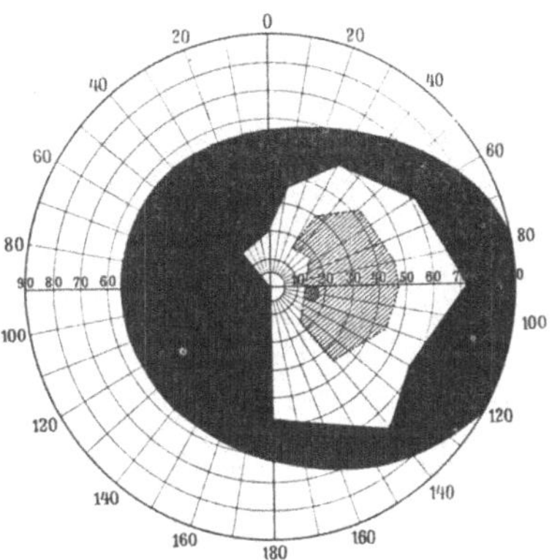

Abb. 117. 3. VII. 17.

von der nasalen Seite bis zum Fixierpunkt eingeschränkt (Abb. 117). Farben werden nur noch in einem exzentrischen Gesichtsfeldrest wahrgenommen. In diesem relativ farbentüchtigen Teil wird jedoch nur grün und blau erkannt, rot wird als grün empfunden. Am linken Auge ergibt das Förstersche Perimeter nahezu das gleiche Gesichtsfeld wie 1914 (Abb. 116—118), bei Prüfung mit der neuen Methode ist jedoch der Defekt ein sehr viel größerer und zeigt sich nicht nur in dem nasal unteren Quadranten, sondern auch auf dem temporalen unteren Teil des Gesichtsfeldes mit Zunahme der Intensität nach dem blinden Fleck (s. Abb. 118).

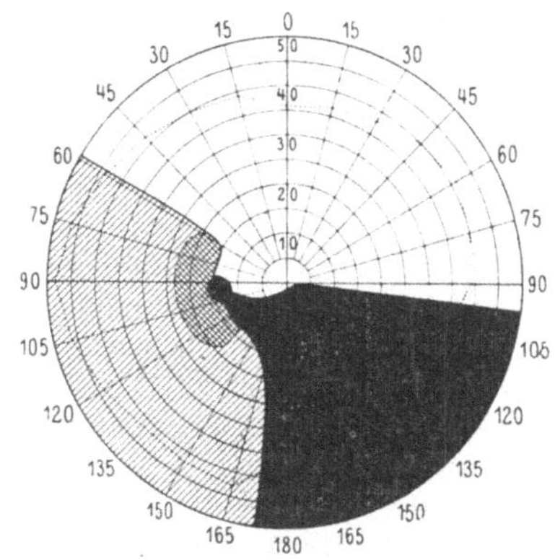

Abb. 118. 3. VII. 17.

Adaptometer zeigt links hochgradige Herabsetzung im ganzen Verlauf der Kurve, rechts nicht aufzunehmen.

Die nochmalige neurologische Untersuchung ergibt klinisch zweifellose Tabes.

Kurze Zeit nach der Untersuchung trat eine rasch vorübergehende Ptosis auf.

Dieser Fall ist für die Deutung nicht einfach. Würde es sich um scharf begrenzte Papillen handeln, so würde man wohl keinen Zweifel hegen, daß es sich um eine sehr langsam verlaufende und dann plötzlich rapid zunehmende genuine Atrophie tabischer Art handle. Das Merkwürdige an der Beobachtung ist der ophthalmoskopische Befund, der zuerst in einer gewissen Rötung und Verschwommenheit der Papillengrenzen bestand und später entschieden nach neuritischer Optikusatrophie aussah, ferner in gewissen, allerdings nicht charakte-

ristischen zentralen Farbenstörungen in den Jahren 1913 und 1914. Ohne die
letzte Untersuchung war ich besonders mit Hinblick auf die früher sehr erheblichen Kopfschmerzen und auf die Möglichkeit einer partiellen bitemporalen
Hemianopsie sowie auf die zweifellose gewisse Besserung nach der Salvarsankur
geneigt, in diesem Fall entweder eine Tabes mit komplizierender Lues cerebri
oder eine Pseudotabes luetica anzunehmen. Nach dem letzten Befund neige
ich jedoch mehr zu der Ansicht, daß man es mit einer echten tabischen Optikusatrophie zu tun hat, in der Annahme, daß die Papillen von Jugend auf eine
gewisse Anomalie (unscharfe Begrenzung mit Vorwölbung) hatten. Absolute
Klarheit ist natürlich ohne anatomischen Befund nicht zu erlangen. Ob also
der Kasus in die ganze hier abgegrenzte Gruppe gehört, muß dahingestellt
bleiben.

Die Erklärung für die zweifellos seltenen Fälle dieser Gruppe wurde bereits
früher von den Autoren dahin abgegeben, daß es sich wohl um eine Kombination
von Tabes und Lues cerebrospinalis handele. Derartige Kombinationen sind,
wenn man darauf achtet, öfters zu finden, als man früher glaubte. Nonne
bringt in seinem Lehrbuch mehrere solche anatomisch sichergestellte Kombi-
nationsfälle, wobei die tabische Hinterstrangerkrankung manchmal nur einen
Gelegenheitsbefund darstellte und im Leben keine Symptome gemacht hatte.
So verhielt es sich z. B. bei dem auf S. 452 näher zitierten Fall 454 von Nonne.
Auch bei dem Fall 455 von Nonne kombinierten sich multiple Erweichungsherde im Gehirn, Leptomeningitis cerebralis und spinalis mit Tabes incipiens.
Hier waren allerdings auch im Leben klinische tabische Symptome nachweisbar
gewesen. Auch seine Beobachtung 35 stellt eine solche Kombination dar.
Daß bei Paralyse ebenfalls sich gelegentlich gummöse Prozesse im Gehirn finden,
hat besonders Sträußler an der Hand mehrerer Beobachtungen gezeigt.

Es ist also durchaus möglich, daß bei den vorgenannten Fällen von papillitischen Erscheinungen bei gleichzeitig bestehenden tabischen Symptomen
eine solche Kombination von Lues cerebrospinalis mit degenerativer typischer
Hinterstrangerkrankung vorlag. Es muß aber auch an die weitere Möglichkeit
gedacht werden, daß den klinischen tabischen Symptomen keine reine Tabes
im anatomischen Sinne zugrunde lag, sondern ein luetischer Prozeß im Rückenmark, der infolge der Mitbeteiligung der Hinterstränge zu den charakteristischen
Symptomen führte. Derartige „Pseudotabes syphilitica" ist ja seit Oppenheim und Eisenlohr bekannt. In letzter Zeit hat vor allem Schröder darauf
hingewiesen, daß seines Erachtens zu häufig Tabes angenommen werde, wo es
sich um eine eigentliche Lues spinalis handle. Er steht auf dem Standpunkt,
daß nur diejenigen Rückenmarksaffektionen als tabisch zu rechnen sind, die
eine isolierte Erkrankung der Hinterstränge aufweisen. Daß er sich dabei
allerdings in einen Gegensatz zu manchen anderen Autoren setzt, wurde bereits
früher erwähnt, es geht jedoch recht deutlich aus seinen Auseinandersetzungen
hervor, wie schwierig oft die Unterscheidung einer „symptomarmen und vorwiegend mit Hinterstrangerscheinungen einhergehenden Lues spinalis" von
einer Tabes sein kann. Besonders verdächtig sind ihm die sogenannten rudimentären und stationären Tabesfälle, wie sie besonders von Erb, Oppenheim u. a. beschrieben wurden, welche Jahrzehnte hindurch nach anfänglich
akuteren Erscheinungen gleich bleiben, ohne Fortschritte zu machen; ganz besonders gilt das dann, wenn sie sonst auch dieses oder jenes für Tabes ungewöhnliche Symptom aufweisen. Ein solches ungewöhnliches Symptom
ist nun aber die Papillitis oder papillitische Atrophie bei einem
Tabiker.

Dem klinischen Befund nach typisch für Tabes, dem anatomischen Befund
aber wohl der Pseudotabes zuzurechnen ist der bekannte Fall von Pick, bei

dem ebenfalls im Leben eine „Neuritis optica" festgestellt wurde. Sein Patient zeigte reflektorische Pupillenstarre, fehlende Patellarreflexe, Romberg, Ataxie, stampfenden Gang, vorübergehende Abducensparese, Sensibilitätsstörungen und ophthalmoskopisch „Neuritis optica". Anatomisch fand sich eine chronische Meningitis an der Basis cerebri und in noch stärkerem Maße am Rückenmark, hier auch mit Einlagerung käsiger Massen, ferner eine durch Verwachsung der Meningen hervorgerufene Umschließung des mittleren Dorsalmarks, Endarteriitis obliterans der Arteria spinalis anterior, weiter typische Hinterstrangsklerose, Randdegeneration des Rückenmarks entsprechend der Intensität der Meningitis und eine zweite, weniger intensive Degeneration symmetrisch in dem mittleren Teil der Burdachschen Stränge.

Für Pseudotabes spricht in solchen Fällen klinisch nach Nonne: Die schnelle Entwickelung der Hinterstrangsymptome, ein Wechsel in der Intensität einzelner Symptome, ein Wechsel im Verhalten der Sehnen-, speziell der Patellarreflexe, Kombination mit eigentlichen Paresen oder Paralyse der Extremitäten, von denen die eine meist stärker befallen ist als die andere, der neuritische Charakter der Optikuserkrankung, die Häufigkeit der totalen gegenüber der reflektorischen Pupillenstarre und die öfters günstige Wirkung der antiluetischen Behandlung.

Gerade die manchmal so günstige Beeinflussung des Krankheitsbildes durch spezifische Therapie ist besonders wichtig für die uns Ophthalmologen interessierenden Fälle von differentialdiagnostisch zwischen Lues cerebrospinalis und Tabes schwankenden Fälle mit neuritischen Optikussymptomen.

Eine zweite eigene Beobachtung, die ich als Assistent bei Herrn Geh.-Rat Silex (Berlin) früher mitverfolgt habe, demonstriert diesen günstigen Einfluß der Therapie auf die Optikuserkrankung.

Martha Zie,, 15 Jahre, war als Kind skrofulös, hatte mit 4 Jahren eine Gehirnerschütterung durch Fall auf den Kopf und mit 12 Jahren soll ihr ein Topf gegen den Kopf geworfen worden sein; die Wunde heilte mit kleiner, jetzt unsichtbarer Narbe ohne weitere Folgen. Patientin ist von 5 Kindern das einzig lebende, 2 sind tot geboren, 2 sehr bald nach der Geburt gestorben, die Geburten sollen sehr schwer gewesen sein. Auch die Patientin mußte mit der Zange entbunden werden.

Nie Enuresis und nie erhebliche Kopfschmerzen. Einige Wochen vor der Untersuchung bemerkte Patientin schwarze Streifen vor den Augen und entdeckte bei Zuhalten des linken Auges Verlust des Sehvermögens auf dem rechten. Eine Abnahme der geistigen Funktionen will die Mutter in der letzten Zeit nicht bemerkt haben.

Graziles Mädchen von absolut infantilem Habitus, noch keine Menses, Hymen intakt. Die interne Untersuchung (Prof. Michaelis) ergab normale Verhältnisse. Die neurologische Untersuchung ergab ein Fehlen der Patellarreflexe, abgeschwächte Achillessehnenreflexe und im Epi- und Hypochondrium eine Herabsetzung der Berührungs- und Schmerzempfindung. Der Schlußsatz des Untersuchungsresultates von Prof. Oppenheim lautet: „Man muß somit das Leiden als Tabes dorsalis infant. s. juvenil. deuten, was jedoch kein Urteil über die pathologisch-anatomische Grundlage involviert. Im ganzen ist es jedoch nicht wahrscheinlich, daß ein echt syphilitischer Prozeß vorliegt. Trotzdem würde ich in einem solchen Fall immer erst den Versuch einer spezifischen Therapie machen."

Augen: Reflektorische Pupillenstarre, Konvergenzreaktion unsicher, rechte Pupille weiter als die linke, ophth.: Rechts Papille leicht atrophisch mit etwas verwaschenen Grenzen, zirkumpapilläre Pigmentherde; in der Gegend der Macula eine Menge kleiner, gelber, chorioiditischer Herde in ziemlich weitem Umkreis, besonders nach oben und unten, auch ausgesprochene periphere Chorio-retinitis. Links ist der Hintergrund normal, ebenso das Gesichtsfeld. R S = Fgr in 10 cm, links S. = $^5/_7$.

Eine eingeleitete Schmierkur brachte eine Besserung des Visus am rechten Auge zunächst auf etwa $^1/_{25}$ zustande, außerdem setzte zum erstenmal die Periode ein.

Einige Monate später erhielt Patientin in der Charité (Prof. Greeff) Sajodin und subkonjunktivale Injektionen von Quecksilberzyanür, darauf besserte sich der Visus am rechten Auge auf $^5/_{35}$. Patientin entzog sich dann leider weiterer Beobachtung.

Ob es sich im vorliegenden Fall um einen rein tabischen Prozeß oder eine Pseudotabes handelte, muß man wohl offen lassen. Der konsultierte Neurologe, Prof. Oppenheim, glaubte eher an eine juvenile Tabes und weniger an einen echt syphilitischen Prozeß. Der Verlauf ist aber, wenigstens soweit die Optikusaffektion in Frage kommt, eher geeignet, für die letztere Eventualität zu sprechen. In den meisten Fällen dieser Art wird man ohne Sektion überhaupt nicht zu einem endgültigen Schluß kommen können.

In den letzten Jahren hat man kennen gelernt, daß sowohl bei der Tabes als auch bei der Paralyse eine Mitbeteiligung der Meningen die Regel bildet. Für die Verhältnisse am Optikus ist das vor allem von Stargardt gezeigt worden, wobei allerdings die meisten seiner Bearbeitung zugrunde liegenden Fälle Paralytiker waren. Die meningealen „exsudativen" Erscheinungen, die er fand und die sich vor allem in einer Anhäufung von Plasmazellen äußerten, waren jedoch nie sehr hochgradig, manchmal sogar auf ganz kleine Bezirke der Optikusscheiden beschränkt, selten überhaupt in dem orbitalen Abschnitt des Optikus. Es wäre a priori denkbar, daß bei einer Steigerung der entzündlichen Vorgänge, auch ohne das eigentliche anatomische Bild einer Lues cerebrospinalis, eine entzündliche Affektion der Papille oder sonst des Nervenstammes bei Tabes und Paralyse auftreten könnte. Beweisende Beobachtungen nach dieser Richtung sind aber bis jetzt noch nicht gemacht und die Fälle, die Stargardt selbst gesehen hat, hatten entweder normalen ophthalmoskopischen Befund oder zeigten die typische Abblassung der Papille. In dieser Hinsicht werden also erst weitere Forschungen klärend wirken können.

Sehnervenentzündung beim Säugling.

Es wurde früher schon hervorgehoben, daß sich die neuritischen Optikuserkrankungen auf Grund von angeborener Lues sowohl ihrer Art als ihrem zeitlichen Auftreten nach ganz ähnlich verhalten wie bei der akquirierten. Das Säuglingsalter war dabei nicht mit gemeint, weil über diese Zeitperiode nur sehr wenige Beobachtungen bis jetzt vorliegen und der luetische Säugling zweifellos nur selten Gegenstand ophthalmoskopischer Untersuchung wird. Schon Hirschberg hat früher (1895) an mehreren luetischen Säuglingen eine Verschwommenheit der Papillengrenzen beschrieben, doch handelte es sich bei diesen Fällen immer um eine gleichzeitige Erkrankung der Netzhaut oder sonstiger Augenhäute. Der Sehnerv erschien dabei oft etwas graurötlich. Ob Hirschberg solche Sehnervenaffektionen auch isoliert gesehen hat, geht aus der Beschreibung nicht hervor. Erst seit 1905 wurde durch eine Reihe von Publikationen aus der Neumannschen Kinderpoliklinik in Berlin, zuerst durch Japha, dann durch Spiro, Oberwarth u. a., schließlich durch L. Heine die Aufmerksamkeit darauf gelenkt, daß sich bei kongenital-luetischen Säuglingen nicht selten eine „Neuritis optica" feststellen lasse. Japha sah diese Neuritis zum erstenmal bei einem Kind, das im Alter von 2 Monaten Krämpfe bekam und den Verdacht auf Meningitis erweckte. Auf antiluetische Therapie gingen die Erscheinungen von seiten des Optikus sowohl wie die Krämpfe zurück. Japha spricht aber auch von einer ganzen Anzahl von Fällen, bei denen er Atrophia nervi optici entstehen sah. Nach Oberwarth sei sie unter 100 Fällen 11 mal konstatiert worden. Heine geht noch viel weiter und behauptet, bei 60 luetischen Säuglingen 55 mal „Neuritis optica" gefunden zu haben. Kein anderes Symptom komme bei der kongenitalen Lues in solcher Häufigkeit vor wie dieses. Unter 86 Fällen waren 79 mit Erkrankung beider Augen, bei 7 nur einseitige Erkrankung, 9 mal war Atrophie vorhanden, 3 mal Entzündung mit hochgradiger Stauung, bei 7 Kindern bestand gleichzeitig Chorioretinitis, 3 mal Glaskörpertrübungen, einmal Iritis + Keratitis. Von 9 im Verlauf des ersten Jahres nachuntersuchten Kindern waren 6 wesentlich gebessert oder geheilt, von 4 nach 2 Jahren nachgeprüften 3 geheilt, bei 1 fand sich später partielle Optikusatrophie.

In letzter Zeit ist von Mohr und Beck ebenfalls auf die Häufigkeit der Beteiligung der Papille bei der Lues congenita hingewiesen worden. Bei 128 untersuchten syphilitischen Säuglingen zeigten Papillitis 62 Fälle, zweifelhaften Befund 19 Fälle und normalen Befund 47 Fälle. Das jüngste Kind war 1 Woche alt und wies eine ausgesprochene Papillitis mit dickem, grauem Exsudat und kaum sichtbaren Blutgefäßen auf. Einmal bestand der Übergang einer Papillitis in Atrophie.

In einem merkwürdigen Gegensatz zu diesen geschilderten Beobachtungen stehen meine eigenen Feststellungen. Schon seit mehreren Jahren untersuche ich luetische Säuglinge, zum Teil solche mit manifesten luetischen Symptomen, zum Teil Kinder sicher luetischer Mütter (s. S. 64 allgem. Kapitel). Unter meinen Fällen ist eigentlich nur einer, bei dem die etwas verschwommenen Grenzen der Papille auf die Möglichkeit einer entzündlichen Affektion im Optikus hinwiesen. Bei diesem einen Fall (Ilse Jäck.), einem Kind von 40 Wochen, waren bds. massenhafte weißgelbe Herdchen über den ganzen Fundus verstreut. Die Optici waren auffallend blaß, die Grenzen etwas verschwommen. Interessanterweise konnte ich im Jahre darnach, gelegentlich einer Nachuntersuchung, eine normale Färbung der Papillen feststellen, so daß der Verdacht einer Optikusatrophie, der bei der ersten Untersuchung auftrat, sich als hinfällig erwies. Das Kind war inzwischen mehrmals antiluetisch behandelt worden. 1913 habe ich in „The Ophthalmoscope" die Ergebnisse meiner Untersuchungen auf diesem Gebiet bekanntgegeben und noch vor Mohr und Beck darauf hingewiesen, daß die Papillen bei den meist anämischen und schwer ernährungsgestörten luetischen Säuglingen häufig ein blasses Aussehen haben. Meist ist auch die die Papille umgebende Retina auffallend hell. Man hat schon klinisch den Eindruck, daß es sich hier gewöhnlich nicht um einen atrophischen Prozeß handelt, sondern um hochgradige Anämie. Ich hatte Gelegenheit, die Optici mehrerer solcher Fälle anatomisch zu untersuchen. Sie zeigten weder entzündliche noch degenerative Veränderungen (Marchi-Methode). Auch die übrigen Teile des Bulbus waren anatomisch intakt. Das häufige Vorkommen papillitischer oder gar atrophischer Prozesse am Optikus beim luetischen Säugling muß ich nach meinen eigenen Erfahrungen ablehnen.

So möchte ich auch die letzthin von Th. Leber mitgeteilten Beobachtungen Fehrs etwas anders einschätzen als der Autor. Fehr untersuchte wahllos 45 hereditär-luetische Säuglinge der dermatologischen Station ohne auffällige Störungen am Sehorgan oder zerebraler Krankheitserscheinungen. Von 26 Kindern im Alter von 1 Tag bis 3 Monaten waren 23 normal, 2 hatten unscharfe Begrenzung und Trübung der Papille, 1 Veränderungen des Pigmentepithels. Bei der Gruppe II (19 Kinder von 3—9 Monaten) war der Befund 13 mal normal. 6 mal fand sich Papilloretinitis oder Papillochorioiditis, Verfärbung und unscharfe Begrenzung der Papille. stellenweise Entfärbung des Augengrundes. Dissemination kleiner heller Herdchen usw. Im ganzen waren das 20% positive Befunde, davon ist aber ein Teil abzurechnen, der wohl nur am Fundus Veränderungen hatte. aber nicht an der Papille und weiter ist nach meinen obigen Ausführungen bei den Beobachtungen mit einfacher Verfärbung der

Papille fraglich, ob es sich stets um krankhafte Veränderungen gehandelt hat.
Von Interesse ist die Feststellung Fehrs, daß die positiven Befunde sich nach
dem dritten Monat steigerten.

Auch die von Welde mitgeteilten Krankheitsfälle stimmen mehr mit
meinen Feststellungen überein als mit denen der früher genannten Autoren.

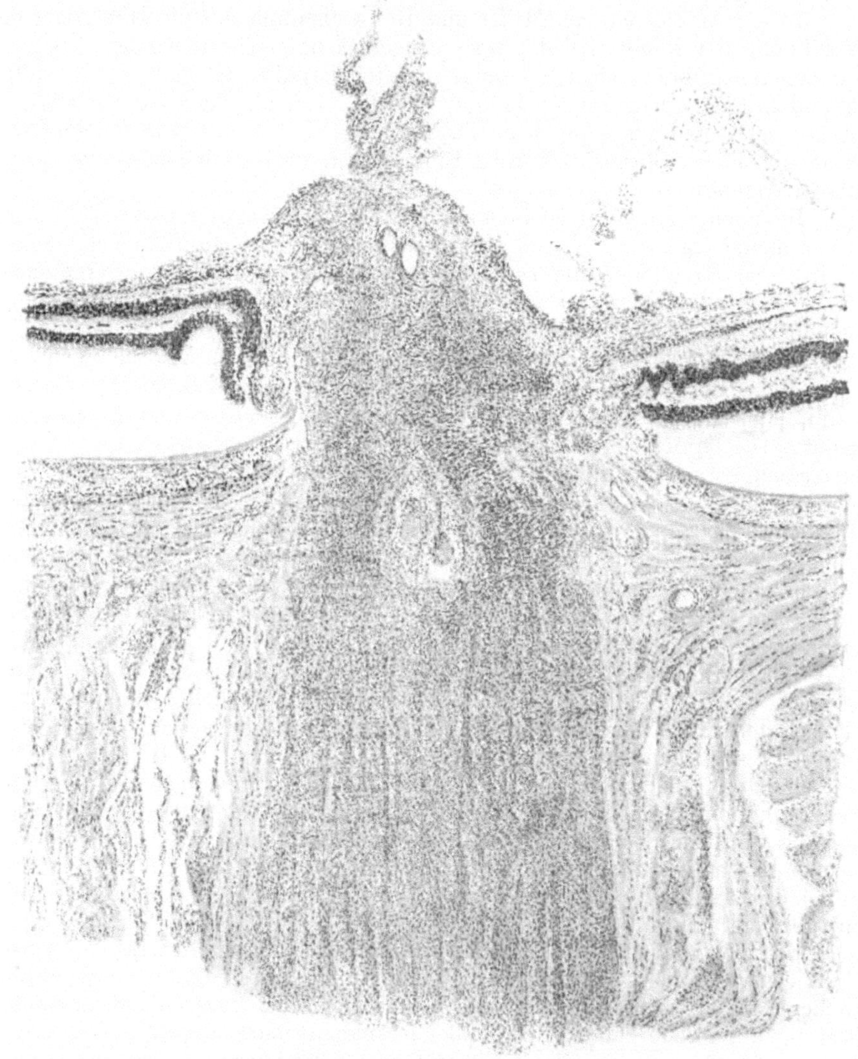

Abb. 119. Papillitis bei Lues congenita.

Er erwähnt zuerst, daß vor und nach der Behandlung mit antiluetischer
Therapie (Salvarsan) stets der Augenhintergrund kontrolliert wurde, nur
bei einem von 28 Fällen fand sich die Papille temporal etwas verwaschen
und abgeblaßt und erweckte den Eindruck einer leichten älteren „Neuritis
optica".

Theoretisch ist gegen das Vorkommen neuritischer und perineuritischer Sehnervenprozesse gar nichts einzuwenden. Schon S. 47 wurde hervorgehoben, daß Tobler bei kongenitaler Lues ungemein häufig Lymphocytose im Lumbalpunktat fand. Die meningeale Erkrankung kann so geringfügig sein, daß sie grob anatomisch keinerlei Veränderungen hervorruft und erst recht nicht klinisch. Tobler fand in einem solchen Falle, aufmerksam gemacht durch die Lymphocytose im Liquor, mikroskopisch höchst eigenartige Veränderungen im Hirn und Rückenmark von sicher exsudativ entzündlichem, meningitischem Charakter. Auch sei auf die ausgedehnten Untersuchungen von Ranke über die Hirnveränderungen bei angeborener Hirnsyphilis hingewiesen. Hier fanden sich die Spirochäten allerdings ganz besonders reichlich im Zusammenhang mit den Gefäßen. Eine Infiltration der Pia mit Lymphocyten, welche die Lymphocytose des Liquors bei der kongenitalen Lues erklären könnte, war nicht vorhanden. Einmal wurde in der Medulla oblongata das direkte Überwandern von Spirochäten aus der Pia in die nervöse Substanz auf dem Weg der austretenden Nervenwurzeln beobachtet.

Den ungemein seltenen, vielleicht einzig dastehenden Fall einer anatomischen Untersuchung von Papillitis resp. von papillitischer Atrophie in einem ganz frühen Stadium der Lues congenita illustriert die folgende eigene Beobachtung, von der die Vorgeschichte und auch der sonstige Befund der Augenhäute bereits früher (S. 302) beschrieben wurde. Die histologischen Verhältnisse am Optikus stellten sich folgendermaßen dar:

Das kleine, an dem Bulbus befindliche Sehnervenstückchen zeigt eine hochgradige Atrophie der Nervenfasern. An ihrer Stelle sind massenhaft Kerne sichtbar, viel häufiger als man sie sonst in Säuglings-Sehnerven sieht, obgleich sie hier an sich viel reichlicher sind als beim Erwachsenen. Die Kerne gehören größtenteils wohl Gliazellen an, weiter nach vorn zu, vor allem vor der Lamina cribrosa, sind jedoch massenhaft gewundene Zellkerne zu finden, deren Genese unklar bleibt. Eine eigentliche Lymphocyten-Infiltration ist vorwiegend nur in der Papille nachweisbar, während sie hinter der Lamina cribrosa nur in ganz geringem Maße zu finden ist. Die Zentralgefäße zeigen einen mäßig starken Lymphocytenmantel. Die Papille selbst ist, wie die Abbildung 119 zeigt, deutlich vorgewölbt und ödematös. Von der Papille geht ein kleiner Zapfen in den Glaskörper, der aus einem Grundgewebe mit blasigen Zellen und eingewanderten Lymphocyten besteht. Es ist nicht mit Sicherheit zu entscheiden, ob dieser Strang durch die Entzündung selbst entstanden oder präexistierend war. Anhaltspunkte, daß es sich um den Rest einer Arteria hyaloidea handelt, finden sich nicht. Auch außerhalb dieses Stranges sind Lymphocyten vor der Papille im Glaskörper nachzuweisen, offenbar von der entzündeten Papille in den Glaskörper ausgewandert.

Nach dem allem handelt es sich im vorliegenden Falle um eine Papillitis mit Übergang in Atrophie. Die entzündlichen Erscheinungen, die, wenigstens in dem Stadium, in dem man die Beobachtung anatomisch untersuchen konnte, die Papille selbst betreffen und nicht den weiter rückwärtigen Teil des Sehnerven, können chemotaktisch durch den Entzündungsprozeß von dem vorderen Bulbusabschnitt her ausgelöst sein. Ob die Atrophie speziell mit der luetischen Erkrankung im Zusammenhang stand oder vielleicht durch den glaukomatösen Prozeß hervorgerufen worden war, ist nicht zu entscheiden.

b) Die atrophischen Zustände des Optikus.

Atrophische Zustände des Optikus erschließen wir aus der mehr oder minder stark abgeblaßten Papille. Wir müssen uns jedoch klar sein, daß das ophthalmoskopische Phänomen keine absolut gültigen Rückschlüsse gestattet. Es können im luetisch erkrankten Sehnerv degenerative Veränderungen vor sich gegangen sein, ohne daß diese sich bis zur Papille fortgesetzt und ohne daß sie eine Abblassung der Sehnervenscheibe erzeugt haben. Anatomische Belege für diese Tatsache wurden bereits früher erbracht (S. 407). Auch aszendierende Degeneration bei retinalen Prozessen kann bekanntlich vorhanden und mit der Marchimethode nachweisbar sein, ohne daß die Papille immer abgeblaßt ist. Schließlich kann die Papille abgeblaßt sein, ohne daß eine Atrophie des Nervengewebes vorliegt. Diesen Zustand sahen wir besonders bei luetischen Säuglingen; bei Erwachsenen wird in solchen Fällen die Gesichtsfelduntersuchung das Wesen der ophthalmoskopischen Veränderung aufklären.

Atrophische Zustände des Optikus bei Syphilis kommen zustande:

1. bei Erkrankung des Bulbus, vor allem bei den schwer kongenitalluetischen chorioretinitischen Prozessen, aber überhaupt bei schweren intraokularen Entzündungen. Wie weit die Sehnervenerkrankung in solchen Fällen sekundär oder koordiniert aufzufassen ist, läßt sich oft schwer beurteilen. Näheres siehe in früheren Kapiteln.

2. Bei gummösen Erkrankungen der Orbita durch Druck und Ernährungsstörung. S. Kapitel Orbita.

3. Bei basaler Lues cerebri. Es wurde oben genauer beschrieben, daß in diesen Fällen die Papille in der Form der papillitischen Atrophie einerseits und der einfachen degenerativen Atrophie andererseits erkranken kann, je nachdem ob der entzündliche Prozeß vom Gehirn auf die Orbita sich fortsetzt oder — was häufiger ist — der entzündliche Prozeß am Foramen opticum Halt macht und sich als einfache deszendier. nde Atrophie fortpflanzt. Hat man es ophthalmoskopisch mit einer beiderseitigen einfachen atrophischen Verfärbung zu tun, so kann die Differentialdiagnose gegen eine tabische Atrophie recht schwierig sein. Wir erleben es gar nicht selten, daß die Optikusatrophie zunächst isoliert ohne jedes sonstige neurologische Symptom besteht; auch die Liquordiagnostik gibt dann nur an, ob eine luetische Erkrankung des Zentralnervensystems vorhanden ist, nicht aber, ob Lues·cerebri oder Tabes vorliegt. In vielen Fällen jedoch sind sonstige Anzeichen vorhanden, die die Diagnose fördern, basale einerseits, spinale andererseits. Auch der Erfolg der antiluetischen Therapie kann sehr wichtig sein.

4. Durch Druck syphilitischer Geschwulstbildungen auf den zerebralen optischen Leitungsapparat bis hin zum Corpus geniculatum externum. Am Chiasma und den intrakraniellen Optici kann der Druck aber auch durch atheromatöse Gefäße, Geschwülste der Hypophyse und Hydrocephalus des 3. Ventrikels ausgelöst werden. Die Möglichkeiten wurden alle bereits früher erörtert. Bei den letztgenannten ätiologischen Faktoren spielt die Lues wohl nur gelegentlich eine Rolle. Treten wirklich im Gefolge von arteriosklerotischen Gefäßprozessen auf luetischer Grundlage Degenerationen im optischen Leitungsapparat ein, so hat man, wie Wilbrand-Saenger hervorheben, nicht nur an die Einwirkung des Druckes zu denken, sondern auch an Ernährungsstörungen, welche durch die veränderten kleinen Gefäße bedingt werden.

Ein Beispiel für die Bedeutung von Gefäßprozessen bietet der anatomisch untersuchte Fall Behrs.

Es handelte sich um einen 49jährigen Patienten, der 8 Jahre zuvor eine Lues akquiriert hatte. Im Augenspiegel erschien allerdings die linke atrophische Papille in ihren Grenzen leicht verwaschen und die rechte von rötlich-grauweißer Farbe. Das Gesichtsfeld zeigte beiderseits erhebliche nasale Defekte. Mikroskopisch fand sich eine bindegewebige Narbe am rechten äußeren Chiasmawinkel, beträchtliche Schrumpfung der ganzen linken Chiasmahälfte, entzündliche Infiltration in den weichen Hirnhäuten des Chiasma und in der Umgebung der Gefäße, letzteres auch ausgesprochen in den beiden lateralen Vierteln des Chiasma, Endarteriitis in den kleineren und größeren Gefäßen. Sekundäre auf- und absteigende Degeneration der peripher am äußeren Chiasmawinkel vorbeiziehenden Fasern. Die rechte Hälfte des Chiasma zeigte durch die angelagerte Carotis eine Abplattung der äußeren unteren Zirkumferenz und an der linken Hälfte des Chiasma bestand ebenfalls eine Einbuchtung entsprechend der an ihrer Oberfläche liegenden A. cerebri anterior.

Wilbrand-Saenger betonen auf Grund dieses und anderer Fälle, daß man bei starker Arteriosklerose und binasalen Gesichtsfelddefekten stets an den Druck sklerotischer Gefäße auf die seitlichen Chiasmawinkel denken müsse.

5. Als genuine Optikusatrophie bei Tabes und Paralyse. Von dieser wichtigen und in mancher Beziehung noch ungeklärten Erkrankung soll hier jetzt näher gesprochen werden.

Der tabische Sehnervenprozeß.

Eine besondere Stellung nimmt unter den atrophischen Prozessen des Sehnerven die sogenannte genuine Atrophie ein, die man wegen ihrer häufigen Beziehungen zur Tabes dorsalis auch als tabische und wegen ihrer trostlosen Prognose als progressive Atrophie bezeichnet. Eine genuine, nicht entzündliche Optikusatrophie beim Erwachsenen ist, besonders wenn sie von Anfang an doppelseitig auftritt, ein auf Tabes dorsalis oder Paralyse höchst verdächtiges Symptom. Uhthoff betont noch neuerdings, daß man es bei der Sehnervenatrophie infolge der progressiven Paralyse mit einem ganz analogen Prozeß zu tun habe wie bei der Tabes. Es sei aber nicht zu verkennen, daß die Fälle von progressiver Paralyse, bei denen tabische Erscheinungen gleichzeitig ausgesprochen sind oder den paralytischen Symptomen vorangehen, relativ häufiger mit Optikusatrophie kompliziert seien als solche mit rein zerebralen paralytischen Erscheinungen. So gut wie sicher wird die Diagnose Tabes, wenn sich zur Optikusatrophie andere tabische Symptome hinzugesellen, von denen am häufigsten die reflektorische Pupillenstarre und Anisokorie zu rechnen sind. Ist die Diagnose Tabes gesichert, so kann man heutigentags schon mit nahezu voller Sicherheit auch annehmen, daß die Grundlage des Leidens die Lues bildet. Bei meinem eigenen Material von tabischen Optikusatrophien bei Erwachsenen ließ sich Lues in $92,1\%$ nachweisen, in $76,3\%$ war die Wassermann-Reaktion positiv. Da man bis jetzt meist noch an der Besonderheit der Tabes gegenüber anderen „echt syphilitischen" Prozessen festhält, so sei besonders hervorgehoben, daß sichere Fälle von primärer Optikusatrophie bei nicht tabischen Luetikern kaum beobachtet worden sind. Nonne allerdings glaubt einen derartigen Kasus gesehen zu haben.

Ein 44jähriger Herr, dessen Lues gut behandelt war, wird von einer bds. Optikusatrophie heimgesucht, die im Laufe von mehreren Jahren zur Erblindung führt. Niemals zeigten sich während der jahrelangen Beobachtung sonstige Symptome von seiten des Gehirns oder Rückenmarks. Die Sektion ergab: Graue Atrophie der Optici vom (mikroskopisch untersucht) Charakter der genuinen Atrophie. Hirn und Rückenmark makroskopisch intakt; mikroskopisch war das Rückenmark untersucht worden und fand sich frei von allen Veränderungen.

Die Häufigkeit der Optikusatrophie unter den tabischen Erscheinungen kann selbstverständlich nur nach dem Material von Nervenärzten, nicht von Ophthalmologen gewertet werden. Die Statistiken der verschiedenen Autoren ergeben etwa eine Häufigkeit von $10-20\%$; Uhthoff möchte 15% als Höchstmaß ansehen. Das Verhältnis der Optikusatrophie zur Häufigkeit der anderen tabischen Symptome ist nach Leimbach auf Grund von 400 Krankengeschichten etwa folgendes:

Fehlen der Sehnenreflexe = 93%,
Schwanken bei geschlossenen Augen = $88,75\%$,

Lanzinierende Schmerzen = 88,25%,
Blasenstörungen = 80,5%,
Ataxie der Beine = 74,75%,
Störung der Pupillenreaktion = 70,25%,
Parästhesien in den Beinen = 64,5%,
Schwächegefühl in den Beinen = 62,25%,
Veränderungen der Pupillenweite = 48,75%,
Verlangsamung der Schmerzleitung = 36,5%,
Hypalgesie in den Beinen = 33,75%,
Gürtelgefühl = 31%,
Vorübergehendes Doppelsehen = 26,5%,
Herabsetzung der Tastempfindung in den Beinen = 23,25%,
Ulnarisparästhesien = 16,5%,
Augenmuskellähmung und Ptosis = 16,0%,
Optikusatrophie = 16,75%,
Nachdauer des Schmerzes an den Beinen = 6%,
Krisen = 5,2%,
Arthropathien = 1,75%.

Allgemein und auch meinen eigenen Erfahrungen durchaus entsprechend, wird angegeben, daß die Optikusatrophie sich meist im präataktischen Stadium der Tabes einstellt. Vor allem wurde diese Auffassung von Berger vertreten, auch Galezowski hat 55 Fälle von Optikusatrophie in der präataktischen Periode und nur 8 in der ataktischen entstehen sehen. Benedikt, Déjérine u. a. vertraten sogar den Standpunkt, daß eine Optikusatrophie direkt hemmend auf den progressiven Verlauf der Tabes wirke. Léri und v. Malaisé aber kamen auf Grund eingehender Untersuchungen zur Ansicht, daß die Amaurose weder einen hemmenden, noch abschwächenden Einfluß auf die spinalen Symptome der Tabes habe. Auch Uhthoff meint, es gehöre jedenfalls zu den seltenen Vorkommnissen, daß die degenerativen Veränderungen des Nervensystems sich dauernd auf den oberen Abschnitt des Rückenmarks beschränken.

Auffallenderweise findet sich die Optikusatrophie bei juveniler Tabes und Paralyse sehr viel häufiger, etwa in 50% der beschriebenen Fälle, allerdings handelt es sich wahrscheinlich bei vielen hierhergehörigen Beobachtungen um pseudotabische Prozesse oder Kombinationen von „Metalues" und Lues cerebrospinalis.

Unter den Symptomen der tabischen Optikusatrophie soll zuerst der **ophthalmoskopische Befund** besprochen werden, weil er sehr häufig zuerst die Aufmerksamkeit des Untersuchers auf sich lenkt. Es ist nicht zu bezweifeln, daß der Patient häufig subjektiv von seinem Sehnervenleiden noch keine oder geringe oder nur einseitige Störungen empfindet, obwohl sich bei der Augenspiegeluntersuchung beiderseits, wenn auch in verschiedener Intensität, die typische grauweiße, manchmal ins Grünliche oder Bläuliche schimmernde Verfärbung der scharf begrenzten Papille findet.

Die weiße Verfärbung betrifft in den weitaus meisten Fällen die ganze Papille, beginnt aber öfters unter den Erscheinungen einer temporalen Abblassung. Als eine sehr große Ausnahme muß es bezeichnet werden, wenn der Sehnervenprozeß auf Jahre hinaus auf ein Auge beschränkt ist. Uhthoff sah unter 300 tabischen Optikusatrophien nur einen einzigen derartigen Fall. Bei diesem Patienten bestand schon 5 Jahre vor dem Tod bei hochgradiger Tabes auf dem einen Auge eine scharf abgegrenzte quadrantenförmige Papillenatrophie mit voller Sehschärfe und entsprechendem quadrantenförmigen Gesichtsfelddefekt, während der andere Optikus bis zum Tode vollkommen gesund blieb. Auch anatomisch fand sich in dem erkrankten Optikusquadranten

lediglich das Bild der einfachen Atrophie. Auch Stargardt sah (Fall 3) einen
partiellen Sehnervenschwund auf einem Auge bei progressiver Paralyse. In
den seltenen Fällen, in denen diese Einseitigkeit längere Zeit beobachtet wird,
ist natürlich die Möglichkeit noch vorhanden, daß Jahre später auch der andere
Optikus ergriffen wird.

Neuritische Prozesse kommen bei Tabikern sehr selten vor und werden von
Uhthoff und vielen anderen als Komplikationen einer nebenher bestehenden Lues
cerebrospinalis aufgefaßt. Es ist aber doch bemerkenswert, daß solche Prozesse
gelegentlich bei Tabes beobachtet werden (siehe früherer und späterer Abschnitt).

Die retinalen Gefäße erscheinen, besonders im Anfang der tabischen
Atrophie, nur wenig verändert und zeigen später eine mäßige Verengerung,
besonders die Arterien. Dufour und Gonin konstatierten im Gegensatz zu
den meisten anderen Autoren oft schon im Anfang der Atrophie eine auffallende
Verengerung der Arterien bei normalem Verhalten der Venen und halten diese
Tatsache sogar für diagnostisch wichtig.

Besonders hervorgehoben wird meistens, daß sonstige intraokulare
luetische Veränderungen bei Tabikern und Paralytikern ungemein selten

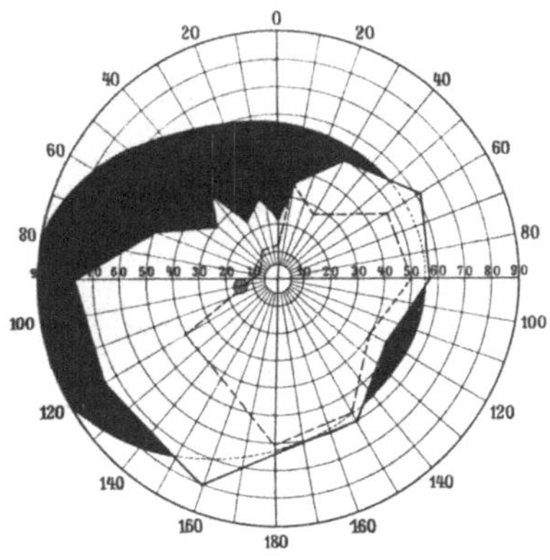

Abb. 120. 11. IX. 12.

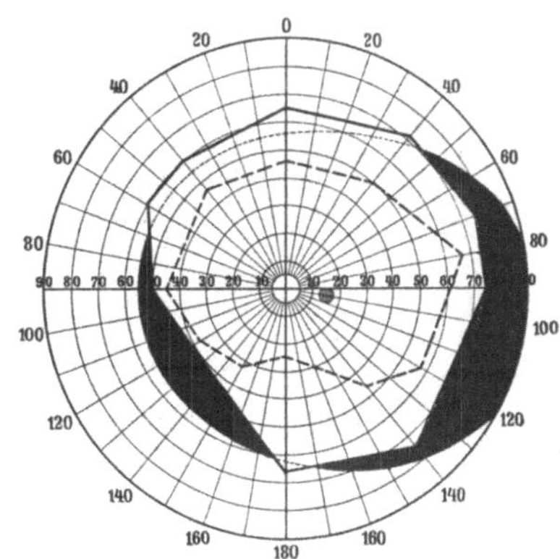

Abb. 121. 11. IX. 12.

zu finden sind. Fuchs meint, man sehe bei einem Tabiker nie eine hintere
Synechie als Rest einer Iritis, und ähnlich äußern sich Wernicke und Snydacker. Das seltene Vorkommen der Chorioretinitis (3,86%) und der Iritis
(1,76%) bei Paralytikern wurde von Wintersteiner besonders betont.
Uhthoff konstatierte in 1,5% Chorioretinalveränderungen und in 2% Reste
von Iritis bei progressiver Paralyse. Ganz entgegengesetzte Erfahrungen
sammelte Trousseau (s. Abschnitt Iris). Ich selbst sah bei einem Patienten, der an papulöser Iritis 1910 mit Salvarsan und Quecksilber behandelt
worden war, 1911 eine Geisteskrankheit auftreten, die von der Hallenser Psychiatrischen Klinik als progressive Paralyse gedeutet wurde. Die Symptome waren
folgende: eine Parese des linken Fazialis, fibrilläre Zuckungen der Zunge, ausgesprochen artikuläre und amnestische Sprachstörung; lebhafte Reflexe, ziemlich weit vorgeschrittene Demenz. Sämtliche Reaktionen im Blut und Liquor
positiv.

Bei einem anderen Patienten ging der Optikusatrophie, die man mit Wahrscheinlichkeit als tabisch anzusprechen hat, ebenfalls eine Iritis voraus.

Friedrich Krü. (J.-Nr. 419/1900) befand sich 1900 wegen beiderseitiger luetischer
Iritis in Behandlung der Hallenser Universitäts-Augenklinik. Der ophth. Befund und

Visus waren bei der Entlassung normal. 1912 wurde bei Gelegenheit einer Nachuntersuchung eine Optikusatrophie, die rechts nur temporal ausgesprochen war, gefunden. Der Visus betrug rechts $^5/_5$, links mit Zylinderglas $^5/_7$ partiell (Gesichtsfeld s. Abb. 120 u. 121). Zentral werden Farben in kleinsten Mustern erkannt. Die Untersuchung in der Nervenklinik ergab Fehlen der Patellar- und Achillessehnenreflexe, leichte Ataxie der Beine und geringen Romberg. Wassermann-Reaktion im Blut ++. Diagnose: Tabes dorsalis. Bei einer weiteren Nachuntersuchung 1914 klagt Pat. über nervöse Beschwerden, vor allem Kopf- und Rückenschmerzen sowie Schwindel. Der Befund des Nervensystems sowie der ophth. Befund und Visus sind unverändert, dagegen zeigt das Gesichtsfeld eine Zunahme des Defekts von oben am linken Auge, so daß man doch von einer, allerdings sehr langsamen Progression des Optikusprozesses sprechen muß (Abb. 122 u. 123). Die Affektion wird von der Nervenklinik wieder für eine sichere Tabes angesprochen.

Die Pupillarverhältnisse waren in diesem Fall nicht eindeutig zu verwerten, da rechts noch eine Reihe von Synechien vorhanden waren und links eine künstliche Pupille nach oben angelegt war. Auf jeden Fall bestand rechts eine sehr träge und links eine mangelnde Reaktion.

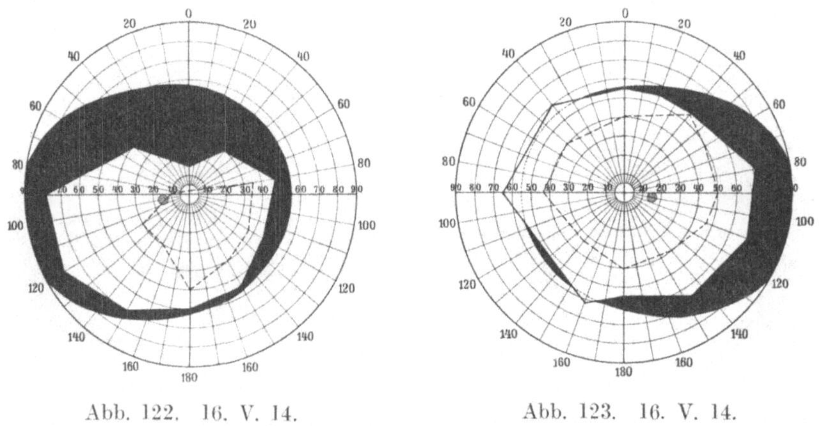

Abb. 122. 16. V. 14.　　　　Abb. 123. 16. V. 14.

Einen Fall von tabischer Optikusatrophie, bei dem auf dem einen Auge eine zentrale Chorioiditis sich fand, beobachtete ich an der Silexschen Poliklinik, doch ist nicht gesagt, daß die Aderhautaffektion luetischen Ursprungs war.

Auch Galezowski schildert mehrere Fälle, wo sich bei tabischer Optikusatrophie Iridochorioiditis und Chorioiditis fanden.

Mehrmals ist mir bei Paralyse resp. Tabo-Paralyse eine Irisatrophie klinisch aufgefallen (s. S. 555). Später hat auch Ferenczi eine Pigmentatrophie der Iris bei Tabischen beschrieben und führt diese einmal auf die Miosis und zweitens auf eine der chronisch-iritischen und der senilen analoge des Irispigments zurück.

Die **Gesichtsfeldstörungen** bei der tabischen Optikusatrophie haben an sich nichts absolut Charakteristisches, sind aber so wichtig, daß sie eine genauere Darstellung verlangen. Wahrscheinlich kommt ihnen sogar eine noch größere Bedeutung zu, als man bis jetzt annimmt, da wahrscheinlich schon Funktionsstörungen im Gesichtsfeld gelegentlich nachweisbar sind, bevor der ophthalmoskopische Befund krankhafte Veränderungen zeigt. Wir kommen auf diese der landläufigen Annahme zuwiderlaufende Ansicht unten näher noch zu sprechen. Es ist bereits auf vorangegangenen Seiten (S. 420) einiges Grundsätzliche über Gesichtsfeldstörungen im allgemeinen ausgeführt worden, so daß hier auf diese Erörterungen Bezug genommen werden kann.

Die Untersuchung mit der alten Perimetriermethode ergibt bei ophthalmoskopisch gesicherter tabischer Atrophie folgende Gesichtsfeldformen:

Erstens Einengung der Gesichtsfeldaußengrenzen sowohl für Weiß als Farben, mit guter oder bereits herabgesetzter Sehschärfe. Diese Einengung kann konzentrisch oder sektorenförmig erfolgen und ist dann dadurch ausgezeichnet, daß die Farbeneinengung etwa in dem gleichen Maße vor sich gegangen ist wie die Einengung für Weiß. Die periphere Gesichtsfeldeinschränkung kann von verschiedenen Seiten her erfolgen. Nach der letzten Zusammenstellung aus der Uhthoffschen Klinik (Langenbeck) ist der Beginn häufiger von der Seite als von oben oder unten. Uhthoff selbst gibt bei seiner zusammenfassenden Darstellung an, daß er keine wesentliche Bevorzugung der temporalen oder nasalen Seite als Beginn habe konstatieren können. Bei meinen eigenen Fällen überwiegt der Anfang auf der nasalen Gesichtsfeldseite, sie sind jedoch nicht zahlreich genug, um allgemein gültige Schlüsse zuzulassen. Auffallend ist, wie bei manchen Fällen z. B. bei meiner Beobachtung Bech. (S. 472), die Einengung sowohl für weiß als für Farben jahrelang — jedenfalls bei Prüfung am Försterschen Perimeter — die gleiche Ausdehnung behalten kann. Eine zweite Art der Gesichtsfeldstörung besteht in einer Einengung für Farben, während die Außengrenzen für weiß noch normal sind, die Farbenperzeption kann dabei so leiden, daß unter Umständen eine Farbe, besonders das Grün, in späteren Stadien das Rot und schließlich das Blau gar nicht mehr erkannt wird. Hat die Blauwahrnehmung schon erheblich gelitten, so wird allerdings meist die Außengrenze für Weiß nicht mehr normal sein. Wenn es trotz gut erhaltener Weißgrenze zu einem völligen Verlust der Grünempfindung gekommen ist, so muß man annehmen, daß der Prozeß bereits den ganzen Optikusquerschnitt betroffen hat; anatomisch wird es sich dann wohl nach Analogie mit einer Beobachtung von Rönne bei einer diabetischen Sehnervenerkrankung um eine über den ganzen Sehnervenquerschnitt verstreute Marchi-Degeneration handeln. Die zentrale Sehschärfe kann in einem solchen Fall noch ziemlich gut, ja vielleicht sogar normal sein, dürfte aber meistens schon eine gewisse Einbuße erlitten haben. Unter Umständen ist die Farbenempfindung auch nur noch in einem exzentrischen Gesichtsfeldrest vorhanden, wie z. B. auf dem rechten Auge der bereits zitierten Patientin Bech. Hier war die Besonderheit, daß die Patientin in diesem erhaltenen Farbenbezirk grün und blau erkannte, rot dagegen stets als grünlich empfand.

Beschränkt man sich nicht auf die radiäre Perimetrierung, sondern prüft in der früher angegebenen Weise mit voller Berücksichtigung des Verlaufes der Nervenfasern und weiterhin auch in dem Bewußtsein, daß Gesichtsfeldstörungen nach dem blinden Fleck zu an Intensität zunehmen können (axiale Beteiligung), so gelingt es, die Befunde doch noch wesentlich zu erweitern und verständlicher zu machen. Ein gutes Beispiel für den Vergleich der beiden Untersuchungsarten gibt das linke Auge von Bech., wo bei der Perimetrierung an dem Försterschen Apparat im wesentlichen eine Einschränkung für Weiß und Farben im nasalen unteren Quadranten sich fand. Die genauere Untersuchung an der großen Scheibe charakterisierte zunächst diesen Defekt aus zwei Anteilen bestehend, einem papillo-makularen (resp. paramakularen) und einem peripheren, die aber in eins zerflossen und zum blinden Fleck verfolgbar waren (s. Abb. 118). Ein weiterer Defekt fand sich — wenn auch für größere Objekte nicht absolut — in dem temporalen und besonders temporalen unteren Teil des Gesichtsfeldes. Bei Gebrauch mittlerer Objekte (4 mm) war hier eine

zweifellose Zunahme der Intensität der Gesichtsfeldstörung nach dem blinden
Fleck zu zu konstatieren. Es handelte sich also offenbar um einen sehr viel
weiter ausgedehnten Prozeß im Sehnerven, als man aus der Untersuchung mit
der alten Methode vermuten konnte. Betroffen waren anscheinend das dorsale
ungekreuzte und gekreuzte Bündel im peripheren und axialen Anteil sowie der
ungekreuzte Anteil des papillo-makularen Bündels.

Eine derartige „Vergrößerung des blinden Flecks" konnte ich
übrigens mehrmals konstatieren, unter anderem bei folgenden Patienten, dessen
Gesichtsfelder wohl ohne weitere Erläuterung das Wesentliche demonstrieren.

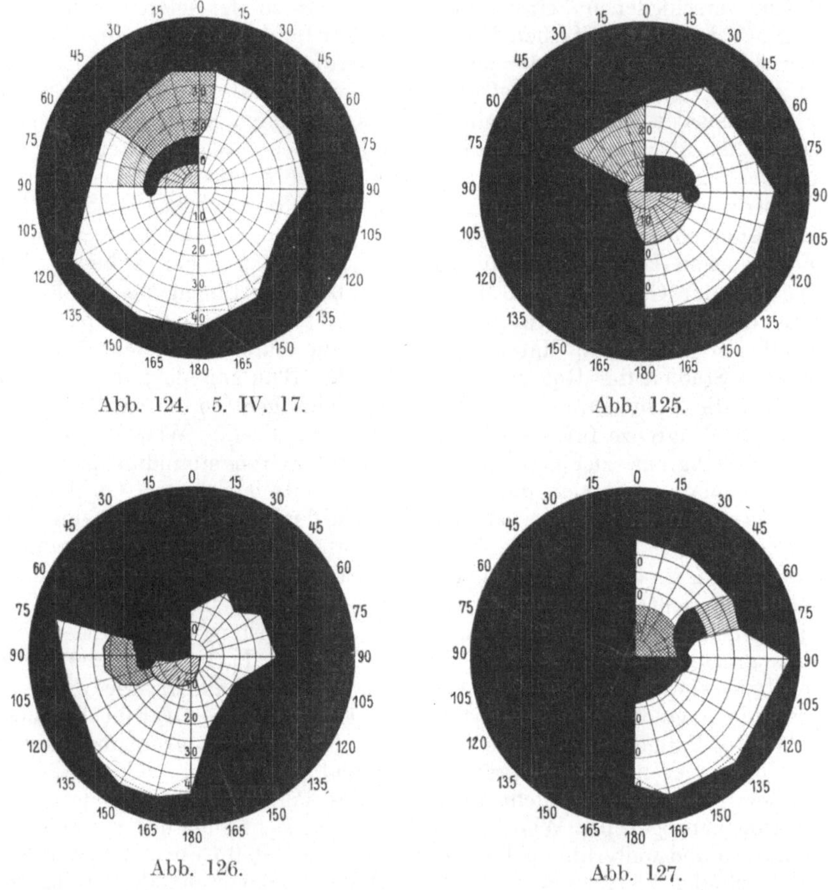

Abb. 124. 5. IV. 17.   Abb. 125.

Abb. 126.   Abb. 127.

Johannes Die., 32 Jahre, Soldatenkrankengeschichte 1917, Aufnahme in
der Göttinger Augenklinik am 13. II. 17. Seit 7—8 Wochen bemerkt er Abnahme
des Sehvermögens und führt dieselbe darauf zurück, daß ihm beim Ausprobieren
der Gasmaske Gas ins Auge gekommen sei. Von früheren Erkrankungen weiß er
nichts.

Status: Rechte Pupille weiter als linke, beiderseits starr auf Lichteinfall.
Bei Konvergenz eine Spur Reaktion. Ophthalmoskopisch: Papille bds. scharf begrenzt, temporale Hälfte abgeblaßt. Adaptometerbefund bds. nahezu normal.

Vier Reaktionen: Wassermann-Reaktion im Blut positiv. Liquor leicht
sanguinolent, Pandy starke Trübung, Lymphocytose 151/3, Wassermann-Reaktion in allen Verdünnungen positiv.

Die Gesichtsfelduntersuchung ist sehr schwierig. Am Perimeter wird an linken Auge rot und grün auch in 1 qcm Objekten weder zentral noch parazentral erkannt, blau dagegen in 2 mm² Objekten. Besonders schlecht wird temporal oben vom Fixierpunkt aus gesehen. Am rechten Auge wird besonders schlecht nasal und oben vom Fixierpunkt aus gesehen. Farbenbestimmung wie links. Rechts S. = Fgr. in 2¹/₂ m Nd. 11. Links Fgr. in 2 m Nd. 9.

Neurologisch: Bei zweimaliger Untersuchung kein Befund festzustellen.

Patient wird einer Kur mit Salvarsan-Natrium und Hg-Einreibungen unterzogen.

Nach einiger Mühe gelingt es dann auch, ein Gesichtsfeld an der großen Scheibe aufzunehmen, allerdings nur mit großen Objekten (Kugel von 1 cm Durchmesser). Dabei stellt sich zunächst die Sachlage so dar, wie es auf den ersten beiden Skizzen wiedergegeben ist. Am linken Auge scheint danach ein axialer Herd zu bestehen, ohne daß allerdings damit gesagt werden kann, daß nicht auch die Peripherie erheblich mitaffiziert ist, da für kleinere Objekte eine hochgradige Einengung des Gesichtsfeldes besteht. Am rechten Auge sind die zentralen Teile und die ganze nasale Hälfte des Gesichtsfeldes vorwiegend betroffen (Abb. 124 u. 125).

Während des Aufenthaltes in der Klinik bis zum 4. VI. 17 tritt eine ganz langsame Verschlechterung ein, wie sie sowohl aus den Gesichtsfeld-Skizzen (Abb. 126 und 127) sich ergibt als auch aus dem Sinken des Visus auf: R. ¹/₅₀, l. ¹/₂₅.

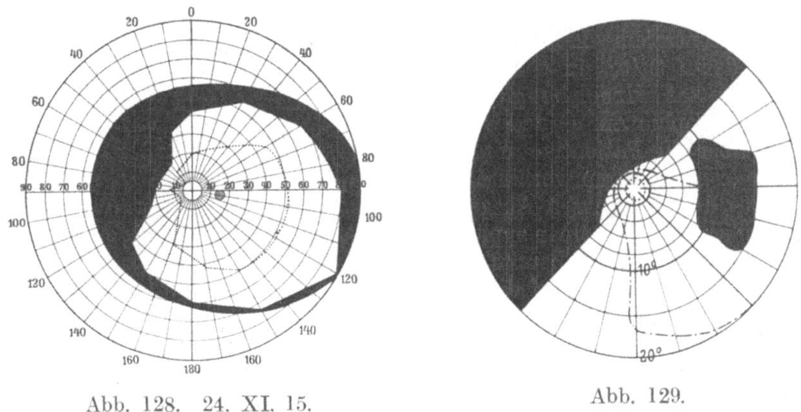

Abb. 128. 24. XI. 15.   Abb. 129.

Auch an der Uhthoffschen Scheibe hatte ich das Phänomen des vergrößerten blinden Flecks schon früher beobachtet, ohne daß mir damals schon die Erklärung klar gewesen wäre. So fand ich ihn bei einem Patienten (Pe.) um etwa das Drei- bis Vierfache am rechten Auge vergrößert, der an diesem Auge noch eine Sehschärfe von 0,7 hatte und seit einiger Zeit über Flimmern und Abnahme der Sehkraft klagte. Das Gesichtsfeld wies im übrigen eine Einschränkung besonders nasal und nasal oben auf (Abb. 128), die bei Verwendung kleinster Objekte (1 mm²) fast bis zum Fixierpunkt ging (Abb. 129). Die Papille zeigte zweifellose Abblassung, das andere Auge war bereits nahezu erblindet und hatte ebenfalls sichere Optikusatrophie. Nach dem ganzen weiteren Verlauf des Falles handelte es sich um zweifellose Tabes.

Rönne hat darauf hingewiesen, daß bei der tabischen Optikusatrophie gelegentlich die Gesichtsfeldform gefunden wird, die er mit dem Namen „nasaler Gesichtsfeldsprung‟ bezeichnete und die dadurch charakterisiert ist, daß das von unten oder auch von oben auf der nasalen Seite eingeschränkte Gesichtsfeld die Netzhautraphe respektiert. Es ist das nach unseren früheren Darlegungen etwas Natürliches, wenn man, wie es auch Rönne tut, annimmt, daß die Ursache der Gesichtsfeldstörung im Sehnerven und nicht in der Netzhaut gelegen ist. Ja, es ist sogar, wie Rönne richtig bemerkt, diese Respektierung der Netzhautraphe ein Beweis dafür, daß nicht die Ganglienzellen die zuerst erkrankten Teile des Sehapparates bei der tabischen Optikusatrophie sind, sondern die Sehnervenfasern.

Von Uhthoff und seinen Schülern wurde hervorgehoben, daß die Art des Gesichtsfeldverfalls auf beiden Seiten häufig symmetrisch sei. Unter den von Langenbeck mitgeteilten Beobachtungen aus der Uhthoffschen Klinik hatten 89 Fälle Gesichtsfelder, die auf einen Verfall des ganzen Optikusquerschnittes hindeuteten, bei 27 handelte es sich offenbar zunächst um partielles Ergriffensein.

Eine dritte, zweifellos seltene, in letzter Zeit aber mehrfach diskutierte Gesichtsfeldform ist das Vorhandensein eines zentralen Skotoms.

Uhthoff konnte es in 2% seiner Fälle konstatieren und hebt hervor, daß sich dann immer auch bereits außer dem zentralen Skotom periphere Gesichtsfeldstörungen nachweisen lassen. Eine isolierte Erkrankung des papillomakulären Bündels wie bei Intoxikationsamblyopie lehnt er für die Tabes ab. Später teilte Langenbeck aus Uhthoffs Erfahrung einen einzigen Fall von zentralem Skotom bei freier Peripherie mit; bei diesem Patienten kam es später auch zum Verfall der Peripherie bis zur Amaurose. Unter seinen 14 übrigen Fällen von zentralem Skotom fand sich dasselbe 10 mal einseitig, während auf der anderen Seite ein peripherer Defekt oder Amaurose bestand. Wohl mit am ersten hat Hirschberg einen Fall von beiderseitigem zentralem Skotom bei Optikusatrophie auf Grund von progressiver Paralyse mitgeteilt. Fuchs berichtet über 30 Patienten mit zentralem Skotom bei tabischer Atrophie; die Außengrenzen waren verhältnismäßig gut, verfielen aber allmählich. Er schließt aus dem schlechten Ausgang, daß es sich bei diesen Fällen nicht um eine Komplikation mit einer syphilitischen Neuritis gehandelt hat. Ich selbst habe 1910 (A. f. O. Bd. 76) bereits zwei Fälle von zentralem Skotom bei Tabikern beschrieben und verweise auf diese. In der Zwischenzeit habe ich zwei weitere beobachtet, wovon der eine neben dem Skotom eine mäßige Einschränkung des Gesichtsfelds aufwies, während der andere, bei dem die Diagnose Tabes allerdings nicht über jedem Zweifel erhaben war, vollständig normale Außengrenzen, wenigstens für Weiß, aufwies.

Bei weiteren hierhergehörigen Fällen wird darauf zu achten sein, ob sich außer dem zentralen Skotom nicht noch feine sonstige Bündeldefekte vom blinden Fleck ausgehend nachweisen lassen.

Fuchs gibt noch an, daß der ophthalmoskopische Befund bei diesen Fällen mit zentralem Skotom derselbe sein kann wie bei der gewöhnlichen tabischen Atrophie. Manchmal aber zeigt der Optikus eine merkwürdig gelbe Färbung. Die Papillengrenzen seien dann nicht scharf, die Retinalgefäße etwas verengt, so daß die Papille einen leicht postneuritischen Eindruck mache. Von Interesse scheint mir noch eine Beobachtung von Hirsch (Münch. med. Wochenschr. 1910, Nr. 49).

Diese betrifft einen Luetiker, der auch eine spezifische Iritis durchgemacht und 13 Jahre nach der Infektion Anisokorie und einseitige Pupillenträgheit (hintere Synechien?), fehlende Patellar- und Achillessehnenreflexe, Andeutung von Romberg und leichte Ataxie aufwies. An den Augen bestand eine beiderseitige progressive Optikusatrophie mit Einengung der Außengrenzen und großem zentralem Skotom. In direktem Anschluß an eine Salvarsaninjektion gingen die Skotome erheblich zurück, so daß sich die zentrale Sehschärfe besserte, während die Außengrenzen und der ophthalmoskopische Befund unverändert blieben.

Ob die Annahme Hirsch's, daß es sich wegen der zentralen Skotome um ein Zusammentreffen von Tabes mit einem Sehnervenleiden, wahrscheinlich luetischer Natur, handelte, richtig ist, bleibe dahingestellt. Die Tatsache der therapeutischen Beeinflußbarkeit dieser Skotome ist auf jeden Fall sehr bemerkenswert.

Das Auftreten echter hemianopischer Defekte wird von Uhthoff und seinem Schüler Langenbeck bei der Tabes bestritten, dagegen zugegeben, daß nicht selten symmetrische Defekte im Gesichtsfeld eine echte Hemianopsie vortäuschen können. Fuchs dagegen behauptet, mehrmals, wenn auch selten, bitemporale Hemianopsie bei tabischer Sehnervenatrophie gesehen zu haben.

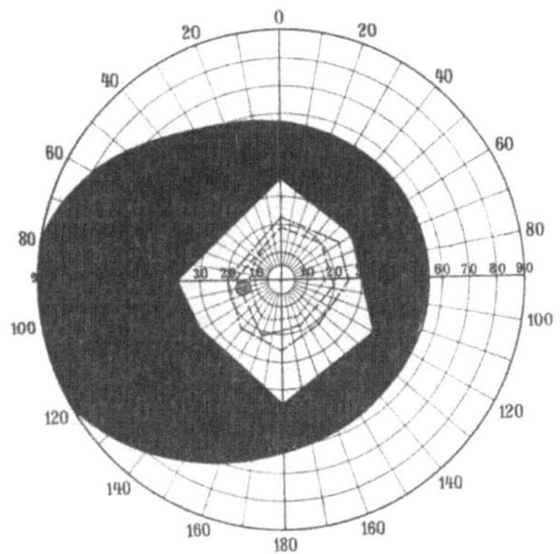

Abb. 130. 13. XII. 10.

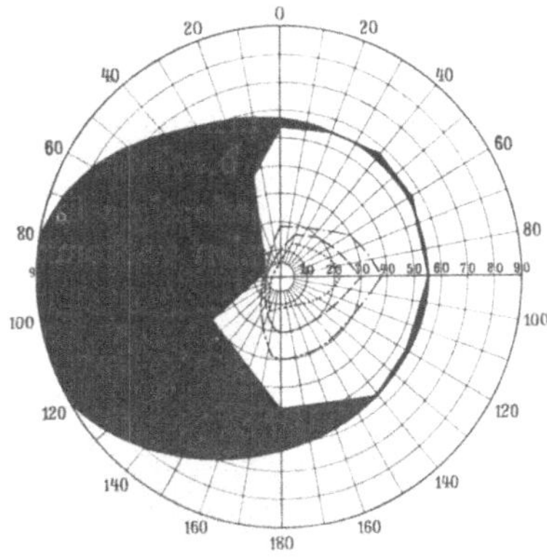

Abb. 131. 9. I. 11.

Es handelt sich nach ihm dann entweder um einen infiltrativ entzündlichen Prozeß am Chiasma oder um eine genuine tabische Degeneration des Chiasma. Vor Fuchs hatten bereits Bogatsch (zit. bei Stargardt) und Gowers Fälle von Hemianopsie bei Tabes mitgeteilt. Auch Rönne möchte bei seiner Beobachtung, die eine binasale Gesichtsfeldstörung bei doppelseitiger tabischer Optikusatrophie betrifft, nicht eine komplizierende luetische Erkrankung der Basis annehmen, weil gegen eine solche Annahme das Vorwärtsschreiten des Prozesses ohne Remissionen und die mangelnde therapeutische Beeinflußbarkeit spricht. Ferner ließ sich gegen diese Komplikation der binasale Charakter

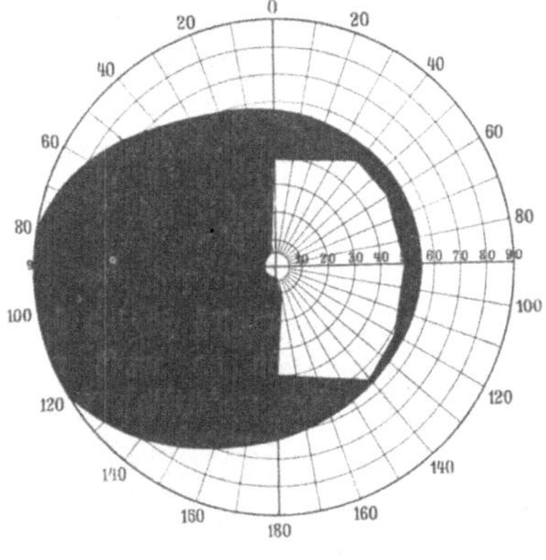

Abb. 132. 29. IV. 11.

der Gesichtsfeldstörung, die frühzeitige, für Tabes charakteristische Papillenverfärbung bei noch gutem Visus sowie das Fehlen sonstiger basaler Symptome anführen. Es muß jedoch betont werden, daß einige Jahre vor der Optikusatrophie eine Abducensparese bei seinem Patienten nachgewiesen wurde, die auf spezifische Behandlung zurückging; in Anbetracht dieser Tatsache scheint mir das Vorliegen einer basalen Meningitis doch nicht ganz von der Hand zu weisen zu sein.

Sicherlich aber muß man in der Verwendung hemianopischer Gesichtsfelddefekte sehr vorsichtig sein. Das zeigt z. B. folgender eigener Fall:

Otto Thie., 45 Jahre, J.-Nr. 805/1910, hat eine zweifellose Tabes (fehlende Patellarreflexe, positiver Romberg, Ataxie, Incontinentia urinae, beiderseitige reflektorische Pupillenstarre, beiderseitige Optikusatrophie). Lues vor 19 Jahren. Wassermann-Reaktion jetzt negativ. Visus: R. nur Handbewegungen dicht vor dem Auge, links + 1,0 = $^5/_7$ part. Gesichtsfeld rechts nicht mehr aufzunehmen, links zunächst von allen Seiten für Weiß und alle Farben eingeschränkt. Das Gesichtsfeld des linken Auges bildete sich zu einem typisch hemianopischen mit Aussparung der Macula um. Die Abb. 130—132 zeigen den Verlauf am linken Auge. Bei einer Nachuntersuchung einige Jahre später war auch dieses Auge vollständig erblindet.

Das Bemerkenswerte an diesem Fall ist die Umbildung des Gesichtsfelds von der konzentrischen Einengung zum hemianopischen Charakter. Wäre der Patient zum erstenmal zu der Zeit ärztlich beobachtet worden, wo bereits ein hemianopischer Defekt vorhanden war, so würde man wohl sehr mit der Möglichkeit einer echten Hemianopsie gerechnet haben, während es sich hier zweifellos um eine Pseudohemianopsie gehandelt hat. Ein ähnlicher Fall ist von Dufour und Gonin beschrieben worden.

Es heißt also vorsichtig sein mit der Verwertung hemianopischer Defekte. Daß echte Hemianopsien vorkommen können, beweist Fall 5 von Stargardt wenigstens insofern, als sich hier eine isolierte Degeneration des linken Corpus geniculatum externum fand, die wohl zweifellos eine Gesichtsfeldstörung im Sinne einer Hemianopsie ergeben hätte, wenn eine Gesichtsfeldaufnahme hätte stattfinden können. Theoretisch muß man auch mit der Möglichkeit eines primären Herdes im Chiasma oder Traktus bei der tabischen Optikusatrophie rechnen.

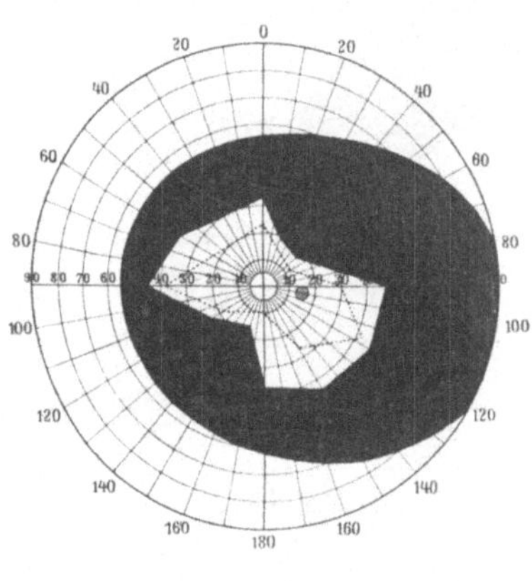

Abb. 133.

Die Gesichtsfeldstörungen, wie sie bei zweifelloser Abblassung der Sehnervenscheibe konstatiert werden, sind gewiß für die Auffassung des Sehnervenprozesses, vor allem auch für die Prognose und Therapie von wesentlicher Bedeutung. Für die Diagnose dagegen treten sie oft mehr zurück, da die Abblassung der Papillen erfahrungsgemäß meist früher zu konstatieren ist als der Gesichtsfelddefekt, wenigstens so weit man das nach der alten Methode beurteilen konnte. Es wäre natürlich von sehr einschneidender Wichtigkeit, wenn der Nachweis erbracht werden könnte, daß der tabische Sehnervenprozeß sich gelegentlich oder öfters zunächst durch eine Gesichtsfeldstörung kundgäbe mit erst nachfolgender Veränderung des ophthalmoskopischen Befundes. Wenn man annimmt, daß die Sehnervenbeteiligung nicht in der Netzhaut ihren Ursprung hat, sondern an verschiedenen Stellen des Optikus selbst beginnen kann, so ist es von vornherein eigentlich sehr wahrscheinlich, daß öfters ganz im Anfang der Augenspiegelbefund noch normal sein muß und die Funktionen schon leicht verändert sind, so weit man bei mangelnden subjektiven Störungen danach sucht. Ich habe mich schon früher mit dieser Frage beschäftigt und in einer Anzahl von Fällen, wo es sich um Tabes oder beginnende Paralyse den Symptomen nach handelte, das Gesichtsfeld am Försterschen Perimeter untersucht. Mehrere Male konstatierte ich bei dieser Untersuchung Fälle mit normaler oder nahezu normaler Papille und immerhin recht verdächtigem Gesichtsfeld. Leider hatte ich keine Gelegenheit, die meisten dieser Patienten persönlich nach Jahren nachzuuntersuchen. Ein Fall ist aber immerhin recht bemerkenswert:

Otto Wal., 33 Jahre, Halle, gibt bei der Untersuchung am 21. I. 15 an, das linke Auge habe sich seit $1^1/_4$ Jahr verschlechtert und sei seit $1/_2$ Jahr ganz erblindet. Rechts habe er ein leichtes Schleiergefühl. Vor 15 Jahren luetische Infektion, keine Sekundärerscheinungen. Zweimal im letzten Jahre je 9 Salvarsaninjektionen auswärts erhalten.

Beiderseits reflektorische Pupillenstarre, r. Pupille weiter als l.; r. Papille vielleicht eine Spur blasser als normal (sehr zweifelhaft), starke Gesichtsfeldeinschränkung für Weiß von oben und unten (Abb. 133). Zentral werden Farben in kleinsten Mustern erkannt. S. $= ^5/_4$ p. Links totale Optikusatrophie und Amaurose. Patellarreflexe nicht auslösbar.

Auf schriftliche Erkundigung im Jahre 1917 teilte Patient mit, daß er seit 1916 völlig erblindet sei.

In diesem Falle bestand bei einer Papille, die man unvoreingenommen als normal bezeichnet hätte, eine sehr erhebliche Gesichtsfeldbeschränkung und 1 Jahr später war dann auch tatsächlich das Auge erblindet. Die beobachtete Gesichtsfeldanomalie muß also wohl hier als ein Frühsymptom der tabischen Optikusatrophie angesehen werden.

Noch mehr Aussicht auf Erfolg, also auf Feststellung von Gesichtsfelddefekten in frühen Stadien bietet die verfeinerte Gesichtsfeldmethode. Bei mehreren, aber durchaus nicht bei der größeren Mehrzahl der Tabiker mit normalem ophthalmoskopischem Befund, fand ich vom blinden Fleck ausgehende Defekte. Meistens kann es sich nicht um eigentliche Degenerationen im Sehnerven gehandelt haben, da die Defekte im Laufe der Beobachtung entweder wohl infolge der antiluetischen Therapie oder wie in dem Fall, den ich hier auch wiedergeben werde, schon vor Beginn der spezifischen Behandlung nach einer Lumbalpunktion, sich besserten oder

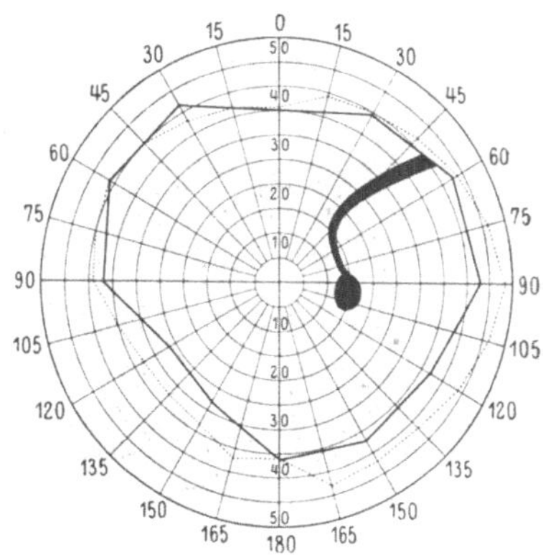

Abb. 134.   28. XI. 16.

verschwanden. Von den Beobachtungen, die ich auf diesem Gebiete machte, seien hier zwei geschildert.

1. Paul Stei. Aufnahme am 4. XII. 16. Vor 7 Jahren Infektion; 1910, 1911 und Juli 1916 Injektionskur. Wassermann-Reaktion im Blut am 19. VII. 16 schwach positiv, am 19. VIII. 16 negativ. Seit $1^1/_2$ Jahren linke Pupille weiter als rechte, etwa ebenso lange bemerkt er, daß er in der Nähe besonders abends sehr schlecht sieht. Beiderseits Augen reizlos, ophthalmoskopisch normal. Rechte Pupille reagiert ziemlich gut auf Licht, vielleicht aber etwas träger als normal. Links Lichtreaktion nur bei intensiver Beleuchtung schwach vorhanden, Pupille weiter als die rechte. Konvergenz-Reaktion gut. Adaptometerwerte normal, sowohl Reizschwelle als Endwert. Beiderseits S. $= 1,0$. Nahepunkt 26 cm. Gesichtsfeld: Außengrenzen normal. Am rechten Auge ein Bündeldefekt nach temporal oben (Abb. 134). Liquor: Druck 110—120, Pandy: Trübung, Nonne deutlich opal. Lymphocytose $^{21}/_3$. Wassermann-Reaktion schwach positiv. Erhält zunächst 10 intravenöse Salvarsaninjektionen. Keine Veränderung im Befund, außer daß der Bündeldefekt am rechten Auge nach etwa 1 Monat verschwand.

2. II. 17 Lumbalpunktion: Pandy Trübung, Nonne negativ. Keine sichere Lymphocytose. Wassermann-Reaktion bei 0,1 negativ, bei 0,25 schwach positiv, bei 0,5 stark positiv.

Vom 23. II. 17 ab Endolumbalinjektionen von Salvarsannatrium, und zwar am 2. III. 1,35 mg, am 5. IV. 4,5 mg, am 19. IV. 2,25 mg, am 22. V. 2,7 mg, am 9. VI. 2,7 mg. Die letzte Liquoruntersuchung am 9. VI. ergibt: Nonne deutliche

Opaleszenz, Lymphocytose $^{40}/_3$. Wassermann-Reaktion in allen Verdünnungen negativ. Wassermann-Reaktion im Blut ebenfalls negativ. Der klinische Befund hat sich nicht verändert. Die mehrmalige neurologische Untersuchung ergab kein sicheres Resultat. Auffallend war nur stets, daß die Patellar- und Achillesreflexe schwer auslösbar waren, manchmal sogar überhaupt nicht. Sensibilitätsstörungen waren nicht vorhanden, dagegen leichter Romberg. Es wurde mit der Möglichkeit einer beginnenden Tabes gerechnet.

2. Wilhelm Czentlowski, 43 Jahre, Sold.-Kr. Nach dem neurologischen Befund handelte es sich um zweifellose Tabes. Früher stets gesund. Angeblich nie Lues oder Gonorrhöe. Ist nicht verheiratet.

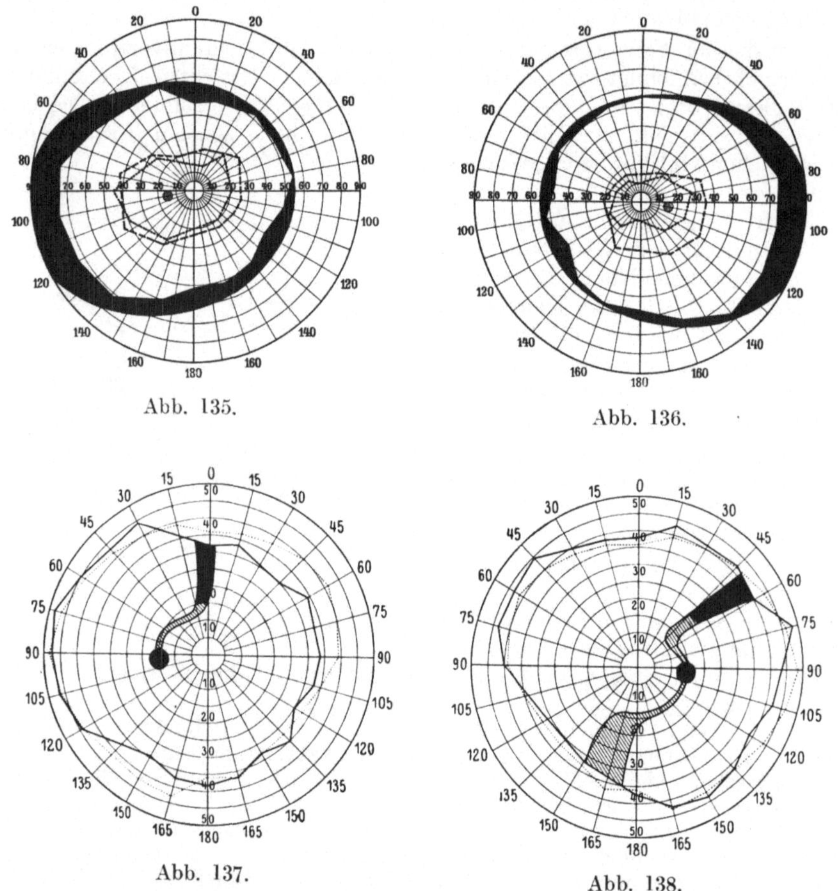

Abb. 135.   Abb. 136.

Abb. 137.   Abb. 138.

7 Geschwister gesund, eine Schwester sei vor 20 Jahren rückenmarksleidend gewesen, jetzt ganz gesund.

Wurde 1916 militärisch ausgebildet, war 4 Monate im Feld. Führt sein Leiden auf erfrorene Füße zurück, bekam „Blasenkatarrh".

Seit Ende Februar 1917 Gangstörungen. Seitdem auch Doppelsehen, allerdings scheint es, als wenn er auch schon früher doppelt gesehen hat. Auch das Blasenleiden soll schon seit 10 Jahren bestehen. Kribbeln und taubes Gefühl in den Füßen. Im Sehen nichts zu klagen.

Status: Beiderseits Augen äußerlich reizlos. Ophthalmoskopisch sicher normal. Gesichtsfeld am linken Auge wohl normal am Perimeter. R. Farben etwas eingeschränkt (Abb. 135 u. 136). R. E. S. = 0,9 p. + 1,0 NI; L. + 1,0, S. = 1,0 p. + 2,0 NI.

An der großen Scheibe beiderseits Bündeldefekte, l. 1, r. 2 (s. Abb. 137 u. 138).
Adaptometerwert: L. herabgesetzt (Typ. II), r. normal.

	3 Min.	5 Min.	8 Min.	15 Min.	30 Min.	60 Min.	
Rechts	13	55	64	81	99	108	Skalenteile
Links	25	54	64	70	80	93	

Beide Pupillen eng, l. mehr als r., reflektorisch starr.

Linkes Auge steht öfters in abduzierter Stellung, manchmal auch gerade. Konvergenz möglich. Gekreuzte Doppelbilder im oberen Blickfeld. R. Obl. inf. und wahrscheinlich auch l. Obl. inf. beteiligt.

3. VI. 17 Lumbalpunktion: Liquor klar, Druck 130. Nonne und Pandy positiv. Lymphocytose $^{42}/_3$. Wassermann-Reaktion mit einem unspezifischen Antigen bei 0,5 positiv, sonst mit allen Antigenen negativ.

8. VI. Punktion gut vertragen.

12. VI. Gang entschieden besser. Beginn einer Hg-Einreibungskur.

16. VI. Ophthalmoskopisch auch in der Peripherie normal, besonders auch entsprechend der Gegend, wo dauernd der Gesichtsfelddefekt des rechten Auges angegeben wird. Rechter Gesichtsfelddefekt hat keine Verbindung mehr mit dem blinden Fleck, im Typus unverändert. Die relativen Defekte sind beiderseits verschwunden.

Die Tatsache an sich, daß bei den genannten zwei Fällen sowie bei einigen anderen Beobachtungen Bündeldefekte im Anfang der Beobachtung bestanden, ist nach den sehr eingehenden Prüfungen außer allem Zweifel, anders steht es natürlich mit der Frage, ob man es hier mit dem ersten Beginn eines tabischen Sehnervenprozesses zu tun hatte. Erst die weitere Erfahrung kann auf diesem Gebiet mehr Klarheit schaffen, es ist das ja alles Neuland. Die günstige Beeinflußbarkeit dieser frühzeitigen und geringen Defekte spornt zweifellos dazu an, jeden Tabiker genau auf sein Gesichtsfeld hin zu untersuchen, mit dem Gedanken, daß man auf diese Weise den Ausbruch einer eigentlichen tabischen Optikusatrophie durch intensive Frühbehandlung verhindern kann. Ohne jeden übertriebenen Optimismus gilt es hier wie auf dem Gebiete der Adaptationsstörungen, die weiter unten behandelt werden, reiche Erfahrungen zu sammeln, selbst wenn der endgültige praktische Erfolg ein bescheidener sein sollte.

Der **Farbensinn** ist bei der tabischen Atrophie immer im Sinne einer progressiven Rot-Grünblindheit gestört, es folgt dann die totale Farbenblindheit. In den Bezirken, in denen ein Ausfall des Farbensehens zu konstatieren ist, kommt es nach einiger Zeit mit Sicherheit zu völligem Funktionsausfall. „Zwischen der Farbensinnstörung mit ihren verschiedenen Stadien einerseits und der zentralen Sehschärfe andererseits, besteht nach meinen bisherigen Erfahrungen an weit über 100 Atrophien eine auffallende Übereinstimmung" (Köllner), so daß man aus dem Grade der Rot-Grünblindheit auf die Stärke der Herabsetzung des Sehvermögens als Folge der Atrophie einen ungefähren Schluß ziehen kann.

Eine gute Illustrierung für die Tatsache, daß Verlust für Farbenempfindung und Herabsetzung der zentralen Sehschärfe oft Hand in Hand gehen, zeigt ein Fall von Wilbrand und Saenger (V. Fig. 172). Bei dieser Beobachtung sind die Außengrenzen des Gesichtsfeldes kaum alteriert, die Blaugrenze schon reduziert, die Rotgrenze aber auf dem linken Auge an mehreren Stellen schon fast bis zum Fixierpunkt eingeengt, am rechten Auge sogar nur noch exzentrisch als kleine Insel vorhanden. Sehschärfe rechts $= {}^{20}/_{40}$, links ${}^{20}/_{100}$.

Köllner weist auch noch auf die subjektiven Farbenempfindungen bei der tabischen Atrophie hin. Ebenso wie früher schon Leber hat er öfters Rotsehen auch bei ausgesprochener Rot-Grünblindheit beobachtet; gelegent-

lich soll auch Grünsehen und Violettsehen angetroffen worden sein. Subjektives
Farbensehen kann auch in bereits erblindeten Augen auftreten.

Bei tabischer Optikusatrophie sind **Adaptationsstörungen** nicht
selten. Es sind das Störungen, die sich dem Patienten durch ein lästiges
Blendungsgefühl kenntlich machen, ferner durch Nebelsehen oder eine
gewisse Überempfindlichkeit gegen ganz bestimmte Farben. Wilbrand-
Saenger führen sie darauf zurück, daß den Dissimilierungsprozessen der
Sehsubstanz im Sinne Herings, wie sie durch äußere Einflüsse — vor allem
durch das Licht — normalerweise entstehen, eine nicht genügend schnelle
Assimilation entspricht. Aus einer solchen Verlangsamung des Assimilations-
vorganges und infolgedessen des Wiederersatzes der verbrauchten Sehsubstanz
entstehen die Blendungserscheinungen. Wilbrand-Saenger sind geneigt,
die Produktion dieser chemischen Ersatzstoffe von nervösen Einflüssen abhängig sich vorzustellen, ähnlich wie Vorgänge bei den Drüsen. „Das Corpus
geniculatum externum dürfte wohl dasjenige Organ sein, an welchem durch
Umschaltung zentripetal fortgeleiteter Reize auf zentrifugal-optische Bahnen
durch Selbststeuerung ohne Einfluß des Willens jene Produktion von Sehsubstanz im großen betrieben werde, für deren jeweilige örtliche Ansammlung
nach Bedürfnis das amakrine Zellsystem zu sorgen hätte." Sie denken sich
also, daß die zentripetalleitenden Fasern im Optikus rein visuellen Zwecken
dienen, während zentrifugale Fasern den Zwecken der Adaptation vorstehen
und daß das übergeordnete Zentrum dieser letzteren Fasern im Corpus geniculatum externum liegt. Sie sehen ihre Ansicht dadurch gestützt, daß die
zentralwärts von den primären Optikuszentren gelegenen Herde nur visuelle
Ausfallserscheinungen machen, ohne von Störungen der Adaptation begleitet
zu sein, Affektionen der optischen Leitung zwischen den primären optischen
Zentren und der Netzhaut dagegen stets Ausfallserscheinungen im Verein mit
Adaptationsstörungen darbieten. So erscheint ihnen auch die Erklärung für die
zunächst an sich paradoxe Erscheinung gegeben, daß bei der tabischen Optikusatrophie trotz Verminderung der zentralen Sehschärfe bei herabgesetzter
Beleuchtung besser gesehen wird und daß bei heller Tagesbeleuchtung Blendungserscheinungen auftreten.

Wenn man in diesem Wilbrand-Saengerschen Sinne mit Adaptationsstörungen ganz allgemein Störungen im Verbrauch und Wiederersatz der Sehsubstanz bezeichnet, so ist die Adaptation in der Dunkelheit gewissermaßen eine Teilerscheinung der Adaptation überhaupt und es entsteht die
Frage, ob bei diesen atrophischen Zuständen die Dunkeladaptation herabgesetzt
ist. Früher hat man aus der schon erwähnten Erfahrung, daß Leute mit tabischer
Optikusatrophie eher zu Nyktalopie neigen und hemeralopische Beschwerden
äußerst selten angeben, den Schluß gezogen, daß der Ablauf der Dunkeladaptation
bei ihnen normal sei. Auch haben wohl Untersuchungen mit älteren Methoden,
wie z. B. mit dem Försterschen Photometer, tatsächlich normale Werte ergeben.
Neuere Untersuchungen haben jedoch gezeigt, daß Störungen der Dunkeladaptation außerordentlich häufig bei der progressiven Sehnervenatrophie zu
finden sind und daß ihnen sogar unter Umständen eine differential-diagnostische
Bedeutung zugesprochen wird. Bevor auf diese speziellen Untersuchungen
eingegangen wird, sollen jedoch einige orientierende allgemeine Bemerkungen
über die Entwickelung der Dunkeladaptationsfrage vorausgeschickt werden.

1903 veröffentlichte Piper seine Untersuchungen über Dunkeladaptation und
gab dadurch Anstoß zu zahlreichen neuen, auch für die Klinik wichtigen Forschungen.
Mit Hilfe eines sehr viel variationsfähigeren Apparates, als es das Förstersche
Photometer ist, stellte er seine exakten Untersuchungen an und gelangte zu dem
Resultat, daß die bisher geltende Aubertsche Regel, wonach die Lichtempfind-

lichkeit bei Dunkelaufenthalt in den ersten Minuten äußerst schnell, dann aber immer langsamer zunehme, um nach 2 Stunden nahezu das Maximum zu erreichen, nicht haltbar sei. Piper fand als Anfangsschwellenwert ziemlich immer die gleiche Helligkeit des Lichtreizes, wenn nicht gerade dem Dunkelaufenthalt eine Blendung des Auges vorausging, er stellte umgekehrt wie Aubert fest, daß die Empfindlichkeit in den ersten 10—20 Minuten sehr langsam ansteigt, dann aber schnell zunimmt und nach längerer oder kürzerer Zeit ein Maximum erreicht, auf dem sie stehen bleibt. Diese von Piper festgestellte neue Adaptationsregel stand nun im großen Gegensatz zu der allgemeinen Erfahrung, daß sich das Auge, wenn es vom Hellen in das Dunkel gebracht wird, sehr rasch an die Dunkelheit gewöhnt. Best wies dann auch nach, daß die Untersuchungsmethode Pipers zwar einwandfrei war, daß jedoch seine Kurven anders gelesen werden müssen. Piper maß mit seinem Apparat einerseits die Schwellenwerte der Beleuchtung, die eben noch erkannt werden, andererseits die Netzhautempfindlichkeit, die als reziproker Wert der Schwellen aufzufassen ist. In seinen Kurven stellte er nun die Netzhautempfindlichkeit in arithmetischer Progression dar. Best wies darauf hin, daß die Empfindlichkeit nicht um Beträge wachse, die sich addieren lassen, sondern um das Doppelte, Dreifache usw., und daß man deshalb diese Empfindlichkeitskurve in geometrischer Progression aufzuzeichnen habe. Tut man dies, so steigt die Netzhautempfindlichkeit bei Dunkelaufenthalt bis etwa zur 12. Minute schnell und gleichmäßig, indem sie sich alle 2 Minuten etwa verdoppelt, von da an steigt sie dann langsamer und allmählich immer weniger, so daß die Adaptationskurve im flachen Bogen ausläuft. Wie Wessely aber nun hervorhebt, gibt auch diese Bestsche Aufzeichnung nur scheinbar richtige Resultate; denn es ist nach ihm gleich willkürlich, sich die Empfindlichkeit als Linie, Fläche oder Raum wachsend vorzustellen. Graphisch darstellbar ist nur die Abnahme der Schwellenwerte selbst, und zwar am besten in ihrer jeweiligen Relation zum Endwert. Während man auf Grund der Piperschen Regel die Anfangskurve der Adaptation sehr vernachlässigte, weil ja die Netzhautempfindlichkeit in den ersten 10 Minuten sich angeblich gering steigert, ist auf Grund dieser neueren Feststellungen, zu denen sich noch die Untersuchungen von Birch-Hirschfeld hinzugesellen, mit Bestimmtheit anzunehmen, daß die erste Viertelstunde des Dunkelaufenthaltes bei der Adaptationskurve eine erhebliche Rolle spielt und nicht vernachlässigt werden darf. Durch Wessely ist auch noch einmal der Nachweis erbracht worden, daß man wohl von einer Normaldurchschnitts-Adaptation sprechen darf. Es ist aber immer zweckmäßig, bei jeder Adaptationsprüfung eine Kontrollperson mitzuprüfen, weil auch die Schwankungen im elektrischen Strom sehr berücksichtigt werden müssen. Bei den eigenen Untersuchungen wurde stets eine Kontrollperson mitgeprüft. Als Normalschwellenwerte ergaben sich bei meinen Studien am Piperschen Adaptometer nach einem Dunkelaufenthalt von

1—2 Minuten Schwellenwerte zwischen 10 000—1901
3—5   ,,   ,,   nicht über 1901
8—10   ,,   ,,   ,,   ,,   237
15   ,,   ,,   ,,   ,,   11,08 ⎫ mit seltenen
30   ,,   ,,   ,,   ,,   4,84 ⎬
60   ,,   ,,   ,,   ,,   3,67 ⎭ Ausnahmen.

Adaptationsstörungen können sich nun entweder so äußern, daß eine Schwellenerhöhung besteht, daß also die Gewöhnung an die Dunkelheit hinter der des Normalen zurückbleibt, bis zu 10 Minuten oder einer Viertelstunde, dann erfolgt die Adaptationszunahme in normaler Weise, der Endwert bleibt aber hinter dem des Kontrollfalles zurück (Typ. I), oder aber die Reizschwelle ist normal und erst in der Mitte oder am Ende der Kurve entsteht ein erheblicher Kontrast gegenüber der normalen, so daß die Schwellenwerte erheblich höher als normal werden (Typ. II). Typ. III bestände dann in einer Kombination von I und II, hätte also erhöhte Reizschwelle und abnorm verlangsamten Ablauf der Adaptation während des ganzen Dunkelaufenthaltes. Diese Typenunterschiede lehnen sich an die Einteilung Birch-Hirschfelds an.

Auf die Frage, welches die eigentlichen Elemente im Auge sind, die der Dunkeladaptation vorstehen, ob es also vor allem einen Dunkelapparat des Auges getrennt von einem Hellapparat — im Sinne von v. Kries — gibt, soll hier nicht eingegangen werden. Dadurch daß wir die Reizfläche am Piperschen Adaptometer groß wählen (größte Blendenöffnung von 10 cm im Quadrat), kommt für uns auch die Frage der fovealen Adaptationsfähigkeit nicht in Betracht.

Über Störungen der Dunkeladaptation bei der tabischen Optikusatrophie liegen bis jetzt Untersuchungen vor von Stargardt und von Behr. Vorher schon hat Lohmann in einem Fall von tabischer Optikusatrophie mit einem Visus von $^5/_{25}$ eine starke Herabsetzung der Dunkeladaptation am Nagelschen Adaptometer festgestellt. Stargardt untersuchte 5 Fälle mit Atrophia nervi optici infolge von Tabes, fand stets Herabsetzung, aber keine Beziehung zwischen der Größe dieser Adaptationsstörung und dem Augenspiegelbefund oder den sonstigen Funktionsstörungen. So zeigte sich bei einem Fall bei ganz weißer Papille noch eine Empfindlichkeit von 1309, während in einem anderen Fall von kaum sichtbarer Atrophie die Empfindlichkeit nur 42,2 betrug. Merkwürdigerweise stellte er dann weiter fest, daß das Gesichtsfeld am Dunkelperimeter bei diesen Fällen meistens größer war als das eingeengte Weißgesichtsfeld oder gar das Farbengesichtsfeld. Er zieht daraus den Schluß, daß in vielen Fällen von tabischer Atrophie die Weiß- und Farbenempfindung unverhältnismäßig mehr und früher geschädigt sei als die Dunkeladaptation. Zu wesentlich anderen Resultaten, besonders betreffs des letztgenannten Punktes, gelangte Behr, der ganz besonders reiche Erfahrung auf diesem Gebiet gesammelt hat. Zunächst fand er ebenso wie Stargardt die Dunkeladaptation bei seinen Fällen von tabischer Atrophie stets krankhaft verändert im Unterschied zu Optikusatrophien auf anderer Basis, z. B. zu einfacher deszendierender Atrophie, wo keine oder nur geringe Störungen sich nachweisen lassen. Genauer mitgeteilt hat er in seinen Abhandlungen 1910 und 1915 im ganzen 11 Beobachtungen und zieht aus diesen den Schluß, daß die Störung der Dunkeladaptation eines der wesentlichsten und vor allem eines der frühesten Symptome des tabischen Sehnervenprozesses sei. Sollte diese Auffassung sich als richtig erweisen, so hätten wir in der Tat bei den gar nicht seltenen Fällen, wo die übrigen Funktionen oder der ophthalm. Befund normal sind oder die Frage, ob überhaupt eine metaluetische Affektion besteht, strittig ist, ein sehr wesentliches neues Mittel zur Stütze der Diagnose. So bedeutungsvoll es mir nun auch erscheint, daß Behr bisher keinen Fall von tabischer Optikusatrophie oder ganz beginnendem tabischen Sehnervenprozeß mit normaler Dunkeladaptation gesehen hat, so kann ich doch seiner Behauptung, daß die Dunkeladaptation stets allen anderen Symptomen von seiten des Sehnerven vorangehe, noch keine unbedingte Sicherheit zuerkennen. Die Möglichkeit soll nicht bestritten werden, aber der Beweis steht m. E. noch aus; denn von den 11 Fällen, die Behr beschreibt, ist in 10 Fällen entweder der ophthalmoskopische Befund oder der Visus oder das Gesichtsfeld, meistens jedoch alle 3 Faktoren, nicht mehr normal. Nur bei dem letzten seiner Fälle sind diese sonstigen Kriterien einer Sehnervenerkrankung nicht vorhanden und dennoch kann auch dieser Fall nicht unbedingt als Testfall angesehen werden; denn zur Zeit der allein gestörten Dunkeladaptation bestand bereits reflektorische Pupillenstarre; kurz darauf setzt aber Behr selbst auseinander, daß Fälle von reflektorischer Pupillenstarre öfters herabgesetzte Dunkeladaptation aufweisen, ohne daß man deshalb berechtigt sei, diese Adaptationsstörung als Vorläufer einer tabischen Sehnervenatrophie anzusehen. Da bei seinem eben erwähnten Fall einige Jahre später tatsächlich eine Verfärbung der Papille eintrat, so kann selbstverständlich nicht geleugnet werden, daß die früher vorhandene Dunkeladaptationsstörung ursächlich mit ihr im Zusammenhang stand, nur ist die Beobachtung als Einzelfall nicht einwandfrei.

Adaptometerbefunde bei Tabes und progressiver Paralyse

Typ.　I: Erhöhte Reizschwelle, dann Adaptionszunahme wie beim Normalen (also Endwert herabgesetzt).

„　II: Reizschwelle normal; der zweite Teil der Adaptation vermindert.

„　III: Kombination von Typ. I und II.

Name	Ophthalmoskop.	Visus	Gesichtsfeld	Pupillen und Akkommodation	Adaptation	Neurologischer Befund	Bemerkungen
1. Paul Stei., 27 J. Sold.-Kr.	normal	Bds. 1,0 Nahepunkt 26 cm	Außengrenzen bds. normal, r. zuerst Bündeldefekt temporal oben, der nach 1 Monat bei antiluetischer Therapie verschwindet	R. geringe refl. Trägheit, L. refl. Starre. Bds. Akkommodationsparese, L. Pup. < r.	Bds. normal	Leichter Romberg Achilles- und Pat.-Refl. immer schwer auslösbar, manchmal gar nicht. (Mehrmalige Untersuchung.) Liquor: Druck 110—120. Pandy u. Nonne schwach positiv, Lymphocyten $^{21}/_3$. Wassermann-Reaktion schwach positiv	Beginnende Tabes? Auffallend die Akkommodationsparese.
2. Gustav Neum., 55 J. 3593/17	normal	R. 1,0 L. Fgr v. d. A. (Cat.pol. post.)	R. Außengrenzen normal, kleiner Bündeldefekt nach temporal oben	Bds. hochgradige Miosis, refl. Trägheit	R. normal	Parästhetische Zone im Gebiet des r. Infraorbitalis. Reflexe intakt, keine Sensibilitätsstörungen. Wassermann-Reaktion im Blut positiv	Beginnende Tabes?
3. Kaspar Hey., 45 J. 3424/17	normal	R.0,6 p. L. 0,6	R. 2, L. 1 Bündeldefekt	R. Pup. < L, Bds. refl. Starre	Bds. Typ. II	Klinisch sichere Tabes. Wassermann-Reaktion im Blut positiv	Tabes Angaben nicht absolut verläßlich, aber mehrfach geprüft
4. Aug. Ahl., 34 J. Kr.1050/13	normal	Bds. 1,0	Bds. normal	R. refl. Trägheit, L. refl. Starre, L. Pup. etwas < R.	R. normal L.Typ.I	Öfters rezid. Oculomotoriuslähmg. Fehlen der Patellar- und Achillesreflexe, Gang stampfend, ataktisch, Hypotonie, Romberg u. Ziehen +, früher Blasenstörung	Tabes
5. Hch. Stah., 39 J. Sold.-Kr.	normal	R. + 1,5 1,0, L. + 2,0, 1,0	Bds. anscheinend normal. (Angaben nicht mit voller Sicherheit zu verwerten)	Bds. Lichtstarre (Konvergenz nicht möglich)	normal (r.Typ.II angedeutet)	Liquor: Druck 90, Nonne positiv, Lymphocyt. $^{84}/_8$, Wassermann-Reaktion positiv	progressive Paralyse
6. Rob. Hel., 40 J. 3107/17	normal	Bds. 1,0	Bds. normal	R. refl. Starre, Mydriasis	normal		progressive Paralyse (beginnend)
7. Feil., 51 J. 4091/16	normal	Bds. 1,0	Bds. normal	R. Pup. > L., bds. Miosis, refl. Starre	normal	Romberg u. Ziehen angedeutet. Fehlen der Bauchdecken-, Patellar-, Achillesreflexe. Lanzinierende Schmerzen	Tabes
8. Johann Dier., 32 J. Sold.-Kr.	Bds. tempor. Optikusatrophie	R. Fgr $2^1/_2$ m L. Fgr 2 m	Bds. rot und grün nicht mehr erkannt. Starke Gesichtsfelddefekte	Bds. Lichtstarre, auf Konvergenz geringe Reakt. R. Pup. < L.	17. II. 17 Bds. Typ. III 24. II. 17 Bds. nahezu normal (nur Endwert etwas niedrig)	Außer den Augensymptomen kein Befund. Liquor: Pandy stark positiv, Lymphocyten $^{151}/_8$ Wassermann-Reaktion in allen Verdünnungen positiv	Tabes sup.? für Tabes spricht die Unbeeinflußbarkeit des Visus und die Progredienz der Gesichtsfeldstörung bei antiluet. Therapie. Auffällig der Wechsel der Adaptometerwerte in so kurzer Zeit

Name	Ophthal-moskop	Visus	Gesichtsfeld	Pupillen und Akkom-modation	Adap-tation	Neurologischer Befund	Be-merkungen
9. Arthur Dau., 15/17	normal	0,8—0,9 bds.	Bds. normal	Refl. Starre, L. Pup. > R. R. Pup. 4,5 mm L. Pup. 5,5 mm	normal	Bei Fußaugen-schluß geringes Schwanken, ge-ringe Ataxie der Hände und Füße, sonst nichts. — Infektion 1908. 5 antiluetische Kuren	Beginnende Tabes?
10. Bertha Fran., 40 J. 11/16	normal	0,9—1,0 Ak-kommo-dations-Parese	normal	Bds. abso-lute Starre R. Pup. maximal weit, L. übermittel weit. (Ophthal-moplegia interna)	normal	Vater an Tabes +, ebenso angeblich die erste Frau ihres Mannes. Gürtelge-fühl, Parästhesien. Pat.-Refl. l. ge-steigert, r. normal, Achillesrefl. r. > l. Romberg leicht positiv. Geringe Hypotonie der Beine. Sensi-bilitätsstörungen an mehreren Stellen. Gang stampfend, etwas unsicher	Tabes oder Pseudotabes luetica
11. Adolf Schüd., 52 J. Kr. 955/08	normal	Bds. 1,0	11. V. 16 bds. Bündeldefekt, 9. XI. 16 nur noch rechts, 29. I. 17 bds. normal, auch am 24. V. 17	Bds. refl. Starre. R. Pup. > L.	1. III. 17 und 25. V. 17 bds. Typ. II ange-deutet	Achillesrefl. fehlen auch l. Pat.-Refl.; Sensibilitäts-störungen; Sprach-, Schreib- und Gedächtnis-störungen. Li-quor: Nonne und Lymphocyt. posit. —Wassermann-Reaktion in allen Verdünnungen positiv	Tabopara-lyse. Angaben nicht absolut zuverlässig
12. Minna Stüb., 64 J. Kr. 30/17	R. Pa-pille weiß, L. grau-lich (path.?)	R. Fgr 1/4 m L. + 4 S. 0,6—0,7	L. Außen-grenzen ein-geengt, am auffallendsten nasal unten; ferner ein vom blinden Fleck ausgedehnter Bündeldefekt nach oben	R. auf Licht fast aufge-hoben. L. etwas träge. Konv.-R. bds. gut	L. nor-mal (erst von der 15. Min. an auf-gezeich-net)	Lebhafte Reflexe, keine Sensibili-tätsstörungen, ge-ringe Ataxie im l. Arm und in beiden Beinen, Stehen auf 1 Bein unsicher.— Erhebliche geistige Minderwertigkeit (erworbene?) Li-quor: Druck 130. — Pandy u. Nonne positiv. Lymphoc. 64/3. Wasser-mann-Reaktion in allen Ver-dünnungen positiv	Lues cerebri oder beginnende progressive Paralyse?
13. Karl Rex., 4206/17	normal	bds. 1,0	normal	bds. normal	normal		Klinisch sichere Tabes
14. Albert Heitsch., 29 J. 302/17	normal	bds. 1,0	normal, r. kleiner para-zentraler Bündeldefekt (pathol.?)	R. Miosis, reflekt. Trägheit L. normal	R. Typ. II L. nor-mal	Wassermann-Reaktion im Blut negativ	Tabes?
15. August Wepp., 61 J. 3093/15	R. nor-mal, L. Papille temp. ent-schieden blasser als r.	Bds. + 2 D. 0,7 p.	bds. normal	Bds.Licht-starre. (Konv.-R. nicht zu prüfen) R. Miosis, L. mittel-weit	R. nor-mal, L. Typ. II	R. Oculomotorius-parese. Arthro-pathie usw.	Sichere Tabes. Papil-lenbefund und Visus im Laufe einer mehrjäh-rigen Beob-achtung nicht verändert!
16. Albert Sim., 33 J. 593/17	normal	Bds. 1,0	normal	L. refl. Starre, R. refl. Trägheit, R. 3,5 mm L. 4,5 mm	Bds. normal	Liquor: Nonne positiv, Wasser-mann-Reaktion ++++. Neurol.: o. B.	Verdacht auf beginnende progressive Paralyse

Name	Ophthal-moskop	Visus	Gesichtsfeld	Pupillen und Akkom-modation	Adap-tation	Neurologischer Befund	Be-merkungen
17. Hans Fle., 40 J. 592/17	normal	Bds. 1,0	normal	Refl.Starre Konv.-R. auch nicht ausgiebig. R. 3,5 mm L. 4,5 mm	Bds. Typ. III	Liquor: Pandy und Nonne positiv Lymphocytose. Wassermann-Reaktion + + + +	Tabes?
18. Wilh. Czent., 43 J.	normal	R.0,9 p. L. 1,0 p.	R. Außen-grenzen für grün mehr ein-geengt als L. Bündeldefekt nach temporal oben, zuerst Verbindung mit dem blin-denFleck, nach-her nicht mehr (nach derLum-balpunktion). — L. zuerst Bündeldefekt nach oben, spä-ter nicht mehr. 3 Wochen später bds. normal (2. VII. 17)	Bds. refl. Starre, R. Pup. > L., manchmal bds. starke Miosis, manchmal mittelweit	R. nor-mal L. Typ. II s. Abb. 139	Blasen- u. Gang-störung, Fehlen der Patellarreflexe Doppelsehen. Li-quor: Druck 130. Nonne und Pandy positiv, Lymphoc. $^{42}/_3$, Wasser-mann-Reaktion mit einem unspez. Antigen schwach positiv, mit allen anderen Antigenen negativ	Tabes. früher hoch-gradiger Potator
19. Heinrich Osterh., 56 J. Kr. 438/17	Bds. normal	R. Fgr $1^1/_2$ m (Catar. nucl.) L. 0,7—0,8	L. konzentr. Ein-schränkung	Bds. Miosis, reflekt. Starre	L. Typ. III s. Abb. 140	Gang ataktisch. Sprache etwas auffallend	Verdacht auf Tabes oder progressive Paralyse
20. Paul Gol., 34 J. Sold.-Kr.	Bds. normal	R. 0,8 Nahe-punkt 30 cm L. 0,9 Nahe-punkt 17 cm	Zuerst 2 feine bitemporal-hemianopische Skotome, später normal	R. Pup. > L., reag. nur schwach auf Kon-vergenz, besser auf Licht. (Ophthal. moplegia interna)	normal	Liquor: Pandy u. Nonne: Opales-zenz, Lymphocyt. $^{22}/_3$, Wasser-mann-Reaktion bei 0,2 und 0,5 ne-gativ, bei 1,0 schwach positiv. Neurolog.: zuerst negativ, $^3/_4$ Jahr später: Ataxie der Hände, Rom-berg leicht positiv. Sensibilität für spitz und stumpf nicht ganz sicher	Tabes oder Lues cerebri?
21. Auguste Bech., 46 J.	Bds. Optikus-atrophie (mit un-scharfen Grenzen)	R. Fgr in $^1/_2$ m L. 0,3	R. Nur noch temporaler Ge-sichtsfeldrest. L. Konzentr. Einengung u. Bündeldefekt nach nasal unten sowie „Vergröße-rung des blin-den Flecks"	Bds. refl. Starre	L. Typ. III		Klinisch sichere Tabes Wasser-mann-Reaktion im Blut positiv
22. Walter Bol. 2613/17.	normal	R — 2 S 0,8 L. 0,8	normal, nur links ge-ringe nasale Ein-schränkung	Bds. refl. Starre. Konverg. Reaktion schwach. R. Pup. 5 mm, L. Pup. 6 mm L. Akkom. Parese	R. nor-mal L. Typ. I	Leichte Inkonti-nenz der Blase, Sensibilitätsstö-rungen. Reflexe normal. Liquor: Nonne u. Lympho-cyt. posit. Was-sermann-Reak-tion bei 1,0 ccm posit.	Tabes
23. Joh. Litz. 3128/17.	normal	R. 1,0 L. mit Cyl.-Gl. 0,5 p.	normal	Bds. refl. Starre. Miosis. Pup. bds. 2 mm	Bds. Typ. III	Inkontinenzer-scheinungen. Schwäche in den Beinen. Gastri-sche Krisen?)	Tabes
24. Reinh. Stol. 1474/17.	normal	Bds. 1,0	anscheinend normal	L. refl. Starre, l. Pup. > r.	R. nor-mal. L. Typ. III		Verdacht auf organ.Nerven-erkrankung.

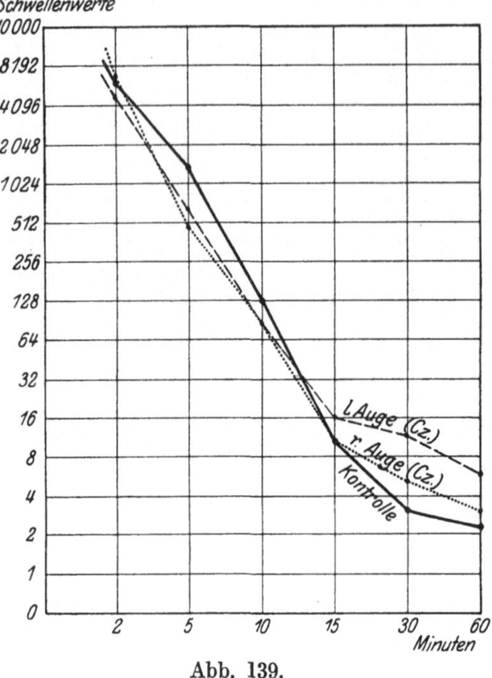

Abb. 139.

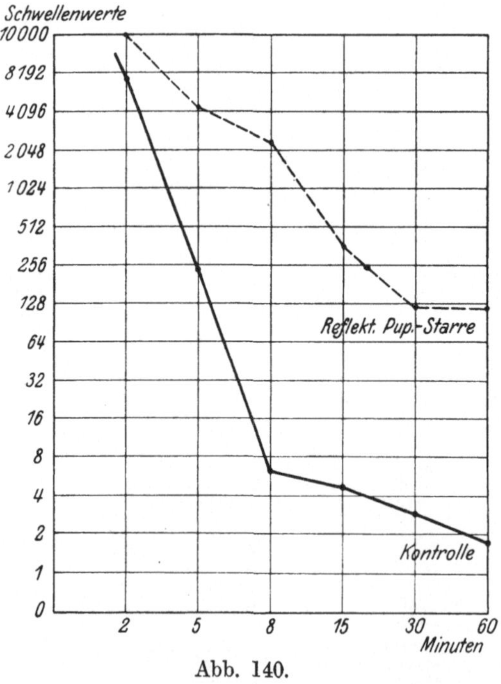

Abb. 140.

Es sei mir nun gestattet, meine eigenen Beobachtungen hier anzuschließen, die ich im Laufe des letzten Jahres bei Tabikern anstellen konnte (Tabelle). Unter diesen befanden sich nur wenige mit sicherer Atrophie des Sehnerven. Meistens handelte es sich um Patienten mit reflektorischer Pupillenstarre, bei denen auch sonstige Symptome für eine vorhandene Tabes dorsalis sprachen. Da aber gerade die Frage wichtig ist, ob die Dunkeladaptation bei bestehender reflektorischer Pupillenstarre und im übrigen normalem Optikus vielleicht doch als Frühsymptom einer beginnenden Optikusschädigung anzusehen ist, so sind auch diese Fälle hier mit verwendet. Im ganzen wurden 44 Augen von 24 Patienten untersucht, 26 stellten sich als normal heraus, 3 Patienten wiesen den Typus I auf (siehe oben), 6 zeigten den Typus II, 19 den Typus III. Zusammen mit der Erfahrung, daß Leute mit tabischer Atrophie so selten über hemeralopische Störungen klagen, zeigen diese Resultate, daß, wo überhaupt der Dunkeladaptationsverlauf pathologisch ist, bei den Tabikern vorwiegend der Endwert besonders häufig verändert ist. Es hat infolgedessen praktisch eine gewisse Berechtigung, wenn gerade auf diesem Gebiet Behr sich mit der Feststellung des Endwertes begnügt, andererseits dürfte es doch geraten sein, die Kurve genauer festzustellen, weil man von vornherein nicht sagen kann, ob sich später aus dem Vorhandensein von Typus I einerseits und Typus II andererseits gewisse Schlüsse ziehen lassen. Meine Befunde wurden im allgemeinen so erhoben, daß in den ersten 10 Minuten drei Prüfungen stattfanden, dann eine nach einer Viertelstunde, nach einer halben Stunde und die letzte nach einer Stunde

Dunkelaufenthaltes. Von Fall 18 und 19 sind Kurven der Schwellenwerte als Beispiele in den Abb. 139 u. 140 wiedergegeben.

Wenn ich nun den pathologischen ophthalmoskopischen Befund zunächst in Beziehung zu dem Adaptationswert setze, so handelt es sich um 4 Patienten, von denen Fall 21 eine wohl sicher tabische Atrophie darstellt, wenn sie auch dem Aspekt nach einer neuritischen Atrophie glich (siehe Kr. Bech. S. 472). In diesem Fall bestand Typus III in hochgradigem Maße und die Frau gab auch, allerdings erst auf Befragen, an, daß sie bei herabgesetzter Beleuchtung absolut blind sei. Auch bei Fall 15 lag zweifellos eine Tabes vor, weniger sicher konnte man zu der Überzeugung kommen, ob die temporale Abblassung der linken Papille einer wirklichen tabischen Sehnervenatrophie entsprach, denn der Patient war viele Jahre in Beobachtung der Göttinger Augenklinik, ohne daß sich in dem ophthalmoskopischen Befund oder Visus etwas veränderte. Immerhin ist zu verzeichnen, daß an dem rechten, ophthalmoskopisch normalen Auge die Adaptation normal war, während sie links pathologische Werte gab. Bei Fall 8 mit ausgesprochener Optikusatrophie und hochgradig herabgesetztem Visus sowie sehr erheblichen Gesichtsfeldstörungen war nun eine ganz auffallend geringe Störung der Dunkeladaptation zunächst nachweisbar, einige Tage später war sie sogar kaum noch als pathologisch zu verwerten. Die absolute Resistenz des Sehnervenprozesses gegen antiluetische Therapie bei einem Liquor, der durchaus für eine luetische Erkrankung des Zentralnervensystems sprach, mußte am meisten. auf einen tabischen Prozeß hindeuten. Es würde von besonderem Interesse sein, bei einem solchen Fall das weitere Schicksal zu verfolgen, um zu erfahren, ob das nahezu normale Verhalten der Adaptation als Gegengrund gegen die Annahme eines tabischen Prozesses zu verwerten war. In dem Fall 12 konnte man auch schon klinisch durchaus an die Möglichkeit denken, daß die Atrophie auf einer Lues cerebri und nicht auf einer metaluetischen Erkrankung beruhte. Immerhin wird auch hier erst die Zukunft ergeben, wie weit der Adaptationswert die Ätiologie stützte.

Aus dieser kleinen Zahl von Fällen ergibt sich nur das Eine, daß weitere Nachforschungen über die Dunkeladaptation für die tabische Optikusatrophie von größter Bedeutung sind, vor allem die Frage, ob man berechtigt ist, bei einem normalen oder nahezu normalen Adaptationswert, eine vorhandene Atrophie oder eine verdächtige Papille für nicht tabisch anzusprechen.

Was nun die Beziehungen des Gesichtsfeldes zu der Adaptation betrifft, so ist zunächst ganz allgemein hervorzuheben, daß sich die Feststellungen Behrs auf vergleichende Untersuchungen mit der alten Gesichtsfeldmethode beziehen; es ist aber a priori sehr leicht denkbar, daß die verfeinerte Gesichtsfelddiagnostik schon zu einer Zeit Veränderungen im Sehnerven bei einem Tabiker aufweist, wo die alte Methode versagte. Es ist also möglich, daß in manchen von Behr angeführten Fällen mit normalem Gesichtsfeld und gestörter Dunkeladaptation das Gesichtsfeld tatsächlich nicht mehr normal war. Unter den eigenen Fällen der beigefügten Tabelle scheiden die 3 aus, welche bereits wegen ihrer ophthalmoskopischen Veränderungen oben erwähnt wurden. Mehrere andere hatten bei normalem ophthalmoskopischen Befund und gutem Visus bei Untersuchung an der großen Scheibe Bündeldefekte, ohne daß die Adaptation herabgesetzt war (Fall 1, 2, 18). Ob es sich bei diesen Bündeldefekten um Vorgänge im Optikus gehandelt hat, die mit dem tabischen Prozeß zu tun hatten, muß dahin gestellt bleiben. Ihr Verschwinden während der Behandlung kann nicht ohne weiteres als Gegengrund angeführt werden, da wir ja über die allerersten Vorgänge bei der tabischen Atrophie und ihre Beeinflussung durch antiluetische Therapie usw. nichts wissen. Bei einigen Fällen von Gesichtsfeldstörung (Fall 3 und Fall 19) waren Adaptationsstörungen vorhanden bei normalem ophthalmoskopischem Befund und nahezu normalem Visus. Auch hier wird erst die Zukunft entscheiden, ob eine progressive Atrophie durch diese Symptome eingeleitet wurde.

Alle die genannten Fälle mit Gesichtsfeldstörungen hatten nun auch reflektorische Pupillenstarre, und es war deshalb von besonderer Bedeutung, der Frage der Beziehung der Pupillenstörung zu der Adaptation nachzugehen.

Irgendeine gesetzmäßige Beziehung nachzuweisen, ist dabei bisher nicht gelungen. Die größere Zahl von Fällen mit reflektorischer Pupillenstarre hatte normale Adaptation. In manchen Fällen war die Adaptationsstörung auf dem miotischen, in manchen auf dem mydriatischen Auge. Immerhin konnte man sich mehrmals des Gedankens nicht erwehren, daß das Auge mit der abnormen Pupille in einer direkten Beziehung zu dem Adaptationswert stand. Ich gebe z. B. kurvenmäßig die Verhältnisse bei Fall 14 (Heitsch.) wieder, wo an dem miotischen rechten Auge mit reflektorischer Pupillenstarre Typus III bestand, während am normalen Auge die Adaptation normal war und als Gegensatz ist auf derselben Kurve die Beobachtung einer Ophthalmoplegia interna wieder gegeben, die zeigt, daß die Adaptation an dem Auge mit der mydriatischen Pupille herabgesetzt war, während auch hier die normale Seite normale Adaptation hatte (Abb. 141). Manchmal wie bei Fall 4 war bei den „reflektorisch starren Augen‘‘ die Adaptation herabgesetzt, während auf dem anderen „reflektorisch nur trägen Auge‘‘ die Adaptation normal

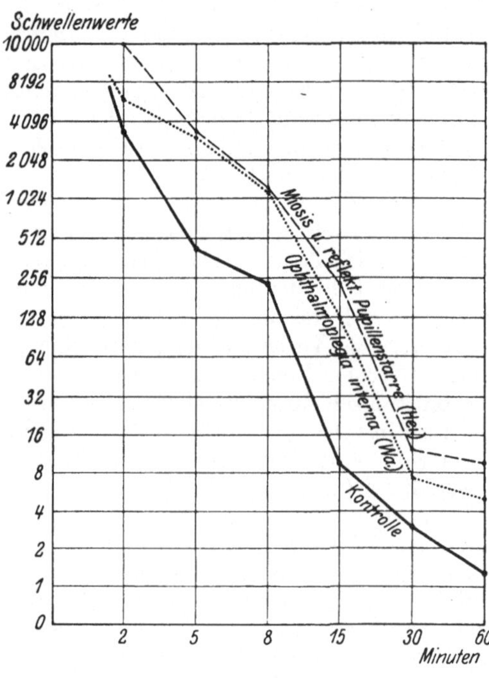

Abb. 141.

war. Es kommen jedoch auch Beobachtungen vor wie bei Patient 18, wo beiderseits ausgesprochene reflektorische Starre bestand und trotzdem die Adaptation an dem einen Auge normal, an dem anderen gestört war. Daß nicht die Weite der Pupille als solche die wesentliche Störung des Lichtsinns hervorzurufen braucht, beweist wohl folgende eigene Beobachtung einwandfrei. Ein Patient (He. Kr. 854/15—16) mit rechtsseitiger Oculomotoriuslähmung (Ptosis zurückgegangen), weist folgende Skalenwerte am Piperschen Adaptometer auf:

nach	2	5	8	15	30	60 Minuten
R.	0	15	32	55	60	75
L.	55	63	89	100	110	110

Am anderen Tage wird die weite rechte Pupille durch Pilokarpin verengt und die linke künstlich erweitert. Dabei ergibt sich folgendes Resultat:

nach	2	5	8	15	30	60 Minuten
R.	19	47	60	65	65	65
L.	32	62	85	103	105	114

Wenn sich die Anfangswerte der Kurve am rechten Auge nach der Verengerung der Pupille auch gebessert haben, bleibt doch der prinzipielle Unterschied bestehen und darin sehe ich das Wichtige der Beobachtung. Der ophthalmoskopische Befund und das Gesichtsfeld zeigten keinerlei Abnormitäten.

Zweifellos sind also die Fälle bei Tabikern nicht selten, wo außer der reflektorischen Starre und herabgesetzter Dunkeladaptation ein pathologischer Befund von seiten des Optikus nicht zu erheben ist. Da diese Fälle aber im Vergleich zu den Beobachtungen von reflektorischer Pupillenstarre und normaler Adaptation die selteneren zu sein scheinen, so bleibt die Frage m. E. doch offen und der weiteren Erforschung dringend bedürftig, ob in diesen Fällen die gestörte Dunkeladaptation auf ein beginnendes Sehnervenleiden hindeutet. Behr meint allerdings die Erklärung des Zusammentreffens darin zu finden, daß sich zwischen Tractus opticus und dem Oculomotoriuskerngebiet ein pathologischer Prozeß abspiele, der einerseits die Pupillenfasern und andererseits die „sekretorischen" Fasern, die die Adaptation regeln sollen, gemeinsam treffe, doch handelt es sich hier natürlich nur um Vermutungen.

Wenn ich den **klinischen Verlauf** der tabischen Sehnervenerkrankung kurz zusammenfasse, so besteht kein Zweifel darüber, daß praktisch genommen die frühzeitige Abblassung der Papille besonders kennzeichnend ist. Der Patient, der meist schon seit einiger Zeit einen leichten Schleier vor den Augen bemerkt oder das Gefühl hat, als sehe er durch einen Nebel, sich aber der geringfügigen Beschwerden wegen erst nach Monaten zum Arzt begibt, weist dann meist an einem oder an beiden Augen die weiße Verfärbung der Papille auf. Die Sehschärfe ist in solchen Fällen oft noch normal, das Gesichtsfeld kann bei Prüfung am Perimeter noch normal sein; häufig wird man aber schon Funktionsstörungen feststellen können. Je feiner die Methodik, um so eher werden auch bereits Gesichtsfeldveränderungen zu finden sein. Sehr selten dürfte es sicher sein, daß, wie in einem Falle Uhthoffs erst nach 4jährigem Bestehen einer deutlichen atrophischen Abblassung der Papille sich die typischen Funktions- und Gesichtsfeldstörungen der tabischen Atrophie einstellen. Es ist eine noch zu entscheidende, wichtige Frage, ob auch bei Verwendung der „Faserbündelmethode", wenn die alte Perimeterprüfung normale Werte ergibt, gelegentlich ganz normaler Befund erhoben wird; diese Tatsache würde wohl in dem Sinne sprechen, daß die Abblassung in dem betreffenden Fall eine Atrophierung des Nervengewebes gar nicht anzeigt. Wenn nun auch dieses Mißverhältnis zwischen Papillenbefund und Gesichtsfeld für die tabischen Sehnervenprozesse als etwas sehr Charakteristisches gelten muß, so fragt es sich doch, ob der klinische Verlauf unbedingt in der soeben geschilderten Weise einsetzen muß. Wir wissen durch die anatomischen Untersuchungen Stargardts, auf die unten weiter eingegangen wird, daß zweifelloser Faserausfall herdförmig im Optikus bei Paralyse und Tabes trotz normalen Papillenbefundes bestehen kann. Auch Wilbrand-Saenger sprechen davon (V, 538), daß die mikroskopische Untersuchung öfters Degenerationsherde im Optikus aufdeckt bei Tabikern, die im Leben keine Sehbeschwerden und normalen ophthalmoskopischen Befund darboten. Es wäre also nur natürlich, wenn man öfters Gesichtsfeldstörungen vor dem Auftreten der Papillenabblassung fände. Während Uhthoff dieses Vorkommen bestreitet, gibt Berger an, es 6mal bei 109 Fällen vorgefunden zu haben. Auch Gowers und Raehlmann treten für diese Möglichkeit ein. Aus der älteren Literatur ist noch eine Beobachtung von Peltesohn von Interesse, die immerhin zeigt, wie innig die Beziehungen zwischen Verfärbung der Papille und Gesichtsfeldstörung sein können. Bei der ersten Untersuchung seines Patienten fand sich normale Papille, normaler Visus und normales Gesichtsfeld. 3 Monate später war eine geringe suspekte

Verfärbung am rechten Sehnerv zu konstatieren und dabei schon eine Einengung sämtlicher Farbenfelder, besonders stark für grün.

Meine eigenen Erfahrungen führen mich auch zu der Vermutung (siehe oben), daß das Gesichtsfeld vor dem Sichtbarwerden ophthalmoskopischer Veränderungen pathologisch sein kann. Behr hält eine Störung der Dunkeladaptation für das erste Symptom des tabischen Optikusprozesses, doch halte ich den Beweis für diese Ansicht, wie ich oben genauer ausführte, noch nicht endgültig erbracht. Überhaupt sind zur Entscheidung dieser Fragen noch Fälle beizubringen, bei denen entweder das Gesichtsfeld oder die Dunkeladaptation (bei normalem Pupillenbefund!) verändert, der Papillenbefund aber einwandfrei normal ist und wo es dann im Verlauf der Beobachtung zu einer zweifellosen typischen Abblassung der Sehnervenscheibe kommt.

Es handelt sich hierbei nicht nur um rein akademische Fragen, sondern um eminent wichtige Dinge, denn je früher wir die Erkrankung des Optikus erkennen, um so eher dürfen wir hoffen, sie auch noch therapeutisch beeinflussen zu können.

Kommt erst die Sehstörung dem Patienten zum Bewußtsein, dann ist der ophthalmoskopische Befund wohl stets nicht mehr normal.

Äußerst selten tritt die Optikusatrophie einseitig auf und bleibt einseitig, doch kann das Intervall zwischen der Erkrankung des ersten und zweiten Auges mehrere Monate, selten ein Jahr und länger betragen. Als Zeitdauer für den Ablauf der Erblindung rechnet Uhthoff durchschnittlich 2 bis 3 Jahre, die kürzeste Frist beträgt 2—3 Monate, die längste 12 Jahre und darüber. Ich hatte als Assistent der Silexschen Poliklinik in Berlin einmal Gelegenheit, einen Fall von „galloppierender“ Erblindung zu beobachten; ein solcher Eindruck ist unauslöschlich.

Die 29jährige Betty Si. kam am 26. II. 06 mit der Angabe. daß sie einen Nebel vor dem linken Auge habe. Es fand sich eine reflektorische Pupillenstarre, rechte Pupille weiter als linke, beiderseits eine Optikusatrophie mit scharfen Grenzen, links ein zentrales Skotom, das möglicherweise mit einer Chorioiditis in der Maculagegend zusammenhing. Die Gesichtsfeldgrenzen waren links hochgradig und auch rechts bereits erheblich eingeschränkt, die zentrale Sehschärfe betrug aber noch rechts $^5/_7$ mhs., links $^5/_{15}$. Neurologisch wurde in der Prof. Oppenheimschen Klinik außer den Augensymptomen nur noch Gefühlsabstumpfung an einigen Stellen der Mammae konstatiert, das Leiden aber für Tabes dorsalis angesprochen.

Das Sehvermögen sank rapid und betrug am linken Auge am 2. IV. nur noch $^1/_{35}$ am 30. IV. bestand bereits Amaurose. Am rechten Auge war die Progression ein wenig langsamer, aber am 31. V. war auch hier nur noch Lichtschein vorhanden, also an einem Auge in 8 Wochen, am andern Auge in 12 Wochen vollständige Erblindung.

Die Prognose des tabischen Sehnervenprozesses ist denkbar schlecht, denn ein Stationärbleiben gehört zu den ganz verschwindenden Ausnahmen; Uhthoff hält das von ihm gefundene Verhältnis von zwei stationären Fällen auf 300 Gesamtbeobachtungen noch für besonders günstig.

Auf therapeutische Versuche komme ich noch zu sprechen.

Pathologische Anatomie.

Zum Verständnis des Sehnervenprozesses bei der Tabes ist es selbstverständlich notwendig, die pathologisch-anatomischen Vorgänge sowohl morphologisch als in ihrer zeitlichen Reihenfolge zu kennen. Es ist infolgedessen wünschenswert, die pathologischen Prozesse der Sehbahn, besonders von der Netzhaut an bis zu den primären Optikusganglien zu studieren und daneben das übrige Gehirn, vor allem in der Umgebung der Sehbahn, einer Untersuchung zu unterziehen. Da ist nun das Merkwürdige, daß genaue und einwandfreie Untersuchungen der Netzhaut nur von Stargardt bis jetzt ausgeführt wurden, obgleich eine große Zahl von Autoren die Behauptung aufgestellt hat, daß der atrophische Sehnervenprozeß von der Netzhaut seinen Ausgang nehme. Die früheren Untersuchungen können sämtlich nicht als einwandfrei angesehen werden, da sie erstens nicht nach modernen Gesichtspunkten mit lebenswarmer Fixierung der Netzhaut ausgeführt wurden und außerdem nicht in Betracht zogen, daß eine Degeneration der Netzhaut bei einem gleichzeitigen atrophischen Prozeß im Sehnerv nichts darüber aussagt, ob die Netzhautganglienzellen primär oder sekundär degeneriert sind.

Die Untersuchungen Stargardts (s. dort auch Literatur) lehren bezüglich der Netzhaut, daß die Nervenfaserschicht beim Sehnervenschwund oft stark verdünnt ist und nicht durch wuchernde Glia ersetzt wird. Überhaupt wurden irgendwelche Veränderungen des gliösen Gewebes etwa analog denen im Zentralnervensystem bei Paralyse vermißt. Doch könnte das an der Art der Fixierung des Materials liegen. Die Ganglienzellen können in erheblicher Weise degeneriert sein, was sich an dem Zerfall der Nißlkörper, an Schrumpfungserscheinungen und in höchst seltenen Fällen an Vakuolisierung zeigt. Das Protoplasma hat manchmal eine Art „schaumiger" Struktur und enthält noch Trümmer von Nißlschollen. Auch der Kern weist oft ausgesprochene Degenerationserscheinungen auf. Bei starker Atrophierung können die Ganglienzellen mehr oder minder ganz verschwinden. An der Stelle, wo die Ganglienzelle gelegen hat, ist dann nichts mehr zu sehen als ein faseriges, Gliazellen enthaltendes Gewebe. Die Degeneration des Kernes kann entweder in einer schlechten Färbbarkeit des Gerüstes, in Zerfall desselben sowie in blasiger Vergrößerung des ganzen Kernes, andererseits in Kernschrumpfung und diffuser Dunkelfärbung desselben bestehen. Eine Verlagerung des Kernkörperchens an exzentrische Stelle hat nur dann eine pathologische Bedeutung, wenn das Kerngerüst Zerfallserscheinungen zeigt. Die inneren Körner weisen auch öfters Veränderungen auf, entweder in Form einer blasigen Vergrößerung oder einer Schrumpfung. Die meisten inneren Körner sind aber normal. Die sämtlichen übrigen Schichten der Netzhaut zeigen auch bei vollkommener Optikusatrophie keinerlei Veränderung. Auch die Gefäße wurden von Stargardt stets normal gefunden, das einzig Abnorme an ihnen war die Aufnahme von Abbauprodukten der Ganglienzellen und Nervenfasern durch die Adventitialzellen und die Endothelien. Auch Uhthoff betont, daß Gefäßveränderungen in der Retina nur in späten Stadien gefunden werden.

Alle diese eben geschilderten Zustände der Netzhaut wurden immer nur festgestellt, wenn auch gleichzeitig atrophische Partien im Optikus konstatiert werden konnten. Auch die Art der Netzhautveränderungen hatte nichts „Spezifisches", sondern ähnelte durchaus den Befunden nach Sehnervendurchschneidung oder nach allgemeiner Vergiftung. Häufig war die Netzhaut nur in einzelnen Teilen erkrankt und der Bezirk der Degeneration in der Netzhaut entsprach dann den degenerierten Bündeln im Optikus.

Bei den Veränderungen des Sehnerven sind die frischen Stadien von den älteren anatomisch zu unterscheiden. Bei den frühen Stadien der Optikusatrophie handelt es sich um einen Untergang der eigentlichen Nervensubstanz, und zwar nach Ansicht von Uhthoff, Wilbrand-Saenger u. a. zunächst um einen Zerfall der Markscheiden, dem dann eine Degeneration des Achsenzylinders folgt. Stargardt konnte allerdings bei Verwendung der modernen Untersuchungsmethoden von Merzbacher und Bielschowsky eine zeitliche Differenz zwischen dem Zerfall der Markscheiden und der Fibrillen in den meisten Fällen nicht feststellen. Gelegentlich sah er erhaltene, wenn auch vielleicht veränderte Achsenzylinder bei untergegangener Markscheide und umgekehrt gut erhaltene Markscheiden bei degenerierten Axenzylindern. Th. Leber hat schon früher darauf hingewiesen, daß mit der Degeneration

der Nervenfasern das Auftreten von Fettkörnchenkugeln, Fett-Myelintröpf-
chen und Amyloidkörperchen verbunden ist. Auch diese Abbauvorgänge hat
Stargardt genauer studiert und gefunden, daß sie sich in ganz ähnlicher
Weise abspielen wie im übrigen Zentralnervensystem; sie werden von den sogenannten Abräumzellen, die zum Teil der Glia, zum Teil adventitialen Zellen
entstammen, zerkleinert und verflüssigt. Das abgebaute nervöse Gewebe
wird derart weiter transportiert, daß die in den Abräumzellen enthaltenen
Fett- und fettähnlichen Massen an die Gefäßwand selber abgegeben werden.
Abgesehen von der Abräumarbeit hat die Glia die Aufgabe, die entstandenen
Defekte der nervösen Substanz auszufüllen. Die Gliawucherung ist also prinzipiell als sekundärer Vorgang aufzufassen, wie Uhthoff, Spielmeyer u. a.
betonen, sie kann aber gelegentlich nach der Behauptung Stargardts schon zu
einer Zeit erkennbar werden, wo Markscheiden- und Fibrillenpräparate noch versagen. Bei beginnender Degeneration nimmt Stargardt eine Vermehrung der
Gliazellen an, ein Punkt, über den wohl noch keine völlige Sicherheit besteht;
in späteren Stadien ist von einer Kernvermehrung nichts mehr zu sehen (Spielmeyer), die Wucherung der Gliafasern steht dann im Vordergrund. Die neugebildeten Fasern passen sich dem Verlauf der vorhandenen an, sind wellig
geschlungen, gelegentlich verdickt. Schließlich schrumpfen diese neugebildeten
Fasern zu Faserfilzen zusammen. Im Unterschied zu der Elschnigschen
Auffassung fand Stargardt keine nennenswerte Gliavermehrung an der Papille,
eine Tatsache, die für die Beurteilung des ophthalmoskopischen Befundes
nicht unwesentlich erscheint. Das Septenwerk des Optikus zeigt im Anfang
keinerlei Veränderungen, vor allem keine proliferativen Prozesse. Mit dem
fortschreitenden Prozeß zieht sich der Inhalt der durch die Septen gebildeten
Maschenräume von der bindegewebigen Umgebung zurück und es kommt so
zu Spalträumen zwischen Septen und Nervensubstanz, die von Neuroglia zum
Teil ausgefüllt werden. Mit der Zeit verdicken und verbreitern sich dann die
Septen. „Stets bleibt bei der tabischen Sehnervenatrophie, auch wenn der
Prozeß sehr alt ist und der Kranke schon lange Jahre vor dem Tode an Sehnervenatrophie erblindet war, der Bau des Optikus mit seinen Septen und
Maschenräumen erkennbar, d. h. kein Maschenraum verschwindet oder obliteriert vollständig, so daß etwa eine regelrechte Narbe entstünde, wie das
bei neuritischer Atrophie vorkommen kann. Hierin liegt es auch begründet,
daß die Verkleinerung und Schrumpfung des Optikus selbst bei langem Bestehen
des atrophischen Prozesses nicht so hochgradig wird, wie wir das gelegentlich
bei neuritischer Atrophie sehen (Uhthoff)." Wie Stargardt betont, werden
allerdings die einzelnen Septen infolge des durch die schrumpfende Glia ausgeübten Zuges mehr oder weniger stark verzerrt und deformiert.
     Entzündliche Veränderungen gehören nach der meist herrschenden
Ansicht nicht zu dem Bild der tabischen Optikusatrophie. Beginnende Fälle
von reiner Tabes sind mit modernen Mitteln noch sehr selten daraufhin geprüft worden; um Entzündungsvorgänge auszuschließen, muß natürlich der
ganze Sehnerv untersucht worden sein. Die Entscheidung, ob es sich um eigentliche exsudative Erscheinungen handelt oder um Wucherung endothelialer
Elemente, kann zudem recht schwer sein (Wilbrand-Saenger, III, 2, 527).
Rundzelleninfiltrationen der Pia des Optikus wurden von Th. Leber, allerdings bei Paralyse, schon früher beschrieben, auch Schröder (zit. bei Stargardt) sah solche Zellansammlungen in einem Fall von Tabes und Sehnervenatrophie und besonders wurde ihr Vorkommen von Marie und Lérie betont.
Eine große Bedeutung hat solchen Vorgängen in letzter Zeit Stargardt
beigelegt. Auf seine pathogenetischen Ausführungen kommen wir später noch
zu sprechen, hier seien nur seine tatsächlichen Befunde wiedergegeben. In

seiner Untersuchungsserie ist reine Tabes nur zweimal vertreten, davon war in einem Fall (Beobachtung 11) Hirn und Sehbahn ganz normal. In der Beobachtung 16 dagegen war in der Gegend des rechten Foramen opticum ein Piainfiltrat, und von hier ließen sich auch Plasmazellen in das Innere des Nerven verfolgen. Die übrigen Beobachtungen von Stargardt betreffen Fälle von Taboparalyse oder reiner Paralyse. Hier gehören exsudative Prozesse zur Regel. Die exsudativen Prozesse fanden sich aber auch im atrophischen Optikus nicht überall, sondern besonders häufig im intrakraniellen Teil, während sie im orbitalen Teil meist fehlten. Stargardt faßt den atrophischen Prozeß ohne exsudative Erscheinungen als sekundär, beim orbitalen Optikus als absteigende Degeneration auf. Die Exsudation besteht in der Hauptsache aus Plasmazellen, weniger aus Lymphozyten, denen gelegentlich Mastzellen oder vereinzelte Leukozyten beigemengt sind. Der Hauptsitz der Plasmazellen ist die Pia des Optikus, sie sind hier meist um Gefäße herum angeordnet. Von hier setzen sich dann unter Umständen Plasmazellinfiltrate in die Septen des Optikus fort, meist entlang den von der Pia in das Optikusinnere verlaufenden Gefäßen. An den Stellen, wo ausgesprochene exsudative Prozesse sich finden, sollen auch Gefäßveränderungen nachweisbar sein, ganz ähnlich wie sie Alzheimer an den kleineren Gefäßen bei der Paralyse gefunden hat (Endothelwucherungen, Gefäßneubildungen).

Gefäßveränderungen ausgeprägterer Art wurden von vielen Autoren bei der vorgeschrittenen Atrophie gefunden, auch Uhthoff sah Sklerose der Gefäßwandung, konnte sich aber nicht davon überzeugen, daß diese eine primäre Rolle bei der Entstehung des atrophischen Prozesses spielen, glaubt vielmehr, daß sie erst späteren Stadien der Optikusatrophie angehören. Stargardt konnte in den rein atrophischen Abschnitten der Optici nichts von irgendwie spezifischen Gefäßveränderungen konstatieren, in den intrakraniellen Abschnitten, in denen exsudative Veränderungen in der Pia und den Septen in Form von Plasmazellinfiltrationen nachweisbar waren, fanden sich perivaskuläre Plasmazelleinscheidungen.

Stargardt hat nun weiterhin auch den übrigen Teilen der Sehbahn seine Aufmerksamkeit geschenkt und zunächst festgestellt, daß sich im Chiasma die gleichen degenerativen und exsudativen Prozesse finden können wie im Optikus. Das Chiasma unterscheidet sich nur insofern vom Optikus, als sich in ihm außerordentliche Mengen von Zerfallsprodukten, Fett und ähnlichen Massen ansammeln können. Die Traktus zeigen nur selten exsudative Prozesse, häufiger rein degenerative Veränderungen. Von den primären Optikusganglien untersuchte Stargardt vor allem das Corpus geniculatum externum. Im allgemeinen fand er es, besonders wenn die Degeneration im Optikus geringfügig war oder fehlte, normal. In seinem Fall 5 dagegen fand sich eine vor allem auf das linke Corpus geniculatum externum beschränkte Erkrankung. Die Pia war ziemlich stark infiltriert, Plasmazellen drangen in das Innere des Kerngebietes ein bis in die feinsten Verästelungen der Gefäße, die Ganglienzellen zeigten deutliche Veränderungen, zum Teil hochgradige Degeneration. In diesem Fall handelte es sich also um einen primären Erkrankungsprozeß in dem einen Corpus geniculatum externum eines Paralytikers, der histologisch ganz identisch mit den Prozessen in der Hirnrinde bei der Paralyse war. Von Interesse ist noch die Tatsache, daß Stargardt die der Sehbahn benachbarten Teile des Zentralnervensystems, also das zentrale Höhlengrau, den 3. Ventrikel, die basalen Teile des Gehirns, die Hirnhäute, die Olfactorii, die Oculomotorii und die Hypophyse oft in genau derselben Weise erkrankt fand wie die Sehbahn selbst, so daß er es für völlig unberechtigt hält, den Sehnervenschwund bei der Tabes und Paralyse als eine Systemerkrankung anzusehen. Früher hatten schon˙Moeli, später Spielmeyer einen Schwund von Markfasern resp. Wucherung der Glia im zentralen Höhlengrau bei totaler Sehnervenatrophie nachgewiesen. Eine gegenseitige Abhängigkeit des Prozesses der Sehbahn von ihrer Umgebung oder umgekehrt konnte nicht gefunden werden. Wir sehen, daß die Befunde Stargardts in vieler Beziehung von denen früherer Autoren abweichen; es wäre gewiß sehr zu begrüßen, wenn sie von dritter Seite durch gleich sorgfältige Untersuchungen eine Bestätigung erführen.

Pathogenese.

Die erste pathogenetisch wichtige Frage lautet: In welchem Teil der Sehbahn beginnt der atrophische Prozeß? Die herrschende Ansicht geht dahin, daß es sich um eine aufsteigende Degeneration handelt und daß primär die Ganglienzellenschicht der Retina oder der distale Teil des Sehnerven betroffen sei.

Was nun zunächst die Netzhaut angeht, so scheint mir bis jetzt kein Moment vorzuliegen, das mit einiger Sicherheit für eine primäre Erkrankung dieses Teils der Sehbahn ins Feld zu führen wäre; manche Gründe sprechen im Gegenteil sehr gegen eine solche Auffassung. So fand Stargardt bei Untersuchung seiner 24 Fälle von Paralyse und Tabes stets nur dann eine Degeneration der Netzhaut, wenn der Optikus ergriffen war; in den 5 Fällen, in denen der Sehnerv normal war und eine einwandfreie Untersuchung der Netzhaut sich durchführen ließ, zeigten die Ganglienzellen der Netzhaut nicht die geringsten Abweichungen von der Norm. Von besonderer Wichtigkeit ist aber, daß bei denjenigen Fällen, die eine beginnende Atrophie im Sehnerven anatomisch aufwiesen, nur die zugehörigen Netzhautteile Degeneration zeigten, nicht aber solche anderer Quadranten.

Ganz in demselben Sinne sind die Angaben Rönnes zu verwerten, der öfters bei beginnender tabischer Optikusatrophie im Gesichtsfeld einen „nasalen Sprung" nachweisen konnte. Mit Recht hält er diese Gesichtsfeldphänomen für unvereinbar mit der Annahme, daß bei diesen Beobachtungen der Krankheitsprozeß in den Ganglienzellen begonnen habe, da sonst ein diffuser Zerstörungsprozeß und nicht eine Respektierung der Raphe der Netzhaut zu erwarten sei.

Auch die Beobachtung von Schlagenhaufer, soweit man sie als tabische Optikusatrophie gelten lassen will, spricht durchaus gegen die retinale Entstehung. Hier handelte es sich um eine doppelseitige totale Optikusatrophie und um ein isoliert erhaltenes „aberrierendes Bündel", das aus dem Corpus geniculatum externum hervorging und erst hinter dem Bulbus mit dem Optikusstamm verschmolz. Bei einem Beginn des tabischen Prozesses in der Netzhaut wäre in der Tat nicht zu verstehen, weshalb dieses aberrierende Bündel aus ganz unversehrten Nervenfasern bestehen sollte, während der übrige Sehnerv völlig atrophisch war.

Den Fall von Wagenmann, bei dem es sich um einen relativ frühzeitigen Schwund der markhaltigen Nervenfasern bei einer tabischen Optikusatrophie handelte, kann ich ebenso wie Stargardt als einen beweisenden Fall für eine aszendierende Degeneration nicht gelten lassen. Zur Zeit, als die markhaltigen Fasern noch sichtbar waren, bestand bereits erhebliche Herabsetzung des Visus, Rot-Grünblindheit und weiße Verfärbung der Papille. Gewiß ist es von Interesse, daß sich die Einschränkung des Gesichtsfelds nasal oben erst längere Zeit nach dem Verschwinden des markhaltigen Sektors außen unten von der Papille nachweisen ließ. Doch könnten ja vielleicht Gesichtsfelddefekte schon dagewesen sein, die man aus mangelnder Methodik damals noch nicht hat nachweisen können. Eine ähnliche Beobachtung, bei der die zufällig vorhandenen markhaltigen Nervenfasern binnen $1^1/_2$ Jahren zerfielen, sodann der Sehnervenkopf das charakteristische Bild der Atrophie bot und erst später eine Einschränkung des Gesichtsfelds und Verschlechterung des Sehvermögens auftrat, teilte v. Grósz ganz kurz mit.

Das Hauptargument für den Beginn der Atrophie im distalen Teil des Neuron ist die frühzeitige Abblassung der Papille; dieses Argument ist in gleicher Weise für die Entstehung in der Retina wie in dem retrobulbären Teil des Sehnerven anwendbar. Deshalb sei erst noch auf die Momente eingegangen, die für den Beginn im Optikus dicht hinter der Papille sprechen. Diese Auffassung wurde früher besonders von Elschnig, dann auch von Wilbrand-Saenger vertreten und auch Uhthoff läßt sie gelten. Elschnig stützt sich auf eine Beobachtung von alter Optikusatrophie mit jahrelanger Erblindung. Er fand, abgesehen von einem völligen Untergang der inneren Netzhautschichten, eine totale Atrophie des Nerven am distalen Ende, während weiter proximalwärts mehr und mehr Markscheiden nachweisbar waren. Daß bei jahrelangem Bestehen der Erkrankung die proximalen Abschnitte der Nervenfasern noch erhalten geblieben sein sollen, widerspricht jeder sonstigen Erfahrung bei der genuinen Atrophie, darin muß ich Stargardt wieder ganz beipflichten, auch konnte dieser Autor bei Frühfällen eine irgendwie auffallende Gliawucherung in der Papille nicht feststellen, worauf Elschnig Wert legt.

Beachtenswerter erscheinen mir manche Befunde Wilbrand-Saengers. Sie bilden in Band V ihrer Neurologie, Abb. 194, den Längsschnitt eines tabischen Sehnerven ab mit einem atrophischen Bezirk nahe dem Eintritt der Zentralgefäße. Der atrophische Prozeß schreitet längs der Pialscheide nach der Papille zu fort und nimmt in der Gegend der Papille fast die ganze Breite des Sehnerven ein. Die Bedeutung des Falles wird nur leider dadurch herabgemindert, daß man über den klinischen Verlauf nichts Näheres erfährt. Die Autoren sprechen nur von einer „noch nicht lange bestehenden Optikusatrophie“. Ferner wäre es natürlich zur Beurteilung wünschenswert, daß man den ganzen Optikus, nicht nur ein kurzes orbitales Stück, übersehen könnte. Das letztere Postulat ist in einem anderen Fall derselben Autoren (Bd. V, Taf. X) erfüllt; hier sieht man eine zweifellose Abnahme des atrophischen Prozesses während des orbitalen Verlaufs nach hinten, dann aber wieder eine erhebliche Zunahme kurz vor dem Chiasma. So viel scheint mir wenigstens aus den Mikrophotogrammen hervorzugehen. Wilbrand-Saenger geben selbst keinen genaueren Kommentar zu den Bildern. Sie heben nur hervor, daß die ältesten und umfangreichsten Veränderungen in dem retrobulbären Verlauf beider Sehnerven bestanden und meinen, „warum nun gerade der vordere Abschnitt der optischen Leitung die Entwickelung des primär atrophischen Prozesses bei der Tabes so sehr begünstigt, wissen wir nicht“.

Man muß wohl zugeben, daß wirklich einwandfreie, anatomische Beweise für den distalen Beginn der tabischen Optikusatrophie nicht vorliegen. Der größere Wert wird von den Autoren auch meist auf klinische Tatsachen gelegt und hier steht an erster Stelle die häufige Beobachtung, daß die Papille schon völlig blaß sein kann zu einer Zeit, wo die Funktion noch normal ist. Es fragt sich nun, läßt sich dieses Dogma — denn als solches muß man es bezeichnen — halten? Ich will gleich gestehen, daß es mir durchaus anfechtbar, zum mindesten nicht sicher bewiesen erscheint, und zwar aus folgenden Gründen:

1. Eine „Abblassung der Papille“ ist ein sehr dehnbares ophthalmoskopisches Phänomen. Jeder weiß, daß man aus der Augenspiegeluntersuchung allein sehr oft keine bindenden Schlüsse ziehen kann. In der Stargardtschen Untersuchungsreihe ist mehrmals (Fall 2, 3, 4) die Papille als blaß protokolliert

und der anatomische Befund war doch völlig normal. Ähnlich erging es mir selbst bei der Untersuchung eines Falles von Miosis und reflektorischer Pupillenstarre. Vielleicht schafft die miotische Pupille etwas andere Reflexverhältnisse. Wie sehr die Art der Lichtquelle die Papillenfarbe beeinflußt, ist ja auch bekannt genug. Natürlich wird man dann besonders geneigt sein, die blasse Farbe als pathologisch anzuerkennen, wenn am anderen Auge eine sichere tabische Optikusatrophie besteht.

2. Daß unter solchen Verhältnissen die Papille am 2. Auge krankhaft blaß ist bei völlig normalen Funktionen, dürfte selbst bei alleiniger Anwendung der älteren Methoden ein sehr seltenes Ereignis sein. Daß es vorkommt, will ich nicht bestreiten. Wir haben aber gesehen, daß diese Art der Funktionsuntersuchung keineswegs ausreichend ist. Es müßten daher solche Fälle mitgeteilt werden, bei denen auch die Lichtsinn- und verfeinerte Gesichtsfelduntersuchung normales Verhalten ergab. Wie man sich dann unter solchen Bedingungen das Zustandekommen der Papillenabblassung denken müßte, dafür fehlt jede Erklärung, denn mit einer Atrophierung der Nervenfasern könnte sie wegen der völlig intakten Funktion nicht zusammenhängen. Hier wirkt unsere Unkenntnis, wie überhaupt die weiße Farbe der Papille zustande kommt, sehr störend.

3. Umgekehrt liegt jetzt eine ganze Anzahl von Beobachtungen vor, wo mikroskopisch eine zweifellose partielle Atrophie des Optikus bei ganz normalem Augenspiegelbefund nachgewiesen wurde. So geben Wilbrand und Saenger zahlreiche Optikusquerschnitte mit geringer atrophischer Randzone wieder und bemerken, daß es sich um Leute handelte, die im Leben keine Sehbeschwerden hatten und bei denen der Augenspiegelbefund bedeutungslos gewesen war. Es hat allerdings den Anschein, daß die meisten dieser Fälle nicht augenspezialistisch im Leben untersucht waren. Dieser Einwand fällt bei mehreren Beobachtungen Stargardt's weg, da er bei einem Fall von reiner Tabes und mehreren Paralytikern wenige Tage vor dem Tod normale Papillen fand und trotzdem zirkumskripte Atrophie im Sehnerv anatomisch konstatierte. Schon früher gaben übrigens Gowers, Berger, Raehlmann an, ein derartiges Vorkommen öfters beobachtet zu haben. Von Wichtigkeit erscheint mir noch die Feststellung Stargardt's, daß die atrophischen Bündel keinen Unterschied im Grad der Atrophie zwischen Bulbus und Chiasma aufwiesen.

4. In Übereinstimmung mit den sub 3 wiedergegebenen Konstatierungen mehren sich die Beobachtungen, nach denen bei Tabikern mit noch normalem Papillenbefund Funktionsstörungen nachweisbar sind, die auf eine Affektion der optischen Leitungsbahn hinweisen. So berichtet Behr über 3 Fälle von Tabes, die ganz isoliert eine Störung der Dunkeladaptation hatten und wo sich dann im Lauf der Beobachtung eine Verfärbung der Papille und dann auch Ausfall der Funktionen einstellte. Epikritisch ist zu diesen Behrschen Fällen allerdings zu bemerken, daß bei Fall 1 bereits im Anfang die Papille etwas grau verfärbt war. Bei Fall III handelt es sich zunächst um reflektorische Pupillenstarre und Störung der Dunkeladaptation. Nach 3 Jahren war die Papille grau verfärbt, aber im Lauf der vierjährigen Gesamtbeobachtung war auffallenderweise keine Veränderung des Gesichtsfelds und des Visus zu konstatieren. Auch gibt Behr an, daß er mehrmals starke Herabsetzung der Dunkeladaptation mit typischer reflektorischer Pupillenstarre kombiniert sah, ohne daß sich im Lauf einer mehrjährigen Beobachtung die Zeichen einer Optikusatrophie eingestellt hätten. Das ist für die Beurteilung des Falles III immerhin wesentlich (s. auch S. 502). Auf die Behrsche Erklärung sei hier nicht eingegangen; m. E. sind hier weitere klinische Erfahrungen nötig und vor allem die leider so selten möglichen, anatomischen Kontrolluntersuchungen.

Auch Gesichtsfelduntersuchungen, besonders mit verfeinerter Methodik können einen beginnenden Optikusprozeß bei noch normaler Papille anzeigen. Auf die bis jetzt vorliegenden Erfahrungen wurde S. 490 ff. näher eingegangen.

Alle die genannten Momente sprechen wohl gegen das Dogma, daß die Abblassung der Papille stets das erste Zeichen einer beginnenden tabischen Sehnervenatrophie sei und damit fällt auch das wichtigste Beweismittel für die Annahme, daß der atrophische Prozeß distal beginnen muß.

Den entgegengesetzten Standpunkt nimmt nun Stargardt ein, der einen distalen Beginn ganz leugnet und den Prozeß mehr proximal, vorwiegend im intrakraniellen Abschnitt oder am Chiasma, unter Umständen noch höher in der Sehbahn beginnen läßt. Er kommt zu dieser Ansicht durch eine hohe Bewertung exsudativer Veränderungen (vor allem Plasmazelleninfiltrate, s. Abschnitt über pathologische Anatomie), deren innige Beziehungen zu den atrophischen Vorgängen er für erwiesen hält. Er hat sein Untersuchungsmaterial in 4 Gruppen eingeteilt, in Fälle, in denen noch keine Degeneration an der nervösen Substanz nachweisbar war, in die Fälle mit den allerersten Anfängen von Degeneration, in die Fälle mit ausgesprochener, partieller Degeneration und schließlich die Fälle mit weit fortgeschrittener resp. totaler Degeneration. Bei der ersten Gruppe war zwar öfters, besonders bei den Fällen von Paralyse, eine mehr oder minder starke Infiltration der Pia an der Basis cerebri und den intrakraniellen Optici vorhanden, aber niemals drang die Infiltration in das Innere der Sehbahn ein. In der zweiten Gruppe von beginnendem Sehnervenschwund fanden sich stets an irgend einer Stelle im Verlauf der degenerierten Fasern exsudative Prozesse, und zwar bestanden diese exsudativen Vorgänge mit Vorliebe im intrakraniellen Optikus und im knöchernen Kanal. Meistens handelte es sich um Paralysen. In einem Fall (14) war nirgends im Inneren des ergriffenen rechten Sehnerven ein Übergang der pialen Infiltration auf die Septen zu konstatieren, deshalb verlegt Stargardt den Beginn dieses Falles in das Chiasma, wo im unteren Teil entsprechend den atrophischen, gekreuzten, zentralen Fasern die Gefäße eine Infiltration aufwiesen. Recht befriedigend erscheint mir diese Deutung nicht. Von speziellem Interesse ist in dieser Gruppe die Beobachtung 16. In diesem Fall handelte es sich um eine reine Tabes. Hier fanden sich exsudative Prozesse nur am Lumbalmark, nicht aber in der Pia des Gehirns. Eine zweite Infiltration fand sich isoliert am rechten Optikus in der Gegend des knöchernen Kanals. „Von diesem Infiltrat aus drangen nun die Plasmazellen auch längs der Septen und der Gefäße in das Innere des Optikus ein. Genau diesem Infiltrat entsprechend fand sich im Optikus ein geringfügiger Faserausfall im Gebiet des ungekreuzten dorsalen Bündels. Die Infiltration der Septen ging über diesen degenerierten Bezirk noch hinaus." Es ist schade, daß diesem wichtigen Fall nur ein, noch dazu etwas flaues Mikrophotogramm beigegeben ist.

Auch bei der dritten Gruppe ist nach Stargardt's Ansicht ein Zusammenhang zwischen den exsudativen und den degenerativen Vorgängen zu konstatieren. Bei Durchsicht der einzelnen Fälle mit partieller Atrophie finde ich die Infiltration allerdings meist diffus oder an einer etwas anderen Stelle als die Degeneration und kann einen unmittelbaren Zusammenhang nicht feststellen. Das würde jedoch gegen die von Stargardt vertretene Grundanschauung nicht sprechen, daß die exsudativen Veränderungen den Abschnitt des Sehnerven anzeigen, wo der tabische Prozeß einsetzt, weil sie durch dasselbe Agens ausgelöst werden wie die Degeneration der Fasern. Die Atrophie ohne exsudative Prozesse, wie er sie meist im orbitalen Teil seiner Fälle fand, hält er für sekundär, für eine absteigende Degeneration. Bemerkenswert ist in der dritten Gruppe noch Fall 19, weil sich hier die stärksten exsudativen Prozesse im hinteren orbitalen Abschnitt des linken Optikus fanden. Am dichtesten war die Infiltration um ein Gefäß in der Mitte des Optikus, das man wohl für die Vena centralis posterior der Beschreibung nach halten kann, und in diesem Zusammenhang ist es von Interesse, daß vor allem die makularen Bündel degeneriert waren.

Bei der vierten Gruppe mit totalem Sehnervenschwund waren auch stets infiltrative Prozesse besonders im intrakraniellen Abschnitt nachweisbar, allerdings manchmal nicht mehr reichlich. Stargardt analogisiert diese Befunde mit dem Rückgang der infiltrativen Prozesse am Gehirn und Rückenmark bei Paralyse und Tabes, wenn die nervösen Bestandteile untergegangen sind.

Daß diese Untersuchungen Stargardt's für die uns hier interessierende Frage, in welchem Teil der Sehbahn der atrophische Prozeß beginnt, sehr bemerkenswert sind, unterliegt für mich keinem Zweifel. Aber gelöst erscheint mir die Frage durch sie noch nicht endgültig. Bezüglich der exsudativen Prozesse muß man sich gegenwärtig halten, daß mit einer einzigen Ausnahme Paralysen und Taboparalysen zur Sektion kamen und daß die Infiltration der Pia bei dieser Erkrankung überall am Gehirn verbreitet ist. Daß eine derartige Infiltration der Pialscheide am Foramen opticum Halt macht oder wenigstens sich verringert, ist eine Erscheinung, die man auch bei sonstigen meningealen entzündlichen Prozessen wahrnehmen kann. Zudem scheinen die infiltrativen Prozesse im Inneren des Optikus häufig sehr minimal gewesen zu sein (s. Diskussion zu dem Vortrag Stargardt's in Hamburg). Andererseits erscheint es mir doch sehr beachtenswert, daß in den Fällen ohne Nervenfaserschwund infiltrative Erscheinungen im Innern der Nerven fehlten und daß in dem einzigen Tabesfall (16) ein isolierter infiltrativer Herd in der Gegend des knöchernen Kanals an der Stelle des Faserausfalls gefunden wurde. Gegen die hohe Bewertung von Plasmazellen erhebt Spielmeyer sehr energische Einwendungen (s. unten).

Nur das Studium ganz beginnender reiner Tabesfälle wird uns die Lösung des Problems bringen. Ich halte es für durchaus wahrscheinlich, daß der tabische Prozeß sowohl im orbitalen als im intrakraniellen Abschnitt des Optikus beginnen kann, halte aber den Beginn in der Retina für nahezu ausgeschlossen.

Daß der Prozeß im Chiasma oder höher in der Sehbahn beginnt, scheint mir nach allen bisher vorliegenden klinischen Erfahrungen ein seltenes Ereignis; daß das aber vorkommen kann, ist wohl nicht unmöglich. Ausnahmsweise fand Stargardt sogar im Corpus geniculatum externum einen anscheinend primären Degenerationsprozeß bei einer Paralyse.

Die zweite, pathogenetisch wichtige Frage lautet: An welcher Stelle des Optikusquerschnitts beginnt der Degenerationsprozeß?

Zur Beantwortung dieser, für unsere Auffassung der Genese sehr wichtigen Frage sind natürlich nur Frühfälle und in erster Linie anatomische Feststellungen brauchbar. Abgesehen von dem älteren Fall Uhthoffs sind hier die auf den Abbildungen 157—164 (Bd. V) abgebildeten Beobachtungen Wilbrand-Saengers, die leider nur sehr kurz wiedergegebenen Untersuchungen von v. Grósz sowie die Beobachtungen 3, 4, 14, 15, 16, 17, 19, 20 und 21 Stargardt's brauchbar. Sie stimmen darin überein, daß die Degeneration im allgemeinen an einem Randbezirk des Querschnitts beginnt. Stellen wir uns also vor, daß der Sehnerv bald in seinem distalen Teil, bald in seinem proximalen von dem tabischen Prozeß ergriffen wird, so würden in dem hinteren orbitalen sowie in dem intrakanalikulären und intrakraniellen Abschnitt die makulären Bündel nie primär ergriffen werden können, wogegen bei einem Beginn im retrobulbären Abschnitt gar nicht selten die papillo-makulären Fasern zuerst degenerieren müßten. Die Seltenheit des zentralen Skotoms in der ersten Periode der tabischen Sehnervenerkrankung kann m. E. mit als ein Moment angeführt werden gegen die ausschließliche oder besonders häufige Entstehung am distalen Sehnervenende. Allerdings steht der anatomische Beweis noch aus, daß die makulären Fasern wirklich in den Randpartien des distalen Optikusendes liegen (s. meine Arbeit im A. f. O. 1918, Bd. 96).

Auch in dieser Frage sind weitere Untersuchungen notwendig, vor allem solche, wo noch kurz vor dem Tod eine Funktionsprüfung möglich war.

Aus den Stargardtschen Befunden ist weiterhin zu entnehmen, daß der Degenerationsprozeß an mehreren getrennten Stellen des Optikus einsetzen kann. Die Degeneration kann sich dann am Rand entlang ausdehnen, bevor sie nach der Mitte zu vordringt; sie kann aber auch zunächst an einer Stelle mehr nach der Mitte zu vordringen und so unter Umständen die makularen Teile ergreifen zu einer Zeit, wo noch ein erheblicher Teil des Querschnitts intakt ist (siehe z. B. Fall 19 von Stargardt).

Auf diese Weise werden manche klinische Beobachtungen verständlich.

Es geht ferner aus der Beobachtung 16 von Stargardt rein histologisch hervor, daß zwischen dem tabischen Prozeß im Lumbalteil des Rückenmarks und dem im Optikus keinerlei Verbindung zu bestehen braucht, daß selbst die Pia auf der Zwischenstrecke durchaus normal sein kann. Nach den histologischen Untersuchungen Thorne's in Alzheimers Laboratorium an 9 Fällen von Tabes muß man allerdings annehmen, daß die Pia entlang dem ganzen Rückenmark und quantitativ geringgradiger auch an der Basis cerebri verdickt und zellig infiltriert ist. Er fand im Umkreis des Sehnerven stets sehr zahlreiche Plasmazellen.

Nachdem wir auf den vorangegangenen Seiten erörtert haben, wo der tabische Prozeß in der Sehbahn einsetzt, gelangen wir nun zu der dritten, pathogenetisch wichtigen Frage, in welcher Art der tabische Prozeß entsteht und damit zu dem eigentlichen Wesen der tabischen Optikusdegeneration. Fragestellung und Beantwortung decken sich hier in vielen Punkten mit den in den allgemeinen Vorbemerkungen dieses Kapitels gemachten Ausführungen über die Tabes dorsalis resp. die „metaluetischen" Erkrankungen überhaupt.

Daß die tabische Optikusatrophie letzten Endes immer oder fast immer mit der Lues zusammenhängt, ist wohl eine jetzt allgemein durchgedrungene Anschauung, obgleich gerade bei der Tabes ein ziemlich erheblicher Prozentsatz negative Wassermann-Reaktion im Blut aufweist. Bei meinem Material von genuiner Optikusatrophie ergab sich bei Verwertung des gesamten klinischen Befundes einschließlich der Seroreaktion in 92,1$^0/_0$ Lues. Es kam bei meinen Beobachtungen ebenso wie sonst bei der Tabes und Paralyse vor, daß die Wassermann-Reaktion im Blut negativ oder schwach positiv war, während die Untersuchung des Liquor besonders bei Verwendung der Auswertungsmethode ein einwandfreies positives Ergebnis hatte. Mein Material ist zu klein, um in Prozentverhältnissen wiederzugeben, wie häufig die Liquoruntersuchung bei negativem Blutbefund die Ätiologie klärt.

Die letzten Jahre haben weiter ergeben, daß bei der Paralyse Spirochäten in ungezählten Mengen im Gehirn zu finden sind; ebenso hat man sie im Rückenmark bei der Tabes schon mehrmals festgestellt, wenn der Nachweis hier auch offenbar viel schwerer gelingt. Es ist also wohl berechtigt mit großer Wahrscheinlichkeit anzunehmen, daß auch der tabische Sehnervenprozeß auf die Einwirkung der Spirochäten selbst zurückzuführen ist, obwohl sie sich im Optikus bis jetzt dem Nachweis entzogen haben. Die Erfahrung bei der Paralyse hat zur Genüge gelehrt, daß man mit negativen Befunden nicht viel anfangen kann. Stargardt hält den Nachweis der Erreger gar nicht für notwendig, sondern hält diesen Nachweis indirekt durch die Anwesenheit der Plasmazellen in der Pia des Gehirns, des Rückenmarks oder des Optikus für erbracht; in ihnen sieht er die Abwehrreaktion des Organismus gegen die vorhandenen Protozoen genau wie bei der Schlafkrankheit Plasmazellen aus dem Blut einwandern zur Vertilgung der Trypanosomen. Dieser Anschauung tritt Spielmeyer in scharfer Weise entgegen. Die Plasmazellen sind nach ihm Elemente des Granulationsgewebes, sie finden sich bei der Reparation von Erweichungsherden oder in der Umgebung von Karzinomen ebenso wie bei paralytischen und ähnlichen Affektionen. Es kann keine Rede davon sein, aus ihrer Gegenwart Rückschlüsse auf vorhandene Parasiten zu machen. Er meint „man kann sich die Sache unmöglich so leicht machen, daß man nun die systematische Degeneration etwa der Pyramidenbahnen oder der Hinterwurzelsysteme oder des Optikus für hinreichend erklärt sähe, wenn man Plasmazellen nachweist."

Die Bedeutung der Spirochäten an sich für Paralyse und Tabes bestreitet aber Spielmeyer keineswegs.

Wenn wir nun auf Grund der bakteriologischen und serologischen Befunde in der Lumbalflüssigkeit sowie der histologischen Befunde in den Meningen, besonders der Pia, es für wahrscheinlich halten, daß sich die Spirochäten im Gehirn und Rückenmark meist zuerst in den Meningen lokalisieren, so halte ich es für das Nächstliegende, dasselbe auch für den Optikus anzunehmen. Die Tatsache, daß bei allen bisher untersuchten Frühfällen die Nervendegeneration dicht unter der Pia begann, würde mit der obigen Annahme gut stimmen und dafür sprechen, daß die Erreger von der Pia aus in den Nerven eingedrungen sind, und die Fasern zum Schwund gebracht haben. Ob nun die Progression des Sehnervenprozesses einzig und allein auf einer Weiterverbreitung der eingedrungenen Spirochäten beruht oder ob von diesen noch eventuelle Gifte frei werden und die Nervensubstanz angreifen, wie Behr sich das denkt, wissen wir nicht.

Ich glaube also auf Grund unserer derzeitigen Kenntnisse ähnlich wie Stargardt und Gennerich an eine Entstehung des Optikusprozesses von den Meningen aus, ohne daß ich allerdings die Beweiskette für geschlossen halte, da so wenig Frühfälle unkomplizierter tabischer Optikusatrophie untersucht sind und da der Spirochätenbefund noch aussteht.

Obigen Standpunkt als richtig vorausgesetzt, kommen wir zu der zweiten Frage: Sind dann die Spirochäten imstande, ohne den Umweg über gummöse Neubildungen und vaskuläre Veränderungen direkt einen Untergang von Nervengewebe zu erzeugen? Hier weisen unsere Kenntnisse noch erhebliche Lücken auf, doch sprechen experimentelle Erfahrungen von Weygandt und Jacob am Zentralnervensystem sowie ein eigener experimenteller Befund (s. S. 143) am Optikus für diese Möglichkeit. Ferner können in diesem Sinne die anatomischen Beobachtungen von Alzheimer sowie von Spielmeyer bei je einer Paralyse verwertet werden, wo ausgedehnte Degenerationsherde im Gehirn nachzuweisen waren, aber nur kleine entzündliche Bezirke.

Schließlich spricht der Umstand, daß Spielmeyer mit den den Spirochäten verwandten Trypanosomen unter 19 Tieren 3 mal einen rein parenchymatösen Optikusprozeß erzeugte, dafür, daß ähnliche Eigenschaften den Spirochäten zugeschrieben werden dürfen.

Wie kommt es aber nun, daß die Spirochäten im einen Fall einen gummösen Prozeß in der Umgebung des Chiasma und eventuell an den intrakraniellen

Optici hervorrufen und im anderen nur relativ geringfügige Infiltration der Pia erzeugen, dafür aber die Nervenfasern direkt angreifen? In dieser eigentlichen Wesensfrage geraten wir auf den toten Punkt und alle Erklärungsversuche, sei es, daß sie den Hauptwert auf Verschiedenheiten der Spirochätenstämme legen oder auf verschiedene Arten von Abwehrreaktion seitens des Organismus, sind reine Hypothesen. Damit soll ihr heuristischer Wert keineswegs geleugnet werden. So ist die Beobachtung Gennerichs, daß ein gesundes oder rein luetisch erkranktes Rückenmark eine sehr viel höhere endolumbale Salvarsandosis verträgt als ein tabisches und die ihn dazu geführt hat, bei der „Metalues" von einer „funktionellen Durchlöcherung der Pia" zu sprechen, zweifellos beachtenswert.

Wir wissen ja auch den Grund nicht, weshalb die Spirochäten im einen Fall ein Gumma, im anderen eine diffuse Entzündung verursachen. Der Vergleich Stargardt's mit den Tuberkelbazillen, die einmal einen Solitärtuberkel und ein anderes Mal eine chronische Entzündung entstehen lassen, scheint mir ganz passend; auch hier sind wir über die tieferen Gründe nicht unterrichtet.

Das prinzipiell Trennende zwischen der gummösen Neuritis des Sehnerven und der tabischen Erkrankung sehen wir also nicht in der Art und dem Weg der Entstehung, sondern in dem pathologischen Endeffekt. Durch zahlreiche anatomische Feststellungen wissen wir heutzutage, daß Lues cerebrospinalis und „Metalues" bei einem und demselben Patienten nebeneinander vorkommen können, daß es sich also auch beim Optikus nicht um zwei sich absolut gegenseitig ausschließende Dinge handelt. Vielleicht sind die gelegentlich beobachteten Neuritiden bei der Tabes auch auf solche Kombinationen zurückzuführen.

Abgesehen von dem andersartigen Verhalten des Gewebes den Spirochäten gegenüber ist vor allem die Resistenz gegen die spezifische Therapie für Viele bestimmend gewesen und auch heute noch bestimmend, das Wesen der metaluetischen Prozesse in einer Toxinwirkung, ausgehend von irgendwo im Körper befindlichen Spirochäten zu sehen.

Therapie.

Es ist vorderhand noch nicht möglich zu entscheiden, worauf diese ungemeine Resistenz beruht. Zu denken ist an besonders geartete Spirochätenstämme, doch ist das sehr wenig wahrscheinlich, da man mit Hirnzylindern vom Paralytikergehirn echte syphilitische Hodenentzündungen bei Kaninchen hat hervorrufen können. Forster und Tomaczewski allerdings, die bei Hirnpunktion von Paralytikern in $44^0/_0$ positive Spirochätenbefunde im Dunkelfeld erzielt hatten, erhielten bei Übertragungsversuchen auf Hoden stets negative Resultate und glauben deshalb, daß die Spirochäten sich biologisch geändert haben. Da sie zu ihren 53 Fällen aber nur 60 Kaninchenböcke benutzt haben, und man nach Uhlenhuth und Mulzer's sonstigen Erfahrungen zu jedem Fall besser 3—4 Böcke mindestens benutzt, so sind ihre Schlußfolgerungen nicht ohne weiteres zu verallgemeinern. Eine andere Erklärungsweise der geringen Wirkung antiluetischer Mittel besteht in der Annahme, daß das zirkulierende Blut nicht in direkten Kontakt mit den spirochätenhaltigen Nervenelementen komme, weil die Nervenelemente durch Lymphräume von der Umgebung getrennt seien. Auf einen solchen Gedankengang ist die endolumbale Therapie, die wir S. 395 kennen gelernt haben, zurückzuführen.

Daß zugrunde gegangene Nervensubstanz nicht wieder neu entstehen kann, ist ja selbstverständlich. Man kann es aber nicht recht verstehen, weshalb das Antiluetikum nicht imstande ist, wenn es an und in den Optikus überhaupt gelangt, einen beginnenden Prozeß zum Stillstand zu bringen. Daß die spezifische Therapie auch bei der Lues cerebrospinalis gar nicht selten versagt, muß man sich auch stets vor Augen halten.

Neuestens hat sich Behr über die Gründe der erfolglosen Therapie der tabischen Optikusatrophie ausgesprochen und geht von der Voraussetzung aus, daß diese eine Infektion des nervös-gliösen Gewebes darstelle, während die luetische Sehnervenatrophie im Unterschied dazu durch eine Infektion des Bindegewebs- und Blutgefäßsystems verursacht sei. Während die eigentlich luetische Entzündung dem Heilmittel unmittelbar zugänglich sei, besteht für den tabischen Optikusprozeß von vorneherein dadurch eine Unterlegenheit, daß das Heilmittel erst durch Vermittelung des trägen parenchymatösen Lymphstroms an die erkrankte Partie herankomme. Auch sei es durchaus denkbar, daß die Konzentration des Heilmittels beim Übertritt in die parenchymatöse Gewebslymphe erheblich abnehme. Das von den Septen her allseitig nach der Achse eines Bündels vordringende Heilmittel müsse ferner durch die unterhalb der Septen eingenisteten Spirochäten gebunden werden und deshalb die Wirksamkeit auf die Randzone des Nervenfaserbündels beschränkt bleiben. Diese Überlegungen Behrs stützen sich auf seine experimentellen Untersuchungen über die Aufnahme von injizierten Berlinerblau- und Tuschekörnchen in das gliöse Fasersystem. Die Übertragung auf die tabische Erkrankung ist natürlich zunächst eine Hypothese, so anregend die Gedankengänge auch sind. Mit manchen Überlegungen Behrs kann ich mich allerdings nicht einverstanden erklären, so mit der Abfiltrierung des Salvarsans durch die Spirochäten der Randteile des Bündelquerschnitts und der dadurch bedingten Schwierigkeit für das Heilmittel, in das Innere des Bündels zu dringen. Wenn ein Teil der relativ wenigen Spirochäten im Optikus das Salvarsan schon ganz für sich in Anspruch nehmen sollte, wie könnten wir uns dann die günstige Wirkung einer oder weniger Salvarsaninjektionen auf die riesige Aussaat von Spirochäten bei einem auf den ganzen Körper verbreiteten Exanthem erklären? Auch die Analogisierung mit der Keratitis parenchymatosa scheint mir angreifbar, denn die reichlich vaskularisierte Hornhaut bei einer Parenchymatosa verhält sich gegenüber dem Heilmittel meistens ebenso refraktär wie die gefäßlose.

Die Behauptung Behrs, daß das Dogma von der absoluten Erfolglosigkeit der Therapie der tabischen Optikusatrophie auch heute noch gelte, steht in einem gewissen Widerspruch mit seinen Mitteilungen über die günstige Beeinflussung der Lichtsinnstörung bei Tabes, die er gelegentlich als erstes Symptom des tabischen Sehnervenprozesses beobachtet hat. Er muß also wohl annehmen, daß zur Zeit dieser ersten Störung eine Atrophierung der nervösen Substanz noch nicht eingetreten ist. Anatomische Befunde über ein solches Stadium liegen bis jetzt nicht vor.

Manche Autoren sind bekanntlich der Meinung, daß die Antiluetica eine ausgesprochen schädliche Wirkung bei der Optikusatrophie ausüben. Einer der heftigsten Verfechter dieser letzterwähnten Anschauung ist Alexander gewesen, der seine warnende Stimme gegen die übermäßige Anwendung des Quecksilbers erhob, welches in Fällen von tabischer Sehnervenatrophie nur zu sehr geeignet sei, den Atrophierungsprozeß innerhalb der Sehnervensubstanz zu beschleunigen. Von neueren Autoren glaubt Behr, daß gelegentlich durch antiluetische Kur tatsächlich eine Verschlimmerung des tabischen Optikusprozesses eintreten könne und schildert 4 derartige Fälle. Er geht dabei von seiner rein theoretisch gebildeten Vorstellung aus, daß ein Spirochätenherd im distalen Teil des Sehnerven sitzt und daß von hier aus Toxine nach hinten in die Nervensubstanz dringen und diese schädigen. Unter Verwertung einer

Beobachtung von Wilbrand konstruiert er 3 Typen von tabischer Sehnervenatrophie, in denen eine antisyphilitische Behandlung kontraindiziert sei:

1. Wenn Herabsetzung der Sehschärfe, frühzeitiger Verlust des Farbensinns bei normalen oder fast normalen Weißgrenzen besteht,

2. wenn hochgradige konzentrische Einschränkung, mit den Weißgrenzen
zusammenfallende Farbengrenzen, normale oder fast normale Sehschärfe vorhanden sind und

3. bei bereits ausgesprochener Verfärbung der Papille mit nur geringen
Gesichtsfeldstörungen, aber starken subjektiven Lichterscheinungen.

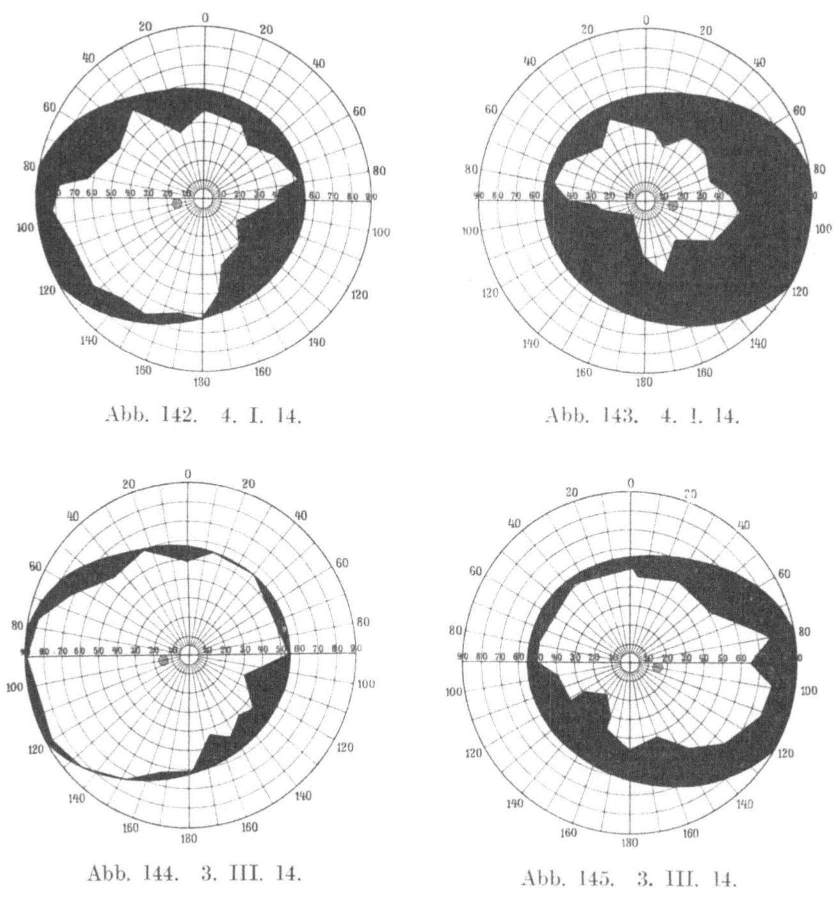

<table>
<tr><td>Abb. 142. 4. I. 14.</td><td>Abb. 143. 4. I. 14.</td></tr>
<tr><td>Abb. 144. 3. III. 14.</td><td>Abb. 145. 3. III. 14.</td></tr>
</table>

Die ersten beiden Typen wird man m. E. wegen der Aussichtslosigkeit
der Therapie überhaupt nicht oder nur in Hinsicht auf das zweite Auge behandeln;
bei mehreren Fällen des dritten Typus sah ich keinen schädlichen Einfluß der
spezifischen Therapie. Es ist zweifellos ungemein schwierig, sich ein absolut
sicheres Urteil über die günstige oder ungünstige Wirkung der Antiluetica
bei einzelnen Fällen von progressiver Optikusatrophie zu verschaffen. Man
muß Uhthoff unbedingt recht geben, wenn er schreibt: „Ebenso wie man sich
gelegentlich wundern kann über die Sicherheit, mit der verschiedene Autoren
die Erfolge ihrer Therapie rühmen, ebenso kann es auch gelegentlich wundernehmen, mit welcher apodiktischen Sicherheit andere Autoren gewisse Be-

handlungsmethoden als hochgradig schädlich verwerfen." Wenn man in Betracht zieht, daß bei der Sehnervenatrophie gelegentlich lange Remissionen und ebenso auch ganz plötzliche, schnell zur Erblindung führende Verschlechterungen vorkommen, so kann man nicht mit irgendwelcher Bestimmtheit von einer Schädigung des Sehnervenprozesses durch Antiluetica sprechen. Ähnlich wie von Quecksilber wurde auch vom Salvarsan und Neosalvarsan im therapeutisch positiven und negativen Sinne berichtet.

Im ganzen dürfte wohl der Standpunkt, den ich 1914 in meinem Referat „Lues und Salvarsan" zum Ausdruck brachte, allgemein geteilt werden, daß die tabische Optikusatrophie ohne Erfolg, aber auch ohne Schaden bisher mit Salvarsan behandelt wurde. Die Schäden, die man gelegentlich beobachtet haben will, sind vollständig erklärbar durch die auch ohne Behandlung häufig auftretende schnelle Progression. Einige günstige Beobachtungen sollen hier besonders angeführt werden, ohne daß allerdings bis jetzt daraus viel Hoffnung auf eine bessere Gestaltung der therapeutischen Lage abgeleitet werden darf. Iwaschenzoff gibt z. B. an, er habe viermal zweifellose Besserung des Sehvermögens wahrgenommen; ähnlich äußert sich Wibo. Von Interesse ist ein Fall, den Polack mitgeteilt hat: Bei einem Tabiker mit Optikusatrophie sank der Visus unter Hg-Behandlung rechts von 0,7 in 6 Monaten bis 0,2; links von normaler Sehschärfe auf 0,8. Nach einer nunmehrigen sehr energischen Salvarsanbehandlung (16 Injektionen) im Lauf von 10 Monaten hob sich der Visus rechts auf 0,3, links auf normale Höhe. Das Gesichtsfeld allerdings war nach dieser Zeit eher noch etwas mehr eingeschränkt, so daß man wohl kaum von einer Besserung sprechen kann. Immerhin war im Vergleich zu dem vorher stark progredienten Verlauf ein günstiger Einfluß zu verzeichnen.

Sehr beachtenswert ist noch eine Beobachtung Nonnes.

Es handelte sich um einen 40jährigen Offizier, bei dem die Infektion 16 Jahre zurücklag und der nur eine Kur (Injektionen von Quecksilber) durchgemacht hatte. Die Tabes manifestierte sich in ausgesprochen reflektorischer Pupillenstarre, Fehlen der Achillesreflexe und eines Patellarreflexes, lanzinierenden Schmerzen und typischem Befund der Liquorreaktionen. Ob die Papille verändert war, ist nicht gesagt. Patient begann die Kur am 4. I. 14 und erhielt bis 3. III. 1914 28 Quecksilberinunktionen von 4 g und 6 Infusionen von Altsalvarsan zu 0,4 g. Daraufhin besserte sich das Gesichtsfeld in sehr auffallender Weise, wie die Schemata am Anfang und Schluß der Behandlung zeigen (Abb. 142—145).

Auch Gennerich will bei endolumbaler Behandlung Erfolge erzielt haben, doch müßten solche Fälle in extenso publiziert werden, damit man sich ein eigenes Urteil bilden kann. Auf jeden Fall muß man, wie schon früher (S. 396) hervorgehoben wurde, bei Tabikern mit der Dosierung besonders vorsichtig sein.

Wenn wir auch ohne jeglichen Optimismus in dieser Frage in die Zukunft sehen, so ist doch m. E. auf 2 Punkte noch systematisch zu achten, die bisher nicht genügend beachtet wurden. Die erste Frage ist die: Ist es möglich, dauernde Remissionen bei Frühprozessen zu erzielen? Besonders dürften sich zur Beantwortung dieser Frage Fälle eignen, wo am einen Auge die Optikusatrophie schon weiter vorgeschritten ist, während das andere Auge einen ganz beginnenden Prozeß zeigt. Ich habe selbst unter anderen einen derartigen Kasus mit zehn Salvarsaninjektionen behandelt. Im Beginn der Behandlung war die Papille wohl schon leicht abgeblaßt, im übrigen zeigte sich aber weder im Visus noch Gesichtsfeld (nach der alten Methode) noch Lichtsinn (damals noch mit dem Försterschen Photometer geprüft) irgendwelche Abweichung von der Norm. Etwa ein halbes Jahr später begann Nebelsehen auf diesem Auge und dann progredienter Verfall des Gesichtsfelds in typischer Weise. Rochon-Duvigneaud gibt an, die tabische Optikusatrophie habe sich unter Salvarsan nicht gebessert. Er findet aber bemerkenswert, daß 11 Fälle, die im ganzen 2,5 bis 3,75 g Salvarsan erhalten hatten, keinerlei Fortschritte in dem Optikusprozeß zeigten. Bei 3 Patienten wurde der Verfall des Sehvermögens nicht aufgehalten. Zwei Kranke, die im Anfang der Behandlung eine einseitige Optikusatrophie darboten, zeigten nachher trotz der Behandlung eine Atrophie der anderen Seite.

Der zweite Punkt, auf den zu achten ist, ist folgender: Werden die Tabesfälle, die sehr energisch nach Dreyfus oder mit endolumbaler Therapie nach Gennerich oder Swift und Ellis mit gutem Allgemeinerfolg behandelt sind, in auffallender Weise vor Optikusatrophie geschützt? Das wird sich natürlich nur nach langer Zeit bei einem großen Material und vor allem bei einer Zusammenarbeit von Neurologen und Ophthalmologen entscheiden lassen.

Abgesehen von spezifischen Mitteln wurden noch viele andere therapeutische Maßnahmen mit mehr oder weniger großem Enthusiasmus bei der tabischen Atrophie gebraucht, von denen aber keines den Anspruch machen kann, auf den Sehnervenprozeß selbst zu wirken. Da man aber bei der traurigen Sachlage oft gezwungen ist, therapeutisch vorzugehen und zum mindesten psychotherapeutisch wirken muß, so wurden Strychnininjektionen, konstanter und faradischer Strom, Dehnungsprozeduren am Optikus und vieles andere verwandt.

Die spezifische Kur ist unter allen Umständen angezeigt, wenn Zweifel bestehen, ob es sich um einen tabischen Prozeß oder eine Lues cerebrospinalis handelt.

Literatur:

Alt, Notes on a case of gumma of the optic nerve. Americ. journ. of ophth. 1905. 199. Ref. Michels Jahresber. 1905. 647.

Altmann und Dreyfus, Salvarsan und Liquor cerebrospinalis bei Frühsyphilis nebst ergänzenden Liquoruntersuchungen in der Latenzzeit. Münch. med. Wochenschr. 1913. 464.

Anton und v. Bramann, Behandlung der angeborenen und erworbenen Gehirnkrankheiten mit Hilfe des Balkenstichs. Berlin 1913.

Antoni, N. R. E., Über Prätabes. Regenerative Gebilde der sensiblen und sensorischen Neuronen und deren Bedeutung. Z. f. d. ges. N. u. Psych. 1915. XXVII. 201.

Arganaraz, Algunas Contraindicaciones del Salvarsan usw. Ref. Kl. M. f. A. 1916. LVI. 1. 142.

Badal, Recherches statistiques sur les manifestations oculaires de la syphilis. Arch. d'ophthalm. VI. Ref. A. f. A. 1886. X. 248 und XI. 23.

Barkan, Zur Frage der infantilen und juvenilen Tabes. Wien. klin. Wochenschr. 1913. XI. 417.

Baum, Betrachtungen über das Lymphgefäßsystem im allgemeinen, Lymphwege des Nervensystems im besonderen. Münch. med. Wochenschr. 1914. IV. 209.

Becker, Primäre syphilitische Sehnervenentzündung in der Frühperiode. Derm. Z. 1908. XIV. Ref. Michels Jahresber. 1908. 394.

Behr, Der Reflexcharakter der Adaptationsvorgänge, insbesondere der Dunkeladaptation und deren Beziehungen zur topischen Diagnose und zur Hemeralopie. A. f. O. LXXV. 1910.

Derselbe, Besteht beim Menschen ein Abfluß aus dem Glaskörper in den Sehnerven? A. f. O. 1912. LXXXIII. 519.

Derselbe, Beiträge zur Anatomie und Physiologie des gliösen Gewebes im Sehnerven. A. f. O. 1914. LXXXIX. 1.

Derselbe, Zur Frühdiagnose der tabischen Sehnervenatrophie. Münch. med. Wochenschr. 1914. Nr. 29. 1650.

Derselbe, Das Verhalten und die diagnostische Bedeutung der Dunkeladaptation bei den verschiedenen Erkrankungen des Sehnervenstammes. Kl. M. f. A. 1915. LV. 193 und 449.

Derselbe, Über die Ernährung des Sehnerven und ihre Beziehungen zu der Erfolglosigkeit der Therapie der tabischen Sehnervenatrophie. Münch. med. Wochenschr. 1917. Nr. 16. 517.

Behr, Zur Behandlung der tabischen Sehnervenatrophie. Kl. M. f. A. 1916. LVI. 1.
Benario, I., Neurorezidive nach Salvarsan- und nach Hg-Behandlung. München 1911.
Derselbe, Zur Pathologie und Therapie des Diabetes insipidus. Münch. med. Wochenschr.
    1913. Nr. 32.
Berger, Über den Nachweis der Spirochäten des Paralytikers im Tierexperiment. Münch.
    med. Wochenschr. 1913. Nr. 35. 1921.
Bergmeister, R., Ein Beitrag zur Histologie der Stauungspapille. Z. f. A. 1911. XXV. 49.
Bernhardt, Beitrag zur Ätiologie und Pathologie der Tabes dorsalis. Berl. klin. Wochen-
    schrift 1912. Nr. 32. 1505.
Derselbe, Über das Vorkommen von Neuritis optica bei Tabes. Berl. klin. Wochenschr.
    1895. 603.
Best, Über die Dunkeladaptation der Netzhaut. A. f. O. 1910. LXXVI. 146.
Birch-Hirschfeld, Über Nachtblindheit im Kriege. A. f. O. 1916. XCII. 273.
Bittorf, Zur Kasuistik der Störungen der inneren Sekretion. Berl. klin. Wochenschr.
    1912. Nr. 28. 1072.
Boas und Neve, Weitere Untersuchungen über die Weil-Kafkasche Hämolysinreaktion.
    Z. f. d. ges. N. u. Psych. 1913. XV. 528.
v. Bokay, Schicksal meiner mit Salvarsan behandelten Luesfälle im Kindesalter. A. f. K.
    1913. Nr. 60 und 61.
Bonnefoy und Opin, Gomme syphilitique du chiasma. A. d'ophth. 1913. Nr. 33. 477.
Bourdier, Meninge optique et meningites optiques. Paris 1911.
Brandweiner, Müller und Schacherl, Liquoruntersuchnugen an Syphilitikern. Wien.
    klin. Wochenschr. 1916. 993.
Brem, Die intensive Behandlung der syphilitischen Erkrankungen des Nervensystems
    unter Kontrolle der Zerebrospinalflüssigkeit. The journ. of the Americ. med. Assoc.
    1913. Ref. Wien. klin. Wochenschr. 1913. Nr. 47. 1959.
Buttersack, Zur Lehre von den syphilitischen Erkrankungen des Zentralnerven-
    systems usw. A. f. Psych. u. Nerv. 1886. XVII. 603.
Cabannes, Hereditär-syphilitische Erkrankungen des Sehnerven. Kl. M. f. A. 1906.
    XLIV. 1. 542.
Cantonnet, Syphilitische Polyenzephalitis und Segmentitis anterior. Société d'ophthal-
    mologie de Paris. Kl. M. f. A. 1910. XLVIII. 1. 523.
Dölken, Über Heilung tabischer Erscheinungen durch Arsen und Bakterienpräparate.
    Berl. klin. Wochenschr. 1913. XXI. 962.
Donath, Die neue Behandlungsweise der Tabes dorsalis und der progressiven Paralyse.
    Therapie der Gegenwart 1913.
Derselbe, Salvarsan in der Behandlung der syphilitischen und metasyphilitischen Er-
    krankungen des Nervensystems und dessen kombinierte Anwendung. Münch. med.
    Wochenschrift 1912. Nr. 42 und 43.
Draper, Effekt of intravenous and intraspinal treatments on cerebrospinal syphilis. Archiv
    of intern. med. Vol. 15. 1915.
Dreyfus, Die Methoden der Untersuchung des Liquor cerebrospinalis bei Syphilis. Münch.
    med. Wochenschr. 1912. 2567.
Derselbe, 3 Jahre Salvarsan bei Lues des Zentralnervensystems und bei Tabes. Münch.
    med. Wochenschr. 1915. 525.
Dufour und Gonin, Maladies du nerf optique. Encyclop. franç. 1908.
Ebstein, Beiträge zur Lehre vom Diabetes insipidus. D. A. f. kl. Med. 1909. XXV.
Ehrlich, P., Biologische Betrachtungen über das Wesen der Paralyse. Z. f. Psych. 1914.
    LXXI. 831.
Derselbe, Demonstration eines Präparates mit Spirochäten im Gehirn eines Falles von
    Paralysis progress. (von Noguchi). Münch. med. Wochenschr. 1913.
Ewetzki, Westn. ophth. 1894. XI. 196. Ref. Wilbrand-Saenger, Neurol. d. A. VI. 8.
Ewing, Complete bilateral isolated paralysis of the 7th nerve, developing 4 months
    after the primary infection of Syphilis. Journ. of americ. med. Assoc. 1914. LXII.
    Ref. Neurol. Zentrbl. 1916. XXXV. 154.
Fahr, Über einen Fall von tödlich verlaufener Meningitis luica neun Wochen nach dem
    Primäraffekt. Derm. W. 1914. LIX.
Fejer, Auge und Salvarsan. Berl. klin. Wochenschr. 1912. 691.
Ferenczi, Einige neurologisch verwertbare Beobachtungen am Auge. Orvosi Hetilap.
    1913. Ref. Deutsche med. Wochenschr. 1913. 2479.
Förster, Syphilitische Meningitis acuta. Berl. klin. Wochenschr. 1912. XXVI. 1252.
Forster und Tomasczewski, Untersuchnugen über die Spirochäte des Paralytikerhirns.
    Berl. klin. Wochenschr. 1914. Nr. 14.
Frankhauser, Ein Fall von luetischer Gliose der Großhirnrinde. Z. f. d. ges. N. u. Psych.
    XVI. Heft 1 und 2.

Frenkel-Heiden, Die Anwendung des Ehrlich-Hataschen Mittels bei Nervenkrankheiten. Berl. klin. Wochenschr. 1910. 2048.

Freund, C. S., Tabes und Hemianopsie. Berl. klin. Wochenschr. 1913. Nr. 38.

Frey, Über die Wirkung des Enesol auf die metaluetischen Nervenerkrankungen und auf die Wassermannsche Reaktion. Berl. klin. Wochenschr. 1911. 1171.

Frühwald und Zaloziecki, Über die Infektiosität des Liquor cerebrospinalis bei Syphilis. Berl. klin. Wochenschr. 1916. 9.

Fuchs, The field of vision in tabetic atrophy of the optic disc. Transact. of the americ. ophthalm. societ. 1911. V.

Derselbe, Dystrophie der Hornhaut bei Tabes. C. f. A. 1913. Sept.

Derselbe, Tabes und Auge. Wien. klin. Wochenschr. 1912. 511 u. Münch. med. Wochenschrift 1912. 788.

Galezowski, Manifestations oculaires de la syphilis tertiaire en évolution chez des tabétiques. Recueil d'ophthalm. 1911. Ref. The Ophthalmosc. 1913. 753.

Gamper und Skutetzky, Liquorstudien bei Syphilis. Wien. med. Wochenschr. 1913. 2414 und 2622.

Gärtner, Über unsere Technik und das Instrumentarium zur endolumbalen Behandlung der meningealen Syphilis. Münch. med. Wochenschr. 1917. 329.

Gautier, Ein Fall von infantiler progressiver Paralyse. Tabes der Mutter. Neurol. Zentralblatt 1911. 283.

Gennerich, Zur Behandlung der tabischen Sehnervenatrophie. Kl. M. f. A. 1916. LVI/I. 512.

Derselbe, Die Ursachen von Tabes und Paralyse. Dermatol. Zentralbl. 1915. XXII.

Derselbe, Die bisherigen Erfolge der Salvarsanbehandlung im Marinelazarett zu Wik. Münch. med. Wochenschr. 1914. 513.

Derselbe, Beitrag zur Lokalbehandlung der meningealen Syphilis. Münch. med. Wochenschrift 1915. 1697.

Derselbe, Die Grundlagen und die Therapie der meningozerebralen Syphilis. Münch. med. Wochenschr. 1914. 848.

Derselbe, Die Liquorveränderungen in den einzelnen Stadien der Syphilis. Berlin, Hirschwald 1913.

Gjessing, Über van der Hoeves Symptom und die Ringskotome rhinogenen Ursprungs. A. f. O. 1911. LXXX. 153.

Goebel, Zur Therapie der tabischen Sehnervenatrophie. Vorläufige Mitteilung. Z. f. A. 1911. XXVI. 206.

Goerlitz, Ein Fall von beiderseitiger gummöser Sehnervenerkrankung. Kl. M. f. A. 1913. LI. 2. 764.

Gordon, Das Vorkommen von ererbter Syphilis bei angeborenen Geistesstörungen. Lancet. 1913. Ref. Berl. klin. Wochenschr. 1913. 1960.

Derselbe, Unfavourable complications following an intradural injection of neosalvarsan. Journ. of the americ. med. assoc. 1914. Ref. Z. f. d. ges. N. u. Psych. 1917. XIV. 23.

Greeff, Die mikroskopische Anatomie des Sehnerven und der Netzhaut. Graefe-Saemisch, II. Aufl.

Grosglik und Weißberg, Akute Sehnervenentzündung als eine der ersten Erscheinungen sekundärer Lues. Monatsschrift f. prakt. Dermat. 1903. XXXV. 5.

v. Grósz, Die Atrophie der Optikusnerven bei Tabes dorsalis. Ber. über d. 9. intern. Ophth. Kongr. zu Utrecht. Beil. zur Z. f. A. II. 63.

Derselbe, Die Augensymptome der Tabes dorsalis. Ungar. Beitr. z. Augenheilk. 1900. II. 89.

Gutmann, Gummöse Neubildung der Sehnervenpapille. Z. f. A. 1907. 201.

Haltenhoff, Lésions oculaires tabétiques. Revue générale d'ophth. p. 426.

Hassin, Beiträge zur Histologie der Tabes dorsalis. Neurol. Zentralbl. 1914. 1038.

Hauptmann, Zur Bewertung der Nonneschen Phase I. Reaktion. D. Z. f. N. 1916. XXXV. Heft 1—3.

Derselbe, Die Diagnose der „frühluetischen Meningitis" aus dem Liquorbefund. D. Z. f. Nervenheilk. 1914. LI.

Hauptmann und Hößli, Erweiterte Wassermannsche Methode zur Differentialdiagnose zwischen Lues cerebrospinalis und multipler Sklerose. Münch. med. Wochenschr. 1910. 1581.

Heine, Über die Höhe des Hirndrucks bei einigen Augenkrankheiten. Münch. med. Wochenschrift 1914.

Derselbe, Über das Verhalten des Hirndrucks (Lumbaldrucks) bei Erkrankungen der optischen Leitungsbahnen. Münch. med. Wochenschr. 1916. Nr. 23, 25, 27, 30.

Heine, L., Beitrag zur Prognose und Symptomatologie der hereditären Lues im Säuglingsalter (aus Neumanns Kinderheilanstalt Berlin). Jahresber. f. Kinderh. 1910. LXXII. 328.

Henschen, S. E., Kl. u. anat. Beitr. z. Path. d. Gehirns. I—IV.

v. Hippel, E., Über die Palliativtrepanation bei Stauungspapille. A. f. O. 1908. LXIX.

Hirschberg, Über Sehstörung bei progressiver Paralyse. Neurol. Zentralbl. 1883. Nr. 2 und Z. f. A. 1883. 27.

Horstmann, Über Neuritis optica specifica. A. f. A. 1889. XIX.

Jahnel, Über die Verteilung der Spirochäten im Gehirn bei Paralyse. XX. Vers. mitteldeutscher Psych. u. Neurol. Dresden 1917.

Derselbe, Studien über die progressive Paralyse. A. f. Psych. 1916. LVI. 798.

Derselbe, Über Spirochätenbefunde in den Stammganglien bei Paralyse. Monatsschr. f. Psych. 1917. XLII. 58.

Derselbe, Studien über die progr. Paralyse. A. f. Psych. 1917. LVII. 847.

Jakob, Über Hirnbefunde in Fällen von „Salvarsantod". Z. f. d. ges. Neur. u. Psych. 1913. XIX. 189.

Jakob und Weigandt, Mitteilungen über experimentelle Syphilis des Nervensystems. Münch. med. Wochenschr. 1913. 2037.

Jakobsthal, Über positive Wassermann-Reaktion der Lumbalflüssigkeit bei negativer des Bluts. Münch. med. Wochenschr. 1909. 2662.

Japha, Über Neuritis optica bei hereditärer Lues. Sitzungsbericht. Deutsche med. Wochenschrift 1905. 281.

Jastrowitz, Über einen Fall von Lues universalis, insbesondere des Zentralnervensystems. Deutsche med. Wochenschr. 1887. 305.

Jolowicz, Die Wassermann-Reaktion bei Angehörigen von Luetikern, insbesondere Paralytikern. Neurol. Zentralbl. 1916. Nr. 4.

Igersheimer, Über Skotombildungen und die Bedeutung der Lumbalpunktion bei luetischen Erkrankungen des Optikus, Kl. M. f. A. 1914. Bd. 53.

Derselbe, Die ätiologische Bedeutung der Syphilis usw. A. f. O. Bd. 76. 1910.

Derselbe, Beiträge zur Pathologie der Sehbahn I. A. f. O. 1918.

Ischreyt, Über einen Fall von luetischer Erkrankung des Chiasma. A. f. A. 1913. LXXV. 72.

Juler, Un cas de névro-rétinite monoculaire syphilit. avec examen microscopique. Arch. d'ophth. 1897. XVII. 542.

Iwaschenzoff, Über die Salvarsantherapie der Syphilis des Nervensystems. Z. f. exper. Pathol. und Therap. 1914. XV. 517.

Kafka, Über den heutigen Stand der Liquordiagnostik. Münch. med. Wochenschr. 1915. 105.

Derselbe, Über die Bedingungen und die praktische und theoretische Bedeutung des Vorkommen, hammelblutlösender Normalambozeptoren und des Komplements im Liquor cerebr. Z. f. d. ges. N. u. Psych. 1912. IX.

Kahlmeter, Drei Fälle von Tabes bzw. progressive Paralyse vortäuschendem Hypophysentumor. D. Z. f. N. 1915. LIV.

Kalaschnikow, Atrophie des Optikus bei Behandlung der Syphilis mit Atoxyl. Rußk. Wratsch 1912.

Kampherstein, Beiträge zur Pathologie und Pathogenese der Stauungspapille. Kl. M. f. A. 1904. XLII. 501 u. Kl. M. f. A. 1905. XLIII. 449, 588, 728.

Kaplan, Analyse der Spinalflüssigkeit und des Blutserums in ihrer Bedeutung für die Neurologie. Deutsche med. Wochenschr. 1913. 1035.

Kaufmann-Wolf, Marie, Weiterer Beitrag zur Kenntnis des Schicksals Syphiliskranker und ihrer Familien. Z. f. kl. M. 1912. LXXVI.

Kawamura, Beiträge zur tabischen Osteo-Arthropathie. D. Z. f. Chirurg. 1912. CXV. 368.

Kirchberg, Zur Frage der Häufigkeit der Wassermann-Reaktion im Liquor cerebrospinalis bei Paralyse. Arch. f. Psych. L. 1913.

Knapp, Some ocular manifestations of syphilis and parasyphilis of the nervous system. A. f. A. (amerik. Ausg.) 1912. 413.

Knick und Zaloziecki, Über Akustikuserkrankungen im Frühstadium der Lues usw. Berl. klin. Wochenschr. 1912. Nr. 14/15.

Knoblauch, Die Differentialdiagnose der Hirnlues. Arch. f. Psych. u. Nervenkr. XLVI. 817.

Knöpfelmacher, Fall von initialer infantiler Tabes. Deutsche med. Wochenschr. 1913. 1024.

Knöpfelmacher und Schwalbe, Hydrocephalus und Lues. Zeitschr. f. Kinderh. 1912. III.

Köllner, Die Störungen des Farbensinns. Berlin 1912.

Krückmann, Beiträge zur Kenntnis der Lues des Augenhintergrundes. Heidelb. Sitzgeb. d. ophth. Gesellsch. 1903. 51.

Kumagai, Über gummöse Papillitis nach Salvarsaninjektion. A. f. A. 1913. LXXV. 103.

Lafora, Zur Histopathologie der juvenilen Paralyse mit Mitteilung zweier Fälle. Z. f. d. ges. N. u. Psych. 1913. XV. 281.

Lagrange, Double névrite rétrobulbaire d'origine syphilitique presque complète de la vision etc. Archiv d'ophth. 1910. XXX. 102.

Langenbeck, Die Gesichtsfeldformen der tabischen Sehnervenatrophie. Kl. M. f. A. 1912. L. 148.

Derselbe, Neuritis retrobulbaris und Allgemeinerkrankungen. A. f. O. 1914. LXXXVII. 226.

de Lapersonne, Méningite optique dans la syphilis récente. Archiv. d'ophthalm. 1913. XXXIII. 465.

Lauber, Luetische Erkrankung der Hypophyse. Z. f. A. 1910. XXIII. 77.

Leber, Th., Krankheiten der Netzhaut und des Sehnerven. Graefe-Saemisch. I. u. II. Aufl.

Derselbe, Zirkulations- und Ernährungsverhältnisse des Auges. Graefe-Saemisch. II. Aufl. S. 87.

Leopold, Über Nervensymptome bei Frühlues. Berl. klin. Wochenschr. 1913. 798.

Leppmann, Tabes und Unfall. Vierteljahrschr. f. gerichtl. Med. 1916. LII.

Levaditi, Die Spirochäten im Blut der Paralytiker. Münch. med. Wochenschr. 1913. 163.

Levaditi, Marie, und Bankowski, Die Spirochäte im Gehirn von Paralytikern. Annal. de l'institut Pasteur. 1913. Ref. Münch. med. Wochenschr. 1913. 2539.

Levinsohn, Lähmung des Atemzentrums in Anschluß an eine endolumbale Neosalvarsaninjektion. Deutsche med. Wochenschr. 1915. Nr. 9.

Loeper und Mougeot, Über das Fehlen des okulo-kardialen Reflexes bei Tabes. Ref. Wien. klin. Wochenschr. 1914. 631.

Löhlein, Über Gesichtsfelduntersuchungen bei Glaukom und ihren differentialdiagnostischen Wert. A. f. A. 1914. LXXVI. 165.

Lohmann, Untersuchungen über Adaptation und ihre Bedeutung für Erkrankungen des Augenhintergrundes. A. f. O. 1907. LXVI. 365.

Maas, Fall von Tabes juvenilis mit anatomischem Befund. Neurol. Zentralbl. 1912. Nr. 6.

Maloney, Die ursächlichen Momente der Tabes dorsalis. New-York. Med. Journ. 1914. Ref. Münch. med. Wochenschr. 1914. 2346.

Marinesco und Minea, Beziehungen zwischen der Spirochaete pallida und der Hirnläsion bei der progressiven Paralyse. Compt. rend. d. l. soc. d. biol. d. Bucarest. LXXV. 231. Ref. Wien. klin. Wochenschr. 1913. 1957.

Dieselben, Berl. klin. Wochenschr. 1914. 1000.

Marx, Das Auftreten eines Ringskotoms bei Syphilis des Sehorgans. Ref. Zentralbl. f. d. ges. Ophth. 1914. II. 2.

Matsukawa, Über einen Fall von Ziliar- und Sehnervengumma nach Salvarsaninjektion. Kl. Monatsbl. f. A. 1913. LI. 2. 665.

Mattauschek und Pilcz, Lues-Paralysefrage. Deutsche med. Wochenschr. 1912. 1263.

Dieselben, Zweite Mitteilung über 4134 katamnestisch verfolgte Fälle von luetischer Infektion. Z. f. d. ges. N. u. Psych. 1913. XV. 608.

Mendel und Tobias, Die Syphilisätiologie der Frauentabes. Neurol. Zentralbl. 1911. XX.

Merkel und Kallius, Makroskopische Anatomie des Auges. Graefe-Saemisch. II. Aufl.

Merzbacher, Die Beziehung der Syphilis zur Lymphocytose. Zentralbl. f. Nervenh. 1905. XXVIII. 489. 1906. XXIX. 304 u. 352.

Derselbe, Ergebnisse der Untersuchungen des Liquor cerebrospinalis. Neurol. Zentralbl. 1904. 548.

Meyer, Infantil-juvenile Dementia paralytica und Tabes. Deutsche med. Wochenschr. 1910. 1249.

Mohr und Beck, Papillitis als Frühsymptom der Lues congenita. Z. f. A. 1913. XXX. 495.

Mylius, Ein Fall von Gumma der Optikuspapille. Kl. M. f. A. 1913. LI. 648.

Nebelthau, Über Syphilis des Zentralnervensystems mit zentraler Gliose und Höhlenbildung im Rückenmark. Deutsche Zeitschr. f. Nervenh. 1900. XVI. 169.

Nichols, Observations on a strain of spirochaeta pallida isolated from the nervous system. (Journ. of exp. med. Bd. 19. Nr. 4. S. 362—371. 1914) ref. Zentralbl. f. d. ges. Ophth. 1914. 510.

Nichols und Hough, Spirochaete pallida in der Zerebrospinalflüssigkeit eines Patienten mit Neurorezidiv nach Salvarsan. Journ. of the americ. med. Assoc. 1913. Nr. 2. Ref. Wien. klin. Wochenschr. 1913. 723.

Noguchi, Dementia paralytica und Syphilis. Berl. klin. Wochenschr. 1913. 1884.

Derselbe, Studien über den Nachweis der Spirochaete pallida im Zentralnervensystem bei der progressiven Paralyse und Tabes dorsalis. Münch. med. Wochenschr. 1913. 737.

Noguchi und Moore, Befunde von Treponema pallida im Gehirn von Fällen von Paralysis progr. Journ. of experim. Medicine 1913. Ref. Münch. med. Wochenschr. 1913. Nr. 8.

Nonne, Über die Diagnose der Hypophysenerkrankung mit Diskussion. Münch. med. Wochenschrift 1916. 835 und 905.

Nonne, Hypophysenerkrankungen. Deutsche med. Wochenschr. 1916. 1338.
Derselbe, Syphilis und Nervensystem. II. und III. Aufl. 1909 und 1915.
Derselbe, Der heutige Standpunkt der Lues-Paralysefrage. Deutsche Zeitschr. f. Nervenh. 1913. 384. XXXXIX.
Derselbe, Das Problem der Therapie der syphilitischen Nervenkrankheiten im Lichte der neueren Forschungsergebnisse. Münch. med. Wochenschr. 1915. 259 und 296.
Nonne und Hauptmann, Über serologische Untersuchungen von Familien syphilogener Nervenkranker. Z. f. d. ges. N. u. Psych. 1912. III.
Obersteiner, Über pathologische Veranlagung am Zentralnervensystem. Wien. klin. Wochenschrift 1913. 521.
Oehlecker, Über tabische Gelenkerkrankungen. Berl. klin. Wochenschr. 1913. 2159.
Derselbe, Diskussion „Zur Klinik, Unfallbegutachtung und Behandlung tabischer Gelenkerkrankungen." Münch. med. Wochenschr. 1913. 2702.
Oppenheim, Lehrbuch der Nervenkrankheiten. 1902. III. Aufl. und Handb. v. Nothnagel.
Derselbe, Zur Therapie der syphilitischen Nervenkrankheiten. Berl. klin. Wochenschr. 1914. Jahrg. LI. 682—684.
Ostromnoff, 2 Fälle von Neuritis optica nach der Anwendung von Salvarsan. Z. f. A. 1913. XXIX. 607.
Palich-Szantó, Olga, Beiträge zur Ätiologie und Pathohistologie der tabischen Sehnervenatrophie. A. f. A. 1917. LXXXII. 48.
Parazols, Les névrites de la syphilis et leur aspect ophthalmologique. Recueil d'opth. 1906. 577.
Péchin, Atrophie optique sympathique. Arch. d'opthh. 1909. XXIX. 687.
Peltesohn, Ursachen und Verlauf der Sehnervenatrophie. Z. f. A. 1886. X. 45.
Peppmüller, Syphilis des Auges. Lubarsch-Ostertag. Ber. über d. Jahre 1897, 1898, 1899.
Perles, Über Heilung von Stauungspapillen. Z. f. A. 1893. XVII. 289.
Pick, Zur Lokalisation in den Sehbahnen mit einem Beitrag zur Lehre von den Störungen der Orientierung im Raum. Prag. med. Wochenschr. 1915. Bd. XL.
Piper, Zur messenden Untersuchung und zur Theorie der Hell-Dunkeladaptation. Kl. M. f. A. 1907. XLV. 357.
Derselbe, Über die Abhängigkeit des Reizwertes leuchtender Objekte von ihrer Fläche bezugsweise Winkelgröße. Z. f. Psych. u. Phys. d. Sinnesorgane. 1903. XXXII. 98.
Derselbe, Über Dunkeladaptation. Z. f. Psych. u. Phy . d. Sinnesorgane. 1903. XXXI. 161.
Plaut, Rehm, Schottmüller, Leitfaden zur Untersuchung der Zerebrospinalflüssigkeit. Jena 1913.
Price und Shannon, Juvenile Tabes. Zentralbl. f. A. 1912. XXXVI. 184.
Pussen, Chirurgie syphilitischer Erkrankungen des Zentralnervensystems. Rußk. Wratsch. 1914. Nr. 11. Ref. Deutsche med. Wochenschr. 1914. 1133.
Quincke, Zur Physiologie der Zerebrospinalflüssigkeit. Müllers Arch. f. Anat. u. Phys. 1872. 153.
v. Rad, Ein Fall von Lues cerebri. Münch. med. Wochenschr. S. 1916.
Raecke, Die Lehre von der progressiven Paralyse im Lichte neuerer Forschungsergebnisse. A. f. Psychiatrie 1916. LVI. 713.
Derselbe, Die Bedeutung der Spirochätenbefunde im Gehirn von Paralytikern. A. f. Psych. 1917. LVII. 593.
Ravaut et Darré, Etude des réactions méningées dans un cas de syphilis héréditaire. Gaz. des hôpit. 1907. 207.
Reichmann, Zur Physiologie und Pathologie des Liquor cerebrospinalis. Deutsche Z. f. Nervenh. 1911. XLII. 1.
Rendu, Troubles oculaires de la syphilis et de l'ataxie. Gaz. des hôp. 1891. 221.
Rentz, Beiträge zur Stauungspapille und ihre Bedeutung für die Hirnchirurgie. A. f. O. 1914. Bd. 89.
Richter, Zur Histogenese der Tabes. Neurol. Zentralbl. 1914. 882.
de Ridder, La ponction lombaire dans les affections oculaires. Paris 1909.
Riegel, Hereditär-syphilitische Geschwister mit interessantem Augenbefund. Münch. med. Wochenschr. 1907. 546.
Rigler, Tabes und Trauma. Zeitschr. f. Versicherungsmed. Nr. 4.
Riggs, Salvarnized serum in syphilitic nervous system. Journ. of the americ. med. Assoc. 1914. S. 840.
Riggs und Hammes, Result of the hundred injections of salvarnized serum. Journ. of the americ. med. Ass. 1914.
Rochon-Duvigneaud, Du néosalvarsan en thérapeutique oculaire. Clin. ophthalmol. Jahrg. 20. Nr. 6. S. 368—371. 1914.

Roemheld, Tabes dorsalis oder Meningitis serosa traumatica nach Kopfschuß. Neurol. Zentralbl. 1916. 663.

Rönne, Ein Fall von Sehnervenatrophie bei Tabes mit einseitiger nasaler Hemianopsie. Kl. Monatsbl. f. A. 1912. L. 452.

Derselbe, Rührt die Optikusatrophie durch Tabes von einem Leiden der Ganglienzellen oder der Nervenfasern her? A. f. O. 1909. LXXII. 481.

Rosenfeld, Über juvenile Paralyse. Mediz. Kl. 1912. 1784 und Deutsche med. Wochenschr. 1912. S. 1912.

Rost, Liquoruntersuchungen bei Syphilis. Dermatol. Zeitschr. 1916. XXIII.

Ryting und Judd, A report of the treatment of cerebrospinal syphilis by intraspinous injections of salvarnized serum. Americ. Journ. of the med. science. 1915.

Sattler, Über die Markscheidenentwickelung im Tractus opticus, Chiasma und Nervus opticus. A. f. O. 1915. XC. 271.

Schacherl, Über Luetikerfamilien. Jahrb. f. Psych. u. Neurol. 1914. XXXVI.

Derselbe, Wien. klin. Wochenschr. 1913. S. 82.

Scheidemann, Ein Fall von gummöser Neubildung auf dem Sehnerveneintritt. A. f. O. 1895. XLI. 156.

Schieck, Die Genese der Stauungspapille. Wiesbaden 1910.

Derselbe, Über den Zusammenhang gewisser Formen der retrobulbären Neuritis mit Erkrankungen des Gefäßsystems. A. f. O. 1903. LVI. 116.

Schlicht, Kasuistische Beiträge zur Lehre von der juvenilen Paralyse. Inaug.-Dissertation München 1915. Ref. Neurol. Zentralbl. 1917. XXXVI. 51.

Schönberg, Intracraniell treatment of syphilitic and parasyphilitic optic nerve affections. Sect. on ophth. amer. med. ass. 1916. Ref. Kl. M. f. A. 1916. LVII. 2. 457.

Schott, Mitteilungen über Erkrankungen des Optikus. A. f. A. 1876. V. 409.

Schröder, Lues cerebrospinalis sowie ihre Beziehungen zur progressiven Paralyse und Tabes. Deutsche Zeitschr. f. Nervenh. 1915. 83.

Schuster und Mendel, Neuritis optica als Komplikation bei Erkrankungen des Nervensystems. Neurol. Zentralbl. 1899. XVIII. 1018.

Schwarz, Die heutige Stellung zur Parasyphilis und die Beeinflussung der spezifischen Erkrankungen des Nervensystems durch Salvarsan. D. Z. f. N. 1914. LII.

De Schweinitz und Carpenter, Ophthalm. Record. Philadelphia 1905. Ref. Wilbrand-Saenger. Neurol. d. A. VI. 210.

Seelert, Untersuchungen der Familienangehörigen von Paralytikern und Tabikern auf Syphilis usw. Monatsschr. f. Psych. u. Neur. 1917. XLI. 329.

Serebrennikowa, Westn. ophth. 1894. XI. Ref. Wilbrand-Saenger. Neur. d. A. VI. 7.

Shoemaker, Ocular manifestations of syphilis of the central nervous system. Americ. Journ. of ophth. 1910. 161.

Siemerling, Ein Fall von gummöser Erkrankung der Hirnbasis usw. A. f. Psych. 1888. XIX. 401.

Snydacker, Absence of iritis and chorioiditis among syphilitics, who have become tabetic. Journ. of the americ. med. ass. Ref. Michels Jahresber. 1910. 629.

Spiethoff, Über die Hirndruckerhöhung bei Lues nach Salvarsan. Münch. med. Wochenschrift 1913. 1192.

Spielmeyer, Die Trypanosomenkrankheiten in ihren Beziehungen zu den syphilogenen Nervenkrankheiten. Jena 1908.

Derselbe, Fortschritte der Hirnrindenforschung. Münch. med. Wochenschr. 1913. 30.

Derselbe, Die Optikusdegeneration bei der Trypanosomen-Tabes der Hunde. Kl. Monatsbl. f. A. 1907. XLV. 1. 545.

Derselbe, Über das Verhalten der Neuroglia bei tabischer Optikusatrophie. K. M. f. A. 1906. XLIV. 97.

Derselbe, Die Diagnose „Entzündung" bei Erkrankungen des Zentralnervensystems. Z. f. d. g. Neur. u. Psych. 1914. XXV. 543.

Stargardt, Über die Ursachen des Sehnervenschwundes bei der Tabes und der progressiven Paralyse. A. f. Psych. LI.

Derselbe, Die Dunkeladaptation des Auges bei Sympathikuslähmung. Z. f. A. 1915. XXXIII. 149.

Derselbe, Über Erkrankungen des Auges bei progressiver Paralyse. Bericht d. ophth. Gesellschaft. Heidelberg 1911. 139.

Derselbe, Über die Ursachen des Sehnervenschwundes bei Tabes und progressiver Paralyse. Münch. med. Wochenschr. 1913. 269.

Derselbe, Über Störung der Dunkeladaptation. A. f. O. 1910. LXXIII. 77.

Steiner, Das Zentralnervensystem bei der Hühnerspirochätose, ein Beitrag zur vergleichenden Pathologie der Syphilis des Zentralnervensystems. Neur. Zentralbl. 1916. XXXV. 828.

Steiner, Experimentelle Syphilis des Zentralnervensystems. Neur. Zentralbl. 1914. IX. 546.
Derselbe, Histopathologische Befunde am Zentralnervensystem syphilitischer Kaninchen. Deutsche med. Wochenschr. 1913.
Derselbe, Moderne Syphilisforschung und Neuropathologie. A. f. Psych. u. Nervenkr. 1913. LII. 1.
Stern, C., Die Funktion des Rückenmarkkanales (Lumbalpunktion) in der Diagnose und Therapie der Syphilis. A. f. D. u. S. 1916. CXXIII. 943.
Stewart, The diagnosis and treatment of cerebrospinal syphilis, including tabes and general paralysis. Brit. med. Journ. 1914. S. 949—957.
Strasmann, Zwei Fälle von Syphilis des Zentralnervensystems mit Fieber, der zweite mit positivem Spirochätenbefund in Gehirn und Rückenmark. Deutsche Zeitschr. f. Nervenh. 1910. XL. 387.
Derselbe, Ein Beitrag zur Pathogenese der Heubnerschen Endarteriitis durch Nachweis der Spirochaete pallida in den entzündlichen Gefäßen. Zieglers Beitr. Bd. 49. S. 430.
Stühmer, Salvarsanserum. Münch. med. Wochenschr. 1914. 745, 1101 und 2338.
Stursberg, Ein Beitrag zur Kenntnis der zerebrospinalen Erkrankungen im sekundären Stadium der Syphilis. D. Z. f. Nervenh. 1910. XXXIX. 459.
Swift, Intraspinal therapy in syphilis of the central nervous system. Journ. of the americ. med. ass. 1915. LXV.
Swift und Ellis, Die kombinierte Lokal- und Allgemeinbehandlung der Syphilis des Zentralnervensystems. Münch. med. Wochenschr. 1913. 1977 und 2054.
v. Szily, A., Von dem blinden Fleck ausgehendes Ringskotom (sog. Bjerrumsches Zeichen) bei zerebraler Stauungspapille. Kl. Monatsbl. f. A. 1913. LI. 2. 196.
Teissier und Roux, Essai de diagnostic différentiel entre la syphilis artérielle, la syphilis meningée et la syphilis gommeuse de l'encéphale. Arch. d. neurol. 1898. V.
Tobler, Über Lymphocytose der Zerebrospinalflüssigkeit bei kongenitaler Lues. Jahrb. f. K. LXIV. 1906.
Thorne, Über gewisse histologische Veränderungen bei Tabes. Z. f. d. ges. N. u. Psych. 1916. XXXII.
Treitel und Baumgarten, Virch. Arch. Bd. CXI.
Treupel, Die Salvarsan-Therapie bei Lues des Zentralnervensystems, bei Tabes und Paralyse. Deutsche med. Wochenschr. 1911. 1012.
W. Treupel, Der Einfluß des Salvarsans auf den Verlauf der Paralyse und Tabes. B. kl. W. 1917. 933.
Uhthoff, Untersuchungen über die bei Syphilis des Zentralnervensystems usw. A. f. O. XXXIX.
Derselbe, Einiges über Augensymptome bei der progressiven Paralyse. Ber. d. ophth. Ges. Heidelberg 1913. 80.
Derselbe, Augensymptome bei der Syphilis des Zentralnervensystems. Graefe-Saemisch, Handb. II. Aufl.
Derselbe, Augenveränderungen bei Tabes dorsalis. Graefe-Saemisch Kap. XXII. 2. Teil. S. 183.
Derselbe, Über infektiöse Neuritis optic. Heidelberger Ber. 1900. S. 30—48.
Valli, Beitrag zum Studium der Pseudotabes super. luetic. mit interstit. Sehnervenentzündung. Annal. di ottalmol. 1913. XLII. 629. Ref. Kl. Monatsbl. 1914. LII. 1. 367.
Veasey, Primary syphilitic optic neuritis. Americ. Journ. of med. science 1903. Febr.
Verhoeff, Ein Fall von Syphilom des Optikus und der Papille mit Spirochätenbefund. Kl. Monatsbl. f. A. 1910. XLVIII. 2. 315.
Versé, Über das Vorkommen der Spirochaete pallida bei früh- und spätsyphilitischen Erkrankungen des Zentralnervensystems. Münch. med. Wochenschr. 1913. 2446.
Vollert, Drei Fälle von höchstgradiger Stauungspapille nach Salvarsaninjektion bei Lues. Münch. med. Wochenschr. 1912. 1960.
Voß, Lues cerebri mit Aphasie und Hemianopsie. D. M. W. 1908. 131.
Wagenmann, Schwund markhaltiger Nervenfasern in der Retina bei Tabes dorsalis. A. f. O. XL. 1894.
Wagner, Zur Kenntnis der anatomischen Veränderungen bei sekundär-luetischen Optikuserkrankungen. Kl. Monatsbl. f. A. 1903. XLI. 2. S. 1.
Walter, Studien über den Liquor cerebrospinalis. Monatsschr. f. Psych. u. Neurol. 1910. XXVIII. Erg.-H. S. 80.
Wechselmann, Die Behandlung der Syphilis mit Dioxydiamidoarsenobenzol (Ehrlich-Hata 606) II. Bd. Berlin, 1912.
Wechselmann und Seeligsohn, Über die Wirkung des Dioxydiamidoarsenobenzols auf das Auge. D. m. W. 1910. 2189.
Wechselmann und Dinkelacker, Über die Beziehungen der allgemein-nervösen Symptome im Frühstadium der Syphilis zu den Befunden des Lumbalpunktats. Münch. med. Wochenschr. 1914. S. 1382.

Weil und Kafka, Über die Durchgängigkeit der Meningen besonders bei der progressiven
Paralyse. Wien. klin. Wochenschr. 1911. Nr. 10 und Mediz. Kl. 1911. Nr. 34.
Welde, Erfahrungen mit Salvarsan bei Lues congenita. Jahresber. f. K. 1912. LXXV.
Wernicke, Tabes und Syphilis. Z. f. A. Mai 1908.
Wessely, Über Störungen der Adaptation. A. f. A. 1916. LXXXI.
Westphal, Über einen Todesfall nach der Behandlung mit Salvarsan bei spinaler Erkran-
kung (Tabes und Meningitis spinal. syphilit.) mit mikroskopischer Untersuchung des
Rückenmarks. Berl. klin. Wochenschr. 1911. 973.
Weygandt, A. f. Psych. XXVII. 457.
Derselbe, Die Kriegsparalyse und die Frage der Dienstbeschädigung. Münch. med.
Wochenschrift 1916. 1186.
Weygandt und Jakob, Über die experimentelle Syphilis des Nervensystems. Münch.
med. Wochenschr. 1913. XXV. 1405.
Dieselben, Warum werden Syphilitiker nervenkrank? Dermatol. Wochenschr. Bd. 58.
Erg.-H. (Festschr. z. Eröffn. d. neuen Inst. f. Schiffs- u. Tropenkrankh. Hamburg)
S. 150—177. 1914 (Ref. Zentralbl. f. d. ges. Ophth. u. ihre Grenzgeb. Bd. II. H. 2.
1914.
Weygandt, Jakob und Kafka, Klinische und experimentelle Erfahrungen bei Salvarsan-
injektionen in das Zentralnervensystem. Münch. med. Wochenschr. 1914. 1608.
Wibo, Die Verwendung von Ehrlich-Hata 606 in Fällen luetischer Augenleiden. Kl. Monats-
blatt f. A. 1910. XXXXIX. 114.
Wilbrand-Saenger, Neurologie des Auges.
Wilbrand und Staehlin, Über die Augenerkrankungen in der Frühperiode der Syphilis.
Mitteilungen aus den Hamburger Staatskrankenanstalten. 1897.
Wile und Stokes, Untersuchungen über den Liquor cerebrospinalis in bezug auf die Be-
teiligung des Nervensystems bei der sekundären Syphilis. Dermatol. Wochenschr.
1914. 1079, 1107, 1127.
Wintersteiner, Über die Augenspiegeluntersuchung bei 1000 Geisteskranken. Wien.
klin. Wochenschr. 1907. Nr. 47.
Wisotzki, Beiträge zur juvenilen Paralyse und Tabes dorsalis. Inaug.-Dissert. Königs-
berg 1912.
Wohlwill, Meningitis syphil. auf Grund kongenitaler Lues unter dem klinischen Bild
der Paralyse. Berl. klin. Wochenschr. 1916. 731.
Zaloziecki, Deutsche med. Wochenschr. 1914. 1645.
Derselbe, Antikörpernachweis im Liquor cerebrospinalis, seine theoretische und prak-
tische Bedeutung. A. f. Hygiene 1913. LXXX.
Zaloziecki und Frühwald, Zur Kenntnis der Hirnnervenstörungen im Frühstadium der
Syphilis speziell nach Salvarsan. Wien. klin. Wochenschr. 1912. XXIX u. XXX.
1115.

C. Pupillenphänomene.

Veränderungen der Pupille sind bei der Lues so häufig und kommen in
so mannigfacher Form vor, daß eine genauere Schilderung unumgänglich nötig
ist. Es sei bei dieser Betrachtung aber nur insoweit von der Pupille in ihrem
normalen und pathologischen Verhalten die Rede, als das für die Pathologie
der Syphilis notwendig ist. Wer sich über den momentanen Stand vieler Pu-
pillenfragen interessiert, sei auf die monographischen Darstellungen von Heddaeus, Bach und auf die noch neuere von Bumke, auf die auch meine eigene
Darstellung in vieler Beziehung sich stützt, speziell auch auf die Literaturangaben derselben verwiesen.

Anatomische und physiologische Vorbemerkungen.

Pupillenreflexbahn: Die Untersuchungen über den Ablauf des Pupillenreflexes sind in dem letzten Jahrzehnt so reichlich geworden, daß, wie Bumke
sich ausdrückt, heute sehr viel weniger Klarheit über diese Verhältnisse herrscht,
als es vor einigen Jahrzehnten scheinbar der Fall war und doch hat die Forschung
erhebliche Fortschritte gemacht. Der zentripetale Teil der Reflexbahn beginnt,
wie vor allem die Untersuchungen von Heß ergeben haben, in der Stäbchen-Zapfenschicht, und Heß ist auch der Nachweis gelungen, daß die perzipierenden Elemente

der Netzhaut für die optische und pupillomotorische Funktion identisch sind. Allerdings besteht nach den Untersuchungen von He ß ein erheblicher Unterschied in der pupillomotorischen Wertigkeit zwischen der Fovea centralis und der mehr peripheren Teile der Netzhaut sowie zwischen peripheren Stellen der Retina untereinander. Die größte motorische Erregbarkeit besitzt im helladaptierten Auge die Foveamitte. Die motorische Erregbarkeit nimmt dann nach den Seiten hin schnell ab, und zwar nach der temporalen Seite hin rascher als nach der nasalen. Bei Dunkeladaptation nimmt die motorische Erregbarkeit in der Fovea nur langsam und relativ wenig zu, sehr viel mehr in dem benachbarten stäbchenhaltigen Teil.

Ist nun die gleichzeitige visuelle und pupillomotorische Funktion besonders für die Zapfen der Macula durch die Untersuchungen von He ß als höchst wahrscheinlich anzunehmen, so sind die Forscher zum Teil noch verschiedener Meinung über die Frage, ob es im Sehnerven getrennte Seh - und Pupillenfasern gibt. Einen anatomischen Nachweis für solchen Dualismus gelang es bisher nicht mit Sicherheit zu führen, trotzdem sind sehr viele Forscher, besonders auf Grund klinischer Tatsachen der Meinung, daß diese Trennung besteht. He ß steht nach wie vor auf dem Standpunkt, daß wirkliche Beweise für diese Ansicht nicht existieren; er glaubt vielmehr, daß in ein und demselben Sehelement (Zapfen- oder Stäbchenaußenglied) ein motorischer und ein optischer „Empfänger" gesondert vorhanden sein können und daß die motorischen und optischen Regungen durch ein und dieselbe Faser zum Zentralorgan weitergeleitet werden. In letzter Zeit hat sich vor allem Behr zum Verfechter der Annahme getrennter Pupillenfasern gemacht und als Stütze zwei Fälle von Amaurose mit erhaltener Pupillarreaktion mitgeteilt, die nach den strengen Vorschriften von He ß untersucht werden konnten. Letztere sind nur erfüllt, wenn die optische und motorische Funktion des Sehorgans unter genau gleichen Bedingungen geprüft werden, wobei 1. Lichtstärke, 2. Abstand, 3. Einfallswinkel der Reizlichter gleich sind und 4. das untersuchende Auge sich beide Male in dem gleichen Adaptationszustand befindet.

Daß die zentripetale pupillomotorische Leitungsbahn im Chiasma eine teilweise Kreuzung eingeht, ist nach dem Befunde einer „hemianopischen Pupillenstarre" bei Traktusläsionen höchst wahrscheinlich; es ist auch deshalb die gelegentlich geäußerte Ansicht, die Pupillenfasern stiegen gleich vom Chiasma durch das zentrale Höhlengrau nach dem Oculomotoriuskern hinauf, wenig plausibel. Wo sich die optische und die pupillomotorische Leitungsbahn voneinander trennen, ist noch nicht genau bekannt, ebensowenig herrscht Einigkeit über den genauen anatomischen Sitz des Sphinkterkerns. Zweifellos ist aber gerade die Strecke der Pupillarreflexbahn zwischen Tractus opticus resp. Corpus geniculatum externum einerseits und Sphinkterkern andererseits für pathologische Verhältnisse von großer Wichtigkeit. Vom Sphinkterkern geht die zentrifugale. Bahn zur gleichseitigen Pupille, die zum Sphinkter iridis gehenden Oculomotoriusfasern gehen zunächst zum Ganglion ciliare, von hier dann durch ein neues Neuron als Nervi ciliares breves zum Sphincter iridis.

Fällt also Licht in die eine Pupille, so zieht sich sowohl diese Pupille als auch infolge der Kreuzung der zentripetalen Bahn die Pupille der anderen Seite zusammen. Neuerdings hat nun Behr auf Grund exakter klinischer Untersuchungen die Behauptung aufgestellt, daß die in einem Tractus opticus vereinigten Pupillenfasern beider Augen zentral vor ihrem Eintritt in den Sphinkterkern eine nochmalige totale Kreuzung eingehen, in der Weise, daß die im rechten Traktus vereinigten Pupillenfasern des rechten und linken Auges zum linken Sphinkterkern gehen. Auf diese Weise wäre dann die sogenannte indirekte oder konsensuelle Lichtreaktion keine indirekte, sondern eine direkte. Er konnte nachweisen, wie das bei dieser Auffassung eine Conditio sine qua non darstellt, daß bei Belichtung der temporalen Seite einer Netzhaut sich vorwiegend die Pupille der anderen Seite zusammenzog, bei Belichtung der nasalen Hälfte die gleichseitige Pupille, da ja die der temporalen Netzhauthälfte entsprechenden Pupillenfasern im gleichseitigen Traktus verlaufen und zum Sphinkterkern der Gegenseite in Beziehung treten sollen, umgekehrt die der nasalen Hälfte entsprechenden Pupillenfasern im Traktus der Gegenseite verlaufen und zu dem der gereizten Netzhauthälfte gleichseitigen Sphinkterkern den Reflex senden. So erklärte sich ihm auch die Beobachtung, daß er bei Traktushemianopsien stets eine Pupillendifferenz mit der weiteren Pupille auf der zu dem Herd gekreuzten Seite fand. Nach Behrs Ansicht stehen die makularen Pupillenelemente wahrscheinlich mit beiden Sphinkterkernen in Verbindung, so daß man nicht nur eine visuelle, sondern auch eine pupillomotorische Doppelversorgung der Macula anzunehmen habe.

Will man exakte Untersuchungen über die Lichtreaktion anstellen, so muß man die oben zitierten Anforderungen von Heß erfüllen, doch dürfte das für die Praxis kaum durchführbar sein. Unbedingt nötig sind diese besonderen Maßnahmen bei der Untersuchung auf hemianopische Pupillenreaktion, wofür Heß bekanntlich einen eigenen Apparat (Hemikinesimeter) angegeben hat. Auch ohne Zuhilfenahme besonderer Apparate sind aber bei der Prüfung der Lichtreaktion in der Praxis einige Punkte sehr zu berücksichtigen, vor allem der Adaptationszustand der Retina, der in beiden Augen gleich sein muß und von dessen Natur die Pupillenweite sowohl als auch die Intensität der Lichtreaktion erheblich abhängt. Vor allem hüte man sich, die Reaktion bei zu starker Helladaptation, besonders also in der Nähe eines sehr grell beleuchteten Fensters auszuführen. Nach Heddaeus kann die Sphinkterkontraktion infolge zu starker und anhaltender Belichtung so erheblich sein, daß sie auch nach kurzer Verdunkelung noch anhalten und Pupillenstarre vortäuschen kann. Ist die Lichtreaktion herabgesetzt oder scheint sie zu fehlen, so kann man die Prüfung noch sehr gut am Hornhautmikroskop vervollständigen, da sich hier ein schneller Wechsel von Dunkelheit und erheblicher Beleuchtung erzielen läßt und man durch die binokulare Vergrößerung auch geringe Reaktionen zu beobachten imstande ist, ferner auch die Möglichkeit hat zu beobachten, ob die Iris sich in allen ihren Teilen gleichmäßig zusammenzieht. Weiter ist wichtig, daß beide Augen einer gleichmäßigen Belichtung ausgesetzt werden, da es sonst leicht zu einer ungleichen Weite der Pupillen kommt. Geringe Differenzen in der Pupillenweite kommen ziemlich häufig vor und sind ohne Störungen der Reaktion nach Bachs Ansicht oft ganz harmlos; sie finden sich nicht selten angeboren. Immerhin lenkt oft erst die ungleiche Weite der Pupillen auf eine genauere Untersuchung der Reaktion und auch der Akkommodation (siehe Fälle von beginnender Ophthalmoplegia interna S. 547) hin, und ich kann auf Grund eigener Erfahrungen zur Feststellung geringer Differenzen sehr empfehlen, die Pupillenweite in der Weise zu untersuchen, daß der Patient vom Fenster abgewandt in das Zimmer und etwas nach oben sieht, wobei man die eigenen Augen mit der Hand beschattet. Besteht nur eine Differenz in der Pupillenweite ohne auch die geringste Störung der Lichtreaktion oder Akkommodation, so läßt sich dieser Befund nicht verwerten. Die absolute Weite der Pupille kann sehr verschieden groß sein und deshalb wird auch der eine da eine pathologische Miosis oder Mydriasis annehmen, wo der andere die Pupillenweite noch für normal hält. Bekannt ist die physiologische Miosis im Säuglings- und im Greisenalter. Die größte Rolle bei der Beurteilung der Pupillenweite spielt der Adaptationszustand des Auges. Schirmer stellte zusammen mit Silberkuhl fest, daß die Pupillenweite bei einer Helligkeit zwischen 100 und 1100 Meter-Kerzen zwischen $2^3/_4$ und $4^3/_4$ mm normalerweise bei verschiedenen Individuen schwankt. Man nannte diese Werte ,,physiologische Pupillenweite". Eine pathologische Miosis würde man demnach im allgemeinen anzunehmen haben, wenn der Pupillendurchmesser weniger als 2 mm, nach Uhthoff sogar weniger als 1,5 mm beträgt. Abnorm weite Pupille wäre bei einem Durchmesser von mehr als 4—5 mm anzunehmen. Auf die Erklärung einer solchen pathologischen Miosis oder Mydriasis werden wir in den Abschnitten über reflektorische und absolute Pupillenstarre noch zurückkommen.

Außer auf einfallendes Licht zieht sich die Pupille, wie bekannt, auch bei der Konvergenz der Augen mehr oder minder stark zusammen (Konvergenz- oder Akkommodationsreaktion). Diese Reaktion basiert nach allgemeiner Annahme auf den innigen Beziehungen zwischen dem Sphinkterkern und dem Konvergenzzentrum. Wichtig zu wissen ist für die praktische Ausführung der Konvergenzreaktion, daß diese Reaktion normalerweise ausgiebiger ist als die Lichtreaktion. Ferner hat man bei Beurteilung dieser Reaktion stets genau darauf zu achten, ob eine genügende Konvergenz der Bulbi zustande gekommen oder möglich ist. Fehlt die Konvergenzmöglichkeit, so bleibt die Konvergenzreaktion im allgemeinen (Ausnahmen kommen vor) aus, und sie ist träge, wenn die Bulbi in ungenügender Weise konvergieren.

Auf die übrigen Pupillenreaktionen (Orbikularisphänomen etc.) gehe ich hier nicht näher ein, da Störungen dieser Reaktionen bei der Lues keine wesentliche Rolle spielen.

Sehen wir von den durch krankhafte Prozesse in der Retina oder im Optikus bedingten Leitungsstörungen ab, die man mit Heddaeus als Reflextaubheit oder mit Bach als amaurotische Starre bezeichnet, so kann man als Haupttypen pathologischer Pupillenstörungen bezeichnen:

1. Die isolierte reflektorische Pupillenstarre,
2. die absolute Pupillenstarre,
3. die Ophthalmoplegia interna.

Diese 3 Hauptformen der bei der Syphilis vorkommenden Pupillenstörungen sollen jede für sich abgehandelt werden, wobei wir den 4. Pupillenstörungen bei kongenitaler Lues noch einen besonderen Abschnitt widmen werden.

Die Bedeutung der Pupillenstörungen ist für die Pathologie der Syphilis des Nervensystems deshalb besonders wichtig, weil sie recht häufig isoliert auftreten und nicht selten die ersten Vorläufer einer früher oder später zum vollen Ausbruch gelangenden schweren Erkrankung des Zentralnervensystems sind. Es ist deshalb zunächst wichtig zu wissen, ob zwischen Gesunden und den syphilitisch Infizierten, zur Zeit aber klinisch Gesunden ein Unterschied in Weite und Reaktion der Pupillen besteht. Ein solcher Unterschied ist unverkennbar. Während nach Uhthoff in $1,8\,^0/_0$ bei Gesunden Anomalien in der Weite und in der Form der Pupillen vorkommen, nach anderen Autoren allerdings in einer etwas größeren Zahl, fanden Dufour z. B. solche Anomalien unter 93 Luetikern in $17\,^0/_0$, Buttino bei gesund erscheinenden Luetikern und Sekundär-Syphilitikern in $18\,^0/_0$, E. Meyer bei sekundärer und tertiärer Lues sogar in $42\,^0/_0$ (zit. nach Nonne). Sulzer (Annal. de dermatol. 1901, 229) fand bei 173 Syphilitikern, von denen 101 im ersten Jahre der Infektion standen, in $10\!-\!27\,^0/_0$ passagere Störungen der Pupillen; auch Brandweiner, Müller und Schacherl sprechen von den so häufig vorübergehenden Anisokorien im frühen Stadium der Syphilis. Anomalien der Reaktion gar werden bei Gesunden nie gefunden, während sie bei vorausgegangener Syphilis so ungemein häufig sind. Das pathologische Verhalten des Liquor ist ein gewichtiger Faktor für die Annahme, daß die isolierte Pupillenstörung meist das Zeichen eines noch bestehenden Prozesses im Zentralnervensystem ist. Auf die Wichtigkeit der Liquordiagnostik in solchen Fällen wurde zuerst von französischen Forschern (Babinski, Nageotte, Widal usw.), in Deutschland besonders von Erb hingewiesen. Der positive Liquorbefund, zum mindesten die positive Wassermann-Reaktion spricht dafür, daß noch ein aktiver luetischer Prozeß sich an den Meningen abspielt. Während man im allgemeinen bis vor kurzem dazu neigte, Pupillenanomalien bei latent Syphilitischen eine prognostisch ernste Bedeutung beizumessen, ist man jetzt besonders auf Grund der Arbeiten von Dreyfus, Aßmann und Nonne wohl berechtigt, solche isolierten Pupillenstörungen in einem Teil der Fälle als Rest einer abgelaufenen Erkrankung des Zentralnervensystems anzusehen. Auch hier ist die Untersuchung des Liquor cerebrospinalis von größter Wichtigkeit. Die genannten Autoren stehen auf dem Standpunkt, daß Anisokorie und Pupillenstarre bei normalem Liquor, selbst wenn die Wassermann-Reaktion im Blut stark positiv ist, auf eine abgeheilte Lues cerebri schließen lassen. Als Stütze dieser Ansicht dient ein Fall von Dreyfus, der zur Sektion kam. Es fanden sich an Leber, Aorta, Schädel etc. Zeichen ausgeheilter Syphilis (Narben etc.), aber nirgends frische

Prozesse. Wird der Liquor unter der antiluetischen Behandlung normal, so wird von Dreyfus auch in diesem Falle eine Ausheilung des luetischen Gehirnprozesses angenommen, auch ohne daß sich die Pupillenstörung irgendwie zu verändern braucht. Die weitere Vermutung von Dreyfus, daß bei den Luetikern mit typischen pathologischen Pupillenbefunden und stark verändertem Lumbalbefund eine früher oder später einsetzende Tabes oder Paralyse droht, kann erst nach jahrelanger weiterer Erfahrung entschieden werden. Nonne warnt vorderhand davor, die Prognose bei isolierten Pupillenanomalien auf luetischer Basis lediglich nach dem Ausfall der 4 Reaktionen im Liquor zu stellen und den prognostischen Wert positiver Liquorreaktionen im ungünstigen Sinne zu überschätzen, denn er beobachtete mehrere Fälle mit einseitiger Ophthalmoplegia interna mit dauernd pathologischem Liquor, bei denen das klinische Bild bei 4jähriger Beobachtung völlig stationär blieb. Andererseits ist er ebenfalls der Ansicht, daß die Pupillenstörungen bei normalem Liquor Reste eines ausgeheilten oder rudimentär gewesenen Prozesses am Zentralnervensystem darstellen. Auf jeden Fall ist es für die Beurteilung isolierter Pupillenstörungen heutzutage von großer Wichtigkeit, die Lumbalpunktion öfters vorzunehmen und in ihrem Verhalten zu verfolgen. Meine eigenen Erfahrungen betreffen vor allem Fälle mit kongenitaler Lues; sie sind S. 551 näher besprochen.

a) Reflektorische Pupillenstarre.

Die große diagnostische Bedeutung der reflektorischen Pupillenstarre (Argyll-Robertsonsches Phänomen) ist seit den grundlegenden Untersuchungen Erbs und seiner Schule sowie auch durch die Forschungen vieler anderer Neurologen und Ophthalmologen unbestritten. Dennoch herrscht über manche Frage ihrer Pathologie noch Unsicherheit. Vor allem sind zwei Fragen noch zu beantworten, die mehr theoretische, pathologisch-anatomische, wo das Pupillenphänomen entsteht und zweitens die praktisch äußerst wichtige Frage, welche diagnostische und prognostische Bedeutung die reflektorische Starre hat, wenn sonstige klinische Symptome von seiten des Nervensystems fehlen. Wir werden auf beide Punkte und die Ergebnisse der bisherigen Forschung weiter unten eingehen.

Während Uhthoff bei der Bearbeitung der Tabes die Pupillenstarre als Gesamtphänomen bespricht und die reflektorische von der absoluten Starre nicht trennt, außerdem auch die reflektorische Pupillenträgheit nur mit großem Vorbehalt den Fällen von reflektorischer Starre einreiht, gehen neuere Forscher mit größerer Bestimmtheit vor. Der reflektorischen Pupillenträgheit ist nach Bumke ein ebenso großes Gewicht zuzubilligen, als wenn sich die Pupille als ganz lichtstarr erweist. Dabei sind allerdings nur Fälle gemeint, wo es sich um auffallend träge Lichtreaktion handelt. Ein gewisser Subjektivismus ist also in solchen Fällen zweifellos vorhanden. Es ist auf der anderen Seite aber sicher richtig, daß reflektorisch träge Pupillen oft in reflektorisch starre allmählich übergehen, ferner, daß am einen Auge die Pupille reflektorisch starr, auf dem anderen reflektorisch träge reagiert und weiter, daß reflektorisch starr erscheinende Pupillen bei sehr intensiver Belichtung, z. B. am Hornhautmikroskop, noch einen gewissen Grad von Reaktion aufweisen. Der zweite Punkt, die Unterscheidung der reflektorischen Starre von der absoluten Starre, besonders von der unvollständigen absoluten Starre, ist heute mehr als früher Gegenstand der Diskussion, und will man sich den Forderungen Behrs anschließen, so dürfte mancher Fall von reflektorischer Starre zu der Kategorie der absoluten Starre zu rechnen sein. Behr geht so weit, daß er solche Fälle, die bei Tageslicht eine normale Konvergenzreaktion aufweisen, die aber bei der

Vergrößerung am Hornhautmikroskop eine nicht ganz gleichmäßige Kontraktion der Iris in ihren einzelnen Segmenten auf Konvergenz zeigen, bereits zur unvollständigen absoluten Starre rechnet. Da die meisten Untersucher die Konvergenzreaktion wohl nicht am Hornhautmikroskop prüfen, so dürfte bis jetzt schwer festzustellen sein, wie viele als reflektorische Pupillenstarre imponierende Fälle diesen Anforderungen Behrs genügen oder nicht.

Wenn man auch nicht so weit gehen will wie Behr, so ist doch die Promptheit der Konvergenzreaktion bei der reflektorischen Starre ein unbedingtes Erfordernis, wenn man diese Fälle als reine Fälle wissenschaftlich verwerten will und es muß bei recht zahlreichen Beobachtungen, die nur eine mäßig prompte Konvergenzreaktion aufweisen, dahingestellt bleiben, ob sie zur reflektorischen Starre zu rechnen sind oder sich zur absoluten Starre ausbilden werden. Die Erfahrung der Autoren, die, wie z. B. Goldflam, reflektorische Starre öfters in absolute übergehen sahen, ist möglicherweise so erklärbar, daß es sich überhaupt ursprünglich nicht um reflektorische, sondern um unvollständige absolute Pupillenstarre gehandelt hat.

Auch einseitiges Vorkommen der isolierten reflektorischen Starre ist mit Sicherheit festgestellt, wobei selbstverständlich diejenigen Fälle nicht mitgerechnet werden dürfen, die ursprünglich eine einseitige Oculomotoriuslähmung darstellten und bei denen die isolierte Lichtstarre als Überbleibsel zurückblieb. Gewiß ist die einseitige Starre ein recht seltenes Vorkommnis. Unter meinen Beobachtungen befindet sie sich einmal bei einem 25jährigen Menschen als isolierte reflektorische Trägheit mit Anisokorie vergesellschaftet mit wahrscheinlich beginnender progressiver Paralyse, bei einem anderen mit wahrscheinlich inzipienter Tabes. Sie hat nach Bumke dieselbe diagnostische Bedeutung wie die doppelseitige, da sie in der überwiegenden Zahl der Fälle auf einer Störung der zentralen Reflexübertragung beruht, so daß die Beobachtungen, in denen sie nur das Zeichen einer unvollständigen Oculomotoriuslähmung darstellt, praktisch vollkommen vernachlässigt werden dürfen. Das Problem der einseitigen reflektorischen Pupillenstarre ist nach Behr durch die Annahme der zentralen Kreuzung der Pupillenbahnen viel leichter verständlich (siehe auch unten).

Mit der reflektorischen Pupillenstarre zusammen treten mehr oder weniger häufig andere Pupillenanomalien auf, gelegentlich auch sonstige Störungen der Augen. Am häufigsten findet man die Anisokorie, die nach meinen eigenen Beobachtungen bei mehr als der Hälfte festgestellt werden kann. Von anderen Autoren fand sie

Bernhardt	in	43%	
Voigt	„	40 „	zit. nach Bumke.
Uhthoff	„	28 „	
Berger	„	27 „	

Die Differenz der Pupillen kann stark, aber auch sehr gering sein und die weitere Pupille findet sich regellos, manchmal auf dem besser sehenden Auge, manchmal auf dem schlechteren. Ebenso spricht das Vorkommen der Anisokorie bei beiderseitig vollständig normalem Visus sowie die Tatsache, daß die Pupillen gleichweit sein können, wenn auf dem einen Auge Handbewegungen auf dem anderen noch guter Visus besteht, gegen einen Zusammenhang mit dem den Seheindruck übermittelnden Anteil des Optikus. Bach gibt an, in der Regel sei die Pupille auf der Seite enger, auf der der Prozeß weiter vorgeschritten sei. Abgesehen von der Anisokorie zeigen die Pupillen öfters eine Entrundung.

Als weiterer charakteristischer Befund an den Pupillen bei isolierter reflektorischer Starre gilt vielfach die Miosis. Rechnet man aber nur die

Fälle von ausgesprochener Pupillenverengerung unter 2 mm, so ist das Vorkommen tatsächlich nicht nur kein regelmäßiges, sondern sogar nicht einmal ein sehr häufiges. Bei paralytischen Kranken konnte sie Weiler nur in $4^0/_0$ der Fälle finden und Bumke nimmt sie ebenfalls als ziemlich seltenes Vorkommnis bei Paralyse an. Bei Tabes dagegen hat Uhthoff in $24^0/_0$ seiner Fälle Miosis gefunden. Ohne Rücksicht auf die neurologische Diagnose konnte ich bei einem daraufhin näher geprüften eigenen Material von 38 Fällen nur 6 mal Miosis stärkerer Art feststellen ($16^0/_0$). Über das Zustandekommen dieser Miosis sind die Akten wohl noch nicht geschlossen. Während man früher ziemlich allgemein von einer spinalen Miosis sprach und eine Läsion im Zentrum ciliospinale und auch eine Störung der von ihm abgehenden motorischen Leitungsbahnen innerhalb des Rückenmarks oder im Halssympathikus annahm, ist man neuerdings mehr geneigt, die Miosis auf Vorgänge im Zerebrum selbst zu beziehen. Gegen die Auffassung des spinalen Ursprungs, die im wesentlichen mit einer Parese des Dilatator pupillae rechnet, spricht, daß die vor allem bei der Tabes vorkommende miotische Pupille durch Kokain erweitert werden kann (Heddaeus) und daß diese Miosis bei der reflektorischen Pupillenstarre sich sehr selten mit anderen Zeichen einer Sympathikusparese verbindet. Die zerebrale Entstehung der Miosis erklären manche Autoren so, daß ein krankhafter Herd in der Nähe des Sphinkterkerns sich befindet und auf diesen einen Reiz ausübt. Diese früher bereits geäußerte Vermutung ist neuerdings wieder von Behr betont worden, der sich auf diese Weise das Zusammenvorkommen der reflektorischen Starre, der Miosis und der starken Kontraktionsmöglichkeit der Pupillen bei Konvergenz am besten erklärt. Uhthoff meint allerdings, es sei mit Recht gegen eine solche Anschauung eingewendet worden, daß es eine sehr ungewöhnliche Tatsache besonders auf dem Gebiet der Tabes bedeuten würde, wenn neben sonstigen zahlreichen paretischen Erscheinungen sich unter Umständen ein jahrelang spastischer Zustand im Bereich des Sphincter pupillae unverändert erhalten sollte. Auf jeden Fall besteht in dieser Frage noch keine Klarheit.

Bemerkenswert erscheint noch, daß Behr bei wirklicher pathologischer Miosis eine charakteristische Zeichnung der Iris fand, die er folgendermaßen beschreibt: „Während im normalen Auge die radiär gestellten blutführenden Leisten durch zahlreiche quer und schräg verlaufende Anastomosen zum Teil überlagert sind, so daß durch die Mannigfaltigkeit der Verlaufsrichtung eine große Abwechselung in der Iriszeichnung bewirkt wird, finden wir in der miotischen lichtstarren Iris fast ausschließlich radiär gestellte Leisten, die fast alle in einer Ebene gelegen, den Eindruck hervorrufen, als wenn das ganze Irisgewebe gewaltsam gedehnt und atrophisch geworden ist. Zugleich fehlen die im normalen Auge so deutlich ausgeprägten Krypten so gut wie vollständig.“ Behr glaubt, daß diese Veränderungen der Iriszeichnung durch die chronische Dehnung des Irisgewebes infolge der Miosis bedingt ist und fand sie immer nur bei reflektorischer, nicht bei absoluter Starre. Dieser von Behr mitgeteilte Befund war mir besonders interessant, weil ich ebenfalls Irisatrophie bei Pupillenstarre beobachtet habe und die Beobachtung bereits bei der Heidelberger Tagung (Diskussion zu Axenfelds Vortrag) 1912 kurz mitgeteilt habe, was Behr offenbar entgangen ist. Klinisch war die Form der Irisatrophie bei meinen Beobachtungen ganz ähnlich (s. Abb. 146) wie die von Behr, doch stammen meine Beobachtungen gerade von Fällen mit absoluter Pupillenstarre und waren nicht an Miosis gebunden. Genaueres über die eigenen Befunde siehe im Abschnitt über Pupillenstarre bei kongenitaler Lues.

Bereits 1905 hat übrigens Dupuy-Dutemps, was mir nachträglich bekannt wurde, bei reflektorischer Starre eine Verwischung der Falten der Iris beschrieben, so daß diese ihr schillerndes Aussehen verliere. Der Mangel an Lichtreflex gehe der Irisatrophie immer voraus und diese letztere sei meist schon ausgebildet, wenn die Konvergenzreaktion sistiere. Aus dieser letzteren Bemerkung geht hervor, daß es sich doch um absolute und nicht um reflektorische Starre gehandelt hat.

Auch Siegrist ist in 2 Fällen das atrophische Aussehen der Iris bei absoluter Pupillenstarre aufgefallen.

Die Frage, ob die reflektorisch starre Pupille auch eine Mydriasis aufweisen kann, wird verschieden beantwortet. Sie wird vor allem in letzter Zeit von Behr bestritten, der behauptet, daß sich bei weiten Pupillen und anscheinend reflektorischer Starre am Hornhautmikroskop meist eine große Trägheit der Konvergenzreaktion oder eine Unregelmäßigkeit in der Zusammenziehung einzelner Irissegmente bei der Konvergenzreaktion beobachten lasse. Seiner Meinung nach handelt es sich in diesen Fällen meist um beginnende totale oder absolute Starre. In einem solchen Falle hat er auch aus einer scheinbaren reflektorischen Starre später eine totale Starre sich entwickeln sehen. Diese Ansicht Behrs wird aber von vielen anderen, wenigstens in ihrer allgemeinen Gültigkeit nicht geteilt. E. v. Hippel hat 1906 über einen Fall berichtet, bei dem jahrelang an dem reflektorisch starren Auge Mydriasis bestand, die 6 Jahre von ihm selbst beobachtet werden konnte. Auch Nonne stellte die Mydriasis bei echter reflektorischer Starre eher häufig als selten fest, und Bumke meint, man müsse auf jeden Fall die Ansicht, die reflektorisch starren Pupillen seien zumeist eng, aufgeben. Ich selbst habe unter meinem Material mehrere Fälle von Mydriasis bei reflektorischer Starre beobachtet. Bei einer Patientin des Herrn Prof. v. Hippel, die ich mitbeobachtete, bestand neben zweifelloser reflektorischer Lichtstarre und äußerst prompter Konvergenzreaktion auf der linken Seite eine ausgesprochene Mydriasis, auch die rechte Pupille war erweitert, wenn auch nicht so stark. Wassermann-Reaktion $++++$. Neurologisch konnte die Dame nicht untersucht werden, ihr Mann litt aber an Paralyse.

Eine zweite Patientin, Auguste Lo., 38 Jahre (1865/14), zeigte die typischen Symptome einer Tabes (Fehlen der Achilles- und Kniephänomene, erhebliche Ataxie) und bei Untersuchung der Augen folgendes: Beide Pupillen über mittelweit, links noch weiter als rechts, auch entrundet. Beiderseits direkte und indirekte Starre bei Lichteinfall. Bei Konvergenz beiderseits prompte Reaktion, allerdings nur dann, wenn die Konvergenz gut ausgeführt wird. Die öfters träge scheinende Konvergenzreaktion läßt sich auf eine schlechte Konvergenz der Bulbi zurückführen. Die Konvergenz stellt sich am Hornhautmikroskop so dar, daß sich die rechte Iris gleichmäßig zusammenzieht, während am linken Auge die Kontraktion der Iris im oberen schmäleren Teil etwas schwächer ist als in den übrigen Teilen der Iris. V. R. —5 D. $^5/_5$ p.; N_2 in 12 cm. L. —6 D. $^5/_5$ p.; N_1 in 12 cm. Rechts Chorioiditis peripherica, Gesichtsfeld beiderseits normal.

Dieser zweite Fall würde also, wenigstens soweit das linke Auge in Betracht kommt, in die Behrsche Einteilung hineinpassen. Es wird gewiß interessant sein, weiter zu beobachten, ob bei dieser Patientin die reflektorische Starre sich allmählich in eine absolute verwandeln wird. Vorderhand stehe ich selbst noch auf dem Standpunkt, daß Mydriasis bei reflektorischer Starre gelegentlich, wenn auch selten, vorkommt.

Merkwürdig und nicht ohne weiteres erklärlich sind auch die seltenen Fälle, bei denen sich eine Akkommodationsparese zugleich mit echter reflektorischer Starre oder Trägheit findet. Leicht zu verstehen sind diejenigen Fälle, wo es sich ursprünglich um eine Ophthalmoplegia interna gehandelt hat, bei der die Konvergenzreaktion sich relativ am besten erholt hat und eine fehlende Lichtreaktion mit Akkommodationsparese zurückblieb. In dem vorigen Abschnitt (Optikus) teilte ich auf Seite 491 einen Fall genauer mit (Paul Stei.), der eine beiderseitige Akkommodationsparese und linksseitige reflektorische Pupillenträgheit mit Mydriasis auf der linken Seite aufwies und wo es sich wahrscheinlich um beginnende Tabes handelte. Ganz ähnlich liegen die Verhältnisse bei Beobachtung 240 von Nonne (III. Aufl.). Nach 7 Jahren war hier noch nichts von Tabes oder Paralyse nachweisbar.

Recht rätselhaft sind auch die Zusammenhänge zwischen reflektorisch starren Pupillen und Adaptationsstörungen. Es wurde auf diesbezügliche Untersuchungen S. 502 genauer eingegangen, so daß auf die dortigen Ausführungen verwiesen werden kann.

Von sonstigen Augensymptomen ist bei der reflektorischen Starre die häufigste zweifellos die Optikusatrophie. Die Häufigkeit ist ganz von der Art des Materials abhängig, bei Patienten, die Augenkliniken aufsuchen, recht häufig (bei meinem Hallenser Material z. B. in 35%), bei Patienten von Nervenkliniken eigentlich recht selten.

Augenmuskellähmungen neben reflektorischer Starre betrafen bei meinem Material den Abducens häufiger als andere Nerven. Von Interesse scheint mir der Verlauf einer wahrscheinlich auf Tabes beruhenden Erkrankung, wo es sich wohl um die Kombination einer typischen reflektorischen Starre mit Erscheinungen von seiten des Oculomotorius handelte.

Der 40jährige Patient (Quick. 615/14) trat mit einer totalen Oculomotoriusparese rechts und einer Pupillenstarre links in unsere Behandlung. Wassermann-Reaktion + + + +, Fehlen der Patellarreflexe, Ataxie. Im Liquor Globulinreaktion +, Lymphocytose (25 im cmm). Vom 22. IX. 14 bis 23. X. 14 erhält er 12 Neosalvarsan-Injektionen; während dieser Zeit Status an den Augen unverändert, Ataxie eher stärker. Am 14. XI. 14 dagegen besteht beiderseits nur noch isolierte reflektorische Pupillenstarre, alle Symptome von seiten des Oculomotorius sind verschwunden, ebenso auch die Ataxie.

Hier ist einmal mit der Möglichkeit zu rechnen, daß die reflektorische Starre das Überbleibsel der Oculomotoriusaffektion war, ferner aber auch damit, daß eine ursprünglich bestehende reflektorische Starre durch eine Oculomotoriusparese zeitweise überlagert wurde. Die isolierte Lichtstarre als Rest einer Oculomotoriuslähmung ist wahrscheinlich ihrem Wesen nach durchaus von der eigentlichen reflektorischen Pupillenstarre zu unterscheiden (Bumke). Anatomische Belege für diese in der zentrifugalen Pupillenbahn entstandene reflektorische Starre bilden u. a. die Siemerlingschen Fälle XII und XIII bei Uhthoff.

Augenhintergrundsveränderungen an Aderhaut und Netzhaut sind bei reflektorischer Starre zweifellos selten. Ich selbst sah sie 2 mal in der Form der Chorioiditis peripherica und 1 mal als disseminierte Form einer Aderhauterkrankung.

Ätiologie und Schicksal. Über das Vorkommen der isolierten reflektorischen Pupillenstarre kann wohl das eine mit Sicherheit heute behauptet werden, daß in nahezu sämtlichen Fällen eine Syphilis vorausgegangen ist. Schon früher war die Tatsache der eminenten Bedeutung der Syphilis zum Zustandekommen der reflektorischen Starre bekannt und besonders wohl von Erb sowie von Uhthoff, Moeli, Siemerling, Thomsen u. a. festgestellt. Allerdings haben diese Autoren noch nicht eine strikte Unterscheidung zwischen absoluter und reflektorischer Starre gemacht. Neuere Autoren, wie Weiler und Bumke, geben übereinstimmend an, daß sie noch keinen einzigen Fall von typischer reflektorischer Pupillenstarre gesehen haben, bei dem nicht entweder Tabes resp. Paralyse vorlag oder zum mindesten feststand, daß der Betreffende einmal an Lues erkrankt war. Auch mein eigenes bescheidenes Material ist fast durchaus eindeutig in dieser Hinsicht. Die Tatsache, daß die Fälle von reflektorischer

Starre so häufig eine positive Wassermann-Reaktion aufweisen, obwohl die Lues in vielen Fällen lange zurücklag, scheint mir von Interesse. Zum Teil mag wohl daran schuld sein, daß bei diesen positiv reagierenden Patienten eine ganz ungenügende oder überhaupt keine antiluetische Behandlung stattgefunden hat. Wenn auch öfters wohl die Infektion verheimlicht wurde, so deutet doch die häufige negative Anamnese daraufhin, daß die Infektion sicher oft von dem Patienten nicht gemerkt oder berücksichtigt wurde. So fiel charakteristischerweise bei sämtlichen Frauen meiner Beobachtung die Anamnese negativ aus. Das überwiegende Vorkommen der Pupillenstarre bei nicht behandelten Luetikern stimmt mit den Erfahrungen neuerer Autoren, besonders von Mattauschek und Pilcz über die viel größere Disposition zu Tabes und Paralyse bei nicht oder schlecht behandelter Syphilis gut überein.

Bei den Patienten, die ihre Infektion zugaben, zeigte sich, daß dieselbe meist mehr als 10 Jahre zurücklag und in einem gewissen Zusammenhang mit dieser Tatsache steht auch wohl die weitere Beobachtung, daß die meisten der Patienten mit reflektorischer Pupillenstarre über 40 Jahre alt sind. Nur 3 von 38 eigenen Beobachtungen waren unter 30 Jahren ($8^0/_0$), $24^0/_0$ zwischen 30 und 40 Jahre, $47^0/_0$ zwischen 40 und 50 und $21^0/_0$ über 50 Jahre. Das Altersverhältnis bildet einen bemerkenswerten Gegensatz zu den bei der Ophthalmoplegia interna gefundenen Zahlen (siehe diese).

Man kann wohl daraus den Schluß ziehen, daß die isolierte reflektorische Starre meist erst viele Jahre nach der luetischen Infektion zur Beobachtung kommt, nicht aber ist der Schluß berechtigt, daß sie immer erst viele Jahre nach der Infektion entsteht, denn bei isoliertem Auftreten macht sie ihrem Träger keine weiteren Beschwerden und kann deshalb jahrelang bestehen, bis sie bemerkt wird. Es ist ja bekannt, daß sie dem Ausbruch weiterer Erscheinungen von seiten des Zentralnervensystems oft lange vorausgehen kann.

Wir kommen damit zu der praktisch so wichtigen prognostischen Frage, ob die reflektorische Starre unbedingt anzeigt, daß ein aktiver luetischer Prozeß des Zentralnervensystems besteht oder sich sicher ausbilden wird. Diesem Problem ist man erst in letzter Zeit durch Verwendung der „4 Reaktionen" und Verfolgung des klinischen Verlaufs mit mehr Erfolg nähergetreten; die Erfahrungen sind aber noch nicht langfristig genug. Immerhin sind besonders durch die Arbeiten von Dreyfus, Nonne, Assmann wichtige Feststellungen gemacht worden. So kann es vorkommen, daß bei typischer reflektorischer Starre der Liquor ganz normal ist und auch bei mehrjähriger Beobachtung keine krankhaften Symptome von seiten des Nervensystems nachweisbar sind. Man ist geneigt, derart gelagerte Fälle als rudimentäre oder als spontan ausgeheilte anzusprechen. Die absolute Gewähr, daß nicht doch im Lauf der Jahre noch andere pathologische Nervensymptome eintreten, ist natürlich nicht gegeben; diese Aussicht ist aber in Anbetracht des völlig normalen Lumbalbefundes sehr gering. Vor allem beweist der Sektionsbefund von Nonne und Wohlwill, daß echte reflektorische Starre bei sonst ganz intaktem Nervensystem bestehen kann. Bei dieser wichtigen Beobachtung war die Wassermann-Reaktion im Blut positiv, der Liquor intakt. Die Obduktion ergab Lungentuberkulose, Myodegeneratio cordis und Aortitis luetica; am Gehirn und Rückenmark fand sich weder makroskopisch noch mikroskopisch etwas Abnormes. In einem ähnlichen, wenn auch nicht ganz so einwandfreien Sektionsfall von Dreyfus handelte es sich nicht um reine reflektorische Starre, sondern mehr um unvollständige absolute Starre.

Nonne zieht aus seiner Beobachtung den Schluß, daß es nicht mehr berechtigt ist, mit Moebius zu sagen: Jede echte reflektorische Pupillenstarre ist der Ausdruck einer bereits bestehenden Tabes oder Paralyse oder Lues cerebrospinalis.

Immerhin sind diese Fälle von reflektorischer Starre mit normalem Liquor sicher recht selten. Ich selbst habe bis jetzt keinen gesehen, auch dann nicht, wenn der klinische neurologische Befund zunächst ohne Veränderungen war. Die Möglichkeit muß zugegeben werden, daß der Liquor früher pathologisch war und durch die antiluetische Therapie normalisiert wurde. Beweisende Beobachtungen dieser Art für die reflektorische Starre liegen aber, soweit ich sehe, nicht vor.

Auch die seltenen Fälle von wirklicher Tabes oder vaskulärer Hirnlues mit normalem Liquor sind in Rücksicht zu ziehen.

Woraufhin deutet aber nun der pathologische Liquor bei klinisch normalem Befund? Diese Frage tritt gerade jetzt im Krieg häufig an uns heran, da durch die vielfachen Untersuchungen Leute mit reflektorischer Pupillenstarre ausfindig gemacht werden, die selbst ihre Pupillenanomalien nicht bemerkt hätten. Ich sah z. B. allein im Lauf der letzten 2 Monate folgende Fälle bei Soldaten:

Reflektorische Pupillenstarre (ohne wesentliche sonstige neurologische Symptome) und **Liquor cerebro-spinalis.**

Name	Pupillen	Sonstiger klinischer Befund	Lympho-cyt. im cmm	Phase I	Wa.-R. im Blut	Wa.-R. im Liquor
1. Paul Ste., 27 Jahre, Sold.-Kr. 1917	R. geringe reflekt. Trägheit, L. reflekt. Starre. L. > R. Bds. Akkommodationsparese. L. Mydriasis. Pup.-Erweiterung 6 Jahre nach der Infektion zuerst bemerkt.	Ophthalm. u. Adaptation normal. Visus bds. 1,0. Neurol.: Leichter Romberg, Achilles- u. Patellar-Refl. schwer auslösbar, manchmal gar nicht.	7	+	+	+ nur bei Auswertung
2. Hans Fle., 40 Jahre, 592/17	Bds. reflekt. Starre, (Konvergenzreakt. auch nicht sehr ausgiebig). R. 3,5 mm, L. 4,5 mm. Infekt. vor 10—11 Jahren Pup.-Anomalie durch Zufall bemerkt.	Augen sonst normal. Neurol.: o. B.	+	+	+	+
3. Albert Si., 33 Jahre, 593/17	L. reflekt. Starre, R. reflekt. Trägheit. L > R. R. 3,5 mm, L. 4,5 mm. Infektion vor 8 Jahren, Pup.-Anomal. durch Zufall bemerkt.	Augen sonst normal. Neurol.: o. B.	?	+	+	+
4. Krau., Sold.-Kr. 1917	Bds. reflekt. Starre. L. > R. R. 3,5, L. 4,5. Infekt. nicht bekannt.	Bds. alte Chorioretinitis. Neurol.: nichts Sicheres.	107	+	+	+

Es fragt sich, sind diese Patienten, insbesondere die mit positiver Wassermann-Reaktion im Liquor, unbedingt Kandidaten einer später auch klinisch manifesten luetischen Erkrankung des Zentralnervensystems? Gerade über diese Frage scheinen mir die Akten noch nicht geschlossen. Die dieser Kategorie ähnelnden Fälle 14, 15, 16, 19 von Nonne, die mehrere Jahre hindurch verfolgt werden konnten, hatten immerhin von vornherein leichte klinische Symptome, die allerdings während der Beobachtungszeit stationär blieben. Die längste Beobachtungszeit von 4 Jahren genügt, wie natürlich auch Nonne hervorhebt, aber noch nicht, um das spätere Auftreten einer Tabes, Paralyse oder Lues cerebri auszuschließen. Die Zukunft wird also erst lehren, ob Nonne recht hat, wenn er warnt, den prognostischen Wert positiver Liquorreaktionen im ungünstigen Sinne zu überschätzen. Im allgemeinen nehmen wir an, wie das in den Vorbemerkungen zu diesem Kapitel genauer auseinander gesetzt wurde, daß positive Wassermann-Reaktion im Liquor einen krankhaften Prozeß im Zentralnervensystem anzeigt; die Folge dieser Anschauung wird sein, daß wir solche Patienten mit isolierter reflektorischer Pupillenstarre und positivem Liquorbefund einer energischen intermittierenden antiluetischen Behandlung unterziehen und die Liquorreaktionen zu normalisieren versuchen[1]).

Das ist oft ein schwieriges Beginnen. Es soll aber, wie langjährige Beobachtungen von Ravaut zeigen (Le monde médical 1911), gelegentlich gelingen; ist der pathologische Liquor erst einmal normalisiert, so ist man nach Ansicht von Dreyfus zu der Annahme berechtigt, daß der Prozeß im Zentralnervensystem ausgeheilt ist. Diese letztere Annahme bedarf jedoch auch erst noch vieljähriger Nachprüfungen.

Mehrfach konnte bei Fällen von reflektorischer Starre, positivem Lumbalbefund und geringen klinischen Symptomen ein Progressivwerden der nervösen Affektion beobachtet werden. Das ist nur natürlich, da man ja aus langer klinischer Erfahrung weiß, daß bei voll ausgebildeter reflektorischer Starre meist auch sonstige Anomalien am Nervensystem, wenn auch durchaus nicht immer hochgradige, sich feststellen lassen.

Bei weitem am häufigsten ist zweifellos die Tabes nachzuweisen. Vor allem gilt das für die Untersuchung in Augen- und Nervenkliniken, während bei Untersuchungen an Geisteskranken die Paralyse als Ursache der reflektorischen Pupillenstarre weit überwiegt. Uhthoff gibt an, daß bei der Tabes in 60—90$^0/_0$ der Fälle, bei der Paralyse in 50$^0/_0$ und bei der Hirnsyphilis in 10$^0/_0$ der Fälle typische reflektorische Pupillenstarre vorhanden sei. Nach Stöcker ist ein auffälliger Unterschied zwischen der Paralyse des Erwachsenen und der juvenilen Form zu konstatieren. Bei letzterer fand er Lichtstarre in 17$^0/_0$ und absolute Starre in 67$^0/_0$, bei der Paralyse der Erwachsenen dagegen Lichtstarre in 57$^0/_0$, totale Starre in 24$^0/_0$.

Bei der Tabes gehört die isolierte reflektorische Starre zu den Frühsymptomen, immerhin nimmt die Zahl der Fälle, die das Phänomen aufweisen, mit dem fortschreitenden Stadium der Tabes zu; so fand es Leimbach bei Tabes incip. in 47$^0/_0$, bei vorgeschrittener Tabes in 75,6$^0/_0$.

Von luetischen Erkrankungen des Zentralnervensystems, abgesehen von Tabes, Paralyse und Lues cerebri kann anscheinend auch die spastische Spinalparalyse gelegentlich mit reflektorischer Starre einhergehen, obgleich bei der klassischen Schilderung der Krankheit durch Erb Pupillenanomalien fehlen. Nonne stellte sie 2mal fest (Beobachtungen 373 und 375); das eine Mal fand sich anatomisch geringe, fleckweise chronische Degeneration im Dorsalmark, zweifellose Degeneration in den Gollschen Strängen des Halsmarks und oberen Dorsalmarks sowie der Pyramidenseitenstränge im Lendenmark; daneben noch meningitische Veränderungen und Heubnersche Arteriitis. In einer anatomisch ähnlichen Beobachtung Eberles (zit. nach Nonne), bei der auf jeden Fall die Hinterstränge im Rückenmark mitbetroffen waren, konnten Pupillenanomalien nicht nachgewiesen werden. Der zweite Fall Nonnes ist nicht ganz einwandfrei, da zwar auf einem Auge reflektorische Pupillenträgheit, auf dem andern aber Licht- und Konvergenzstarre bestand. Zusammengefaßt wäre

---

[1]) Anmerk.: Hahn (M. m. W. 1917 961) tritt dafür ein, daß Leute mit reflektorischer Starre aber sonst normalem Nerven- und Lumbalbefund als kriegsverwendungsfähig, Leute mit isolierter reflektorischer Starre und positiven Liquorreaktionen aber als dienstunbrauchbar zu bezeichnen seien.

also zu sagen: Die reflektorische Pupillenstarre ist bei weitem am
häufigsten das Symptom einer bestehenden oder in der Entwickelung begriffenen Tabes oder Paralyse, gelegentlich auch einer Lues
cerebri, ganz selten einer anderen luetischen Erkrankung des Zentralnervensystems (z. B. spastische Spinalparalyse). Sie kann aber
auch auf Grund konstitutioneller Syphilis bei sonst intaktem
Nervensystem vorkommen.

Die mit Recht mehr und mehr zur Herrschaft gelangte Anschauung, daß
die reflektorische Starre nahezu stets syphilogenen Ursprungs sei, bedarf einer
kleinen Einschränkung. Nonne stellte nämlich auch bei chronischem Alkoholismus ohne Komplikation mit Syphilis zuweilen reflektorische Starre fest;
besonders beweisend ist eine Beobachtung, bei der die 4 Reaktionen negativ
ausfielen und das Gehirn bei der Sektion makroskopisch und das Rückenmark
mikroskopisch intakt gefunden wurden. Eine ganze Reihe von Autoren stehen
der Alkoholätiologie der reflektorischen Starre sehr skeptisch oder ablehnend
gegenüber (Hoche, Kehrer, Maas). Der Fall von Mees wurde von Aßmann
als unvollständige absolute Starre angesprochen.

Bei der Verwendung der Alkoholätiologie muß man wissen, daß vorübergehende Beeinträchtigungen der Lichtreaktion im Delirium etwas Häufiges
sind. Darauf macht Bumke noch besonders aufmerksam. Aßmann will
den Alkoholismus als seltene Ursache der reflektorischen Starre gelten lassen,
doch dürfe man sich nicht auf den negativen Ausfall der Liquorreaktionen
allein stützen, da man öfters bei isolierten Pupillenstörungen normalen Liquor
trotz sicher vorhergegangener Lues finde (abgeheilter Prozeß); das ganze klinische Bild muß entscheiden.

Westphal berichtete in letzter Zeit über reflektorische Starre bei Diabetes mellitus. Außer der Pupillenanomalie bestand ein Mangel der Patellarreflexe. Die 4 Reaktionen waren negativ und Tabes konnte durch die Sektion
ausgeschlossen werden.

Gelegentlich wurde auch ein der reflektorischen Starre ähnlicher Zustand
bei Kopftraumen beschrieben (Axenfeld, Roemheld).

Pathologische Anatomie und Pathogenese. Die pathologisch-anatomischen
Befunde sind so eng mit der Pathogenese der reflektorischen Starre verknüpft,
daß wir sie zusammen behandeln müssen. Die ursprüngliche Ansicht, der Sitz
des Pupillenphänomens sei im Halsmark gelegen, wurde vor allem durch Rieger
und seine Schule auf Grund anatomischer Untersuchungen behauptet. Sie
führten die reflektorische Starre im wesentlichen auf eine Lähmung der pu-
pillenerweiternden Sympathikusfasern zurück. Diese Hypothese kann als gescheitert gelten, da der rein spinale Charakter für viele Fälle von Tabes gar
nicht gilt und eine Lähmung des Halssympathikus nie zu reflektorischer Pupillenstarre führt. Auch die experimentellen Befunde von Bumke und Trendelenburg sprechen durchaus gegen eine Beziehung zwischen Halsmark und
reflektorischer Starre. Auch die von Bach und Meyer früher vertretene Anschauung, daß die reflektorische Starre mit einer Erkrankung gewisser Pu-
pillenzentren in der Medulla oblongata zusammenhänge, muß auf Grund der
Nachprüfungen von Levinsohn, Bumke und Trendelenburg sowie Bach
selbst in Gemeinschaft mit Lohmann als erledigt angesehen werden.

Die Ursache der reflektorischen Starre muß in einer Erkrankung des
Reflexbogens, der von der Netzhaut über die primären Optikusganglien zum
Sphinkterkern und von da über das Ganglion ciliare zum Sphinkter läuft, zu
suchen sein. Die Frage ist nur, in welchem Teil des Reflexbogens der Sitz
anzunehmen ist. Per exclusionem kann man Erkrankungen des Optikus und

Traktus einerseits und Erkrankungen des Oculomotoriusstammes andererseits als Ursache der reflektorischen Pupillenstarre ausschalten. Auch die Erkrankung des Sphinkterkerns kann als ganz unwahrscheinlich beiseite gelassen werden. So bleibt als wahrscheinlichste Stelle des Sitzes der reflektorischen Starre die Zone zwischen dem sensiblen und motorischen Teil des Reflexbogens. Die Auffassung Bumkes „„daß alle bekannten klinischen Varietäten des Robertsonschen Phänomens restlos und einfach erklärt werden, wenn man eine Störung der Reflexübertragung vom sensiblen auf den motorischen Reflexbogen, kurz eine Läsion annimmt, welche die Endaufsplitterungen der zentripetalen Reflexfasern um den Sphinkterkern herum leitungsunfähig macht", kann wohl als die wahrscheinlichste bezeichnet werden; eine solche Auffassung wurde schon vorher von Linstow und von v. Monakow vertreten. Es ist aber zu betonen, daß diese Hypothese durch anatomische Untersuchungen noch keine sichere Stütze gefunden hat. Wohl konnten in früherer Zeit Pineles, Zéri, Schütz, Siemerling und Bödeker u. a. über Veränderungen im Zentralhöhlengrau berichten, doch kann man diese, meist an Paralytikern angestellten Untersuchungen nicht als vollgültig betrachten, weil die Paralyse so vielerlei Verheerungen am Gehirn macht und weil die Untersuchungen aus älterer Zeit stammen, in der noch nicht die modernen histologischen Methoden anwendbar waren. Neuerdings hat Stargardt 17 Fälle mit typischer reflektorischer Pupillenstarre ohne nennenswerte Optikusatrophie anatomisch untersucht und fand das zentrale Höhlengrau 9mal schwer erkrankt. Unter diesen Fällen waren 7 mit vollkommen normalen Oculomotoriuskernen, doch warnt Stargardt vor der Schlußfolgerung, daß das Grau nun in der Tat bei der Entstehung der reflektorischen Pupillenstarre eine Rolle spiele, denn bei den übrigen 8 Fällen waren die Veränderungen im Grau größtenteils minimal und in einem Falle fehlten so gut wie alle Veränderungen. In diesem letzten Falle handelte es sich um eine weit vorgeschrittene Tabes, bei der das Hirn vollkommen frei und an der Sehbahn nur eine umschriebene Plasmazelleninfiltration am rechten Optikus gefunden wurde. Obwohl in diesem Fall schon seit einer Reihe von Jahren reflektorische Pupillenstarre bestand, fand sich im zentralen Grau nur an einzelnen Stellen, besonders um Gefäße, die Glia etwas dichter als normal, aber so wie man sie auch bei älteren Leuten mit Arteriosklerose bisweilen findet. Es fehlten aber die großen Spinnenzellen, es fehlte jeder infiltrative Prozeß, und es waren keinerlei degenerative Erscheinungen nachzuweisen. Auch die Oculomotoriuskerne erwiesen sich als normal. Stargardt muß demnach die Frage, ob der Sitz der Störung bei der reflektorischen Pupillenstarre im zentralen Grau zu suchen ist, auf Grund seiner Untersuchungen eher verneinen als bejahen, kann sie auf jeden Fall nicht entscheiden. Man ist also vorderhand in der Hauptsache auf die klinischen Untersuchungen angewiesen.

Auch das Ganglion ciliare wurde als Sitz der reflektorischen Starre angeschuldigt. Marina fand bei allen untersuchten Fällen von Tabes und Paralyse mit reflektorischer Pupillenstarre krankhafte Veränderungen der Ziliarganglien und Ziliarnerven. Die Untersuchungen bzw. Schlußfolgerungen können aber nach Uhthoff, Bach, Bumke einer gründlichen Kritik nicht Stich halten. Nach Bumke fehlt bisher jeder Anhaltspunkt für die Annahme, daß nur die für den Lichtreflex wichtigen Fasern des dritten Hirnnerven im Ziliarganglion unterbrochen werden, daß dagegen für die der Konvergenzreaktion dienende Bahn ein direkt vom Mittelhirn zum Sphincter iridis verlaufendes Neuron existiert.

Heddaeus erklärte das Zustandekommen der reflektorischen Starre aus einer Zweiteilung des Ramus iridis des Oculomotorius in einen Zweig für die Licht- und einen für die Konvergenzreaktion; ähnlich ist die Hypothese Levinsohns; der Sphinkterkern soll aus zwei Zellgruppen bestehen, einer Gruppe, welche den Lichtreiz und einer anderen, welche die Konvergenz resp. die akkommodative Erregung in eine Sphinkterkontraktion umsetzt. Anatomische Belege fehlen auch hier völlig, und Bumke fragt mit Recht, weshalb dann der eine Partialkern so oft und der andere so gut wie niemals allein erkranke.

Therapie. Die Heilung der reflektorischen Pupillenstarre durch antiluetische Behandlung muß als extrem selten bezeichnet werden. Uhthoff hat bei einer großen Statistik nie sichere Fälle von Rückkehr der Lichtreaktion gesehen, wenn erst einmal volle Lichtstarre vorhanden war. Bestand nur reflektorische Pupillenträgheit, so kann natürlich unter veränderten Beleuchtungsbedingungen ein mehr oder minder starker Ausfall der Lichtreaktion eine gewisse Besserung vortäuschen, andererseits lauten die Angaben, wie Uhthoff meint, über das gelegentliche Verschwinden der Pupillenstarre bei Tabes im Verlauf der antisyphilitischen Behandlung so bestimmt, daß er das Vorkommen dieser Tatsache nicht absolut in Abrede stellen will. Bumke hat bei zerebrospinaler Lues typische Lichtstarre zweimal auf Hg-Kuren verschwinden sehen. In der Salvarsanzeit sind Fälle von Rückkehr von Lichtreaktion bei reflektorischer Pupillenstarre auch mehrfach beobachtet worden, so von Zaun, Marie, Tissier, Michaelis (zit. nach Dor), Fleming (Salvarsandiskussion in der Ophth. Gesellschaft zu London) u. a. Es ist immer wieder zweifelhaft, ob es sich nicht bei diesen Beobachtungen zum Teil um Fälle von unvollständiger absoluter Pupillenstarre oder beginnender Ophthalmoplegia interna gehandelt hat.

Ich selbst habe den einzigen Fall einer zweifellosen Besserung bei einem Kollegen beobachtet, der zunächst beiderseits lichtstarre Pupillen bei prompter Konvergenzreaktion aufwies. Nach antiluetischer Kur (7 intravenöse Injektionen von Salvarsan und 9 intramuskuläre Injektionen von Embarin) war die direkte Lichtreaktion am rechten Auge ziemlich gut, wenn auch wohl träger als normal, am linken Auge träge, aber doch sicher vorhanden. Die konsensuelle Reaktion war beiderseits sehr träge und unausgiebig, die Konvergenzreaktion prompt. Lues war vor 24 Jahren vorausgegangen. Somatisch fand sich sonst eine Aortensklerose und ein scharf abgegrenzter hyperästhetischer Gürtel um den Leib, ferner auffallender Stimmungswechsel. — Die spezifische Kur wirkte auch auf die übrigen Symptome günstig, so daß Lues cerebri wahrscheinlicher war als Tabes.

Die Therapie hat aber zu berücksichtigen, daß trotz des Bestehenbleibens der reflektorischen Starre der Prozeß im Zentralnervensystem ausheilen kann, worauf Beobachtungen von Nonne, Dreyfus u. a. hindeuten. Es ist deshalb mit aller Energie eine kombinierte Quecksilber-Salvarsanbehandlung einzuleiten, damit das Pupillenphänomen für die Dauer isoliert bleibt.

Der Gradmesser der Behandlung muß die öfters zu wiederholende Lumbalpunktion sein; theoretisch muß man verlangen, daß die Therapie so lange fortgesetzt wird, bis der Lumbalbefund negativ wird, praktisch wird das allerdings oft nicht möglich sein.

Das Wichtigste ist die Prophylaxe, die durch eine gründliche, mehrfach wiederholte antiluetische Kur das Auftreten des Nervenprozesses nach Möglichkeit verhüten soll. Die Tatsache, daß so häufig gerade die unbehandelten oder schlecht behandelten Syphilitiker an reflektorischer Pupillenstarre erkranken, zeigt aufs beste die Wichtigkeit einer rechtzeitigen, gründlichen spezifischen Behandlung.

b) Absolute (totale) Pupillenstarre.

Unter absoluter Pupillenstarre verstehen wir die mangelnde Reaktion der Pupille auf Lichteinfall und bei Konvergenz der Bulbi. Dabei darf keine Reflextaubheit bestehen, die die Ursache der Lichtstarre sein könnte und die Akkommodation muß intakt sein, da sonst bei mangelnder Sphinkterkontraktion eine Ophthalmoplegia interna angenommen werden muß. Unter absolut oder total ist also der Gegensatz zu verstehen zu reflektorisch. Es kann daher von einer vollständigen und auch unvollständigen absoluten Starre gesprochen werden. Bei der unvollständigen Starre können die Verhältnisse so liegen, daß sowohl die Lichtreaktion als die Konvergenzreaktion als träg bezeichnet werden kann oder so, daß z. B. die Lichtreaktion ganz aufgehoben ist, während die Konvergenzreaktion noch träge funktioniert. Nicht mitbesprochen sind Fälle von traumatischer absoluter Pupillenstarre, wie sie vor allem auf Kontusion ohne jede Beziehung zur Syphilis beruhen.

Die Abgrenzung der im obigen Sinn definierten absoluten Starre zur reflektorischen Starre einerseits und zur Ophthalmoplegia interna andererseits ist durchaus nicht immer einfach. Es kann wohl kein Zweifel bestehen, daß in den früheren Arbeiten und Statistiken eine genaue Unterscheidung zwischen der reflektorischen Starre und der unvollständigen absoluten Starre im allgemeinen nicht in dem Maße, wie es heute verlangt wird, ausgeführt wurde. Besonders nicht, wenn man die schon früher zitierten strengen Anforderungen Behrs an die gleichmäßige Kontraktion der einzelnen Irissegmente bei der Konvergenzreaktion als Gradmesser des normalen Verhaltens mit heranzieht. Da wir heute noch nicht über eine große Zahl von Fällen mit reflektorischer Starre und herabgesetzter oder träger Konvergenzreaktion verfügen, die lange genug beobachtet sind, um zu sagen, daß diese meist in eine absolute Starre übergehen, so wird es oft auch jetzt noch nicht möglich sein, in manchen Fällen zwischen reflektorischer und unvollständiger Starre zu unterscheiden. Die Schwierigkeit wird noch größer, wenn, wie es oft vorkommt, keine genügende Konvergenzmöglichkeit besteht.

Ob die reflektorische Pupillenstarre in eine absolute übergehen kann, ist durchaus zweifelhaft, wenn auch zahlreiche derartige Beobachtungen mitgeteilt sind. Da beide Pupillenphänomene grundsätzlich verschieden sind und an ganz verschiedenen Stellen der Pupillenbahn wohl ihren Ursprung haben, so ist viel wahrscheinlicher, daß es sich bei der als reflektorische Starre aufgefaßten Affektion um unvollständige absolute, die später in vollständige übergegangen ist, gehandelt hat. Weitere Forschungen müssen hier klärend wirken. Umgekehrt kann eine in Besserung begriffene absolute Starre eine reflektorische Starre vortäuschen, wenn die Besserung resp. Heilung der Konvergenzreaktion der Lichtreaktion voraneilt. Unter Umständen kann man sich auch eine Kombination beider Prozesse denken (Hoche).

Gelegentlich, wenn auch äußerst selten, ist auch ein Fehlen der Konvergenzreaktion bei erhaltenem Lichtreflex beobachtet worden.

Die Unterscheidung der absoluten Pupillenstarre von der Ophthalmoplegia interna ist besonders dann schwierig, wenn der Geisteszustand des Patienten (Paralyse) eine Akkommodationsprüfung nicht zuläßt. Ich habe aber weiter den Eindruck, daß in vielen Fällen, besonders von neurologischer Seite, die Akkommodation überhaupt nicht geprüft wird oder bei nur mäßig ausgeprägter Schwäche der Beobachtung entgeht und auf diese Weise gerade von Neurologen öfters absolute Pupillenstarre diagnostiziert wird, wenn es sich um Ophthalmoplegia handelt. Die Schwierigkeit wird dann besonders groß, wenn bei einer in Heilung begriffenen Ophthalmoplegia interna die Akkommodation sich normalisiert hat, während die Pupille auf Licht und Konvergenz noch starr ist, wie das öfter vorkommt. Die vollständige absolute Pupillenstarre ist nach meinen Erfahrungen bei der Syphilis ungemein selten. Berücksichtige ich zunächst nur die akquirierte Lues, so konnte ich nur 4 Fälle bisher beobachten und von diesen 4 waren 2 einseitig und 2 doppelseitig. Daß die absolute Pupillenstarre viel häufiger als die reflektorische einseitig auftritt, stimmt wohl auch mit den Erfahrungen früherer Autoren überein und ist auch konform mit den Beobachtungen bei kongenitaler Lues. Die absolut starre Pupille kann bei einseitigem Vorkommen sowohl weiter als enger sein als die Pupille der normalen Seite und bei beiderseitiger absoluter Starre scheint in vielen Fällen eine Anisokorie zu bestehen.

Bei den eigenen Fällen nun, wo es sich um vollständige oder unvollständige absolute Starre bei Erwachsenen handelte, konnte ich jedesmal aus dem Wassermannbefund, der positiven Anamnese oder der neurologischen Erkrankung die früher akquirierte Lues feststellen. Nonne weist darauf hin, daß er manche Luetiker mit absoluter Pupillenstarre 8, 9 und 11 Jahre verfolgen konnte, ohne daß sich andere Krankheitszeichen von seiten des Zentralnervensystems ausbildeten.

Sämtliche Fälle von unvollständiger absoluter Pupillenstarre meiner Beobachtungsreihe betrafen Tabiker. Diese Feststellung steht in einem gewissen Gegensatz zu Angaben früherer Autoren, die behaupten, daß absolute Pupillenstarre bei Tabes selten sei. Doch möchte ich glauben, daß die Differenz der Meinungen dadurch bedingt ist, daß ich Fälle mit träger Konvergenzreaktion zur unvollständigen absoluten und nicht zur reflektorischen Starre gerechnet habe. Bumke meint, die reine Sphinkterlähmung sei bei Paralytikern nicht so selten, wie manche neuere deutsche Autoren annehmen. Seine eigenen Erfahrungen sowie die von Weiler decken sich und zeigen in etwa $31^0/_0$ der Paralysefälle vollständige bzw. unvollständige absolute Pupillenstarre. Nach Uhthoffs statistischer Zusammenstellung kommen auf 66 Fälle von isolierter Lichtstarre bei der Tabes 26 andere, in denen eine Sphinkterlähmung vorlag. An anderer Stelle gibt Uhthoff genaue Zahlen für das Vorkommen der absoluten Starre bei Syphilis des Zentralnervensystems und hat hier unter 100 Fällen nur 4mal dieses Pupillenphänomen konstatiert (reflektorische Starre in $10^0/_0$), während Weiler in $48^0/_0$ seiner Fälle von Hirnlues absolute Starre gesehen haben will. Es ist, wie mir scheint, heute noch nicht möglich, die absolute Pupillenstarre für oder gegen Tabes und Paralyse einerseits, Lues cerebri andererseits als diagnostisches Hilfsmittel zu verwerten. Das liegt vor allem daran, daß der Begriff der absoluten Starre, besonders der unvollständigen, bisher nicht einheitlich gefaßt wurde und auf diese Weise die Voraussetzungen fehlen.

Wenn aber auch die absolute Starre als differentialdiagnostisches Mittel versagt, so ist sie doch in der Hinsicht äußerst wertvoll, daß sie mit nahezu absoluter Bestimmtheit für eine vorausgegangene syphilitische Infektion spricht. Sie kann auch bei normalem Nervensystem und normalem Liquor als Rudiment einer früher stattgehabten luetischen Infektion vorhanden sein (Beispiel 1 von Dreyfus). In seltenen Fällen soll auch bei seniler Demenz, Alkoholismus und anderen organischen Gehirnerkrankungen die Pupillenanomalie vorkommen. Wenn Bach behauptet, die absolute Starre werde am häufigsten durch Lues acquisita, in seltenen Fällen durch Lues congenita bedingt, so dürfte diese Auffassung wohl nicht richtig sein, wie später noch besprochen wird.

Als Komplikationen der absoluten Starre kommen Lähmungen des Abducens und des Oculomotorius öfters vor.

Der Sitz der absoluten Starre wird allgemein wohl jetzt in den zentrifugalen Abschnitt der Pupillenbahn verlegt, soweit die Syphilis als Ursache in Betracht kommt. Daß der Sitz der absoluten Starre im Sphinkterkern selbst gelegen ist, wie das früher wohl meist angenommen wurde, ist neuerdings von Wilbrand-Saenger, Nonne angezweifelt worden. Diese Autoren geben an, daß die Kernlähmung gegenüber der Läsion des Oculomotoriusstammes weit zurücktrete. Zwischen dem pathologisch-anatomischen Bild und den klinischen Erscheinungen braucht kein Parallelismus zu bestehen. So kann sich trotz vollständiger Durchwucherung des Nervenstammes mit syphilitischen Granulationen die Lähmung auf einen oder einzelne Muskeln beschränken. Der Versuch Marinas, eine Läsion des Ganglion ciliare als Sitz der absoluten Starre anzuschuldigen, kann für die Mehrzahl der Fälle wohl als gescheitert angesehen werden. Als wichtiger Unterschied ist auf jeden Fall festzuhalten, daß die absolute Starre auf einer Unterbrechung der zentrifugalen Pupillenbahn beruht, während die reflektorische Starre einer Läsion des zentripetalen Anteils der Bahn zur Last fällt.

Therapie. Durch die antiluetische Behandlung scheint es gelegentlich zu gelingen, die Pupillenstarre teilweise, vielleicht in seltenen Fällen vollständig zur Rückbildung zu bringen. Meist verhält sich die absolute Starre ähnlich der reflektorischen jeder Behandlung gegenüber völlig refraktär. Inwieweit eine solche Behandlung den der Starre zugrunde liegenden Gehirnprozeß beeinflußt, dürfte in Ermangelung ausreichenden Materials bisher noch nicht zu entscheiden sein. Man kann aber besonders auf Grund der Erfahrungen bei kongenitaler Lues (siehe diesen Abschnitt) wohl vermuten, daß die absolute Starre öfters als einziges Symptom eines rudimentären oder im übrigen geheilten Prozesses vorkommt. Man hat also zunächst sich durch Lumbalpunktion und genaue neurologische Diagnose von dem Verhalten des Zentralnervensystems ein Bild zu verschaffen und auf Grund dieses Befundes die Intensität und Dauer der antiluetischen Therapie einzurichten.

c) Ophthalmoplegia interna und isolierte Akkommodationsparese.

Die Ophthalmoplegia interna wird an sich, obgleich sie eine Augenmuskelstörung darstellt, unter den Pupillenphänomenen besprochen, weil sie ebenfalls eine Störung im zentrifugalen Abschnitt der Pupillenbahn voraussetzt und so ein gewisser Zusammenhang mit der absoluten Pupillenstarre besteht.

Wir verstehen unter Ophthalmoplegia interna eine Lähmung des Sphincter pupillae und des Ziliarmuskels, wobei aber die Intensität der Erscheinungen oder der Reaktionen bei Lichteinfall, bei Konvergenz und bei Akkommodation in sehr verschiedener Weise beeinträchtigt sein kann.

Im Gegensatz zu manchen neueren Autoren möchte ich behaupten, daß die Ophthalmoplegia interna sehr viel häufiger uns Ophthalmologen entgegentritt als die absolute Starre. Meiner eigenen Darstellung liegen 28 Fälle zugrunde, wobei die Beobachtungen von Ophthalmoplegia totalis sowie von Ophthalmoplegia interna bei kongenitaler Lues nicht mit eingerechnet sind und gesondert dargestellt werden. Da die Lues bei der Ophthalmoplegia interna ganz überragende Bedeutung als ätiologischer Faktor einnimmt, möchte ich mit der Besprechung der **Ätiologie** beginnen. Alexander hat wohl als erster mit ganz besonderer Schärfe darauf hingewiesen, daß die Lues die wesentlichste Ursache der Ophthalmoplegia interna darstellt. Er fand sie bei 77 Patienten in 76%. Wenn man auch in der Folgezeit der Syphilis immer eine wesentliche Bedeutung zuerkannt hat, so haben sich andererseits doch auch Stimmen erhoben gegen eine Überschätzung dieser Ätiologie, und neuestens hat Bumke in seiner Monographie den Satz aufgestellt, daß noch nicht der vierte Teil der Fälle von Ophthalmoplegia interna auf Lues zurückgeführt werden könne.

Ferner hat Grunert darauf hingewiesen, daß die Erkrankung der Nasennebenhöhlen oft eine Ophthalmoplegia interna auslösen könne, ohne daß Lues in Betracht komme. Den 4 Luetischen stehen bei seinem Material 7 mit Nasenleiden Behaftete gegenüber. Wie ich schon in der Diskussion zu dem Grunertschen Vortrag hervorhob, ist nach meiner Erfahrung die Syphilisätiologie so häufig, daß alle anderen ätiologischen Faktoren ganz in den Hintergrund treten. Wenn wir von den seltenen, meist doppelseitigen Fällen von Botulismus absehen, so sind nach meiner Erfahrung die reinen Fälle von Ophthalmoplegia interna (d. h. die nicht mit Lähmung äußerer Augenmuskeln komplizierten) mit seltenen Ausnahmen luetischen Ursprungs. Unter meinen 28 Beobachtungen reiner Ophthalmoplegia interna fiel die Wassermann-Reaktion 15mal positiv im Blut aus, darunter 2mal schwach positiv; zweimal war sie zweifelhaft; 4mal wurde sie nicht ausgeführt; von diesen 4 Fällen hatten 3 Lues in der Anamnese. Bei 7 Beobachtungen war sie negativ. Betrachtet man diese negativen Fälle etwas näher, so hatten 4 zweifellose luetische Antezedentien, für 2 ließ sich die Ätiologie nicht sicherstellen, da weder die klinische Untersuchung noch der Liquorbefund Abnormes ergab; bei der restierenden einen Patientin blieb trotz des negativen Blutbefunds ein gewisser Verdacht auf eine syphilitische Erkrankung des Zentralnervensystems, da die Achillesreflexe nicht auslösbar waren. Es handelte sich aber nur um poliklinische Untersuchung und zudem war eine Prüfung der Zerebrospinalflüssigkeit nicht möglich, so daß der Fall als unsicher vorläufig bei den negativen rangiert. Eine moderne, beweiskräftige Statistik muß, besonders bei den anscheinend luesnegativen Fällen, abgesehen vom genauen neurologischen Befund, den Liquorbefund mit berücksichtigen.

Unter Anlegung des strengsten Maßstabes war bei meinem Material in 78,6% Lues vorausgegangen und damit wohl auch eine syphilitische Affektion des Zentralnervensystems noch vorhanden oder vorhanden gewesen. Wahrscheinlich waren 90% und mehr luetischer Ätiologie. Selbst bei den 2 Fällen mit gänzlich negativem Liquor muß an die zwar seltene, aber doch zweifellos vorkommende Möglichkeit gedacht werden, daß die Liquorreaktionen bei Tabes auch einmal negativ ausfallen können.

Zweifellos ist die Ophthalmoplegia interna, insbesondere die auf luetischer Basis, viel häufiger einseitig als doppelseitig. Wenn aber Alexander meint, sie sei immer einseitig, so kann ich dem nicht zustimmen. Bei meinen doppelseitigen Beobachtungen war fast immer Tabes nachzuweisen. Man kann aber wohl Bumke beipflichten, wenn er meint, daß die Einseitigkeit gleich von vornherein noch viel mehr für Lues verdächtig ist als der doppelseitige Prozeß.

Nicht ohne Interesse ist es, das Alter der von Ophthalmoplegia interna befallenen Patienten zu untersuchen, da sich hier ein entschiedener Unterschied zur reflektorischen Starre erkennen läßt. Ich werde die bei reflektorischer Starre gefundenen Zahlen in Klammer beifügen. Bei meinen Patienten mit reiner Ophthalmoplegia interna waren:

$$
\begin{array}{lllll}
21\text{—}30 \text{ Jahre alt} & 6 \text{ Fälle} & = 28\% & (\ 8\%).\\
31\text{—}40 \quad\quad,, \quad\quad ,, & 10 \quad ,, & = 45\% & (24\%).\\
41\text{—}50 \quad\quad,, \quad\quad ,, & 6 \quad ,, & = 28\% & (47\%).\\
\text{Über } 50 \quad\quad,, \quad\quad ,, & 0 \quad ,, & = 0\% & (21\%).
\end{array}
$$

Während also bei der Ophthalmoplegia interna über $^2/_3$ der Patienten unter 40 Jahre alt waren, waren umgekehrt bei der reflektorischen Pupillenstarre mehr als $^2/_3$ der Patienten über 40 Jahre. Diese Zahlen möchten vielleicht darauf hinweisen, daß die Ophthalmoplegia interna früher als die reflektorische

Pupillenstarre nach stattgehabter Infektion auftritt und es hängt ja auch möglicherweise damit zusammen, daß sie weniger als die reflektorische Pupillenstarre auf den sogenannten metasyphilitischen Prozessen beruht; doch gilt das,
wie wir noch sehen werden, nur teilweise. Ich glaube vielmehr, daß der auffallende Unterschied zum Teil darauf zurückzuführen ist, daß der an Ophthalmoplegia interna leidende Patient wegen der mangelnden Akkommodation auf
sein Leiden aufmerksam wird und natürlich um so mehr darauf aufmerksam
wird, je jünger er ist, während die reflektorische Pupillenstarre, wenn sie isoliert auftritt, dem Patienten nicht zum Bewußtsein kommt.

Klinisches Bild. Die verschiedenen Möglichkeiten, unter denen die
Ophthalmoplegia interna in Erscheinung treten kann, sind folgende:

1. Licht- und Konvergenzreaktion total erloschen. — Akkommodation
   total gelähmt.
2. Licht- und Konvergenzreaktion noch träge vorhanden. — Akkommodation total gelähmt.
3. Vollständige absolute Pupillenstarre. — Akkommodationsparese.
4. Unvollständige, absolute Pupillenstarre. — Akkommodationsparese.
5. Lichtstarre bei vorhandener Konvergenzreaktion. — Akkommodationslähmung.
6. Beiderseitige absolute Pupillenstarre mit Akkommodationslähmung auf
   der einen Seite und normaler Akkommodation auf der anderen Seite.
7. Mydriasis bei noch vorhandener Licht- und Konvergenzreaktion. —
   Akkommodationsparese.   (Beginnende Fälle von Ophthalmoplegia
   interna).

Die ersten 4 Möglichkeiten brauchen nicht näher illustriert zu werden,
da sie die gewöhnlichen Formen der Ophthalmoplegia interna darstellen. Dagegen ist die 5. Möglichkeit, d. h. Lichtstarre und Akkommodationslähmung
bei vorhandener Konvergenzreaktion zweifellos nicht häufig. Bumke meint,
ein solcher Fall sei bisher überhaupt nicht beschrieben, sei aber theoretisch
denkbar als ganz seltenes Vorkommnis. Anscheinend hat Nonne als Beobachtung 185 in der 2. Auflage (Beob. 240 der III. Auflage) seines Lehrbuchs einen
derartigen Fall gesehen.

Es handelte sich um einen 32jährigen Mann, der 10 Jahre zuvor an primärer
und sekundärer Syphilis behandelt war und jetzt an nächtlichen Kopfschmerzen
und Störungen beim Nahesehen litt. Es fand sich eine isolierte Pupillenstarre
und beiderseitige Beschränkung der Akkommodation ohne sonstige objektive Anomalie am Nervensystem. Eine antisyphilitische mehrmalige Behandlung änderte
den Zustand nicht. In 1jähriger weiterer Beobachtung fanden sich keine Zeichen
von Tabes oder Paralyse.

Eine weitere eigene Beobachtung gehört, wenigstens in ihren späteren
Stadien, hierher:

Wilhelm Klu., 238/1900, befand sich als 28jähriger Mensch unter der Diagnose Ophthalmoplegia interna in Behandlung der Universitäts-Augenklinik zu
Halle. Er hatte mit 19 Jahren Lues akquiriert und war mit Quecksilbereinrei-
bungen behandelt worden. 4 Wochen vor seinem Eintritt in die Klinik bemerkte
er plötzlich Verschwommensehen beim Lesen und am Tag darauf eine Erweiterung
der rechten Pupille, sonst keine Beschwerden. Die Pupille war über mittelweit,
reaktionslos, nach einem Tropfen Eserin wurde sie eng. Nach Eserin wird auch
Druckschrift ohne Glas lesbar, während vorher totale Akkommodationslähmung bestand. Während der 3wöchigen Beobachtung wurde die Pupille etwas enger, blieb
aber reaktionslos. 3 Wochen später reagierte die Pupille prompt und die Pupille
war eng, kleine Druckschrift wurde ohne Glas mühelos gelesen.

Bei einer Nachuntersuchung 12 Jahre später fand sich die rechte Pupille weiter als die linke, sie war auf Lichteinfall starr, reagierte aber auf Konvergenz, war etwas entrundet. Die linke Pupille war normal. R. S. $= {}^5/_5$, N_2 Nahepunkt in 36 cm, L. S. $= {}^5/_5$, N_1. Nahepunkt in 19 cm. Opth. normal. Patient fühlte sich inzwischen dauernd wohl. Nie Doppelsehen. Neurologisch: Die Sensibilität im Gesicht, speziell auf der rechten Stirn, ist intakt, ebenso die übrigen Hirnnerven. Keine Paresen an den Extremitäten. Die Armreflexe sind schwach vorhanden, Patellar- und Achillesreflexe normal. Babinski beiderseits positiv. Sensibilität intakt. Wassermann-Reaktion im Blut negativ.

Dieser Fall ist wahrscheinlich so aufzufassen, daß die ursprünglich voll ausgebildete Ophthalmoplegia interna zunächst völlig zurückging, später aber wiederkehrte und bei der späteren Attacke sich nur die Konvergenzreaktion wieder herstellte, während Lichtstarre und Akkommodationsparese bestehen blieb. Wir haben schon früher gesehen, daß die Konvergenzreaktion überhaupt am meisten Neigung hat, sich wieder herzustellen (siehe Abschnitt absolute Pupillenstarre). Es handelt sich also wohl in diesen Fällen nicht um die gewöhnliche, isolierte, reflektorische Pupillenstarre, sondern um Lichtstarre, die durch Störung in der zentrifugalen Bahn des Pupillenreflexes bedingt ist. v. Heuß hat über einen Fall von rechtsseitiger Pupillenstarre mit Akkommodationsparese bei beginnender Paralyse berichtet, der sich dadurch auszeichnete, daß auf steigende Joddosen ein völliger Rückgang der Pupillenstörung und der Akkommodationsparese eintrat und zu gleicher Zeit unter Schwinden der Sprachstörungen das Allgemeinbefinden sich besserte.

Wie schon unter 6. angegeben, kann sich die Akkommodation auf beiden Seiten verschieden verhalten trotz gleicher Pupillenverhältnisse. So sah ich bei einem 41 jährigen Mann (Theodor Boo., 1945/12) eine beiderseitige absolute Pupillenstarre; während aber auf der rechten Seite die Akkommodation völlig gelähmt war, war sie auf dem linken Auge durchaus normal. Es handelte sich also hier um die Kombination einer rechtsseitigen Ophthalmoplegia interna mit einer linksseitigen absoluten Pupillenstarre. Für die Erklärung dürften solche Fälle in Ermangelung anatomischer Befunde recht schwierig sein.

Von ganz besonderer diagnostischer Bedeutung erscheinen mir die beginnenden Fälle von innerer Augenmuskellähmung. Solche Fälle sind besonders wichtig, wenn der Internist außer einer luetischen Anamnese oder einem positiven Wassermann nur ganz allgemein neurasthenische Symptome feststellen kann. Folgende Beobachtung ist dafür bezeichnend:

Karl We., 32 Jahre (3936/13) wird von der Medizinischen Klinik uns zur Untersuchung überwiesen; man fand dort, abgesehen von einer positiven Wassermann-Reaktion, nur neurasthenische Symptome (Herzklopfen, Atembeschwerden, deprimierte Stimmung). 1903 luetische Infektion in Süd-West-Afrika, dort auch mit 2 (?) Schmierkuren und 8—10 Einspritzungen (Sublimat?) behandelt. Angeblich keine Sekundärerscheinungen. Patient hatte später noch Malaria und Dysenterie. Der Visus für die Ferne war beiderseits normal, auch in der Nähe wurde beiderseits kleinste Druckschrift gelesen. Bei genauer Untersuchung ließ sich aber rechts eine ausgesprochene, wenn auch geringe Mydriasis feststellen und der Nahepunkt lag rechts in 20 cm, am linken Auge dagegen in 14 cm. Die rechte Pupille, die etwas entrundet war, zeigte im übrigen prompte Reaktion. Ein Jahr später hatte sich der Befund am Auge gar nicht verändert, dagegen wies der Patient jetzt stärkere psychische Veränderungen auf. In der jetzt angestellten Lumbalpunktion fand sich eine schwache Lymphocytose, die anderen Reaktionen wurden leider nicht untersucht.

Solche Fälle von beginnender Ophthalmoplegia interna oder auch formes frustes dieser Affektion deuten wohl mit Sicherheit darauf hin, daß an dem Zentralnervensystem solcher Patienten eine durch die Lues bedingte Veränderung vor sich gegangen ist. Ob dieselbe weiter fortschreitet oder als abgelaufen zu bezeichnen ist, wird im Einzelfall verschieden sein, wobei man den Befund im Lumbalpunktat prognostisch bis zu einem gewissen Grad verwerten kann.

Wie die vorhin zitierte Krankengeschichte Klu. bereits andeutete, kommen Rezidive der inneren Augenmuskellähmung hie und da zustande.

Auch bei einem anderen 37jährigen Herrn (Priv. Pat. Hu.), der 12 Jahre zuvor Lues gehabt und einige Jahre später antiluetisch behandelt war, ging eine im März 1910 vorhandene Ophthalmoplegia interna des rechten Auges angeblich auf Schmierkur und Jodkalium völlig zurück, rezidivierte aber im Oktober desselben Jahres und blieb trotz Salvarsaninjektion und Jod konstant. Kurze Zeit später traten Parästhesien an Armen und Beinen auf, so daß mit Wahrscheinlichkeit auf eine beginnende Tabes geschlossen werden konnte.

Schicksal. Wir kommen damit auf die wichtige Frage, inwieweit die Ophthalmoplegia interna als Vorläufer schwerer Nervenerkrankung zu bezeichnen ist und in welcher Beziehung sie überhaupt zur Hirnsyphilis, Tabes und Paralyse steht. Die Ansichten der Autoren stehen sich hier diametral entgegen. Alexander sah häufig nach Jahren bei seinen Fällen Tabes oder Paralyse eintreten, während zur Zeit des Ausbruchs der inneren Augenmuskellähmung eine Komplikation von seiten des Nervensystems bei seinen 59 luetischen Kranken nicht bestand. Auch Nonne ist der Ansicht, daß sie zweifellos meistens ein Vorläufer schwerer postsyphilitischer Hirn- und Rückenmarkskrankheiten sei und daß die Tabes oder Paralyse erst nach vielen Jahren auftreten könne. Sowie zu dem Augenphänomen noch ein anderes Tabessymptom hinzutritt, ist nach der Auffassung Erbs und Nonnes die Diagnose Tabes gesichert. Uthoff stellte bei seinem Tabesmaterial nur in $5^0/_0$ der Fälle Ophthalmoplegia interna fest, also in einem ungemein viel geringeren Grade, als das nach den Ausführungen Alexanders und Nonnes vorauszusehen ist. Er meint, daß das Vorkommen der eigentlichen reflektorischen Pupillenstarre auf diesem Gebiet unendlich viel häufiger sei. Darüber kann selbstverständlich nur eine Meinung sein, doch muß ich auf Grund meiner eigenen Beobachtungen dem Urteil der erstgenannten Autoren zustimmen, denn bei 19 neurologisch genau untersuchten Fällen von luetischer reiner Ophthalmoplegia interna meines eigenen Materials erwiesen sich 8 mit Wahrscheinlichkeit oder Sicherheit als Tabiker und 3 hatten die Anzeichen einer beginnenden Paralyse. Der Unterschied zu Uthoffs Erfahrungen mag sich zum Teil dadurch aufklären, daß die von mir beobachteten Tabesfälle mit wenigen Ausnahmen leichte oder beginnende Fälle waren. Auch hatte ich mehrere Tabiker mit doppelseitiger Ophthalmoplegia interna, während die Kranken Uthoffs durchweg die innere Augenmuskellähmung einseitig aufwiesen.

Auffallenderweise fand Uthoff die isolierte Ophthalmoplegia interna bei Hirnsyphilis noch seltener als bei Tabes, nämlich nur in $2^0/_0$. Unter meinen Fällen ließ sich nie mit Sicherheit Hirnlues diagnostizieren, doch waren 7 Fälle vielleicht in diese Kategorie zu rechnen, sie hatten allerdings nur allgemeine Nervenbeschwerden besonders Kopfschmerzen, 2mal war auch Babinski positiv. Bernheimer meint, Akkommodationslähmung und Pupillendifferenz oder beiderseitige Mydriasis sei häufig der Ausdruck einer latenten Syphilis, nicht minder häufig habe er aber im Anschluß an Pupillen- und Akkommodationsstörungen bedrohliche Symptome von Hirnlues sich entwickeln sehen, die dann rasch durch Apoplexien zum Tode führten.

Bezüglich der Aussichten auf ein progressives Verhalten der zerebralen Erkrankung hat, wie bereits bei der reflektorischen und absoluten Pupillenstarre, der Liquorbefund eine Bedeutung. Nonne hat einige Fälle mitgeteilt, die er mehrere Jahre genauer verfolgen konnte. Davon war ausgeheilt: 1 Fall nach 1—2 Jahren, gebessert: 1 Fall nach 1—2 Jahren, stationär geblieben: 2 Fälle nach 4—5 Jahren, progressiv geworden (Tabes): 1 Fall nach 4—5 Jahren.

In allen diesen Fällen war die Affektion am Auge selbst in den Jahren der Beobachtung unverändert oder nur in geringem Maße besser geworden. Die Bezeichnung ausgeheilt, gebessert usw. bezieht sich auf den klinischen Befund in seinem Zusammenhang mit den Veränderungen des Liquor cerebrospinalis.

Die Augenaffektion kann sich aber auch bessern, während der Liquorbefund auf einen noch bestehenden Nervenprozeß hindeutet.

So sah ich eine Patientin (Elsa Schu. 4022/13), die 1913 eine linksseitige Mydriasis, träge Pupillenreaktion und starke Akkommodationsparese aufwies und deren Lumbalpunktat eine starke Lymphocytose zeigte. Sie erhielt 5 Neosalvarsaninjektionen. 3 Monate später konnte die Akkommodation am linken Auge als vollkommen normal festgestellt werden, während im Liquor noch immer starke Lymphocytose und noch schwache Nonne-Apeltsche Reaktion nachzuweisen war.

Man kann nach den bisherigen verschiedenen Feststellungen wohl die Hoffnung haben, daß ein gewisser Teil der Fälle von Ophthalmoplegia isoliert bleibt.

Wenn manche Autoren, z. B. Bernheimer, behaupten, die innere Augenmuskellähmung komme nur ganz selten bei kongenitaler Lues vor, so stimmt das mit meinen Erfahrungen nicht überein, wie im nächsten Abschnitt noch genauer gezeigt werden soll.

Wohin hat man die **Entstehung** der **Ophthalmoplegia interna** zu verlegen? Darüber sind bis jetzt nur Vermutungen möglich, da einwandfreie anatomische Untersuchungen unkomplizierter Fälle weder bei der Hirnsyphilis noch bei der Tabes oder Paralyse vorliegen. Mit Sicherheit läßt sich nur sagen, daß der zentrifugale Teil der Pupillenreflexbahn mitbetroffen ist. Die ältere Anschauung nimmt, besonders auf Mauthner gestützt, einen nukleären Sitz der Erkrankung an. Es erscheint bei dieser Annahme in der Tat am besten verständlich, wieso in vielen Fällen Sphincter pupillae und Akkommodationsmuskel gemeinsam und ohne Beteiligung anderer Augennerven betroffen sind; auch die gelegentliche isolierte Sphinkterlähmung und isolierte Akkommodationslähmung oder schließlich auch ihr zeitliches Nacheinanderauftreten erscheint auf diese Weise gut erklärt. Es ist aber andererseits gar nicht ausgeschlossen — und dafür setzen sich neuerdings auch manche Autoren ein —, daß eine Erkrankung des Oculomotoriusstammes zu Ophthalmoplegia interna führen kann. Wenn man bei den sezierten Fällen der Literatur die gestörte Funktion im Bereich des Oculomotorius mit den anatomischen Läsionen vergleicht, so kann man nur erstaunt sein über die großen Divergenzen; ein erheblich erkrankter Oculomotorius hat im Leben vielleicht nur eine Ptosis oder wie z. B. in dem Fall XII von Uhthoff (Siemerling) nur eine Lichtstarre der rechten Pupille bei erhaltener Konvergenz hervorgerufen. Weshalb sollte nicht, wenigstens bei einem Teil der Fälle, auch die isolierte interne Augenmuskellähmung durch eine Stammlähmung des Oculomotorius bedingt sein können? Diese Annahme wird besonders dann nahe liegen, wenn noch andere Zeichen basaler Erkrankung vorliegen.

Eine **reine Akkommodationslähmung** kommt bei Lues zweifellos, wenn auch selten, vor. Ich konnte einen Fall nachuntersuchen, der sich besonders dadurch auszeichnete, daß die Lähmung noch nach 20 Jahren nachweisbar war, genau wie die oben besprochenen Pupillenphänomene oft für das ganze Leben konstant bleiben.

Patient hatte sich 1884 luetisch infiziert und 2 mal eine Schmierkur durchgemacht. Er bemerkte 4 Wochen vor dem Eintritt in die Klinik 1893, daß ihm plötzlich das Lesen besonders schwer fiel. Es bestand eine beiderseitige Akkommodationsparese, sonst normaler Befund. Fast 20 Jahre später gab der Patient gelegentlich einer Nachuntersuchung an, mit den Augen sei es noch nicht viel anders geworden, doppelt habe er nie gesehen, im übrigen fühle er sich aber wohl, habe nur öfters Stiche im Kreuz. Auch jetzt besteht beiderseitige Akkommodationsparese (rechts Akkommodationsbreite 3 D., links 1 D.) bei normalem Visus. Die rechte Pupille ist normal weit, links ausgesprochene Mydriasis. Die rechte Pupille reagiert mäßig gut, die linke ist sehr träge. Ophthalmoskopischer Befund normal, ebenso Gesichtsfeld. Eine genaue neurologische Untersuchung konnte keinen wesentlichen Befund feststellen.

In diesem Fall war also die Akkommodationsparese 20 Jahre hindurch unverändert geblieben. Zu ihr haben sich aber noch Pupillenstörungen hinzugesellt.

Eine reine Akkommodationsparese im Frühstadium der Lues trat bei folgendem Patienten ein.

Otto Freib., 27 Jahre (Sold.-Kr. 62/14, Halle) infizierte sich Ende 1913, machte dann 1914 wegen Sekundärerscheinungen mehrere Salvarsan- und Hg-Kuren durch, trotzdem Wassermann-Reaktion noch positiv. Im Verlauf der letzten Kur bemerkte er ein Flimmern vor den Augen und konnte schlechter lesen. Status: Beiderseits Augen äußerlich und innerlich normal. Rechts S. $= {}^5/_7$; Nahepunkt in 36 cm, links S. $= {}^5/_5$; Nahepunkt 33 cm. Lumbalpunktion: Druck 125 mm, Nonnesche Reaktion: Opaleszenz, Lymphocytose 14 im cmm, Wassermann-Reaktion bei 0,2—0,6 ccm negativ, bei 0,8 schwach positiv.

Wegen der soeben absolvierten Salvarsankur wird jetzt Jod gegeben, der Zustand ändert sich aber nicht und Patient wird nach 2 Monaten mit der gleichen Akkommodationsbreite von 2—3 D entlassen.

Aus Ermangelung anderer Ätiologie hat man wohl das Recht, diese rein auf den Akkommodationsapparat beschränkten Lähmungen mit der Lues in ursächlichen Zusammenhang zu bringen. In der Literatur ist allerdings nur gelegentlich etwas über diesen Punkt zu finden. So beschreibt Uhthoff als Fall XXIV seiner grundlegenden Untersuchungen (1893) eine einseitige Akkommodationsparese mit normalem Pupillenbefund bei einem Luetiker einige Jahre nach der Infektion. Dem Eintritt dieser auf den Jodkaliumgebrauch sehr günstig reagierenden Parese gingen Schwindelanfälle voraus. 1 Jahr später kam es zu zweifellosen Erscheinungen von basaler Lues mit bitemporaler Hemianopsie, die auf spezifische Behandlung heilte.

Auch bei kongenitaler Syphilis fand ich gelegentlich reine Akkommodationsparese (s. S. 552).

Therapie. Wir haben auf den vorhergehenden Seiten bereits gesehen, daß ein Teil der Fälle mit Ophthalmoplegia interna das Augenphänomen dauernd in unveränderter Form mit oder ohne antiluetische Behandlung behält, während bei anderen Beobachtungen die innere Augenmuskellähmung ganz oder teilweise, für immer oder zeitweilig sich verliert. Man wird im allgemeinen geneigt sein, das Zurückgehen der Erkrankung auf die spezifische Therapie zurückzuführen, doch bleibt es nicht recht verständlich, wieso in vielen Fällen die Erkrankung jeder Behandlung gegenüber renitent bleibt. Auch sind die Fälle merkwürdig, bei denen zunächst ein sehr günstiger Einfluß festzustellen ist und bei einem Rückfall die Behandlung vollkommen versagt. Der Fall S. 548 zeigt ein derartiges Verhalten, wobei man wohl nicht annehmen kann, daß das Quecksilber bei der ersten Attacke an sich mehr gewirkt hätte als später das Salvarsan und Jod. Alexander faßte 1889 seine Erfahrungen dahin zusammen, daß er trotz monatelanger, mit allen möglichen Kautelen durchgeführter Inunktionskur, trotz der Anwendung des Hg in Form von Sublimat- und Kalomelinjektionen und der inneren Verwendung desselben in den verschiedensten Formen und Präparaten, trotz des konstanten und induzierten Stromes, des Jodkaliums, des Kalabars, des Eserins nicht in einem Falle die Freude gehabt habe, die Akkommodation hergestellt und die Pupillen dauernd verengt zu sehen. Zu ähnlichen Resultaten kam Mooren, während Meric und Rumpf die Prognose nicht so ungünstig beurteilen. Nach meinen eigenen Erfahrungen blieben die meisten Fälle sowohl bei Hg- als auch bei der Salvarsanbehandlung unverändert, ohne daß ich, wie Alexander, einen Unterschied finden konnte zwischen den Fällen mit und ohne Tabes; die tabischen Pupillenlähmungen, wie sich Alexander ausdrückt, sollen mehr vorübergehender Natur sein. Auch Uhthoff kann die Alexandersche Beobachtung nicht bestätigen. In mehreren Fällen sah ich zwar eine Besserung der Ophthalmoplegia interna, doch niemals ein vollkommenes, dauerndes Verschwinden der Lähmung. Auffallend war bei den Fällen, die sich besserten, daß hier vor allem die Akkommodation sich erholte, während die Pupillenverhältnisse mehr oder weniger unverändert blieben; auch muß gesagt werden, daß die Fälle, die sich besserten, meist keine totale Lähmung aufgewiesen hatten. Eine eigene Beobachtung, die zuerst mit intravenösen, dann mit endolumbalen Salvarsaninjektionen behandelt worden war und in mancher Beziehung bemerkenswert ist, teilte ich in den Vorbemerkungen zu diesem Kapitel (S. 399) mit. Da die Akkommodationsstörung für den Patienten selbst der unangenehmste Teil der Erkrankung der inneren Augenmuskulatur ist, so ist gerade eine Besserung dieser Störung sehr zu begrüßen.

Das Wesentliche bleibt aber nicht die Beeinflussung der Augenstörungen allein, sondern das Ziel, den zerebralen Prozeß nicht zu einer weiteren Ausbreitung kommen zu lassen. Man wird daher selbst im Bewußtsein, die Ophthalmoplegia interna meist nicht heilen zu können, unbedingt antiluetisch vorgehen, wenn nicht der vollkommen negative Liquorbefund sowie der negative klinische, neurologische Befund anzeigt, daß die innere Augenmuskellähmung nur noch der Rest einer bereits abgelaufenen Affektion des Zentralnervensystems ist. Ist der Liquor positiv, so ist die antiluetische Behandlung möglichst so lange fortzusetzen, bis eine Besserung oder wenn möglich eine Normalisierung des Befundes eintritt.

Die möglichst ausreichende Behandlung früher Luesstadien wird auch der Ophthalmoplegia interna meistens vorbeugen, wofür die Tatsache spricht, daß unter meinem eigenen Material nur wenige waren, die früher antiluetisch behandelt waren, und keine, deren Behandlung als genügend anerkannt werden konnte.

d) Pupillen- und Akkommodationsanomalien bei kongenitaler Lues.

Schon früher habe ich beiläufig bemerkt, daß die Angabe verschiedener Autoren, die besprochenen Pupillenstörungen seien bei kongenitaler Lues selten, auf jeden Fall viel seltener als bei akquirierter, nicht ganz richtig ist. Mir selbst stehen 32[1]) hierher gehörige Fälle aus den letzten Jahren zur Verfügung, und es wird unten noch näher erörtert werden, weshalb wohl eine Reihe der Fälle sehr häufig dem Beobachter entgehen. Die Ausdrucksformen der Störungen sind folgende:

1. Die isolierte reflektorische Pupillenstarre,
2. absolute Pupillenstarre,
3. Ophthalmoplegia interna,
4. isolierte Akkommodationsparese,
5. Mischformen.

---

[1]) Inzwischen sind noch mehrere Beobachtungen hinzugekommen.

Die typische reflektorische Pupillenstarre scheint bei der Lues congenita sehr selten vorzukommen. Ich selbst konnte nur einen sicheren Fall beobachten bei einer 36jährigen Frau, die 19 Jahre zuvor eine Keratitis parenchymatosa durchgemacht hatte und jetzt eine typische reflektorische Starre mit Miosis ohne sonstigen neurologischen Befund aufwies. Einen Fall von reflektorischer Starre bei nichtluetischen, jugendlichen Individuen habe ich bisher nicht beobachtet.

Häufiger als die reflektorische ist die absolute Pupillenstarre, von der ich 4 sichere und 7 unsichere Fälle beobachtete, wobei unter unsicher zu verstehen ist, daß eine genaue Akkommodationsprüfung nicht vorgenommen wurde oder werden konnte, so daß ein Teil dieser Beobachtungen vielleicht zur Ophthalmoplegia interna gehört. Bei einigen wenigen Fällen von absoluter Pupillenstarre im jugendlichen Alter konnte ich Lues nicht nachweisen. In einem Fall sogar ließ sich Syphilis durch den Sektionsbefund (Tumor cerebri im Klein- und Mittelhirn bei generalisierter Lymphdrüsentuberkulose) ausschließen.

Die häufigste Störung bei kongenitaler Lues ist die Ophthalmoplegia interna; ich stellte sie 10mal sicher fest, mehrmals war die Unterscheidung gegenüber der absoluten Starre nicht möglich. Nicht weniger als 6 der Fälle litten gleichzeitig, vor oder nachher, an Keratitis parenchymatosa, einer Erkrankung, die auch bei den Patienten mit absoluter Starre mehrmals zur Beobachtung kam. Gerade diese Verquickung der parenchymatösen Keratitis mit der Pupillenanomalie bedingt sehr häufig die Verschleierung der Pupillenstörung. Es wird wegen der Entzündung im vorderen Bulbusabschnitt die Pupillenreaktion nicht genauer geprüft oder die Prüfung ist wegen sofort verabreichten Atropins nicht möglich. Das ist der Grund, weshalb meiner Meinung nach die Pupillenanomalie oft genug übersehen wird. Deutschmann war wohl der erste, der auf das häufigere Vorkommen der Ophthalmoplegia interna im Kindesalter und auch auf die häufige Kombination der internen Ophthalmoplegia mit parenchymatöser Keratitis aufmerksam gemacht hat. Ich selbst habe 1913 bei Besprechung des Schicksals der Patienten mit Keratitis parenchymatosa besonders darauf hingewiesen. Auf die Art des Zusammentreffens komme ich noch unten weiter zu sprechen.

Die Ophthalmoplegia interna bei kongenitaler Lues zeichnet sich gegenüber der bei akquirierter Lues dadurch aus, daß die Störung meistens doppelseitig und die Pupillenstarre meistens vollständig ist, während die Akkommodation ganz oder nur teilweise gelähmt sein kann.

Nicht ganz selten kann man an einem Auge absolute Starre, am anderen Ophthalmoplegia interna bei demselben Patienten feststellen.

Die Pupillen sind sowohl bei der absoluten Starre wie bei der Ophthalmoplegia interna meist über mittelweit, öfters von ungleicher Größe und entrundet.

Die isolierte Akkommodationsparese konnte ich 2mal beobachten, ohne daß sich im Laufe mehrerer Jahre irgendeine Pupillenanomalie zu der Akkommodationsstörung hinzugesellt hätte. Es ist also bei Abwesenheit einer für Diphtherie sprechenden Anamnese an Lues zu denken.

Während die meisten bisher besprochenen Veränderungen erst im Laufe der Jahre — wann ließ sich allerdings fast immer nicht mit Sicherheit feststellen — auftraten, kommen gelegentlich auch Pupillenstörungen auf kongenitaler Grundlage schon bei der Geburt vor. Über eine derartige Beobachtung, die wegen ihres familiären Charakters noch besonders interessant ist, konnte ich früher (1910) berichten. Ich verdanke die wesentlichen neurologischen Notizen der Güte des Herrn Geheimrat Erb (Heidelberg).

Es handelt sich um ein Geschwisterpaar. Der Bruder, den ich selbst klinisch und serologisch untersuchte, 19 Jahre alt, ist zur Zeit der Untersuchung gesund. Er ist richtig geboren und entwickelt. Von Geburt an soll eine Pupille weit gewesen sein. Später Karies am linken Femur, jetzt geheilt. 2 Schneidezähne mit Hutchinsonschem Typus. Rechte Pupille stark mydriatisch, die linke von normaler Weite. Beide reflektorisch starr, beiderseits geringe Akkommodationsparese. Ophthalmoskopisch normal, auch in der Peripherie. Wassermann-Reaktion negativ.

Die Schwester, 18 Jahre alt, hat die gleiche Pupillendifferenz angeblich ebenfalls von Geburt an; ferner reflektorische Starre. Sie war im Alter von 12 Jahren krank unter dem Bilde einer syphilitischen, spastischen Spinalparalyse, mit gleichzeitigen zerebralen Symptomen, mangelhafter Intelligenz, Schwachsinn. Später 1909 doppelseitige Keratitis parenchymatosa. Wassermann-Reaktion positiv.

Bezüglich des Vorhandenseins der Pupillenanomalie (hochgradige Mydriasis) bereits bei der Geburt muß man sich bei diesem Geschwisterpaar allerdings auf die Angaben der Mutter verlassen. Daß auch ärztlich beobachtete derartige Fälle beschrieben sind, ist mir nicht bekannt. Sicher sind sie ungemein selten. Daß Pupillenstörungen aber schon ziemlich frühzeitig auftreten können, wird durch eine eigene Beobachtung illustriert, die ich auch schon früher mitgeteilt habe (Archiv für Ophthalm., Bd. 84).

Es handelte sich um ein 2jähriges, sicher syphilitisches Kind mit typischer Chorioretinitis luetica und geringen Residuen einer Iritis am einzigen Auge. Die Pupille, an der bei früheren Untersuchungen nichts Abnormes aufgefallen war, reagierte nur ganz träge auf Lichteinfall, die minimale Pupillenreaktion trat erst nach einer längeren Latenz ein. Im übrigen reagierte aber die Pupille auf Atropin und Eserin prompt, so daß von einer peripheren Anomalie der Irismuskulatur nicht gesprochen werden konnte. Auch sprach der übrige neurologische Befund, vor allem das psychische Verhalten, durchaus für eine zerebrale Affektion und somit für einen zentralen Ursprung der Pupillenträgheit.

Bei den beiden oben erwähnten Geschwistern ist noch merkwürdig, daß eine reflektorische Pupillenstarre sich mit ausgesprochener Mydriasis verband; da sich bei dem Bruder aber auch eine Akkommodationsschwäche nachweisen ließ, so halte ich es für möglich, daß es sich um eine Ophthalmoplegia interna mit rückgebildeter Konvergenzstarre handelte, daß also die reflektorische Starre nicht typisch, sondern zentrifugal entstanden war. Ich habe deshalb auch diese beiden Fälle nicht mit zu den Beobachtungen von isolierter reflektorischer Pupillenstarre gerechnet, sondern bezeichne sie mit einigen anderen unklaren Fällen als Mischformen.

Der Sitz der Pupillenstörungen bei kongenitaler Lues findet sich überhaupt bei der weitaus größten Zahl der Patienten wohl sicher im zentrifugalen Abschnitt der Pupillenbahn. Auch ein Teil der in der Literatur beschriebenen Fälle von reflektorischer Starre dürfte wohl als zentrifugale Lichtstarre aufzufassen sein, andererseits sind unter ihnen auch Beobachtungen von infantiler Tabes oder Taboparalyse mit typischem Argyll Robertson, Anisokorie und Miosis (Strümpell, Adler, Bloch, v. Halban, Hagelstam u. a.). Ob die zentrifugalen Pupillenstörungen im Kerngebiet ihren Sitz haben oder auf eine Stammaffektion zurückzuführen sind, läßt sich ebenso wie bei der akquirierten Lues mit Sicherheit bis jetzt nicht entscheiden; wahrscheinlich kommen beide Möglichkeiten vor.

Sonstige luetische Zeichen. Schon vor der serologischen Zeit hat man gewußt, daß Pupillen- und Akkommodationsstörungen im Kindesalter verdächtig für Lues sind. Dieser Zusammenhang wurde aber seit Einführung der Wassermann-Reaktion sehr viel mehr gesichert. Bei der Besprechung der einzelnen Pupillenphänomene konnten wir bereits feststellen, daß die reflektorische Starre und die Ophthalmoplegia interna, wenn sie bei Jugendlichen

vorkommen, fast immer für Lues sprechen, nicht viel weniger die absolute
Starre, und daß man auch bei der isolierten Akkommodationsparese an kongenitale Lues denken muß. Den Ausspruch Finkelnburgs, daß Pupillenstarre als einziger Ausdruck einer kongenitalen Nervensyphilis äußerst selten sei,
kann ich nicht unterschreiben. Unter den 31 als luetisch erkannten, eigenen
Beobachtungen war die Wassermann-Reaktion 24mal positiv, und zwar
nahezu ausnahmslos stark positiv. Unter den 7 negativen Fällen waren 4 Patienten über 30 Jahre alt, so daß die Hemmungskörper früher vielleicht im Blut
vorhanden und wieder verschwunden sein konnten, 1mal war die Lues auf
Grund der Familienforschung zweifellos angeboren, einmal waren tabische Symptome nachzuweisen und im letzten Falle deutete außer der absoluten Starre
eine Chorioiditis anterior auf Syphilis hin. Stigmata, die für eine manifeste
luetische Erkrankung in den ersten Lebensjahren sprachen, waren ziemlich
selten (Pemphigus lueticus 2mal, Hutchinsonsche Zähne 4mal, Rhagaden 1mal,
Geschwür im Hals 1mal, Knochenkaries 1mal, Sattelnase 2mal); es ist wohl
schon manchmal die Ansicht geäußert worden, daß gerade solche Fälle, die
in früher Jugend spezifische Haut- und Schleimhauterkrankungen vermissen
lassen, zu den Erkrankungen des Nervensystems neigen. Ob das wahr ist,
ist sehr zweifelhaft, besonders mit Rücksicht auf die Erfahrungen bei der akquirierten Lues, wo das Zentralnervensystem entgegen früherer Meinung so oft
schon in der frühen Syphilisperiode mitaffiziert wird. In vielen Fällen werden
die Erscheinungen wohl von den Eltern nicht berücksichtigt oder im Laufe
der Jahre wieder vergessen worden sein (s. auch über Augenmuskelstörungen bei
kongenitaler Lues).

Erkrankungen des Augapfels sind bei den Patienten mit Pupillenstörungen recht häufig zu finden, und es entsteht die Frage, ob diese mit dem
Pupillenphänomen in irgendeine Beziehung zu bringen sind. Am häufigsten
werden die oben charakterisierten Pupillenstörungen bei Patienten mit Keratitis
parenchymatosa beobachtet. Unter den 31 Fällen meines Materials war 16mal
parenchymatöse Hornhautentzündung nachweisbar. Deutschmann stellt sich
vor, daß die Pupillen- und Akkommodationsstörungen an sich auf einer Kernerkrankung beruhen und eine Erbsyphilis als Grundursache haben. Als auslösendes Moment der Pupillenstarre aber schuldigt er die Atropinisierung an,
da er gelegentlich intaktes Pupillenverhalten bei Beginn der Keratitis parenchymatosa wahrnahm und nach einmaliger Verabreichung von Atropin dauernde
Pupillenstarre feststellen konnte. „Man hätte sich vorzustellen, daß der Sphincter iridis bei gewöhnlicher Inanspruchnahme das Pupillenspiel noch eine Zeitlang trotz der bestehenden Kernerkrankung zu unterhalten vermocht hätte;
die Atropinlähmung zu überwinden, dazu reichte der Rest der Innervationskraft, auf einmal in Anspruch genommen, nicht aus.‘‘ Gegen diese Ansicht
Deutschmanns bestehen aber gewichtige Bedenken. Zunächst gibt es eine
ganze Reihe von Patienten, die zwar eine Keratitis parenchymatosa hatten,
deren Pupillen aber noch nie künstlich erweitert worden waren und trotzdem
die Pupillenanomalie darboten. Ich selbst habe mehrere derartige Beobachtungen
anstellen können. Ferner verfüge ich über eine Anzahl von Patienten, bei denen
die Pupillenstarre zweifellos jahrelang dem Ausbruch der Keratitis parenchymatosa vorausging. Auch folgender Fall von doppelseitiger Akkommodationsparese bei normaler Pupillenreaktion scheint mir entschieden gegen die Hypothese Deutschmanns zu sprechen.

Pauline Kön., 38 Jahre (Kr. 70/12), wurde vom 30. III.—4. V. 11 wegen
beiderseitiger Keratitis parenchymatosa in der Hallenser Augenklinik behandelt.
Familienforschung ergab kongenitale Lues. Die Patientin hatte dauernd Atropin
bekommen. Der zunächst sehr schlechte Visus besserte sich. Am 9. VII. 12 wurde

zuerst wieder eine genaue Prüfung des Fern- und Nahvisus aufgenommen; die Atropinwirkung war längst abgeklungen. R. + 3,5, S. = $^5/_{10}$ p. + 7,0 D. N_1; L. + 3,0, S. = $^5/_7$ + 7,5 D. N_1. Es stellte sich eine doppelseitige Akkommodationsparese (rechts Akkommodationsbreite 0 D., links Akkommodationsbreite 2 D.) bei gut erhaltener Pupillarreaktion und normal weiten Pupillen heraus. Auf Befragen gab die Patientin jetzt an, daß sie schon als Kind trotz Brille in der Nähe sehr schlecht gesehen habe.

Trotz langdauernder Atropinisierung war also bei dieser Frau die Funktion des Sphincter iridis völlig intakt geblieben, während die Akkommodation nach der Hornhauterkrankung paretisch gefunden wurde, aber anscheinend von Jugend auf eine erhebliche Schwäche aufwies. Aus all diesen Gründen kann ich an die auslösende Wirkung der Atropinisierung im Sinne Deutschmanns nicht glauben. Auf ein anderes Moment, wie die Pupillenanomalien und die parenchymatöse Keratitis in Zusammenhang gebracht werden könnten, hat Elschnig 1905 bei der Diskussion in Heidelberg aufmerksam gemacht, indem er behauptete, mehrmals nach Keratitis parenchymatosa eine hochgradige Erweiterung und Lichtstarre der Pupillen infolge Irisatrophie gesehen zu haben. Auch ich habe starre
Pupillen beobachtet, die man mit großer
Wahrscheinlichkeit auf hochgradige Atrophie der Iris nach Keratitis parenchymatosa beziehen konnte, und habe einen
solchen Fall im Abschnitt Keratitis parenchymatosa genauer beschrieben und abgebildet. Die hier wiedergegebenen eigenen
Beobachtungen haben aber mit solcher
peripheren Ursache nichts zu tun, da,
wie schon erwähnt, die Pupillenstörungen
schon zum Teil vor der Hornhauterkrankung festgestellt wurden und Beobachtungen mit verdächtigen Veränderungen
der Iris von der Besprechung an dieser Stelle
grundsätzlich ausgeschlossen wurden.
Außerdem ließe sich durch eine solche
Irisatrophie eine Akkommodationslähmung

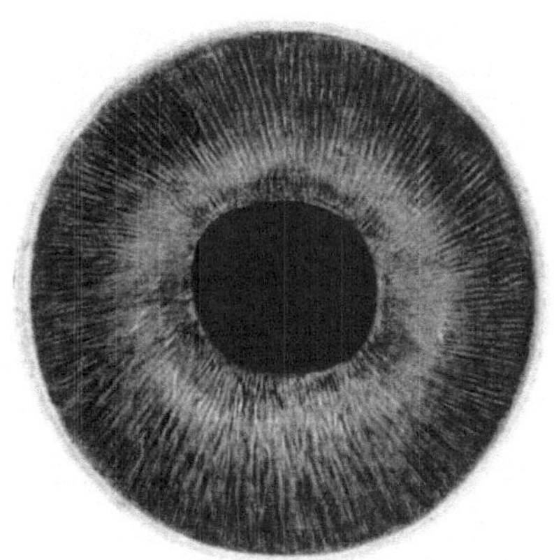

Abb. 146. Irisatrophie und Pupillenstarre bei juveniler Paralyse.

nicht erklären. Somit glaube ich bewiesen zu haben, daß ein direkter Zusammenhang zwischen den Pupillenstörungen und der Keratitis
parenchymatosa nicht besteht, daß sie nur beide Folge derselben Grundursache, der Erbsyphilis, darstellen. Daß sie ziemlich häufig bei demselben
Patienten vorkommen, mag darin seine Ursache haben, daß es sich um besonders schwere oder hartnäckige Fälle von Lues congenita handelt. Dafür
spricht bei beiden Erkrankungen die so hohe Ziffer der stark positiven Wassermann-Reaktion.

Auch bei der zentral bedingten Pupillenstarre kann man gelegentlich
eine Irisatrophie beobachten, die nicht durch eine voraufgegangene Irisentzündung bedingt ist. Ohne von solchen Beobachtungen anderer Autoren
zu wissen, habe ich über einige derartige Fälle, die mir nur bei Pupillenstarre
auf kongenital-luetischer Basis aufgefallen sind, in Heidelberg 1911 (S. 261)
kurz berichtet. Ein besonders charakteristischer Fall, bei dem ich später auch
die Iris anatomisch untersuchen konnte, stammte von einer Patientin mit
juveniler progressiver Paralyse.

Hedwig Kleem., 30 Jahre, Patientin der Universitäts-Nervenklinik zu Halle,
litt an juveniler progressiver Paralyse, die nach einigen Jahren zum Tode führte.
Die Mutter hatte Tabes und die Patientin als Kind Pemphigus lueticus. Die neuro-

logische Untersuchung ergab außer der psychischen Störung und einem dementsprechend euphorischen Zustand Fehlen der Achillessehnenreflexe, während die Patellarreflexe beiderseits vorhanden waren. An den Augen bestand beiderseits absolute
Pupillenstarre, linke Pupille weiter als die rechte, beide entrundet. Die Pupillen
waren von mittlerer Weite, sicher nicht auffallend miotisch. Wie die Abbildung 146
zeigt, war das Aussehen der Iris dadurch merkwürdig, daß an derselben keinerlei
Relief bestand. Im Sphinkterteil nahm die im übrigen bläulichgraue Iris einen
ausgesprochen weißlichen Ton an und man hatte durchaus den Eindruck einer
Irisatrophie. Bei der Durchleuchtung mit der Sachsschen Lampe nach Vüllers
war die Pigmentschicht der Iris nicht durchleuchtbar, also nicht atrophisch. Ophthalmoskopisch: rechte Papille temporal etwas abgeblaßt, linke vollkommen weiß,
scharf begrenzt. R. S. = $^5/_{20}$, L. S. = Finger in $^1/_2$ Meter. Einige Jahre später Exitus.

Bei der mikroskopischen Untersuchung der Iris ist zunächst festzustellen,
daß die Vorderfläche keinerlei Krypten besitzt, die vordere Zellschicht aber sonst
unverändert erscheint. Das Gerüstwerk und die Zellen der Iris sind auffallend
gering ausgebildet, fehlen an manchen Stellen vollständig. Eine Veränderung
der Zellen an sich oder eine Einwanderung fremder Zellen ist nicht nachzuweisen,
auch zeigen die Gefäße und die Pigmentschicht keine Veränderungen. Hier und da
sind kleine Pigmentklumpen im Irisgewebe verstreut, wie auch wohl sonst unter
normalen Verhältnissen. Pigmentierte Zellen sind nicht vorhanden. Der Sphincter
pupillae ist sehr wenig ausgebildet.

Der klinische Befund einer Irisatrophie bei Pupillenstarre ist nun auch
von anderen Autoren, zum Teil bereits vor mir kurz beschrieben worden (Wilbrand, Siegrist, Dupuys-Dutemps, Behr). Der Abbildung nach handelt
es sich bei den Behrschen Fällen um dieselben Veränderungen wie bei meinem
Fall. Ich habe S. 533 bereits besprochen, daß die Erklärung Behrs mir nicht
richtig erscheint, weil in meinem Fall eine Miosis nicht vorlag. Der anatomische
Befund bei meiner Beobachtung hat eigentlich nur die klinische Tatsache bestätigt, ohne aufklärend auf den inneren Zusammenhang zwischen der Pupillenstarre und der Irisatrophie zu wirken. Er ist an sich nicht gerade dazu
angetan, den atrophischen Prozeß an der Iris als einen irgendwie spezifischen
erscheinen zu lassen. Es wäre ja denkbar, daß die Iris aus Mangel der ihr eigenen
physiologischen Bewegungen ähnlich wie sonst ein Muskel atrophiert, doch
spricht gegen eine solche Annahme, daß im allgemeinen bei Pupillenstarre eine
Irisatrophie nicht nachzuweisen ist. Immerhin dürfte es von Interesse sein,
diesem Punkt mehr Beachtung als bisher zu schenken.

Von anderen Erkrankungen des Augapfels ist auch die öfters (5mal) zur
Beobachtung gekommene Chorioiditis anterior nur als ein luetisches Symptom zu betrachten.

In 3 Fällen sah ich eine Optikusatrophie, wobei mit der Möglichkeit
gerechnet werden muß, daß es sich um eine deszendierende Atrophie handelte,
daß also der Sehnervenprozeß ebenso wie die Pupillenanomalie möglicherweise
durch eine zerebrale Affektion bedingt war.

Deutet schon dieser allerdings seltene Befund einer Optikusatrophie
darauf hin, daß die Pupillen- und Akkommodationsstörungen bei der kongenitalen Lues nicht immer der einzige Ausdruck einer Erkrankung des Zentralnervensystems sind, so wird diese Ansicht durch das Resultat der genauen
neurologischen Untersuchung meiner Fälle oft genug bestätigt. Auffallend ist,
daß bei keiner meiner Beobachtungen eine Komplikation von seiten
der äußeren Augenmuskeln zu konstatieren war. Dagegen fanden
sich unter 21 von neurologischer Seite untersuchten Fällen 13 mit zweifellosen
Veränderungen von seiten des Zentralnervensystems, während in
8 Fällen der neurologische Befund sich normal verhielt. Die positiven Resultate
lassen sich folgendermaßen zusammenfassen:

Tabische Symptome (Tabes und Pseudotabes infant.) . . 9 Fälle.
Juvenile progressive Paralyse . . . . 1 Fall.
Sehr starke Nervosität, Intelligenzdefekt . . . . 1 „
Spastische Spinalparalyse . . . . 1 „

Wie diese kleine Tabelle ergibt, stehen die tabischen Symptome bei unseren Fällen weit obenan, es hängt das wohl aber zum Teil damit zusammen, daß hier das Material einer Augenklinik zusammengetragen ist, und daß bei Berücksichtigung der Patienten von Nervenkliniken zweifellos mehr juvenile Paralysen zur Beobachtung kommen würden. Bei Durchmusterung der ziemlich zahlreichen, klinisch als infantile Tabes angesprochenen Fälle der Literatur ist besonders zum Unterschied von Tabes bei akquirierter Lues die Häufigkeit der absoluten Starre im Vergleich zum Argyll-Robertsonschen Phänomen festzustellen, so z. B. in den Beobachtungen von Dydynski, Gumpertz, Brasch, Idelsohn, v. Halban, Linser, Bloch, Halben u. a. Bei zahlreichen Mitteilungen fehlt eine genauere Beschreibung der Form der Pupillenstarre, und bei mancher als reflektorische Starre geschilderten Pupillenanomalie handelt es sich vielleicht um unvollständige absolute Starre.

Es entsteht die Frage, ob nun wirklich zwischen Tabes nach akquirierter Lues und kongenitaler im Verhalten der Pupillen ein so wesentlicher Unterschied besteht oder ob die meisten als infantile Tabes angesprochenen Beobachtungen keine reinen Fälle von Hinterstrangsklerose sind. In der Tat deuten mancherlei Anzeichen darauf hin, daß eine reine Hinterstrangserkrankung bei der Lues congenita eine Seltenheit ist, insbesondere ist die Zahl der anatomisch gesicherten Fälle von infantiler Tabes sehr gering, während tabische Symptome keineswegs als sehr selten zu betrachten sind. Für die progressive Paralyse gibt Stöcker zahlenmäßig die Unterschiede in den Pupillenverhältnissen bei Erwachsenen und Jugendlichen an, aus denen die Häufigkeit der Mydriasis und der absoluten Starre bei der juvenilen Form erhellt.

	Progressive Paralyse der Erwachsenen	Juvenile Paralyse
Mydriasis	21%	72%
Isolierte Lichtstarre	57%	17%
Absolute Starre	34%	67%
Keine Pupillenveränderungen . .	9%	11%

Stöcker bringt den auffälligen Unterschied in Abhängigkeit von der von Alzheimer gemachten Beobachtung, daß man häufig bei juveniler Paralyse im Gegensatz zu der bei Erwachsenen die schwersten paralytischen Veränderungen in den zentralen Hirnteilen, besonders den Stammganglien, Thalamus und Brücke finde.

Das Schicksal der kongenital Luetischen mit den genannten Pupillenphänomenen ist also nach mehrfacher Richtung gefährdet, einmal durch das Auftreten einer Keratitis parenchymatosa, die das Sehvermögen in mehr oder minder hohem Grade dauernd schädigen kann, sehr viel seltener durch den Ausbruch anderer luetischer, nicht nervöser Leiden, vor allem aber durch eine Beteiligung des Zentralnervensystems. Die Pupillenstörung kann mit den übrigen Erscheinungen des Zentralnervensystems gemeinsam auftreten oder bemerkt werden oder auch demselben mehr oder minder lange vorausgehen. Die Gefahr des Ausbruchs einer sonstigen syphilitischen Affektion besteht meiner Meinung nach, solange die Wassermann-Reaktion stark positiv ist, womit nicht gesagt sein soll, daß nicht auch gelegentlich bei negativer Wassermann-Reaktion noch neue Symptome sich einstellen können. Über das weitere Verhalten des Zentralnervensystems wird uns der Liquor cerebrospinalis wieder einen guten Fingerzeig geben. Die Prognose scheint, wenn ich auch die nicht-lumbalpunktierten Beobachtungen mitberücksichtige, günstiger zu sein als bei erworbener Lues. Ich habe in der folgenden Tabelle die klinischen, serologischen und lumbalen Befunde eigener Beobachtungen zusammengestellt, aus denen sich meist eine ziemlich gute Übereinstimmung der Befunde ergibt. Man kann auf Grund dieser Feststellungen wohl mit großer Wahrscheinlichkeit Fall 8 und 9, wahrscheinlich auch 15 als abgelaufene Erkrankung des Zentralnervensystems bezeichnen. Die Fälle 5. 6, 7, 10 und 14 müssen dagegen prognostisch mit Vorsicht angesehen werden, wenngleich es möglich ist, daß es sich hier auch um einen in voller Rückbildung begriffenen Prozeß handelt. An ihnen ist von besonderem Interesse die Tatsache, daß offenbar eine schwache Nonnesche Reaktion allein bereits einen abnormen Zustand des Zentralnervensystems im Liquor anzeigt, wofür vor allem der positive klinische Befund spricht. Bei den Patienten 12 und 13 ist die luetische Grundlage nicht absolut sicher, wenn auch wahrscheinlich.

Liquoruntersuchungen bei Pupillenstörungen Kongenital-Luetischer.

Name	Alter in Jahren	Pupillenstörung	Wa.-R. im Blut	Neurol. Befund	Liquor cerebrospin.
1. Fritz Bo., 1012/11	9	R. absolute Starre L. Ophthalmopl. int.	positiv	Sehr aufgeregtes Wesen. Lebhafte Reflexe. Schlechte Kenntnisse Sonst o. B.	Druck nicht erhöht Nonne: + Lymphocytose: 32 im cmm. Wassermann Reaktion + + + +.
2. Kurt Spey., Hdb. I, 185	8	Absolute Starre oder Ophthalmopl. intern.	positiv	Lues cerebrospinalis (Prozeß seit ½ Jahr)	Nonne: +. Starke Lymphocyt. +
3. Herbert Borgm., Kr. 970/08	26	Bds. Ophthalmoplegia interna.	positiv	L. Achillesrefl. nicht auslösbar bei mehrmaliger Untersuchung (Vater an Paralyse †)	Nonne: Opaleszenz. Starke Lymphocyt. + Wassermann-Reaktion + + + + (stärker als im Blut).
4. Margarete Her., Kr. 653/13	13	Bds. Ophthalmopleg. interna.	positiv	Normal. (Zehenreflexe links nicht deutlich).	Wassermann-Reaktion: negativ.
5. Lina Rö., Kr. 759/12	11	R. absolute Starre. L. Ophthalmoplegia interna.	positiv	Kniephänomen etwas schwach, sonst o. B.	Nonne: Opaleszenz. Keine Lymphocytose Wassermann-Reaktion neg. bis 0,8.
6. Henriette Schu., Kr. 939/11	11	L. Ophthalmoplegia interna.	positiv	Sensibilität am Rumpf und den unteren Extremitäten herabgesetzt.	Nonne: Opaleszenz. Keine Lymphocytose Wassermann-Reaktion: negativ.
7. Max Te., Kr. 119/13	31	Bds. absolute Starre.	negativ	Reflexe fehlen, Hypästhesie an der Brust (Tabes). Epilept. Krämpfe.	Nonne: Opaleszenz. Lymphocytose: gering aber sicher. Wassermann-Reaktion: negativ.
8. Frieda Haen., Kr. 619/13	19	Bds. absolute Starre oder Ophthalmoplegia interna.	positiv	normal.	Nonne Lymphocytose Wassermann-Reaktion } negativ.
9. Eduard Schwar., XIV, 2303	45	Bds. Pupillenträgheit, Anisokorie.	negativ	normal.	Nonne Lymphocytose Wassermann-Reaktion } negativ.
10. Max Stroe., 3372/14	20	R. absolute Pupillenstarre, L. Ophthalmoplegia interna.	positiv	normal, allerdings psychisch eigenartig (Selbstmordgedanken, Eigenbrödler). (Vater Tabes).	Nonne: Opaleszenz. Lymphocyt. 14 im cmm. Wassermann Reaktion bei 0,2—0,6 negativ, bei 0,8 schwach positiv.
11. Hedwig Klee.	30	Bds. absolute Starre. (Akkom. nicht geprüft).	positiv	Juvenile Taboparalyse. (Mutter Tabes).	Nonne: schwach positiv. Lymphocyt. (11 im cmm). Wassermann-Reaktion: negativ.

Name	Alter in Jahren	Pupillenstörung	Wa.-R. im Blut	Neurol. Befund	Liquor cerebrospin.
12. Elise He., 1592/17.	12	L. absolute Pupillenstarre.	negativ	Häufige Ohnmachtsanfälle. Kopfschmerzen. Auffallend lebhafte Kniereflexe, sonst Reflexe normal. Auffallende Kleinheit. am Nacken ein auf Lues verdächtiges Leukoderm.	Druck: 280 mm. Nonnesche Reaktion, Lymphocytose und Wassermann-Reaktion: negativ.
13. Luise Sip. 548/17.	21	R. träge Lichtreakt. L. unvollst. absolute Starre. R. Pup. > L.	negativ	Patellarrefl. schwach, r. viel schwächer als l.; Achillesreflexe nicht auszulösen, sonst Befund normal.	Alle 3 Reaktionen negativ.
14. Walter La. 2878/17.	18	Bds. Mydriasis (R. 7,5, L. 8,0 mm) und Lichtstarre, auf Konvergenz r. eine Spur Reaktion. Akkommodationsparese (Nahepunkt R. 17, L. 20 cm)	positiv	Vater angeblich rükkenmarksleidend gewesen. Pat. sehr vergeßlich, leicht aufgeregt, hat öfters Ohnmachten, keine sicheren Krämpfe. Reflexe und Sensibilität nicht sicher pathologisch.	Alle 3 Reaktionen negativ.
15. Dora Vo. Kr. 616/17	13	Bds. absolute Pupillenstarre.	positiv	Gesteigerte Patellarreflexe. Abstumpfung der Sensibilität in einer Zone unterhalb der Mamilla besonders linksseitig.	Alle 3 Reaktionen negativ.

Ernst ist die Prognose zu stellen bei Fall 1, 2 und 3. Allerdings hat die bereits mehrjährige Beobachtung der Patienten 1 und 3 eine wesentliche Verschlimmerung des klinischen Befundes nicht ergeben. Merkwürdig ist Fall 11, der trotz schnell fortschreitender Dementia paralytica einen nur gering positiven Lumbalbefund lieferte.

Also auch hier bei der kongenitalen Lues sind die abnormen Pupillen manchmal nur Rudimente eines nervösen Prozesses, manchmal das Zeichen einer bestehenden Erkrankung und in vielen anderen Fällen ein Menetekel für die Zukunft, ganz wie bei der erworbenen Syphilis.

Bei der Besprechung des Schicksals soll auch das familiäre Auftreten der Nervenlues kurz gestreift werden (s. Vorbemerkungen S. 382). Bei meinem Material von Pupillenanomalien fanden sich folgende Fälle:

1. Das bereits oben besprochene Geschwisterpaar (S. 553) mit reflektorischer Pupillenstarre und maximaler Mydriasis. Bruder neurologisch o. B. Schwester syphilitische spastische Spinalparalyse.

2. Marie Na., 12 Jahre, beiderseitige Ophthalmoplegia interna. Tabische Symptome. Vater an Paralyse gestorben. Mutter Anisokorie, rechts sehr träge Pupillenreaktion. Bruder soll sehr nervös sein.

3. Hedwig Kleem., 30 Jahre, beiderseitige absolute Pupillenstarre, progressive Paralyse. Mutter Tabes.

4. Herbert Borgm., 26 Jahre, beiderseitige Ophthalmoplegia interna. Linker Achillesreflex nicht auslösbar, 4 Reaktionen positiv, Vater an Paralyse gestorben.

5. Max Kram., 44 Jahre, beiderseitige Pupillenstarre und Optikusatrophie bei noch leidlichem Visus. Vater an Paralyse gestorben.

6. Max Stred., 20 Jahre, rechts absolute Pupillenstarre, l. Ophthalmoplegia interna. Vater an Tabes gestorben.

Es ist unter 31 Beobachtungen immerhin keine geringe Zahl von familiärem Auftreten der Nervenlues, wenn man bedenkt, daß in den meisten Fällen die

Eltern selbst nicht neurologisch untersucht werden konnten. Auch bei den als infantile Tabes in der Literatur niedergelegten Beobachtungen ist gar nicht selten bei Vater oder Mutter Tabes oder Paralyse gefunden worden. In einer letzthin erschienenen Dissertation von Wisotzki, der Fälle aus den Jahren 1905—1909 gesammelt hat, konnte bei 15 von 46 Fällen juveniler Paralyse elterliche Tabes oder Paralyse, 1 mal Lues cerebri, bei 4 von 13 Fällen juveniler Tabes „metaluetische" Erkrankung der Eltern, manchmal von Vater und Mutter, festgestellt werden. Nonne macht sich, wie schon früher besprochen wurde, zu einem Hauptverfechter der Ansicht, daß es eine Lues nervosa gibt.

Die Therapie der Pupillen- und Akkommodationsstörungen bei kongenitaler Lues schafft für die Augenveränderungen wohl nur höchst selten Besserung oder gar Heilung. Bei den Pupillenstörungen, die ich selbst verfolgen konnte, sah ich trotz manchmal ausgiebigster, luetischer Behandlung keinerlei Veränderung. Trotzdem wird man, um ein Weiterschreiten des Nervenprozesses möglichst hintanzuhalten, mit spezifischer Behandlung vorgehen müssen und wird dabei besonders in den Fällen, wo es sich um Lues cerebrospinalis handelt, auch öfters greifbare Resultate erzielen.

Die Tatsache, daß bei meinen eigenen Beobachtungen die kongenitale Lues niemals in den ersten Lebensjahren festgestellt oder behandelt war, läßt vermuten, daß die behandelten Lueskinder seltener an Nervenleiden erkranken und darum die Forderung gerechtfertigt erscheinen, alle Kinder mit kongenitaler Lues, ob mit oder ohne manifeste Symptome, bei positiver Wassermann-Reaktion energisch und intermittierend zu behandeln.

D. Augenmuskellähmungen.

Um die Pathologie der Augenmuskelstörungen gut verstehen zu können, wird es zweckmäßig sein, ganz kurz einige anatomische Bemerkungen vorauszuschicken. Ich halte mich hierbei an die Darstellungen von Merkel-Kallius, Gegenbaur, Bernheimer, Nonne, Wilbrand-Saenger, Bing u. a.

Der Oculomotorius hat ein ausgedehntes Kerngebiet, das vom hinteren Ende des 3. Ventrikels unter dem vorderen Vierhügel durch bis unter den hinteren Vierhügel reicht. Er besteht aus einem kleinzelligen Lateralkern, einem großzelligen Lateralkern und dem medialen Kern. Die Lateralkerne sind die Zentren für die äußeren Augenmuskeln und mit Wahrscheinlichkeit so angeordnet, daß von vorn nach hinten folgen: Levator palpebrae, Rectus superior, Rectus internus, Obliquus inferior, Rectus inferior. An den letzteren schließt sich dann der Trochleariskern eng an. Der Medialkern stellt das Zentrum für die Binnenmuskulatur des Auges dar. Aus der Abbildung 53 bei Bing, die ich hier wiedergebe (Abb. 147), geht hervor, wie die aus den einzelnen Teilen des Kerns austretenden Wurzelfasern zum Teil auf der gleichen Seite bleiben, zum Teil eine Kreuzung eingehen, während die Fasern für den Rect. int. und den Obliquus inf. sowohl von derselben als von der gegenüberliegenden Seite stammen. Die Fasern aus dem Medialkern sind stets ungekreuzt.

Wichtig sind die Gefäßverhältnisse in diesem Oculomotoriuskerngebiet, da dieses von zwei getrennten Gefäßgebieten ernährt wird. Alle in den Oculomotoriuskern tretenden Arterien sind Endarterien. Der vordere Teil wird von der A. profunda cerebri, einem Zweig der Basilaris, der hintere von direkt aus dem Stamm der A. basilaris abgehenden Ästen versorgt.

Durch diese Scheidung des Oculomotoriuskerns in einzelne Zentren sowie durch die Blutversorgung aus zwei getrennten Gefäßgebieten wird bereits eine große Mannigfaltigkeit in den krankhaften Erscheinungen erklärlich.

Die **Wurzelfasern** aus dem Kerngebiet des Oculomotorius durchqueren zum Teil die Hirnstiele, zum Teil auch noch den vorderen Teil der Brücke und sammeln sich zum **Stamm** des Nerven, der dicht vor der Brücke medial von den Hirnstielen das Gehirn verläßt und sich zwischen der A. profunda cerebri (A. cerebri post.) und der A. cerebelli sup. hindurch lateralwärts zur Seite des Processus clinoideus posterior begibt, wo er die Dura mater durchsetzt und in die obere Wand des Sinus cavernosus tritt. In diesem liegt er lateral zur letzten Krümmung der Carotis int. und gelangt durch die Fissura orbitalis sup. in die Augenhöhle. Vor dem Eintritt in die Orbita spaltet er sich lateral vom Optikus in einen schwächeren oberen und einen stärkeren unteren Zweig. Der obere versorgt den Levator palp.

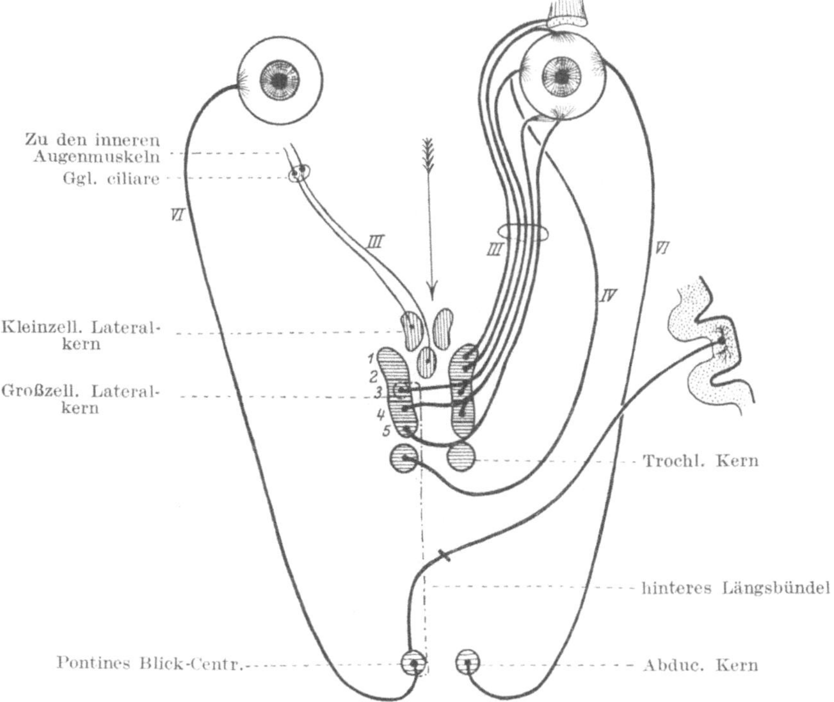

Abb. 147. Die Innervationsverhältnisse der Augenmuskeln. (Kopie nach Robert Bing.)

III. = Okulom. IV. = Trochl. VI. = Abducens.

1. Für M. lev. palp., 2. für M. rect. sup., 3. für M. rect. inf., 4. für M. obl. inf., 5. für M. rect. inf.

und Rectus sup., der untere geht zum Rectus int. und inf. sowie zum Obliquus infer. Der zum Obliquus inf. gehende Ast sendet die Radix brevis zum Ganglion ciliare und von diesem Ganglion gehen die kurzen Ziliarnerven zur Binnenmuskulatur des Auges.

Dicht hinter dem Oculomotoriuskern, fast an ihn angelagert, liegt der Kern des Nervus **trochlearis** am Boden des 4. Ventrikels. Seine Wurzelfasern verlaufen zum Velum medullare ant., wo sie eine Kreuzung eingehen. Er ist der einzige Nerv, dessen Wurzeln dorsalwärts verlaufen. Der Nerv verläßt das Gehirn hinter den Vierhügeln, wendet sich um die Hirnstiele zur Basis, liegt dann lateral und zugleich nach hinten von dem Oculomotorius und über dem Trigeminus. Er verläuft dann innerhalb der Dura mater weiter vorwärts längs des Sinus cavernosus und gelangt, den Oculomotorius schräg kreuzend, über den Ursprungssehnen der Augenmuskeln in die Orbita zum Obliquus superior.

Der Kern des Abducens liegt weiter nach hinten in der Haubenregion der Brücke am Boden des 4. Ventrikels. Er steht durch das hintere Längsbündel mit dem Oculomotorius und vor allem wohl mit dem Kern des Rectus int. in Verbindung. Der Nerv verläßt das Gehirn am hinteren Rande der Brücke, gelangt in den Sinus cavernosus seitlich von der Carotis int. und tritt ebenfalls durch die Fissura orbital. sup. in die Orbita.

Daß zwischen den einzelnen Augenmuskelkernen und zwischen diesen und der Gehirnrinde feste Assoziationen bestehen müssen, geht aus unseren assoziierten Blickbewegungen ohne weiteres hervor.

Da die syphilitischen Produkte sich besonders häufig an der Basis des Gehirns entwickeln und vor allem in der Nähe des Eintritts der Nerven in die Orbita ihre für das Auge schädlichen Einwirkungen geltend machen, so seien die topographischen Verhältnisse in der Gegend der Fissura orbit. sup. zusammenfassend hier erwähnt, wobei ich mich wörtlich an die Darstellung von Wilbrand-Saenger halte.

„Der Sinus cavernosus schließt sich dicht an das feste Gewebe an, welches die Fissura orbitalis sup., speziell den medialen Teil ausfüllt. Seitlich lehnt er sich an den Türkensattel und erstreckt sich rückwärts bis an die Spitze der Felsenbeinpyramide. Er ist von einer Menge von Bindegewebsbalken durchzogen. Die von dem sympathischen Geflecht umhüllte Carotis int. ist völlig in den Sinus eingelagert, sie macht hier eine fragezeichenartige Krümmung und füllt so einen großen Teil des venösen Sinus aus. Außer der Karotis liegt der Nervus abducens im Innern des Sinus und klemmt sich gewissermaßen zwischen die Arterie und die Wand des Sinus hinein, so daß er nur mit seinem unteren Teil frei in den letzteren vorragt. Unmittelbar auf der Arterie liegen der Nervus oculomotorius, der Trochlearis und der erste Ast des Trigeminus. Sie sind in der Substanz der harten Hirnhaut selbst eingeschlossen. Am anderen Ende des Sinus cavernosus treten dann die Nerven dicht zusammengedrängt in das periostale Gewebe ein, welches die Fissura orb. sup. ausfüllt. Nur am mazerierten Schädel stellt sich die letztere als eine klaffende Öffnung dar. In dem mit Weichteilen überzogenen Kopfe ist sie jedoch durch eine sehr feste Bindegewebsmembran verschlossen, welche aus der Verbindung der sich in der Fissura begegnenden Periorbita mit der Dura mater des Gehirns gebildet hat. Nur eine größere Öffnung enthält diese Membran. Dies Loch ist zum Durchtritt des Nervus oculomotorius bestimmt und kann den Namen des Foramen oculomotorii führen. Dasselbe hat aber bloß an der medial oberen Seite in der unteren Wurzel der Ala orbitalis des Keilbeins eine knöcherne Begrenzung. Der übrige Teil des Randes gehört der straffen und gespannten Periorbita an, welche hier durch knorpelartige Festigkeit und geringe Elastizität sehr geeignet ist, den Knochen zu vertreten. Dieselbe bildet, da dieses Gewebe die Dicke von mehreren Millimetern besitzt, hier förmliche Kanäle für die durchtretenden Nerven. Das Foramen oculom. liegt am meisten medianwärts. Durch dasselbe geht außer dem Oculomotorius an dessen unterer lateraler Seite noch der Abducens, während der Trochlearis durch ein eigenes Kanälchen hindurchtritt, das lateralwärts vom Foramen oculomotorii an dessen oberer Seite gelegen ist. Neben und unter dem Trochlearis, am meisten nach außen, ist die Eintrittsstelle des Ramus ophthalm. des Trigeminus, während die Vena ophthalm. sup. unter dem Oculomotorius und neben dem Abducens, nachdem sie den Sehnerv durchkreuzt hat, die Orbita verläßt und sich mit einer Erweiterung in den Sinus einsenkt.“

Wichtig ist für die Pathologie dieser Gegend weiter noch die außerordentliche Nähe des Optikus, der gemeinsam mit der A. ophthalmica durch das Foramen opticum in die Orbita eingeht.

Aus diesen anatomischen Verhältnissen läßt sich eine topische Diagnostik der Augenmuskellähmungen herleiten, die für die syphilitischen ebenso gilt wie für die nichtsyphilitischen. Trotzdem ist für die Lues manches sehr bezeichnend, weil sie oft ganz bestimmte Lokalisationen am Gehirn aufweist. Allerdings läßt diese topische Diagnostik nicht selten im Stich.

Supranukleär gelegene Erkrankungsherde kommen für die Augenmuskellähmungen nur selten in Betracht. Einseitige Augenmuskellähmungen sind auf jeden Fall fast nie durch solche Herde ausgelöst. Nur die isolierte gekreuzte Lähmung des Levator palp. ist nach Bing u. a. bei einseitigen kortikalen Herden nicht ganz selten. Beweisende Fälle scheinen aber nur in geringer Zahl zu existieren (Wilbrand-Saenger, I, S. 335 ff.).

Sehr viel wichtiger ist die Erkrankung des Kerngebiets der Augenmuskeln, und es ist aus der Anordnung des Oculomotoriuskerns z. B. ohne weiteres klar, daß sowohl die Lähmung einzelner Augenmuskeln nukleär bedingt sein als auch daß eine Kombination von Lähmungen verschiedener, vom Oculomotorius versorgter Muskeln auf eine Erkrankung des Kerngebiets bezogen werden kann, vor allem, wenn die Muskeln betroffen werden, deren Kerne nebeneinander liegen. Die nukleären Lähmungen des Oculomotorius sind wegen der großen Ausdehnung des Kernes nur selten total. Sollte der ganze Kern für die äußeren Augenmuskeln getroffen sein, so müßte nach der Bingschen Abbildung der Levator palpebrae und Rect. sup. derselben Seite, der Rect. int. und Obliquus infer. beider Augen und der Rect. inf. des gekreuzten Auges gelähmt sein. Die Ptosis tritt bei progressiver Nuklearlähmung des Oculomotorius meist erst dann auf, wenn die Recti sup., infer. und int. und der Obliquus infer. nach und nach ergriffen worden sind (Bing).

Eine nukleäre Läsion des Abducens erzeugt meist nicht eine isolierte Lähmung des gleichseitigen Externus, sondern wegen der Verbindung mit dem Kern des Rectus int. der anderen Seite eine Déviation conjuguée nach der gesunden Seite hin, außerdem geht die nukleäre Abducenslähmung mit einer Fazialislähmung vom peripheren Typus einher, wegen des sich um den Abducenskern schlingenden Fazialiskerns.

Meistens jedoch wird die assoziierte Lähmung durch eine Läsion der supranukleären Bahn hervorgerufen. Diese Bahn zieht, nach Bing, von einer bestimmten Rindenpartie der einen Hemisphäre zum Abducens bzw. pontinen Blickzentrum der anderen Seite. Diese supranukleäre Bahn überschreitet die Mittellinie an der auf dem Schema (Abb. 147) markierten Stelle; letztere liegt im Niveau des vorderen Randes der Brücke. Ist nun jene Bahn durch einen pathologischen Prozeß proximal von der Kreuzungsstelle unterbrochen, so wird, angenommen der Herd liege rechts, das Blickwenden nach links unmöglich; sitzt die Läsion dagegen im Pons, also distal vom Übergang auf die Gegenseite, so fällt das Blicken nach rechts aus. Es resultiert durch das Überwiegen der nichtgelähmten Antagonisten eine Ablenkung der beiden Augen, im ersten Falle nach rechts, im zweiten Falle nach links. Tritt also durch Unterbrechung der kortikonukleären Bahnen diese „Déviation conjuguée" ein, so blickt, wenn die Läsion oberhalb des Pons sitzt, der Patient nach der Seite seines Krankheitsherdes hin; liegt die Unterbrechung in der Brücke, so blickt er im Gegenteil von der Seite seiner Läsion weg.

Während bei der Kernläsion des Oculomotorius öfters nur der Kern für die einzelnen äußeren oder inneren Augenmuskeln getroffen wird, ist eine solche Scheidung zwischen den Fasern, die zu den äußeren und inneren Augenmuskeln gehen, bei den infranukleären Oculomotoriuslähmungen, wie man vielfach annimmt, weniger häufig, da die Fasern gemeinsam in den Oculomotoriusstamm verlaufen. Es sei jedoch bereits hier betont, daß es zweifellos und vielleicht häufiger, als man gemeinhin glaubt, auch isolierte Lähmungen einzelner Oculomotoriusäste gibt bei Affektionen des Oculomotoriusstammes, wie das insbesondere von Uhthoff, Wilbrand-Saenger u. a. nachgewiesen wurde.

Die infranukleäre Abduzenslähmung hat isolierte Externuslähmung zur Folge.

Sitzt ein Erkrankungsherd im Pedunkulus, so kann sich das Krankheitsbild der Oculomotoriuslähmung mit kontralateraler Extremitätenlähmung (Hemiplegia alternans oculomotoria) entwickeln.

Für den basalen Ursprung von Augenmuskellähmungen sprechen vor allem sonstige Zeichen basaler Erkrankung, sowohl von seiten der anderen Gehirnnerven als auch sonstige Symptome der Lues cerebri. Wenn es sich um progressive Prozesse in der Nähe des Oculomotoriusaustrittes handelt, pflegt nach Bing als erstes Symptom Ptosis aufzutreten im Unterschied zu dem Verhalten bei nukleärer Oculomotoriuslähmung.

Sehr oft entwickeln sich die gummösen Prozesse an der Basis nahe der Fissura orbitalis superior. Es wird dann sehr häufig zu einer Störung im Bereich aller 3 Augennerven sowie des ersten Trigeminusastes und unter Umständen auch des Optikus kommen.

Finden sich syphilitische Wucherungsprozesse nahe der Fissura orbital. superior innerhalb der Orbita, so werden die Bedingungen für das Zustandekommen von Lähmungen ziemlich ähnlich sein, nur daß jetzt noch Verdrängungssymptome (Exophthalmus, Chemosis usw.) oft wohl hinzutreten. Innerhalb der Orbita ist theoretisch auch die Erkrankung einzelner Nervenäste sowie auch eine myogene Entstehung von Augenmuskellähmungen denkbar.

Auf alle diese Möglichkeiten sowie auf den Wert der topischen Diagnostik kommen wir bei der jetzt folgenden **Symptomatologie** der Augenmuskellähmungen noch näher zu sprechen. Selbstverständlich ist hier nur die Rede von den auf Syphilis beruhenden Lähmungen. Sehen wir ab von der bereits früher geschilderten Ophthalmoplegia interna, so unterscheiden wir bei den Augenmuskellähmungen:

1. Eine totale Oculomotoriusparese.
2. Eine Parese aller äußeren, durch den Oculomotorius versorgten Augenmuskeln.
3. Die Lähmung einzelner, durch den Oculomotorius versorgten äußeren Augenmuskeln.
4. Eine Abduzensparese.
5. Eine Trochlearisparese.
6. Eine Ophthalmoplegia totalis (d. h. aller Augenmuskeln).
7. Eine Ophthalmoplegia externa (aller äußeren Augenmuskeln).

Zunächst seien die isolierten Erkrankungen des **Oculomotorius** besprochen. Die totale Oculomotoriusparese kann zwar ebensowohl wie die Lähmungen der einzelnen Äste des Oculomotorius auf einer Erkrankung des Oculomotoriuskerns beruhen; die viel häufigere Ursache bilden aber sicher die Affektionen des Nervenstammes. Der Stamm kann nur zwischen Fissura orbitalis superior und Austrittsstelle aus dem Gehirn basal ergriffen werden, denn in der Orbita teilt er sich sofort nach dem Verlassen der Fissur in seine Äste.

Es gibt verschiedene Möglichkeiten, unter denen der Oculomotorius während seines intrakraniellen Verlaufs erkranken kann. Auf die große kasuistische Literatur soll hier nicht eingegangen werden, da sie von Uhthoff sowie Wilbrand-Saenger (Neurologie des Auges, Bd. I) zusammengestellt und durch eigene Beobachtungen ergänzt wurde, so daß auf diese Arbeiten verwiesen werden kann. Die Möglichkeiten, unter denen der Oculomotoriusstamm ergriffen sein und es zu einer totalen Oculomotoriuslähmung kommen kann, sind folgende: Der Nerv erkrankt ohne Beziehung zu einem basalen, syphilitischen Prozeß in mehr selbständiger Weise auf der einen oder auf beiden Seiten (Perineuritis und Neuritis interstitialis gummosa). Der Stamm weist dann eine zylindrische oder spindelförmige, eventuell auch knotige Anschwellung auf. Die in dem Nerven auftretenden Veränderungen erweisen sich als von den Gefäßen ausgehende, kleinzellige Infiltrationen mit sekundärem Schwund der Nervenfasern. Andere Partien des Gehirns können dabei auch luetisch erkrankt sein, ohne daß ein Abhängigkeitsverhältnis zwischen diesen Veränderungen und denen des Nerven besteht. Eine zweite Möglichkeit der Oculomotoriusbeteiligung ist durch Kompression gegeben, indem z. B. Exostosen oder gummöse Bildungen an der Basis eine Kompressionsneuritis oder eine Druckatrophie hervorrufen. Auch an Kompression durch Fernwirkung bei gesteigertem Hirndruck muß gedacht werden. Der Oculomotoriusstamm kann weiter direkt lädiert werden an der Basis cranii infolge von Einschnürung durch sklerotische Arterien (Art. cerebri post., Art. cerebellaris sup.) sowie durch Thrombose kleiner zuführender arterieller Gefäße zum Nervenstamm. Doch dürfte, wie die genaue Beschreibung eines Falles durch Wilbrand-Saenger zeigt, die Frage oft nicht leicht zu beantworten sein, ob die gefundenen Gefäßveränderungen die primäre Ursache der Nervenaffektion darstellen oder ob die Nervenfasern primär erkrankt sind.

Bei weitem die häufigste Ursache der totalen Oculomotoriusparese ist jedoch die basale gummöse Meningitis. Da diese Erkrankung sich besonders gern zwischen dem Chiasma, den Hirnstielen und den austretenden Stämmen des Oculomotorius ausbildet, ist es nicht erstaunlich, daß der Oculomotorius oft ergriffen und oft auch auf beiden Seiten beteiligt ist. Der Oculomotorius ist in den hochgradigen, zur Sektion gekommenen Fällen öfters direkt ummauert gefunden worden; der gummöse Prozeß ergreift zunächst die Scheide, dann die nervöse Substanz des Nerven selbst. Die Störung der Funktion geht der anatomischen Läsion durchaus nicht immer parallel. Der anatomische Befund kann bei Fällen mit partieller und totaler Oculomotoriusparese ganz gleichartig sein. Wenn der Querschnitt des Stamms anatomisch in toto ergriffen erscheint, braucht klinisch keine totale Oculomotoriusparese zu resultieren, ja der Oculomotorius kann von Geschwulstmassen vollkommen umgeben sein, ohne seine Leitungsfähigkeit überhaupt zu verlieren.

Für den basalen Sitz einer totalen Oculomotoriuslähmung sprechen sonstige basale Symptome, vor allem ein oder -doppelseitige homonyme Hemianopsie, bitemporale Hemianopsie, ferner die Erkrankung sonstiger, an der Basis des Gehirns austretender Nerven, bei einseitiger Lähmung auch Augenmuskelparesen oder zentrifugale Pupillenstörungen am anderen Auge.

Wird der Oculomotoriusstamm in der Gegend des Pedunkulus betroffen (gummöse Neubildungen, Erweichungsherde usw.), so kommt es in charakteristischen Fällen zu der totalen Oculomotoriuslähmung mit kontralateraler Extremitätenlähmung. In der Mehrzahl dieser Fälle ist der Nerv in allen seinen Zweigen gelähmt. Die Lähmung kann aber auch partiell sein. Gelegentlich sind nur die äußeren Äste beteiligt, selbst in Fällen mit sicher basaler Ursache; Uhthoff gibt auf Grund solcher Beobachtungen zu, daß die Mauthnersche Ansicht von der rein nukleären oder faszikulären Entstehung der exterioren und interioren Ophthalmoplegia keine unbedingte Gültigkeit hat, obgleich er im großen und ganzen auf Mauthners Standpunkt steht. Nach Mauthner befällt eine auf den Pedunkulus beschränkte faszikuläre Lähmung nur die äußeren Äste, und zu einem Verfechter dieser Ansicht macht sich auch Alexander bei der Schilderung einer hierher gehörigen Beobachtung.

Die lange zurückdatierende syphilitische Infektion hatte bei dem 45jährigen Patienten zur Erkrankung von Gehirnarterien geführt, welche ihrerseits Erweichung im rechten Pedunculus cerebri und den angrenzenden Gehirnteilen zur Folge hatte. Hierdurch war zunächst eine Lähmung der gleichseitigen Oculomotoriusäste mit kontralateraler motorischer Parese und Sensibilitätsverlust der Extremitäten sowie vorübergehender Fazialisparese entstanden. Die Oculomotoriuslähmung wurde eine totale, als der Erweichungsherd nach vorn bis in die Gegend des Thalamus und in den dritten Ventrikel hinein sich erstreckte.

Dieses Nacheinanderbefallen der äußeren und dann der inneren Muskulatur ist für Alexander ein Beweis der Mauthnerschen Lehre, daß die Fasern für den Sphincter pupillae und Ziliarmuskel im Gegensatz zu denen für die äußeren Muskeln nicht die Hirnschenkel selbst passieren, sondern erst nach dem Durchgang der Fasern für die exterioren Muskeln sich zum Stamm vereinigen.

Auch Erweichungsherde oder Gummata in der Brücke können zu totaler Lähmung des Oculomotorius führen.

Eine totale Oculomotoriusparese auf Grund einer isolierten Kernerkrankung ist zweifellos etwas sehr Seltenes und es gibt Autoren, die das Vorkommen überhaupt bezweifeln, für die Fälle bei Hirnsyphilis sicher mit Recht. Es fragt sich nur, ob bei Tabes, wo die Kernerkrankung, wie bisher angenommen wird, an sich eine sehr große Rolle spielt, nukleär bedingte, totale Oculomotoriuslähmung beobachtet wurde. Anscheinend nicht, denn Wilbrand-Saenger schreiben: „Ein Sektionsbefund eines Falles von isolierter, kompletter, einseitiger Oculomotoriuslähmung bei Tabes ist leider noch nicht vorhanden, wiewohl der Besitz eines solchen in hohem Grade interessant wäre. Es liegt nämlich die Vermutung nahe, daß diese Form der Augenmuskellähmung durch einen neuritischen Prozeß im Oculomotoriusstamm bedingt sein möchte." Die totale Oculomotoriusparese kommt bei Tabes aber überhaupt nur selten zur Beobachtung, nach Uhthoff in 5% seiner Tabesfälle; vor allem spricht die Doppelseitigkeit der Lähmung gegen „metaluetische" Erkrankung und für basale Gehirnlues, wenn überhaupt Syphilis die Grundursache bildet (s. auch später S. 571).

Erheblich häufiger als die totale Oculomotoriusparese kommt die Lähmung einzelner Äste dieses Nerven zustande, wobei die allerverschiedensten Kombinationen klinisch beobachtet werden. Die Möglichkeiten der Entstehung beginnen naturgemäß hier bereits peripherer als bei der totalen Oculomotoriusparese. Der einzelne Muskel kann bereits gummös erkranken, wobei im allgemeinen wohl die gummöse Entzündung von dem Periost der Orbita auf den Muskel selbst übergreift. Über die syphilitische Entzündung der äußeren Augenmuskeln berichten an der Hand eines Falles neuerdings Busse und Hochheim.

Bei einer 37 jährigen Frau war es zu ausgiebigen Lähmungen der äußeren Augenmuskeln, Kopfschmerzen, Papillitis und Protrusio bulbi auf dem rechten Auge gekommen. Nervensystem sonst frei. Die antiluetische Therapie brachte die Papillitis zum Rückgang, die Lähmungen blieben aber, es kam sogar noch Ptosis dazu. Bei der Sektion stellten sich gummöse Veränderungen in den Augenmuskeln und im Herzen heraus. Die Augenmuskeln waren in knorpelharte Geschwülste umgewandelt, von glasig grau-weißem Aussehen. Ältere mehr bindegewebige und frischere, mehr entzündliche Veränderungen, besonders die zahlreichen Riesenzellen, sprachen für einen gummösen Prozeß. Außer der Myositis war noch eine Myocarditis gummosa nachweisbar.

Die Autoren bezeichnen diesen Fall als den ersten von selbständigen, syphilitischen Veränderungen in den äußeren Augenmuskeln. Allerdings ist bei ihrer Beobachtung nur der pathologisch-anatomische Befund mit einiger Sicherheit für die luetische Ätiologie zu verwerten. Es ist aber denkbar, daß luetische Muskelentzündungen vielleicht häufiger sind, als im allgemeinen angenommen wird; bei kongenital-luetischen Säuglingen sind z. B. in den Augenmuskeln öfters reichliche Spirochäten nachgewiesen worden.

Daß einzelne Zweige des Oculomotorius auch innerhalb der Orbita von einer Perineuritis und interstitiellen Neuritis gummosa betroffen werden können, beweist eine Beobachtung von Siemerling. Ein Ast des rechten Oculomotorius ließ perineuritische Veränderungen erkennen. Die Scheide des Nerven war stark verdickt. Nicht so erheblich war die Wucherung und Degeneration an den Ästen des linksseitigen Oculomotorius. Durchweg fand sich eine erhebliche interstitielle Wucherung mit Kernvermehrung und Atrophie der Nervenfasern und unter den vom Oculomotorius versorgten Augenmuskeln, von denen der rechte Rect. sup., der linke Rect. sup. und infer. zur Untersuchung kamen, zeigten einige ganz erhebliche parenchymatöse und interstitielle Veränderungen.

Isoliert wurden solche orbitalen Vorgänge bis jetzt nicht beobachtet. Auch in dem Fall Siemerlings bestand eine basale gummöse Affektion, die offenbar längs der Nerven in die Orbita hinein sich fortgesetzt hatte.

Ein basaler luetischer Prozeß kann also, wie eben beschrieben, durch Fortpflanzung der gummösen Affektion in die Orbita hinein zu einer Lähmung einzelner Oculomotoriusäste führen; ferner aber, und zweifellos viel häufiger, kommen diese partiellen Lähmungen bei rein basalen Erkrankungen vor, auch dann, wenn man nach der grob anatomischen Situation eine Erkrankung des gesamten Oculomotorius voraussetzen müßte. Selbst ganz isolierte Lähmungen, wie die Ptosis, sind öfters basaler Entstehung. Unsere funktionelle Prüfung reicht zweifellos oft nicht aus, um anatomisch vorhandene Läsionen aufzudecken. Merkwürdigerweise ist die diffuse, basale, gummöse Meningitis mit Beteiligung des Oculomotorius außerordentlich selten anatomisch nachzuweisen, wenigstens in der Form frischer Prozesse, die an den Nerven in Form von Neuritis und Perineuritis sich äußern. Wilbrand-Saenger haben kaum je einen derartigen frischen Fall auf dem Sektionstisch gesehen. Sie beziehen das zum Teil darauf, daß die Patienten entweder geheilt werden oder daß die pathologischen Produkte durch die Behandlung eine Umwandlung erfahren haben und darum mehr die alten, schwielig gewordenen Formen bei der Sektion zutage treten. Für den basalen Sitz der Erkrankung sprechen die schon oben erörterten Symptome, die allerdings oft nicht charakteristisch genug hervortreten, um klinisch mit Sicherheit einen nukleären Sitz ausschließen zu lassen.

Die Erkrankung des Kerngebietes des Oculomotorius wird entweder einzelne Muskeln oder bei kombinierten Lähmungen solche Muskeln zur Lähmung bringen, deren Kerne nebeneinander liegen. Das Ergriffenwerden nur eines Teiles des Kerngebietes ist einmal aus der Größe desselben zu erklären, ferner aus der Art der Gefäßversorgung, die schon oben besprochen wurde und bei Wilbrand-Saenger sehr genau beschrieben ist (I, Seite 332). Die anatomische Unterlage bilden primärer Schwund des nervösen Kerngebietes einerseits, Ernährungsstörungen mit Erweichungen oder Hineinwucherung gummöser Massen in den Kernbezirk andererseits. Die Diagnose einer nukleären Lähmung ist durchaus nicht immer mit Sicherheit zu stellen, besonders seitdem auf Grund von anatomischen Feststellungen (Wilbrand-Saenger, Nonne u. a.) die frühere Lehre Mauthners, daß die Lähmungen äußerer Augenmuskeln ohne Beteiligung der Binnenmuskulatur stets auf einer Kernerkrankung beruhe, fallen gelassen werden mußte. Fehlen jedoch Krankheitserscheinungen von seiten anderer Gehirnnerven oder sonstige Zeichen einer basilaren Meningitis, ferner gekreuzte Körperlähmung, so ist besonders bei Anwesenheit von tabischen Erscheinungen immerhin an eine Kernerkrankung zu denken. Nach Wilbrand-Saenger spricht für eine Nuklearlähmung, ohne gerade dafür beweisend zu sein, das anfängliche Verschontbleiben der interioren Augenmuskeln, das allmähliche Nacheinanderbefallenwerden einzelner vom Oculomotorius versorgter Muskeln, die Doppelseitigkeit der Symptome, das Fehlen anderer Zerebralerscheinungen außer Somnolenz und Bulbärsymptomen, das Vorhandensein von Zucker im Urin, der progressive mit Remissionen einhergehende Verlauf, die schnelle Erschöpfbarkeit und Ermüdbarkeit der bald völlig gelähmten, bald nach Ruhe für einige Minuten wieder funktionsfähigen Muskeln, der Übergang einer anfänglich vorhanden gewesenen Lähmung, z. B. einer Ptosis in einen Spasmus des Levator bei intendierten Bewegungen.

Von den Lähmungen einzelner äußerer Oculomotoriusäste ist die isolierte Ptosis die häufigste. Im Gegensatz zu Wilbrand-Saenger gibt Uhthoff der Überzeugung Ausdruck, daß die isolierte Ptosis meistens als nukleär oder faszikulär bedingt anzusehen sei. Allerdings bestreitet er das Vorkommen einer isolierten Ptosis bei basaler Oculomotoriusaffektion nicht, auch gibt er an, daß doppelseitige Ptosis oft der einzige Ausdruck einer basalen Oculomotoriusaffektion sei. Ebenso wie der Levator können andere Muskeln, z. B. die Recti sup. isoliert und symmetrisch auf beiden Augen aus basaler Ursache ergriffen werden.

Auch eine supranukleäre Entstehung scheint gelegentlich für die Ptosis in Betracht zu kommen, während im allgemeinen die supranukleären Augenmuskellähmungen nach Monakow u. a. den Charakter der assoziierten Lähmungen tragen. Den Sitz einer supranukleären Lähmung hat man sich dann entweder unweit des Kerngebiets zu denken oder kortikal. Für die Annahme einer solchen kortikalen Ptosis sind manche klinischen Beobachtungen mit anschließenden Sektionsbefunden zu verwerten, z. B. linksseitige Lähmung mit rechtsseitiger, isolierter Ptosis, der Befund eines Gummas rechts in der Nähe der Zentralwindungen und ähnliche Befunde.

Für die Erkrankungen des **Abducens** gelten theoretisch die gleichen Möglichkeiten wie für die des Oculomotorius. Praktisch aber kommt wohl eine isolierte Erkrankung des Abducens aus orbitaler Ursache kaum je vor. Ebenso fällt die supranukleäre Entstehung weg. Es bleibt also der basale und nukleäre Sitz sowie die Erkrankung der Wurzelfasern im Ponsgebiet übrig, Für eine Erkrankung basalen Ursprungs spricht vor allem die bei der Hirnsyphilis häufige doppelseitige, totale Lähmung des Abducens. Sie kann wohl mit unbedingter Sicherheit auf einen Stammprozeß bezogen werden. Aber auch die einseitige Abducenslähmung dürfte oft genug durch eine basale, luetische Affektion bedingt sein, ist allerdings häufig dann mit der Erkrankung anderer Hirnnerven kombiniert. Es gilt hier dasselbe wie für den Oculomotorius.

Die einseitige Abducenslähmung mit kontralateraler Körperlähmung spricht stets für eine Ponsaffektion im hinteren Abschnitt der Brücke. Der Sehnerv ist bei diesem Sitz fast nie mitbetroffen, der Oculomotorius auch relativ selten, der Trochlearis gar nicht, der Trigeminus selten, relativ häufig aber der Fazialis (Uhthoff).

Die nukleäre Abduzenslähmung ist stets einseitig und die Lähmung meist eine unvollständige; auch spricht nach Ansicht vieler Autoren der vorübergehende Charakter der Lähmung für den nukleären Sitz.

Die Parese des **Trochlearis** kommt isoliert bei luetischen Prozessen ungemein selten vor. Ein vollständig isoliertes Auftreten spricht wohl im Sinn einer Kernaffektion, da Uhthoff bei den basalen Erkrankungen, die den Trochlearis mitbeteiligten, diesen nie isoliert betroffen fand.

Im Unterschied zu den Lähmungen einzelner Augenmuskelnerven spricht man seit Mauthner von **Ophthalmoplegien,** wenn entweder alle zum Auge gehenden Bewegungsnerven (Ophthalmoplegia totalis) oder nur die äußeren Äste ganz oder teilweise (Ophthalmoplegia externa) ergriffen sind.

Die Ophthalmoplegia totalis syphilitischen Ursprungs ist wohl immer bedingt durch Prozesse in der Nähe der Fissura orbitalis superior. Sie entsteht, wenn sich gummöse, basilar-meningitische Prozesse dicht hinter der Fissur entwickeln, wobei diese in die Fissur hineinragen und sogar in die Orbita weiter wuchern können. Umgekehrt können im hintersten Teil des Orbitaltrichters periostale gummöse Wucherungen sämtliche, durch die Fissur gehenden Nerven mitergreifen und durch die Fissur nach dem Schädelinnern wuchern. In den meisten Fällen dürfte es nicht gelingen, anatomisch mit Sicherheit bei einem solchen Durchwachsen der Fissur den Ausgangspunkt zu bestimmen; dagegen ist es wohl im allgemeinen möglich zu sagen, ob eine totale Ophthalmoplegia vorwiegend einem basalen oder orbitalen Prozeß entspringt. Eine Beteiligung des Trigeminus können beide Arten mit sich bringen, dagegen ist die orbitale zunächst fast immer durch einseitiges Vorkommen sowie durch einen mehr oder minder starken Exophthalmus, vielleicht auch durch andere Stauungserscheinungen innerhalb der Orbita charakterisiert, wenngleich die unter dem Bilde der „Stauungspapille" einhergehende Affektion der Papille, die wir früher gesehen haben, auch sehr häufig durch Prozesse an der Basis cranii hervorgerufen wird. Die basalen Fälle dagegen zeigen sehr häufig auch Lähmungen am anderen Auge, entweder ebenfalls totale Ophthalmoplegie oder Lähmung einzelner Muskeln.

Die Ophthalmoplegia externa, d. h. die Lähmung verschiedenen Nervengebieten angehöriger, äußerer Augenmuskeln kommt bei der Lues nicht so häufig vor. Sie kann basalen Ursprungs sein. Auch hier ist dann meist das andere Auge mitgegriffen, entweder in der Form kombinierter Augenmuskellähmungen oder durch Lähmung einzelner Muskeln. Merkwürdigerweise kommt aber auch bei der Ophthalmoplegia externa anscheinend ein orbitaler Prozeß als Ursache in Betracht, dafür spricht folgende Beobachtung:

Wilhelm Kol., 40 Jahre, 393/09, hatte vor etwa 20 Jahren Syphilis. Seit etwa 10 Wochen leidet er an Kopfschmerzen und an dem Gefühl von Ameisenlaufen in der linken Kopfhälfte. Seit 3—4 Wochen bemerkt er Doppelsehen und allmählich senkte sich das Oberlid herab. Bei der Aufnahme am 3. VII. 09 bestehen Ophthalmoplegia externa des linken Auges bei vollkommen erhaltener Pupillenreaktion und Akkommodation, ferner Trigeminusparästhesien im ersten Ast, außerdem ein ausgesprochener Exophthalmus (rechts $13^1/_2$ mm, links $16^1/_2$ mm am Exophthalmometer). Wassermann-Reaktion positiv. Auf Jodkalium ziemlich schneller Rückgang des Exophthalmus. Am 30. VII. ist der Exophthalmus fast geschwunden, die Augenbewegungen sind fast frei. Visus dauernd $^5/_{15}$ bei normalem ophthalmoskopischen Befund. Neurologisch: Achilles- und Patellarreflexe prompt, Romberg negativ, Blase und Mastdarmfunktion intakt.

Die chronische progressive Ophthalmoplegie kompliziert sich häufig mit Tabes, seltener mit Taboparalyse, noch seltener mit Paralyse allein (Uhthoff). Ihren Ausgangspunkt bildet mit großer Wahrscheinlichkeit die Kernregion, wenngleich die anatomischen Befunde in dieser Hinsicht nicht eindeutig sind, da meist das ganze Neuron betroffen gefunden wurde. Wir kommen darauf später (S. 574) noch einmal zu sprechen.

Ätiologie, Verlauf. Daß die Syphilis eine sehr häufige Ursache der Augenmuskellähmungen ist, ist lange bekannt. Auch wird nach übereinstimmender Mitteilung aller Autoren der Oculomotorius am häufigsten betroffen, in zweiter Linie rangiert der Abducens und an dritter der Trochlearis. Heutzutage, im Zeitalter der Wassermann-Reaktion und der Lumbalpunktion, sind viele Fälle ätiologisch natürlich viel leichter aufzuklären als früher, wenngleich zweifellos unter den Wassermann-negativen Fällen mancher noch als luetisch betrachtet werden muß. Die eigenen ätiologischen Erfahrungen sind in der folgenden Zusammenstellung zu finden, wobei noch betont werden soll, daß es sich stets nur um klinisch, nicht anatomisch untersuchte Patienten handelt.

	Lues nachweisbar	Lues nicht nachweisbar
Ophthalmoplegia totalis	6	2
„ externa	4	6
„ interna (bei akquirierter und kongenitaler Lues)	38	4
Lähmung einzelner Zweige des Oculomotorius	10	25
Abducensparese	24	24
Trochlearisparese	3	3

Von den Lähmungen auf luetischer Basis betrafen also alles in allem den Oculomotorius bei Nichtberücksichtigung der Ophthalmoplegia totalis und externa 54 Fälle; unter diesen fielen auf

Totale Oculomotoriusparese . . . . 6 Fälle ⎫
Ophthalmoplegia interna 38   „   ⎬ 66,6%
Lähmung einzelner Zweige (isoliert oder kombiniert) 10   „   ⎭
Abducens 24   „   29 %
Trochlearis 3   „   4 %

Die Augenmuskellähmungen gehören im allgemeinen dem Spätstadium der Lues an, es ist aber zweifellos irrig anzunehmen, wie es in den letzten Jahren vielfach geschehen ist, daß nicht auch im Frühstadium der Syphilis gelegentlich Augenmuskellähmungen sich einstellen können. Wie Nonne mitteilt, hat schon Fournier im ersten Stadium der Hirnlues Augenmuskellähmungen gesehen, und später wurde dieses Vorkommen von Drysdale, Jeaffreson, Naunyn, Uhthoff, Wilbrand-Saenger u. a. festgestellt. Als disponierendes Moment für das Entstehen solcher Lähmungen im Sekundärstadium der Lues wurde in den letzten Jahren vielfach die Behandlung mit Salvarsan angeführt. Es kann wohl auch nicht in Abrede gestellt werden, daß tatsächlich in der ersten Salvarsanära auffallend viel Augenmuskellähmungen im Frühstadium der Lues gesehen wurden, wenn auch die Lähmungen der Augenmuskeln gegenüber den Störungen im Optikus- und Akustikusgebiet weit zurücktreten. In der zusammenfassenden Arbeit von Benario sind unter 194 Neurorezidiven im ganzen:

Oculomotorius . . . . . 13 mal
Abducens . . . . 6 „
Trochlearis . . . . . . 2 „
Trigeminus . . . . 1 „

betroffen gefunden worden. In einer anderen Tabelle bringt Benario die Neurorezidive nach Quecksilberbehandlung, wobei er nur 3 Fälle von Oculomotoriuslähmung und keine Beobachtungen von Störungen des Abducens, Trochlearis und Trigeminus mitteilt. Ich selbst habe nur einmal eine Augenmuskellähmung bei einem salvarsanbehandelten Patienten mitbeobachten können.

Heinr. Str. (Priv. Pat. des Herrn Prof. E. v. Hippel), 27 Jahre, hatte sich Februar 1913 luetisch infiziert. Er wurde zunächst mit Kalomel behandelt, erhielt dann mehrere intraglutäale Quecksilberinjektionen und 2 Salvarsaneinspritzungen. April und Juli soll die Wassermann-Reaktion negativ gewesen sein. Unter prodromalen Kopfschmerzen entwickelte sich Mitte Juli eine Oculomotoriusparese am linken Auge, ohne daß je Erscheinungen von sekundärer Lues vorhanden waren. Unter einer Schmierkur gingen die Lähmungserscheinungen auffallend schnell zurück. Schon nach wenigen Tagen konnte er in der Nähe wieder lesen; dann normalisierte sich die Pupillenweite und Ende Juli war nur noch ein ganz geringer Beweglichkeitsdefekt nachweisbar.

Häufig sind diese frühen Augenmuskellähmungen aber auch bei den mit Salvarsan behandelten Fällen zweifellos nicht gewesen, und je intensiver man von vornherein die Lues behandelt, um so mehr wird man sie und die zugrunde liegende Lues cerebri vermeiden. In den letzten Jahren hat man kaum mehr davon gehört.

Wir wenden uns nun zu der Frage, inwiefern die Art der Augenmuskellähmung gewisse Rückschlüsse auf das zugrunde liegende Gehirnleiden zuläßt und berichten deshalb, vor allem auf die umfassenden Untersuchungen Uhthoffs gestützt, über die Augenmuskelparesen bei Hirnsyphilis einerseits, der Tabes bzw. Paralyse andererseits. Es muß allerdings betont werden, daß klinisch die Differentialdiagnose öfters nicht oder erst aus der längeren Beobachtung möglich ist, ja, daß gar nicht so selten die Augensymptome isoliert bei Luetikern bestehen; die Lumbalpunktion wird in solchen Fällen allerdings schon meistens darauf hindeuten, daß der Prozeß ausgedehnter ist, als es klinisch erscheint. Die Uhthoffschen Zahlen geben, da sie meistenteils von schweren, zu Tode führenden Fällen entnommen sind, zweifellos etwas andere Bilder, als man sie in der klinischen augenärztlichen Praxis vor sich sieht, besonders in bezug auf die Häufigkeit der Komplikationen.

Bei der **Hirnsyphilis** ist der Oculomotorius (nach Uhthoff) in $34^0/_0$ der Fälle, der Abducens in $16^0/_0$ (in $11^0/_0$ doppelseitig), der Trochlearis in $5^0/_0$ (fast stets einseitig) ergriffen. Der Oculomotorius ist in gleicher Häufigkeit doppelseitig wie einseitig erkrankt und außerordentlich häufig bestehen nebenbei andere Hirnnervenaffektionen. Am häufigsten ist unter den vielen Variationsmöglichkeiten, wie der Oculomotorius als Ganzes oder in seinen Teilen betroffen sein kann, die totale Oculomotoriusparese zu nennen, der dann die Ptosis an Häufigkeit folgt. Die basalen optischen Leitungsbahnen resp. die Nervi optici fanden sich in über $1/_3$ der Fälle bei der Oculomotoriusaffektion mitbeteiligt, der Abducens in $27^0/_0$, der Trochlearis in $16^0/_0$, der Trigeminus in $10^0/_0$, der Olfaktorius in $8^0/_0$, der Fazialis in allen seinen Zweigen in $6^0/_0$. Galt dieses letzte Zahlenverhältnis für die doppelseitige Oculomotoriuslähmung, so sind die Verhältnisse bei der einseitigen ähnliche, nur daß die basalen optischen Leitungsbahnen noch mehr als in der Hälfte der Fälle beteiligt gefunden wurden. Auch bei der einseitigen Oculomotoriusaffektion ist in $2/_3$ aller Beobachtungen die Erkrankung dieses Nerven nicht die einzige basale Hirnnervenlähmung. Die doppelseitige Oculomotoriuslähmung ist sogar nur in $16^0/_0$ als isolierte basale Erscheinung gefunden worden.

Ganz allgemein sind die Störungen des Oculomotorius bei der Hirnsyphilis in der überwiegenden Mehrzahl der Fälle auf eine basale Erkrankung zurückzuführen, wobei die gummösen meningitischen Prozesse auf die Scheide des Nerven und schließlich auf das Nervengewebe selbst übergehen. Sehr viel seltener sind Erweichungsherde infolge syphilitischer Gefäßerkrankungen die Ursache der Lähmungen. Eine Statistik Uhthoffs über die anatomischen Oculomotorius-Veränderungen bei Hirnlues ergibt folgendes:

1. Neuritis und Perineuritis gummosa mit und ohne begleitende Meningitis basalis . . . . 18 mal
    a) mit Meningitis basalis . . . . . . 10 mal
    b) ohne Meningitis basalis . . . . . . 8 ,,
2. Direkte Druckläsion der Nervenstämme durch syphilitische Neubildungen . . . . 17 ,,
3. Völliges Aufgehen der Nervenstämme in benachbarte gummöse Neubildungen . . . . 8 ,,
4. Einfache Atrophie des Oculomotorius . . . . . . 4 ,,

5. Arteriitis syphilitica . . . . 1 mal
6. Verdickung der Art. basilaris und Granulationsbildungen
   im 4. Ventrikel und im Aquaeductus Sylvii . . . . 1 „
7. Direkte syphil. Muskelaffektion . . . . 1 „

Die doppelseitige **Abducensaffektion** ist bei der Lues cerebri nach dem **Uhthoff**schen Beobachtungsmaterial häufiger als die einseitige, bei Mitbenutzung der sonst vorliegenden Sektionsfälle allerdings nur wie 1 : 1,5 zur einseitigen gefunden worden. Die doppelseitige Oculomotoriuslähmung ist auf jeden Fall noch häufiger als die doppelseitige Abducenslähmung. Sowohl bei der doppelseitigen als bei der einseitigen **Abducensparese** ist die basale Entstehung bei weitem das häufigste und deshalb die Abducensparese meist bei der Hirnsyphilis mit der Erkrankung anderer Hirnnerven kombiniert. Besteht eine kontralaterale Körperlähmung neben der einseitigen Abducenslähmung, was immerhin sehr selten vorzukommen scheint, so handelt es sich um eine Ponsaffektion im hinteren Abschnitt der Brücke. Eine nukleäre Abducenslähmung kommt bei der Hirnsyphilis kaum je vor. **Alexander** u. a. (II. Teil) führt allerdings Fälle von Abducenslähmung, kombiniert mit Diabetes, auf eine luetische Erkrankung am Boden des IV. Ventrikels zurück.

Der **Trochlearis** wird bei der Lues cerebri nie isoliert erkrankt betroffen, sondern fast immer sind andere Hirnnerven, vor allem der Oculomotorius, in zweiter Linie die Optici, dann der Abducens, Akustikus, Fazialis, Trigeminus mitergriffen. Selten sind die Trochleares doppelseitig befallen. Als Ursache der Trochlearislähmung kommt wieder fast immer nur eine Erkrankung der Basis des Gehirns bei der Hirnsyphilis in Frage.

Bei der **Tabes** beträgt die Häufigkeit der Augenmuskellähmungen vom neurologischen Standpunkt etwa 20%, bei Verarbeitung des Beobachtungsmaterials an Augenkliniken erheblich mehr. Von langher wird als das Charakteristische der tabischen Augenmuskellähmungen ihre Flüchtigkeit, der schnell wechselnde Charakter und die Unvollständigkeit der Lähmung hervorgehoben. Besonders tritt diese Unvollständigkeit beim Oculomotorius hervor. Eine totale Oculomotoriusparese fand **Uhthoff** nur in 5% seiner Tabesfälle; ganz besonders spricht doppelseitige Oculomotoriuslähmung gegen Tabes.

Daß nur ein einzelner Muskel bei einer Störung des Oculomotorius betroffen ist, scheint selten zu sein und selbst bei der Parese des Levator palpebrae, der eine gewisse Ausnahmerolle spielt, ist meist der eine oder andere vom Oculomotorius versorgte Muskel mitergriffen. Nach **Uhthoff** beträgt die Häufigkeit der isolierten Ptosis bei Tabes ca. 4%. Gemeinsam mit einem der verschiedenen Tabessymptome spricht die einseitige oder doppelseitige vorübergehende Ptosis für das Vorhandensein einer Tabes. Es entspricht ganz meinen Erfahrungen, wenn **Uhthoff** für die Ophthalmoplegia interna bei der Tabes im Gegensatz zu **Alexander** die Flüchtigkeit als Charakteristikum ablehnt.

Auch der **Abducens** ist bei der Tabes ungemein selten doppelseitig affiziert und ist überhaupt sehr viel seltener ergriffen als der Oculomotorius (in 13%). Am seltensten von den isolierten Augennervenerkrankungen kommt der Trochlearis in Betracht (3%), er ist stets einseitig affiziert.

Auch das ausgeprägte Bild der Ophthalmoplegia externa und der totalen Ophthalmoplegie sind bei der Tabes selten, nach **Uhthoff** etwa in 2% nachzuweisen, dagegen ist die an sich nicht häufige, chronische progressive Ophthalmoplegie sehr oft mit Tabes kompliziert. Näheres über Ophthalmoplegia interna ist bereits früher mitgeteilt worden.

Im großen ganzen gehören die Augenmuskellähmungen bei der Tabes zu den Frühsymptomen der Erkrankung.

Den Sitz der tabischen Augenmuskellähmungen hat man früher besonders auf Grund der Mauthnerschen Lehre vorwiegend in die Kernregion verlegt, und auch heute noch treten wohl zahlreiche Autoren, besonders auch Uhthoff, für diese Anschauung ein. Diese Ansicht in ihrer allgemeinen Form wird aber von anderer Seite lebhaft bestritten, vor allem werden anatomische Befunde dagegen ins Feld geführt. Die zahlreichen pathologisch-anatomischen Untersuchungen ergeben, wie auch Uhthoff schildert, fast stets neben einer Erkrankung der Kernpartien auch eine Erkrankung der Wurzelfasern und des austretenden Nervenstammes. Wenn auch in einzelnen Fällen die stärkere Degeneration in der Kerngegend vorzuliegen schien und so für das primäre Befallensein der Kernregion sprach, so scheinen andererseits bis heute noch keine anatomisch untersuchten Fälle vorzuliegen mit isolierter Erkrankung der Kernpartien (s. auch oben S. 568). Umgekehrt wurde eine vorwiegend periphere Degeneration im Bereich der Augenbewegungsnerven schon von früheren Autoren mehrfach festgestellt, so von Déjérine, Strümpell, Marina u. a. In letzter Zeit sprechen besonders die Untersuchungen von Stargardt, der sowohl die Oculomotorii in ihrem intrakraniellen Teil als die Wurzeln und Kerne derselben bei Tabes und Paralyse studierte, für eine öfters peripher sitzende Erkrankung. Bei seinen Fällen handelte es sich allerdings meist um leichtere Störungen, besonders um isolierte ein- oder doppelseitige Ptosis. In allen Fällen nun, in denen eine Ptosis nachgewiesen war, ließ sich im intrakraniellen Teil der Oculomotorii eine mehr oder weniger ausgedehnte Plasmazelleninfiltration nicht nur der Scheide, sondern auch der Gefäße, im Innern der Nervenstämme nachweisen. Befallen war stets der Teil des Nerven, der dicht hinter der Durchtrittsstelle des Nerven durch die Dura mater lag. In allen diesen Fällen von ein- und doppelseitiger Ptosis war das Oculomotorius-Kerngebiet normal. Für den pathologischen Charakter dieser Zellinfiltration im Perineurium des Nerven macht Stargardt geltend, daß bei den einseitigen Fällen eine ausgesprochene Infiltration sich immer nur auf der der Lähmung entsprechenden Seite fand. Stargardt meint zum Schluß seiner Ausführungen: „Aus meinen Befunden am Oculomotorius möchte ich nun noch den Schluß ziehen, daß unsere Auffassungen über die Entstehung der tabischen und paralytischen Augenmuskellähmungen der Revision bedürfen. Wir nehmen ja heute, von der Toxinlehre ausgehend, an, daß diese Lähmungen durch primäre Erkrankung der Ganglienzellen in dem Oculomotoriuskern bedingt werden. Ich glaube, daß diese Annahme nicht für alle Fälle zutrifft. Vielmehr glaube ich, daß den meisten Fällen Läsionen der Nerven an der Hirnbasis zugrunde liegen und daß nur in seltenen Fällen der primäre Sitz der Erkrankung in dem Nervenkerngebiet zu suchen ist." Auch Wilbrand-Saenger sind wohl der Ansicht, daß Augenmuskellähmungen bei der Tabes, insbesondere die Ptosis, auf basaler Ursache beruhen und verweisen auf die öfters festgestellte, zweifellos neuritische Erkrankung des Oculomotorius bei der Tabes. Dem Argument Uhthoffs, daß die Unvollständigkeit der Lähmung oder daß die isolierte Lähmung eines Muskels schon klinisch für eine Erkrankung der Kernregion spreche, muß entgegengehalten werden, daß gar nicht selten gummöse Prozesse am Oculomotorius anatomisch nachgewiesen wurden, die sich klinisch nur in der Lähmung eines oder einiger Zweige manifestierten.

Sieht man ab von dieser mehr prinzipiellen Frage des primären Sitzes der Lähmung bei Tabes, so ergibt die pathologisch-anatomische Forschung noch einiges andere Mitteilenswerte. Von mehreren Seiten wird eine Ependymwucherung im Bereich des 3. und 4. Ventrikels sowie des Aquaeductus Sylvii zum Teil mit gleichzeitiger Atrophie des Oculomotoriuskernes und -stammes beschrieben, doch ist Uhthoff nicht geneigt, diese Wucherung als eigentliche

Ursache für die tabischen Augenmuskellähmungen anzuerkennen. Ebenso sind nach den Mitteilungen von Siemerling und Bödecker Blutungen in der Kernregion bei den tabischen Augenmuskellähmungen selten. In einzelnen Fällen, wie in denen von Glorieux, wird von Wilbrand-Saenger die Möglichkeit der plötzlichen Entstehung einer Ptosis durch eine Hämorrhagie zugegeben. Wie vorsichtig man mit der Verwertung von Hämorrhagien jedoch sein muß, zeigt die Beobachtung 33 von Nonne (III. Aufl.), bei der klinisch eine rechtsseitige Ophthalmoplegia externa bestand, anatomisch eine gummöse basale Meningitis mit besonderer Bevorzugung des rechten Oculomotorius und außerdem tabische Hinterstrangerkrankung vorlag. Mikroskopisch fanden sich multiple Blutungen in den Kernen beider Oculomotorii. Die mikroskopischen Befunde von Siemerling und Bödecker zeigen, daß die Veränderungen, wenn zunächst von der Kernregion gesprochen werden soll, am ersten die Gestalt der Zelle betreffen, während der Schwund der Granula erst in zweiter Linie hervortritt. Nach ihrer Ansicht müssen erst zahlreiche Ganglienzellen im Kerngebiet gelitten haben, um die Funktion des Nerven wesentlich zu stören oder aufzuheben. Darauf weist vor allem das verschiedenartige Aussehen der Zellen hin. Für die häufigen Rückbildungserscheinungen bei den tabischen Muskellähmungen glauben Siemerling und Bödecker eine Wiederherstellung der zerfallenen Granula verantwortlich machen zu können. Nach anderen Autoren handelt es sich um Zirkulationsstörungen oder Blutungen, doch dürften hier mehr Vermutungen als Beweise vorliegen. Die mikroskopischen Veränderungen im Nerven selbst bestehen bei den geringgradigsten Fällen, wie aus den Untersuchungen Stargardts hervorgeht, aus einer Infiltration der Scheiden mit Plasmazellen. In den meist untersuchten Spätstadien ist neben einem Zerfall der Nervenfasern eine interstitielle Wucherung, ähnlich wie bei der tabischen Optikusatrophie, nachzuweisen.

Auch an den paretischen Augenmuskeln trifft man in den späten Stadien öfters metamorphotische Erscheinungen in Form fettiger Degeneration, Zerfall des Protoplasmas usw. Stets aber waren dann auch Degenerationserscheinungen in den zugehörigen Nerven nachzuweisen.

In seltenen Fällen konnte trotz der tabischen Augenmuskelstörungen ein anatomischer Befund im Bereich der Nervenbahn nicht nachgewiesen werden.

Eine besondere Rolle spielt die Tabes nun noch bei der chronischen progressiven Ophthalmoplegie; während nämlich bei den bisher besprochenen, isolierten Augenmuskellähmungen die Tabes und Paralyse nur in 20% der Fälle nach Uhthoff in Betracht kommen, sind bei dem Krankheitsbild der chronisch-progressiven Ophthalmoplegie nahezu in der Hälfte der Fälle Zeichen von Tabes oder Paralyse zu finden. Allerdings kann die Ophthalmoplegie diesen Erscheinungen lange vorausgehen, doch hat der ausgebildete Symptomenkomplex nicht mehr das häufig flüchtige Auftreten, das Kommen und Gehen, wie es für die isolierten tabischen Augenmuskellähmungen typisch ist. Immerhin kann gelegentlich auch das ausgesprochene Bild der Ophthalmoplegie noch zurückgehen. Es sind nur solche Beobachtungen zu der chronisch progressiven Ophthalmoplegie gerechnet, die aller Wahrscheinlichkeit nach einen nukleären Ursprung haben. Wie bei den isolierten Augenmuskellähmungen, so ergibt auch die bisherige anatomische Forschung für diese Fälle von chronischer Ophthalmoplegie sowohl eine Erkrankung des Kernes als auch der Wurzelfasern und Nervenstämme. Für die Frage des primären Sitzes erheben sich also dieselben Schwierigkeiten, wie sie vorher schon geschildert wurden; Uhthoff ist allerdings von dem primären Sitz im Kerngebiet völlig überzeugt. Speziell für die Ophthalmoplegia externa nimmt er nach den Untersuchungen von Förster, Gowers u. a. an, daß es sich bei der Tabes um einen Krankheitsprozeß in der Kernregion handle. Förster steht auf dem Standpunkt, daß der Prozeß am Boden des Aquaeductus Sylvii nicht bis in den hinteren Teil des dritten Ventrikels hinaufreiche, wo das Zentrum für Akkommodation und Pupillenbewegung liege. Zweifellos sind neuere anatomische Untersuchungen über diese Frage sehr erwünscht.

Über die Ophthalmoplegia interna allein ist bereits früher berichtet worden. In etwa 14% der Fälle ist die innere Augenmuskulatur bei der Tabes neben den äußeren Augenmuskeln ergriffen.

Differentialdiagnostisch spricht für Tabes als Ursache der Ophthalmoplegie der äußeren Muskeln das Vorhandensein einer reflektorischen Pupillenstarre, die Flüchtigkeit der Lähmung und die Neigung zu Rezidiven. Bei diesen Rezidiven wird manchmal derselbe Muskel, manchmal ein anderer betroffen. Pel berichtet von einem Fall, wo eine Oculomotoriuslähmung in den äußeren Zweigen 7mal rezidivierte. Einen ähnlichen Fall konnte ich selbst längere Zeit verfolgen. Fast immer ist bei der tabischen Ophthalmoplegie der Levator miterkrankt. Nach Wilbrand-Saenger fehlt die Ptosis nur in 12% der Fälle. Häufiger kommt schon vor, daß die anfänglich vorhandene Ptosis bei fortschreitendem Grundleiden sich bessert oder verschwindet. Solche Fälle mit vorübergehender Ptosis finden sich am häufigsten im Initialstadium der Tabes; in späteren Stadien dominieren stationäre Lähmungen der äußeren Bulbusmuskulatur. Die tabische Ophthalmoplegie beginnt im übrigen meist einseitig; wenn die zweite Seite ergriffen wird, so ist die Tabes selbst meist unverkennbar. Bei progressiver Paralyse (ohne Tabes) ist dauernde Augenmuskellähmung sehr selten, nur in 2—3% vorhanden (Wilbrand-Saenger).

Am Schlusse dieses Abschnitts, der die verschiedenartigen Beziehungen der auf Lues basierenden Gehirnerkrankungen zu den Augenmuskellähmungen beleuchtet, sei noch hervorgehoben, daß man manchmal gewisse auslösende Momente für die Entstehung der Lähmung anzuschuldigen geneigt ist. Als ein solches disponierendes Moment wird von Vielen, abgesehen von einer vorausgegangenen Salvarsanbehandlung (s. oben S. 570), körperliche Überanstrengung angesehen. Ich selbst sah z. B. bei einer 34jährigen Frau, die einige Jahre zuvor offenbar von ihrem Mann infiziert und mehrmals antiluetisch behandelt war, eine linksseitige Abducensparese im Anschluß an eine bis zur Erschöpfung ermüdende Gebirgstour auftreten. Stargardt erinnert daran, daß auch bei trypanosomeninfizierten Eseln und Maultieren, die zunächst scheinbar vollkommen gesund waren, nach großen körperlichen Anstrengungen ziemlich plötzlich schwere Krankheitserscheinungen, vor allem Lähmungen, auftraten. Er denkt sich die Einwirkung dieser sogenannten akzidentellen Schädlichkeiten, unter die er, abgesehen von körperlichen Anstrengungen, Exzesse in Baccho et Venere, Erkältung usw. rechnet, derart, daß sie auf alle Fälle die Resistenz des Körpers gegen die vorhandenen Krankheitskeime herabsetzen und daß es infolge dieser herabgesetzten Resistenz zu einer Vermehrung der Krankheitskeime und zu einer Ansiedlung in den verschiedenen Organen komme.

Therapie und Schicksal. Bei der Beurteilung des therapeutischen Erfolges ist eine gute Dosis Selbstkritik sehr notwendig, denn, wie wir gesehen haben, ist besonders bei den tabischen Augenmuskellähmungen die Muskelstörung häufig nur vorübergehender Art, auch wenn gar keine Behandlung eingesetzt hat. Im ganzen kann man wohl sagen, daß die auf Hirnsyphilis beruhenden Augenmuskellähmungen durch die antiluetische Therapie nicht selten günstig beeinflußt werden, in der Form, daß die Augenmuskellähmung entweder vollkommen oder zum Teil zurückgeht. Man kann es auch erleben, daß die Parese einer sehr intensiven Hg-Salvarsankur gegenüber sich zunächst ganz resistent verhält, nach Monaten aber ohne weitere Therapie sich ganz oder teilweise verliert. Eine sehr rapide Besserung oder Heilung ist mir selten begegnet, besonders bei den häufigsten Fällen von Augenmuskellähmungen im Spätstadium der Syphilis. Günstiger scheinen die Erkrankungen in den Anfangszeiten der Lues für die Behandlung zu liegen. Dafür spricht z. B. der oben geschilderte Verlauf bei einem Patienten (S. 570); auch die Beobachtung von Neißer-Hartung (zit. von Benario Seite 74) ist in diesem Sinne zu verwerten.

Es handelte sich hier um eine Hebamme, die Herbst 1909 infiziert und trotz mehrmaliger Quecksilberbehandlung im Mai 1910 an beiderseitiger Stauungspapille, Oculomotorius- und Abducensparese erkrankte. Auf eine einmalige Salvarsaninjektion besserten sich zunächst die Kopfschmerzen, kehrten allerdings dann wieder und nach einer zweiten Injektion verschwanden die Augenmuskelstörungen, während die Optikusaffektion noch längere Zeit bestehen blieb und darauf hinwies, daß der Prozeß an der Hirnbasis noch nicht völlig erledigt war.

Ferner ist z. B. in der Beobachtung 163 von Nonne — basale luetische Meningitis bei einem 18 Jährigen $1^{1}/_{2}$ Jahre nach extragenitaler Infektion — der ziemlich schnelle Rückgang der Augenmuskellähmung unter großen Dosen Quecksilber und Jod bemerkenswert. Im weiteren Verlauf dieses Falles kam es allerdings zu epileptischen Anfällen, die sich aber ebenfalls zurückbildeten. Man wird zur Behandlung der Augenmuskellähmung möglichst alle Mittel anwenden, die uns zur Verfügung stehen, da man aus den Untersuchungen der Lumbalflüssigkeit gelernt hat, wie ungemein schwer es ist, den Prozeß im Zerebrospinalsystem vollständig niederzuschlagen. Eine kombinierte Salvarsan-Quecksilberkur dürfte das Zweckmäßigste sein, besonders wenn es sich um sichere Hirnsyphilis handelt, während viele Autoren bei der Tabes vor dem Quecksilber große Angst haben. So gut man mit dem Salvarsan allein aber gelegentlich schöne Erfolge sieht, kann man auch bei alleiniger Anwendung von Quecksilber oder sogar Jodkalium hie und da die Muskellähmungen zurückgehen sehen.

Bei sicher tabischen Augenmuskellähmungen habe ich von antiluetischer Behandlung keine überzeugenden Erfolge gesehen, würde sie aber trotzdem im Hinblick auf die Gesamterkrankung anwenden.

Wie sich eine geheilte Augenmuskellähmung anatomisch ansieht, illustriert die Beobachtung 196 von Nonne (III. Auflage).

Der 33 jährige Patient war 1890 wegen Lues mit Schmierkur behandelt worden und erkrankte im gleichen Jahr an einer linksseitigen Oculomotoriuslähmung, die sich zurückbildete. In den nächsten Jahren öfters Quecksilberbehandlung wegen tertiär-luetischer Symptome. 1899 Wiederaufnahme, wobei am Nervensystem objektiv keine Anomalien gefunden wurden. Tod an Urämie. Bei der Sektion fand sich am Hirn eine leichte Veränderung der Basalgefäße, keine Herderkrankung, die Pia mater über beiden Hemisphären war diffus sehnig getrübt und verdickt; an der Basis war eine ebensolche sehnige Trübung und Verdickung der Pia an der Unterfläche des Pons zu konstatieren, sich hinüberziehend über den austretenden Stamm des linken Oculomotorius, die übrigen Regionen der Hirnbasis freilassend. Die mikroskopische Untersuchung der beiden Oculomotoriusstämme und -Kerngebiete zeigte normale, beiderseitige gleiche Verhältnisse.

In einer anderen Beobachtung Nonnes (Beobachtung 445, III. Aufl.) waren die multiplen Augenmuskellähmungen sowie die übrigen basalen Symptome (l. Ptosis, r. Abducensparese, r. Fazialisparese, bds. Neuritis optica) ebenfalls auf spezifische Behandlung gewichen. Bei der 10 Jahre später erfolgenden Sektion waren an der Basis cranii chronische Verdickungen der Pia mater geringen Grades nachzuweisen.

Wie wir bereits früher sahen, wird die Lumbalpunktion für die Voraussage des Schicksals von Patienten mit Augenmuskellähmungen wohl von großer Bedeutung werden, zum Teil ist sie es auch jetzt schon. Ist der Befund normal im Liquor, so darf man wohl mit seltenen Ausnahmen (liquornormale Tabesfälle!) eine Abheilung des Prozesses im Zentralnervensystem annehmen. Daß solche Dauerheilungen vorkommen, läßt z. B. der Fall eines im Jahre 1904 in Halle wegen einseitiger Abducenslähmung behandelten Mannes vermuten, den ich 1912 wieder untersuchte und bei dem sowohl am Auge als am übrigen Nervensystem völlig normaler Befund bei negativer Wassermann-Reaktion erhoben wurde. Umgekehrt deutet ein pathologischer Befund in der Lumbalflüssigkeit auf einen noch bestehenden und eventuell progressiven Krankheitsprozeß im Zentralnervensystem hin. Von der Klinik der Tabes im allgemeinen ist bekannt, wie ungemein langsam in vielen Fällen das Vollbild sich entwickelt und wie die Augensymtome viele Jahre, ja viele Jahrzehnte anderen Erscheinungen vorauseilen. Solche Patienten sind dann oft, obgleich sie chronisch krank sind, für den größten Teil ihres Lebens arbeitsfähig. Ein sehr charakteristischer Fall von ganz außerordentlich langsamem, progredienten Verlauf der Tabes im allgemeinen und der Augenmuskelstörungen im besonderen ist der folgende:

1895 stand der 34jährige Karl Heid. wegen einer Parese des rechten M. rectus int. sowie einer Ophthalmoplegia interna desselben Auges in Behandlung der Universitäts-Augenklinik zu Halle. Er gab damals auch lanzinierende Schmerzen im Rücken und in den Extremitäten an.

1912, also 17 Jahre später, konnte der nun 51jährige Patient seinen Beruf als Aufseher noch immer wie bisher ausüben. Er fühlte sich subjektiv dauernd gesund. Die Parästhesien hatten sich verloren; dagegen bestand ein „Rheumatismus um den Leib". Beide Pupillen waren lichtstarr, die linke weiter als die rechte. Rechts war eine vollständige Oculomotoriuslähmung nachweisbar mit unvollkommener Ptosis. Links bestand Parese des Rectus int. und sup. Visus und ophthalmoskopisch normal.

Neurologisch wurde von seiten der Universitäts-Nervenklinik folgender Befund erhoben und für Tabes als charakteristisch anerkannt: Patient riecht schlecht (schiebt das auf seinen Beruf). Knie- und Achillessehnenreflexe fehlen. Bei Prüfung des Oppenheimschen Reflexes scheint manchmal etwas Dorsalflexion der großen Zehe aufzutreten. Knie-Hackenversuch rechts mit Ausfahren ausgeführt. Romberg positiv. Deutliche Hypalgesie an den Beinen. Leichte Berührung überall empfunden, bis auf eine Zone unterhalb des Nabels. Grobe Kraft am rechten Arm und Bein geringer als links. Tonus der Muskulatur im rechten Bein herabgesetzt.

Bei weiteren Nachforschungen über das Schicksal von Patienten mit Augenmuskellähmungen stieß ich auch auf einen Mann, der Anfang der 90er Jahre, nachdem er mehrere Jahre vorher Syphilis durchgemacht hatte, an beiderseitiger Akkommodationsparese ohne Pupillenstörungen litt und nahezu 20 Jahre später bei der Nachuntersuchung genau den gleichen Befund am Auge ohne irgendwelchen sicheren Befund am Nervensystem aufwies.

Leider besteht bisher noch kein größeres Material über diese Frage des Schicksals der genannten Patienten und es geht aus dem früher Gesagten hervor, daß solchen mehr gutartigen Fällen, wie ich sie eben angeführt habe, andere schlimmere gegenüber stehen, die uns aber meistens aus den Augen kommen, weil sie entweder in Nervenkliniken weiter behandelt werden oder sterben.

Es ist zu hoffen, daß eine sehr intensive Behandlung der Syphilis in den Frühstadien unter planmäßiger Benutzung der Lumbalpunktion dem Auftreten der Lähmungen vorbeugt oder zum mindesten den Prozeß im Zentralnervensystem günstig beeinflußt.

Noch einige kurze Worte über die assoziierten Augenmuskellähmungen (Deviation conjuguée). Wir haben bereits Seite 563 kurz besprochen,
wie diese anatomisch zustande kommen und betonen nur nochmals hier, daß
es sich im allgemeinen wohl immer um supranukleäre Lähmungen handeln
muß. Zweifellos sind nun solche assoziierten Lähmungen bei Lues außerordentlich selten; auch wieder ein Zeichen dafür, daß bei der Lues Prozesse in der
Hirnsubstanz gegenüber den basalen Affektionen sehr zurücktreten. Einige
Daten gibt Uhthoff, dem wir hier folgen. Er selbst sah die konjugierte Abweichung der Augen nur einmal unter seinen 100 Fällen von Hirnsyphilis
und berechnet aus der Literatur eine Häufigkeit von $2^0/_0$. Es handelte sich
zum Teil um Erweichungsprozesse, zum Teil um wirkliche gummöse Geschwulstbildungen der Gehirnsubstanz oder auch um meningitische Erscheinungen an
der Konvexität einer Hemisphäre. Bei den Großhirnprozessen erfolgt die
Abweichung der Augen nach der Seite der Hirnläsion hin, bei den Ponsaffek-
tionen zeigt sich die Ablenkung nach der dem Ponsherd entgegengesetzten
Seite.

Ungemein selten kommen assoziierte Augenmuskellähmungen bei Tabes
vor. Oppenheim möchte sogar ihr Vorkommen ganz bestreiten.

Augenmuskellähmungen bei kongenitaler Lues.

Augenmuskellähmungen (Pupillenstörungen und Ophthalmoplegia interna
ausgenommen) bei angeborener Syphilis sind recht selten, bedingt wohl dadurch,
daß an sich die Hirnsyphilis sowohl als auch die Fälle von Tabes und Paralyse
bei kongenitaler Lues selten vorkommen. Selbstverständlich muß man damit
rechnen, daß bei sehr jungen Kindern manche Lähmung unbeobachtet bleibt,
daß auch vielleicht mancher Fall von später wieder vorübergehender Lähmung
als einfaches Schielen angesprochen wird.

Mattissohn konnte 1912 29 Fälle aus der Literatur zusammenstellen;
zu diesen gesellt sich die Beobachtung von Mattissohn selbst, ein von Sauvineau mitgeteilter Fall sowie eine von mir neuerdings gemachte und noch nicht
mitgeteilte Beobachtung.

Wie bei der akquirierten Lues kann man auch hier zwischen isolierten
Augenmuskellähmungen und Ophthalmoplegien unterscheiden.

Eine totale Oculomotoriusparese beobachteten A. v. Graefe,
Engelstedt, Zappert, Gajkiewitz, Luczkowski, Sauvineau. Unter
den Fällen von partieller Oculomotoriusparese sind diejenigen am häufigsten,
die als einziges Lähmungssymptom eine Ptosis aufweisen, wobei allerdings
öfters andere Hirnnerven, die nichts mit der Augenmuskellähmung zu tun
haben, mitgelähmt sind.

Den 13 Fällen, wo am Auge nur der Oculomotorius erkrankt erschien,
stehen 7 mit reiner Abducensbeteiligung gegenüber. Der Abducens ist im
Verhältnis, besonders wenn man auch dann noch die kombinierten Augenmuskellähmungen berücksichtigt, bei der angeborenen Lues häufiger beteiligt
als bei der akquirierten. Meine eigenen 3 Beobachtungen betrafen merkwürdigerweise immer den Abducens. Bei 2 schon früher (A. f. O. Bd. 76, S. 78) mitgeteilten eigenen Fällen kann ich jetzt über den weiteren Verlauf berichten
und gebe sie deshalb noch einmal wieder:

Bei dem 1jährigen Kind Irmgard Ko. (2347/10) bestand 1910 eine rechtsseitige Abducensparese. Das Kind litt zu gleicher Zeit an Ausschlag und konnte
seit 8 Tagen das rechte Auge nicht mehr so weit aufmachen wie das linke.

1913 war die Lidspalte beiderseits gleichweit. Auch jetzt war noch Abducensparese auf der rechten Seite vorhanden. Wassermann-Reaktion im Blut $+++++$.

Kurze Zeit später entwickelte sich an diesem Auge eine parenchymatöse Hornhauttrübung.

Bei dem 3jährigen Kind Ernst Hirsl. (Kr. 874/10) wurden 1907 in der Hirschbergschen Klinik Bewegungsbeschränkungen beider Augen nach rechts festgestellt, ebenso Hornhautflecke als Reste einer in den ersten Lebensmonaten spielenden Augenentzündung. Damals Schmierkur. Bei der ersten Untersuchung in Halle 1910 bestand ophthalmoskopisch, soweit sich spiegeln ließ, normaler Befund, dagegen rechterseits Abducens- und Facialisparese. Wassermann-Reaktion bei dem Knaben negativ, bei der Mutter positiv. Bei der Nachuntersuchung 1912 zeigte sich, daß sich der Knabe körperlich gut entwickelt hatte und auch in der Schule mitkam, wenngleich ihm das Rechnen schwer fiel. Die totale Abducens- und Facialisparese auf der rechten Seite bestand nach wie vor. Der linke Internus funktionierte anscheinend gut. Pupillen beiderseits gleichweit und prompt reagierend. Ophthalmoskopisch rechts in der Peripherie eine ganze Reihe von gelben und pigmentierten Herdchen.

Die Resistenz der Abducensparese scheint mir bei den beiden Beobachtungen besonders hervorhebenswert.

Die 3. Beobachtung betrifft einen 3monatlichen Säugling, Hans Prei. (1875/14).

Das Kind soll seit etwa 3 Wochen stark schielen. Die Geburt erfolgte normal. Wassermann-Reaktion bei der Mutter schwach, aber sicher positiv. Die Augen gehen beiderseits nach außen nur bis zur Mittellinie. Die Prüfung gelingt meist gut, weil das Kind vorgehaltenen Gegenständen mit den Augen folgt. Ophthalmoskopisch nach Homatropin, soweit sichtbar, normal.

Andere Fälle von isolierter Abducensparese wurden von Schmidt-Rimpler, Bernheimer, Dowse (mit gleichzeitiger Facialislähmung, Neuritis optica und Olfaktoriusaffektion), Fournier und Sauvineau (mit reflektorischer Pupillenstarre und Sehnervenatrophie) beobachtet.

Eine isolierte Trochlearisparese ist bis jetzt nicht beschrieben worden.

Unter den Ophthalmoplegien ist die häufigste, wenn wir von der bereits früher geschilderten Ophthalmoplegia interna absehen, die Ophthalmoplegia externa, die von Mackenzie, Nettleship, Thiersch, Fleischer, Passini u. a. gesehen wurde. Es handelte sich meist um Kombinationen von partieller Oculomotoriusparese mit Abducenslähmung, in einem Fall von Lawford um das gleichzeitige Auftreten einer linksseitigen Oculomotorius- und Trochlearislähmung.

Sehr selten kommt die totale Ophthalmoplegie zur Beobachtung. Sehen wir ab von der wohl orbital zu erklärenden Beobachtung Galezowski's, so ist vor allem der von Mattissohn mitgeteilte Fall charakteristisch.

Die 8jährige Patientin, sicher kongenital luetisch, zeigte bei der Aufnahme am rechten Auge: Ptosis, totale äußere Oculomotoriuslähmung, komplette Abducens- und Trochlearisparese. Zu diesen seit 3 Tagen bestehenden Erscheinungen gesellte sich 7 Tage später eine totale Lähmung auch des inneren Oculomotoriusastes, Anästhesie von Kornea und Konjunktiva und Hypästhesie auch im übrigen Gebiet des Ramus ophthalmicus des Trigeminus, 14 Tage später ausgesprochene Keratitis neuroparalytica. Die eingeleitete antiluetische Behandlung (3 Kalomelinjektionen, dann Schmierkur) brachte im Laufe von 1—2 Monaten ganz erhebliche Besserung im Allgemeinbefinden, sowie in der Bewegungsfähigkeit des Auges, während die Sensibilität erheblich länger zur Normalisierung brauchte. Die weiteren Hirnnerven derselben oder der anderen Seite blieben frei, auch Extremitätenlähmungen und Geistesstörungen traten nicht auf.

2 Jahre später war das rechte Auge reizlos, die rechte Lidspalte wurde nicht ganz so gut geöffnet wie die linke, das Auge stand in geringer Divergenz. Die Beweglichkeit ist bis auf mäßige Beschränkung beim Blick nach oben und nach außen vollkommen gut. Empfindlichkeit der Hornhaut fast ebenso gut wie links. Auf

der Cornea bandförmig sich verzweigende, leichte, prominente Trübung und eine
Macula im Zentrum der Hornhaut.

Der Sitz der meisten Augenmuskellähmungen bei kongenitaler Lues, ob
es sich um eigentliche Ophthalmoplegien oder um die Lähmung einzelner Augennerven handelt, wird in der überwiegenden Zahl der Fälle an der Basis des
Gehirns gelegen sein. Dafür spricht vor allem der klinische Befund, da sich
hier noch häufiger als bei der erworbenen Lues gemeinsam mit den Augenmuskellähmungen andere Hirnnerven als erkrankt ergaben. Auch die nicht
selten gefundene Doppelseitigkeit des Prozesses an den Augen ist für die basale
Erkrankung zu verwerten. Allerdings verhalten sich die einseitigen zu den
doppelseitigen Fällen immerhin noch wie 21 : 8.

Unter den 9 obduzierten Fällen tritt ganz besonders häufig die Erkrankung der Gehirngefäße hervor, mit oder ohne Zeichen basaler Meningitis.
Die hier beigegebene Tabelle, die ich der Zusammenstellung von Mattissohn
entnehme, gibt einen Überblick über die sezierten Beobachtungen.

Sektionsfälle von Augenmuskellähmungen bei kongenitaler Lues.

Nr.	Autor	Anamnese und hauptsächlichste allgemeine klinische Erscheinungen	Befallene Augenmuskeln	Therapie und Ausgang
1	A. v. Graefe	2jähriges Kind, das auf dem r. Auge durch syphilitische Iritis seit langer Zeit erblindet war. Neben einem papulösen Syphilid bestand komplette linksseitige Ptosis mit Mydriasis und Strabismus diverg. bei völlig aufgehobener Beweglichkeit des Bulbus nach innen, nach oben und nach unten.	Totale Oculomotoriuslähmung	Die merkurielle Therapie beeinflußte nur die Hauteruptionen und die Lidbewegungen Sektion ergab: Erweichungsherde im l. Corpus striatum u. in der rechten Hemisphäre sowie gummöse Neubildungen in der Scheide des l. Oculomotorius. Atrophie des r. Optikus.
2	Engelstedt	2jähriges Kind, das auf dem r. Auge durch Iritis specif. erblindet war und seit einigen Wochen die Erscheinungen von linksseitiger Ptosis, Strabismus diverg. und äußerer Oculomotoriusparese neben einem ausgedehnten papulösen Exanthem bot.	Fast komplette l. Oculomotoriuslähmung.	Hauterscheinungen gingen unter antisyph. Kur zurück. Die Lähmungen blieben unbeeinflußt. Exitus nach mehreren Monaten. Sektion ergab: R. Optikus und l. Oculomotorius atrophisch. Letzterer von gummösen Einlagerungen durchsetzt und in der r. Großhirnhemisphäre Erweichungsherde.
3	Chiari	Klinisch beobachtet von Zeißl-Wien. 15 Monate altes Mädchen, dessen Mutter noch während der Gravidität sekundäre Lymphome gezeigt hatte. Neben einer anscheinend gummösen Geschwulst bestanden: Ptosis des r. Oberlids, Erweiterung der l. Pupille, Lähmung des r. Fazialis. Mehrere Wochen vor dem Exitus traten noch eine vollständige Lähmung der r. Körperhälfte und epileptiforme Anfälle hinzu.	Partielle äußere Oculomotoriusparese r. (Ptosis), Lähmung des l. Sphincter pupillae — daneben r. Fazialislähmung bei r. Hemiplegie.	Unter innerlicher Jodverabreichung und einer Inunktionskur verschwand nur die Ptosis. Obduktion ergab ein exquisites Bild der Heubnerschen Endarteriitis luetica mit teilweiser Beteiligung der Arteria basilaris.
4	Siemerling	12jähriges Mädchen, dessen Vater sich vor seiner Verheiratung syphilitisch infiziert hatte. Beide Pupillen starr, über mittelweit. Während der Beobachtung ließ sich 2 mal r. Ptosis konstatieren. Daneben bestand r. Apoplexie und totale Atrophie beider Optici.	Part. Oculomotoriuslähmung r. (Ptosis), Pupillenstarre (bei r. Apoplexie).	Autopsie ergab: Arachnitis gummosa basalis und Gummata durae matris. Beide Optici und Oculomotorii verdickt, namentlich der l. interpedunkul. Raum mit gummösen Wucherungen angefüllt. Arteriitis syphilitica.

Nr.	Autor	Anamnese und hauptsächlichste allgemeine klinische Erscheinungen	Befallene Augenmuskeln	Therapie und Ausgang
5	Gajkiewicz	8 jähriges Mädchen mit sicheren kongenital syphilitischen Anzeichen.	Parese aller vom Oculomotorius innervierten Augenmuskeln mit Amaurose.	Die Sektion ergab: Typische gummöse Basilarmeningitis in der Gegend der Sella turcica.
6	Passini	2 jähriges Kind. Bald nach der Geburt Pseudoparalyse der Hände und Füße. Zur Zeit der Beobachtung breite nässende Papeln am After. Leichter Strabismus mit Konvergenz und mittelweite, träge reagierende Pupillen. Lidschluß und mimische Muskulatur zeigen bei geringen Erregungen leichtes Zurückbleiben.	Partielle Oculomotorius- und wahrscheinlich Abducensparese, daneben inkonstante Fazialisparese.	Autopsie des an Diphtherie und seinen Folgen gestorbenen Kindes ergab am Nervensystem: Endarteriitis luet. Heubneri Art. foss. Sylvii et corpor. callosi links mit Erweichungsherden in der linken Hemisphäre.
7	Dowse	12 jähriges Mädchen, dessen Vater an sicherer Lues gelitten und dessen Mutter mehrfach abortiert hatte. Mit 4 Jahren Ophthalmie und Ozaena. Zu 10 Jahren Anfälle mit Bewußtseinstrübung außerdem ulzerative Prozesse an der Nasenspitze. Jetzt an Nervensymptomen: Kopfschmerzen, Verlust des Geruchsinnes, Diplopie, beginnende Neuritis optica, Paralyse des Fazialis und Abducens.	Abducensparalyse, daneben Fazialisparalyse, Neuritis optica, Olfaktoriusaffektion.	Obduktion ergab: Endarteriitis der basalen Hirnarterien. Daneben ödematöse Schwellung des Fazialis, Trigeminus und Abducens.
8	Mendel	16 jähriges Mädchen, dessen Mutter sich in der Schwangerschaft syphil. infiziert hatte und das in den ersten Lebensmonaten sichere Zeichen von heredit. Lues bot (makul. Syphilid. Psoriasis plant. et palm. Papeln ad anum.). Mit 3 Jahren stellte sich plötzlich Außenwendung des r. Auges mit Mydriasis ein. Die Natur des Leidens wurde nicht erkannt. Seit dem 9. Lebensjahre Stillstand der geistigen Entwickelung und leichte Reizbarkeit. Mit 12 Jahren maniakalische Anfälle Halluzinationen etc., denen bald ein stuporöser Zustand folgte.	Partielle Oculomotoriuslähmung.	Bei der Sektion fand sich eine beträchtliche spitze Exostose (Periostitis) an der Basis cranii nahe dem l. Rande des Foramen magnum.
9	Finkelstein	1 monatlicher Säugling hereditär belastet, ausgesprochene Sattelnase, tonisch-klonische Zuckungen im Gesicht und an den Extremitäten, zuweilen Ptosis und träge Pupillenreaktion.	Partielle Oculomotoriusparese.	Klinische Diagnose, die durch die Autopsie bestätigt wird: Meningitis basilar. in der hinteren Schädelgrube.

Sicher nukleäre Erkrankungen sind bis jetzt bei kongenitaler Lues nicht nachgewiesen, zum mindesten bestehen keine anatomisch untersuchten Fälle. Dagegen deutet der Fall Sauvineaus als einzige Beobachtung auf einen Erkrankungsherd im Hirnstiel hin.

Der kleine Patient, 28 Monate alt, zeigte eine totale linksseitige Oculomotoriuslähmung, die 3 Wochen zuvor plötzlich aufgetreten war. Zweifellose kongenitale Lues, Keratitis parenchymatosa am rechten Auge. Zu dieser linksseitigen Oculomotoriusparese gesellte sich dann eine rechtsseitige Hemiplegie, so daß der Prozeß wohl im linken Pedunkulus seinen Sitz haben mußte.

Gelegentlich kann wohl auch eine gummöse Veränderung in der Orbita zu Augenmuskellähmungen Veranlassung geben. Ob auch luetische Veränderungen in den Muskeln selbst zu Lähmung führen können, ist bis jetzt nicht erwiesen; ganz unmöglich erscheint diese Annahme nicht, da man bei der Untersuchung luetischer Föten und Säuglinge gelegentlich massenhaft Spirochäten in den Muskeln gefunden hat. Auch in dem Herzmuskel stellten Buschke und Fischer bei einem 3wöchentlichen syphilitischen Säugling unzählige Spirochäten fest, die sich stets nur an pathologisch veränderten Stellen nachweisen ließen.

Die Lebensperiode, in der bei kongenitaler Lues die Augenmuskellähmungen auftreten, ist verschieden. Sie finden sich in den ersten Wochen, in den ersten Jahren und treten in vereinzelten Fällen (Lépine, Carbonne) sogar noch nach dem 30. Lebensjahr auf. Im Unterschied zur akquirierten Lues sind sie auffallend häufig im Frühstadium anzutreffen, denn 5 Fälle entfallen auf das erste Lebensjahr, 7 auf das 2. und 3. Lebensjahr, so daß man also etwa 12 von 30 Beobachtungen in die Frühperiode der angeborenen Syphilis zu rechnen hat.

Bei der erworbenen Lues wird nicht selten behauptet, daß gerade die Fälle zu einer Erkrankung des Zentralnervensystems neigen, die keine Sekundärerscheinungen hatten. Das ist zum Teil auch bei der kongenitalen Lues der Fall. Eine ganze Anzahl der Beobachtungen aber wies entweder zur Zeit der Lähmungen oder früher syphilitische Manifestationen sekundärer Art auf. Bei 10 Fällen bestanden zur Zeit der Lähmungen oder früher syphilitische Exantheme; 3mal ging der Augenmuskellähmung eine Iritis, allerdings immer am anderen Auge voraus; mehrmals war auch parenchymatöse Keratitis und in verschiedenen Fällen auch Chorioretinitis nachweisbar. Komplikationen von seiten des Bulbus sind nach Uhthoff bei kongenitaler Lues häufiger als bei akquirierter. Ausgesprochen tertiäre Erscheinungen bestanden einmal in ulzerativen Hautprozessen, 2mal in Zerstörungen im Nasen-Rachenraum.

Therapie und Schicksal. Eine möglichst frühzeitige antiluetische Behandlung konnte in einer Anzahl von Fällen erhebliche Besserung, in einigen sogar Heilung bringen. Manchmal geht die Lähmung eines Nerven zurück, während die eines anderen dauernd bestehen bleibt. Der Prozentsatz von erfolglosen Behandlungen ist aber auch nicht klein. Entweder bleibt dann die Lähmung als solche in unveränderter Weise bestehen trotz sonst guter Entwickelung des Patienten, wie z. B. bei der einen eigenen Beobachtung, die ich oben schilderte. In anderen Fällen ist das Schicksal ein ungünstiges und führt zum Tode des Patienten.

Die Art der spezifischen Behandlung ist bei den bisherigen Beobachtungen eine verschiedene gewesen. Sehr häufig fehlt eine genauere Bezeichnung des therapeutischen Vorgehens. Unter den Quecksilbermitteln wurde wahrscheinlich die Inunktionskur am häufigsten verwendet. Mattissohn hebt aber hervor, ein wie vorzügliches Mittel gerade auch bei Kindern das Kalomel ist, das allerdings nicht häufiger als 3 bis 5mal in Abständen von 8 Tagen nach den Angaben Buschkes angewendet werden soll. Größere Erfahrungen mit Salvarsan liegen auf diesem Gebiet nicht vor.

Daß von den 30 Fällen der Literatur 10 obduziert wurden, von denen anscheinend nur ein Teil spezifisch behandelt war, zeigt, daß die Prognose eine sehr ernste ist. Wenn wir oben gesehen haben, daß sowohl die eigenen Fälle als auch die Patientin Mattissohns sich bei mehrere Jahre dauernder Beobachtung gut entwickelten, so weist andererseits die Beobachtung Mendels darauf hin, daß auch noch nach vielen Jahren schwere, lebensgefährliche Komplikationen eintreten können. Bei seiner Patientin stellte sich im 3. Lebensjahr die Oculomotoriuslähmung ein. Vom 9. Lebensjahr an trat Stillstand der geistigen Entwickelung und leichte Reizbarkeit auf. Im 12. Jahr kam es zu maniakalischen Anfällen, Halluzinationen usw., denen bald ein stuporöser Zustand folgte.

Auch die Tatsache, daß bei der Lues congenita die Augenmuskellähmungen meistens mit anderen zerebralen Erscheinungen kombiniert angetroffen werden, ist geeignet, die Erkrankung prognostisch sehr ernst zu nehmen. Wie wir aber gesehen haben, kommt sie an sich sehr selten vor, denn sie beruht auf der an sich schon sehr seltenen Hirnsyphilis (nach Uhthoff in $4^0/_0$ kongenitaler Lues), während bei Tabes infantum Augenmuskellähmungen erheblich seltener als bei Tabes der Erwachsenen vorzukommen scheinen (nach Uhthoff in $14^0/_0$ bei Tabes infantum, in $30^0/_0$ bei Tabes der Erwachsenen). Unter 14 Fällen von juveniler Tabes aus den Jahren 1905—09 wurden nach Wisotzki 2mal Augenmuskellähmungen als Frühsymptom beobachtet (Hochsinger, Hawthorne), bei 29 Fällen juveniler Paralyse nie.

E. Trigeminus.

Bei den anatomischen Vorbemerkungen wurde bereits darauf hingewiesen, in wie naher Beziehung der Trigeminus, besonders am Sinus cavernosus und in der Fissura orbital. sup. zu den Augenmuskelnerven steht. Es ist daher erklärlich, daß er bei luetischen Prozessen in dieser Gegend öfters gemeinsam mit ihnen erkrankt. Die Affektionen der Orbita, die zu seiner Beteiligung führen, werden wir später noch im Zusammenhang besprechen. Am häufigsten wird durch die Lues eine Stammerkrankung des Trigeminus, nicht ganz selten auch eine Läsion des Ganglion Gasseri bedingt. Eine weitere Möglichkeit von Störungen liegt in Prozessen im Wurzel- und Kerngebiet des Trigeminus.

Die Sensibilitätsstörungen können hyper- und hypästhetischer Natur sein. Demzufolge werden wir zunächst die Neuralgien, dann kurz die fragliche Bedeutung der Lues für den Herpes zoster und schließlich die Lähmungen des Trigeminus ohne und mit Keratitis neuroparalytica besprechen.

Bei den Trigeminusneuralgien ist ganz im allgemeinen und bei vorangegangener Lues im besonderen die Frage oft schwer zu entscheiden, ob der Neuralgie eine funktionelle oder organische Ursache zugrunde liegt. Daß luetische Prozesse im Schädelinnern zu Neuralgien führen können, zeigen einige von Wilbrand und Saenger zitierte Beobachtungen. So gibt Hulke die Krankengeschichte eines 30jährigen Mannes wieder, der 4 Jahre zuvor Lues akquiriert hatte und später an linksseitiger Trigeminusneuralgie litt. Außerdem bestand eine Stauungspapille. Auf dem Sektionstisch fand sich ein gummöser Tumor in der Gegend des Sinus cavernosus an der Sella turcica. Eine andere Beobachtung stammt von Beck. Hier entwickelte sich bei einem Luetischen eine Anästhesia dolorosa im Bereich des linken Trigeminus. Daneben bestand rechtsseitige Körperparese und linksseitige Parese des Oculomotorius und Abducens. Bei der Obduktion fanden sich multiple Gummata an der Hirnbasis, im linken Tractus opticus, im linken Hirnschenkel, im Pons und der Medulla oblongata sowie eine syphilitische Meningitis. Der linke Trigeminus war durch die Ponsaffektion beeinträchtigt, auch in dem Ganglion Gasseri waren Veränderungen der Gefäßwandungen und teilweise Obliterationen nachweisbar.

Gelegentlich kommen Trigeminusneuralgien auch bei der Tabes vor, doch sind sie auffallend selten, besonders im Hinblick auf die bei der Tabes so charakteristischen lanzinierenden Schmerzen an anderen Körperteilen. „Es ist geradezu eine auffallende Erscheinung, daß während sonst die Störungen der sensiblen Nerven bei Tabes gegenüber den motorischen so außerordentlich

überwiegen, gerade im Bereich der Augensphäre die Augenbewegungsnerven so
sehr viel häufiger betroffen sind als der sensible Trigeminus" (Uhthoff). Über
einen Fall mit sehr starkem Trigeminusreiz bei einem 51jährigen Tabiker berichtet Pel (zit. nach Wilbrand-Saenger). Dieser Patient hatte ausgesprochene
Parästhesien im Gebiet zahlreicher Nerven, auch des Trigeminus. Öfters
traten Anfälle von heftigen Schmerzen in beiden Augen, krampfhafte Kon-
traktionen der Orbiculares, starker Tränenfluß, intensive Rötung und Schwellung
der Conjunctiva bulbi und palpebrarum auf. Die Dauer dieser Anfälle schwankte
zwischen 2—3 Stunden und 1½ Tagen. In den Intervallen waren die Augen,
abgesehen von reflektorischer Pupillenstarre, völlig normal.

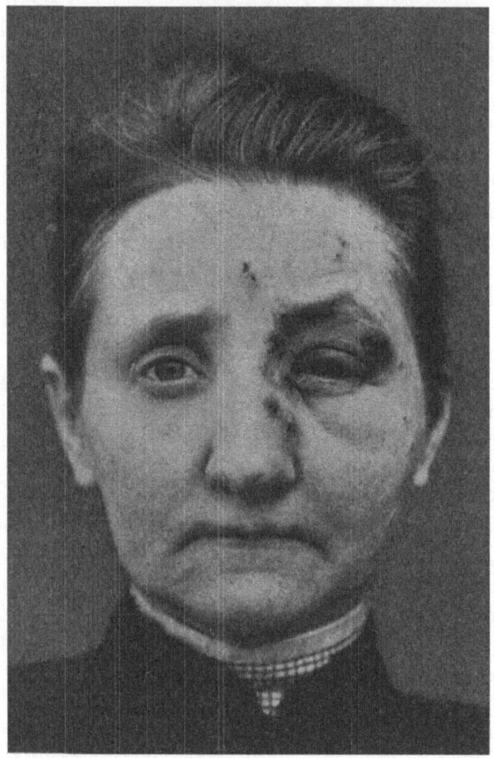

Abb. 148.
Herpes zoster ophthalmicus lueticus?

Kommt die Syphilis als Ursache des Herpes zoster ophthalmicus
in Betracht? Offenbar sehr selten, ja von Wilbrand-Saenger wird die Lues
unter den ätiologischen Faktoren überhaupt nicht genannt. Auch auf tabischer
Grundlage scheint diese Erkrankung, wie Uhthoff hervorhebt, fast nicht
vorzukommen, wenngleich von anderen bei Tabes und Tabo-Paralyse anscheinend
gelegentlich die Affektion gesehen wurde.

Ich selbst konnte eine Beobachtung anstellen, die ich hier im Bilde wiedergebe und die wegen des ganzen klinischen Verlaufs möglicherweise doch mit
einer Lues cerebri in Zusammenhang zu bringen ist.

Bei einer 39jährigen Frau, Auguste We., die 1907 wegen beiderseitiger
luetischer, retrobulbärer Neuritis in Behandlung stand (später temporale Atrophie

des Optikus), entwickelte sich 1910 ein linksseitiger typischer Herpes zoster ophthalmicus.

Rein halbseitig waren im Laufe von wenigen Tagen, wie die Abbildung 148 zeigt, eine Reihe von rötlichen Plaques, teilweise auch geplatzte Bläschen über Nase, Stirn und Lidern entstanden. Das linke Oberlid war im ganzen ödematös. Die damals vorgenommene neurologische Untersuchung ergab, daß die Frau seit März 1910 über Kopf-, Ohrenschmerzen und auch schlechteres Sehen klagte. Die Kopfschmerzen waren in letzter Zeit besonders heftig geworden, der Schädel links etwas klopfempfindlicher als rechts. Objektiv fanden sich nur lebhafte Patellar- und Achillesreflexe, rechts auch angedeuteter Patellarklonus und bisweilen Babinski.

Bei einer Nachuntersuchung 1914 stellte sich heraus, daß sie damals offenbar nach der Herpesaffektion wegen einer „Psychose" längere Zeit klinisch behandelt wurde. Sie erinnert sich noch teilweise an diese Psychose und weiß, daß sie Stimmen gehört hat. Auch jetzt regt sie sich noch leicht auf (lebt in ungünstigen äußeren Verhältnissen). Hat noch öfters Kopfschmerzen, Ohnmachtsanwandlungen, bisweilen Rückenschmerzen und Schwäche in den Beinen. Objektiv ist auch jetzt außer lebhaften Reflexen und gelegentlich angedeutetem Babinski neurologisch nichts nachzuweisen.

Daß die Frau an einer basalen Meningitis litt, ist nach Anamnese und Befund recht wahrscheinlich, und so muß man immerhin mit der Möglichkeit rechnen, daß dem Herpes eine syphilitische Neuritis des Trigeminus zugrunde lag. Rosenmeyer berichtete 1912 über einen Fall von Herpes zoster ophthalmicus mit Iritis, wo es zur Gummenbildung in der Iris kam. Die luetische Infektion lag Jahrzehnte zurück. Antiluetische Kur brachte Herpes und Iritis zur Abheilung. An sich sind die Ansichten über das Zustandekommen des Herpes noch nicht vollkommen geeinigt. Head und Campbell glauben, daß eine entzündliche akute Erkrankung der Zellen im Ganglion das Zustandekommen eines Herpes bewerkstellige; andere Autoren, unter ihnen auch Wilbrand-Saenger, neigen zu der Ansicht, daß es sich beim Herpes zoster um einen vorwiegend neuritischen Prozeß handele, wobei natürlich in vielen Fällen eine Affektion der Ganglien auch gefunden werde. Besonders die Tatsache, daß beim Herpes zoster ophthalmicus häufig gleichzeitig Lähmungen motorischer Nerven auftreten, drängen sie zu ihrer Auffassung.

Zwischen der Hyperästhesie des Trigeminus, wie wir sie besonders in der Form der Neuralgie kennen gelernt haben, und der Trigeminuslähmung gibt es Übergänge, die man als Hypästhesien bezeichnet, und es kommt vor, daß der Hypästhesie oder der Lähmung eine Hyperästhesie vorausgeht. So bestand in einer Beobachtung von Wagner bei einer basalen gummösen Meningitis anfangs Hyperästhesie, später Anästhesie der rechten Gesichtshälfte und rechtsseitige Amaurose. Ich selbst beobachtete den seltenen Fall einer isolierten Anästhesie und Parästhesie im Gebiet des rechten N. infraorbitalis, wahrscheinlich bei einer beginnenden Tabes:

Gustav Ne., 55 Jahre, 3593/16, klagt über Drücken im rechten Auge und über ein taubes, unangenehmes Gefühl unter dem rechten Auge. Beiderseits Miosis, sehr ausgesprochene reflektorische Pupillenträgheit. Ophthalmosk. und Adaptometer normal; kleiner Bündeldefekt im Gesichtsfeld des rechten Auges. R. S. = 1,0; L. S. = Finger in 1 m (Catar. polar. ant.). Neurol.: Anästhesie im Gebiet des rechten Infraorbitalis, ferner (Geh.-Rat Schultze) eine Hypästhesiezone handbreit unter der Mamilla. Reflexe normal. Keine deutliche Ataxie. Wassermann-Reaktion im Blut positiv.

Übersieht man die stattliche Zahl der sezierten Fälle von Trigeminusstörungen, wie sie Wilbrand und Saenger tabellarisch zusammengestellt haben, wobei es sich ja meistens um Lähmungen handelt, so kommen auf 161 Beobachtungen 29 syphilitische. Auch hier zeigt sich wieder, welche Bedeutung der basale Prozeß bei der Entstehung von Lähmungen der Augennerven hat, denn 20 (von 94 Gesamtfällen) betrafen Basis, Stamm oder Ganglion Gasseri, 8 (von 21 Gesamtfällen) hatten ihren Sitz im Wurzelgebiet und nur 1 (von 45 Gesamtfällen) konnte ins Kerngebiet lokalisiert werden. Klinisch läßt sich der Sitz der Erkrankung, der, wie wir aus den anatomischen Befunden soeben gesehen haben, vorwiegend die Basis betrifft, noch aus mehreren Merkmalen vermuten. Vor allem aus der Feststellung, ob es sich um ein- oder doppelseitige Lähmungen handelt, sowie daraus, ob nur der Ramus ophth. oder der gesamte Trigeminus betroffen ist, lassen sich bis zu einem gewissen Grade Schlüsse ziehen. Allerdings mahnen Wilbrand-Saenger zur Vorsicht mit der Annahme, daß jeder Fall von Anästhesie des ersten Astes einem Herde entsprechen müsse, welcher peripher vom Ganglion Gasseri im Verlauf des ersten Astes gelegen sei, denn es können von allen Stationen im Verlauf des Quintus, sofern nur die dem 1. Ast zugehörigen Fasern getroffen sind, auch Sensibilitätsstörungen in diesem Bezirke auftreten.

Ist der Trigeminus innerhalb der Orbita betroffen, so handelt es sich meist um eine gummöse Erkrankung, die mit Bewegungsbeschränkungen des Auges, Exophthalmus usw. im allgemeinen kombiniert ist und auf die wir an anderer Stelle noch genauer zu sprechen kommen.

Die bei weitem häufigste Ursache der Trigeminuslähmung ist die Hirnsyphilis in der Form der basalen gummösen Meningitis. Hierbei besteht die Möglichkeit, daß der Ramus ophth. allein betroffen wird oder aber das Ganglion Gasseri resp. der Stamm des Trigeminus bei seinem Austritt in die gummöse Masse hineingezogen werden, so daß auch die übrigen Zweige des Quintus und selbst seine motorische Portion unter Umständen miterkranken können. Nach Uhthoff ist der Trigeminus in $14^0/_0$ bei der Hirnsyphilis beteiligt, etwa so häufig wie der Abducens. Außerordentlich oft ($80^0/_0$) sind der Optikus bzw. die basal-optischen Leitungsbahnen dann mitaffiziert, häufig auch der Fazialis ($56^0/_0$), Oculomotorius und Abduzens ($43^0/_0$), Akustikus ($36^0/_0$), Olfactorius ($14^0/_0$), Trochlearis ($7^0/_0$). Der Trigeminus ist also nahezu nie bei der Hirnsyphilis isoliert betroffen und fast immer bei den basalen Prozessen einseitig ergriffen. Große Ausnahmen sind Fälle von Chvosteck, Huguenin, Genkin, Pick, bei denen es sich um ganz isolierte Erkrankungen des Trigeminus infolge syphilitischer Tumoren an der Basis cerebri, zum Teil am Ganglion Gasseri handelte. Die Trigeminuslähmung bei der Hirnsyphilis tritt meist erst viele Jahre nach der Infektion auf; es sind aber Frühfälle wie der von Serrebrennikowa beschrieben, bei dem bereits wenige Monate nach der Infektion Lähmung des linken Trigeminus und anderer Hirnnerven eintrat.

Als weitere Möglichkeit des Sitzes luetischer Trigeminuslähmungen ist das Ponsgebiet zu betrachten; solche Fälle wurden von Lautenbach, Rosenthal, Ducheck u. a. mitgeteilt, dabei waren aber fast immer auch die basalen Anteile des Nerven mitergriffen. Wenn man auch im allgemeinen wohl annehmen muß, daß ein Ponsherd, der den Trigeminus betrifft, alle Äste des Quintus beteiligt, so zeigt doch der Fall von Lautenbach, wo es nur zu einer Anästhesie der linken Stirnhälfte bei einem Gumma der linken Ponshälfte kam, daß das nicht immer stimmt. In diesem Fall bestand außerdem rechtsseitige Körperparese und linksseitige Abducenslähmung.

Die Trigeminuslähmung infolge eines im Kerngebiet sitzenden Erkrankungsherdes spielt bei der eigentlichen Hirnsyphilis keine Rolle, dagegen wahrscheinlich bei der Tabes. Es ist auffallend, daß die doppelseitige Affektion des Trigeminus, wenn man von ätiologischen Gesichtspunkten zunächst absieht, häufiger zentral, als peripher bedingt ist. Bei der Tabes werden gelegentlich Sensibilitätsstörungen beobachtet, die entweder zu gleicher Zeit auf beiden Seiten auftreten oder in zeitlichen Abständen zuerst die eine Seite, dann die andere befallen. Im ganzen sind aber Trigeminuslähmungen ebenso wie die Neuralgien bei Tabes außerordentlich selten.

Mit der Trigeminuslähmung kann eine Keratitis neuroparalytica verbunden sein. Aus den Fällen der Literatur, bei denen eine Sektion ausgeführt wurde, ergibt sich, daß diese Keratitis bei der Syphilis eigentlich nur auftrat, wenn ein basal-luetischer Prozeß vorlag. Unter den 20 Fällen von Lues cerebri mit Trigeminusbeteiligung war bei 11 die Hornhaut ergriffen, von den 9 im Wurzel- und Kerngebiet sitzenden nur bei 2 und bei diesen 2 Beobachtungen (Pick, Westphal) war der basale Teil des Trigeminus wohl auch mitbeteiligt. Verwertet man auch die rein klinische, nicht anatomisch gesicherte Literatur, so läßt sich unter 65 Fällen von Trigeminusläsion nach Lues bei 25 Fällen eine Keratitis neuroparalytica feststellen, und zwar sind die zahlenmäßigen Beziehungen nach Wilbrand-Saenger folgende: basale gummöse Meningitis 22 Fälle, darunter 11 mit Keratitis neuroparalytica, solitäre Gummata 18 Fälle, darunter 4 mit Keratitis neuroparalytica, Arteriensyphilis 6 Fälle, darunter 2 mit Keratitis neuroparalytica, Fälle von luetischer Trigeminuserkrankung (ohne Sektionsbericht) 19 Fälle, darunter 8 mit Keratitis neuroparalytica. Auffallenderweise hat Uhthoff unter seinem großen Material nur einmal eine Keratitis neuroparalytica auf luetischer Basis gesehen. Auch ich sah nur einen hierhergehörigen Fall, wobei die Lues cerebri noch nicht einmal sicher festgestellt werden konnte. In den meisten Fällen ist die Keratitis einseitig, konnte aber auch gelegentlich doppelseitig beobachtet werden. (Leudet, Westphal). Eine gleichzeitig bestehende Ptosis ist nicht immer imstande, den Eintritt einer Keratitis neuroparalytica zu verhindern. Das Vorkommen einer Keratitis neuroparalytica bei der Tabes ist als außerordentlich seltenes Vorkommnis anzusehen.

F. Nystagmus[1]).

In einem gewissen Zusammenhang mit den Augenmuskeln steht der Nystagmus und soll deshalb hier, soweit er mit der Lues etwas zu tun hat, besprochen werden. Dabei soll nicht die Rede sein von den nystagmusartigen Zuckungen, wie sie bei Augenmuskellähmungen auftreten, sobald der Bulbus in das Bereich des gelähmten Muskels bewegt wird, sondern es sei von dem typischen Nystagmus die Rede, der als horizontaler, vertikaler oder rotatorischer Ny. in die Erscheinung tritt. Wir wissen heutzutage, daß nur ein Teil der Ny-Fälle vom Auge selbst ausgelöst wird. Handelt es sich um erhebliche Herabsetzung des Sehvermögens in früher Jugend durch starke luetische Veränderungen im Innern des Auges, so unterscheiden sich solche Fälle nicht von anderen amblyopischen Ny-Arten. Zweifellos kann aber auch der Ny. neurogener und otogener Herkunft sein. Der otogene Ny. hat im allgemeinen mit der Lues wohl nichts zu tun, immerhin kann die den Ny. auslösende Ohraffektion gelegentlich wohl syphilitischer Natur sein. Eine in dieses Gebiet schlagende experimentelle Beobachtung, über die ich früher berichtete, ist im Abschnitt über experimentelle Syphilis wiedergegeben.

Wie steht es nun mit dem neurogenen Ny. auf syphilitischer Grundlage?

Uhthoff gibt an, daß der Ny. bei Hirnsyphilis selten sei. Bei seinem eigenen Material fand er ihn in $2^0/_0$, in der Literatur noch weniger. Es handelte sich in diesen Fällen um einen akquirierten Ny. durch Gehirnerkrankung. Eine gemeinsame Ursache ließ sich aber in den sezierten Fällen nicht finden, da es sich bald um meningitische, bald um hydrocephalische oder auch um

---

[1]) Abgekürzt Ny.

Gefäßveränderungen im Gehirn handelte. Unter 20 000 Augenkranken der Schölerschen Klinik stellte Niedergesäß 130 Fällle von Ny. zusammen, davon waren 120 angeboren oder in frühester Kindheit erworben, 10 Fälle betrafen Ny., der im späteren Alter akquiriert wurde und hierunter war Hirnsyphilis einmal die Ursache.

Auch bei der Tabes ist Ny. ausgesprochen selten und gehört nicht irgendwie zum Symptomenbild. Uhthoff meint, vielleicht seien Veränderungen am Boden des 4. Ventrikels, wie sie bei Tabes beobachtet werden, gelegentlich imstande, Ny. zu erzeugen, in Übereinstimmung mit der Tatsache, daß experimentell von der Rautengrube aus Ny. hervorgerufen werden könne (Berger u. a.). Ein wirklicher Ny. bei Tabes bleibe aber verdächtig auf Komplikationen (multiple Sklerose, zerebrale Affektionen, kongenitalen Ny. usw.).

Wie aus der Zusammenstellung von Niedergesäß hervorgeht, tritt der angeborene oder in früher Kindheit erworbene Ny. ungemein viel häufiger auf als der im späteren Alter erworbene.

Auf der Suche, gerade diesen Ny. im Kindesalter ätiologisch mehr aufzuklären, fand ich, daß die kongenitale Lues hier offenbar eine nicht ganz unwesentliche Rolle spielt (Kl. M. f. A. 1914, LII). Prozentverhältnisse hier anzugeben, ist bis jetzt in Anbetracht des kleinen Gesamtmaterials nicht möglich. Angeregt durch eine Beobachtung an einem zweifellos kongenital luetischen Kind mit einem sehr starken und dabei dissoziierten Ny. bei sonst normalen Augen untersuchte ich von nun an alle derartige Patienten auf luetische Symptome. Die damals wiedergegebenen 8 hierhergehörigen Beobachtungen haben sich inzwischen um 4 weitere vermehrt; es handelt sich wohl immer um angeborene Lues.

Bei den ganz jungen Kindern wurde der Beweis der Lues aus dem klinischen sonstigen Befund oder der positiven Wassermann-Reaktion der Mutter erschlossen. Bei den älteren Kindern wurde die serologische Untersuchung an dem Patienten selbst vorgenommen; da wo sie schwach positiv oder gar negativ ausfiel, konnte die luetische Provenienz daraus erschlossen werden, daß einmal außer der schwach positiven Wassermann-Reaktion eine periphere Chorioiditis vorhanden war und bei einer anderen Patientin die Mutter Anisokorie und Pupillenstarre sowie schwach positive Wassermann-Reaktion aufwies. Unter den neuerdings beobachteten Kranken sind 2 deshalb besonders bemerkenswert, weil sonstige schwere Nervenerkrankungen spezifischer Art in der Familie bestanden. In dem einen Falle hatte die Ny-Patientin (Helene Zimmerm.), die sich selbst trotz positiver Wassermann-Reaktion sonst völlig wohl fühlte und den Ny. in der frühen Kindheit angeblich nicht gehabt hatte, eine Schwester mit luetischer Optikusatrophie; in dem anderen (Küh.) bestand bei der Mutter Taboparalyse. Manches spricht dafür, daß die angeborene Lues, soweit sie mit dem Ny. ursächlich im Zusammenhange steht, diesen sehr früh erzeugt und daß sie ausheilen kann, während der Ny. weiter besteht.

Die Form des Ny. war bei meinen Fällen eine sehr verschiedene. Abgesehen von einem wohl sehr seltenen Fall, bei dem es sich um ausgesprochenen dissoziierten Ny. handelte, bestand im übrigen sowohl Pendel- als Rucknystagmus.

Sonstige Veränderungen im Auge, vor allem ophthalmoskopischer Art, die für die Erklärung des Ny. herangezogen werden könnten, fanden sich nie. Die periphere Chorioiditis bei 2 der Fälle ist für den Ny. wohl sicher als irrelevant zu bezeichnen. Die Macula hob sich, soweit darauf geachtet wurde, immer ganz deutlich ab.

Lichtsinn und Farbensinn konnten nur 2 mal näher geprüft werden und waren völlig intakt.

Das Sehvermögen war entweder normal oder mäßig herabgesetzt, niemals aber so stark vermindert, daß diese Herabsetzung allein Ursache für den Ny. hätte sein können.

Die Reaktionen des Vestibularapparates waren, soweit dieser untersucht werden konnte, normal. Nur bei einem Fall bestand eine Untererregbarkeit des Bogengangapparates für thermische Reize, dagegen normale Reaktion auf Drehreiz, auch waren keine Gleichgewichtsstörungen nachweisbar. In mehreren Fällen, wo eine Ohruntersuchung nicht vorgenommmen werden konnte, sprach die Form des Ny. gegen eine Beteiligung des statischen Gehörapparats.

Neurologisch auffallende Symptome bot nur ein Mädchen, das öfters an Schwindelanfällen litt. Ob es sich um wirklichen Schwindel gehandelt hat, war nach den etwas widersprechenden Angaben der Patientin zweifelhaft, immerhin sprach bei ihr die allerdings an sich geringe positive Globulinreaktion und die spärliche Lymphocytose im Liquor für eine noch nicht völlig abgelaufene Affektion des Zentralorgans.

Daß es sich bei den bisher beobachteten Fällen stets um ein zufälliges Zusammentreffen von kongenitaler Lues und Ny. gehandelt haben sollte, ist ganz unwahrscheinlich. Diese Annahme wird noch mehr in den Hintergrund treten, wenn man den zweifellosen therapeutischen Erfolg mit antiluetischer Therapie bei den beiden jüngsten Patienten der Beobachtungsreihe ins Auge faßt. Bei dem ersten Kind verschwand der Ny. nach der 2. spezifischen Behandlung mit Hydrarg. jod.-Pulvern vollkommen, bei dem 2. verschwand er zunächst auch. Während einer schweren Lungenentzündung und Masern kehrte das mit dem Ny. oft verbundene Nicken des Kopfes wieder, um dann aber dauernd wegzubleiben. Auch bei einem $\frac{1}{2}$jährigen hereditär-luetischen Kind, über das Przedpelska berichtet, verschwand der rotatorische Nystagmus zugleich mit sonstigen syphilitischen Erscheinungen nach Neosalvarsan. Von Interesse ist, daß bei dieser Beobachtung in dem Liquor erhebliche Lymphocytose vorhanden war.

Es ist bemerkenswert, daß die antiluetische Behandlung bei einem $2\frac{1}{2}$-jährigen Kind meiner Beobachtung nur von mäßigem, bei einem 12jährigen Mädchen von gar keinem Erfolg war. Es ist also auf jeden Fall dringend wünschenswert, die vorliegende angeborene Lues bei Kindern mit Ny. möglichst frühzeitig zu erkennen, dann besteht begründete Hoffnung, den Ny. zu heilen. Das wäre gewiß ein großer Fortschritt, da wohl nicht von der Hand zu weisen ist, daß der Ny. seinerseits bei dem heranwachsenden Kind von ungünstigem Einfluß auf das Sehvermögen werden kann.

Wie soll man sich nun diesen Zusammenhang zwischen der Lues und dem Ny. erklären? Eine tiefgehende, schwerere Erkrankung der nystagmogenen Zonen anzunehmen, ist wohl nicht möglich oder zum mindesten unwahrscheinlich, da die bisher beobachteten älteren Patienten keinerlei schwere neurologische Symptome aufwiesen, auch der schnelle Rückgang bei antiluetischer Therapie im jugendlichen Alter spricht gegen eine solche Vermutung.

Ebenso kann das Auge selbst als auslösende Ursache des Ny. in diesen Fällen nicht herangezogen werden. Ob die manchmal gefundene mäßige Herabsetzung des Sehens eine unterstützende Rolle gespielt hat oder umgekehrt durch den Ny. hervorgerufen wurde, bleibe dahingestellt.

Ich habe früher die Vermutung geäußert, es könnte vielleicht die Lues auf dem Umweg über eine Hirndrucksteigerung den Ny. hervorgerufen haben und möchte diese Ansicht auch jetzt noch zur Diskussion stellen.

Heine hat zuerst darauf hingewiesen, daß man bei Ny. mit und ohne okulare Veränderungen ganz im allgemeinen sehr häufig gesteigerten Hirndruck finde (18 mal unter 25 Fällen). Heine hat nun allerdings erhöhten Liquordruck bei so vielen Erkrankungen des Auges (Chorioiditis, Retinitis, Herpes corneae u. a.) sowie des Zentralnervensystems gefunden, das das an sich schon neurologischerseits wenig hoch bewertete Symptom in seiner Bedeutung sehr problematisch erscheint. Die Resultate meiner eigenen Lumbalpunktionen, die mit dem Reichmannschen Instrumentarium ausgeführt wurden, weichen von den Heineschen dadurch ab, daß Drucksteigerungen ungemein selten zu verzeichnen waren. Bei der Vorsicht, mit der Heine zu Werke ging (Ablesen der Werte erst 5 Minuten nach dem Einstich), kann ich eine sichere Erklärung für die Verschiedenheit der Werte nicht geben.

Bei luetischen Patienten mit Ny. hatte ich bisher nur 2 mal Gelegenheit zu punktieren, und hier fand sich in der Tat ein mäßig gesteigerter Hirndruck (bei dem einen Fall 220 bis 230 mm, bei dem anderen 190 bis 200 mm ohne jede Preßwirkung). Die Frage nach der unteren Grenze des als pathologisch zu bezeichnenden Lumbaldrucks scheint sehr schwierig zu sein; meist wird wohl 150 mm H_2O angenommen, andere möchten die untere Grenze etwa bei 200 veranschlagen. Bei dem auch sonst nicht ganz normalen Verhalten des Liquor im 2. Falle ist der Druck von 190—200 zum mindesten auffallend, vielleicht war er auch in früheren Jahren noch höher.

Eine eigne Beobachtung an einem nichtluetischen Kind aus neuerer Zeit ist auch geeignet, auf die Bedeutung des gesteigerten Hirndrucks für das Entstehen des Ny. hinzuweisen:

Sophie Ha., 8 Monate (1020/15), soll bereits von Geburt an am linken Auge schielen. Wird deshalb zur Klinik gebracht. Augenzittern ist bis jetzt von den Angehörigen nicht bemerkt worden. Status: Beiderseits Augen äußerlich und innerlich normal, Macula lutea deutlich sichtbar. Ganz geringe Hyperopie von $1/_2$—1 D. Deutlicher Ny. rotatorius. Sonstiger interner und neurologischer Befund (Prof. Göppert) normal. Liquor: Druck beim Schreien 590 mm, nach völliger Beruhigung 340 mm (!); Nonne negativ. Wassermann-Reaktion in Blut und Liquor negativ. Einige Tage nach der Punktion ist der Ny unverändert. Auch bei einer Nachuntersuchung 2 Jahre später ist er noch erkennbar. Das Kind hat sich sonst normal entwickelt.

Bei diesem sonst völlig gesund erscheinenden Kind sind also nur 2 Abnormitäten gefunden worden, der Ny. und die Hirndrucksteigerung. Das ist doch immerhin bemerkenswert.

Ohne daß ich auf Grund der vorliegenden Befunde die Frage bereits für entschieden halte, muß ich doch betonen, daß gerade für unsere Fälle von Ny. bei kongenitaler Lues ein gesteigerter Hirndruck die beobachteten Erscheinungen nach mancher Richtung hin erklären könnte. Zunächst wäre es an sich nicht wunderbar, wenn die angeborene Syphilis auf dem Umwege einer Reizung der Meningen vermehrte Absonderung von Liquor und damit auch erhöhten Druck im Lumbalkanal hervorrufen würde. Solche Druckerhöhungen findet man, wie das gerade in den letzten Jahren öfters festgestellt wurde, bei der akquirierten Lues recht häufig, am meisten bei Lues II. Auch bei unseren Fällen wäre das Auftreten vermehrter Lumbalflüssigkeit in die ersten Lebenszeiten, also in das sekundäre Stadium der kongenitalen Lues zu verlegen.

Ebenso wäre es wohl denkbar, daß der gesteigerte Druck im 4. Ventrikel oder im Aquaeductus Sylvii, besonders wenn noch vielleicht durch ungünstige Abflußbedingungen nach dem 3. Ventrikel oder dem Lumbalkanal eine Stagnation der Flüssigkeit stattfinden würde, Ny. erzeugen könnte. Steht der

Liquor in diesen Hohlräumen unter erhöhtem Druck, so muß er eigentlich auf die nystagmogenen Zentren einwirken. Auch daß er unter solchen Umständen bei Kindern, bei denen die Augenregulierung noch keine so festgefügte ist, eher Ny. erzeugt als bei Erwachsenen wäre verständlich.

Die Bedeutung des gesteigerten Hirndrucks würde ferner erklären, weshalb antiluetische Therapie bei ganz kleinen Kindern den Ny. zum Rückgang bringt, denn hier dürfte wohl die Behandlung auf eine vielleicht bestehende spezifische Meningitis einwirken, bei älteren Kindern dagegen könnte der meningeale Prozeß meist von allein allmählich abgeheilt sein, der jahrelang erhöhte Hirndruck aber könnte irreparable, wenn auch oberflächliche Läsionen in den nystagmogenen Zentren erzeugt haben. Erst weitere Beobachtungen können lehren, ob diesem Erklärungsversuch mehr als eine heuristische Bedeutung innewohnt.

Die geschilderten Fälle von Ny. bei angeborener Lues möchte ich als „reine Formen" denjenigen gegenüber stellen, bei denen neben der angeborenen Syphilis und dem Ny. stärkere ophthalmoskopische Veränderungen festgestellt wurden. Ich selbst sah mehrere solche Fälle, ebenso sind in der Arbeit von Heine 3 hierhergehörige Beobachtungen zu finden, und in einer früheren Veröffentlichung von Hirschberg ist auch mehrmals bei syphilitischen Säuglingen Augenzittern mit Augenhintergrundsveränderungen erwähnt. Ich halte es für sehr gut möglich, daß diese Fälle prinzipiell von den „reinen Formen" nicht verschieden sind, soweit die Genese des Ny. in Betracht kommt, glaube aber doch, daß vorderhand eine Trennung noch angebracht ist.

Literatur:

Abelsdorf, Über einseitige reflektorische Pupillenstarre als Teilerscheinung der Oculomotorius-Lähmung. Med. Kl. 1908. IX.
Alexander, Syphilis und Auge. Wiesbaden 1889.
Aßmann, Über das Verhalten der Zerebrospinalflüssigkeit bei isolierten Pupillenstörungen. D. Z. f. N. 1913. Bd. 49. 305.
Bach, Pupillenlehre. Berlin 1908.
Bach und Lohmann, Die Beziehungen der Medulla oblongata zur Pupille. Kl. M. f. A. XLVII. 1909. 268.
Bach und Meyer, Experimentelle Untersuchungen über die Abhängigkeit der Pupillenreaktion usw. A. f. O. LV. 1903. 414.
Dieselben, Weitere experimentelle Untersuchungen über die Beziehungen der Medulla oblongata zur Pupille. A. f. O. LVI. 1903. 297.
Dieselben, Verhalten der Pupillen nach Entfernung des Großhirns usw. A. f. O. LIX. 1904. 332.
Behr, Zur Physiologie und Pathologie des Lichtreflexes der Pupille. A. f. O. 1913. Bd. 86. 468.
Benario, Neurorezidive . . . . . . München 1911.
Bernheimer, Die Wurzelgebiete der Augennerven. Graefe-Saemisch. II. Aufl. Kap. VI.
Derselbe, Ätiologie und pathologische Anatomie der Augenmuskellähmungen. Graefe-Saemisch. II. Aufl.
Bumke, Über die Beziehungen zwischen Läsionen des Halsmarks und reflektorischer Pupillenstarre. Kl. M. f. A. 1907. Bd. 45. I. 257.
Derselbe, Die Pupillenstörungen bei Geistes- und Nervenkrankheiten. Jena 1911. 2. Aufl.
Buschke und Fischer, Ein Fall von Myocarditis syphilitica bei hereditärer Lues mit Spirochätenbefund. Deutsche med. Wochenschr. 1906. 752.
Busse und Hochheim, Über syphilitische Entzündung der äußeren Augenmuskeln und des Herzens. A. f. O. Bd. 55. 1903. 222.
Clarke, The Argyll Robertson sign in cerebral and spinal syphilis. Brit. med. Journ. 1910.
Deutschmann, Über Ophthalmoplegia interna im Kindesalter. Deutschmanns Beiträge zur Augenheilkunde. H. 81. S. 19. 1912.
Donath, Salvarsan in der Behandlung der syphilitischen und metasyphilitischen Erkrankungen des Nervensystems und deren kombinierte Behandlung. Münch. med. Wochenschrift 1912. Nr. 42, 43.

Dowse, The contiguity of neuro-retinitis with descending retinitis from intracerebral disease. Ref. Virchow-Hirsch, 1878. II. p. 549.

Dreyfus, Die Bedeutung der modernen Untersuchungs- und Behandlungsmethoden für die Beurteilung isolierter Pupillenstörungen nach vorausgegangener Syphilis. Münch. med. Wochenschr. 1912. Nr. 30. 1647.

Ducheck, Wiener med. Jahrbücher 1864.

Dupuy-Dutemps, Sur une forme spéciale d'atrophie de l'iris au cours du tabes et de la paralysie générale. — Ses rapports avec l'irregularité et les troubles reflexes de la pupille. Annal. d'ocul. 1905. Bd. 133. 455.

Elmiger, Beitrag zur pathologischen Anatomie hochgradiger Miosis und Pupillenstarre. A. f. Psych. u. N. Bd. 47. 1910. 819.

Finklenburg, Über Pupillenstarre bei hereditärer Syphilis. D. Z. f. N. 1903. Bd. 25. H. 5 und 6.

Fleischer, Sitzungsbericht. Münch. med. Wochenschr. 1907. 1458.

Fournier und Sauvineau, Troubles oculaires d'origine hérédo-syphilitique. Recueil d'ophthalmol. 1897.

Gajkiewitz, Syphilis du système nerveux. Paris 1892 (.it. Uhthoff).

Gegenbaur, Lehrbuch der Anatomie des Menschen.

Genkin, Ein Fall von Ophthalmia neuroparalytica. Ref. Michel's Jahresber. 1886. 339.

Goldflam, Zur Klinik der Pupillenphänomene. Wien. klin. Wochenschr. 1912. Nr. 26. 991.

Grunert, Zur Ätiologie der Ophthalmoplegia interna. Bericht über die ophth. Ges. Heidelberg 1911. 148.

v. Graefe, A., Sektionsbefund bei Oculomotoriuslähmung. A. f. O. Bd. I. 433. 1854.

Guillani, Rochon-Duvigneaud et Troisier, Le signe d'Argyll Robertson dans les lésions non syphilitiques du pédoncule cérébral. Revue neurolog. p. 449. 1909.

Heddaeus, Semiologie der Pupillenbewegungen. Graefe-Saemisch. II. Aufl. Bd. 1. Anhang.

Heine, Über die Höhe des Hirndrucks bei einigen Augenkrankheiten. Münch. med. Wochenschrift 1913. Nr. 24. 1305.

Heß, Untersuchungen zur Physiologie und Pathologie des Pupillenspiels. A. f. A. LX. 1908. 327.

Derselbe, Das Differential-Pupilloskop. A. f. A. Bd. 80. 1916. 228.

v. Hippel, E., Über seltene Fälle von Lähmung der Akkommodation und von Pupillenstarre. Kl. M. f. A. Bd. 44. II. 1906. 97.

Derselbe, Neuere Untersuchungen zur Physiologie und Pathologie der Pupillenphänomene. Münch. med. Wochenschr. 1904. Nr. 16. 692.

Hirschberg, Über Entzündung der Netzhaut und des Sehnerven infolge angeborener Lues. D. m. W. 1906. 746.

Huguenin, Über einige Punkte der Hirn-Anatomie. C. d. Sch. A. 1875. Nr. 7.

Hulke, Ophth. Hosp. Rep. VI. 1868 (zit. Uhthoff).

Igersheimer, Über Nystagmus. Kl. M. f. A. 1914. Bd. LII.

Köllner, Zur Ätiologie der Abducenslähmung, besonders der isolierten Lähmung. D. m. W. 1908. S. 112, 153, 197.

Königstein, Spastische Spinalparalyse und Pupillenstarre. Berl. klin. Wochenschr. 1910. 2409.

Lauber, Luetische Erkrankungen des Oculomotoriuskerns mit eigentümlichen Mitbewegungen. Berl. klin. Wochenschr. 509. 1910.

Lautenbach, Philadelphia med. Times 1876 (zit. Uhthoff).

De Lapersonne, Syphilis héréditaire et ophthalmoplégie interne. A. d'ocul. T. CXLI. 303.

Lawford, Paralysis of ocular muscles in congenital syphilis. Ref. C. f. A. 1890. XIV. 346.

Leudet, Essai sur la méningite en plaques ou scléreuse etc. Paris 1878 (zit. Uhthoff, A. f. O. XXXIX. 1).

Levinsohn, Zur Kenntnis der Physiologie und Pathologie der Pupillenbahnen. D. Z. f. N. 1917. LVI. 300.

Lucke, Tabes dorsalis, a pathological and clinical study of 250 cases. Journ. of nerv. and ment. diseas. XLIII. 1916. Ref. Neur. C. 1917. Bd. 36. 41.

Luczkowski, Beiträge zur Syphilis des Zentralnervensystems mit Berücksichtigung der Augenstörungen. Diss. Breslau 1906.

Maas, Zur Bewertung der reflektorischen Pupillenstarre. Neurol. Zentralbl. 1913. Nr. 15.

Derselbe, Robertsonsches Phänomen bei nichtsyphilitischen Krankheiten? Neuro. C. 1917. Nr. 19. 787.

Mattissohn, Über einen Fall von Ophthalmoplegia totalis unilateralis bei hereditärer Syphilis und über Augenmuskellähmungen auf gleicher Basis. Inaug.-Dissert. Leipzig 1912.

Mees, Über alkoholische reflektorische Pupillenstarre. Münch. med. Wochenschr. 1913. Nr. 22. 1200.

Merkel und Kallius, Makroskopische Anatomie des Auges. Graefe-Saemisch. II. Aufl.

Nonne, Bedeutung der Liquoruntersuchung für die Prognose von isolierten, syphilogenen Pupillenstörungen. D. Z. f. Nervenheilkunde Bd. 51. 1914. 155.

Derselbe, Klinische und anatomische Untersuchungen eines Falles von isolierter, echter reflektorischer Pupillenstarre ohne Syphilis bei Alkoholismus chronicus gravis. Neur. Zentralbl. 1912. Nr. 1.

Nonne und Wohlwill, Über einen klinisch und anatomisch untersuchten Fall von isolierter reflektorischer Pupillenstarre bei Fehlen von Paralyse, Tabes und Syphilis cerebrospinal. Neurol. Zentralbl. 1914. Nr. 10.

Passini, A. f. K. 1897. XXI. 195.

Pick, Über Zerebrospinalsyphilis. Prager med. Wochenschr. 1892. Nr. 24.

Przedpelska, Untersuchungen über das Verhalten des Liquor cerebrospinalis bei älteren Heredosyphilitikern. Münch. med. Wochenschr. 1914. Nr. 12.

Rosenmeyer, Disc. zu Gilbert: Über herpet. Erkrankungen des Uvealtraktus. Heidelberger Bericht 1912. 109.

Rosenthal, A. f. Psych. IX. 3. 49.

Sattler, Zur Frage der wurmförmigen Zuckungen am Sphincter pupillae. Kl. M. f. A. 1912. Bd. 50. 349.

Schmidt-Rimpler, Die Erkrankungen des Auges im Zusammenhange mit anderen Krankheiten. Wien 1905.

Serebrennikowa, Ein Fall von Amaurose infolge eines Gumma an der Gehirnbasis. Ref. Michel's Jahresber. 1894. 556.

Siegrist, Irisatrophie bei Pupillenstarre. Disk. Heidelberger Bericht 1901. 43.

Siemerling, Zur Syphilis des Zentralnervensystems. A. f. Psych. u. N. XXII. 194 und 257. 1891.

Siemerling und Boedeker, Chronisch fortschreitende Augenmuskellähmung und progressive Paralyse. A. f. Psych. u. N. XXIX. 420. 1897.

Dieselben, Über chronische progressive Lähmung der Augenmuskeln. A. f. Psych. u. Nerv. Bd. XXII. Suppl.

Stargardt, Ursachen des Sehnervenschwunds bei Tabes und progressiver Paralyse. A. f. Psych. Bd. 51. 173.

Stöcker, Über eigenartige Unterschiede im Pupillenverhalten bei progressiver Paralyse der Erwachsenen und der sogenannten juvenilen Paralyse. Ref. Kl. M. f. A. 1914. Bd. LIII. 233.

Thiersch, Münch. med. Wochenschr. 1897. Nr. 24 und 25.

Uhthoff, Die Ophthalmoplegien. Graefe-Saemisch. II. Aufl. Bd. XI. 478.

Derselbe, Augensymptome bei der Syphilis des Zentralnervensystems. Graefe-Saemisch. II. Aufl. 1911.

Villemonte de la Clergerie, Totale Ophthalmoplegie am rechten Auge mit Sensibilitätsstörungen und Erblindung. A. d'ophth. Oktober 1909. 623.

Wagner, Das Syphilom oder die konstitutionell syphilitische Neubildung. A. f. Heilkunde. IV. 1863 (zit. bei Uhthoff).

Westphal, A. f. Psych. VIII und IX.

Westphal, C.. Reflektorische Pupillenstarre bei Diabetes mellitus. Neur. C. 1917. Nr. 13.

Wilbrand-Saenger, Die Neurologie des Auges. Bd. I. 1899.

Wisotzki, Beiträge zur juvenilen Paralyse und Tabes dorsalis. Inaug.-Dissert. Berlin 1912.

Zappert, Ein Fall von isolierter linksseitiger Oculomotoriuslähmung infolge von hereditärer Lues. Ref. C. f. A. 1894. Bd. 18. 483.

Zybell, Das Verhalten der Pupillen bei der Syphilis, der multiplen Sklerose und der Syringomyelie. Inaug.-Dissert. Marburg 1908.

Fünfzehntes Kapitel.

Orbita.

Die Syphilis der Orbita ist nach übereinstimmender Erfahrung eine seltene Erkrankung, und wie wir später noch genauer sehen werden, meist wohl nicht auf die primäre Ansiedlung der Lueserreger in der Augenhöhle zurückzuführen sondern als Folgeerscheinung der Erkrankung anderer Teile des Schädels oder Gehirns aufzufassen.

Bevor ich zur Schilderung der Symptome übergehe, möchte ich einige **anatomische Verhältnisse** der Orbita kurz ins Gedächtnis zurückrufen, deren Kenntnis für das Verständnis der klinischen Erscheinungen unbedingt notwendig ist. Dahin gehört vor allem zunächst die Tatsache, daß so vielerlei Knochen die Begrenzung der Augenhöhle bilden und daß diese sieben verschiedenen Knochen teils dem Schädel-, teils dem Gesichtsskelett angehören. Diese Knochen stellen zum größeren Teil wieder die Begrenzung der Nasennebenhöhlen dar und können daher, wenn sie erkrankt sind, leicht zu einer gemeinsamen Beteiligung einer Nasennebenhöhle und der Orbita am luetischen Prozeß oder zu einer vollen Kommunikation zwischen beiden Höhlen führen. Weiter ist von großer Wichtigkeit, daß die Wände der Augenhöhle von Spalten und Löchern vielfach durchbrochen sind und daß durch diese die Orbita auch wieder mit den angrenzenden Höhlen, vor allem aber mit dem Schädelinnern in Verbindung steht.

Die anatomischen Verhältnisse der Fissura orbitalis superior, der größten und wichtigsten Verbindung, wurden bereits früher (S. 562) näher beschrieben. Für das Verständnis der luetischen Prozesse von der allergrößten Wichtigkeit ist die Auskleidung des Knochens, die Periorbita, die sich nicht nur dem Knochen entlang erstreckt, sondern auf die in der Orbita befindlichen Weichteile übergeht. Die Periorbita bildet mit dem Periost der anliegenden Teile des Gesichts- und Gehirnschädels eine zusammenhängende Membran, dehnt sich durch die große Gesichtsöffnung der Orbita auf Stirn-, Wangen- und Nasengegend aus, steht durch den Tränenkanal mit der Nase in Verbindung und bildet durch die Fissura orbitalis superior und das Foramen opticum eine Fortsetzung der Dura mater. Die Fissura orbitalis inferior setzt die Periorbita mit der Beinhaut der Flügelgaumengrube und der Fossa infratemporalis in Verbindung. In der Fissura orbitalis superior und inferior findet eine dichte Verklebung von Fasern der beiden Ränder statt, so daß diese Spalten durch ein festes, schwartenähnliches Gewebe ausgefüllt werden, welches nur den nötigen Platz für die durchtretenden Nerven und Gefäße läßt (Merkel und Kallius). Die Dura mater setzt sich aber nicht nur in Form der Periorbita, sondern auch als Duralscheide des Optikus in die Orbita fort. In einer gewissen Beziehung zu der Periorbita steht auch der Faszienapparat des Auges, der den Bulbus als Tenonsche Kapsel und die Augenmuskeln umgibt. So entstehen im Innern der Augenhöhle eine ganze Reihe von scheidenartigen Räumen, von denen die wichtigsten die Scheidenräume des Optikus sowie der supravaginale Raum um den Optikus sind, der sich in den Scheidenraum um den Bulbus weiter fortsetzt. Man nimmt an, daß die Lymphe in diesen Räumen sich vom Schädelinnern nach außen zu ergießt, daß aber die umgekehrte Strömung von den Lidern nach dem Gehirn zu unwahrscheinlich ist (Leber). In der normalen Orbita sind Lymphspalten sonst bis jetzt nicht nachgewiesen, dagegen konnte Birch-Hirschfeld bei experimentellem Ödem und auch bei Orbitalphlegmonen den Nachweis von Spalträumen im Gewebe der Orbita erbringen. Er glaubt deshalb annehmen zu dürfen, daß die Augenhöhle wie andere Teile des Körpers ein Lymphgefäßsystem besitzt. In enger Beziehung zu dem obenerwähnten Faszienapparat steht das Septum tarsoorbitale, das die Orbita gegen den Konjunktivalsack zu vollständig abschließt. Wenn trotzdem gelegentlich entzündliche Prozesse von den Lidern oder dem Gesicht auf das Innere der Orbita übergreifen, so ist das wesentlich die Folge der zahlreichen venösen Verbindungen, deren anatomische genauere Darstellung bei Merkel-Kallius sowie Birch-Hirschfeld gegeben ist. Dieser venöse Übertragungsweg spielt anscheinend bei der Lues keine wesentliche Rolle.

Symptomatologie. Die Syphilis der Orbita tritt unter recht verschiedenen Symptomen auf, und da sie so selten ist, so wird sie außerordentlich häufig zunächst verkannt. Immerhin lassen sich doch ziemlich charakteristische Merkmale feststellen und nach dem Sitz zwei Hauptgruppen unterscheiden; 1. die Periostitis des Orbitalrandes, 2. syphilitische Affektionen in der Tiefe der Orbita.

Die **Periostitis des Orbitalrandes** wird meistens durch erhebliche Kopfschmerzen eingeleitet, die schon wochenlang dem Auftreten der periostalen Schwellung vorausgehen können. Der Kopfschmerz wird dann am stärksten in der Nähe der betroffenen Orbitalrandstelle und es gilt als charakteristisch, daß diese Schmerzen besonders heftig sich bei Nacht einstellen. An sich sind solche Dolores osteocopi, wie Goldzieher mit Recht hervorhebt, auch bei Erkrankungen der Periorbita anderer Ätiologie durchaus denkbar. Das Auftreten vor allem nachts ist wohl nur darauf zurückzuführen, daß sonstige Ablenkungen fehlen; in der Tat schilderte mir eine Patientin, wie die Kopfschmerzen, die anfangs nur nachts auftraten, schließlich so heftig wurden, daß sie sie auch am Tag aufs äußerste quälten.

An der Stelle des größten Druckschmerzes läßt sich meistens eine ziemlich derbe, unter Umständen fast knochenharte Schwellung am Orbitalrand abtasten. Am häufigsten scheint der obere Orbitalrand betroffen zu sein, ich selbst sah auch mehrmals den temporalen Rand ergriffen und in dem Fall von Werner z. B. wurde an beiden Augen der untere Orbitalrand betroffen. Manchmal ist aber auch kein eigentlicher Tumor zu palpieren, sondern nur eine Stelle des Orbitalrandes stark druckschmerzhaft und die angrenzende Conjunctiva bulbi chemotisch. Gerade diese lokalisierte Chemose ohne weitere Injektion des Bulbus scheint mir im Verein mit einem palpablen, schmerzhaften Tumor oder einer isolierten Druckschmerzhaftigkeit am Orbitalrand sehr für die Spezifität des Prozesses zu sprechen. Ein Exophthalmus kommt bei den auf den Orbitalrand beschränkten Prozessen nicht oder nur in ganz geringem Maße vor.

Als Beispiel einer Orbitalranderkrankung gebe ich kurz folgende Beobachtung wieder:

Emilie Brö., 50 Jahre (Kr. 609/1910), weiß nichts von Lues, hatte vor 20 Jahren links Iritis, im letzten Jahr einen Knoten auf der Stirn. Bei der ersten Untersuchung am 26. 9. 1910 gibt sie an, das linke Auge sei seit 8 Tagen entzündet. Es besteht eine starke Chemose der Conjunctiva bulbi auf der temporalen Seite. Der temporale Orbitalrand ist stark druckempfindlich, etwas verdickt. Kein Exophthalmus. Visus und ophthalmoskopischer Befund normal. Einige Tage später ist auch der nasale Teil der Conjunctiva bulbi chemotisch. Wassermann-Reaktion ++++. Am 3. 10. 1910 subkutane Injektion von 0,5 g Salvarsan. Schon am nächsten Tag Chemose geringer und Druckschmerzhaftigkeit erheblich nachgelassen. Nach weiteren 3 Tagen keine Beschwerden mehr. Überraschend war auch, daß die viele Jahre vorher bereits bestehenden Kopfschmerzen durch diese eine Salvarsaninjektion dauernd verschwanden (Beobachtungszeit 2 Jahre). Die Wassermann-Reaktion dagegen blieb stark positiv.

Wird der syphilitische Prozeß nicht rechtzeitig erkannt, so kann er an der Orbitalwand weiter um sich greifen, oder es treten in dem Tumor Nekrotisierungsprozesse auf, die zu einem Durchbruch und zur Entleerung des schleimigen oder eitrigen Inhalts führen. Bei Sondierung der Fistelgänge stößt man auf arrodierten Knochen.

Bei den syphilitischen **Affektionen in der Tiefe der Orbita** bestehen ebenfalls meistens dumpfe, oft sehr erhebliche Kopfschmerzen, doch geben diese keinerlei Anhaltspunkte für den Sitz der Erkrankung. Symptomatologisch viel wichtiger ist der Exophthalmus, weil dieser nicht nur die Affektion in der Orbita anzeigt, sondern auch in vielen Fällen vermuten läßt, in welcher Gegend der Druck auf den Bulbus ausgeübt wird. Am häufigsten finden sich die spezifischen, zunächst auch wieder die Periorbita betreffenden Entzündungsprodukte am Dach der Augenhöhle oder an der Spitze des Trichters nahe der Fissura orbitalis superior und dem Foramen opticum. Der Augapfel ist daher im allgemeinen entweder nach vorn und unten oder geradeaus nach vorn verdrängt. Als weitere Verdrängungssymptome durch die retrobulbäre Wucherung sind die Beweglichkeitsbeschränkungen des Bulbus aufzufassen, die sich in der Form einer totalen Ophthalmoplegie oder einer Ophthalmoplegia externa, viel seltener in Form der Lähmung eines einzelnen Augenmuskels dokumentieren. Diese Tatsache spricht dafür, daß die eigentlichen Augenmuskeln selten von dem spezifischen Prozeß in der Orbita ergriffen werden, wenngleich auch solche Fälle vorkommen (z. B. Walter, Busse und Hochheim u. a.), daß vielmehr die Paresen auf einer Drucklähmung der Augenmuskelnerven beruhen. Dafür spricht weiter die Tatsache, daß der Trigeminus in den meisten derartigen Fällen mitaffiziert und die Hornhaut hyp- oder anästhetisch betroffen wird. Die Lähmung der orbitalen Nerven kann, wie Birch-Hirschfeld auf Grund der Fälle von Rochon-Duvigneaud, Poulet u. a. angibt, auch ohne Exophthalmus vorkommen, was zur Annahme einer umschriebenen Periostitis im Bereich der Fissura orbitalis superior führen muß. Für die weitere Gestaltung und Prognose des ganzen Prozesses sehr wesentlich sind aber die durch den orbitalen Prozeß hervorgerufenen Veränderungen des Optikus. Während in manchen Fällen trotz eines erheblichen Exophthalmus die Papille und der Visus dauernd normal gefunden werden, läßt sich bei anderen eine neuritische Beteiligung des Optikus oder auch eine Druckatrophie mit erheblicher Affizierung des Gesichtsfeldes und mehr oder weniger starkem Sehverlust konstatieren. Wie erstaunlich rückbildungsfähig diese Optikuserkrankung bei rechtzeitigem Eingreifen der Therapie sein kann, zeigt der später genauer geschilderte Fall Flam. (S. 601). Eine anatomische Untersuchung des Optikus bei der Syphilis der Orbita liegt bis jetzt nicht vor. Birch-Hirschfeld ist geneigt, eine entzündliche Infiltration des Periosts am Canalis opticus, eine Perineuritis optica anzunehmen, meint aber, bei plötzlichem Eintritt der Erblindung kämen auch wohl Zirkulationsstörungen (Druck eines orbitalen Gumma auf die Zentralgefäße), sowie auch Intoxikationswirkungen in Betracht. Wird durch eine ossifizierende Periostitis das Foramen opticum mehr oder weniger verschlossen, wie das bei kongenitaler Lues gelegentlich vorkommt, so wird eine Druckatrophie des Sehnerven resultieren. Im allgemeinen ist der Optikusprozeß wohl zweifellos als Folge der Orbitalerkrankung, nicht als selbständige Erkrankung aufzufassen. C. Hirsch betrachtet deshalb einen von ihm beobachteten Fall als bemerkenswert, weil nach der ganzen Zeitfolge der Erscheinungen der neuritische Prozeß im Sehnerven dem Orbitalleiden anscheinend vorausging und somit wohl als selbständig aufzufassen war. Er erörtert die Möglichkeit eines Gumma im orbitalen Teil des Optikus.

Der Verlauf der orbitalen Syphilis hängt natürlich sehr wesentlich von dem Moment des Eintretens der zweckmäßigen Therapie ab. Wird der Prozeß verkannt, so wird der wachsende Tumor nicht nur am Auge durch die Lähmungen der verschiedenen Nerven schwere Veränderungen hervorrufen, sondern auch durch Unterminierung der Knochen und Durchbruch in die angrenzenden Höhlen oder gar in das Schädelinnere schwere, eventuell tödliche Komplikationen schaffen. Die Mortalität der orbitalen Lues berechnet sich nach der Zusammenstellung Birch-Hirschfelds an Hand von 95 Fällen auf 5,3%. Auf die zur Sektion gekommenen Fälle werde ich gleich unten noch näher eingehen. Alle oben erwähnten Symptome der orbitalen Lues sind an sich genommen Erscheinungen, die durch jeden wachsenden Tumor in der Tiefe der Orbita erzeugt werden können. Läßt die Anamnese im Stich, so ist die Differentialdiagnose oft nicht leicht, oder wenigstens bis vor kurzem nicht leicht gewesen. Als charakteristisch für Syphilis in differentialdiagnostischer Hinsicht gelten die nächtlich sich steigernden Kopfschmerzen, weiter die besonders von Goldzieher der Beachtung empfohlenen periostalen Wucherungen an den Gesichts- und Schädelknochen, sowie sonstige luetische Erscheinungen am Körper. Leider sind aber diese gummösen Prozesse an den Schädel- und Gesichtsknochen, wenn sie auch bei den sezierten Fällen fast regelmäßig gefunden wurden, klinisch recht selten nachweisbar, bei den von Birch-Hirschfeld geschilderten Fällen z. B. finden sie sich gar nicht, unter meinen Fällen einmal an der Stirn und wahrscheinlich einmal an den Malleolen. Allerdings ist mir aufgefallen, worauf bisher noch nicht aufmerksam gemacht wurde, daß sich bei meinem Material sehr oft eine Tränensackblennorrhoe oder Tränensackfistel nachweisen ließ, zum Teil auf der Seite der orbitalen Erkrankung, zum Teil aber auch auf der anderen Seite. Es scheint mir nicht ausgeschlossen, daß dieser Blennorrhoe eine spezifische Erkrankung des Periosts am Nasenbein zugrunde lag, wenn ich auch zugeben muß, daß eine günstige Beeinflussung des Tränensackleidens durch antiluetische Therapie nicht beobachtet wurde. Auch ließ sich bei der Exstirpation des Sackes eine Erkrankung des Knochens nicht mit Sicherheit nachweisen.

Das zweite Hilfsmoment zur Differentialdiagnose kann also ebenfalls im Stich lassen oder täuschen. So bleibt das dritte, die günstige Wirkung der antiluetischen Therapie. Zweifellos ist es richtig, nach dem Vorgehen Uhthoffs u. a. in einem jeden derartigen ätiologisch unklaren Fall, bevor man zu operativen Eingriffen schreitet, eine Schmierkur oder sonstige spezifische Behandlung einzuleiten. Aber man muß sich klar darüber sein, daß auch dieses Vorgehen zu großen Täuschungen führen kann. Es können einerseits nichtsyphilitische Tumoren durch die Behandlung zurückgehen und andererseits wirkliche Lues gelegentlich auch durch spezifische Therapie nicht gebessert werden.

Bei dieser Sachlage ist der positive Ausfall der Wassermann-Reaktion gerade bei den orbitalen syphilitischen Leiden eine ganz außerordentliche Stütze für die Diagnose geworden. Wenn es natürlich auch möglich ist, daß gelegentlich ein Syphilitiker an einem nichtspezifischen Prozeß in der Orbita erkranken kann, so gibt doch im allgemeinen die positive Wassermann-Reaktion den richtigen Fingerzeig für die Diagnose und Therapie. So war Meller gezwungen, in einer ganzen Anzahl von Beobachtungen vor der Wassermann-Ära, wo es sich um Pseudotumoren der Orbita handelte, trotz anatomischer Untersuchung die ätiologische Diagnose zweifelhaft zu lassen und die Lues nur als mögliche oder wahrscheinliche Ursache anzuschuldigen. In meinen Fällen war die Wassermann-Reaktion stets positiv. Lehrreich ist die Beobachtung Werners auf der Jenenser Klinik, wo man sich trotz positiver Wassermann-Reaktion, weil sonst keine luetischen Zeichen bestanden, zur Annahme einer echten Geschwulst und zur operativen Entfernung derselben entschloß. Der weitere Verlauf und die anatomische Untersuchung zeigten das Unrichtige des Vorgehens und den Wert der Wassermann-Reaktion.

Bevor wir die Symptomatologie und Diagnose verlassen, sei noch hervorgehoben, daß gelegentlich Orbitaltumoren syphilitischer Natur doppelseitig vorkommen können, wie sie von Schott, Walter, Goldzieher, Werner bekanntgegeben sind. Bei diesen Beobachtungen, die zum größeren Teil Kinder, also wohl Kongenitalluetische betrafen, handelte es sich zum Teil um Affektionen der beiden Orbitae, die von einem gemeinsamen Punkt ausgingen, z. B.

der Glabella (Schott) oder aber auch um symmetrische Tumoren in beiden Orbitae, die in keinerlei Zusammenhang miteinander standen und auch zeitlich voneinander getrennt sich entwickelten.

Pathologische Anatomie. Aus den wenigen vorliegenden Sektionsfällen (Soloweitschik, Schott, Schnabel, Blessig, Walter, Goldzieher, Werner) geht übereinstimmend hervor, daß es sich bei den Wucherungen um chronisch-entzündliche Geschwülste handelt, die meist vom Periost ausgehen, während der Knochen entweder intakt ist oder erst sekundär betroffen wird. Die periostale Wucherung kann sich in einer Verdickung des Periosts äußern oder außerdem in der Bildung derber, speckiger oder schwammiger Massen. Der Knochen selbst wurde öfters von Osteophyten bedeckt gefunden, unter Umständen war er porös und in dem Falle von Soloweitschik war es am Dach der Orbita zu einem Defekt des Knochens mit einer Kommunikation nach der Stirnhöhle zu gekommen.

Histologisch stellt der Tumor meist ein zellreiches Gewebe dar, dessen Zentrum feinkörnig zerfallen sein kann. Von Zellen sind Lymphocyten, Epitheloidzellen, Plasmazellen, auch eosinophile und Riesenzellen beobachtet worden, dagegen kommen anscheinend Leukocyten selten vor. Je nach dem Stadium wird aber auch der Tumor unter Umständen sehr zellarm gefunden, so daß er in der Hauptsache aus fibrösem Gewebe besteht. Die Gefäße, die nur von Werner etwas näher geschildert wurden, zeigten Verdickung der Wandung, Wucherung der Intima und gelegentlich auch Obliteration. Abgesehen von dem Tumor selbst und seiner direkten Umgebung kann man auch sonst in der Orbita sowohl als im Bulbus vermehrten Zellgehalt finden; so waren in der Beobachtung von Schott Papille und Optikus, sowie Retina und Chorioidea zellig infiltriert.

Die anatomische Untersuchung führt aber nicht selten zu zweifelhaften Resultaten; so wurde von Goldzieher z. B. zunächst Fibrosarkom diagnostiziert, in dem Wernerschen Fall eine chronisch entzündliche Geschwulst, die am ehesten für Tuberkulose sprach. Auch in einem von Berlin untersuchten Fall, über den Peppmüller berichtet, wurde bei der Probeexzision zunächst Diagnose auf Fibrom der Orbita gestellt. Es geht aus diesen Fehldiagnosen hervor, daß man sehr auf die Gefäßveränderungen zu achten hat; da jedoch auch diese anscheinend meist nur mäßig auftreten, so ist aus der Probeexzision allein ein weitgehender Schluß nicht möglich.

Von wesentlicher Bedeutung ist, daß die Sektion der meisten Fälle gummöse Prozesse an verschiedenen Stellen des Schädels zutage gefördert hat, so bei Soloweitschik Gummata im Gehirn, bei Schott Gummen an der Innenfläche des Schädels und der Dura, bei Blessig Gummata an der Sella turcica, am Chiasma, Felsenbein und Schläfenlappen, bei Walter eine Periostitis der Schädelknochen, Knoten in der Dura, bei Goldzieher Periostitis der Parietalknochen; auch an sonstigen Organen wurden oft gummöse Veränderungen gefunden, am häufigsten in der Leber.

Von Soloweitschik und Walter werden auch Veränderungen der Augenmuskeln mitgeteilt, Brüchigkeit, oder im Walterschen Falle vollständige Zerstörung derselben. Brückner fand bei seinem Fall von gummöser Umwandlung des Bulbus entzündliche Infiltration der äußeren Augenmuskeln und Lauber berichtet sogar über eine völlige gummöse Umwandlung des ganzen Orbitalinhalts bei einer Lues maligna.

Ätiologie und Pathogenese. Die orbitale Syphilis betrifft vor allem Leute mit akquirierter Lues. In den meisten Fällen sind Jahre und Jahrzehnte seit der Infektion, die dem Träger oft ganz unbekannt ist, vergangen. Es bestehen jedoch auch Fälle, wo die Periostitis bereits im Frühstadium der Syphilis zur Beobachtung kam. Ich selbst beobachtete einen derartigen Kasus bereits 10 Monate nach dem Primäraffekt und merkwürdigerweise während einer antiluetischen Kur.

Ferdinand Ka., 33 Jahre (841/1911) hatte Februar 1911 einen harten Schanker und wurde $6^{1}/_{2}$ Wochen lang mit Schmierkur behandelt. Ende September traten Sekundärerscheinungen in Form von Roseola auf, im Oktober und November erhielt er auswärts 4 intravenöse Salvarsaninjektionen. Am 17. Dezember entzündete sich das rechte Auge; der rechte Orbitalrand war außen, oben und unten etwas druckempfindlich, die Conjunctiva bulbi an korrespondierender Stelle leicht injiziert und chemotisch, auch eine geringe subkonjunktivale Blutung reichte bis zum Hornhautrand. Geringer Exophthalmus ($1^{1}/_{2}$ mm). Nebenhöhlen frei. Schon nach wenigen Tagen schwand bei Jodkaligebrauch die Chemosis, Druckschmerzhaftigkeit und der Exophthalmus.

Auffallend ist, daß Frauen, die an sich doch das geringere Kontingent akquiriert Luetischer darstellen, anscheinend mehr von der orbitalen Syphilis befallen werden, als Männer. Sowohl bei den von Birch-Hirschfeld mitgeteilten Fällen, als auch bei meinen eigenen Beobachtungen tritt das hervor, allerdings ist die Zahl der Fälle für eine Verallgemeinerung zu klein, aber auch bei den von Birch-Hirschfeld gesammelten 78 Fällen der Literatur betreffen 40 das weibliche, 38 das männliche Geschlecht.

Die Wassermann-Reaktion ist, wie ich schon früher erwähnte, bei meinen Beobachtungen stets positiv gewesen. Bemerkenswert ist, daß sie trotz antiluetischer Behandlung und obgleich der Befund am Auge sowie sonstige langdauernde Beschwerden durch die spezifische Behandlung auf Jahre hinaus behoben wurden, öfters positiv geblieben ist. Es stimmt diese Erfahrung mit der bei sonstigen gummösen Prozessen überein.

Bei kongenitaler Lues kommt die orbitale Syphilis auch hie und da zur Beobachtung (Literatur bei Birch-Hirschfeld). Von den vier bisher bekannten, doppelseitigen, spezifischen Orbitalprozessen betrafen drei Patienten mit angeborener Syphilis (Schott, Walter, Goldzieher).

Pathogenetisch steht die Frage zur Erörterung, ob die syphilitischen Prozesse der Orbita im allgemeinen auf primären Ansiedlungen der Lueserreger beruhen, oder ob es sich meist um fortgeleitete Prozesse handelt. Es kann wohl als wahrscheinlich angesehen werden, daß manchmal luetische Periostitiden, besonders am Orbitalrand als selbständige Erkrankung vorkommen. Andererseits kann es wohl nicht zweifelhaft sein, daß periostitische Prozesse am Schädelknochen durch Übergreifen auf die Periorbita in vielen Fällen die Affektion der Augenhöhle auslösen, dafür sprechen ganz besonders die Sektionsbeobachtungen. Nach Nonne sitzt die syphilitische Veränderung der Schädelknochen am häufigsten am Stirnbein und an den Supraorbitalrändern, dann folgen Scheitelbein, Schläfenbein, Hinterhaupt. Früher wurde bereits hervorgehoben, daß der Knochen selbst erst sekundär affiziert wird und die primäre Ansiedlungsstätte das Periost darstellt. Bei dieser Auffassung kann es nicht wundernehmen, daß die Nebenhöhlen der Nase meistens intakt gefunden werden, allerdings liegen nach dieser Richtung hin nur wenige Beobachtungen der Literatur vor.

Unter meinen eigenen Beobachtungen findet sich eine 40 jährige Frau (Selma Bö., 924/1913), die bereits seit 8 Jahren an rechtsseitigen Kopfschmerzen an der Stirn leidet, die ferner vor 3 Jahren in hiesiger Klinik an rechtsseitiger Tränensackblennorrhöe behandelt wurde und eine sehr erhebliche Druckschmerzhaftigkeit des Orbitalrandes aufwies. Bei der stark positiven Wassermann-Reaktion wurde eine gummöse Periostitis supraorbitalis angenommen. Nach 2 Neosalvarsaninjektionen verschwanden die Kopfschmerzen auf mehrere Monate völlig. Nun wurde in der hiesigen Nasenklinik eine sichere Eiterung der vorderen Siebbeinzellen und der Stirnhöhle festgestellt. Diese verschwand ebenfalls nach spezifischer Behandlung; trotzdem ließ die Nasenklinik die Frage offen, ob es sich um eine spezifische Erkrankung der Höhlen gehandelt hat.

In solchen Fällen, wie dem eben geschilderten, muß man sich die Frage überlegen, ob eine Affektion der Nasennebenhöhlen die Folge der orbitalen Syphilis oder unter Umständen auch der primäre Sitz der luetischen Affektion sein kann. In Anbetracht der wenigen vorliegenden Beobachtungen kann diese Frage generell bis jetzt nicht entschieden werden.

Ob in dem eben zitierten eigenen Fall die Tränensackaffektion mit der Eiterung des Siebbeins und der Stirnhöhle in direktem Zusammenhang stand, möchte ich auch nicht mit Sicherheit entscheiden. Bei der späteren Exstirpation des Sackes fand sich kein Zusammenhang. Ich habe schon früher darauf hingewiesen, daß Tränensackaffektionen öfters vorkommen bei der Syphilis der Orbita und dabei mit der Möglichkeit gerechnet, daß gummöse Prozesse am Nasenbein zu der Eiterung des Tränensacks führen.

Abgesehen von der Weiterwanderung des periostalen Prozesses von den Knochen des Schädels auf die knöcherne Umgrenzung der Orbita kann ein orbitaler Prozeß durch die Fissura orbitalis superior und eventuell den Canalis opticus hindurch vom Gehirn aus weiter geleitet werden. Bei der häufigen Lokalisierung der basalen Lues in der Nähe der orbitalen Fissur kann eine solche gelegentliche Einwanderung in die Orbita nicht wundernehmen, wenn auch die Auskleidung der Fissur eine so straffe ist, daß sie fast als knöchern imponiert. Auch umgekehrt muß man die Möglichkeit berücksichtigen, daß ein syphilitischer Prozeß im hintersten Abschnitt der Orbita auf dem besprochenen Weg nach dem Gehirn zu wächst (siehe auch Abschnitt Augenmuskeln). In der Aufklärung über einen eventuell gleichzeitigen Gehirnprozeß kann möglicherweise die Lumbalpunktion noch Dienste leisten.

Neben der Periorbita, die zweifellos bei weitem am häufigsten den ersterkrankten Teil in der Augenhöhle darstellt, kommen gelegentlich auch luetische Prozesse der Tränendrüse und vereinzelt vielleicht auch der Augenmuskeln als Orte der Entstehung in Betracht.

Therapie und Ausgang. Wie aus der Darstellung der letzten Seiten hervorgeht, wird die Diagnose der luetischen Natur eines Orbitalleidens häufig zunächst verfehlt und die einzig zweckmäßige Therapie, die antiluetische Behandlung, ganz versäumt oder sehr spät eingeleitet. Deshalb wird es geraten sein, bei jedem orbitalen Leiden die Wassermann-Reaktion anzustellen und bei positivem Ausfall auf alle Fälle zunächst antiluetische Therapie zu versuchen. Es wird sogar nicht unzweckmäßig sein, auch bei negativem Ausfall der Wassermann-Reaktion eine Schmierkur zu verordnen, da das Hg bekanntlich auch bei nichtluetischen Prozessen oft eine sehr gute resorptive Fähigkeit besitzt.

Handelt es sich um wirkliche Lues der Orbita, so wirkt die spezifische Behandlung in den meisten Fällen sehr günstig, oft überraschend schnell. Vergleiche ich die von Birch-Hirschfeld wiedergegebenen Krankengeschichten mit den Erfahrungen, die ich selbst gesammelt habe, so drängt sich mir der Eindruck auf, daß das Salvarsan bei meinen Fällen noch viel schneller gewirkt hat, als das Hg bei den Birch-Hirschfeldschen. Es ist ja von der Lues im allgemeinen bekannt, daß gummöse Prozesse ganz besonders gut auf Salvarsan reagieren. Eine möglichst schnelle Beeinflussung der Affektion wird vor allem dann anzustreben sein, wenn es sich um einen Prozeß handelt, der den Optikus mitbetroffen hat und für die Sehkraft demgemäß gefährlich wird. Schon nach einer einzigen Salvarsaninjektion gehen oft die bereits lange bestehenden Kopfschmerzen und die Druckschmerzhaftigkeit am Knochen zurück, bald schwinden auch Chemose und die Beweglichkeitsbeschränkung, sowie der Exophthalmus beginnt nachzulassen, allerdings sind diese letzteren Erscheinungen, wenn

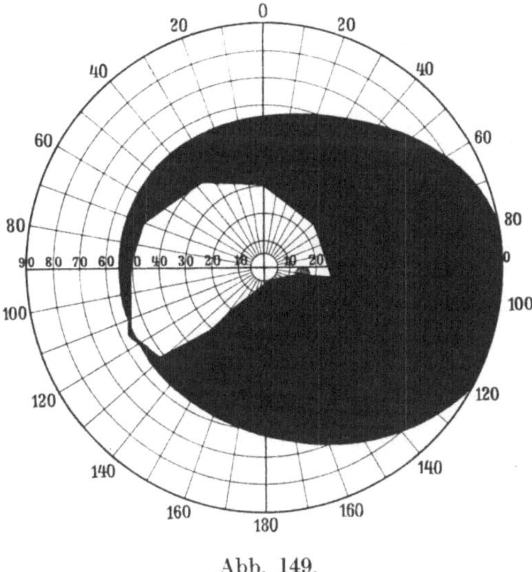

Abb. 149.

sie sehr ausgesprochen vorhanden sind, meist nicht in einigen Tagen zurückzubringen. Sehr charakteristisch für die glänzende Beeinflussung eines schweren

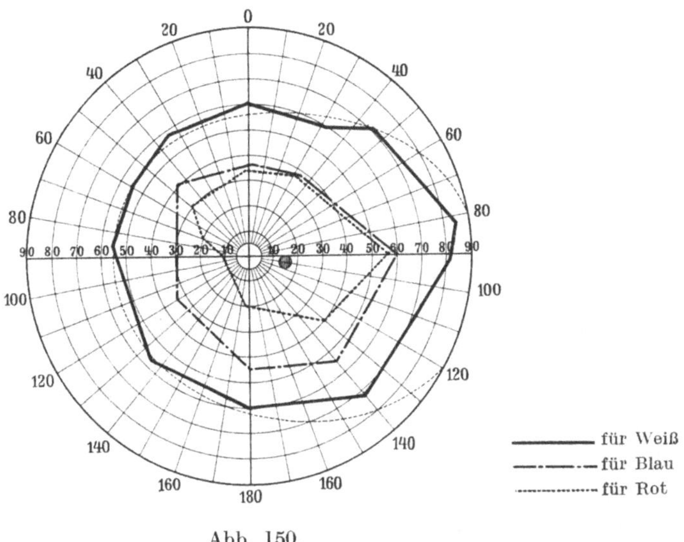

Abb. 150.

Falles, vor allem auch für die Wiederherstellung der Sehfunktion bei einer Druckatrophie des Optikus, ist der folgende Fall:

Anna Flam., 34 Jahre (944/1911), erkrankte Februar 1910 an einer Tränensackeiterung links. Angeblich kam Eiter durch die Nase. Von einem auswärtigen

Augenarzt wurde ihr der Tränensack entfernt. Einige Tage später traten Kopf-schmerzen, Druckgefühl auf dem rechten Auge sowie Doppelsehen auf. Bei der Aufnahme in die Hallenser Augenklinik am 28. 9. 1910 besteht rechts geringe Ptosis, Exophthalmus von etwa 4 mm, starke Beweglichkeitsbeschränkung des Bulbus, der am besten noch nach unten gedreht werden kann, schlechte Pupillar-reaktion; Papille etwas blasser als linke. S. = Finger dicht vor dem Auge. Gesichts-feld stark, besonders temporal und unten eingeengt. (**Abb. 149**). Nase frei von Ver-änderungen.

Am linken Auge findet sich eine Tränensackfistel, sonst durchaus normaler Befund. Wassermann-Reaktion $+ + + +$.

Sofort nach dem Eintritt in die Klinik, noch vor dem Bekanntwerden des Wassermann-Resultates — Lues war nach der Anamnese sehr unwahrschein-lich gewesen —, erhielt Patientin ein Schwitzbad und Aspirin, worauf am nächsten Tag die Gesichtsfeldgrenzen etwas weiter waren.

Am 30. 9. 1910 Injektion von 0,5 g Salvarsan subkutan. Bereits am über-nächsten Tag war die Beweglichkeit schon ausgiebiger und die Pupillarreaktion prompter. Am 5. 10. 1910, also 5 Tage nach der Einspritzung, hatte sich das Sehver-mögen auf $^5/_{15}$ gebessert (zentrales Skotom nicht nachweisbar), das Gesichtsfeld zeigte normale Außengrenzen (**Abb. 150**), Exophthalmus nur noch 1 mm, Beweg-lichkeit des Bulbus nach allen Seiten hin ausgiebiger, Ptosis noch etwas vor-handen, Pupillarreaktion prompt. Auf diesem Status hielt sich nun der Zustand mehrere Wochen. Ganz allmählich normalisierte sich der Visus vollständig, ebenso die Beweglichkeit des Bulbus.

Auch in den nächsten Jahren zeigte die Patientin keinerlei Erscheinungen von Lues am Auge oder sonst am Körper, wurde aber wegen ihrer positiven Wasser-mann-Reaktion noch einmal in der Klinik spezifisch behandelt. Es gelang schließ-lich auch, die Wassermann-Reaktion negativ zu gestalten.

Wenn die Besserung des Zustands auch durch das eine Schwitzbad ein-geleitet war, so ist der völlige Umschwung des orbitalen Leidens sowie die Ver-hütung der Amaurose doch wohl der einen Salvarsaninjektion zu danken. Selbstverständlich wird man sich heute in solchen Fällen mit einer Salvarsan-injektion nicht begnügen, sondern eine Reihe von Injektionen, am besten kombiniert mit einer Hg-Kur, vornehmen.

Im übrigen muß betont werden, daß auch aus der älteren Literatur Fälle von Königshöfer und Hotz vorliegen, wo der Visus trotz völliger Amaurose bei spezifischer Behandlung wiederkehrte.

Auch dann, wenn der luetische Tumor bereits zur Erweichung gekommen ist und eine Fistelbildung besteht, kann die Einleitung einer spezifischen Behandlung noch zu schneller Abheilung und zu Abstoßung des Sequesters führen.

Ebenso wie Goldzieher muß ich aber betonen, daß keineswegs in allen Fällen von orbitaler Syphilis die antiluetische Therapie schnell oder über-haupt wirkt.

So sah ich eine 62 jährige Frau (Sophie Schm., 17/1913), die seit Monaten rechtsseitige Kopfschmerzen hatte und bei der Aufnahme totale Ophthalmoplegie, einen Exophthalmus von 4 mm, aufgehobene Sensibilität der Cornea und einen chorioretinitischen Herd rechterseits zeigte. Der linke Bulbus war normal, nur fand sich beiderseits Tränensackblennorrhöe bei normalem Nasenbefund. Wasser-mann-Reaktion $+ + + +$. Zweimalige Injektion von Neosalvarsan, mehrwöchent-liche Schmierkur, Jodkalium, brachten keine Änderung in der Beweglichkeit des Auges hervor. Nur der Exophthalmus ging etwas zurück. Die neurologische Unter-suchung ergab übrigens negativen Befund.

In solchen Fällen, wie dem eben geschilderten, könnte man sich ja vielleicht vorstellen, daß es sich um einen nichtsyphilitischen Prozeß bei einem Syphi-litiker handelt. In der Literatur sind aber Fälle beschrieben, wie z. B. der von Blessig, wo ebenfalls die spezifische Behandlung keine Resultate gab und

die anatomische Untersuchung dennoch später luetische Veränderungen zutage
förderte. Allerdings handelte es sich bei dem Blessigschen Fall um sehr ausgedehnte gummöse Prozesse am Schädel und Gehirn.

Abgesehen von der antiluetischen Behandlung wurde hie und da, allerdings meist ohne Wissen der luetischen Ätiologie, operativ vorgegangen, wenn
es sich um einen Tumor am Orbitalrand handelte. Von Rascheck wird ein
solches Vorgehen sogar auch bei Kenntnis der Ätiologie empfohlen, doch meine
ich mit Birch-Hirschfeld, daß man im allgemeinen wohl ohne solchen Eingriff auskommt. Dieser Autor findet, daß die langsam entstandenen syphilitischen Neubildungen der Orbita langsamer auf die Behandlung reagieren, als
die akuten Erscheinungen.

Hie und da kommen wohl auch sicher Prozesse in der Orbita vor, die ohne
jede spezifische Behandlung wieder zurückgehen. Häufiger dürfte aber der
Mangel einer spezifischen Therapie zu einer Ausbreitung und zu Degenerationen
in dem Prozeß führen, wie wir das bereits oben geschildert haben.

Eine andere Erkrankung der Orbita, die Tenonitis, die Birch-Hirschfeld in seiner neuen Bearbeitung der orbitalen Erkrankungen nach dem vorliegenden Material als klinisches Krankheitsbild genauer gekennzeichnet und
von den übrigen orbitalen Affektionen abgegrenzt hat, ist anscheinend sehr
selten auf Lues zurückzuführen. Es besteht eigentlich nur eine Beobachtung
von Lurie, bei der ein luetischer Ursprung eine gewisse Wahrscheinlichkeit
hat. Birch-Hirschfeld teilt die Tenonitis in eine seröse und eitrige Form
ein und betrachtet als charakteristisch für die seröse Tenonitis 1. einen mäßigen
Exophthalmus, 2. Chemosis und 3. Beeinträchtigung der Bewegungen des Bulbus
und Schmerzen bei denselben. Er weist auch auf die Möglichkeit der sekundären
Beteiligung des Bulbusinnern, des retrobulbären Gewebes und der Lider hin.
Von einer Entzündung der Orbitalwand ist sie durch das Fehlen stärkerer
seitlicher Verdrängung des Bulbus und den Mangel einer Druckempfindlichkeit
einer Knochenwand unterscheidbar, von einer Entzündung des retrobulbären
Zellgewebes durch den geringen Grad des Exophthalmus bei stark ausgeprägter,
häufig eigenartig blasser Chemosis. Auch pflegt sowohl die Periostitis orbitae
als die Orbitalphlegmone einen wesentlich schwereren und längeren Verlauf
zu nehmen.

Der von Lurie mitgeteilte Fall, bei dem Lues vielleicht die Ursache war,
und der auf jeden Fall dazu anspornt, künftighin auf diese Ätiologie zu achten,
lag folgendermaßen:

Ein 33jähriger Herr, der bis dahin sicher ganz normale Augen hatte, klagte
1909 über Rötung des rechten Auges, auf dem sich eine zarte, ziegelrote Injektion der
hinteren Gefäße der Conjunctiva bulbi nachweisen ließ. Zugleich war die Sehschärfe
auf 0,4—0,5 am rechten Auge zurückgegangen. In der Folgezeit sank die Sehschärfe
noch mehr und es stellte sich allmählich eine leichte, blaßgelbliche Chemosis im
unteren Teil des Augapfels ein. Der Zustand dehnte sich über 5 Monate aus, die
Chemosis nahm noch zu, am unteren Teil des Augapfels war sie in Form eines blaß-
gelblichen Walles nur mit Mühe von den Lidern zu bedecken. Niemals in der ganzen
Zeit wurden Exophthalmus oder Störungen in den Augenbewegungen oder irgendwelche Schmerzen bemerkt. Die Krankheit wurde als Tenonitis angesprochen,
die Ätiologie war unklar. Etwa $1^1/_2$ Monate nach dem Verschwinden der Chemosis
trat plötzlicher Haarausfall am Kopfe auf und es wurde sekundäre Lues festgestellt.
Einige Wochen später trat an demselben Auge eine Neuritis optica mit sehr starker
Sehherabsetzung auf, während das linke Auge normal blieb. Die Papillenverände-
rung sowohl wie das Sehvermögen stellten sich wieder her.

Literatur:

Birch-Hirschfeld, Die Krankheiten der Orbita. Graefe-Saemisch II. Aufl. 1909 (Literatur.)

Blessig, Ein Fall von gummöser Erkrankung der Orbita usw. Kl. M. f. A. 1895. 325.

Brückner, Ein Beitrag zur Kenntnis hereditär-syphilit. Erkrankungen des Auges. Z. f. A. 1911. XXVI. 493.

Chaigneau, Contribution à l'étude des ostéopériostides syphilitiques de l'orbite. Paris. Thèse française 1908—1909. Ref. Kl. M. f. A. 1910.

Dimitriew, Gumma der Orbita. Ref. Jahresber. 1911. S. 508.

Dodd, Syphilis of the orbita. Report of an unusual case. Arch. of Ophthalm. 1912. Ref. Ophthalmoscope 1913. 753.

Ducamp, Syphilis régionale de l'orbite. Annal. d'ocul. Bd. 151. S. 477.

Goldzieher, Über Syphilis der Orbita. Vossius' Abh. 1902. IV.

Hirsch, C., Periostitis orbitae luetica gummosa lateris dextri. D. m. W. 1910. 2123.

Holz, A case of syphilitic orbital periostitis and optic neuritis, in which vision was almost extinguished but completely restored. Ophthalm. Record 1903. 329.

Königshöfer, Deutsch. med. Zeitung, zit. nach Birch-Hirschfeld.

Lauber, Disk. zu Brückner, Heidelb. Ber. 1910. S. 341.

Lurie, Zwei Fälle von Tenonitis. C. f. A. 1910. 289.

Meller, Über chronisch-entzündliche Geschwulstbildungen der Orbita. A. f. O. 1913, LXXXV. 146.

Mraček, Zur Syphilis der Orbita. 1886.

Nonne, Syphilis und Nervensystem. III. Aufl. 1915.

Oretschkin, Ein Fall von gummöser Erkrankung der Orbita. Ref. Kl. M. f. A. 1914. Bd. 53. S. 270.

Peppmüller, Ergebnisse der allgemeinen Pathologie und pathologischen Anatomie des Auges. Lubarsch-Ostertag 1901.

Schott, Periostitis syphilitica mit gummösen Wucherungen in beiden Augenhöhlen usw. A. f. A. VII. 94.

Soloweitschik, Beitrag zur Lehre von den syphilitischen Schädelaffektionen. Virchows Arch. 1869. XLVIII. 80.

Uhthoff, Fall von syphilitischer Orbitalerkrankung. Allgem. med. Zentralzeitung 1899. Nr. 55.

Walter, Doppelseitiges Gumma der Augenhöhle nebst Sektionsbefund. Kl. M. f. A. 1895. 8.

Werner, Über syphilitische Gummibildung der Orbita. Inaug.-Diss. Jena 1913.

Sechzehntes Kapitel.

Syphilis und Blindheit.

Die Frage, wie häufig die Syphilis eine dauernde Erblindung herbeiführen kann, und in welchem Verhältnis sie als Erblindungsursache zu anderen Erblindungsursachen steht, ist bisher in großem Umfang und auf moderner Grundlage noch nicht diskutiert worden. Es dürfte auch außerordentlich schwer sein, vorderhand eine einigermaßen bindende Antwort auf diese Frage zu erhalten, besonders deshalb, da man heutigentags zur bestimmten Annahme des Vorhandenseins oder Nichtvorhandenseins von Lues oft die Wassermann-Reaktion benötigt, Blindenstatistiken ohne dies Hilfsmittel auf jeden Fall von vornherein unbrauchbar sind. Daß aber die Erreichung dieses Zieles bei der Aufstellung großer statistischer Erhebungen ganzer Länder auf fast unüberwindliche Schwierigkeiten stößt, ist klar. Und doch ist diese Frage durchaus nicht von untergeordnetem Interesse, da die Syphilis als eine nennenswerte Erblindungsursache zweifellos in Betracht kommt. Allerdings ist es wohl bei der Frage der Bedeutung der Syphilis als Erblindungsursache nicht gleichgültig, ob es sich um Personen handelt, die in der Jugend bereits die Sehkraft einbüßen oder solche, die als Erwachsene erblinden. Die kongenitale Lues scheint mir eine erheblich größere Rolle als Erblindungsursache zu spielen als die erworbene Syphilis. Auf Grund der letzteren kommt wohl nur die tabische Optikusatrophie als häufige zur Erblindung führende Krankheit vor. Alle anderen Erkrankungen, die auf akquirierter Lues beruhen und zu dauernder schwerer Schädigung beider Augen führen, sind doch recht selten. Die meisten Erörterungen der folgenden Seiten gelten deshalb für die kongenitale Syphilis.

Sehen wir zunächst zu, was die Literatur überhaupt zu der angeschnittenen Frage der Beziehung von Syphilis und Blindheit bringt.

Es ist eine altbekannte Tatsache, daß die Gonorrhöe in der Form der Blennorrhoea neonatorum in erschreckender Weise zur Besiedelung der Blindenanstalten beiträgt, und in einer stattlichen Anzahl von Blindenstatistiken wurde ihre Beteiligung prozentuell festgestellt; die Syphilis dagegen wurde fast ganz vernachlässigt. Das geschah vielleicht weniger, weil man ihre Bedeutung mißachtete, als weil man nicht imstande war, Anhaltspunkte für ihre Häufigkeit zu gewinnen; man war sich klar, daß sich mit der höchst selten positiven Anamnese besonders bei den Jugendblinden nicht viel anfangen ließ. So ist es wohl zu erklären, daß in den statistischen Angaben von Schmidt-Rimpler, Stolte, Uhthoff, Hirschberg, Landsberg, Katz (zitiert nach Magnus) die Rubrik „Augenerkrankungen nach Syphilis" mit einem Gedankenstrich ausgefüllt war, nur Brenner veranschlagte die Häufigkeit der Lues auf $3,2^0/_0$, Seidelmann auf $2,55^0/_0$. Magnus selbst bescheidet sich im großen und ganzen in dieser Frage mit einem non liquet, schätzt bei seinem Material, das auch Erwachsene umfaßt, die Häufigkeit der Syphilis zwar ein $(2,59^0/_0)$, meint aber, Genaues lasse sich nicht sagen, weil jeder Abschnitt des Auges gelegentlich von der Lues befallen werden könne. Im einzelnen ist es interessant, wie wenig Bedeutung man zur Zeit dieser ersten großen wissenschaftlichen Blindenstatistik von Magnus (1883) der Syphilis zumaß, denn Erkrankungen der Uvea sind mit $22^0/_0$ der anatomischen Blindheitsursachen veranschlagt, darunter die syphilitische Iridochorioiditis nur mit $0,26^0/_0$, und bei den Erkrankungen der Hornhaut $(10,6^0/_0)$ ist die spezifische Keratitis parenchymatosa überhaupt nicht erwähnt. — Von späteren Autoren meint L. Hirsch, die Bedeutung der Lues werde vielfach überschätzt; bei der angeborenen Blindheit rechnet er als hereditär luetisch: die Fälle von fötaler Iritis bzw. Uveitis, ebenso die dabei zuweilen vorkommende Chorioretinitis, ferner eine Anzahl von komplizierten Katarakten und einige Fälle von Keratitis, wo zugleich Reste von plastischer Iritis bestanden. Die hereditäre Lues soll bei $3,7^0/_0$ seiner 1300 Blinden, die Lues insgesamt bei etwa $7^0/_0$ ätiologisch in Frage kommen.

Speziell den venerischen Erkrankungen als Erblindungsursache ist eine Untersuchung Widmarks gewidmet, und es ist ihm nach den Resultaten meiner eigenen Untersuchungen nur beizupflichten, wenn er meint, die Syphilis komme in den Statistiken viel zu kurz weg; er schätzt, daß bei seinen 245 Blindenzöglingen $14–15^0/_0$ der Erblindungen auf Lues zurückzuführen sind.

Es erhellt aus den wenigen Angaben, wie sehr man in dieser für die Prophylaxe der Erblindungen wichtigen Frage bis jetzt noch im Dunkeln tappt, und wenn sich auch aus den positiven oder negativen Resultaten der Wassermann-Reaktion nicht immer der Zusammenhang zwischen Lues und der bestehenden Augenerkrankung sichern läßt, so wird man mir doch zugeben, daß systematische Blutuntersuchungen die Bedeutung der Syphilis als Erblindungsursache klären werden. Aber nicht nur diese mehr allgemein interessierende Frage wird durch solche Untersuchungen der Lösung näher gerückt, sondern auch wissenschaftliche Detailfragen, wie z. B. die ätiologische Bedeutung der Lues bei angeborenen Anomalien, Mißbildungen usw.

Mit dem Schema Wassermann positiv oder negativ ist natürlich noch sehr wenig gemacht, die klinische Untersuchung und Erfahrung hat zu entscheiden, ob die vorhandene Augenerkrankung bei serologisch nachgewiesener Lues als selbstluetisch zu bezeichnen ist.

In diesem Sinne habe ich bereits 1911 über Untersuchungen berichtet, die ich an 187 Zöglingen der Hallenser Blindenanstalt vornehmen konnte. Diese Untersuchungen habe ich in der Zwischenzeit fortgesetzt und werde weiter unten die Ergebnisse der Untersuchungen an 310 Jugendblinden mitteilen. Selbstverständlich geben diese aus Blindenanstalten gewonnenen Zahlen nur einen gewissen Überblick über die Frage und können nicht ohne weiteres auf sämtliche Jugendblinde Deutschlands übertragen werden. Es ist auch natürlich möglich, sogar wahrscheinlich, daß in einzelnen Fällen ein Zusammenhang mit Lues angenommen wurde, wo er in Wirklichkeit nicht bestand. Mit ebensolcher Wahrscheinlichkeit ist aber anzunehmen, daß eine Anzahl kongenitalluetisch Blinder mit den Jahren ihre Hemmungskörper im Blut verloren haben und zur Zeit der Blutuntersuchung negativ nach Wassermann reagierten. Ergab die Anamnese, wie übrigens meistens, keinen Anhalt für Syphilis, so wurde in solchen Fällen Lues nur dann pathogenetisch als positiv gerechnet, wenn die Augenerkrankung klinisch schon einen luesverdächtigen Charakter zeigte.

Nach der Publikation meiner Untersuchungen hat sich noch Velhagen über Blindheitsursachen auf Grund von 228 untersuchten Fällen ausgesprochen und dabei Syphilis in $9^0/_0$, also sehr ähnlich meinen eigenen Befunden, als vorliegend erachtet. Bednarski, der nur Kinder unter 12 Jahren in seine Statistik aufnahm, fand bei 100 Erblindeten nur einmal Syphilis (Keratomalacie). Er rechnet als blind diejenigen Kinder, die sich nicht ohne Führer bewegen können. Die Definition des Begriffes „blind“ ist zweifellos schuld an vielen Unstimmigkeiten der Statistiken überhaupt. Bei meinen eigenen Untersuchungen habe ich mich um den Begriff selbst weiter nicht gekümmert, sondern wahllos sämtliche Insassen der Blindenanstalten zu Halle und Barby untersucht. Wie weit das Sehvermögen bei diesen Zöglingen durch die Syphilis herabgesetzt war, wird unten noch näher besprochen werden.

Sehe ich zunächst ab von dem Zusammenhang zwischen dem Allgemeinleiden und der Augenaffektion und berücksichtige nur, wie häufig die Syphilis bei diesen in der Jugend (unter 20 Jahren) Erblindeten gefunden wurde, so ergibt sich die recht hohe Zahl von $17^0/_0$, genau so wie bei meiner ersten Untersuchung. In einer ganzen Anzahl von Fällen, besonders zahlreich bei Blennorrhöeblinden, war der Zusammenhang der vorhandenen Lues mit der Augenaffektion ganz unwahrscheinlich oder sogar auszuschließen. Es ist nur vom allgemeinen Gesichtspunkt aus interessant, zu sehen, daß nicht selten luetische und gonorrhoische Infektion gleichzeitig dem Säugling mit auf den Weg gegeben werden. Bei einer Blennorrhöeblinden von 44 Jahren bestand sogar noch positive Wassermann-Reaktion. Zweckmäßig dürfte es daher sein, bei Blennorhoea neonatorum gleichzeitig auch auf latente Lues congenita zu fahnden.

Als selbstluetisch fand ich nach meiner neuen Zusammenstellung bei den 310 Jugendblinden die Augenaffektion in $10{,}7^0/_0$. Rechne ich dazu noch die Fälle, bei denen die Lues möglicherweise als Ursache des Augenprozesses in Betracht kam, so ergibt sich praeter propter, daß die kongenitale Syphilis in etwa $10-15^0/_0$ meines Materials als Erblindungsursache anzusehen ist. Die Übereinstimmung sowohl mit meinen früheren Zahlen, als auch mit den von Widmark und Velhagen veröffentlichten Erhebungen ist sehr deutlich.

Auch an dieser Stelle möchte ich hervorheben, daß die Geschlechtskrankheiten der Eltern (also Lues und Gonorrhoe zusammen) in etwa $^1/_3$ aller Fälle von Erblindungen in der Jugendzeit

die Ursache abgeben, ein Moment doch sicher von großer allgemein-
sozialer Bedeutung.

Fragen wir uns nun, in welchen Beziehungen die hauptsächlichsten zur
Erblindung führenden Augenerkrankungen bei unseren Blindenzöglingen zur
Syphilis standen.

Bei 18 Fällen kongenitaler Katarakt war weder serologisch noch
sonst dem klinischen Befund nach Lues vorhanden.

Bei den 30 Fällen von Mißbildungen konnte man dreimal sicher, einmal
mit Wahrscheinlichkeit das Vorhandensein allgemeiner Lues annehmen. Die
Frage ist nur, ob es sich in diesen Fällen tatsächlich um echte Mißbildungen
im Sinne von Keimesanomalien gehandelt hat. Diese Frage ist deshalb jetzt
von besonderem Interesse, weil in den letzten Jahren hauptsächlich infolge
der Pagenstecherschen Untersuchungen die Frage wieder mehr erörtert wird,
ob intrauterine Schädlichkeiten Hemmungsmißbildungen zur Folge haben
können. Besonders französische Autoren haben früher den Standpunkt vertreten, die Lues sei eine wesentliche Ursache der Mißbildungen und erzeuge
solche sogar oft noch in der dritten Generation. Für diese französischen Be-
hauptungen liegen keine strikten Beweise vor, im Gegenteil spricht nach meiner
Erfahrung nichts für die Annahme der zweiten Behauptung. Ob aber die Lues
der Mutter oder vielleicht auch nur die des Vaters die Entwicklung des Eies
so zu stören vermag, daß sich echte Mißbildungen ausbilden, muß, wie gesagt,
von neuem geprüft werden. Meine Beobachtungen waren kurz folgende:

1. Paul Schnei., 1903 als 5 jähriges Kind zuerst in der Augenklinik untersucht, zeigte am rechten Auge Maculae corneae, eine abnorm tiefe Vorderkammer,
verwaschene Iriszeichnung, stecknadelkopfgroße, nicht erweiterungsfähige Pupille,
weißlich getrübte Linse. Bei einer 2. Untersuchung 1908 ist zuerst erwähnt, daß
das rechte Auge bedeutend kleiner als das linke ist und in späteren Jahren bestand
stets das gleiche Bild, das Auge machte durchaus einen mikrophthalmischen Eindruck. An dem linken Auge bestand bereits 1905 eine Keratitis parenchymatosa,
die später öters rezidivierte.

Epikritisch muß man für möglich halten, daß der Prozeß am rechten
Auge die Folge einer in sehr frühem Alter, vielleicht sogar fötal entstandenen
Entzündung luetischer Art war. Als echten Mikrophthalmus kann man ihn
wohl nicht ansehen.

Auch bei Berta Heis. handelte es sich um einen beiderseitigen Mikrophthalmus.
Patientin will blind geboren sein. In dem poliklinischen Journal der Hallenser Augenklinik findet sich 1889 die Notiz: Beiderseits Ausgänge von fötaler Iridochorioiditis
mit Cataracta accreta. Rechts Phthisis bulbi. Bei der Untersuchung 1911 finden
sich die Hornhäute an den beiden mikrophthalmischen Augen leicht diffus getrübt.
Rechts ist die vordere Kammer sehr tief, zwischen Corneahinterfläche und Iris findet
sich im nasalen Kammerwinkel eine vordere Synechie, die zapfenförmig nach der
Mitte vorspringt und anscheinend an der hinteren Fläche angeheftet ist. Iris
trichterförmig nach hinten gezogen, in der Pupille Membranen, die wie Starreste
aussehen. In der Iris einzelne, sehr große Gefäße. Am linken Auge Vorderkammer
abgeflacht, Linse getrübt. Beiderseits kein Einblick in das Innere möglich.

Herr Prof. v. Hippel war damals der Ansicht, daß es sich doch wohl
um angeborenen Mikrophthalmus handele. Bei der stark positiven Wassermann-Reaktion muß man immerhin für möglich halten, daß der Augenprozeß
auf luetischer Grundlage beruhte. Man muß aber andererseits bedenken, daß
es nicht über allen Zweifel erhaben ist, ob es sich um einen echten Mikrophthalmus handelte und daß auch ein Mikrophthalmus bestehen kann bei einem
kongenital luetischen Kind ohne inneren Zusammenhang.

Ein beiderseitiger Anophthalmus bei dem 7 jährigen Lieschen Burchh. mußte
wegen der Angabe der Großmutter, daß das Kind von Geburt an blind sei, mit

Wahrscheinlichkeit als Anophthalmus congenitus aufgefaßt werden. Wassermann-Reaktion ++++.

Zweifelhaft, aber wahrscheinlich positiv fiel die Serumreaktion noch aus bei einem Blinden, der schon als Kind wegen Sekundärglaukoms bei kongenitaler Linsenluxation in Behandlung der Augenklinik stand.

Von den vier Beobachtungen müssen wir also einen Mikrophthalmus und einen Anophthalmus congenitus als mögliche echte Mißbildungen anerkennen, deren Träger eine kongenitale Lues aufwiesen. Halten wir dem entgegen, daß unter den 30 untersuchten Blinden mit zweifellosen, echten Mißbildungen 26 sichere negative Wassermann-Reaktionen und keinerlei Zeichen von Lues hatten, so muß man wohl zugeben, daß die eigenen Befunde bisher nicht geeignet sind, die Annahme zu unterstützen, daß die Lues bei der Genese echter Mißbildungen eine Rolle spielt. Selbstverständlich muß aber die Zahl der Beobachtungen noch wesentlich vergrößert werden, um bindende Schlüsse zuzulassen.

Ähnlich liegen die Verhältnisse bei dem Hydrophthalmus congenitus. Unter 16 untersuchten Fällen fand ich zweimal eine schwach positive Wassermann-Reaktion und einmal bei negativem Wassermann positiven Ausfall der Sternschen Modifikation. In meiner früheren Arbeit wies ich darauf hin, daß man immerhin mit der Möglichkeit des Zusammenhangs des Hydrophthalmus mit der Lues rechnen müsse, es sind ja auch mehrere Fälle von Hydrophthalmen luetischer Genese bekannt, doch handelt es sich da meist um einen sekundären, nicht um einen kongenitalen Hydrophthalmus. So beobachtete E. v. Hippel einen sicher luetischen Knaben mit Keratitis parenchymatosa, Iritis und Chorioiditis, der mit sehr trüber Hornhaut aus der klinischen Behandlung entlassen wurde und bei dem einige Jahre später typischer Hydrophthalmus festgestellt wurde; hier war der Hydrophthalmus sicher erst nach dem 14. Lebensjahre entstanden. Seefelder reiht diesem Fall zwei eigene hinzu, vielleicht auch einen dritten, und hält mit Wahrscheinlichkeit eine Beobachtung von da Gama Pinto und Scalinci hierhergehörig.

Die drei von mir beobachteten Wassermann- resp. Stern-positiven Fälle sind wahrscheinlich kongenitale Hydrophthalmen. Bei einem vierten Falle, einem jetzt 48jährigen Blinden (Friedrich K.), handelte es sich nach dem ganzen Verlauf wahrscheinlich um eine hochgradige Phthisis bulbi nach perforiertem Hydrophthalmus.

In gar keinem Zusammenhang mit Lues scheint, wie auch meine sonstigen Erfahrungen lehren (siehe Abschnitt Retina), die typische Retinitis pigmentosa zu stehen. Bei keinem der 16 Fälle unter den Blinden bestand Verdacht auf Syphilis.

Umgekehrt ist die Chorioretinitis, die der Retinitis pigmentosa durch das ophthalmoskopische und sonstige klinische Verhalten und auch hie und da durch ihr familiäres Auftreten recht ähnlich sein kann, sehr häufig durch Lues bedingt.

In früheren Kapiteln ist bereits diese atypische Chorioretinitis pigmentosa genügend beschrieben worden, so daß ich darauf verweisen kann. Unter den 20 chorioretinitischen Prozessen der Blindenanstalten waren wohl mindestens 14 (70%) durch Lues bedingt. Bei einigen war allerdings der Wassermann negativ, der klinische und ophthalmoskopische Befund sprach aber durchaus in spezifischem Sinne. Mehrmals bestanden zu gleicher Zeit Optikusatrophie, in mehreren Fällen auch die Reste von Keratitis parenchymatosa.

Sehr auffallend war die zentrale und periphere Chorioretinitis bei einem 10jährigen Knaben (Kurt Eckh.), der von klein auf schlecht sah. Beiderseits bestand ganz gleichartig in der Macula ein großer, querovaler, atrophischer Herd mit sekundärer Pigmentierung und graulichen Massen im Zentrum. Man hätte geneigt sein können, die Affektion für ein Maculakolobom zu halten, wenn nicht die reichlichen alten chorioretinitischen Veränderungen in der Peripherie und die schwach positive Wassermann-Reaktion für eine spezifische Chorioretinitis gesprochen hätten.

Ein Kind mit Retinitis proliferans ist bereits S. 372 im Abschnitt Retina besprochen.

Eine erhebliche Rolle spielt die Syphilis auch bei den durch Optikus-atrophie bedingten Erblindungen. 9 von 34 Fällen (26,5%) konnte ich bei den Blindenuntersuchungen auf Lues zurückführen. Da es sich meistens um länger zurückliegenden Beginn der Erblindung handelte, so muß mit der Möglichkeit gerechnet werden, daß noch manche andere Fälle auf Lues congenita beruhten, bei denen die Wassermann-Reaktion aber wieder negativ geworden war. Ferner war aus demselben Grunde meist nicht mehr festzustellen, ob außer dem Optikus auch ein zerebrales Leiden vorgelegen hatte. Bei einigen Zöglingen bestand der Verdacht einer abgelaufenen oder noch chronisch bestehenden Lues cerebri. Bei einem Jungen, der dauernd unter sehr lästigen Kopfschmerzen litt, brachte eine intravenöse Salvarsaninjektion eine dauernde Besserung, ohne daß allerdings das Sehvermögen irgendwie beeinflußt wurde. Bei keinem der beobachteten Fälle, die mit Sicherheit auf Lues beruhten, bestand das Augenleiden von frühester Kindheit an. Diese Beobachtung ist ganz wichtig wegen des, besonders von pädiatrischer Seite behaupteten, angeblich häufigen Vorkommens von Optikusatrophie bei kongenital-luetischen Säuglingen (s. S. 476).

Der Beginn des Augenleidens fällt öfters in das dritte bis vierte Lebensjahr, nicht selten aber auch erst in die Pubertätszeit, und die Erblindung kann sowohl sehr allmählich als auch sehr plötzlich erfolgen.

So gab ein 19jähriges Mädchen, Frieda Hö. an, bis in's 12. Lebensjahr gut gesehen zu haben. Damals soll die Sehkraft rasch abgenommen haben, ohne daß sich Patientin weiter krank fühlte. Kopfschmerzen sollen erst später auf-getreten sein. Kein Erbrechen. Bei der späteren Untersuchung zeigten sich die Papillen scharf begrenzt und rein weiß, der Fundus im übrigen normal.

Ein normales Verhalten des übrigen Fundus war bei den Fällen von luetischer Optikusatrophie etwa in gleicher Häufigkeit zu finden wie mehr oder weniger starke chorioretinitische Veränderungen.

Diejenigen Erkrankungen, die anatomisch wohl am häufigsten eine Erblindung bedingen bei Jugendblinden, Phthisis bulbi, bzw. Anophthalmus, ferner Hornhautaffektionen (Leukom, Staphyloma corneae usw.) sind nur selten wohl durch Lues hervorgerufen, immerhin konnte ich zwei Fälle von Phthisis bulbi als Ausgänge einer Keratitis parenchymatosa eruieren (siehe Näheres S. 211. Unter den 48 Hornhautaffektionen erwiesen sich 6 (12,5%) als sicher selbstluetisch und als Folgezustände einer parenchymatösen Keratitis. Allerdings muß dabei bemerkt werden, daß nur ein Teil dieser Fälle wegen der Hornhauttrübungen die Blindenanstalt hatte aufsuchen müssen, während bei anderen meist uveale Komplikationen die starke Herabsetzung des Sehvermögens bewirkten.

Möglich ist dann auch noch, daß einige Fälle von Leukoma oder Staphyloma corneae auf Keratomalacie beruhten, die wieder mit Lues in Zusammenhang stand, doch konnte ich sichere Fälle dieser Art bei Blindenzöglingen nicht beobachten.

Zum Schlusse möchte ich noch einen kurzen Überblick geben, inwieweit die Lues und die einzelnen luetischen Augenaffektionen das Sehvermögen bei den in den Blindenanstalten untergebrachten Zöglingen herabsetzten. Sehen wir von den bezüglich der luetischen Ätiologie etwas zweifelhaften Fällen von Hydrophthalmus, Anophthalmus, Mikrophthalmus, Leukoma corneae, deren Träger sämtlich völlig erblindet waren, ab, so stellt die Optikusatrophie die schlechtesten Resultate für das Sehvermögen, da hier meistens Amaurose, nur ganz selten quantitativer Lichtschein noch vorhanden waren. Etwas besser, wenn auch noch sehr traurig, verhielt sich das Sehen bei den an Chorioretinitis leidenden Zöglingen, hier bestand wenigstens meistens noch Erkennen von Fingern vor dem Auge, mehrmals allerdings auch Amaurose, in letzteren Fällen war dann aber meist der Optikus mitergriffen. Am besten noch stellten sich die Resultate bei der Keratitis parenchymatosa, wobei aber, wie ich schon oben bemerkte, die Hornhauterkrankung nicht immer die Ursache der Aufnahme in die Blindenanstalt bildete. Immerhin war auch bei diesen Kranken zweimal Amaurose infolge Phthisis bulbi, zweimal Erkennen nur von Fingern in nächster Nähe infolge hochgradiger Hornhauttrübungen vorhanden, bei den übrigen fünf Patienten bestand meistens an einem Auge ein qualitatives Sehvermögen, das seinem Grad nach die Aufnahme in die Blindenanstalt sogar verwunderlich scheinen ließ. Die Kinder waren aber trotz vorhandenen Sehvermögens mehr oder weniger hilflos, da infolge hochgradiger chorioretinitischer Veränderungen, z. B. ein Ringskotom bestand, oder da ein starker Nystagmus das Sehen sehr erschwerte.

Im ganzen muß man wohl sagen, daß die Syphilisblinden etwas besser daran sind als die Blennorrhöeblinden, sie haben aber auf der anderen Seite, wenn man ihr soziales Weiterkommen berücksichtigt, den Nachteil, daß nicht selten ihre körperliche und geistige Entwicklung erheblich hinter der Norm zurückbleibt.

Auf jeden Fall geht wohl aus den vorigen Seiten die Bedeutung der Syphilis als Erblindungsursache zur Genüge hervor, und damit auch die große Aufgabe der Bekämpfung der Geschlechtskrankheiten überhaupt zur Verhütung von Erblindung.

Literatur:

Bednarski, Les causes de cécité chez les enfants. A. d'ophth. 1911. XXXI. 356.
Fick, Die Blindheit. Graefe-Saemisch II. Aufl. Bd. X.
Golowin, Die Blindheit in Rußland. Odessa 1910.
Hart-Schwarzkopf-Sigel, Ein Beitrag zur Blindenstatistik aus der Tübinger Universitäts-Augenklinik. Tübingen 1901.
Hirsch, L., Entstehung und Verhütung der Blindheit. Klin. Jahrb. 1902. VIII. 489.
Igersheimer, Syphilis als Erblindungsursache bei jugendlichen Individuen. Zeitschr. z. Bekämpfung d. Geschlechtskrankh. 1911. S. 225.
Kröber, Beitrag zur Frage des ursächlichen Zusammenhangs der Syphilis mit der Idiotie. Med. Kl. 1911. 1239.
Magnus, Die Blindheit, ihre Entstehung und ihre Verhütung. Breslau 1883.
Schaidler, Die Blindenfrage im Königreich Bayern. München 1905. Ref. Jahresber. 1905. 144.
Scholtz, Ursachen und Verbreitung der Blindheit in Ungarn. Z. f. A. 1908. XIX.
Seefelder, Klin. u. anatom. Untersuchungen z. Pathol. u. Therapie des Hydrophthalmus congenit. A. f. O. LXIII, 205.
Silberstein, Über die Gesundheitsverhältnisse der Jugendblinden und eine eigenartige Krankheitsform (Nierenaffektion familiär Amaurotischer). M. m. W. 1911. Nr. 44. 2350.
Thier, Demonstration geheilter bzw. gebesserter Blinder. A. f. A. 1911. LIX. 416.
Thomsen, Boas, Hjort und Leschly, Eine Untersuchung der Schwachsinnigen, Epileptiker, Blinden und Taubstummen Dänemarks mit Wassermanns Reaktion. B. kl. W. 1911. Nr. 20. 891.
Velhagen, Blindheitsursachen (angeb. und erworbene Erblindung) Hygienieausstellung Dresden, 1911.
Widmark, Über die Bedeutung der venerischen Krankheiten als Ursache der Erblindung. Widmarks Mitteilungen a. d. Augenkl. zu Stockholm. 1902. H. 4. 121.

Autorenverzeichnis.

Sachregister.

*** Die experimentelle Chemotherapie der Spirillosen** (Syphilis, Rückfall-fieber, Hühnerspirillose, Frambösie) von **Paul Ehrlich** und **S. Hata.** Mit Beiträgen von H. J. Nichols-New York, J. Iversen-St. Petersburg, Bitter-Kairo und Dreyer-Kairo. Mit 27 Textfiguren und 5 Tafeln. 1910. Preis M. 6.—; gebunden M. 7.—.

*** Atlas der ätiologischen und experimentellen Syphilisforschung.** Mit Unterstützung der Deutschen Dermatologischen Gesellschaft von Professor Dr. **Erich Hoffmann.** Mit 34 lithographischen und photographischen Tafeln und dem Bildnis Fritz Schaudinns. 1908. Preis gebunden M 48.—.

*** Die Ätiologie der Syphilis.** Von Professor Dr. **Erich Hoffmann,** Oberarzt an der Dermatologischen Universitätsklinik zu Berlin. Mit 2 Tafeln. 1906. Preis M. 2.—.

*** Beiträge zur Pathologie und Therapie der Syphilis.** Unter Mitwirkung von Dr. G. Bärmann-Petömbökau (Sumatra), Dr. C. Bruck-Breslau, Dr. Dohi-Tokio, Dr. Kobayashi-Sasheho (Japan), Erich Kuznitzky-Breslau, Dr. R. Pürck-hauer-Dresden, Dr. L. Halberstädter-Berlin, Dr. S. von Prowazek-Hamburg. Dr. Schereschewsky-Göttingen und Dr. C. Siebert-Charlottenburg herausgegeben von Dr. **Albert Neisser,** Geheimer Medizinalrat, o. ö. Professor an der Universität Breslau. 1911. Preis M. 22.—; gebunden M. 24.—.

*** Die experimentelle Syphilisforschung nach ihrem gegenwärtigen Stande.** Von Dr. **A. Neisser,** Geh. Medizinalrat, o. ö. Professor an der Universität Breslau. 1906. Preis M. 2.40.

*** Syphilis und Salvarsan.** Nach einem auf dem Internationalen medizinischen Kongreß in London im August 1913 gehaltenen Referat von Dr. **A. Neisser,** Geheimer Medizinalrat, o. ö. Professor an der Universität Breslau. 1913. Preis M. 1.20.

*** Die Geschlechtskrankheiten und ihre Bekämpfung.** Vorschläge und Forderungen für Ärzte, Juristen und Soziologen von Dr. **A. Neisser,** Geheimer Medizinalrat, Direktor der Königl. Universitäts-Klinik für Haut- und Geschlechtskrankheiten, Breslau. Mit einem Bildnis in Heliogravüre 1916. Preis M. 8.—

*** Atlas der experimentellen Kaninchensyphilis.** Von Geh. Reg.-Rat Prof. Dr. med. **P. Uhlenhuth,** ord. Professor der Hygiene und Direktor des Instituts für Hygiene und Bakteriologie der Universität Straßburg i. E., und Privatdozent Dr. med. **P. Mulzer,** Oberarzt der Klinik für syphilitische und Hautkrankheiten der Universität in Straßburg i. E. Mit 39 Tafeln. 1914. Preis M. 28.—: gebunden M. 29 80.

*** Beiträge zur experimentellen Pathologie und Therapie der Syphilis mit besonderer Berücksichtigung der Impf-Syphilis der Kaninchen.** Von Geh. Reg.-Rat Prof. Dr. **P. Uhlenhuth,** ord. Prof. für Hygiene an der Universität Straßburg i. E., früherem Direktor der bakteriologischen Abteilung im Kaiserl. Gesundheitsamte, und Dr. **P. Mulzer,** Privatdozent und Oberarzt an der Klinik für Haut- und Geschlechtskrankheiten an der Universität Straßburg i. E., früherem wissenschaftlichen Hilfsarbeiter im Kaiserl. Gesundheitsamte. Mit 15 Tafeln. 1913. Preis M. 17.40.

*** Sekundäre Spät-Syphilis.** Von Professor **Alfred Fournier.** Autorisierte Übersetzung aus dem Französischen von Dr. Bruno Sklarek, Charlottenburg. Mit 5 mehrfarbigen Tafeln. 1909. Preis M. 12.—.

*** Die Therapie der Syphilis.** Ihre Entwicklung und ihr gegenwärtiger Stand von Dr. **Paul Mulzer** in Berlin. Mit einem Vorwort von Geh. Reg.-Rat Prof. Dr. P. Uhlenhuth. 1911. Preis M. 2.80; gebunden M. 3.60.

*** Praktische Anleitung zur Syphilisdiagnose auf biologischem Wege.** (Spirochäten-Nachweis, Wassermannsche Reaktion.) Von Dr. **P. Mulzer,** I. Assistenzarzt der Universitätsklinik für Haut- und Geschlechtskrankheiten zu Straßburg i. E. Zweite Auflage. Mit 20 Textabbildungen und 4 Tafeln. 1912. Preis gebunden M. 4.80.

*** Die Wassermannsche Reaktion** in ihrer serologischen Technik und klinischen Bedeutung auf Grund von Untersuchungen und Erfahrungen in der Chirurgie von Dr. med. **Erich Sonntag,** Privatdozent und Assistent an der chirurgischen Klinik der Universität Leipzig. Mit einem Geleitwort von Geheimrat Prof. Dr. E. Payr. 1917. Preis M. 6.80.

*** Lehrbuch der Haut- und Geschlechtskrankheiten.** Von Dr. **Edmund Lesser,** Geh. Medizinalrat, o. Professor an der Universität und Direktor der Universitäts-Klinik und Poliklinik für Haut- und Geschlechtskrankheiten in Berlin. Dreizehnte, erweiterte Auflage. Mit 163 zum größten Teil farbigen Textfiguren und 31 farbigen Tafeln. 1914. Preis gebunden M. 16.—.

*** Hierzu Teuerungszuschlag.**

* **Handbuch der gesamten Augenheilkunde.** Begründet von **A. Graefe** und **Th. Saemisch**, fortgeführt von **C. Heß**, unter Mitarbeit hervorragender Fachgelehrter herausgegeben von **Th. Axenfeld** und **A. Elschnig**. Zweite und dritte Auflage. Besondere Verzeichnisse stehen jederzeit zur Verfügung.

* **Atlas zur Entwicklungsgeschichte des menschlichen Auges.** Von **Ludwig Bach**, weil. Professor in Marburg, und **R. Seefelder**, Professor, Privatdozent in Leipzig. Mit 82 Figuren im Text und 50 Tafeln. Preis M. 78.—.
   I. Lieferung: gr. 4. S. 1—18. Mit 24 Figuren im Text und Tafel I—XV mit 15 Blatt Tafelerklärungen. 1911. M. 20.—.
   II. Lieferung: gr. 4. S. 19—74. Mit 30 Figuren im Text und Tafel XVI—XXXIV mit 19 Blatt Tafelerklärungen. 1912. M. 36.—.
   III. Lieferung: gr. 4. S. 75—148. Mit 28 Figuren im Text und Tafel XXXV—L mit 16 Blatt Tafelerklärungen. 1914. M. 22.—.

* **Dr. W. Hausmanns 26 Stereoskopenbilder** zur Prüfung auf binoculares Sehen und zu Übungen für Schielende. Mit einführenden Bemerkungen von Dr. med. **A. Bielschowsky**, Professor an der Universität Marburg. Dritte, vermehrte und verbesserte Auflage. Mit Holzrahmen und 2 Schiebern in handlichem Karton. 1913. Preis M. 2.60.

* **Nach Diagnosen geordnetes Register für Augenärzte.** Von Dr. med. **Georg Hirsch**, Augenarzt in Halberstadt. Mit einem Vorwort von Prof. Dr. **A. Bielschowsky**, Leipzig. 1909. Preis gebunden M. 7.—.

* **Diagnostik der Farbensinnstörungen.** Eine Einführung für Sanitätsoffiziere, beamtete Ärzte, Bahnärzte und Studierende von Prof. Dr. **Stargardt**, Privatdozent an der Universität zu Kiel, und Prof. Dr. **Oloff**, Marine-Oberstabsarzt zu Kiel. 1912. Preis kartoniert M. 1.80.

* **Das Augenzittern der Bergleute und Verwandtes.** Bericht, vorgelegt der von der preußischen Regierung zur Erforschung des Augenzitterns der Bergleute eingesetzten Kommission. Mit Unterstützung der preußischen Regierung und der rheinischen Gesellschaft für wissenschaftliche Forschung in Bonn von Dr. **Joh. Ohm** in Bottrop (Westf.) Mit 118 Figuren im Text. 1916. Preis M. 15.—.

* **Leseproben für die Nähe aus der Universitäts-Augenklinik Bern.** Von Dr. med. **Rudolf Birkhäuser**, Augenarzt in Basel. Mit einem Vorwort von Prof. Dr. A. Siegrist-Bern. 1911. Preis gebunden M. 4.80.

* **Untersuchung der Pupille und der Irisbewegungen beim Menschen.** Von Dr. **Karl Weiler**, Assistent der Psychiatrischen Klinik in München. Mit 43 Figuren im Text und auf 3 Tafeln. 1910. Preis M. 6.60.

* **Handbuch der Neurologie.** Unter Mitarbeit hervorragender Fachgelehrter herausgegeben von Prof. Dr. **M. Lewandowsky**, Berlin.
   *Erster Band: Allgemeine Neurologie. Mit 322 zum Teil farbigen Textabbildungen und 12 Tafeln. 1910. Preis M. 68.—; gebunden M. 73.50.
   *Zweiter Band: Spezielle Neurologie I. Mit 327 Textabbildungen und 10 Tafeln. 1911. Preis M. 58.—; gebunden M. 61.50.
   *Dritter Band: Spezielle Neurologie II. Mit 196 Textabbildungen und 8 Tafeln. 1912. Preis M. 58.—; gebunden M. 61.50.
   *Vierter Band: Spezielle Neurologie III. Mit 56 Textabbildungen. 1913. Preis M. 24.—; gebunden M. 26.50.
   *Fünfter (Schluß-) Band: Spezielle Neurologie IV. Mit 74 Textabbildungen und 4 Tafeln sowie Gesamtregister über Band II—V. 1913. Preis M. 56.—; gebunden M. 59.—.

Fachbücher für Ärzte. Band I:

* **Praktische Neurologie für Ärzte.** Von Professor Dr. **M. Lewandowsky** in Berlin. Zweite Auflage. Mit 21 Textabbildungen. 1916. Preis gebunden M. 10.—.

Fachbücher für Ärzte. Band II:

Praktische Unfall- und Invalidenbegutachtung bei sozialer und privater Versicherung sowie in Haftpflichtfällen. Von Dr. med. **Paul Horn**, Privatdozent für Versicherungsmedizin an der Universität Bonn, Oberarzt am Krankenhause der Barmherzigen Brüder. 1918. Preis gebunden M. 9.—.

* Hierzu Teuerungszuschlag.